The Orthopaedics Volume

Interpretation
of Clinical Pathway

2022年版

U0218948

临床路径释义
INTERPRETATION OF CLINICAL PATHWAY
骨科分册（上册）

主 编 田 伟 蒋协远

中国协和医科大学出版社
北 京

图书在版编目（CIP）数据

临床路径释义·骨科分册（上、下册）／田伟，蒋协远主编．—北京：中国协和医科大学出版社，2022.7
ISBN 978-7-5679-1971-6

Ⅰ.①临… Ⅱ.①田… ②蒋… Ⅲ.①临床医学-技术操作规程 ②骨疾病-诊疗-技术操作规程 Ⅳ.①R4-65

中国版本图书馆 CIP 数据核字（2022）第 064874 号

临床路径释义·骨科分册

主　　　编：田　伟　蒋协远
责 任 编 辑：许进力　王朝霞
丛书总策划：张晶晶　冯佳佳
本 书 策 划：边林娜　张晶晶

出版发行：**中国协和医科大学出版社**
（北京市东城区东单三条 9 号　邮编 100730　电话 010-65260431）
网　　址：www.pumcp.com
经　　销：新华书店总店北京发行所
印　　刷：北京天恒嘉业印刷有限公司

开　　本：787mm×1092mm　　1/16
印　　张：110
字　　数：2950 千字
版　　次：2022 年 7 月第 1 版
印　　次：2022 年 7 月第 1 次印刷
定　　价：652.00 元

ISBN 978-7-5679-1971-6

编委会

尹星华　北京积水潭医院

邓　旺　北京积水潭医院

邓志平　北京积水潭医院

田　文　北京积水潭医院

冯　硕　北京积水潭医院

边　鹏　山东省立医院

朱仕文　北京积水潭医院

刘　宁　暨南大学附属第一医院

刘　颖　北京积水潭医院

刘爱民　中国医学科学院北京协和医院

纪　方　上海交通大学医学院附属第九人民医院

孙　宁　北京积水潭医院

孙　扬　北京积水潭医院

孙　旭　北京积水潭医院

杨勇昆　北京积水潭医院

杨德金　北京积水潭医院

李　宁　北京积水潭医院

李　旭　北京积水潭医院

李　远　北京积水潭医院

李　悦　北京积水潭医院

李文军　北京积水潭医院

李素云　北京积水潭医院

李晓峰　广西医科大学第二附属医院

肖　斌　北京积水潭医院

吴昕峰　北京积水潭医院

吴韫宏　广西医科大学第二附属医院

何　川　上海交通大学医学院附属瑞金医院

何　达　北京积水潭医院

余　斌　南方医科大学南方医院

余可谊　中国医学科学院北京协和医院

沈靖南　广州中山大学附属第一医院

宋　洋　北京积水潭医院

宋　举　北京积水潭医院

宋　哲　西安交通大学医学院附属红会医院

张　宁　北京积水潭医院

张　纪　北京积水潭医院

张　爽　北京积水潭医院

张　堃　西安交通大学医学院附属红会医院

张勍烨　北京积水潭医院

张鲁燕　山东大学齐鲁医院

陈　伟　中国医学科学院北京协和医院

陈甜甜　山东大学齐鲁医院
邵新中　河北医科大学第三医院
邵宏翊　北京积水潭医院
林　彤　北京积水潭医院
易传军　北京积水潭医院
周　力　北京积水潭医院
周　新　北京积水潭医院
周非非　北京大学第三医院
鱼　锋　北京积水潭医院
郑　山　北京积水潭医院
郑国权　中国人民解放军总医院第一医学中心
郎　昭　北京积水潭医院
赵　霞　北京积水潭医院
郜永斌　北京积水潭医院
姜　旭　北京积水潭医院
宫可同　天津市天津医院
姚建华　中国人民解放军总医院第七医学中心
秦安京　首都医科大学附属复兴医院
徐青镭　青岛大学附属医院
徐海荣　北京积水潭医院
郭　阳　北京积水潭医院
唐　浩　北京积水潭医院
唐杞衡　北京积水潭医院
黄　真　北京积水潭医院
崔冠宇　北京积水潭医院
梁炳生　山西医科大学第二医院
董　扬　上海市第六人民医院
韩　骁　北京积水潭医院
温树正　内蒙古医科大学第二附属医院
蔡　林　武汉大学中南医院
阚世廉　天津市天津医院
薛云皓　北京积水潭医院

序 言

骨科学作为专门研究骨骼-肌肉系统伤病的解剖、生理与病理、诊断以及治疗等的学科，是一门具有悠久历史的学科，也是不断汲取新知、蓬勃发展中的学科。伴随着时代和社会的变迁，骨科伤病谱也逐渐发生变化。随着交通事故、人口老龄化导致的骨科伤病逐渐增多，骨科的研究、防治重点及发展方向也在积极适应这一转变。而新技术的运用、实验医学及材料科学的发展同样至关重要，目前，我国骨科在内置物技术、非融合技术、微创技术、智能辅助技术如骨科机器人系统和3D打印技术等各领域都得到长足发展，临床骨科诊疗水平也随之不断提高。

临床路径作为临床医疗管理的工具之一，其核心是将某种疾病或手术涉及的关键检查、治疗、用药、护理等活动进行标准化，确保患者获得最优的诊疗服务。因此，临床路径具有规范医疗行为、保证医疗质量安全、提高医疗服务效率、控制医疗费用等方面作用，还可以科学测算医疗费用，也是推动支付方式改革的基础性工作之一。

2009年起，我国将临床路径作为深化医改和推进公立医院工作改革的重要任务，选择了112个病种，在100家医院开展试点，其中包括骨科7个临床路径。临床路径试点工作开展至今，在制（修）订的科学化、合理化、精细化方面，在推广和管理方面都不断稳步推进。2016年8月召开的全国卫生与健康大会，强调了分级诊疗制度、现代医院管理制度、全民医保制度、药品供应保障制度、综合监管制度的建设，而临床路径管理正是医院实现精细化、科学化管理的重要工具和支撑。2016年底，国家卫生和计划生育委员会将新制（修）订的一批临床路径连同此前印发的有关临床路径进行了整理发布，旨在进一步推进深化医药卫生体制改革，规范诊疗行为，保障医疗质量与安全。相关指标数据显示：临床路径管理工作覆盖面不断扩大，管理水平有效提升。截至今年第一季度，全国近7000家公立医院开展了临床路径管理工作，占全国公立医院的88.5%；医疗服务质量安全进一步得到保障；医院效率不断提高，全国平均住院日下降；临床用药更加规范；医疗费用增速放缓，结构趋于合理。

《临床路径释义》编写工作是推广临床路径的措施之一，目前《临床路径释义·骨外科分册》2022版即将面世，本书在2018版《临床路径释义·骨科分册》基础上进行修订，全书共95个病种，是对目前已发布的骨科临床路径较完整的总结和解读。

本次《临床路径释义·骨科分册》的修订，核心是强化临床路径的可操作性。基于此目的，我们组织了北京积水潭医院骨科专家团队负责编写，编者多是正在临床一线工作的医生，他们临床经验丰富，解读的临床路径更有临床操作性，释义更接地气。同时书稿经过了国内骨科权威专家审读，保障了科学性与专业性，同时内容更加细化，进一步明确了临床用药、所需检查等，对于部分疾病治疗费用也给出了大致参考范围。既反映了骨科诊疗实践的进展，也在现有证据循证评价基础上对骨科临床医疗实践提出了最优指导意见，更有利于骨科医务人员合理运用临床路径，也使得临床路径的实施能够惠及更多患者。

　　编者是在繁忙的临床、科研之余，利用业余时间编写此书，对现有的临床路径进行释义、解读，难免有不当之处，敬请各位同仁和读者朋友给予批评指正！

中国工程院　院士
北京积水潭医院　首席科学家
中国医师协会医学机器人分会　会长
中华预防医学会骨与关节病预防与控制专业委员会　主任委员
中国科学技术期刊编辑学会　理事长

前 言

开展临床路径工作是我国医药卫生改革的重要举措。临床路径在医疗机构中的实施为医院医疗质量管理提供标准和依据,是医院管理的抓手,是实实在在的医院内涵建设的基础,是一场重要的医院管理革命。

为更好地贯彻国务院深化医药卫生体制改革的有关精神,帮助各级医疗机构开展临床路径管理,保证临床路径工作顺利进行,自2011年起,受国家卫生健康管理部门委托,中国医学科学院承担了组织编写《临床路径释义》的工作。

在医院管理实践中,提高医疗质量、降低医疗费用、防止过度医疗是世界各国都在努力解决的问题。其重点在于规范医疗行为,控制成本过快增长与有效利用资源。研究与实践证实,临床路径管理是解决上述问题的有效途径,尤其在优化资源利用、节省成本、避免不必要检查与药物应用、建立较好医疗组合、提高患者满意度、减少文书作业、减少人为疏失等诸多方面优势明显。因此,临床路径管理在医改中扮演着重要角色。2016年11月,中共中央办公厅、国务院办公厅转发《国务院深化医药卫生体制改革领导小组关于进一步推广深化医药卫生体制改革经验的若干意见》,提出加强公立医院精细化管理,将推进临床路径管理作为一项重要的经验和任务予以强调。国家卫生健康管理部门也提出了临床路径管理"四个结合"的要求,即临床路径管理与医疗质量控制和绩效考核相结合、与医疗服务费用调整相结合、与支付方式改革相结合、与医疗机构信息化建设相结合。2021年1月,国家卫健委、医保局、财政部等8部委联合下发《关于进一步规范医疗行为促进合理医疗检查的指导意见》,明确要求国家卫健委组织制定国家临床诊疗指南、临床技术操作规范、合理用药指导原则、临床路径等;并要求截至2022年底前,三级医院50%出院患者、二级医院70%出院患者要按照临床路径管理。

临床路径管理工作中遇到的问题,既有临床方面的问题,也有管理方面的问题,最主要是对临床路径的理解一致性问题。这就需要统一思想,在实践中探索解决问题的最佳方案。《临床路径释义》是对临床路径的答疑解惑及补充说明,通过解读每一个具体操作流程,提高医疗机构管理人员和医务人员对临床路径管理工作的认识,帮助相关人员准确地理解、把握和正确运用临床路径,合理配置医疗资源,规范医疗行为,提高医疗质量,保证医疗安全。

本书由田伟院士、蒋协远教授等数位知名专家亲自编写审定。编写前,各位专家认真研讨了临床路径在实施过程中各级医院遇到的普遍性问题,在专业与管理两个层面,从医师、药师、护士、患者多个角度进行了释义和补充,供临床路径管理者和实践者参考。

对于每个病种，我们在临床路径原文基础上补充了"医疗质量控制指标""疾病编码"和"检索方法""国家医疗保障疾病诊断相关分组"四个项目，将临床路径表单细化为"医师表单""护士表单"和"患者表单"，并对临床路径及释义中涉及的"给药方案"进行了详细的解读，即细化为"给药流程图""用药选择""药学提示""注意事项"，同时补充了"护理规范""营养治疗规范""患者健康宣教"等内容。在本书最后，为帮助实现临床路径病案质量的全程监控，我们在附录中增设"病案质量监控表单"，作为医务人员书写病案时的参考，同时作为病案质控人员在监控及评估时评定标准的指导。

"疾病编码"可以看作适用对象的释义，兼具标准化意义，使全国各医疗机构能够有统一标准，明确进入临床路径的范围。对于临床路径公布时个别不准确的编码我们也给予了修正和补充。增加"检索方法"是为了使医院运用信息化工具管理临床路径时，可以全面考虑所有因素，避免漏检、误检数据。这样医院检索获取的数据才能更完整，也有助于卫生行政部门的统计和考核。增加"国家医疗保障疾病诊断相关分组"是将临床路径与 DRG有机结合起来，临床路径的实施可为 DRG 支付方式的实施提供医疗质量与安全保障，弥补其对临床诊疗过程监管的不足。随着更多病例进入临床路径，也有助于 DRG 支付方式的科学管理，临床路径与 DRG 支付方式具有协同互促的效应。

依国际惯例，临床路径表单细化为"医师表单""护士表单"和"患者表单"，责权分明，便于使用。这些仅为专家的建议方案，具体施行起来，各医疗机构还需根据实际情况修改。

实施临床路径管理意义重大，但同时也艰巨而复杂。在组织编写这套释义的过程中，我们对此深有体会。本书附录对制定/修订《临床路径释义》的基本方法与程序进行了详细的描述，因时间和条件限制，书中不足之处难免，欢迎同行诸君批评指正。

编　者
2022 年 2 月

目 录

第一章

锁骨骨折临床路径释义

【医疗质量控制指标】

指标一、入院时骨折程度、患处肿胀程度、软组织及神经血管情况的评估及记录。

指标二、实施术前评估与术前准备。

指标三、选择恰当的手术介入时机。

指标四、预防性抗菌药物选择与应用时机、时长。

指标五、骨折复位满意。

指标六、骨折愈合。

指标七、肩关节、肘关节功能恢复。

指标八、切口愈合良好。

指标九、患处患肢肿胀消退及神经血管情况的评估及记录。

指标十、合理的术后康复治疗。

指标十一、内科原有疾病治疗。

指标十二、围手术期并发症治疗。

指标十三、住院期间为患者提供术前、术后健康教育与出院宣教。

指标十四、住院天数与住院总费用。

一、锁骨骨折编码

1. 原编码

疾病名称及编码：锁骨骨折（ICD-10：S72.301）

手术操作名称及编码：锁骨骨折切开复位内固定术

2. 修改编码

疾病名称及编码：锁骨骨折（ICD-10：S42.000）

开放性锁骨骨折（ICD-10：S42.010）

手术操作名称及编码：锁骨骨折切开复位内固定术（ICD-9-CM-3：79.3904）

二、临床路径检索方法

S42.0 伴 79.3904

三、国家医疗保障疾病诊断相关分组（CHS-DRG）

MDCI　肌肉、骨骼疾病及功能障碍

IF1　上肢骨手术

四、锁骨骨折临床路径标准住院流程

（一）适用对象

第一诊断为锁骨骨折（ICD-10：S72.301），行锁骨骨折切开复位内固定术。

> **释义**
> ■ 适用对象编码参见 ICD-10：S42.000 锁骨骨折疾病编码。
> ■ 适用于单纯的锁骨骨折，包括合并喙锁韧带损伤的锁骨远端骨折。如为开放性骨折、合并血管神经损伤、合并肩胛骨骨折的"漂浮肩"等，虽然同样需要手术治疗，但需要进入其他相应路径。

（二）诊断依据

根据《临床诊疗指南·骨科分册》（中华医学会编著，人民卫生出版社，2009 年），《外科学（下册）》（8 年制和 7 年制临床医学专用教材，赵玉沛、陈孝平主编，人民卫生出版社，2015 年）。

1. 病史：外伤史。
2. 体检有明确体征：患侧肩部肿胀、疼痛、活动受限。患侧锁骨畸形、反常活动及骨擦感。
3. 辅助检查：锁骨 X 线片显示锁骨骨折。

> **释义**
> ■ 本路径的制订主要参考国内权威参考书籍和诊疗指南。
> ■ 诊断依靠病史、体征及 X 线表现。通常患者存在明确的外伤史，可以为直接暴力或者间接暴力致伤。患者通常存在受伤部位的疼痛、肿胀及活动受限，查体可见明显的畸形、反常活动及骨擦感。X 线检查需要包含胸锁关节、肩锁关节、部分肱骨近端及上肺野在内的锁骨全长。向头侧投照 15°可以避免和肺部结构重叠。如观察锁骨前后方向移位，投照时需从头侧向尾侧约 45°投照。

（三）进入路径标准

第一诊断必须符合 ICD-10：S72.301 锁骨骨折疾病编码。
外伤引起的单纯锁骨骨折。
除外病理性骨折。
除外合并其他部位的骨折和损伤。
除外合并其他正在治疗的疾病。
需要进行手术治疗。

> **释义**
> ■ 单纯的锁骨骨折指锁骨由直接或间接暴力所导致的骨折，骨折端可以为横断、短斜行、螺旋形、多节段骨折和粉碎性骨折等，包括合并喙锁韧带损伤的锁骨远端骨折。

（四）标准住院日 1~11 天

> **释义**
> ■ 锁骨骨折推荐使用全身麻醉的麻醉方式，最快术后次日即可出院。如骨折程度

相对严重、肿胀明显或合并皮肤损伤的患者，通常在肿胀缓解和皮损好转后再行手术治疗。术后观察伤口情况，无须特殊处理后即可出院。总住院时间不超过11天符合本路径要求。

（五）住院期间的检查项目

1. 必需的检查项目
（1）血常规、尿常规。
（2）肝功能、肾功能、电解质、血糖。
（3）凝血功能。
（4）感染性疾病筛查（乙型肝炎、丙型肝炎、梅毒、艾滋病等）。
（5）双侧锁骨正侧位 X 线片。
（6）X 线胸片、心电图。

2. 根据患者病情进行的检查项目
（1）双下肢血管 B 超。
（2）肺功能检查（≥60 岁或既往有心、肺部病史者）。
（3）肝胆脾胰肾 B 超。
（4）超声心动图。
（5）锁骨三维 CT。
（6）血气分析。

> **释义**
>
> ■ 血常规、尿常规、生化功能、凝血功能及感染性疾病筛查是最基本的常规检查，进入路径的患者均需完成。
>
> ■ X 线为必需复查的项目，通常投照患侧锁骨正位，如需和健侧对比可拍双侧锁骨正位片。
>
> ■ 如患者患有血管方面疾患，应当行上肢血管 B 超。根据麻醉需要，年龄＞60 岁的患者，建议行肺功能及超声心动、动态心电图等检查。肺功能检查如患者不配合，可行血气分析检查。如果骨折粉碎，可行三维 CT 明确骨折移位的方式及方向。

（六）治疗方案的选择

根据《临床诊疗指南·骨科分册》（中华医学会编著，人民卫生出版社，2009 年），《外科学（下册）》（8 年制和 7 年制临床医学专用教材，赵玉沛、陈孝平主编，人民卫生出版社，2015 年）。

1. 有喙锁韧带断裂的锁骨外侧端或外 1/3 的有移位锁骨骨折。
2. 锁骨骨折端短缩或者分离严重。
3. 无手术禁忌证。

> **释义**
>
> ■ 大部分的锁骨骨折均发生在锁骨中段，部分稳定、无移位的锁骨骨折可采用保守治疗的方式。经典的手术指征包括：粉碎骨折块顶起皮肤，又不能采取闭合复位或者闭合复位失败；有血管神经损伤需要手术探查；开放性骨折；多发损伤；"漂浮肩"损伤；不能忍受保守方式制动，如癫痫发作等。而锁骨骨折断端短缩或分离严重曾经仅作为相对手术指征，而且短缩或分离标准一直存在较大争议。目前相对常用的标准为1~2cm。

（七）预防性抗菌药物选择与使用时机

1. 抗菌药物：按照《抗菌药物临床应用指导原则（2015年版）》（国卫办医发〔2015〕43号）执行。
2. 预防静脉血栓栓塞症处理：参照《中国骨科大手术后静脉血栓栓塞症预防指南》。

> **释义**
>
> ■ 通常认为上肢骨折发生深静脉血栓的风险相对较低，仅对高危患者进行抗凝治疗。

（八）手术日为住院第1~7天

1. 麻醉方式：神经阻滞麻醉或全身麻醉。
2. 手术方式：锁骨骨折切开复位内固定术。
3. 手术内植物：接骨板、螺钉、弹性髓内钉、缝合锚钉等。
4. 输血：无。

> **释义**
>
> ■ 通过全身麻醉、全身麻醉+神经阻滞麻醉可以获得良好的麻醉效果。通过直接显露骨折端，对其进行解剖复位，坚强内固定。对于成年人通常使用3.5mm系列LCP或解剖形态接骨板进行固定，也可以采用弹性髓内针的固定方式。对于合并喙锁韧带损伤的锁骨远端骨折，可以使用锁骨钩钢板固定，也可以配合使用缝合锚钉进行加强，再行骨折固定。

（九）术后恢复

1. 必需复查的检查项目：血常规、锁骨正侧位片。
2. 必要时查凝血功能、肝功能、肾功能、电解质。
3. 术后处理
（1）抗菌药物：按照《抗菌药物临床应用指导原则（2015年版）》（国卫办医发〔2015〕43号）执行。
（2）术后镇痛：参照《骨科常见疼痛的处理专家建议》。
（3）术后康复：以主动锻炼为主，被动锻炼为辅。

> **释义**
>
> ■ 术后复查血常规是判断患者是否出现手术感染的重要检查。术后影像学评价骨折复位和固定的程度。
>
> ■ 凝血功能、肝功能、肾功能和电解质不作为锁骨骨折患者的常规检查项目，如有相关的主诉，可以行上述检查。
>
> ■ 通常术后 24 小时以内的疼痛最为严重，病房医师可以根据患者疼痛评分和术中、术后麻醉镇痛方式选择术后镇痛的方式。
>
> ■ 对于患者恢复，功能锻炼与骨折的复位和固定同等重要。术后早期可以首先进行肢体的被动活动，待肿胀略消退或不再加重时进行主动活动。在进行患侧肩关节功能锻炼的同时，还应当重视腕关节、肘关节的活动。在术后 6 周内禁止患肢持重。

（十）出院标准

1. 体温正常，常规化验指标无明显异常。
2. 切口愈合良好：引流片或引流管拔除，伤口无感染征象（或可在门诊处理的伤口情况）、无皮瓣坏死。
3. 术后 X 线片证实复位固定满意。
4. 没有需要住院处理的并发症和/或合并症。

> **释义**
>
> ■ 患者出院前应完成所有必需检查项目，且开始功能锻炼，观察临床症状是否减轻或消失，有无伤口感染征象或其他并发症。

（十一）变异及原因分析

1. 围手术期并发症：深静脉血栓形成、切口感染、脱位、神经血管损伤等，造成住院日延长和费用增加。
2. 内科合并症：老年患者常合并内科疾病，如脑血管或心血管病、糖尿病、血栓等，骨折手术可能导致基础疾病加重而需要进一步治疗，从而延长治疗时间，并增加住院费用。
3. 植入材料的选择：由于骨折类型不同，使用不同的内固定材料，可能导致住院费用存在差异。

> **释义**
>
> ■ 按标准治疗方案如患者发生切口感染、关节脱位、神经血管损伤等情况，需根据实际情况确定进一步治疗方案。如伤口出现红肿，结合血常规、C 反应蛋白及红细胞沉降率等检查判断感染深度，如为表浅的感染，可以行伤口换药、广谱抗菌药物静脉滴注等治疗。如感染部位较深，已经出现伤口异常渗出，需要留取分泌物行细菌培养及药敏检查，伤口可早期行清创术。如出现骨折继发移位或者内固定失效，应当早期行翻修术。神经血管损伤应当根据受累及的神经和血管所造成的不良后果的程度、其他组织代偿能力和预后效果确定是否需要进行手术干预。

> ■ 内科合并症较多的患者发生手术及麻醉并发症的风险显著提高，术前应当对高危患者进行系统性评估，包括内科系统疾病和骨折情况的综合考虑。由于锁骨位置表浅，糖尿病患者即使在围手术期获得较为满意的血糖值，其伤口感染的风险仍然较高。
>
> ■ 治疗费用的差异主要因患者受伤情况、骨折类型不同所造成。

五、锁骨骨折临床路径给药方案

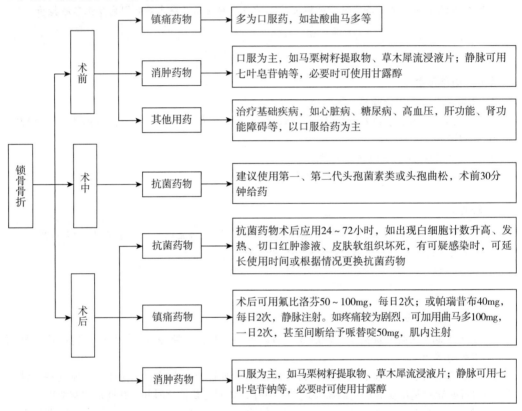

【用药选择】

1. 术前治疗基础疾病的药物应继续规律应用。

2. 术中抗菌药物应于术前 30 分钟滴注，骨关节感染以革兰阳性球菌为主，故首选第一、第二代头孢菌素类，若皮试阴性可选用头孢曲松。

3. 无血栓类疾病高危因素患者不建议常规术前、术后药物抗凝。

4. 消肿类药物首选口服，可配合静脉滴注，甘露醇不作为常规用药，如肿胀严重，需要在肾功能的监测下慎重使用。

【药学提示】

已知对磺胺类药物过敏患者禁用帕瑞昔布。

【注意事项】

术后应避免注射用非甾类镇痛药与口服非甾类镇痛药合用，以免增加胃肠道不良事件风险。

六、锁骨骨折患者护理规范

1. 术前护理规范

（1）患肢抬高、冰敷。

（2）严密观察患肢疼痛、感觉、运动、血运、肿胀（有无皮肤破损、水疱）等情况。

（3）必要时遵医嘱使用镇痛药、消肿药。

（4）指导患者饮食摄入充足水分及热量，遵医嘱指导饮食类型。

（5）指导患者进行患侧肢端及邻近正常关节的主动活动。

（6）对患肢的皮肤进行清洁护理。

（7）如为糖尿病或糖耐量异常患者，关注患者的血糖情况。

（8）术前健康教育。

2. 术后护理规范

（1）术后患者返回病房后，如意识清醒、无头晕恶心呕吐症状，可改为半坐位或坐位。

（2）患肢抬高。

（3）严密观察生命体征变化。

（4）术后患者意识清醒、无恶心呕吐症状，可少量饮用温水，2 小时后进流质饮食，逐渐过度到术前饮食。

（5）密切观察切口敷料的渗血情况、引流管通畅与否、引流量及引流液性状。

（6）严密观察患肢疼痛、肿胀、感觉、运动、血运等情况。

（7）必要时遵医嘱使用镇痛药、消肿药。

（8）如为糖尿病或糖耐量异常患者，关注患者的血糖情况。

（9）术后健康教育。

七、锁骨骨折患者营养治疗规范

（1）营养风险筛查，NRS 评分＞3 分者，给予营养评估。

（2）充足的热量、蛋白质，适量脂肪。NRS 评分≤3 分者，能量供给标准以 25～30kcal/kg 为佳；营养不良者热量供给标准不低于 35kcal/kg。碳水化合物热量比不低于 50%；充足的蛋白质，不低于 1.2～1.5g/kg（标准体重），应以优质蛋白为主，不低于蛋白质总量的 1/3～1/2；脂肪热量比以 25%～30%为宜，饱和脂肪酸、单不饱和脂肪酸、多不饱和脂肪酸之间比例以 1∶1∶1 左右为宜，适当提高膳食 ω-3 脂肪酸的摄入，保证充足的维生素和矿物质。

（3）围手术期，根据不同治疗时期选择饮食形态，如流质饮食、半流质饮食、软食或普通饮食等。饮食宜清淡，以温、热、软为佳，忌食生冷、肥甘、厚腻食物，限制刺激性食物、饮品及调味品。

（4）如经口进食低于所需热量的 80%及高热患者，应给予相应的肠内营养补充剂口服补充，必要时管饲肠内营养补充或肠外营养补充。

（5）如有糖代谢异常，应减少糖类的摄入量。如有糖尿病，应选择糖尿病饮食。如有高血压病，应选择低盐饮食。如有高脂血症，应选择低脂饮食。如合并其他代谢性疾病，应遵循专科医师建议调整饮食。

八、锁骨骨折患者健康宣教

1. 术前

（1）关注肢体患处肿胀情况患肢血运、感觉情况。

（2）配合医护完成围手术期准备。

（3）合理饮食并控制血糖。

2. 术后

（1）出院后手术切口每 3~5 天换 1 次药，术后 2 周拆线。

（2）如切口持续有渗出物或出现切口红肿、体温异常等情况，及时门诊就诊。

（3）遵医嘱使用药物，如有内科合并症应专科就诊。

（4）术后 1 个月门诊复查。

（5）出院后即可进行患肢临近关节的功能练习，包括肩关节、肘关节等。

（6）术后早期功能锻炼，注意早期避免持重，被动活动为主。可以至康复科随时调整功能锻炼方案。

（7）生活指导：采取合理的生活方式及饮食习惯，运动适宜，保证摄入充足的蛋白质、维生素及含钙食物。戒烟酒，避免咖啡因的摄入，少饮碳酸饮料。

九、推荐表单

（一）医师表单

锁骨骨折临床路径医师表单

适用对象：第一诊断为锁骨骨折（ICD-10：S42.000）、开放性锁骨骨折（ICD-10：S42.010）

行锁骨骨折切开复位内固定术（ICD-9-CM-3：79.3904）

患者姓名：	性别：	年龄：	门诊号：	住院号：
住院日期： 年 月 日	出院日期： 年 月 日			标准住院日：1~11天

时间	住院第1天	住院第2天	住院第3天
主要诊疗工作	□ 询问病史及体格检查 □ 上级医师查房 □ 初步的诊断和治疗方案 □ 完成住院志、首次病程记录、上级医师查房等病历书写 □ 完善术前检查 □ 患肢临时三角巾或锁骨带固定	□ 上级医师查房 □ 继续完成术前化验检查 □ 完成必要的相关科室会诊	□ 上级医师查房，观察患肢、患处皮肤软组织情况，术前评估和决定手术方案，完成各项术前准备 □ 完成上级医师查房记录等 □ 向患者和/或家属交代围手术期注意事项，并签署手术知情同意书、委托书（患者本人不能签字时）等 □ 麻醉医师查房，与患者和/或家属交代麻醉注意事项，并签署麻醉知情同意书
重点医嘱	**长期医嘱：** □ 骨科护理常规 □ 二级护理 □ 饮食 □ 患肢三角巾或锁骨带外固定 □ 消肿治疗（必要时） **临时医嘱：** □ 血常规、尿常规、凝血功能；感染性疾病筛查；肝功能、肾功能+电解质+血糖；X线胸片、心电图 □ 锁骨X线片 □ CT检查（视患者情况而定） □ 根据病情：双上肢血管超声、肺功能、超声心动图、血气分析	**长期医嘱：** □ 骨科护理常规 □ 二级护理 □ 饮食 □ 患肢三角巾或锁骨带外固定 □ 消肿治疗（必要时） □ 既往内科基础疾病用药 **临时医嘱：** □ 根据会诊科室要求开检查和化验单 □ 镇痛等对症处理	**长期医嘱：** 同前日 **临时医嘱：** □ 术前医嘱：准备明日在臂丛麻醉/全身麻醉下行尺骨骨折切开复位内固定术 □ 术前禁食、禁水 □ 术前抗菌药物皮试 □ 其他特殊医嘱
病情变异记录	□ 无 □ 有，原因： 1. 2.	□ 无 □ 有，原因： 1. 2.	□ 无 □ 有，原因： 1. 2.
医师签名			

时间	术前	住院第 4 天 （手术日）	住院第 5 天 （术后第 1 天）
主要诊疗工作	□ 检查标记 □ 术前核查	□ 术者完成手术记录 □ 完成术后病程记录 □ 上级医师查房 □ 麻醉医师查房 □ 观察有无术后并发症，并作出相应处理	□ 上级医师查房 □ 完成常规病程记录 □ 观察伤口、生命体征情况等，并作出相应处理 □ 如果放置引流片予以拔除，伤口换药
重点医嘱	长期医嘱： □ 骨科护理常规 □ 二级护理 □ 禁食 临时医嘱： □ 围手术期抗菌药物	长期医嘱： □ 骨科护理常规 □ 一级护理 □ 饮食 □ 患肢抬高、制动 □ 留置引流片 □ 其他特殊医嘱 临时医嘱： □ 今日在神经阻滞麻醉/全身麻醉下行锁骨骨折切开复位内固定术 □ 心电监测、吸氧 6 小时 □ 围手术期抗菌药物 □ 止吐、镇痛等对症处理 □ 伤口换药（必要时）	长期医嘱： □ 骨科护理常规 □ 一级护理 □ 饮食 □ 患肢抬高、制动 □ 留置引流管 □ 其他特殊医嘱 临时医嘱： □ 伤口换药 □ 镇痛等对症处理
病情变异记录	□ 无　□ 有，原因： 1. 2.	□ 无　□ 有，原因： 1. 2.	□ 无　□ 有，原因： 1. 2.
医师签名			

时间	住院第 6 天 （术后第 2 天）	住院第 7 天 （术后第 3 天）	住院第 8 天 （术后第 4 天）
主要诊疗工作	□ 上级医师查房 □ 住院医师完成病程记录 □ 伤口换药（必要时） □ 指导患者功能锻炼	□ 上级医师查房 □ 完成病程记录 □ 伤口换药（必要时） □ 指导患者功能锻炼	□ 上级医师查房，进行手术及伤口评估，确定有无手术并发症和切口愈合不良情况，明确能否出院 □ 完成出院志、病案首页、出院诊断证明书等所有病历 □ 向患者交代出院后的康复锻炼及注意事项，如复诊的时间、地点，发生紧急情况时的处理等
重点医嘱	长期医嘱： □ 骨科护理常规 □ 一级护理 □ 饮食 □ 患肢功能锻炼 □ 其他特殊医嘱 临时医嘱： □ 复查锁骨正位片 □ 伤口换药（必要时） □ 镇痛等对症处理	长期医嘱： □ 骨科护理常规 □ 二级护理 □ 饮食 □ 患肢功能锻炼 □ 其他特殊医嘱 临时医嘱： □ 复查血常规、尿常规、肝功能、肾功能、电解质（必要时） □ 伤口换药（必要时） □ 镇痛等对症处理	出院医嘱： □ 出院带药 □ 嘱___日后拆线换药（根据伤口愈合情况，预约拆线时间） □ 1 个月后门诊复查 □ 如有不适，随时来诊
病情变异记录	□ 无 □ 有，原因： 1. 2.	□ 无 □ 有，原因： 1. 2.	□ 无 □ 有，原因： 1. 2.
医师签名			

（二）护士表单

锁骨骨折临床路径护士表单

适用对象：第一诊断为锁骨骨折（ICD-10：S42.000）、开放性锁骨骨折（ICD-10：S42.010）

行锁骨骨折切开复位内固定术（ICD-9-CM-3：79.3904）

患者姓名：	性别： 年龄： 门诊号：	住院号：
住院日期： 年 月 日	出院日期： 年 月 日	标准住院日：1~11 天

时间	住院第 1 天	住院第 2 天	住院第 3 天
健康宣教	入院宣教： □ 介绍主管医师、护士 □ 介绍环境、设施 □ 介绍住院注意事项 □ 介绍探视和陪伴制度 □ 介绍贵重物品制度	□ 药物宣教 围手术期宣教： □ 宣教手术前准备及检查后注意事项 □ 告知手术后检查后饮食 □ 告知患者在检查中配合医师 □ 主管护士与患者沟通，消除患者紧张情绪 □ 告知检查后可能出现的情况及应对方式	□ 药物宣教 围手术期宣教： □ 宣教手术前准备及检查后注意事项 □ 告知手术后检查后饮食 □ 告知患者在检查中配合医师 □ 主管护士与患者沟通，消除患者紧张情绪 □ 告知检查后可能出现的情况及应对方式
护理处置	□ 核对患者，佩戴腕带 □ 建立入院护理病历 □ 协助患者留取各种标本 □ 测量体重	□ 协助医师完成手术前的相关化验	□ 协助医师完成手术前的相关化验
基础护理	三级护理： □ 晨晚间护理 □ 排泄管理 □ 患者安全管理	三级护理： □ 晨晚间护理 □ 排泄管理 □ 患者安全管理	三级护理： □ 晨晚间护理 □ 排泄管理 □ 患者安全管理
专科护理	□ 观察患肢末梢血运、感觉 □ 护理查体 □ 病情观察 □ 肢体肿胀情况 □ 末梢血运 □ 手指感觉、活动情况 □ 需要时，填写跌倒及压疮防范表 □ 需要时，请家属陪伴 □ 确定饮食种类 □ 心理护理	□ 观察患肢末梢血运、感觉 □ 护理查体 □ 病情观察 □ 肢体肿胀情况 □ 末梢血运 □ 手指感觉、活动情况 □ 需要时，填写跌倒及压疮防范表 □ 需要时，请家属陪伴 □ 确定饮食种类 □ 心理护理	□ 观察患肢末梢血运、感觉 □ 护理查体 □ 病情观察 □ 肢体肿胀情况 □ 末梢血运 □ 手指感觉、活动情况 □ 需要时，填写跌倒及压疮防范表 □ 需要时，请家属陪伴 □ 确定饮食种类 □ 心理护理
重点医嘱	□ 详见医嘱执行单	□ 详见医嘱执行单	□ 详见医嘱执行单
病情变异记录	□ 无 □ 有，原因： 1. 2.	□ 无 □ 有，原因： 1. 2.	□ 无 □ 有，原因： 1. 2.
护士签名			

时间	术前	住院第 4 天 （手术日）	住院第 5 天 （术后第 1 天）
健康宣教	□ 药物宣教 **手术前宣教：** □ 宣教手术前准备及检查后注意事项 □ 告知手术后检查后饮食 □ 告知患者在检查中配合医师 □ 主管护士与患者沟通，消除患者紧张情绪，告知检查后可能出现的情况及应对方式	**手术当日宣教：** □ 告知饮食、体位要求 □ 告知手术后需禁食、禁水要求 □ 给予患者及家属心理支持 □ 再次明确探视陪伴须知	**手术后宣教：** □ 术后患肢活动注意事项 □ 功能锻炼注意事项 □ 饮食指导
护理处置	□ 协助医师完成手术前的相关化验 □ 皮试 □ 备皮 □ 提醒患者禁食、禁水要求	□ 与手术室交接 □ 提醒患者术前排尿 □ 核对患者资料及带药 □ 接患者，核对患者及资料	□ 遵医嘱完成相关检查
基础护理	**三级护理：** □ 晨晚间护理 □ 排泄管理 □ 患者安全管理	**二级/一级护理：** □ 晨晚间护理 □ 患者安全管理	**三级护理：** □ 晨晚间护理 □ 排泄管理 □ 患者安全管理
专科护理	□ 观察患肢末梢血运、感觉 □ 护理查体 □ 病情观察 □ 肢体肿胀情况 □ 末梢血运 □ 手指感觉、活动情况 □ 需要时，填写跌倒及压疮防范表 □ 需要时，请家属陪伴 □ 确定饮食种类 □ 心理护理	□ 遵医嘱予补液 □ 病情观察 □ 观察患者伤口敷料是否存在渗血 □ 疼痛程度观察 □ 观察手指血运及感觉活动 □ 心理护理	□ 病情观察 □ 观察患者伤口敷料是否存在渗血 □ 疼痛程度观察 □ 观察手指血运及感觉活动 □ 术后心理与生活护理 □ 指导患者术后功能锻炼
重点医嘱	□ 详见医嘱执行单	□ 详见医嘱执行单	□ 详见医嘱执行单
病情变异记录	□ 无 □ 有，原因： 1. 2.	□ 无 □ 有，原因： 1. 2.	□ 无 □ 有，原因： 1. 2.
护士签名			

时间	住院第6天 （术后第2天）	住院第7天 （术后第3天）	住院第8天 （术后第4天）
健康宣教	**手术后宣教：** □ 术后患肢活动注意事项 □ 功能锻炼注意事项 □ 饮食指导	**手术后宣教：** □ 术后患肢活动注意事项 □ 功能锻炼注意事项 □ 饮食指导	**出院宣教：** □ 复查时间 □ 服药方法 □ 活动休息 □ 指导饮食 □ 指导办理出院手续
护理处置	□ 遵医嘱完成相关检查	□ 遵医嘱完成相关检查	□ 办理出院手续
基础护理	**三级护理：** □ 晨晚间护理 □ 排泄管理 □ 患者安全管理	**三级护理：** □ 晨晚间护理 □ 排泄管理 □ 患者安全管理	**三级护理：** □ 晨晚间护理 □ 患者安全管理
专科护理	□ 病情观察 □ 观察患者伤口敷料是否存在渗血 □ 疼痛程度观察 □ 观察手指血运及感觉活动 □ 术后心理与生活护理 □ 指导患者术后功能锻炼	□ 病情观察 □ 观察患者伤口敷料是否存在渗血 □ 疼痛程度观察 □ 观察手指血运及感觉活动 □ 术后心理与生活护理 □ 指导患者术后功能锻炼	□ 病情观察 □ 观察患者伤口敷料是否存在渗血 □ 疼痛程度观察 □ 观察手指血运及感觉活动 □ 术后心理与生活护理 □ 指导患者术后功能锻炼
重点医嘱	□ 详见医嘱执行单	□ 详见医嘱执行单	□ 详见医嘱执行单
病情变异记录	□ 无 □ 有，原因： 1. 2.	□ 无 □ 有，原因： 1. 2.	□ 无 □ 有，原因： 1. 2.
护士签名			

（三）患者表单

锁骨骨折临床路径患者表单

适用对象：第一诊断为锁骨骨折（ICD－10：S42.000）、开放性锁骨骨折（ICD－10：S42.010）

行锁骨骨折切开复位内固定术（ICD-9-CM-3：79.3904）

患者姓名：		性别： 年龄： 门诊号：	住院号：
住院日期： 年 月 日		出院日期： 年 月 日	标准住院日：1~11 天

时间	入院	术前	手术日
医患配合	□ 配合询问病史、收集资料，请务必详细告知既往史、用药史、过敏史 □ 配合进行体格检查 □ 有任何不适请告知医师	□ 配合完成手术前相关检查、化验，如采血、留尿、心电图、X线胸片 □ 医师与患者及家属介绍病情及术前谈话签字	□ 配合完善相关检查、化验，如采血、留尿 □ 配合医师摆好手术体位
护患配合	□ 配合测量体温、脉搏、呼吸3次，血压、体重1次 □ 配合完成入院护理评估（简单询问病史、过敏史、用药史） □ 接受入院宣教（环境介绍、病室规定、订餐制度、贵重物品保管等） □ 配合执行探视和陪伴制度 □ 有任何不适请告知护士	□ 配合测量体温、脉搏、呼吸3次，询问大便次数1次 □ 接受手术前宣教 □ 接受饮食宣教 □ 接受药物宣教	□ 配合监测体温、脉搏、呼吸3次，询问大便次数1次 □ 送手术室前，协助完成核对，带齐影像资料及用药 □ 返回病房后，配合接受生命体征的监测 □ 配合检查意识（全身麻醉者） □ 配合缓解疼痛 □ 接受手术后宣教 □ 接受饮食宣教 □ 接受药物宣教 □ 有任何不适请告知护士
饮食	□ 遵医嘱饮食	□ 遵医嘱饮食	□ 术前需按要求禁食、禁水 □ 手术后，根据麻醉方式及患者实际情况依照麻醉医师和病房护士的指导进食、进水
排泄	□ 正常排尿便	□ 正常排尿便	□ 正常排尿便
活动	□ 正常活动	□ 正常活动	□ 患肢暂时制动

时间	手术后	出院日
医患配合	□ 配合伤口换药 □ 配合完善术后影像学检查和抽血化验检查等 □ 配合功能锻炼	□ 接受出院前指导 □ 知道复查程序 □ 获取出院诊断书
护患配合	□ 配合定时监测生命体征，每日询问大便次数 □ 配合检查手部感觉及运动 □ 接受输液、服药等治疗 □ 接受进食、进水、排便等生活护理 □ 配合活动，预防皮肤压力伤 □ 注意活动安全，避免坠床或跌倒 □ 配合执行探视及陪伴	□ 接受出院宣教 □ 办理出院手续 □ 获取出院带药 □ 知道服药方法、作用、注意事项 □ 知道复印病历程序
饮食	□ 遵医嘱饮食	□ 遵医嘱饮食
排泄	□ 正常排尿便	□ 正常排尿便
活动	□ 正常适度活动，患肢避免持重	□ 正常适度活动，患肢避免持重

附：原表单（2016 年版）

锁骨骨折临床路径表单

适用对象：第一诊断为锁骨骨折（ICD-10：S72.301）

行锁骨骨折切开复位内固定术

患者姓名：	性别：　　年龄：　　门诊号：	住院号：
住院日期：　　年　月　日	出院日期：　　年　月　日	标准住院日：1~11 天

时间	住院第 1 天	住院第 2 天	住院第 3 天
主要诊疗工作	□ 询问病史及体格检查 □ 上级医师查房 □ 初步的诊断和治疗方案 □ 完成住院志、首次病程、上级医师查房等病历书写 □ 完善术前检查 □ 患肢临时三角巾或锁骨带固定	□ 上级医师查房 □ 继续完成术前化验检查 □ 完成必要的相关科室会诊	□ 上级医师查房，观察患肢皮肤软组织情况，术前评估和决定手术方案，完成各项术前准备 □ 完成上级医师查房记录等 □ 向患者和/或家属交代围手术期注意事项，并签署手术知情同意书、委托书（患者本人不能签字时）等 □ 麻醉医师查房，与患者和/或家属交代麻醉注意事项，并签署麻醉知情同意书
重点医嘱	长期医嘱： □ 骨科护理常规 □ 二级护理 □ 饮食 □ 患肢三角巾或锁骨带外固定 □ 消肿治疗（必要时） 临时医嘱： □ 血常规、尿常规；凝血功能；感染性疾病筛查；肝功能、肾功能+电解质+血糖；X 线胸片、心电图 □ 锁骨正侧位 X 线片 □ 锁骨三维 CT 检查（视患者情况而定） □ 根据病情：双下肢血管超声、肺功能、超声心动图、血气分析	长期医嘱： □ 骨科护理常规 □ 二级护理 □ 饮食 □ 患肢三角巾或锁骨带外固定 □ 消肿治疗（必要时） □ 既往内科基础疾病用药 临时医嘱： □ 根据会诊科室要求开检查和化验单 □ 镇痛等对症处理	长期医嘱： 同前日 临时医嘱： □ 术前医嘱：准备明日在神经阻滞麻醉/全身麻醉下行锁骨折切开复位内固定术 □ 术前禁食、禁水 □ 术前抗菌药物皮试 □ 其他特殊医嘱
主要护理工作	□ 入院宣教：介绍病房环境、设施和设备等 □ 入院护理评估 □ 观察患肢末梢血运、感觉	□ 观察患者病情变化 □ 心理和生活护理	□ 提醒患者术前禁食、禁水 □ 术前心理护理
病情变异记录	□ 无　□ 有，原因： 1. 2.	□ 无　□ 有，原因： 1. 2.	□ 无　□ 有，原因： 1. 2.
护士签名			
医师签名			

时间	住院第4天（手术日） （术前）	住院第4天（手术日） （术后）	住院第5天 （术后第1天）
主要诊疗工作	□ 检查标记 □ 术前核查	□ 术者完成手术记录 □ 完成术后病程记录 □ 上级医师查房 □ 麻醉医师查房 □ 观察有无术后并发症并做相应处理	□ 上级医师查房 □ 完成常规病程记录 □ 观察伤口、引流量、生命体征情况等，并做出相应处理
重点医嘱	长期医嘱： □ 骨科护理常规 □ 二级护理 □ 禁食 临时医嘱： □ 围手术期抗菌药物	长期医嘱： □ 骨科护理常规 □ 一级护理 □ 饮食 □ 患肢抬高、制动 □ 留置引流片 □ 其他特殊医嘱 临时医嘱： □ 今日在神经阻滞麻醉/全身麻醉下行锁骨骨折切开复位内固定术 □ 心电监测、吸氧6小时 □ 围手术期抗菌药物 □ 止吐、镇痛等对症处理 □ 伤口换药（必要时）	长期医嘱： □ 骨科护理常规 □ 一级护理 □ 饮食 □ 患肢抬高、制动 □ 留置引流片 □ 其他特殊医嘱 临时医嘱： □ 伤口换药 □ 镇痛等对症处理
主要护理工作	□ 提醒患者术前禁食、禁水 □ 术前心理护理	□ 观察患者病情，并做好引流量等相关记录 □ 术后心理与生活护理 □ 指导患者术后功能锻炼	□ 观察患者病情变化 □ 术后心理与生活护理 □ 指导患者术后功能锻炼
病情变异记录	□ 无 □ 有，原因： 1. 2.	□ 无 □ 有，原因： 1. 2.	□ 无 □ 有，原因： 1. 2.
护士签名			
医师签名			

时间	住院第6天 （术后第2天）	住院第7天 （术后第3天）	住院第8天 （术后第4天）
主要诊疗工作	□ 上级医师查房 □ 住院医师完成病程记录 □ 拔除引流片，伤口换药 □ 指导患者功能锻炼	□ 上级医师查房 □ 完成病程记录 □ 伤口换药（必要时） □ 指导患者功能锻炼	□ 上级医师查房，进行手术及伤口评估，确定有无手术并发症和切口愈合不良情况，明确能否出院 □ 完成出院志、病案首页、出院诊断证明书等所有病历书写 □ 向患者交代出院后的康复锻炼及注意事项，如复诊的时间、地点，发生紧急情况时的处理等
重点医嘱	长期医嘱： □ 骨科护理常规 □ 一级护理 □ 饮食 □ 患肢悬吊制动 □ 其他特殊医嘱 临时医嘱： □ 伤口换药（必要时） □ 镇痛等对症处理	长期医嘱： □ 骨科护理常规 □ 二级护理 □ 饮食 □ 患肢悬吊制动 □ 其他特殊医嘱 临时医嘱： □ 复查血常规、尿常规、肝功能、肾功能、电解质（必要时） □ 伤口换药（必要时） □ 镇痛等对症处理	出院医嘱： □ 出院带药 □ 嘱___日后拆线换药（根据伤口愈合情况预约拆线时间） □ 1个月后门诊复查 □ 如有不适，随时来诊
主要护理工作	□ 观察患者病情变化 □ 术后心理与生活护理 □ 指导患者功能锻炼	□ 观察患者病情变化 □ 指导患者功能锻炼 □ 心理和生活护理	□ 指导患者办理出院手续 □ 出院宣教
病情变异记录	□ 无 □ 有，原因： 1. 2.	□ 无 □ 有，原因： 1. 2.	□ 无 □ 有，原因： 1. 2.
护士签名			
医师签名			

第二章

肱骨干骨折临床路径释义

【医疗质量控制指标】

指标一、实施手术前的评估与术前准备。

指标二、预防性抗菌药物选择与应用时机。

指标三、术后消肿治疗，预防骨筋膜室综合征出现。

指标四、术后康复治疗。

指标五、内科原有疾病治疗。

指标六、手术后并发症治疗。

指标七、为患者提供术后的健康教育。

指标八、切口Ⅰ/甲愈合。

指标九、住院16天内出院。

指标十、患者住院天数与住院费用。

一、肱骨干骨折编码

疾病名称及编码：肱骨干骨折闭合性骨折（ICD-10：S42.300）

手术操作名称及编码：肱骨干骨折内固定术（ICD-9-CM-3：78.52/79.11/79.31）

二、临床路径检索方法

S42.300 伴 78.52/79.11/79.31 并且年龄>16 岁

三、国家医疗保障疾病诊断相关分组（CHS-DRG）

MDCI　肌肉、骨骼疾病及功能障碍

IS2　除前臂、腕、手足外的损伤

四、肱骨干骨折临床路径标准住院流程

（一）适用对象

第一诊断为闭合性肱骨干骨折（ICD-10：S42.300），行肱骨干骨折内固定术（ICD-9-CM-3：78.52/79.11/79.31）。

> **释义**
>
> ■ 本临床路径适用对象是第一诊断为闭合性肱骨干骨折的患者，包括肱骨干多发性骨折，不包括累及肱骨远端骨折，肱骨髁间骨折以及肱骨近端骨折等。
>
> ■ 适用对象中不包括肿瘤等病因造成的病理性骨折、合并肱骨干骨折的多发损伤患者、儿童患者、陈旧性骨折或骨折不愈合、开放性骨折。

（二）诊断依据

根据《外科学（下册）》（8年制和7年制临床医学专用教材，赵玉沛、陈孝平主编，人民卫生出版社，2015 年）。

1. 病史：外伤史。

2. 体格检查：患肢肿胀、疼痛、活动受限、畸形、反常活动等。

3. 辅助检查：X 线检查发现肱骨干骨折。

> **释义**
>
> ■ 注意有无桡神经症状。
>
> ■ 正确的诊断与分类需依靠肱骨干正侧位 X 线片。

（三）选择治疗方案的依据

根据《外科学（下册）》（8 年制和 7 年制临床医学专用教材，赵玉沛、陈孝平主编，人民卫生出版社，2015 年）。

1. 年龄在 14 岁以上。

2. 伤前生活质量及活动水平。

3. 全身状况允许手术。

4. 首选钢板螺钉内固定，也可根据具体情况选择其他治疗方式。

> **释义**
>
> ■ 骨折手术指征主要为不能维持满意的复位，一般认为复位不满意的标准是任何方向成角＞15°~20°，旋转＞30°，短缩＞2cm。
>
> ■ 与骨折同时出现的桡神经损伤不是绝对手术指征，进行性的神经损伤或者闭合复位后出现的神经损伤是手术指征。
>
> ■ 相对手术指征包括：①多段骨折；②患者合作性差，或患者不能耐受保守治疗；③肥胖，尤其是胸部过大影响复位以及固定者；④中段 1/3 的横断或短斜骨折；⑤近端的长斜型骨折；⑥假体周围骨折。
>
> ■ 本处讨论的是进入路径的肱骨干骨折手术指征，合并多处骨折，双上肢骨折，漂浮肘，开放性骨折，穿透伤合并神经损伤，病理性骨折等均为手术指征，但因未进入路径不予讨论。

（四）标准住院日≤16 天

> **释义**
>
> ■ 骨折常造成明显肿胀，严重肿胀者需要等待肿胀消退后方可进行手术。应使用颈腕悬吊带、三角巾保护，必要时术前可进行石膏制动。

（五）进入路径标准

1. 第一诊断必须符合 ICD-10：S42.300 闭合性肱骨干骨折疾病编码。

2. 外伤引起的单纯性、新鲜肱骨干骨折。

3. 除外病理性骨折。

4. 除外合并其他部位的骨折和损伤。

5. 当患者合并其他疾病，但住院期间不需要特殊处理也不影响第一诊断的临床路径流程实施时，可以进入路径。

> **释义**
>
> ■ 本路径不适用于合并其他骨折的多发损伤患者，开放性骨折也需退出本路径。
>
> ■ 合并疾病的院内会诊以及常规处理需要不影响临床路径流程，否则退出本路径。

（六）术前准备（术前评估）≤5 天

1. 必需的检查项目

（1）血常规、血型、尿常规+镜检。

（2）检查电解质、肝功能、肾功能、凝血功能、感染性疾病（乙型肝炎、丙型肝炎、梅毒、艾滋病）。

（3）胸部 X 线平片、心电图。

（4）骨科 X 线检查。

2. 根据患者病情可选择的检查项目：CT 检查、肌电图、血气分析、肺功能检查、超声心动图等。

> **释义**
>
> ■ 以上项目属术前必需完成的检查项目。部分患者需要进行 CT 检查进一步明确骨折情况。老年、既往有心肺疾病等内科基础疾病患者需有针对性选择血气分析、肺功能检查、超声心动图、肝胆胰脾肾超声等检查。
>
> ■ 根据术前检查的结果，安排进一步检查项目，如果住院期间需要特殊处理，可以退出本路径。

（七）预防性抗菌药物选择与使用时机

1. 按照《抗菌药物临床应用指导原则（2015 年版）》（国卫办医发〔2015〕43 号）执行，并根据患者的病情决定抗菌药物的选择与使用时间。建议使用第一、第二代头孢菌素类，头孢曲松。

2. 术前 30 分钟预防性用抗菌药物；手术超过 3 小时加用 1 次抗菌药物。

> **释义**
>
> ■ 骨与关节手术感染多为革兰阳性球菌，故首选第一、第二代头孢菌素作为预防用药，不需联合用药。
>
> ■ 抗菌药物应在术前 30 分钟、上止血带之前输注完毕，使手术切口暴露时局部组织中已达到足以杀灭手术过程中入侵切口细菌的药物浓度。出血量过多时，也考虑加用抗菌药物。

（八）手术日为入院第 1~5 天

1. 麻醉方式：臂丛神经阻滞和/或全身麻醉。
2. 手术方式：肱骨干骨折内固定术。
3. 手术内固定物：钢板螺钉或带锁髓内针。
4. 术中用药：麻醉用药、抗菌药。
5. 输血：视术中具体情况而定。

> **释义**
>
> ■ 应根据患者具体情况选择麻醉方式，与麻醉师沟通，说明手术入路，尽可能选择全身影响小的麻醉方式。
>
> ■ 根据患者骨折情况，选择合适的手术入路。
>
> ■ 单钢板固定时，尽量选用窄 4.5mm 系列钢板，而不是 3.5mm 系列钢板。

（九）术后住院恢复 ≤11 天

1. 必须复查的检查项目：血常规；X 线检查。
2. 可选择的检查项目：电解质、肝功能、肾功能、CT。
3. 术后用药

（1）抗菌药物使用：抗菌药物使用按照《抗菌药物临床应用指导原则（2015 年版）》（国卫办医发〔2015〕43 号）执行，并根据患者的病情决定抗菌药物的选择与使用时间。建议使用第一、第二代头孢菌素类，头孢曲松。

（2）术后镇痛：参照《骨科常见疼痛的处理专家建议》（《中华骨科杂志》.2008 年 1 月 .28卷 .1 期）。

（3）其他药物：消肿、促骨折愈合，必要时营养神经等。

4. 保护下功能锻炼。

> **释义**
>
> ■ 术后可根据恢复情况适当缩短住院天数。
>
> ■ 至少在术后第 1 天或第 2 天复查一次血常规，以了解有无明显贫血、白细胞计数升高等异常情况。
>
> ■ 如患者既往有肝脏或肾脏疾病病史，或术后出现少尿、下肢或眼睑水肿等情况，应复查肝功能、肾功能。
>
> ■ 术后必需复查肱骨正侧位 X 线片判断骨折复位情况及内固定位置是否良好，必要时用 CT 检查骨折复位情况及内固定位置。
>
> ■ 选择抗菌药物时要根据手术部位的常见病原菌、患者病理生理状况、抗菌药物的抗菌谱、抗菌药物的药动学特点、抗菌药物的不良反应等综合考虑。原则上应选择相对广谱、效果肯定、安全及价格相对低廉的抗菌药物。
>
> ■ 如术后肿胀明显，首先给予抬高患肢，冰敷，可口服或者静脉使用消肿药物，必要时可以给予制动。
>
> ■ 如固定良好，应鼓励患者早期非负重活动，包括肌肉收缩、屈伸关节，注意减少骨折端的旋转应力，早期禁止持重。

（十）出院标准

1. 体温正常，常规实验室检查无明显异常。

2. 伤口愈合好：引流管拔除，伤口无感染征象（或可在门诊处理的伤口情况）。

3. 术后 X 线片证实复位固定满意。

4. 没有需要住院处理的并发症和/或合并症。

> **释义**
>
> ■ 患者出院前应一般情况良好，骨折固定符合相关标准，切口无异常情况，临床允许出院继续观察休养。如果发生相关并发症，可能会延长住院时间。
>
> ■ 体温高首先应考虑有无感染可能，可结合血常规、局部切口情况及患者主诉综合分析。应当注意明显贫血、切口局部血肿吸收也是发热的原因，但体温一般不高于 39℃。
>
> ■ 出院前应仔细观察切口情况，确定切口无明显红肿、持续渗液方可出院。

（十一）变异及原因分析

1. 并发症：本病可伴有其他损伤，应当严格掌握入选标准。部分患者因骨折本身的合并症而延期治疗，如合并桡神经损伤需要一期探查或二期治疗，骨折本身对骨的血循环破坏较重，术后易出现骨折延迟愈合、不愈合等。

2. 合并症：老年患者易有合并症，如骨质疏松、糖尿病、心脑血管疾病等，骨折后合并症可能加重，需同时治疗，住院时间延长。

3. 内固定物选择：根据骨折类型选择适当的内固定物。

4. 开放性骨折不进入本路径。

> **释义**
>
> ■ 按标准治疗方案如发生严重的并发症，需要转入相应路径。
>
> ■ 医师认可的变异原因主要是指患者入选路径后，医师在检查及治疗过程中发现患者合并存在一些事前未预知的对本路径治疗可能产生影响的情况，需要中止执行路径或者是延长治疗时间、增加治疗费用。医师需在表单中明确说明。
>
> ■ 因患者方面的主观原因导致执行路径出现变异，也需要医师在表单中予以说明。

五、肱骨干骨折临床路径给药方案

【用药选择】

1. 术前治疗基础疾病的药物应继续规律应用。

2. 术中抗菌药物应于术前 30 分钟滴注，骨关节感染以革兰阳性球菌为主，故首选第一、第二代头孢菌素类，若皮试阴性可选用头孢曲松。

3. 无血栓类疾病高危因素患者不建议术后药物抗凝。

【药学提示】

已知对磺胺类药物过敏患者禁用帕瑞昔布。

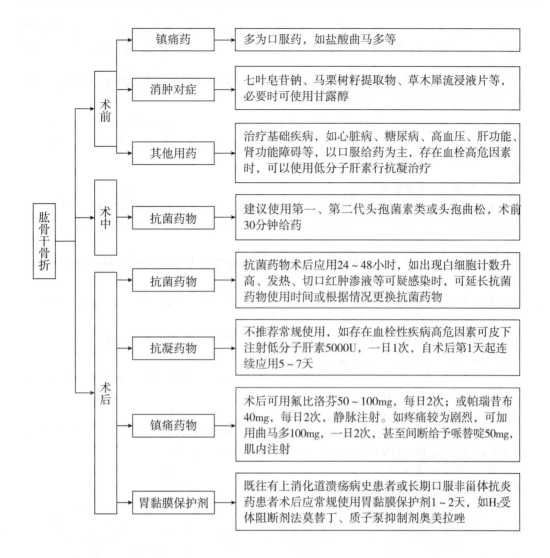

【注意事项】

术后应避免注射用非甾类镇痛药与口服非甾类镇痛药合用，以免增加胃肠道不良事件风险。

六、肱骨干骨折患者护理规范

1. 术前以及术后均需要密切注意观察患者手指血运，感觉以及活动变化。

2. 抬高患肢，注意患者消肿情况，以及石膏固定情况，是否存在石膏压迫，是否石膏过松固定不可靠，及时通知医师处理。

3. 指导患者使用颈腕吊带以及舒适卧姿。

4. 术前、术后进行患者健康宣教，根据医嘱监督以及指导患者功能锻炼。

七、肱骨干骨折患者营养治疗规范

1. 营养风险筛查，NRS 评分＞3 者，给予营养评估。

2. 充足的热量、蛋白质，适量脂肪。NRS 评分≤3 者，能量供给标准以 25~30kcal/kg 为佳；营养不良者热量供给标准不低于 35kcal/kg。碳水化合物热量比不低于 50%；充足的蛋白质，不低于 1.2~1.5g/kg（标准体重），应以优质蛋白为主，不低于蛋白质总量的 1/3~1/2；脂肪热量比以 25%~30% 为宜，保证充足的维生素和矿物质。

3. 围手术期，根据不同治疗时期选择饮食形态，如流质饮食、半流质饮食、软食或普通饮食等。饮食宜清淡，以温、热、软为佳，忌食生冷、肥甘、厚腻食物，限制刺激性食物、饮品及调味品。

4. 如经口进食低于所需热量的 80% 及高热患者，应给予相应的肠内营养补充剂口服补充，必要时管饲肠内营养补充或肠外营养补充。

5. 如有糖代谢异常，应减少糖类的摄入量。如有糖尿病，应选择糖尿病饮食。如有高血压病，应选择低盐饮食。如有高脂血症，应选择低脂饮食。如合并其他代谢性疾病，应遵循专科医师建议调整饮食。

八、肱骨干骨折患者健康宣教

1. 术前以及术后均需要抬高患肢，禁止下垂，坐位以及行走时以颈腕吊带悬吊，卧位时应以垫高前臂以及上臂，使之高于心脏部位，术后 3~4 周，若卧位时平放后不会出现手部肿胀，可以不垫高。

2. 活动手指，出现手指感觉异常、活动时疼痛明显加重或者被动活动手指时剧烈疼痛，需要及时通知医护人员。

3. 术后每日至少 2 次取下颈腕吊带进行至少 5 分钟的腕部以及肘部的非负重全范围的活动，以免出现长时间活动受限后的腕关节以及肘关节的僵硬。

4. 根据术后伤口情况，主管医师会在出院时交代换药时间，嘱咐患者按时换药。

5. 一般术后 2 周以后拆线，必须面诊确认伤口愈合好才能拆线。

6. 根据手术情况，主管医师在出院时应明确患者何时开始康复训练，指导患者康复训练，或者指导患者前往康复医学科就诊。

7. 向患者交代术后并发症以及伤后后遗症。

8. 向患者交代根据其情况内固定物是否需要取出，何时可以取出。肱骨干骨折术后一般不需要取出内固定物，如果需要取出，建议术后 1 年以上取出。

9. 药物使用的注意事项。

10. 支具以及石膏固定的注意事项。

九、推荐表单

（一）医师表单

肱骨干骨折临床路径医师表单

适用对象：第一诊断为肱骨干骨折（ICD-10：S42.300）

行肱骨干骨折切开复位内固定术（ICD-9-CM-3：78.52/79.11/79.31）

患者姓名：	性别：　　年龄：　　门诊号：	住院号：
住院日期：　　年　月　日	出院日期：　　年　月　日	标准住院日：≤16天

时间	住院第1天	住院第2天	住院第3~4天（术前日）
主要诊疗工作	□ 询问病史及体格检查 □ 上级医师查房 □ 初步的诊断和治疗方案 □ 完成住院志、首次病程、上级医师查房等病历书写 □ 开检查单 □ 完成必要的相关科室会诊 □ 行患肢牵引或制动	□ 上级医师查房与手术前评估 □ 明确诊断和手术方案 □ 完成上级医师查房记录 □ 完善术前检查项目 □ 收集检查结果并评估病情 □ 请相关科室会诊	□ 上级医师查房，术前评估和决定手术方案 □ 完成上级医师查房记录等 □ 向患者和/或家属交代围手术期注意事项并签署手术知情同意书、输血同意书、委托书（患者本人不能签字时）、自费用品协议书 □ 麻醉医师查房并与患者和/或家属交代麻醉注意事项并签署麻醉知情同意书 □ 完成各项术前准备
重点医嘱	长期医嘱： □ 骨科常规护理 □ 二级护理 □ 饮食 □ 患肢牵引、制动 临时医嘱： □ 血常规、血型、尿常规 □ 凝血功能 □ 电解质、肝功能、肾功能 □ 感染性疾病筛查 □ 胸部X线平片、心电图 □ 根据病情：肌电图、肺功能、超声心动图、血气分析、CT □ 肱骨全长正侧位（包括邻近关节）	长期医嘱： □ 骨科护理常规 □ 二级护理 □ 饮食 □ 患者既往内科基础疾病用药 临时医嘱： □ 根据会诊科室要求安排检查检验 □ 镇痛等对症处理	长期医嘱： 同前日 临时医嘱： □ 术前医嘱 □ 明日在臂丛神经阻滞或全身麻醉下行肱骨干骨折内固定术 □ 术前禁食、禁水 □ 术前用抗菌药物皮试 □ 术前留置导尿管（全身麻醉） □ 术区备皮 □ 配血 □ 其他特殊医嘱
病情变异记录	□ 无　□ 有，原因： 1. 2.	□ 无　□ 有，原因： 1. 2.	□ 无　□ 有，原因： 1. 2.
医师签名			

时间	住院第5天 （手术日）	住院第6天 （术后第1天）	住院第7天 （术后第2天）
主要诊疗工作	□ 手术 □ 向患者和/或家属交代手术过程概况及术后注意事项 □ 术者完成手术记录 □ 完成术后病程 □ 上级医师查房 □ 麻醉医师查房 □ 观察有无术后并发症并做相应处理	□ 上级医师查房 □ 完成常规病程记录 □ 观察伤口、引流量、体温、生命体征、患肢远端感觉运动情况等并作出相应处理	□ 上级医师查房 □ 完成病程记录 □ 拔除引流管，伤口换药 □ 指导患者功能锻炼
重点医嘱	长期医嘱： □ 骨科术后护理常规 □ 一级护理 □ 饮食 □ 患肢抬高 □ 留置引流管并记引流量 □ 抗菌药物 □ 其他特殊医嘱 临时医嘱： □ 今日在臂丛神经阻滞和/或全身麻醉下行肱骨干骨折内固定术 □ 心电监测、吸氧（根据病情需要） □ 补液 □ 胃黏膜保护剂（酌情） □ 止吐、镇痛等对症处理 □ 急查血常规 □ 输血（根据病情需要）	长期医嘱： □ 骨科术后护理常规 □ 一级护理 □ 饮食 □ 患肢抬高 □ 留置引流管并记引流量 □ 抗菌药物 □ 其他特殊医嘱 临时医嘱： □ 复查血常规 □ 输血和/或补晶体、胶体液（根据病情需要） □ 换药 □ 镇痛等对症处理（根据病情需要）	长期医嘱： □ 骨科术后护理常规 □ 一级护理 □ 饮食 □ 患肢抬高 □ 抗菌药物 □ 其他特殊医嘱 临时医嘱： □ 输血及或补晶体、胶体液（必要时） □ 换药，拔引流管 □ 镇痛等对症处理（根据病情需要）
病情变异记录	□ 无 □ 有，原因： 1. 2.	□ 无 □ 有，原因： 1. 2.	□ 无 □ 有，原因： 1. 2.
医师签名			

时间	住院第 8 天 （术后第 3 天）	住院第 9 天 （术后第 4 天）	住院第 10~16 天 （术后第 5~11 天）
主要诊疗工作	□ 上级医师查房 □ 住院医师完成病程记录 □ 伤口换药（必要时） □ 指导患者功能锻炼	□ 上级医师查房 □ 住院医师完成病程记录 □ 伤口换药（必要时） □ 指导患者功能锻炼 □ 摄患侧肱骨全长正侧位片	□ 上级医师查房，进行手术及伤口评估，确定有无手术并发症和切口愈合不良情况，明确是否出院 □ 完成出院志、病案首页、出院诊断证明书等病历 □ 向患者交代出院后的康复锻炼及注意事项，如复诊的时间、地点，发生紧急情况时的处理等
重要医嘱	长期医嘱： □ 骨科术后护理常规 □ 二级护理 □ 饮食 □ 抗菌药物：如体温正常，伤口情况良好，无明显红肿时可以停止抗菌药物治疗 □ 其他特殊医嘱 □ 术后功能锻炼 临时医嘱： □ 复查血常规、尿常规、生化（必要时） □ 补液（必要时） □ 换药（必要时） □ 镇痛等对症处理	长期医嘱： □ 骨科术后护理常规 □ 二级护理 □ 饮食 □ 抗菌药物：如体温正常，伤口情况良好，无明显红肿时可以停止抗菌药物治疗 □ 其他特殊医嘱 □ 术后功能锻炼 临时医嘱： □ 复查血常规、尿常规、生化（必要时） □ 补液（必要时） □ 换药（必要时） □ 镇痛等对症处理	出院医嘱： □ 出院带药 □ 嘱___日后拆线换药（根据伤口愈合情况，预约拆线时间） □ 出院后骨科和/或康复科门诊复查 □ 不适随诊
病情变异记录	□ 无 □ 有，原因： 1. 2.	□ 无 □ 有，原因： 1. 2.	□ 无 □ 有，原因： 1. 2.
医师签名			

（二）护士表单

肱骨干骨折临床路径护士表单

适用对象：第一诊断为肱骨干骨折（ICD-10：S42.300）

行肱骨干骨折切开复位内固定术（ICD-9-CM-3：78.52/79.11/79.31）

患者姓名：	性别： 年龄： 门诊号：	住院号：
住院日期： 年 月 日	出院日期： 年 月 日	标准住院日：≤16天

时间	住院第1天	住院第1~4天 （术前日）	住院第1~5天 （手术日）
健康宣教	**入院宣教：** □ 介绍主管医师、护士 □ 介绍病室环境、设施、设备 □ 介绍规章制度及注意事项 □ 介绍疾病相关注意事项	**术前宣教：** □ 宣教疾病知识、术前准备、手术过程 □ 告知准备物品 □ 告知术后饮食、活动及探视规定 □ 告知术后可能出现的情况及应对方式 □ 告知家属等候区位置	**手术当日宣教：** □ 告知监护设备、管路功能及注意事项 □ 饮食指导 □ 告知术后可能出现的情况及应对方式 □ 再次明确探视陪伴须知
护理处置	□ 核对患者，佩戴腕带 □ 建立入院病历 □ 评估患者并书写护理评估单 □ 卫生处置：剪指（趾）甲、沐浴，更换病号服 □ 用软枕抬高患肢	□ 协助医师完成术前检查、化验 **术前准备：** □ 禁食、禁水 □ 备皮 □ 配血 □ 抗菌药物皮试 □ 肠道准备	**送手术：** □ 摘除患者各种活动物品 □ 核对患者信息 □ 核对带药 □ 填写手术交接单，签字确认 **接手术：** □ 核对患者及资料，签字确认
基础护理	**二级护理：** □ 晨晚间护理 □ 饮食指导 □ 排泄护理 □ 患者安全管理	**二级/一级护理：** □ 晨晚间护理 □ 饮食指导 □ 排泄护理 □ 患者安全管理	**特级/一级护理：** □ 晨晚间护理 □ 卧位护理：协助床上移动、保持功能体位 □ 饮食指导、排便情况 □ 患者安全管理
专科护理	□ 护理查体 □ 评估患肢感觉活动，末梢血运 □ 评估患肢肿胀及皮肤情况，并遵医嘱抬高患肢 □ 需要时，填写跌倒及皮肤压疮防范表，床头悬挂防跌倒提示牌 □ 保持石膏固定牢固、有效 □ 遵医嘱予以消肿、镇痛治疗 □ 给予患者及家属心理支持	□ 遵医嘱完成相关检查 □ 评估患肢肿胀及皮肤情况，并遵医嘱抬高患肢 □ 保持石膏固定牢固、有效 □ 遵医嘱予消肿、镇痛治疗 □ 遵医嘱予功能锻炼指导 □ 遵医嘱予预防深静脉血栓治疗 □ 给予患者及家属心理支持	□ 病情观察，书写特护记录或一般护理记录 □ 日间每2小时、夜间每4小时评估生命体征、意识、患肢感觉活动及血运情况、皮肤及肿胀情况、伤口敷料、引流管、尿管情况、出入量，如有病情变化随时记录 □ 遵医嘱予患肢抬高 □ 遵医嘱予预防深静脉血栓治疗 □ 遵医嘱予抗菌药物、消肿、镇痛、止吐、补液药物治疗 □ 给予患者及家属心理支持

续　表

时间	住院第 1 天	住院第 1~4 天 （术前日）	住院第 1~5 天 （手术日）
重点 医嘱	□ 详见医嘱执行单	□ 详见医嘱执行单	□ 详见医嘱执行单
病情 变异 记录	□ 无　□ 有，原因： 1. 2.		□ 无　□ 有，原因： 1. 2.
护士 签名			

时间	住院第 2~9 天 （术后第 1~4 天）	住院第 10~16 天 （术后第 5~9 天）
健康宣教	**术后宣教：** □ 药物作用时间及频率 □ 饮食、活动指导 □ 复查患者对术前宣教内容的掌握程度 □ 功能锻炼指导 □ 佩戴支具注意事项 □ 安全宣教 □ 镇痛治疗及注意事项	**出院宣教：** □ 复查时间 □ 用药方法 □ 饮食指导 □ 活动休息 □ 支具佩戴 □ 办理出院手续程序及时间
护理处置	□ 遵医嘱完成相关治疗	□ 办理出院手续 □ 书写出院小结
基础护理	**一级/二级护理：** □ 晨晚间护理 □ 饮食指导 □ 排泄护理 □ 患者安全管理	**二级护理：** □ 晨晚间护理 □ 饮食指导 □ 排泄护理 □ 患者安全管理
专科护理	□ 病情观察，写护理记录 □ 评估生命体征、意识、患肢感觉和活动及血运、皮肤及肿胀情况、伤口敷料、引流管、尿管情况、出入量，如有病情变化随时记录 □ 遵医嘱予患肢抬高 □ 遵医嘱予康复锻炼指导 □ 遵医嘱予抗菌药物、消肿、镇痛、抗血栓药物治疗 □ 给予患者及家属心理支持	□ 病情观察、书写护理记录 □ 评估生命体征、意识、患肢感觉和活动及血运情况 □ 遵医嘱指导出院后康复锻炼 □ 给予患者及家属心理指导
重点医嘱	□ 详见医嘱执行单	□ 详见医嘱执行单
病情变异记录	□ 无　□ 有，原因： 1. 2.	□ 无　□ 有，原因： 1. 2.
护士签名		

（三）患者表单

肱骨干骨折临床路径患者表单

适用对象：第一诊断为肱骨干骨折（ICD-10：S42.300）

行肱骨干骨折切开复位内固定术（ICD-9-CM-3：78.52/79.11/79.31）

患者姓名：	性别：	年龄：	门诊号：	住院号：

住院日期：	年 月 日	出院日期：	年 月 日	标准住院日：≤16天

时间	入院	手术前	手术日
医患配合	□ 配合询问病史、收集资料，请务必详细告知既往史、用药史、过敏史 □ 如服用抗凝剂，请明确告知 □ 配合医师进行体格检查 □ 如有任何不适请告知医师 □ 请配合医师完成患肢石膏固定	□ 配合完善术前相关检查、化验，如采血、留尿、心电图、X线胸片、患肢X线检查、CT、MRI、肺功能 □ 医师与患者及家属介绍病情及手术方案、时间；手术谈话、术前签字 □ 麻醉师与患者进行术前访视	□ 配合评估手术效果 □ 配合检查肢体感觉、活动情况 □ 有任何不适请告知医师
护患配合	□ 配合测量体温、脉搏、呼吸、血压、体重 □ 配合佩戴腕带 □ 配合护士完成入院评估（简单询问病史、过敏史、用药史） □ 接受入院宣教（环境介绍、病室规定、订餐制度、贵重物品保管、探视制度等） □ 有任何不适请告知护士	□ 配合测量体温、脉搏、呼吸、询问排便次数1次/天 □ 接受术前宣教 □ 配合手术范围备皮 □ 准备好必要用物，弯头吸管、尿壶、便盆等 □ 取下义齿、饰品等，贵重物品交家属保管	□ 清晨配合测量体温、脉搏、呼吸1次 □ 送手术前，协助完成核对，脱去衣物，上手术车 □ 返病房后，协助完成核对，配合过病床 □ 配合检查意识、肢体感觉及活动 □ 配合术后吸氧、心电监测、输液、床上排尿或留置尿管，患肢伤口处可能有引流管 □ 遵医嘱采取正确体位 □ 有任何不适请告知护士
饮食	□ 普通饮食 □ 糖尿病饮食 □ 低盐低脂饮食	□ 术前12小时禁食、禁水	□ 返病室后禁食、禁水6小时 □ 6小时后无恶心、呕吐可适量饮水 □ 禁食、禁水
排泄	□ 正常排尿便	□ 正常排尿便	□ 床上排尿便 □ 保留尿管
活动	□ 患肢抬高	□ 患肢抬高	□ 卧床休息，保护管路 □ 患肢抬高 □ 患肢活动

时间	手术后	出院日
医患配合	□ 配合检查肢体感觉活动 □ 需要时，伤口换药 □ 配合佩戴支具 □ 配合拔除伤口引流管、尿管 □ 配合伤口拆线	□ 接受出院前指导 □ 知道复查程序
护患配合	□ 配合定时监测生命体征、每日询问排便次数 □ 配合检查肢体感觉活动 □ 配合夹闭尿管，锻炼膀胱功能 □ 接受进食、进水、排便等生活护理 □ 注意安全，避免坠床或跌倒 □ 配合采取正确体位 □ 如需要，配合正确佩戴支具 □ 配合执行探视及陪伴制度	□ 接受出院宣教 □ 准备齐就诊卡、押金条 □ 知道用药方法、作用、注意事项 □ 知道护理伤口方法 □ 知道正确佩戴支具 □ 知道复印病历的方法和时间 □ 办理出院手续 □ 获取出院证明书 □ 获取出院带药
饮食	□ 正常饮食 □ 糖尿病饮食 □ 低盐低脂饮食	□ 根据医嘱饮食
排泄	□ 正常排尿便 □ 防治便秘	□ 正常排尿便 □ 防治便秘
活动	□ 注意保护管路，勿牵拉、打折 □ 根据医嘱活动	□ 根据医嘱，适度活动，避免疲劳

附：**原表单（2019 年版）**

肱骨干骨折临床路径表单

适用对象：第一诊断为肱骨干骨折（ICD-10：S42.300）

行肱骨干骨折切开复位内固定术（ICD-9-CM-3：78.52/79.11/79.31）

患者姓名：	性别： 年龄： 住院号：	门诊号：
住院日期： 年 月 日	出院日期： 年 月 日	标准住院日：≤16 天

时间	住院第 1 天	住院第 2 天	住院第 3~4 天（术前日）
主要诊疗工作	□ 询问病史及体格检查 □ 上级医师查房 □ 初步的诊断和治疗方案 □ 完成住院志、首次病程、上级医师查房等病历书写 □ 开检查单 □ 完成必要的相关科室会诊 □ 行患肢牵引或制动	□ 上级医师查房与手术前评估 □ 明确诊断和手术方案 □ 完成上级医师查房记录 □ 完善术前检查项目 □ 收集检查结果并评估病情 □ 请相关科室会诊	□ 上级医师查房，术前评估和决定手术方案 □ 完成上级医师查房记录等 □ 向患者和/或家属交代围手术期注意事项并签署手术知情同意书、输血同意书、委托书（患者本人不能签字时）、自费用品协议书 □ 麻醉医师查房并与患者和/或家属交代麻醉注意事项并签署麻醉知情同意书 □ 完成各项术前准备
重点医嘱	**长期医嘱：** □ 骨科常规护理 □ 二级护理 □ 饮食 □ 患肢牵引、制动 **临时医嘱：** □ 血常规、血型、尿常规 □ 凝血功能 □ 电解质、肝功能、肾功能 □ 感染性疾病筛查 □ 胸部 X 线平片、心电图 □ 根据病情：肌电图、肺功能、超声心动图、血气分析、CT □ 肱骨全长正侧位（包括邻近关节）	**长期医嘱：** □ 骨科护理常规 □ 二级护理 □ 饮食 □ 患者既往内科基础疾病用药 **临时医嘱：** □ 根据会诊科室要求安排检查检验 □ 镇痛等对症处理	**长期医嘱：** 同前日 **临时医嘱：** □ 术前医嘱 □ 明日在臂丛神经阻滞或全身麻醉下行肱骨干骨折内固定术 □ 术前禁食、禁水 □ 术前用抗菌药物皮试 □ 术前留置导尿管（全身麻醉） □ 术区备皮 □ 配血 □ 其他特殊医嘱
主要护理工作	□ 入院介绍（病房环境、设施等） □ 入院护理评估 □ 观察患肢牵引、制动情况及护理	□ 观察患者病情变化 □ 防止皮肤压疮护理 □ 心理和生活护理	□ 做好备皮等术前准备 □ 提醒患者术前禁食、禁水 □ 术前心理护理

续　表

时间	住院第 1 天	住院第 2 天	住院第 3~4 天 （术前日）
病情 变异 记录	□无　□有，原因： 1. 2.	□无 □有，原因： 1. 2.	□无　□有，原因： 1. 2.
护士 签名			
医师 签名			

时间	住院第 5 天 （手术日）	住院第 6 天 （术后第 1 天）	住院第 7 天 （术后第 2 天）
主要诊疗工作	□ 手术 □ 向患者和/或家属交代手术过程概况及术后注意事项 □ 术者完成手术记录 □ 完成术后病程 □ 上级医师查房 □ 麻醉医师查房 □ 观察有无术后并发症并作出相应处理	□ 上级医师查房 □ 完成常规病程记录 □ 观察伤口、引流量、体温、生命体征、患肢远端感觉运动情况等并作出相应处理	□ 上级医师查房 □ 完成病程记录 □ 拔除引流管，伤口换药 □ 指导患者功能锻炼
重点医嘱	**长期医嘱：** □ 骨科术后护理常规 □ 一级护理 □ 饮食 □ 患肢抬高 □ 留置引流管并记引流量 □ 抗菌药物 □ 其他特殊医嘱 **临时医嘱：** □ 今日在臂丛神经阻滞和/或全身麻醉下行肱骨干骨折内固定术 □ 心电监测、吸氧（根据病情需要） □ 补液 □ 胃黏膜保护剂（酌情） □ 止吐、镇痛等对症处理 □ 急查血常规 □ 输血（根据病情需要）	**长期医嘱：** □ 骨科术后护理常规 □ 一级护理 □ 饮食 □ 患肢抬高 □ 留置引流管并记引流量 □ 抗菌药物 □ 其他特殊医嘱 **临时医嘱：** □ 复查血常规 □ 输血和/或补晶体、胶体液（根据病情需要） □ 换药 □ 镇痛等对症处理（根据病情需要）	**长期医嘱：** □ 骨科术后护理常规 □ 一级护理 □ 饮食 □ 患肢抬高 □ 抗菌药物 □ 其他特殊医嘱 **临时医嘱：** □ 输血及或补晶体、胶体液（必要时） □ 换药，拔引流管 □ 镇痛等对症处理（根据病情需要）
主要护理工作	□ 观察患者病情变化并及时报告医师 □ 术后心理与生活护理 □ 指导术后患者功能锻炼	□ 观察患者病情并做好引流量等相关记录。 □ 术后心理与生活护理 □ 指导术后患者功能锻炼	□ 观察患者病情变化 □ 术后心理与生活护理 □ 指导术后患者功能锻炼
病情变异记录	□ 无 □ 有，原因： 1. 2.	□ 无 □ 有，原因： 1. 2.	□ 无 □ 有，原因： 1. 2.
护士签名			
医师签名			

时间	住院第 8 天 （术后第 3 天）	住院第 9 天 （术后第 4 天）	住院第 10~16 天 （术后第 5~11 天）
主要诊疗工作	□ 上级医师查房 □ 住院医师完成病程记录 □ 伤口换药（必要时） □ 指导患者功能锻炼	□ 上级医师查房 □ 住院医师完成病程记录 □ 伤口换药（必要时） □ 指导患者功能锻炼 □ 摄患侧肱骨全长正侧位片	□ 上级医师查房，进行手术及伤口评估，确定有无手术并发症和切口愈合不良情况，明确是否出院 □ 完成出院志、病案首页、出院诊断证明书等病历 □ 向患者交代出院后的康复锻炼及注意事项，如复诊的时间、地点，发生紧急情况时的处理等
重要医嘱	**长期医嘱：** □ 骨科术后护理常规 □ 二级护理 □ 饮食 □ 抗菌药物：如体温正常，伤口情况良好，无明显红肿时可以停止抗菌药物治疗 □ 其他特殊医嘱 □ 术后功能锻炼 **临时医嘱：** □ 复查血常规、尿常规、生化（必要时） □ 补液（必要时） □ 换药（必要时） □ 镇痛等对症处理	**长期医嘱：** □ 骨科术后护理常规 □ 二级护理 □ 饮食 □ 抗菌药物：如体温正常，伤口情况良好，无明显红肿时可以停止抗菌药物治疗 □ 其他特殊医嘱 □ 术后功能锻炼 **临时医嘱：** □ 复查血常规、尿常规、生化（必要时） □ 补液（必要时） □ 换药（必要时） □ 镇痛等对症处理	**出院医嘱：** □ 出院带药 □ 嘱 _____ 日后拆线换药（根据伤口愈合情况，预约拆线时间） □ 出院后骨科和/或康复科门诊复查 □ 不适随诊
主要护理工作	□ 观察患者病情变化 □ 术后心理与生活护理 □ 指导患者功能锻炼	□ 观察患者病情变化 □ 指导患者功能锻炼 □ 术后心理和生活护理	□ 指导患者办理出院手续 □ 出院宣教
病情变异记录	□ 无 □ 有，原因： 1. 2.	□ 无 □ 有，原因： 1. 2.	□ 无 □ 有，原因： 1. 2.
护士签名			
医师签名			

第三章

肱骨髁骨折临床路径释义

【医疗质量控制指标】

指标一、实施手术前的评估与术前准备。

指标二、预防性抗菌药物选择与应用时机。

指标三、术后消肿治疗，预防骨筋膜室综合征出现。

指标四、术后康复治疗。

指标五、内科原有疾病治疗。

指标六、手术后并发症治疗。

指标七、为患者提供术后的健康教育。

指标八、切口 I/甲愈合。

指标九、住院 16 天内出院。

指标十、患者住院天数与住院费用。

一、肱骨髁骨折编码

1. 原编码

疾病名称及编码：肱骨髁上骨折（ICD-10：S42.401）

肱骨外髁骨折（ICD-10：S42.402）

肱骨髁间骨折（ICD-10：S42.403）

肱骨内髁骨折（ICD-10：S42.404）

手术操作名称及编码：肱骨髁骨折内固定术（ICD-9-CM-3：78.52/79.11/79.31）

2. 修改编码

疾病名称及编码：肱骨髁闭合性骨折（ICD-10：S42.401-S42.404）

手术操作名称及编码：肱骨髁骨折内固定术（ICD-9-CM-3：78.52/79.11/79.31）

二、临床路径检索方法

S42.401-S42.404 伴（78.52/79.11/79.31），并且年龄 > 16 岁

三、国家医疗保障疾病诊断相关分组（CHS-DRG）

MDCI 肌肉、骨骼疾病及功能障碍

IS2 除前臂、腕、手足外的损伤

四、肱骨髁骨折临床路径标准住院流程

（一）适用对象

第一诊断为闭合性肱骨髁骨折（ICD-10：S42.401-S42.404），行肱骨髁骨折内固定术（ICD-9-CM-3：78.52/79.11/79.31）。

> **释义**
>
> ■ 本临床路径适用对象是第一诊断为闭合性肱骨髁骨折的患者。
>
> ■ 适用对象中不包括肿瘤等病因造成的病理性骨折、累及肱骨髁骨折的多发损伤患者、儿童患者、陈旧性骨折或骨折不愈合、开放性骨折。

（二）诊断依据

根据《外科学（下册）》（8 年制和 7 年制临床医学专用教材，赵玉沛、陈孝平主编，人民卫生出版社，2015 年）。

1. 病史：外伤史。
2. 体格检查：患肢肿胀、疼痛、活动受限、畸形，反常活动。
3. 辅助检查：X 线检查发现肱骨髁骨折。

> **释义**
>
> ■ 肱骨髁骨折的临床表现无特殊，正确的诊断与分类需依靠肘关节正侧位 X 线片，必要时 CT 检查。注意患肢神经感觉血运情况。

（三）选择治疗方案的依据

根据《外科学（下册）》（8 年制和 7 年制临床医学专用教材，赵玉沛、陈孝平主编，人民卫生出版社，2015 年）。

1. 年龄在 14 岁以上。
2. 伤前生活质量及活动水平。
3. 全身状况允许手术。
4. 首选钢板螺钉内固定，也可根据具体情况选择其他治疗方式。

> **释义**
>
> ■ 肱骨髁骨折为关节内骨折，要求解剖复位，早期活动，分离移位以及关节面移位大者建议手术治疗，以期获得更好的功能恢复。

（四）标准住院日≤16 天

> **释义**
>
> ■ 骨折常造成明显肿胀，严重肿胀者需要等待肿胀消退后方可进行手术。必要时术前可进行石膏制动或者颈腕吊带固定。

（五）进入路径标准

1. 第一诊断必须符合 ICD-10：S42.401-S42.404 肱骨髁骨折疾病编码。

2. 外伤引起的单纯性、新鲜肱骨髁骨折。

3. 除外病理性骨折。

4. 除外合并其他部位的骨折和损伤。

5. 当患者合并其他疾病，但住院期间不需要特殊处理也不影响第一诊断的临床路径流程实施时，可以进入路径。

> **释义**
>
> ■ 本路径不适用于合并其他骨折的多发损伤患者，开放性骨折也需退出本路径。
>
> ■ 合并病的院内会诊以及常规处理不影响临床路径流程。

（六）术前准备（术前评估）≤5 天

1. 必需的检查项目

（1）血常规、血型、尿常规+镜检。

（2）检查电解质、肝功能、肾功能、凝血功能、感染性疾病（乙型肝炎、丙型肝炎、梅毒、艾滋病）。

（3）胸部 X 线平片、心电图。

（4）骨科 X 线检查。

2. 根据患者病情可选择的检查项目：CT 检查、肌电图、血气分析、肺功能检查、超声心动图等。

> **释义**
>
> ■ 以上项目属术前必需完成的检查项目。部分患者需要进行 CT 检查进一步明确骨折情况。老年、既往有心肺疾病等内科基础疾病患者需有针对性选择血气分析、肺功能检查、超声心动图等检查。
>
> ■ 根据术前检查的结果，安排进一步检查项目，如果住院期间需要特殊处理，可以退出本路径。

（七）预防性抗菌药物选择与使用时机

1. 按照《抗菌药物临床应用指导原则（2015 年版）》（国卫办医发〔2015〕43 号）执行，并根据患者的病情决定抗菌药物的选择与使用时间。建议使用第一、第二代头孢菌素类或头孢曲松。

2. 术前 30 分钟预防性用抗菌药物；手术超过 3 小时加用 1 次抗菌药物。

> **释义**
>
> ■ 骨与关节手术感染多为革兰阳性球菌，故首选第一、第二代头孢菌素类作为预防用药，不需联合用药。

（八）手术日为入院第 1~5 天

1. 麻醉方式：臂丛神经阻滞和/或全身麻醉。

2. 手术方式：肱骨髁骨折内固定术。

3. 手术内固定物：钢板螺钉。

4. 术中用药：麻醉用药、抗菌药物。

5. 输血：视术中具体情况而定。

> **释义**
>
> ■ 应根据患者具体情况选择麻醉方式，尽可能选择全身影响小的麻醉方式。
>
> ■ 手术方式及内植物选择应根据骨折情况进行选择，最常选择的是钢板螺钉，视情况决定是否尺神经前置，是否需要进行尺骨鹰嘴截骨以及相应的内固定。一般情况下无需输血，但特殊必要的情况下也有输血可能。

（九）术后住院恢复≤11 天

1. 必需复查的项目：血常规、X 线检查。

2. 可选择的检查项目：电解质、凝血功能、肝功能、肾功能、CT。

3. 术后用药

（1）抗菌药物使用：抗菌药物使用按照《抗菌药物临床应用指导原则（2015 年版）》（国卫办医发〔2015〕43 号）执行，并根据患者的病情决定抗菌药物的选择与使用时间。建议使用第一、第二代头孢菌素类或头孢曲松。

（2）术后镇痛：参照《骨科常见疼痛的处理专家建议》。

（3）其他药物：消肿、促骨折愈合，必要时营养神经等。

4. 保护下功能锻炼。

> **释义**
>
> ■ 术后必需复查肘关节正侧位 X 线片判断骨折复位及内固定位置是否良好，必要时用 CT 检查骨折复位情况及内固定位置。
>
> ■ 如术后肿胀明显，首先给予抬高患肢、冰敷，可口服或者静脉使用消肿药物，必要时可以给予制动。
>
> ■ 如固定良好，应鼓励患者早期非负重活动，包括肌肉收缩、屈伸关节，早期禁止持重。

（十）出院标准

1. 体温正常，常规实验室检查无明显异常。

2. 伤口愈合好：引流管拔除，伤口无感染征象（或可在门诊处理的伤口情况）。

3. 术后 X 线片证实复位固定满意。

4. 没有需要住院处理的并发症和/或合并症。

> **释义**
>
> ■ 患者出院前应一般情况良好，骨折固定符合相关标准，切口无异常情况，临床允许出院继续观察休养。如果发生相关并发症，可能会延长住院时间。

■ 体温高首先应考虑有无感染可能，可结合血常规、局部切口情况及患者主诉综合分析。应当注意明显贫血、切口局部血肿吸收也是发热的原因，但体温一般不高于 39℃。

■ 出院前应仔细观察切口情况，确定切口无明显红肿、持续渗液方可出院。

（十一）变异及原因分析

1. 并发症：本病可伴有其他损伤，应当严格掌握入选标准。部分患者因骨折本身的合并症而延期治疗，如合并神经血管损伤需要一期探查或二期治疗等。

2. 合并症：老年患者易有合并症，如骨质疏松、糖尿病、心脑血管疾病等，骨折后合并症可能加重，需同时治疗，住院时间延长。

3. 内固定物选择：根据骨折类型选择适当的内固定物。

4. 开放性骨折不进入本路径。

释义

■ 按标准治疗方案如发生严重的并发症，需要转入相应路径。

■ 医师认可的变异原因主要是指患者入选路径后，医师在检查及治疗过程中发现患者合并存在一些事前未预知的对本路径治疗可能产生影响的情况，需要中止执行路径或者是延长治疗时间、增加治疗费用。医师需在表单中明确说明。

■ 因患者方面的主观原因导致执行路径出现变异，也需要医师在表单中予以说明。

五、肱骨髁骨折临床路径给药方案

【用药选择】

1. 术前治疗基础疾病的药物应继续规律应用。

2. 术中抗菌药物应于术前 30 分钟滴注，骨关节感染以革兰阳性球菌为主，故首选第一、第二代头孢菌素类，若皮试阴性可选用头孢曲松。

3. 无血栓类疾病高危因素患者不建议术后药物抗凝。

【药学提示】

已知对磺胺类药物过敏患者禁用帕瑞昔布。

【注意事项】

术后应避免注射用非甾类镇痛药与口服非甾类镇痛药合用，以免增加胃肠道不良事件风险。

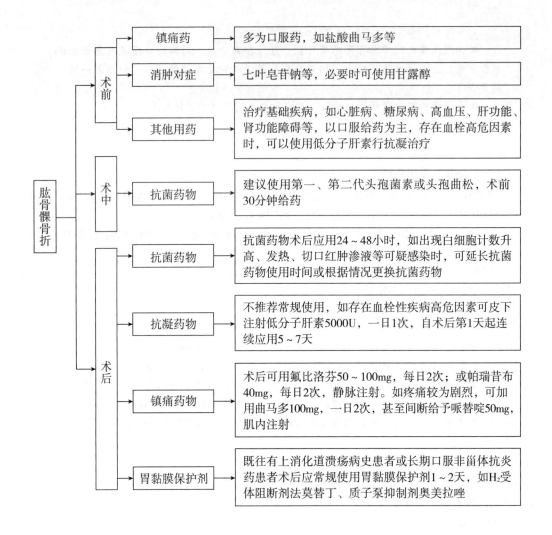

六、肱骨髁骨折患者护理规范

1. 术前以及术后均需要密切注意观察患者手指血运，感觉以及活动变化，注意被动牵拉痛的出现。

2. 抬高患肢，注意患者消肿情况，以及石膏固定情况，是否存在石膏压迫，是否石膏过松固定不可靠，及时通知医师处理。

3. 术前、术后进行患者健康宣教，根据医嘱监督以及指导患者功能锻炼。

七、肱骨髁骨折患者营养治疗规范

1. 营养风险筛查，NRS 评分 > 3 分者，给予营养评估。

2. 充足的热量、蛋白质，适量脂肪。NRS 评分 ≤ 3 分者，能量供给标准以 25 ~ 30kcal/kg 为佳；营养不良者热量供给标准不低于 35kcal/kg。碳水化合物热量比不低于 50%；充足的蛋白质，不低于 1.2 ~ 1.5g/kg（标准体重），应以优质蛋白为主，不低于蛋白质总量的 1/3 ~ 1/2；脂肪热量比以 25% ~ 30% 为宜，保证充足的维生素和矿物质。

3. 围手术期，根据不同治疗时期选择饮食形态，如流质饮食、半流质饮食、软食或普通饮食等。饮食宜清淡，以温、热、软为佳，忌食生冷、肥甘、厚腻食物，限制刺激性食物、饮品及调味品。

4. 如经口进食低于所需热量的 80% 及高热患者，应给予相应的肠内营养补充剂口服补充，必要时管饲肠内营养补充或肠外营养补充。

5. 如有糖代谢异常，应减少糖类的摄入量。如有糖尿病，应选择糖尿病饮食。如有高血压病，应选择低盐饮食。如有高脂血症，应选择低脂饮食。如合并其他代谢性疾病，应遵循专科医师建议调整饮食。

八、肱骨髁骨折患者健康宣教

1. 术前以及术后均需要抬高患肢，禁止下垂，坐位以及行走时以颈腕吊带悬吊，卧位时应以垫高，使之尽量高于心脏部位，术后 3~4 周，若卧位时平放后不会出现手部肿胀，可以不垫高。

2. 活动手指，出现手指感觉异常、活动时疼痛明显加重或者被动活动手指时剧烈疼痛，需要及时通知医护人员。

3. 术后每日至少两次取下颈腕吊带进行至少 5 分钟的肩部以及腕部的非负重全范围的活动，以免出现长时间活动受限后的肩关节以及腕关节的僵硬。

4. 根据术后伤口情况，主管医师会在出院时交代换药时间，嘱咐患者按时换药。

5. 一般术后 2 周以后拆线，必须面诊确认伤口愈合好才能拆线。

6. 根据手术情况，主管医师在出院时应明确患者何时开始康复训练，指导患者康复训练，或者指导患者前往康复医学科就诊。

7. 向患者交代术后并发症以及伤后后遗症。

8. 向患者交代根据其情况内固定物是否需要取出，何时可以取出。肱骨髁骨折术后一般不需要取出内固定物，如果需要取出，建议术后 1 年以上取出。

9. 药物使用的注意事项。

10. 支具以及石膏固定的注意事项。

九、推荐表单

（一）医师表单

肱骨髁骨折临床路径医师表单

适用对象：第一诊断为肱骨髁骨折（ICD-10：S42.401-S42.404）
行肱骨髁切开复位内固定术（ICD-9-CM-3：78.52/79.11/79.31）

患者姓名：	性别：	年龄：	门诊号：	住院号：
住院日期： 年 月 日	出院日期： 年 月 日			标准住院日：≤16 天

时间	住院第 1 天	住院第 2 天	住院第 3~4 天（术前日）
主要诊疗工作	□ 询问病史及体格检查 □ 上级医师查房 □ 初步的诊断和治疗方案 □ 完成住院志、首次病程、上级医师查房等病历书写 □ 开检查单 □ 完成必要的相关科室会诊 □ 行患肢牵引或制动	□ 上级医师查房与手术前评估 □ 确定诊断和手术方案 □ 完成上级医师查房记录 □ 完善术前检查项目 □ 收集检查结果并评估病情 □ 请相关科室会诊	□ 上级医师查房，术前评估和决定手术方案 □ 完成上级医师查房记录等 □ 向患者和/或家属交代围手术期注意事项并签署手术知情同意书、输血同意书、委托书（患者本人不能签字时）、自费用品协议书 □ 麻醉医师查房并与患者和/或家属交代麻醉注意事项，签署麻醉知情同意书 □ 完成各项术前准备
重点医嘱	**长期医嘱：** □ 骨科常规护理 □ 二级护理 □ 饮食 □ 患肢牵引、制动 **临时医嘱：** □ 血常规、血型、尿常规 □ 凝血功能 □ 电解质、肝功能、肾功能 □ 感染性疾病筛查 □ 胸部 X 线平片、心电图 □ 根据病情：肌电图、肺功能、超声心动图、血气分析、CT □ 肱骨全长正侧位（必要时）	**长期医嘱：** □ 骨科护理常规 □ 二级护理 □ 饮食 □ 患者既往内科基础疾病用药 **临时医嘱：** □ 根据会诊科室要求安排检查检验 □ 镇痛等对症处理	**长期医嘱：** 同前日 **临时医嘱：** □ 术前医嘱 □ 明日在臂丛神经阻滞或全身麻醉下行肱骨髁骨折内固定术 □ 术前禁食、禁水 □ 术前用抗菌药物皮试 □ 术前留置导尿管（全身麻醉） □ 术区备皮 □ 配血 □ 其他特殊医嘱
病情变异记录	□ 无 □ 有，原因： 1. 2.	□ 无 □ 有，原因： 1. 2.	□ 无 □ 有，原因： 1. 2.
医师签名			

时间	住院第 4~5 天 （手术日）	住院第 6 天 （术后第 1 天）	住院第 7 天 （术后第 2 天）
主要诊疗工作	□ 手术 □ 向患者和/或家属交代手术过程概况及术后注意事项 □ 术者完成手术记录 □ 完成术后病程 □ 上级医师查房 □ 麻醉医师查房 □ 观察有无术后并发症并作出相应处理	□ 上级医师查房 □ 完成常规病程记录 □ 观察伤口、引流量、体温、生命体征、患肢远端感觉运动情况等并作出相应处理	□ 上级医师查房 □ 完成病程记录 □ 拔除引流管，伤口换药 □ 指导患者功能锻炼
重点医嘱	**长期医嘱：** □ 骨科术后护理常规 □ 一级护理 □ 饮食 □ 患肢抬高 □ 留置引流管并记引流量 □ 抗菌药物 □ 其他特殊医嘱 **临时医嘱：** □ 今日在臂丛神经阻滞和/或全身麻醉下行肱骨髁骨折内固定术 □ 心电监测、吸氧（根据病情需要） □ 补液 □ 胃黏膜保护剂（酌情） □ 止吐、镇痛等对症处理 □ 急查血常规 □ 输血（根据病情需要）	**长期医嘱：** □ 骨科术后护理常规 □ 一级护理 □ 饮食 □ 患肢抬高 □ 留置引流管并记引流量 □ 抗菌药物 □ 其他特殊医嘱 **临时医嘱：** □ 复查血常规 □ 输血和/或补晶体、胶体液（根据病情需要） □ 换药 □ 镇痛等对症处理	**长期医嘱：** □ 骨科术后护理常规 □ 一级护理 □ 饮食 □ 患肢抬高 □ 留置引流管并记引流量 □ 抗菌药物 □ 其他特殊医嘱 **临时医嘱：** □ 复查血常规（必要时） □ 输血及或补晶体、胶体液（必要时） □ 换药，拔引流管 □ 镇痛等对症处理
病情变异记录	□ 无　□ 有，原因： 1. 2.	□ 无　□ 有，原因： 1. 2.	□ 无　□ 有，原因： 1. 2.
医师签名			

时间	住院第 8 天 （术后第 3 天）	住院第 9 天 （术后第 4 天）	住院第 10~16 天 （术后第 5~11 天）
主 要 诊 疗 工 作	□ 上级医师查房 □ 住院医师完成病程记录 □ 伤口换药（必要时） □ 指导患者功能锻炼	□ 上级医师查房 □ 住院医师完成病程记录 □ 伤口换药（必要时） □ 指导患者功能锻炼 □ 摄患侧肘关节正侧位片（必要时肱骨全长正侧位片）	□ 上级医师查房，进行手术及伤口评估，确定有无手术并发症和切口愈合不良情况，明确是否出院 □ 完成出院志、病案首页、出院诊断证明书等病历 □ 向患者交代出院后的康复锻炼及注意事项，如复诊的时间、地点，发生紧急情况时的处理等
重 要 医 嘱	**长期医嘱：** □ 骨科术后护理常规 □ 二级护理 □ 饮食 □ 抗菌药物：如体温正常，伤口情况良好，无明显红肿时可以停止抗菌药物治疗 □ 其他特殊医嘱 □ 术后功能锻炼 **临时医嘱：** □ 复查血常规、尿常规、生化（必要时） □ 补液（必要时） □ 换药（必要时） □ 镇痛等对症处理	**长期医嘱：** □ 骨科术后护理常规 □ 二级护理 □ 饮食 □ 抗菌药物：如体温正常，伤口情况良好，无明显红肿时可以停止抗菌药物治疗 □ 其他特殊医嘱 □ 术后功能锻炼 **临时医嘱：** □ 复查血常规、尿常规、生化（必要时） □ 补液（必要时） □ 换药（必要时） □ 镇痛等对症处理	**出院医嘱：** □ 出院带药 □ 嘱 _____ 日后拆线换药（根据伤口愈合情况，预约拆线时间） □ 出院后骨科和/或康复科门诊复查 □ 不适随诊
病情 变异 记录	□ 无　□ 有，原因： 1. 2.	□ 无　□ 有，原因： 1. 2.	□ 无　□ 有，原因： 1. 2.
医师 签名			

（二）护士表单

肱骨髁骨折临床路径护士表单

适用对象：第一诊断为肱骨髁骨折（ICD-10：S42.401-S42.404）
行肱骨髁切开复位内固定术（ICD-9-CM-3：78.52/79.11/79.31）

患者姓名：	性别： 年龄： 门诊号：	住院号：
住院日期： 年 月 日	出院日期： 年 月 日	标准住院日：≤16 天

时间	住院第 1 天	住院第 1~4 天 （术前日）	住院第 1~5 天 （手术日）
健康宣教	入院宣教： □ 介绍主管医师、护士 □ 介绍病室环境、设施、设备 □ 介绍规章制度及注意事项 □ 介绍疾病相关注意事项	术前宣教： □ 宣教疾病知识、术前准备、手术过程 □ 告知准备物品 □ 告知术后饮食、活动及探视规定 □ 告知术后可能出现的情况及应对方式 □ 告知家属等候区位置	手术当日宣教： □ 告知监护设备、管路功能及注意事项 □ 饮食指导 □ 告知术后可能出现的情况及应对方式 □ 再次明确探视陪伴须知
护理处置	□ 核对患者，佩戴腕带 □ 建立入院病历 □ 评估患者并书写护理评估单 □ 卫生处置：剪指（趾）甲、沐浴，更换病号服 □ 用软枕抬高患肢	□ 协助医师完成术前检查、化验 术前准备： □ 禁食、禁水 □ 备皮 □ 配血 □ 抗菌药物皮试	送手术： □ 摘除患者各种活动物品 □ 核对患者信息 □ 核对带药 □ 填写手术交接单，签字确认 接手术： □ 核对患者及资料，签字确认
基础护理	二级护理： □ 晨晚间护理 □ 饮食指导 □ 排泄护理 □ 患者安全管理	二级/一级护理： □ 晨晚间护理 □ 饮食指导 □ 排泄护理 □ 患者安全管理	一级护理： □ 晨晚间护理 □ 卧位护理：协助床上移动、保持功能体位 □ 饮食指导、排便情况 □ 患者安全管理
专科护理	□ 护理查体 □ 评估患肢感觉活动，末梢血运 □ 评估患肢肿胀及皮肤情况，并遵医嘱抬高患肢 □ 需要时，填写跌倒及皮肤压疮防范表，床头悬挂防跌倒提示牌 □ 保持石膏固定牢固、有效 □ 遵医嘱予以消肿、镇痛治疗 □ 给予患者及家属心理支持	□ 遵医嘱完成相关检查 □ 评估患肢肿胀及皮肤情况，并遵医嘱抬高患肢 □ 保持石膏固定牢固、有效 □ 遵医嘱予消肿、镇痛治疗 □ 遵医嘱予功能锻炼指导 □ 遵医嘱予预防深静脉血栓治疗 □ 给予患者及家属心理支持	□ 病情观察，书写特护记录或一般护理记录 □ 日间每 2 小时、夜间每 4 小时评估生命体征、意识、患肢感觉和活动及血运情况、皮肤及肿胀情况、伤口敷料、引流管、尿管情况、出入量，如有病情变化随时记录 □ 遵医嘱予患肢抬高 □ 遵医嘱予预防深静脉血栓治疗 □ 遵医嘱予抗菌药物、消肿、镇痛、止吐、补液药物治疗 □ 给予患者及家属心理支持

续　表

时间	住院第 1 天	住院第 1~4 天 （术前日）	住院第 1~5 天 （手术日）
重点 医嘱	□ 详见医嘱执行单	□ 详见医嘱执行单	□ 详见医嘱执行单
病情 变异 记录	□ 无　□ 有，原因： 1. 2.		□ 无　□ 有，原因： 1. 2.
护士 签名			

时间	住院第 2~9 天 （术后第 1~4 天）	住院第 10~16 天 （术后第 5~9 天）
健康宣教	**术后宣教：** □ 药物作用时间及频率 □ 饮食、活动指导 □ 复查患者对术前宣教内容的掌握程度 □ 功能锻炼指导 □ 佩戴支具注意事项 □ 安全宣教 □ 镇痛治疗及注意事项	**出院宣教：** □ 复查时间 □ 用药方法 □ 饮食指导 □ 活动休息 □ 支具佩戴 □ 办理出院手续程序及时间
护理处置	□ 遵医嘱完成相关治疗	□ 办理出院手续 □ 书写出院小结
基础护理	**一级/二级护理：** □ 晨晚间护理 □ 饮食指导 □ 排泄护理 □ 患者安全管理	**二级护理：** □ 晨晚间护理 □ 饮食指导 □ 排泄护理 □ 患者安全管理
专科护理	□ 病情观察，写护理记录 □ 评估生命体征、意识、患肢感觉活动及血运、皮肤及肿胀情况、伤口敷料、引流管、尿管情况、出入量，如有病情变化随时记录 □ 遵医嘱予患肢抬高 □ 遵医嘱予康复锻炼指导 □ 遵医嘱予抗菌药物、消肿、镇痛、抗血栓药物治疗 □ 给予患者及家属心理支持	□ 病情观察，书写护理记录 □ 评估生命体征、意识、患肢感觉和活动及血运情况 □ 遵医嘱指导出院后康复锻炼 □ 给予患者及家属心理指导
重点医嘱	□ 详见医嘱执行单	□ 详见医嘱执行单
病情变异记录	□ 无　□ 有，原因： 1. 2.	□ 无　□ 有，原因： 1. 2.
护士签名		

（三）患者表单

肱骨髁骨折临床路径患者表单

适用对象：第一诊断为肱骨髁骨折（ICD-10：S42.401-S42.404）

行肱骨髁切开复位内固定术（ICD-9-CM-3：78.52/79.11/79.31）

患者姓名：		性别：　　年龄：　　门诊号：		住院号：
住院日期：　　年　月　日		出院日期：　　年　月　日		标准住院日：≤16天

时间	入院	手术前	手术日
医患配合	□ 配合询问病史、收集资料，请务必详细告知既往史、用药史、过敏史 □ 如服用抗凝剂，请明确告知 □ 配合医师进行体格检查 □ 如有任何不适请告知医师 □ 请配合医师完成患肢石膏固定	□ 配合完善术前相关检查、化验，如采血、留尿、心电图、X线胸片、患肢X线检查、CT、MRI、肺功能 □ 医师与患者及家属介绍病情及手术方案、时间；手术谈话、术前签字 □ 麻醉师与患者进行术前访视	□ 配合评估手术效果 □ 配合检查肢体感觉、活动情况 □ 有任何不适请告知医师
护患配合	□ 配合测量体温、脉搏、呼吸、血压、体重 □ 配合佩戴腕带 □ 配合护士完成入院评估（简单询问病史、过敏史、用药史） □ 接受入院宣教（环境介绍、病室规定、订餐制度、贵重物品保管、探视制度等） □ 有任何不适请告知护士	□ 配合测量体温、脉搏、呼吸、询问排便次数1次/天 □ 接受术前宣教 □ 配合手术范围备皮 □ 准备好必要用物，弯头吸管、尿壶、便盆等 □ 取下义齿、饰品等，贵重物品交家属保管	□ 清晨配合测量体温、脉搏、呼吸1次 □ 送手术前，协助完成核对，脱去衣物，上手术车 □ 返病房后，协助完成核对，配合过病床 □ 配合检查意识、肢体感觉和活动 □ 配合术后吸氧、心电监测、输液、床上排尿或留置尿管，患肢伤口处可能有引流管 □ 遵医嘱采取正确体位 □ 有任何不适请告知护士
饮食	□ 普通饮食 □ 糖尿病饮食 □ 低盐低脂饮食	□ 术前12小时禁食、禁水	□ 返病室后禁食、禁水6小时 □ 6小时后无恶心、呕吐可适量饮水 □ 禁食、禁水
排泄	□ 正常排尿便	□ 正常排尿便	□ 床上排尿便 □ 保留尿管
活动	□ 患肢抬高	□ 患肢抬高	□ 卧床休息，保护管路 □ 患肢抬高 □ 患肢活动

时间	手术后	出院日
医患配合	□ 配合检查肢体感觉、活动 □ 需要时，伤口换药 □ 配合佩戴支具 □ 配合拔除伤口引流管、尿管 □ 配合伤口拆线	□ 接受出院前指导 □ 知道复查程序
护患配合	□ 配合定时监测生命体征，每日询问排便次数 □ 配合检查肢体感觉活动 □ 配合夹闭尿管，锻炼膀胱功能 □ 接受进食、进水、排便等生活护理 □ 注意安全，避免坠床或跌倒 □ 配合采取正确体位 □ 如需要，配合正确佩戴支具 □ 配合执行探视及陪伴制度	□ 接受出院宣教 □ 准备齐就诊卡、押金条 □ 知道用药方法、作用、注意事项 □ 知道护理伤口方法 □ 知道正确佩戴支具 □ 知道复印病历的方法和时间 □ 办理出院手续 □ 获取出院证明书 □ 获取出院带药
饮食	□ 正常饮食 □ 糖尿病饮食 □ 低盐低脂饮食	□ 根据医嘱饮食
排泄	□ 正常排尿便 □ 防治便秘	□ 正常排尿便 □ 防治便秘
活动	□ 注意保护管路，勿牵拉、打折 □ 根据医嘱活动	□ 根据医嘱，适度活动，避免疲劳

附：原表单（2019 年版）

肱骨髁骨折临床路径表单

适用对象：第一诊断为肱骨髁骨折（ICD-10：S42.401-S42.404）

行肱骨髁切开复位内固定术（ICD-9-CM-3：78.52/79.11/79.31）

| 患者姓名： | 性别： | 年龄： | 门诊号： | 住院号： |

| 住院日期： 年 月 日 | 出院日期： 年 月 日 | 标准住院日：≤16 天 |

时间	住院第 1 天	住院第 2 天	住院第 3~4 天 （术前日）
主要诊疗工作	□ 询问病史及体格检查 □ 上级医师查房 □ 初步的诊断和治疗方案 □ 完成住院志、首次病程、上级医师查房等病历书写 □ 开检查单 □ 完成必要的相关科室会诊 □ 行患肢牵引或制动	□ 上级医师查房与手术前评估 □ 确定诊断和手术方案 □ 完成上级医师查房记录 □ 完善术前检查项目 □ 收集检查结果并评估病情 □ 请相关科室会诊	□ 上级医师查房，术前评估和决定手术方案 □ 完成上级医师查房记录等 □ 向患者和/或家属交代围手术期注意事项并签署手术知情同意书、输血同意书、委托书（患者本人不能签字时）、自费用品协议书 □ 麻醉医师查房并与患者和/或家属交代麻醉注意事项，签署麻醉知情同意书 □ 完成各项术前准备
重点医嘱	**长期医嘱：** □ 骨科常规护理 □ 二级护理 □ 饮食 □ 患肢牵引、制动 **临时医嘱：** □ 血常规、血型、尿常规 □ 凝血功能 □ 电解质、肝功能、肾功能 □ 感染性疾病筛查 □ 胸部 X 线平片、心电图 □ 根据病情：肌电图、肺功能、超声心动图、血气分析、CT □ 肱骨全长正侧位（必要时）	**长期医嘱：** □ 骨科护理常规 □ 二级护理 □ 饮食 □ 患者既往内科基础疾病用药 **临时医嘱：** □ 根据会诊科室要求安排检查检验 □ 镇痛等对症处理	**长期医嘱：** 同前日 **临时医嘱：** □ 术前医嘱 □ 明日在臂丛神经阻滞或全身麻醉下行肱骨髁骨折内固定术 □ 术前禁食、禁水 □ 术前用抗菌药物皮试 □ 术前留置导尿管（全身麻醉） □ 术区备皮 □ 配血 □ 其他特殊医嘱
主要护理工作	□ 入院介绍（病房环境、设施等） □ 入院护理评估 □ 观察患肢牵引、制动情况及护理	□ 观察患者病情变化 □ 防止皮肤压疮护理 □ 心理和生活护理	□ 做好备皮等术前准备 □ 提醒患者术前禁食、禁水 □ 术前心理护理

时间	住院第 1 天	住院第 2 天	住院第 3~4 天 （术前日）
病情 变异 记录	□无　□有，原因： 1. 2.	□无　□有，原因： 1. 2.	□无　□有，原因： 1. 2.
护士 签名			
医师 签名			

时间	住院第4~5天（手术日）	住院第6天（术后第1天）	住院第7天（术后第2天）
主要诊疗工作	□ 手术 □ 向患者和/或家属交代手术过程概况及术后注意事项 □ 术者完成手术记录 □ 完成术后病程 □ 上级医师查房 □ 麻醉医师查房 □ 观察有无术后并发症并作出相应处理	□ 上级医师查房 □ 完成常规病程记录 □ 观察伤口、引流量、体温、生命体征、患肢远端感觉运动情况等并作出相应处理	□ 上级医师查房 □ 完成病程记录 □ 拔除引流管，伤口换药 □ 指导患者功能锻炼
重点医嘱	长期医嘱： □ 骨科术后护理常规 □ 一级护理 □ 饮食 □ 患肢抬高 □ 留置引流管并记引流量 □ 抗菌药物 □ 其他特殊医嘱 临时医嘱： □ 今日在臂丛神经阻滞和/或全身麻醉下行肱骨髁骨折内固定术 □ 心电监测、吸氧（根据病情需要） □ 补液 □ 胃黏膜保护剂（酌情） □ 止吐、镇痛等对症处理 □ 急查血常规 □ 输血（根据病情需要）	长期医嘱： □ 骨科术后护理常规 □ 一级护理 □ 饮食 □ 患肢抬高 □ 留置引流管并记引流量 □ 抗菌药物 □ 其他特殊医嘱 临时医嘱： □ 复查血常规 □ 输血和/或补晶体、胶体液（根据病情需要） □ 换药 □ 镇痛等对症处理	长期医嘱： □ 骨科术后护理常规 □ 一级护理 □ 饮食 □ 患肢抬高 □ 留置引流管并记引流量 □ 抗菌药物 □ 其他特殊医嘱 临时医嘱： □ 复查血常规（必要时） □ 输血及或补晶体、胶体液（必要时） □ 换药，拔引流管 □ 镇痛等对症处理
主要护理工作	□ 观察患者病情变化并及时报告医师 □ 术后心理与生活护理 □ 指导术后患者功能锻炼	□ 观察患者病情并做好引流量等相关记录 □ 术后心理与生活护理 □ 指导术后患者功能锻炼	□ 观察患者病情变化 □ 术后心理与生活护理 □ 指导术后患者功能锻炼
病情变异记录	□ 无 □ 有，原因： 1. 2.	□ 无 □ 有，原因： 1. 2.	□ 无 □ 有，原因： 1. 2.
护士签名			
医师签名			

时间	住院第 8 天 （术后第 3 天）	住院第 9 天 （术后第 4 天）	住院第 10~16 天 （术后第 5~11 天）
主要诊疗工作	□ 上级医师查房 □ 住院医师完成病程记录 □ 伤口换药（必要时） □ 指导患者功能锻炼	□ 上级医师查房 □ 住院医师完成病程记录 □ 伤口换药（必要时） □ 指导患者功能锻炼 □ 摄患侧肘关节正侧位片（必要时肱骨全长正侧位片）	□ 上级医师查房，进行手术及伤口评估，确定有无手术并发症和切口愈合不良情况，明确是否出院 □ 完成出院志、病案首页、出院诊断证明书等病历 □ 向患者交代出院后的康复锻炼及注意事项，如复诊的时间、地点，发生紧急情况时的处理等
重要医嘱	长期医嘱： □ 骨科术后护理常规 □ 二级护理 □ 饮食 □ 抗菌药物：如体温正常，伤口情况良好，无明显红肿时可以停止抗菌药物治疗 □ 其他特殊医嘱 □ 术后功能锻炼 临时医嘱： □ 复查血常规、尿常规、生化（必要时） □ 补液（必要时） □ 换药（必要时） □ 镇痛等对症处理	长期医嘱： □ 骨科术后护理常规 □ 二级护理 □ 饮食 □ 抗菌药物：如体温正常，伤口情况良好，无明显红肿时可以停止抗菌药物治疗 □ 其他特殊医嘱 □ 术后功能锻炼 临时医嘱： □ 复查血常规、尿常规、生化（必要时） □ 补液（必要时） □ 换药（必要时） □ 镇痛等对症处理	出院医嘱： □ 出院带药 □ 嘱_____日后拆线换药（根据伤口愈合情况，预约拆线时间） □ 出院后骨科和/或康复科门诊复查 □ 不适随诊
主要护理工作	□ 观察患者病情变化 □ 术后心理与生活护理 □ 指导患者功能锻炼	□ 观察患者病情变化 □ 指导患者功能锻炼 □ 术后心理和生活护理	□ 指导患者办理出院手续 □ 出院宣教
病情变异记录	□ 无　□ 有，原因： 1. 2.	□ 无　□ 有，原因： 1. 2.	□ 无　□ 有，原因： 1. 2.
护士签名			
医师签名			

第四章

尺骨鹰嘴骨折临床路径释义

【医疗质量控制指标】

指标一、患者骨折分型诊断率。

指标二、患者急诊 4 小时住院率。

指标三、患者术后第一天康复锻炼率。

一、尺骨鹰嘴骨折编码

疾病名称及编码：尺骨鹰嘴骨折（ICD-10：S52.001）

手术操作名称及编码：尺骨鹰嘴骨折内固定术（ICD-9-CM-3：79.12/79.32/78.53）

二、临床路径检索方法

S52.001 伴（79.12 或 79.32 或 78.53）并且年龄＞16 岁

三、国家医疗保障疾病诊断相关分组（CHS-DRG）

MDCI　肌肉、骨骼疾病及功能障碍

IS2　除前臂、腕、手足外的损伤

四、尺骨鹰嘴骨折临床路径标准住院流程

（一）适用对象

第一诊断为闭合性尺骨鹰嘴骨折（ICD-10：S52.001），行尺骨鹰嘴骨折内固定术（ICD-9-CM-3：79.12/79.32/78.53）。

> **释义**
>
> ■ 本临床路径适用对象是第一诊断为闭合性尺骨鹰嘴骨折的患者。
>
> ■ 适用对象中不包括肿瘤等病因造成的病理性骨折、包括有尺骨鹰嘴骨折的多发损伤患者、儿童患者、陈旧性骨折或骨折不愈合、开放性骨折等。

（二）诊断依据

根据《外科学（下册）》（8 年制和 7 年制临床医学专用教材，赵玉沛、陈孝平主编，人民卫生出版社，2015 年）。

1. 病史：外伤史。

2. 体格检查：患肢肿胀、疼痛、活动受限、畸形，反常活动。

3. 辅助检查：X 线检查发现尺骨鹰嘴骨折。

> **释义**
>
> ■ 视诊患者肘部肿胀、偶尔可见畸形，触诊疼痛、可及骨擦感，动诊患者活动受限，及伸肘功能受限。
>
> ■ 尺骨鹰嘴骨折的临床表现无特殊，正确的诊断与分类需依靠肘关节正侧位 X 线片，但由于肘部损伤复杂，进行尺骨鹰嘴骨折的诊断应当排除其他肘关节损伤，因此建议无论是否需要手术治疗，均进行 CT 的影像学检查。

（三）选择治疗方案的依据

根据《外科学（下册）》（8 年制和 7 年制临床医学专用教材，赵玉沛、陈孝平主编，人民卫生出版社，2015 年）。

1. 年龄在 14 岁以上。
2. 伤前生活质量及活动水平。
3. 全身状况允许手术。
4. 首选克氏针张力带固定，也可根据具体情况选择其他治疗方式。

> **释义**
>
> ■ 尺骨鹰嘴骨折为关节内骨折，分离移位以及关节面移位＞2mm 者建议手术治疗，以期获得更好的功能恢复，合并伸肘无力的尺骨鹰嘴撕脱骨折同样建议手术治疗，此类患者的治疗重心应为伸肘功能的重建。目前观点，对于移位不明显的尺骨鹰嘴骨折，为了早期的功能康复也可以采用手术治疗的方式，以防止长期制动导致的肘关节僵硬。
>
> ■ 由于尺骨鹰嘴骨折形式复杂，对于符合张力带原则的尺骨鹰嘴骨折，应首选切开复位克氏针张力带内固定术，而对于粉碎及斜行的尺骨鹰嘴骨折应建议行切开复位钢板螺丝钉内固定术，对于复杂的尺骨鹰嘴骨折，可以上两者进行相互结合，亦可根据具体情况选择其他治疗方式。

（四）标准住院日≤16 天

> **释义**
>
> ■ 尺骨鹰嘴附近软组织覆盖有限，骨折常造成明显肿胀，严重肿胀及皮肤损伤者需要等待肿胀消退或皮肤干燥后方可进行手术。在手术前，可进行石膏或支具的制动以减轻进一步软组织损伤，以上原则应以考虑减轻软组织损伤、创造有利手术时机为第一要务，进行综合考量。

（五）进入路径标准

1. 第一诊断必须符合 ICD-10：S52.001 闭合性尺骨鹰嘴骨折疾病编码。
2. 外伤引起的单纯性、新鲜尺骨鹰嘴骨折。
3. 除外病理性骨折。

4. 除外合并其他部位的骨折和损伤。

5. 当患者合并其他疾病，但住院期间不需要特殊处理也不影响第一诊断的临床路径流程实施时，可以进入路径。

> **释义**
>
> ■ 本路径不适用于合并其他骨折的多发损伤患者，此外尺骨鹰嘴骨折的复杂肘关节损伤及开放性骨折也需退出本路径。
>
> ■ 合并疾病的院内会诊以及常规处理不影响临床路径流程。

（六）术前准备（术前评估）≤5 天

1. 必需的检查项目

（1）血常规、血型、尿常规+镜检。

（2）检查电解质、肝功能、肾功能、凝血功能、感染性疾病（乙型肝炎、丙型肝炎、梅毒、艾滋病）。

（3）胸部 X 线平片、心电图。

（4）骨科 X 线检查。

2. 根据患者病情可选择的检查项目：CT 检查、肌电图、血气分析、肺功能检查、超声心动图等。

> **释义**
>
> ■ 以上项目第 1 项属术前必需完成的检查项目。手术设计需要进行 CT 检查进一步了解骨折情况，如骨折端是否粉碎、关节面是否存在压缩等。老年、既往有心肺疾病等内科基础疾病患者需有针对性选择血气分析、肺功能检查、超声心动图等检查。
>
> ■ 根据术前检查的结果，安排进一步检查项目，如果住院期间需要特殊处理，可以出本路径。

（七）预防性抗菌药物选择与使用时机

1. 按照《抗菌药物临床应用指导原则（2015 年版）》（国卫办医发〔2015〕43 号）执行，并根据患者的病情决定抗菌药物的选择与使用时间。建议使用第一、第二代头孢菌素类，如头孢曲松。

2. 术前 30 分钟预防性用抗菌药物；手术超过 3 小时加用 1 次抗菌药物。

> **释义**
>
> ■ 骨与关节手术感染多为革兰阳性球菌，故首选第一、第二代头孢菌素类作为预防用药，不需联合用药。
>
> ■ 抗菌药物应在术前 30 分钟、上止血带之前输注完毕，使手术切口暴露时局部组织中的药物达到最高浓度。

（八）手术日为入院第 1~5 天

1. 麻醉方式：臂丛神经阻滞和/或全身麻醉。
2. 手术方式：尺骨鹰嘴骨折内固定术。
3. 手术内固定物：克氏针张力带，或钢板螺丝钉内固定术。
4. 术中用药：麻醉用药、抗菌药。
5. 输血：视术中具体情况而定。

> **释义**
>
> ■ 应根据患者具体情况选择麻醉方式，尽可能选择全身影响小的麻醉方式。
> ■ 手术方式及内植物选择应根据骨折情况进行选择，最常选择的是克氏针张力带、钢板螺钉等，如果为撕脱性骨折可以考虑使用缝合锚或特殊钢板恢复肱三头肌的连续性。一般情况下无需输血，但特殊必要的情况下也有输血可能。

（九）术后住院恢复 ≤11 天

1. 必需复查的项目：血常规、X 线检查。
2. 可选择的检查项目：电解质、凝血功能、肝功能、肾功能、CT。
3. 术后用药

（1）抗菌药物使用：抗菌药物使用按照《抗菌药物临床应用指导原则（2015 年版）》（国卫办医发〔2015〕43 号）执行，并根据患者的病情决定抗菌药物的选择与使用时间。建议使用第一、第二代头孢菌素类，如头孢曲松。

（2）术后镇痛：参照《骨科常见疼痛的处理专家建议》（《中华骨科杂志》.2008 年 1 月 .28 卷 .1 期）。

（3）其他药物：消肿、促骨折愈合，必要时营养神经等。

4. 保护下功能锻炼。

> **释义**
>
> ■ 术后可根据恢复情况适当缩短住院天数。
> ■ 至少在术后第 1 天或第 2 天复查一次血常规，以了解有无明显贫血、白细胞计数升高等异常情况。
> ■ 如患者既往有肝脏或肾脏疾病病史，或术后出现少尿、下肢或眼睑水肿等情况，应复查肝功能、肾功能。
> ■ 术后必需复查正侧位 X 线片判断骨折复位及内固定位置是否良好，必要时用 CT 检查骨折复位情况及内固定位置。
> ■ 选择抗菌药物时要根据手术部位的常见病原菌、患者病理生理状况、抗菌药物的抗菌谱、抗菌药物的药动学特点、抗菌药物的不良反应等综合考虑。原则上应选择相对广谱、效果肯定、安全及价格相对低廉的抗菌药物。
> ■ 如术后肿胀明显，首先给予抬高患肢、冰敷，可口服或者静脉使用消肿药物，必要时可以给予制动。
> ■ 如固定良好，应鼓励患者早期非负重活动，包括肌肉收缩、屈伸关节，早期禁止持重。

（十）出院标准

1. 体温正常，常规实验室检查无明显异常。
2. 伤口愈合好（或可在门诊处理的伤口情况），伤口无感染征象。
3. 术后 X 线片证实复位固定满意。
4. 没有需要住院处理的并发症和/或合并症。

> **释义**
>
> ■ 患者出院前应一般情况良好，骨折固定符合相关标准，切口无异常情况，临床允许出院继续观察休养。如果发生相关并发症，可能会延长住院时间。
>
> ■ 体温高首先应考虑有无感染可能，可结合血常规、局部伤口情况及患者主诉综合分析。应当注意明显贫血、伤口局部血肿吸收也是发热的原因，但体温一般不高于 39℃。
>
> ■ 出院前应仔细观察伤口情况，确定伤口无明显红肿、持续渗液方可出院。

（十一）变异及原因分析

1. 并发症：本病可伴有其他损伤，应当严格掌握入选标准。部分患者因骨折本身的合并症而延期治疗，如大量出血需术前输血、血栓形成、血肿引起体温增高等。
2. 合并症：老年患者易有合并症，如骨质疏松、糖尿病、心脑血管疾病等，骨折后合并症可能加重，需同时治疗，住院时间延长。
3. 开放性骨折不进入本路径。

> **释义**
>
> ■ 按标准治疗方案如发生严重的并发症，需要转入相应路径。
>
> ■ 医师认可的变异原因主要是指患者入选路径后，医师在检查及治疗过程中发现患者合并存在一些事前未预知的对本路径治疗可能产生影响的情况，需要中止执行路径或者是延长治疗时间、增加治疗费用。医师需在表单中明确说明。
>
> ■ 因患者方面的主观原因导致执行路径出现变异，也需要医师在表单中予以说明。

五、尺骨鹰嘴骨折临床路径给药方案

【用药选择】

1. 术前治疗基础疾病的药物应继续规律应用。
2. 术中抗菌药物应于术前 30 分钟滴注，骨关节感染以革兰阳性球菌为主，故首选第一、第二代头孢菌素类，若皮试阴性可选用头孢曲松。
3. 无血栓类疾病高危因素患者不建议术后药物抗凝。

【药学提示】

已知对磺胺类药物过敏患者禁用帕瑞昔布。

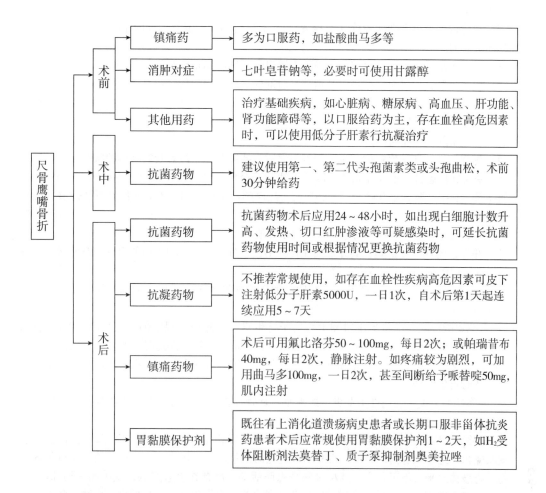

【注意事项】

术后应避免注射用非甾类镇痛药与口服非甾类镇痛药合用，以免增加胃肠道不良事件风险。

六、尺骨鹰嘴骨折患者护理规范

1. 术前护理

（1）患肢观察。定期观察患肢的末梢血运感觉运动情况，防止肢体肿胀和外固定过紧导致的血运障碍。可以使用石膏临时固定。

（2）观察病情变化：定期生命体征监测，观察患肢末梢血运、温度及水肿情况；手指感觉运动情况，伤口渗出情况。发现异常通知医师给遇紧急处理。

（3）体位护理：抬高患肢，保持患肢外展中立位。如有石膏外固定，由于出血、组织反应性水肿等可以导致石膏过紧，严重时患者有疼痛麻木甚至影响肢体血运，应当及时处理，解除压迫。

（4）心理护理：因为疼痛，活动动能障碍，患者心情变得烦躁不安，鼓励患者积极配合治疗，学会自我调节，必要时给予镇痛药。

（5）合理营养：长期卧床，要合理安排饮食，以促进骨折早期愈合，平时要多喝水，多吃新鲜水果，预防便秘，提高自身免疫力。

（6）预防肘部压疮：肘部软组织少，在夹板或石膏固定前，应在骨突处衬棉垫，防止发生压迫性溃疡。

(7) 功能锻炼：早期功能锻炼（手指活动），有促进功能恢复及消肿的作用。

2. 术后护理

(1) 遵医嘱给予吸氧，心电监测。妥善安置患者，遵医嘱正确卧位。

(2) 抬高患肢，促进血液循环以利消肿。肘部的局部肿胀将持续数月。

(3) 病情观察：①观察渗血情况，因肘关节局部止血困难，术中创伤较大，术后渗血较多，应及时更换敷料，保持敷料干燥，预防伤口感染；②密切观察桡动脉及尺动脉搏动及感觉、活动、有无血管神经损伤。

(4) 疼痛护理：评估疼痛的部位、程度、性质及持续时间，注意观察肢体肿胀和趾端血运情况。妥善保护患肢，抬高并制动，以利于消肿和避免再度损伤。指导患者减轻疼痛的方法，如读书、看报、听音乐和聊天等。必要时可按医嘱使用镇痛剂。术后协助其置放患肢，变换受压部位，48 小时使用静脉镇痛泵镇痛，并观察镇痛的效果、有无不良反应，及时评估疼痛程度的变化并记录。换药时注意动作轻柔，避免加重患者的疼痛。

(5) 并发症的观察和护理：其并发症在营养不良、骨质疏松、糖尿病的患者中有所增加，并与局部软组织损伤及肿胀程度有关。

1) 关节僵硬：屈伸功能障碍是一个问题，如果不能迅速进行积极主动的屈伸活动，应辅以正确的物理治疗。

2) 有感染的危险：术前半小时和术后给予抗生素预防感染。观察创口敷料渗血渗液情况，如敷料渗血较多或被污染，及时更换，保持创口清洁、干燥。换药时，严格遵守无菌操作原则，防止交叉感染。均衡膳食结构，增加营养，促进伤口愈合。密切观察体温变化，如有异常，及时报告医师。

3) 创伤性关节炎：创伤性关节炎可能跟原发软骨损伤、感染后病理变化或复位不良导致的病灶关节压力过高的关节软骨损害有关。

4) 骨筋膜室综合征的观察护理：密切观察患肢有无感觉异常，持续性疼痛，进行性加重、皮肤颜色、远端动脉搏动情况、观察伤口包扎的松紧度。一旦确诊，应立即松解所有外固定物，将肢体放平，不可抬高，并尽量减少患肢活动。严禁在患肢穿刺，减少同一局部给药。及时予脱水减压治疗（遵医嘱使用镇痛药及脱水药，观察脱水剂治疗效果，患肢症状有无改善，并及时做好筋膜开窗减压术的准备）。减压术后，密切观察患者的体温、脉搏、呼吸、血压，尿的色及量保持引流通畅，观察引流物性状及量。保持敷料干洁，观察分泌物性质、颜色。

5) 便秘：指导患者养成正确的排便习惯。①定时排便；②可采用腹部按摩，刺激排便产生；③排便体位以坐位为佳。饮食指导：含糖及高纤维膳食，可增加粪便的液体容积及粪便的流动性；摄入适量的液体（不含乙醇、咖啡、利尿药），以每日 2.2～2.3L 为宜。提供患者合适的环境和充足的时间进行排便，如用屏风或布帘遮挡。必要时需要缓泻药或甘油栓剂，促进排便。

(6) 功能锻炼指导：指导患者及家属，麻醉消退后，即对肿胀下肢进行按摩，并鼓励患者主动活动手指、腕、肘肩关节活动，以促进血液循环，减轻水肿，促进功能恢复。

七、尺骨鹰嘴骨折患者营养治疗规范

1. 告知患者进食营养丰富、富含钙质的食物，以促进骨骼的愈合。

2. 对存在骨质疏松的骨折患者，每日到户外晒太阳 1 小时或补充鱼肝油滴剂或维生素 D 奶、酸奶，以促进钙吸收。

八、尺骨鹰嘴骨折患者健康宣教

1. 伤后早期限制肘关节屈曲以免影响骨折处稳定。

2. 指导患者保持心情愉快，劳逸适度，以利于骨折愈合。

3. 向患者讲解功能锻炼的重要性，鼓励患者主动活动手指，自我练习肘关节、腕关节及肩关节活动。

4. 指导患者如关节有僵硬或疼痛，在锻炼的基础上可辅以按摩及理疗，定期摄 X 线片检查，根据骨折愈合情况，确定取出内固定的时间。

九、推荐表单

(一) 医师表单

尺骨鹰嘴骨折临床路径医师表单

适用对象：第一诊断为尺骨鹰嘴骨折（ICD-10：S52.001）

行尺骨鹰嘴骨折内固定术（ICD-9-CM-3：79.12/79.32/78.53）

患者姓名：		性别： 年龄： 门诊号：		住院号：
住院日期： 年 月 日		出院日期： 年 月 日		标准住院日：≤16 天

时间	住院第 1 天	住院第 2 天	住院第 3~4 天（术前日）
主要诊疗工作	□ 询问病史及体格检查 □ 上级医师查房 □ 初步的诊断和治疗方案 □ 完成住院志、首次病程、上级医师查房等病历书写 □ 开检查检验单 □ 完成必要的相关科室会诊 □ 行患肢石膏（支具）制动	□ 上级医师查房与手术前评估 □ 确定诊断和手术方案 □ 完成上级医师查房记录 □ 完善术前检查项目 □ 收集检查检验结果并评估病情 □ 请相关科室会诊	□ 上级医师查房，术前评估和决定手术方案 □ 完成上级医师查房记录等 □ 向患者和/或家属交代围手术期注意事项，并签署手术知情同意书、输血同意书、委托书（患者本人不能签字时）、自费用品协议书 □ 麻醉医师查房，并与患者和/或家属交代麻醉注意事项，签署麻醉知情同意书 □ 完成各项术前准备
重点医嘱	**长期医嘱：** □ 骨科常规护理 □ 二级护理 □ 饮食 □ 患肢牵引、制动 **临时医嘱：** □ 血常规、血型、尿常规 □ 凝血功能 □ 电解质、肝功能、肾功能 □ 感染性疾病筛查 □ 胸部 X 线平片、心电图 □ 根据病情：肺功能、超声心动图、血气分析 □ 肘关节 CT 或 MRI（必要时）	**长期医嘱：** □ 骨科护理常规 □ 二级护理 □ 饮食 □ 患者既往内科基础疾病用药 **临时医嘱：** □ 根据会诊科室要求安排检查化验 □ 镇痛等对症处理	**长期医嘱：** 同前日 **临时医嘱：** □ 术前医嘱：明日在臂丛神经阻滞或全身麻醉下行尺骨鹰嘴骨折内固定术 □ 术前禁食、禁水 □ 术前用抗菌药物皮试 □ 术前留置导尿管（全身麻醉） □ 术区备皮 □ 其他特殊医嘱
病情变异记录	□ 无 □ 有，原因： 1. 2.	□ 无 □ 有，原因： 1. 2.	□ 无 □ 有，原因： 1. 2.
医师签名			

时间	住院第 5 天 （手术日）	住院第 6 天 （术后第 1 天）	住院第 7 天 （术后第 2 天）
主 要 诊 疗 工 作	□ 手术 □ 向患者和/或家属交代手术过程概况及术后注意事项 □ 术者完成手术记录 □ 完成术后病程记录 □ 上级医师查房 □ 麻醉医师查房 □ 观察有无术后并发症并作出相应处理	□ 上级医师查房 □ 完成常规病程记录 □ 观察伤口、引流量、生命体征、患肢远端感觉和运动情况等并作出相应处理	□ 上级医师查房 □ 完成病程记录 □ 拔除引流管，伤口换药 □ 指导患者功能锻炼
重 点 医 嘱	长期医嘱： □ 骨科术后护理常规 □ 一级护理 □ 饮食 □ 患肢抬高 □ 留置引流管并记引流量 □ 抗菌药物 □ 其他特殊医嘱 临时医嘱： □ 今日在臂丛神经阻滞和/或全身麻醉下行尺骨鹰嘴骨折内固定术 □ 心电监测、吸氧（根据病情需要） □ 补液 □ 胃黏膜保护剂 □ 止吐、镇痛等对症处理 □ 急查血常规 □ 输血（根据病情需要）	长期医嘱： □ 骨科术后护理常规 □ 一级护理 □ 饮食 □ 患肢抬高 □ 留置引流管并记引流量 □ 抗菌药物 □ 其他特殊医嘱 临时医嘱： □ 复查血常规 □ 输血和/或补晶体、胶体液（根据病情需要） □ 换药 □ 镇痛等对症处理	长期医嘱： □ 骨科术后护理常规 □ 一级护理 □ 饮食 □ 患肢抬高 □ 抗菌药物 □ 其他特殊医嘱 临时医嘱： □ 复查血常规（必要时） □ 输血和/或补晶体、胶体液（必要时） □ 换药，拔引流管 □ 镇痛等对症处理
病情 变异 记录	□ 无　□ 有，原因： 1. 2.	□ 无　□ 有，原因： 1. 2.	□ 无　□ 有，原因： 1. 2.
医师 签名			

时间	住院第 8 天 （术后第 3 天）	住院第 9 天 （术后第 4 天）	住院第 10~16 天 （术后第 6~12 天）
主要诊疗工作	□ 上级医师查房 □ 住院医师完成病程记录 □ 伤口换药（必要时） □ 指导患者功能锻炼	□ 上级医师查房 □ 住院医师完成病程记录 □ 伤口换药（必要时） □ 指导患者功能锻炼 □ 摄患侧肘关节正侧位片	□ 上级医师查房，进行手术及伤口评估，确定有无手术并发症和切口愈合不良情况，明确能否出院 □ 完成出院志、病案首页、出院诊断证明书等所有病历书写 □ 向患者交代出院后的康复锻炼及注意事项，如复诊的时间、地点，发生紧急情况时的处理等
重要医嘱	**长期医嘱：** □ 骨科术后护理常规 □ 二级护理 □ 饮食 □ 抗菌药物：如体温正常、伤口情况良好、无明显红肿时可以停止抗菌药物治疗 □ 其他特殊医嘱 □ 术后功能锻炼 **临时医嘱：** □ 复查血常规、尿常规、生化（必要时） □ 补液（必要时） □ 换药（必要时） □ 镇痛等对症处理	**长期医嘱：** □ 骨科术后护理常规 □ 二级护理 □ 饮食 □ 抗菌药物：如体温正常、伤口情况良好、无明显红肿时可以停止抗菌药物治疗 □ 其他特殊医嘱 □ 术后功能锻炼 **临时医嘱：** □ 复查血常规、尿常规、生化（必要时） □ 补液（必要时） □ 换药（必要时） □ 镇痛等对症处理	**出院医嘱：** □ 出院带药 □ 嘱___日后拆线换药（根据伤口愈合情况预约拆线时间） □ 出院后骨科和/或康复科门诊复查 □ 不适随诊
病情变异记录	□ 无　□ 有，原因： 1. 2.	□ 无　□ 有，原因： 1. 2.	□ 无　□ 有，原因： 1. 2.
医师签名			

（二）护士表单

尺骨鹰嘴骨折临床路径护士表单

适用对象：第一诊断为尺骨鹰嘴骨折（ICD-10：S52.001）

行尺骨鹰嘴骨折内固定术（ICD-9-CM-3：79.12/79.32/78.53）

患者姓名：	性别：　　年龄：　　门诊号：	住院号：
住院日期：　　年　月　日	出院日期：　　年　月　日	标准住院日：≤16天

时间	住院第1天	住院第1~4天 （术前日）	住院第1~5天 （手术日）
健康宣教	**入院宣教：** □ 介绍主管医师、护士 □ 介绍病室环境、设施、设备 □ 介绍规章制度及注意事项 □ 介绍疾病相关注意事项	**术前宣教：** □ 宣教疾病知识、术前准备、手术过程 □ 告知准备物品 □ 告知术后饮食、活动及探视规定 □ 告知术后可能出现的情况及应对方式 □ 告知家属等候区位置	**手术当日宣教：** □ 告知监护设备、管路功能及注意事项 □ 饮食指导 □ 告知术后可能出现的情况及应对方式 □ 再次明确探视陪伴须知
护理处置	□ 核对患者，佩戴腕带 □ 建立入院病历 □ 评估患者并书写护理评估单 □ 卫生处置：剪指（趾）甲、沐浴，更换病号服 □ 用软枕抬高患肢	□ 协助医师完成术前检查、化验 **术前准备：** □ 禁食、禁水 □ 备皮 □ 配血 □ 抗菌药物皮试	**送手术：** □ 摘除患者各种活动物品 □ 核对患者信息 □ 核对带药 □ 填写手术交接单，签字确认 **接手术：** □ 核对患者及资料，签字确认
基础护理	**二级护理：** □ 晨晚间护理 □ 饮食指导 □ 排泄护理 □ 患者安全管理	**二级护理：** □ 晨晚间护理 □ 饮食指导 □ 排泄护理 □ 患者安全管理	**一级护理：** □ 晨晚间护理 □ 卧位护理：协助床上移动，保持功能体位 □ 饮食指导、排便情况 □ 患者安全管理
专科护理	□ 护理查体 □ 评估患肢感觉活动、末梢血运 □ 评估患肢肿胀及皮肤情况并遵医嘱抬高患肢 □ 需要时，填写跌倒及皮肤压疮防范表，床头悬挂防跌倒提示牌 □ 保持石膏固定牢固、有效 □ 遵医嘱予以消肿、镇痛治疗 □ 给予患者及家属心理支持	□ 遵医嘱完成相关检查 □ 评估患肢肿胀及皮肤情况，并遵医嘱抬高患肢 □ 保持石膏固定牢固、有效 □ 遵医嘱予消肿、镇痛治疗 □ 遵医嘱予功能锻炼指导 □ 遵医嘱予预防深静脉血栓治疗 □ 给予患者及家属心理支持	□ 病情观察，书写特护记录或一般护理记录 □ 日间每2小时、夜间每4小时评估生命体征、意识、患肢感觉活动及血运情况、皮肤及肿胀情况、伤口敷料、引流管、尿管情况、出入量，如有病情变化随时记录 □ 遵医嘱予患肢抬高 □ 遵医嘱予预防深静脉血栓治疗 □ 遵医嘱予抗菌药物、消肿、镇痛、止吐、补液药物治疗 □ 给予患者及家属心理支持

续 表

时间	住院第 1 天	住院第 1~4 天 （术前日）	住院第 1~5 天 （手术日）
重点 医嘱	□ 详见医嘱执行单	□ 详见医嘱执行单	□ 详见医嘱执行单
病情 变异 记录	□ 无 □ 有，原因： 1. 2.	□ 无 □ 有，原因： 1. 2.	□ 无 □ 有，原因： 1. 2.
护士 签名			

时间	住院第 2~9 天 （术后第 1~4 天）	住院第 10~16 天 （术后第 5~9 天）
健康宣教	术后宣教： □ 药物作用时间及频率 □ 饮食、活动指导 □ 复查患者对术前宣教内容的掌握程度 □ 功能锻炼指导 □ 佩戴支具注意事项 □ 安全宣教 □ 镇痛治疗及注意事项	出院宣教： □ 复查时间 □ 用药方法 □ 饮食指导 □ 活动休息 □ 支具佩戴 □ 办理出院手续程序及时间
护理处置	□ 遵医嘱完成相关治疗	□ 办理出院手续 □ 书写出院小结
基础护理	一级/二级护理： □ 晨晚间护理 □ 饮食指导 □ 排泄护理 □ 患者安全管理	二级护理： □ 晨晚间护理 □ 饮食指导 □ 排泄护理 □ 患者安全管理
专科护理	□ 病情观察，写护理记录 □ 评估生命体征、意识、患肢感觉活动及血运、皮肤及肿胀情况、伤口敷料、引流管、尿管情况、出入量，如有病情变化随时记录 □ 遵医嘱予患肢抬高 □ 遵医嘱予康复锻炼指导 □ 遵医嘱予抗菌药物、消肿、镇痛、抗血栓药物治疗 □ 给予患者及家属心理支持	□ 病情观察，书写护理记录 □ 评估生命体征、意识、患肢感觉活动及血运情况 □ 遵医嘱指导出院后康复锻炼 □ 给予患者及家属心理指导
重点医嘱	□ 详见医嘱执行单	□ 详见医嘱执行单
病情变异记录	□ 无　□ 有，原因： 1. 2.	□ 无　□ 有，原因： 1. 2.
护士签名		

（三）患者表单

尺骨鹰嘴骨折临床路径患者表单

适用对象：第一诊断为尺骨鹰嘴骨折（ICD-10：S52.001）
行尺骨鹰嘴骨折内固定术（ICD-9-CM-3：79.12/79.32/78.53）

患者姓名：	性别：	年龄：	门诊号：	住院号：
住院日期：　年　月　日	出院日期：　年　月　日		标准住院日：≤16 天	

时间	入院	手术前	手术日
医患配合	□ 配合询问病史、收集资料，请务必详细告知既往史、用药史、过敏史 □ 如服用抗凝剂，请明确告知 □ 配合医师进行体格检查 □ 如有任何不适请告知医师 □ 请配合医师完成患肢石膏固定	□ 配合完善术前相关检查、化验，如采血、留尿、心电图、X 线胸片、患肢 X 线检查、CT、MRI、肺功能 □ 医师与患者及家属介绍病情及手术方案、时间；手术谈话、术前签字 □ 麻醉师与患者进行术前访视	□ 配合评估手术效果 □ 配合检查肢体感觉、活动情况 □ 有任何不适请告知医师
护患配合	□ 配合测量体温、脉搏、呼吸、血压、体重 □ 配合佩戴腕带 □ 配合护士完成入院评估（简单询问病史、过敏史、用药史） □ 接受入院宣教（环境介绍、病室规定、订餐制度、贵重物品保管、探视制度等） □ 有任何不适请告知护士	□ 配合测量体温、脉搏、呼吸，询问排便次数 1 次/天 □ 接受术前宣教 □ 配合手术范围备皮 □ 准备好必要用物、弯头吸管、尿壶、便盆等 □ 取下义齿、饰品等，贵重物品交家属保管	□ 清晨配合测量体温、脉搏、呼吸 1 次 □ 送手术前，协助完成核对，脱去衣物，上手术车 □ 返病房后，协助完成核对，配合过病床 □ 配合检查意识、肢体感觉活动 □ 配合术后吸氧、心电监测、输液、床上排尿或留置尿管，患肢伤口处可能有引流管 □ 遵医嘱采取正确体位 □ 有任何不适请告知护士
饮食	□ 普通饮食 □ 糖尿病饮食 □ 低盐低脂饮食	□ 术前 12 小时禁食、禁水	□ 返病室后禁食、禁水 6 小时 □ 6 小时后无恶心、呕吐可适量饮水 □ 禁食、禁水
排泄	□ 正常排尿便	□ 正常排尿便	□ 床上排尿便 □ 保留尿管
活动	□ 患肢抬高	□ 患肢抬高	□ 卧床休息，保护管路 □ 患肢抬高 □ 患肢活动

时间	手术后	出院日
医患配合	□ 配合检查肢体感觉活动 □ 需要时,伤口换药 □ 配合佩戴支具 □ 配合拔除伤口引流管、尿管 □ 配合伤口拆线	□ 接受出院前指导 □ 知道复查程序
护患配合	□ 配合定时监测生命体征,每日询问排便次数 □ 配合检查肢体感觉活动 □ 配合夹闭尿管,锻炼膀胱功能 □ 接受进食、进水、排便等生活护理 □ 注意安全,避免坠床或跌倒 □ 配合采取正确体位 □ 如需要,配合正确佩戴支具 □ 配合执行探视及陪伴制度	□ 接受出院宣教 □ 准备齐就诊卡、押金条 □ 知道用药方法、作用、注意事项 □ 知道护理伤口方法 □ 知道正确佩戴支具 □ 知道复印病历的方法和时间 □ 办理出院手续 □ 获取出院证明书 □ 获取出院带药
饮食	□ 正常饮食 □ 糖尿病饮食 □ 低盐低脂饮食	□ 根据医嘱饮食
排泄	□ 正常排尿便 □ 防治便秘	□ 正常排尿便 □ 防治便秘
活动	□ 注意保护管路,勿牵拉、打折 □ 根据医嘱活动	□ 根据医嘱,适度活动,避免疲劳

附：原表单（2019 版）

尺骨鹰嘴骨折临床路径表单

适用对象：第一诊断为闭合性尺骨鹰嘴骨折（ICD-10：S52.001）

行尺骨鹰嘴骨折内固定术（ICD-9-CM-3：78.53/79.12/79.32)

患者姓名：	性别： 年龄： 住院号：	门诊号：
住院日期： 年 月 日	出院日期： 年 月 日	标准住院日：≤16 天

时间	住院第 1 天	住院第 2 天	住院第 3~4 天（术前日）
主要诊疗工作	□ 询问病史及体格检查 □ 上级医师查房 □ 初步的诊断和治疗方案 □ 完成住院志、首次病程、上级医师查房等病历书写 □ 开检查检验单 □ 完成必要的相关科室会诊 □ 行患肢石膏（支具）制动	□ 上级医师查房与手术前评估 □ 确定诊断和手术方案 □ 完成上级医师查房记录 □ 完善术前检查项目 □ 收集检查检验结果并评估病情 □ 请相关科室会诊	□ 上级医师查房，术前评估和决定手术方案 □ 完成上级医师查房记录等 □ 向患者和/或家属交代围手术期注意事项，并签署手术知情同意书、输血同意书、委托书（患者本人不能签字时）、自费用品协议书 □ 麻醉医师查房，并与患者和/或家属交代麻醉注意事项，签署麻醉知情同意书 □ 完成各项术前准备
重点医嘱	长期医嘱： □ 骨科常规护理 □ 二级护理 □ 饮食 □ 患肢牵引、制动 临时医嘱： □ 血常规、血型、尿常规 □ 凝血功能 □ 电解质、肝功能、肾功能 □ 感染性疾病筛查 □ 胸部 X 线平片、心电图 □ 根据病情：肺功能、超声心动图、血气分析 □ 肘关节 CT 或 MRI（必要时）	长期医嘱： □ 骨科护理常规 □ 二级护理 □ 饮食 □ 患者既往内科基础疾病用药 临时医嘱： □ 根据会诊科室要求安排检查化验 □ 镇痛等对症处理	长期医嘱： 同前日 临时医嘱： □ 术前医嘱：明日在臂丛神经阻滞或全身麻醉下行尺骨鹰嘴骨折内固定术 □ 术前禁食、禁水 □ 术前用抗菌药物皮试 □ 术前留置导尿管（全身麻醉） □ 术区备皮 □ 其他特殊医嘱
主要护理工作	□ 入院介绍（病房环境、设施等） □ 入院护理评估 □ 观察患肢牵引、制动情况及护理	□ 观察患者病情变化 □ 防止皮肤压疮护理 □ 心理和生活护理	□ 做好备皮等术前准备 □ 提醒患者术前禁食、禁水 □ 术前心理护理

续　表

时间	住院第 1 天	住院第 2 天	住院第 3~4 天 （术前日）
病情 变异 记录	□无　□有，原因： 1. 2.	□无　□有，原因： 1. 2.	□无　□有，原因： 1. 2.
护士 签名			
医师 签名			

时间	住院第 5 天 （手术日）	住院第 6 天 （术后第 1 天）	住院第 7 天 （术后第 2 天）
主要诊疗工作	□ 手术 □ 向患者和/或家属交代手术过程概况及术后注意事项 □ 术者完成手术记录 □ 完成术后病程记录 □ 上级医师查房 □ 麻醉医师查房 □ 观察有无术后并发症并作出相应处理	□ 上级医师查房 □ 完成常规病程记录 □ 观察伤口、引流量、生命体征、患肢远端感觉运动情况等，并作出相应处理	□ 上级医师查房 □ 完成病程记录 □ 拔除引流管，伤口换药 □ 指导患者功能锻炼
重点医嘱	长期医嘱： □ 骨科术后护理常规 □ 一级护理 □ 饮食 □ 患肢抬高 □ 留置引流管并记引流量 □ 抗菌药物 □ 其他特殊医嘱 临时医嘱： □ 今日在臂丛神经阻滞和/或全身麻醉下行尺骨鹰嘴骨折内固定术 □ 心电监测、吸氧（根据病情需要） □ 补液 □ 胃黏膜保护剂 □ 止吐、镇痛等对症处理 □ 急查血常规 □ 输血（根据病情需要）	长期医嘱： □ 骨科术后护理常规 □ 一级护理 □ 饮食 □ 患肢抬高 □ 留置引流管并记引流量 □ 抗菌药物 □ 其他特殊医嘱 临时医嘱： □ 复查血常规 □ 输血和/或补晶体、胶体液（根据病情需要） □ 换药 □ 镇痛等对症处理	长期医嘱： □ 骨科术后护理常规 □ 一级护理 □ 饮食 □ 患肢抬高 □ 抗菌药物 □ 其他特殊医嘱 临时医嘱： □ 复查血常规（必要时） □ 输血和/或补晶体、胶体液（必要时） □ 换药，拔引流管 □ 镇痛等对症处理
主要护理工作	□ 观察患者病情变化并及时报告医师 □ 术后心理与生活护理 □ 指导术后患者功能锻炼	□ 观察患者病情并做好引流量等相关记录 □ 术后心理与生活护理 □ 指导术后患者功能锻炼	□ 观察患者病情变化 □ 术后心理与生活护理 □ 指导术后患者功能锻炼
病情变异记录	□ 无 □ 有，原因： 1. 2.	□ 无 □ 有，原因： 1. 2.	□ 无 □ 有，原因： 1. 2.
护士签名			
医师签名			

时间	住院第 8 天 （术后第 3 天）	住院第 9 天 （术后第 4 天）	住院第 10~16 天 （术后第 6~12 天）
主要诊疗工作	□ 上级医师查房 □ 住院医师完成病程记录 □ 伤口换药（必要时） □ 指导患者功能锻炼	□ 上级医师查房 □ 住院医师完成病程记录 □ 伤口换药（必要时） □ 指导患者功能锻炼 □ 摄患侧肘关节正侧位片	□ 上级医师查房，进行手术及伤口评估，确定有无手术并发症和切口愈合不良情况，明确能否出院 □ 完成出院志、病案首页、出院诊断证明书等所有病历书写 □ 向患者交代出院后的康复锻炼及注意事项，如复诊的时间、地点，发生紧急情况时的处理等
重要医嘱	**长期医嘱：** □ 骨科术后护理常规 □ 二级护理 □ 饮食 □ 抗菌药物：如体温正常、伤口情况良好、无明显红肿时可以停止抗菌药物治疗 □ 其他特殊医嘱 □ 术后功能锻炼 **临时医嘱：** □ 复查血常规、尿常规、生化（必要时） □ 补液（必要时） □ 换药（必要时） □ 镇痛等对症处理	**长期医嘱：** □ 骨科术后护理常规 □ 二级护理 □ 饮食 □ 抗菌药物：如体温正常、伤口情况良好、无明显红肿时可以停止抗菌药物治疗 □ 其他特殊医嘱 □ 术后功能锻炼 **临时医嘱：** □ 复查血常规、尿常规、生化（必要时） □ 补液（必要时） □ 换药（必要时） □ 镇痛等对症处理	**出院医嘱：** □ 出院带药 □ 嘱＿＿日后拆线换药（根据伤口愈合情况预约拆线时间） □ 出院后骨科和/或康复科门诊复查 □ 不适随诊
主要护理工作	□ 观察患者病情变化 □ 术后心理与生活护理 □ 指导患者功能锻炼	□ 观察患者病情变化 □ 指导患者功能锻炼 □ 术后心理和生活护理	□ 指导患者办理出院手续 □ 出院宣教
病情变异记录	□ 无　□ 有，原因： 1. 2.	□ 无　□ 有，原因： 1. 2.	□ 无　□ 有，原因： 1. 2.
护士签名			
医师签名			

第五章

尺桡骨干骨折临床路径释义

【医疗质量控制指标】

指标一、实施手术前的评估与术前准备。

指标二、预防性抗菌药物选择与应用时机。

指标三、术后消肿治疗，预防骨筋膜室综合征出现。

指标四、术后康复治疗，患肢旋前旋后总和至少超过 90°。

指标五、内科原有疾病治疗。

指标六、手术后并发症治疗。

指标七、为患者提供术后的健康教育。

指标八、切口 I/甲愈合。

指标九、住院 16 天内出院。

指标十、患者住院天数与住院费用。

一、尺桡骨干骨折编码

疾病名称及编码：尺桡骨干闭合性骨折（ICD-10：S52.400）

手术操作名称及编码：尺桡骨干骨折内固定术（ICD-9-CM-3：78.53/79.12/79.32）

二、临床路径检索方法

S52.400 伴（78.53/79.12/79.32）并且年龄＞16 岁

三、国家医疗保障疾病诊断相关分组（CHS-DRG）

MDCI 肌肉、骨骼疾病及功能障碍

IS1 前臂、腕、手或足损伤

四、尺桡骨干骨折临床路径标准住院流程

（一）适用对象

第一诊断为闭合性尺桡骨干骨折（ICD-10：S52.400），行尺桡骨干骨折内固定术（ICD-9-CM-3：78.53/79.12/79.32）。

> **释义**
>
> ■ 本临床路径适用对象是第一诊断为闭合性尺桡骨干骨折的患者，不包括盖氏骨折，孟氏骨折以及尺桡骨远端骨折。
>
> ■ 适用对象中不包括肿瘤等病因造成的病理性骨折、包括有尺桡骨干骨折的多发损伤患者、儿童患者、陈旧性骨折或骨折不愈合、开放性骨折。

（二）诊断依据

根据《外科学（下册）》（8 年制和 7 年制临床医学专用教材，赵玉沛、陈孝平主编，人民

卫生出版社，2015 年）。

1. 病史：外伤史。

2. 体格检查：患肢肿胀、疼痛、活动受限、畸形，反常活动。

3. 辅助检查：X 线检查发现尺桡骨干骨折。

> **释义**
>
> ■ 尺桡骨干骨折的临床表现无特殊，正确的诊断与分类需依靠前臂正侧位 X 线片，注意 X 线片必须包括腕关节以及肘关节。
>
> ■ 注意血管神经损伤的可能，警惕骨筋膜室综合征，尤其是高能量损伤。

（三）选择治疗方案的依据

根据《外科学（下册）》（8 年制和 7 年制临床医学专用教材，赵玉沛、陈孝平主编，人民卫生出版社，2015 年）。

1. 年龄在 14 岁以上。

2. 伤前生活质量及活动水平。

3. 全身状况允许手术。

4. 首选钢板螺钉内固定，也可根据具体情况选择其他治疗方式。

> **释义**
>
> ■ 尺桡骨干的手术指征建议为：①所有移位的成人尺桡骨骨折；②所有移位的单一桡骨骨折；③单一尺骨骨折成角＞10°；④所有的孟氏骨折；⑤所有的盖氏骨折；⑥骨折并发骨筋膜室综合征；⑦双侧骨折；⑧合并肱骨干骨折。
>
> ■ 非手术治疗比较少见，非手术治疗的指征为单一的远 2/3 处尺骨骨折，而且侧方移位＜50%并成角＜10°。

（四）标准住院日≤16 天

> **释义**
>
> ■ 如果术中伤口张力高，可以考虑一期不闭合伤口，使用 VSD 或者减张，可能导致住院日延长。

（五）进入路径标准

1. 第一诊断必须符合 ICD-10：S52.401 尺桡骨干骨折疾病编码。

2. 外伤引起的单纯性、新鲜尺桡骨干骨折。

3. 除外病理性骨折。

4. 除外合并其他部位的骨折和损伤。

5. 当患者合并其他疾病，但住院期间不需要特殊处理也不影响第一诊断的临床路径流程实施时，可以进入路径。

> **释义**
>
> ■ 本路径不适用于合并其他骨折的多发损伤患者，开放性骨折也需退出本路径。
> ■ 合并疾病的院内会诊以及常规处理不影响临床路径流程为标准，不符合标准者退出。

（六）术前准备（术前评估）≤7 天

1. 必需的检查项目
（1）血常规、血型、尿常规+镜检。
（2）检查电解质、肝功能、肾功能、凝血功能、感染性疾病（乙型肝炎、丙型肝炎、梅毒、艾滋病）。
（3）胸部 X 线平片、心电图。
（4）骨科 X 线检查。
2. 根据患者病情可选择的检查项目：CT 检查、肌电图、血气分析、肺功能检查、超声心动图等。

> **释义**
>
> ■ 以上项目属术前必需完成的检查项目。部分患者需要进行 CT 检查进一步了解骨折情况。老年、既往有心肺疾病等基础疾病患者需有针对性选择血气分析、肺功能检查、超声心动图、24 小时动态心电图、动态血压监测等。
> ■ 根据术前检查的结果安排进一步检查项目，如果住院期间需要特殊处理，可以出本路径。
> ■ 无法立即手术者应该使用石膏制动临时固定，注意观察患者肿胀情况。

（七）预防性抗菌药物选择与使用时机

1. 按照《抗菌药物临床应用指导原则（2015 年版）》（国卫办医发〔2015〕43 号）执行，并根据患者的病情决定抗菌药物的选择与使用时间。建议使用第一、第二代头孢菌素类，头孢曲松。
2. 术前 30 分钟预防性用抗菌药物；手术超过 3 小时加用 1 次抗菌药物。

> **释义**
>
> ■ 骨与关节手术感染多为革兰阳性球菌，故首选第一、第二代头孢菌素类作为预防用药，不需联合用药。
> ■ 抗菌药物应在术前 30 分钟、上止血带之前输注完毕，使手术切口暴露时局部组织中已达到足以杀灭手术过程中入侵切口细菌的药物浓度。

（八）手术日为入院第 1~7 天

1. 麻醉方式：臂丛神经阻滞和/或全身麻醉。
2. 手术方式：尺桡骨干骨折内固定术。

3. 手术内固定物：钢板螺钉或髓内钉（开放骨折可考虑选择外固定架）。

4. 术中用药：麻醉用药、抗菌药物、止血药物。

5. 输血：视术中具体情况而定。

> **释义**
>
> ■ 应根据患者具体情况选择麻醉方式，尽可能选择全身影响小的麻醉方式。
>
> ■ 手术方式及内植物选择应根据骨折情况进行选择，最常选择的是钢板螺钉等，髓内钉不作为常规选择，带锁髓内针主要适用于多节段骨折、严重骨质疏松、软组织条件差的情况下。个别情况下，如果软组织情况太差，可以考虑外架固定，但不作为常规选择。
>
> ■ 钢板螺钉固定，解剖复位，早期活动为首选方案。
>
> ■ 复位要求等同关节内骨折，需要解剖复位。
>
> ■ 注意桡骨掌侧切口勿要缝合深筋膜层，注意患者肿胀情况，必要时伤口不闭合。
>
> ■ 一般情况下无需输血，但特殊必要的情况下也有输血可能。
>
> ■ 应松止血带止血后缝合，必要时留置引流。尺桡骨干骨折内固定术剥离显露范围较广泛，必要时可使用止血药，如注射用尖吻蝮蛇血凝酶。

（九）术后住院恢复6~9天

1. 必需复查的项目：血常规、X线检查。

2. 可选择的检查项目：电解质、肝功能、肾功能、CT。

3. 术后用药

（1）抗菌药物使用：抗菌药物使用按照《抗菌药物临床应用指导原则（2015年版）》（国卫办医发〔2015〕43号）执行，并根据患者的病情决定抗菌药物的选择与使用时间。建议使用第一、第二代头孢菌素类，头孢曲松。

（2）术后镇痛：参照《骨科常见疼痛的处理专家建议》（《中华骨科杂志》，2008年1月.28卷.1期）。

（3）其他药物：消肿、促骨折愈合，必要时营养神经等。

4. 保护下功能锻炼。

> **释义**
>
> ■ 术后可根据恢复情况适当缩短住院天数。
>
> ■ 至少在术后第1天或第2天复查一次血常规，以了解有无明显贫血、白细胞计数升高等异常情况。
>
> ■ 如患者既往有肝脏或肾脏疾病病史，或术后出现少尿、下肢或眼睑水肿等情况，应复查肝功能、肾功能。
>
> ■ 术后必需复查正侧位X线片判断骨折复位及内固定位置是否良好，必要时用CT检查骨折复位情况及内固定位置。
>
> ■ 选择抗菌药物时要根据手术部位的常见病原菌、患者病理生理状况、抗菌药物的抗菌谱、抗菌药物的药动学特点、抗菌药物的不良反应等综合考虑。原则上应选择相对广谱、效果肯定、安全及价格相对低廉的抗菌药物。

> ■ 术后注意观察患肢情况，如术后肿胀明显，首先给予抬高患肢，冰敷，可口服或者静脉使用消肿药物，必要时可以给予制动。如果肿胀严重，注意骨筋膜室综合征的可能，及时给予减张处理。为促进骨折愈合、缩短骨折愈合的时间，可使用云南白药胶囊等愈伤、消肿、抗炎镇痛类药物。
> ■ 如固定良好，应鼓励患者早期非负重活动，包括肌肉收缩、屈伸关节、前臂旋转，早期禁止持重。

（十）出院标准

1. 体温正常，常规实验室检查无明显异常。
2. 伤口愈合好（或可在门诊处理的伤口情况），伤口无感染征象。
3. 术后 X 线片证实复位固定满意。
4. 没有需要住院处理的并发症和/或合并症。

> **释义**
>
> ■ 患者出院前应一般情况良好，骨折固定符合相关标准，切口无异常情况，临床允许出院继续观察休养。如果发生相关并发症，可能会延长住院时间。
> ■ 体温高首先应除外无感染可能，可结合血常规、局部伤口情况及患者主诉综合分析。应当注意明显贫血、伤口局部血肿吸收也是发热的原因，但体温一般不高于 39℃。
> ■ 出院前应仔细观察伤口情况，确定伤口无明显红肿、持续渗液方可出院。

（十一）变异及原因分析

1. 并发症：本病可伴有其他损伤，应当严格掌握入选标准。部分患者因骨折本身的合并症而延期治疗，如大量出血需术前输血，血栓形成、血肿引起体温增高，骨折本身对骨的血循环破坏较重，术后易出现骨折延迟愈合、不愈合等。
2. 合并症：老年患者易有合并症，如骨质疏松、糖尿病、心脑血管疾病等，骨折后合并症可能加重，需同时治疗，住院时间延长。
3. 内固定物选择：根据骨折类型选择适当的内固定物。
4. 开放性骨折不进入本路径。

> **释义**
>
> ■ 按标准治疗方案如发生严重的并发症，需要转入相应路径。例如术后伤口无法闭合，需要 2 次手术闭合或者植皮等。
> ■ 医师认可的变异原因主要是指患者入选路径后，医师在检查及治疗过程中发现患者合并存在一些事前未预知的对本路径治疗可能产生影响的情况，需要中止执行路径或者是延长治疗时间、增加治疗费用。医师需在表单中明确说明。
> ■ 因患者方面的主观原因导致执行路径出现变异，也需要医师在表单中予以说明。

五、尺桡骨干骨折临床路径给药方案

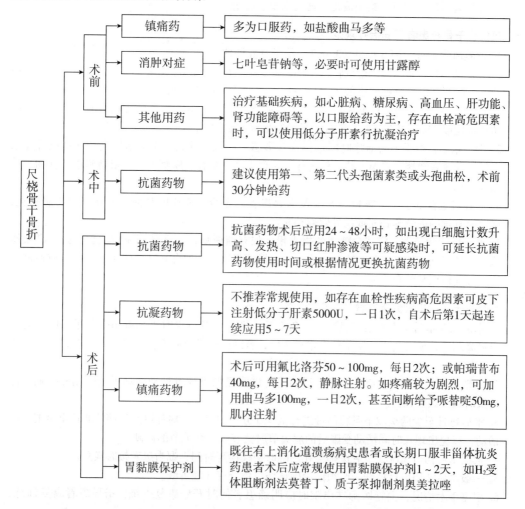

【用药选择】

1. 术前治疗基础疾病的药物应继续规律应用。

2. 术中抗菌药物应于术前30分钟滴注，骨关节感染以革兰阳性球菌为主，故首选第一、第二代头孢菌素类，若皮试阴性可选用头孢曲松。

3. 无血栓类疾病高危因素患者不建议术后药物抗凝。

【药学提示】

已知对磺胺类药物过敏患者禁用帕瑞昔布。

【注意事项】

术后应避免注射用非甾类镇痛药与口服非甾类镇痛药合用，以免增加胃肠道不良事件风险。

六、尺桡骨干骨折患者护理规范

1. 术前以及术后均需要密切注意观察患者手指血运，感觉以及活动变化，注意被动牵拉痛的出现。

2. 抬高患肢，注意患者消肿情况，以及石膏固定情况，是否存在石膏压迫，是否石膏过松固定不可靠，及时通知医师处理。

3. 术前、术后进行患者健康宣教，根据医嘱监督以及指导患者功能锻炼。

4. 如果有引流，注意观察引流是否通畅以及引流量。

七、尺桡骨干骨折患者营养治疗规范

1. 营养风险筛查，NRS 评分＞3 分者，给予营养评估。

2. 充足的热量、蛋白质，适量脂肪。NRS 评分≤3 分者，能量供给标准以 25~30kcal/kg 为佳；营养不良者热量供给标准不低于 35kcal/kg。碳水化合物热量比不低于 50%；充足的蛋白质，不低于 1.2~1.5g/kg（标准体重），应以优质蛋白为主，不低于蛋白质总量的 1/3~1/2；脂肪热量比以 25%~30% 为宜，保证充足的维生素和矿物质。

3. 围手术期，根据不同治疗时期选择饮食形态，如流质饮食、半流质饮食、软食或普通饮食等。饮食宜清淡，以温、热、软为佳，忌食生冷、肥甘、厚腻食物，限制刺激性食物、饮品及调味品。

4. 如经口进食低于所需热量的 80% 及高热患者，应给予相应的肠内营养补充剂口服补充，必要时管饲肠内营养补充或肠外营养补充。

5. 如有糖代谢异常，应减少糖类的摄入量。如有糖尿病，应选择糖尿病饮食。如有高血压病，应选择低盐饮食。如有高脂血症，应选择低脂饮食。如合并其他代谢性疾病，应遵循专科医师建议调整饮食。

八、尺桡骨干骨折患者健康宣教

1. 术前以及术后均需要抬高患肢，避免下垂，坐位以及行走时以颈腕吊带悬吊，卧位时应以垫高前臂，使之高于心脏部位，术后 2 周，若卧位时平放后不会出现手部肿胀，可以不垫高前臂。

2. 活动手指，出现手指感觉异常、活动时疼痛明显加重或者被动活动手指时剧烈疼痛，需要及时通知医护人员。

3. 术后每日至少两次取下颈腕吊带进行至少 5 分钟的肩部，肘部以及腕部的非负重全范围的活动，以免出现长时间活动受限后的肩关节肘关节以及腕关节的僵硬。

4. 根据术后伤口情况，主管医师会在出院时交代换药时间，嘱咐患者按时换药。

5. 一般术后 2 周以后拆线，必须面诊确认伤口愈合好才能拆线。

6. 根据手术情况，主管医师在出院时应明确患者何时开始康复训练，指导患者康复训练，或者指导患者前往康复医学科就诊。

7. 向患者交代术后并发症以及伤后后遗症。

8. 向患者交代根据其情况内固定物是否需要取出，何时可以取出。尺桡骨干骨折术后一般不需要取出内固定物，如果需要取出，建议术后 18 个月以上取出。

9. 药物使用的注意事项。

10. 支具以及石膏固定的注意事项。

九、推荐表单

（一）医师表单

尺桡骨干骨折临床路径医师表单

适用对象：第一诊断为闭合性尺桡骨干骨折（ICD-10：S52.400）
行尺桡骨干骨折内固定术（ICD-9-CM-3：78.53/79.12/79.32）

患者姓名：	性别：　年龄：　住院号：	门诊号：
住院日期：　　年　月　日	出院日期：　　年　月　日	标准住院日：≤16天

时间	住院第1天	住院第2天	住院第3~6天（术前日）
主要诊疗工作	□ 询问病史及体格检查 □ 上级医师查房 □ 初步的诊断和治疗方案 □ 完成住院志、首次病程、上级医师查房等病历书写 □ 开检查单 □ 完成必要的相关科室会诊 □ 行患肢牵引或制动	□ 上级医师查房与手术前评估 □ 确定诊断和手术方案 □ 完成上级医师查房记录 □ 完善术前检查项目 □ 收集检查结果并评估病情 □ 请相关科室会诊	□ 上级医师查房，术前评估和决定手术方案 □ 完成上级医师查房记录等 □ 向患者和/或家属交代围手术期注意事项并签署手术知情同意书、输血同意书、委托书（患者本人不能签字时）、自费用品协议书 □ 麻醉医师查房并与患者和/或家属交代麻醉注意事项并签署麻醉知情同意书 □ 完成各项术前准备
重点医嘱	**长期医嘱：** □ 骨科常规护理 □ 二级护理 □ 饮食 □ 患肢牵引、制动 **临时医嘱：** □ 血常规、血型、尿常规 □ 凝血功能 □ 电解质、肝功能、肾功能 □ 感染性疾病筛查 □ 胸部X线平片、心电图 □ 根据病情：肺功能、超声心动图、血气分析 □ 尺桡骨全长正侧位（包括邻近关节）	**长期医嘱：** □ 骨科护理常规 □ 二级护理 □ 饮食 □ 患者既往内科基础疾病用药 **临时医嘱：** □ 根据会诊科室要求安排检查 □ 镇痛等对症处理	**长期医嘱：** 同前日 **临时医嘱：** □ 术前医嘱 □ 明日在臂丛神经阻滞或全身麻醉下行尺桡骨干骨折内固定术 □ 术前禁食、禁水 □ 术前用抗菌药物皮试 □ 术前留置导尿管（全身麻醉） □ 术区备皮 □ 其他特殊医嘱
病情变异记录	□ 无　□ 有，原因： 1. 2.	□ 无　□ 有，原因： 1. 2.	□ 无　□ 有，原因： 1. 2.
医师签名			

时间	住院第7天 (手术日)	住院第8天 (术后第1天)	住院第9天 (术后第2天)
主要诊疗工作	□ 手术 □ 向患者和/或家属交代手术过程概况及术后注意事项 □ 术者完成手术记录 □ 完成术后病程 □ 上级医师查房 □ 麻醉医师查房 □ 观察有无术后并发症并作出相应处理	□ 上级医师查房 □ 完成常规病程记录 □ 观察伤口、引流量、体温、生命体征、患肢远端感觉运动情况等并作出相应处理	□ 上级医师查房 □ 完成病程记录 □ 拔除引流管，伤口换药 □ 指导患者功能锻炼
重点医嘱	长期医嘱： □ 骨科术后护理常规 □ 一级护理 □ 饮食 □ 患肢抬高 □ 留置引流管并记引流量 □ 抗菌药物 □ 其他特殊医嘱 临时医嘱： □ 今日在臂丛神经阻滞和/或全身麻醉下行尺桡骨干骨折内固定术 □ 心电监测、吸氧（根据病情需要） □ 补液 □ 胃黏膜保护剂（酌情） □ 止吐、镇痛、消肿等对症处理 □ 急查血常规 □ 输血（根据病情需要）	长期医嘱： □ 骨科术后护理常规 □ 一级护理 □ 饮食 □ 患肢抬高 □ 留置引流管并记引流量 □ 抗菌药物 □ 其他特殊医嘱 临时医嘱： □ 复查血常规（酌情） □ 输血和/或补晶体、胶体液（根据病情需要） □ 换药 □ 镇痛、消肿等对症处理（酌情）	长期医嘱： □ 骨科术后护理常规 □ 一级护理 □ 饮食 □ 患肢抬高 □ 抗菌药物 □ 其他特殊医嘱 临时医嘱： □ 复查血常规（必要时） □ 输血和/或补晶体、胶体液（必要时） □ 换药，拔引流管 □ 镇痛、消肿等对症处理
病情变异记录	□ 无　□ 有，原因： 1. 2.	□ 无　□ 有，原因： 1. 2.	□ 无　□ 有，原因： 1. 2.
医师签名			

（二）护士表单

尺桡骨干骨折临床路径护士表单

适用对象：第一诊断为闭合性尺桡骨干骨折（ICD-10：S52.400）

行尺桡骨干骨折内固定术（ICD-9-CM-3：78.53/79.12/79.32）

患者姓名：	性别：　　年龄：　　门诊号：	住院号：
住院日期：　　年　月　日	出院日期：　　年　月　日	标准住院日：≤16 天

时间	住院第 1 天	住院第 1~6 天（术前日）	住院第 1~7 天（手术日）
健康宣教	**入院宣教：** □ 介绍主管医师、护士 □ 介绍病室环境、设施、设备 □ 介绍规章制度及注意事项 □ 介绍疾病相关注意事项	**术前宣教：** □ 宣教疾病知识、术前准备、手术过程 □ 告知准备物品 □ 告知术后饮食、活动及探视规定 □ 告知术后可能出现的情况及应对方式 □ 告知家属等候区位置	**手术当日宣教：** □ 告知监护设备、管路功能及注意事项 □ 饮食指导 □ 告知术后可能出现的情况及应对方式 □ 再次明确探视陪伴须知
护理处置	□ 核对患者，佩戴腕带 □ 建立入院病历 □ 评估患者并书写护理评估单 □ 卫生处置：剪指（趾）甲、沐浴，更换病号服 □ 用软枕抬高患肢	□ 协助医师完成术前检查、化验 **术前准备：** □ 禁食、禁水 □ 备皮 □ 配血 □ 抗菌药物皮试 □ 肠道准备	**送手术：** □ 摘除患者各种活动物品 □ 核对患者信息 □ 核对带药 □ 填写手术交接单，签字确认 **接手术：** □ 核对患者及资料，签字确认
基础护理	**二级/一级护理：** □ 晨晚间护理 □ 饮食指导 □ 排泄护理 □ 患者安全管理	**二级/一级护理：** □ 晨晚间护理 □ 饮食指导 □ 排泄护理 □ 患者安全管理	**特级/一级护理：** □ 晨晚间护理 □ 卧位护理：协助床上移动、保持功能体位 □ 饮食指导、排便情况 □ 患者安全管理
专科护理	□ 护理查体 □ 评估患肢感觉活动、末梢血运 □ 评估患肢肿胀及皮肤情况并遵医嘱抬高患肢 □ 需要时，填写跌倒及皮肤压疮防范表，床头悬挂防跌倒提示牌 □ 保持石膏固定牢固、有效 □ 遵医嘱予以消肿、镇痛治疗 □ 给予患者及家属心理支持	□ 遵医嘱完成相关检查 □ 评估患肢肿胀及皮肤情况并遵医嘱抬高患肢 □ 保持石膏固定牢固、有效 □ 遵医嘱予消肿、镇痛治疗 □ 遵医嘱予功能锻炼指导 □ 遵医嘱予预防深静脉血栓治疗 □ 给予患者及家属心理支持	□ 病情观察，书写特护记录或一般护理记录 □ 日间每 2 小时、夜间每 4 小时评估生命体征、意识、患肢感觉活动及血运情况、皮肤及肿胀情况、伤口敷料、引流管、尿管情况、出入量，如有病情变化随时记录 □ 遵医嘱予患肢抬高 □ 遵医嘱予预防深静脉血栓治疗 □ 遵医嘱予抗菌药物、消肿、镇痛、止吐、补液药物治疗 □ 给予患者及家属心理支持

续　表

时间	住院第 1 天	住院第 1~6 天 （术前日）	住院第 1~7 天 （手术日）
重点 医嘱	□ 详见医嘱执行单	□ 详见医嘱执行单	□ 详见医嘱执行单
病情 变异 记录	□ 无　□ 有，原因： 1. 2.		□ 无　□ 有，原因： 1. 2.
护士 签名			

时间	住院第 2~11 天 （术后第 1~4 天）	住院第 12~16 天 （术后第 5~9 天）
健康宣教	**术后宣教：** □ 药物作用时间及频率 □ 饮食、活动指导 □ 复查患者对术前宣教内容的掌握程度 □ 功能锻炼指导 □ 佩戴支具注意事项 □ 安全宣教 □ 镇痛治疗及注意事项	**出院宣教：** □ 复查时间 □ 用药方法 □ 饮食指导 □ 活动休息 □ 支具佩戴 □ 办理出院手续程序及时间
护理处置	□ 遵医嘱完成相关治疗	□ 办理出院手续 □ 书写出院小结
基础护理	**一级/二级护理：** □ 晨晚间护理 □ 饮食指导 □ 排泄护理 □ 患者安全管理	**二级护理：** □ 晨晚间护理 □ 饮食指导 □ 排泄护理 □ 患者安全管理
专科护理	□ 病情观察，写护理记录 □ 评估生命体征、意识、患肢感觉活动及血运、皮肤及肿胀情况、伤口敷料、引流管、尿管情况、出入量，如有病情变化随时记录 □ 遵医嘱予患肢抬高 □ 遵医嘱予康复锻炼指导 □ 遵医嘱予抗菌药物、消肿、镇痛、抗血栓药物治疗 □ 给予患者及家属心理支持	□ 病情观察，书写护理记录 □ 评估生命体征、意识、患肢感觉活动及血运情况 □ 遵医嘱指导出院后康复锻炼 □ 给予患者及家属心理指导
重点医嘱	□ 详见医嘱执行单	□ 详见医嘱执行单
病情变异记录	□ 无　□ 有，原因： 1. 2.	□ 无　□ 有，原因： 1. 2.
护士签名		

（三）患者表单

尺桡骨干骨折临床路径患者表单

适用对象：第一诊断为闭合性尺桡骨干骨折（ICD-10：S52.400）

行尺桡骨干骨折内固定术（ICD-9-CM-3：78.53/79.12/79.32）

患者姓名：		性别：　　年龄：　　门诊号：	住院号：
住院日期：　　年　月　日		出院日期：　　年　月　日	标准住院日：≤16 天

时间	入院	手术前	手术日
医患配合	□ 配合询问病史、收集资料，请务必详细告知既往史、用药史、过敏史 □ 如服用抗凝剂，请明确告知 □ 配合医师进行体格检查 □ 如有任何不适请告知医师 □ 请配合医师完成患肢石膏固定	□ 配合完善术前相关检查、化验，如采血、留尿、心电图、X 线胸片、患肢 X 线检查、CT、MRI、肺功能 □ 医师与患者及家属介绍病情及手术方案、时间；手术谈话、术前签字 □ 麻醉师与患者进行术前访视	□ 配合评估手术效果 □ 配合检查肢体感觉活动情况 □ 有任何不适请告知医师
护患配合	□ 配合测量体温、脉搏、呼吸、血压、体重 □ 配合佩戴腕带 □ 配合护士完成入院评估（简单询问病史、过敏史、用药史） □ 接受入院宣教（环境介绍、病室规定、订餐制度、贵重物品保管、探视制度等） □ 有任何不适请告知护士	□ 配合测量体温、脉搏、呼吸、询问排便次数 1 次/天 □ 接受术前宣教 □ 配合手术范围备皮 □ 准备好必要用物，弯头吸管、尿壶、便盆等 □ 取下义齿、饰品等，贵重物品交家属保管	□ 清晨配合测量体温、脉搏、呼吸 1 次 □ 送手术前，协助完成核对，脱去衣物，上手术车 □ 返病房后，协助完成核对，配合过病床 □ 配合检查意识、肢体感觉活动 □ 配合术后吸氧、心电监测、输液、床上排尿或留置尿管，患肢伤口处可能有引流管 □ 遵医嘱采取正确体位 □ 有任何不适请告知护士
饮食	□ 普通饮食 □ 糖尿病饮食 □ 低盐低脂饮食	□ 术前 12 小时禁食、禁水	□ 返病室后禁食、禁水 6 小时 □ 6 小时后无恶心、呕吐可适量饮水
排泄	□ 正常排尿便	□ 正常排尿便	□ 床上排尿便 □ 保留尿管
活动	□ 患肢抬高	□ 患肢抬高	□ 卧床休息，保护管路 □ 患肢抬高 □ 患肢活动

时间	手术后	出院日
医患配合	□ 配合检查肢体感觉活动 □ 需要时，伤口换药 □ 配合佩戴支具 □ 配合拔除伤口引流管、尿管 □ 配合伤口拆线	□ 接受出院前指导 □ 知道复查程序
护患配合	□ 配合定时监测生命体征，每日询问排便次数 □ 配合检查肢体感觉活动 □ 配合夹闭尿管，锻炼膀胱功能 □ 接受进食、进水、排便等生活护理 □ 注意安全，避免坠床或跌倒 □ 配合采取正确体位 □ 如需要，配合正确佩戴支具 □ 配合执行探视及陪伴制度	□ 接受出院宣教 □ 准备齐就诊卡、押金条 □ 知道用药方法、作用、注意事项 □ 知道护理伤口方法 □ 知道正确佩戴支具 □ 知道复印病历的方法和时间 □ 办理出院手续 □ 获取出院证明书 □ 获取出院带药
饮食	□ 正常饮食 □ 糖尿病饮食 □ 低盐低脂饮食	□ 根据医嘱饮食
排泄	□ 正常排尿便 □ 防治便秘	□ 正常排尿便 □ 防治便秘
活动	□ 注意保护管路，勿牵拉、打折 □ 根据医嘱活动	□ 根据医嘱，适度活动，避免疲劳

附: 原表单 (2019 年版)

尺桡骨干骨折临床路径表单

适用对象: 第一诊断为闭合性尺桡骨干骨折 (ICD-10: S52.400)

行尺桡骨干骨折内固定术 (ICD-9-CM-3: 78.53/79.12/79.32)

患者姓名:	性别: 年龄: 门诊号:	住院号:
住院日期: 年 月 日	出院日期: 年 月 日	标准住院日 ≤16 天

时间	住院第 1 天	住院第 2 天	住院第 3~6 天 (术前日)
主要诊疗工作	□ 询问病史及体格检查 □ 上级医师查房 □ 初步的诊断和治疗方案 □ 完成住院志、首次病程、上级医师查房等病历书写 □ 开检查单 □ 完成必要的相关科室会诊 □ 行患肢牵引或制动	□ 上级医师查房与手术前评估 □ 确定诊断和手术方案 □ 完成上级医师查房记录 □ 完善术前检查项目 □ 收集检查结果并评估病情 □ 请相关科室会诊	□ 上级医师查房, 术前评估和决定手术方案 □ 完成上级医师查房记录等 □ 向患者和/或家属交代围手术期注意事项并签署手术知情同意书、输血同意书、委托书 (患者本人不能签字时)、自费用品协议书 □ 麻醉医师查房并与患者和/或家属交代麻醉注意事项并签署麻醉知情同意书 □ 完成各项术前准备
重点医嘱	**长期医嘱:** □ 骨科常规护理 □ 二级护理 □ 饮食 □ 患肢牵引、制动 **临时医嘱:** □ 血常规、血型、尿常规 □ 凝血功能 □ 电解质、肝功能、肾功能 □ 感染性疾病筛查 □ 胸部 X 线平片、心电图 □ 根据病情: 肺功能、超声心动图、血气分析 □ 尺桡骨全长正侧位 (包括邻近关节)	**长期医嘱:** □ 骨科护理常规 □ 二级护理 □ 饮食 □ 患者既往内科基础疾病用药 **临时医嘱:** □ 根据会诊科室要求安排检查 □ 镇痛等对症处理	**长期医嘱:** 同前日 **临时医嘱:** □ 术前医嘱 □ 明日在臂丛神经阻滞或全身麻醉下行尺桡骨干骨折内固定术 □ 术前禁食、禁水 □ 术前用抗菌药物皮试 □ 术前留置导尿管 (全身麻醉) □ 术区备皮 □ 其他特殊医嘱
主要护理工作	□ 入院介绍 □ 入院护理评估 □ 观察患肢牵引、制动情况及护理	□ 观察患者病情变化 □ 防止皮肤压疮护理 □ 心理和生活护理	□ 做好备皮等术前准备 □ 提醒患者术前禁食、禁水 □ 术前心理护理

时间	住院第 1 天	住院第 2 天	住院第 3~6 天 （术前日）
病情 变异 记录	□无　□有，原因： 1. 2.	□无　□有，原因： 1. 2.	□无　□有，原因： 1. 2.
护士 签名			
医师 签名			

时间	住院第 7 天 （手术日）	住院第 8 天 （术后第 1 天）	住院第 9 天 （术后第 2 天）
主要诊疗工作	□ 手术 □ 向患者和/或家属交代手术过程概况及术后注意事项 □ 术者完成手术记录 □ 完成术后病程 □ 上级医师查房 □ 麻醉医师查房 □ 观察有无术后并发症并作出相应处理	□ 上级医师查房 □ 完成常规病程记录 □ 观察伤口、引流量、体温、生命体征、患肢远端感觉运动情况等并作出相应处理	□ 上级医师查房 □ 完成病程记录 □ 拔除引流管，伤口换药 □ 指导患者功能锻炼
重点医嘱	**长期医嘱：** □ 骨科术后护理常规 □ 一级护理 □ 饮食 □ 患肢抬高 □ 留置引流管并记引流量 □ 抗菌药物 □ 其他特殊医嘱 **临时医嘱：** □ 今日在臂丛神经阻滞和/或全身麻醉下行尺桡骨干骨折内固定术 □ 心电监测、吸氧（根据病情需要） □ 补液 □ 胃黏膜保护剂（酌情） □ 止吐、镇痛、消肿等对症处理 □ 急查血常规 □ 输血（根据病情需要）	**长期医嘱：** □ 骨科术后护理常规 □ 一级护理 □ 饮食 □ 患肢抬高 □ 留置引流管并记引流量 □ 抗菌药物 □ 其他特殊医嘱 **临时医嘱：** □ 复查血常规（酌情） □ 输血和/或补晶体、胶体液（根据病情需要） □ 换药 □ 镇痛、消肿等对症处理（酌情）	**长期医嘱：** □ 骨科术后护理常规 □ 一级护理 □ 饮食 □ 患肢抬高 □ 抗菌药物 □ 其他特殊医嘱 **临时医嘱：** □ 复查血常规（必要时） □ 输血和/或补晶体、胶体液（必要时） □ 换药，拔引流管 □ 镇痛、消肿等对症处理
主要护理工作	□ 观察患者病情变化并及时报告医师 □ 术后心理与生活护理 □ 指导术后患者功能锻炼	□ 观察患者病情并做好引流量等相关记录。 □ 术后心理与生活护理 □ 指导术后患者功能锻炼	□ 观察患者病情变化 □ 术后心理与生活护理 □ 指导术后患者功能锻炼
病情变异记录	□ 无　□ 有，原因： 1. 2.	□ 无　□ 有，原因： 1. 2.	□ 无　□ 有，原因： 1. 2.
护士签名			
医师签名			

时间	住院第 10 天 （术后第 3 天）	住院第 11 天 （术后第 4 天）	住院第 12~16 天 （术后第 5~9 天）
主要诊疗工作	□ 上级医师查房 □ 住院医师完成病程记录 □ 伤口换药（必要时） □ 指导患者功能锻炼	□ 上级医师查房 □ 住院医师完成病程记录 □ 伤口换药（必要时） □ 指导患者功能锻炼 □ 摄患侧尺桡骨全长正侧位片	□ 上级医师查房，进行手术及伤口评估，确定有无手术并发症和切口愈合不良情况，明确是否出院 □ 完成出院志、病案首页、出院诊断证明书等病历 □ 向患者交代出院后的康复锻炼及注意事项，如复诊的时间、地点，发生紧急情况时的处理等
重要医嘱	**长期医嘱：** □ 骨科术后护理常规 □ 二级护理 □ 饮食 □ 抗菌药物：如体温正常，伤口情况良好，无明显红肿时可以停止抗菌药物治疗 □ 其他特殊医嘱 □ 术后功能锻炼 **临时医嘱：** □ 复查血常规、尿常规、生化（必要时） □ 补液（必要时） □ 换药（必要时） □ 镇痛、消肿等对症处理（必要时）	**长期医嘱：** □ 骨科术后护理常规 □ 二级护理 □ 饮食 □ 抗菌药物：如体温正常，伤口情况良好，无明显红肿时可以停止抗菌药物治疗 □ 其他特殊医嘱 □ 术后功能锻炼 **临时医嘱：** □ 复查血常规、尿常规、生化（必要时） □ 补液（必要时） □ 换药（必要时） □ 镇痛等对症处理（必要时）	**出院医嘱：** □ 出院带药 □ 嘱 _____ 日后拆线换药（根据伤口愈合情况，预约拆线时间） □ 出院后骨科和/或康复科门诊复查 □ 不适随诊
主要护理工作	□ 观察患者病情变化 □ 术后心理与生活护理 □ 指导患者功能锻炼	□ 观察患者病情变化 □ 指导患者功能锻炼 □ 术后心理和生活护理	□ 指导患者办理出院手续 □ 出院宣教
病情变异记录	□ 无　□ 有，原因： 1. 2.	□ 无　□ 有，原因： 1. 2.	□ 无　□ 有，原因： 1. 2.
护士签名			
医师签名			

第六章

尺骨骨折临床路径释义

【医疗质量控制指标】

指标一、入院时骨折程度、患肢肿胀程度、皮肤软组织及神经血管情况的评估及记录。

指标二、实施术前评估与术前准备。

指标三、选择恰当的手术时间。

指标四、预防性抗菌药物选择与应用时机、时长。

指标五、预防下肢深静脉血栓形成。

指标六、骨折复位满意。

指标七、骨折愈合。

指标八、前臂、肘关节、腕关节功能恢复。

指标九、伤口愈合良好

指标十、患肢肿胀消退及神经血管情况的评估及记录

指标十一、合理的术后康复治疗

指标十二、内科原有疾病治疗

指标十三、围手术期并发症治疗

指标十四、住院期间为患者提供术前、术后健康教育与出院宣教

指标十五、住院天数与住院总费用

一、尺骨骨折编码

疾病名称及编码：尺骨干骨折（ICD-10：S52.2）

尺骨上端骨折（ICD-10：S52.002）

二、临床路径检索方法

（S52.2／S52.002）伴 79.3202

三、国家医疗保障疾病诊断相关分组（CHS-DRG）

MDCI 肌肉、骨骼疾病及功能障碍

IS1 前臂、腕、手或足损伤

四、尺骨骨折临床路径标准住院流程

（一）适用对象

第一诊断为尺骨骨折，行尺骨骨折切开复位内固定术。

> **释义**
>
> ■ 适用对象编码参见 ICD-10 尺骨骨折疾病编码。
>
> ■ 适用于单纯的尺骨干骨折，包括合并桡骨头脱位的孟氏骨折。如为尺骨冠状突、尺骨鹰嘴、尺骨茎突等类型的骨折，需要进入其他相应路径。

（二）诊断依据

1. 病史：外伤史。

2. 体检有明确体征：患侧前臂部肿胀、疼痛、活动受限。患侧尺骨畸形、反常活动及骨擦感。

3. 辅助检查：前臂 X 线片显示尺骨骨折。

释义

■ 本路径的制订主要参考国内权威参考书籍和诊疗指南。

■ 诊断依靠病史、体征及 X 线表现。通常患者存在明确的外伤史，国外教材通常将尺骨干骨折称为"警棍伤"，常为直接暴力致伤。患者通常存在受伤部位的疼痛、肿胀及活动受限，查体可见明显的畸形、反常活动及骨擦感。X 线检查需要包含肘关节和腕关节的前臂全长 2 张平片，其标准的投照方法为：①肘关节正位、前臂侧位；②肘关节侧位、前臂正位。需要严密观察上尺桡及肱桡关节对合关系。

（三）进入路径标准

第一诊断必须符合 ICD-10 尺骨骨折疾病编码。

1. 外伤引起的单纯尺骨骨折。

2. 除外开放性骨折。

3. 除外合并筋膜室综合征。

4. 除外病理性骨折。

5. 除外合并其他部位的骨折和损伤。

6. 除外合并其他正在治疗的疾病。

7. 需要进行手术治疗。

释义

■ 单纯的尺骨干骨折指尺骨干由直接或间接暴力所导致的骨折，骨折端可以为横断、短斜行、螺旋形、多节段骨折和粉碎性骨折等，包括合并桡骨头脱位的孟氏骨折。应当除外尺骨冠状突、尺骨鹰嘴、尺骨茎突等类型的骨折。

（四）标准住院日 1~11 天

释义

■ 简单的尺骨干骨折可作为急诊手术或者日间手术，采用臂丛神经阻滞的麻醉方式，最快术后当日即可出院。如骨折程度相对严重、肿胀明显的患者，通常在肿胀缓解后再行手术治疗。术后观察伤口情况，无特殊处理后即可出院。总住院时间不超过 11 天符合本路径要求。

（五）住院期间的检查项目

1. 必需的检查项目

（1）血常规、尿常规。

（2）肝功能、肾功能、电解质、血糖。

（3）凝血功能。

（4）感染性疾病筛查（乙型肝炎、丙型肝炎、艾滋病、梅毒等）。

（5）前臂正侧位 X 线片。

（6）X 线胸片、心电图。

2. 根据患者病情进行的检查项目

（1）双上肢血管 B 超。

（2）肺功能检查（≥60 岁或既往有心、肺部病史者）。

（3）肝胆脾胰肾 B 超。

（4）超声心动图、24 小时心电图。

（5）尺骨三维 CT 检查。

> **释义**
>
> ■ 血常规、尿常规、生化功能、凝血功能及感染性疾病筛查是最基本的常规检查，进入路径的患者均需完成。
>
> ■ X 线为必需复查的项目，2 张平片标准的投照方法为：①肘关节正位、前臂侧位；②肘关节侧位、前臂正位。
>
> ■ 如患者患有血管方面疾患，应当行上肢血管 B 超。根据麻醉需要，年龄＞60 岁的患者，建议行肺功能及超声心动、动态心电图等检查。肺功能检查如患者不配合，可行血气分析检查。如果为粉碎性骨折，可行 CT 明确骨折移位的方式及方向。

（六）治疗方案的选择

手术指征

1. 移位的尺骨骨折。

2. 尺骨骨折成角＞10°。

3. 合并尺桡关节脱位。

4. 无手术禁忌证。

> **释义**
>
> ■ 前臂的旋转功能十分重要，通常将尺桡骨的骨折按照关节内骨折原则处理，即尽量要求骨折的解剖复位。如果骨折粉碎、无明确复位标志，需要注意尺骨的生理性弧度，恢复骨折对线。如果复位不佳，不仅会导致骨折的畸形愈合，还将造成肱桡关节关系异常，严重影响功能。尺骨骨折复位固定后，需要在前臂各个旋转位置透视桡骨头，所有角度均无肱桡关节脱位。

（七）预防性抗菌药物选择与使用时机

抗菌药物：按照《抗菌药物临床应用指导原则（2015 年版）》（国卫办医发〔2015〕43 号）执行。

（八）手术日

住院第 1~7 天。

1. 麻醉方式：臂丛麻醉。
2. 手术方式：尺骨骨折切开复位内固定术。
3. 手术内植物：接骨板或其他内固定物。
4. 输血：无。

> **释义**
>
> ■ 通过臂丛神经麻醉可以获得良好的麻醉效果。手术通常在止血带下操作。通过直接显露骨折端，对其进行解剖复位，坚强内固定。对于成年人通常使用 3.5mm 系列 LCP、LC-DCP 或 DCP 进行固定。对于未成年人，还可以采用弹性髓内针的固定方式。

（九）术后恢复

1. 必需复查的检查项目：血常规、前臂正侧位片。
2. 必要时查凝血功能、肝功能、肾功能、电解质。
3. 术后处理
（1）抗菌药物：按照《抗菌药物临床应用指导原则（2015 年版）》（国卫办医发〔2015〕43 号）执行。
（2）术后镇痛：参照《骨科常见疼痛的处理专家建议》。
（3）术后康复：以主动锻炼为主，被动锻炼为辅。

> **释义**
>
> ■ 术后复查血常规是判断患者是否出现手术感染的重要检查。前臂正侧位片的拍照要求为：①肘关节正位、前臂侧位；②肘关节侧位、前臂正位。术后影像学评价骨折复位和固定的程度。
>
> ■ 凝血功能、肝功能、肾功能和电解质不作为尺骨干骨折患者的常规检查项目，如有相关的主诉，可以行上述检查。
>
> ■ 通常术后 24 小时以内的疼痛最为严重，病房医师可以根据患者疼痛评分和术中、术后麻醉镇痛方式选择术后镇痛的方式。
>
> ■ 对于患者恢复，功能锻炼与骨折的复位和固定同等重要。术后早期可以首先进行肢体的被动活动，待肿胀略消退或不再加重时进行主动活动。前臂的功能锻炼除了旋前及旋后功能以外，应当重视腕关节、肘关节以及肩关节的活动。在术后 1 个月内禁止患肢持重。

（十）出院标准

1. 体温正常，常规化验指标无明显异常。
2. 伤口愈合良好：引流片或引流管拔除，伤口无感染征象（或可在门诊处理的伤口情况）、无皮瓣坏死。
3. 术后 X 线片证实复位固定满意。
4. 没有需要住院处理的并发症和/或合并症。

> **释义**
>
> ■ 患者出院前应完成所有必需检查项目，且开始功能锻炼，观察临床症状是否减轻或消失，有无伤口感染征象或其他并发症。

（十一）变异及原因分析

1. 围手术期并发症：伤口感染、脱位、神经血管损伤等，造成住院日延长和费用增加。
2. 内科合并症：老年患者常合并内科疾病，如脑血管或心血管病、糖尿病、血栓等，骨折手术可能导致基础疾病加重而需要进一步治疗，从而延长治疗时间，并增加住院费用。
3. 植入材料的选择：由于骨折类型不同，使用不同的内固定材料，可能导致住院费用存在差异。

> **释义**
>
> ■ 按标准治疗方案如患者发生伤口感染、关节脱位、神经血管损伤等情况，需根据实际情况确定进一步治疗方案。如伤口出现发红，结合血常规、C反应蛋白及红细胞沉降率等检查判断感染深度，如为表浅的感染，可以行伤口换药、广谱抗菌药物静脉滴注等治疗。如感染部位较深，已经出现伤口异常渗出，需要留取分泌物行细菌培养及药敏检查，伤口可早期行清创术。关节脱位通常继发于骨折复位不良，如出现明确的关节脱位，应当早期行翻修术。神经血管损伤应当根据受累的神经和血管所造成的不良后果的程度、其他组织代偿能力和预后效果确定是否需要进行手术干预。
>
> ■ 内科合并症较多的患者发生手术及麻醉并发症的风险显著提高，术前应当对高危患者进行系统性评估，包括内科系统疾病和骨折情况的综合考虑。由于尺骨位置表浅，糖尿病患者即使在围手术期获得较为满意的血糖值，其伤口感染的风险仍然较高。
>
> ■ 治疗费用的差异主要因患者受伤情况、骨折类型不同所造成。

五、尺骨骨折临床路径给药方案

【用药选择】

1. 术前治疗基础疾病的药物应继续规律应用。
2. 术中抗菌药物应于术前30分钟滴注，骨关节感染以革兰阳性球菌为主，故首选第一、第二代头孢菌素类，若皮试阴性可选用头孢曲松。
3. 无血栓类疾病高危因素患者不建议常规术前、术后药物抗凝。
4. 消肿类药物首选口服，可配合静脉滴注，甘露醇不作为常规用药，如肿胀严重，需要在肾功能的监测下慎重使用。

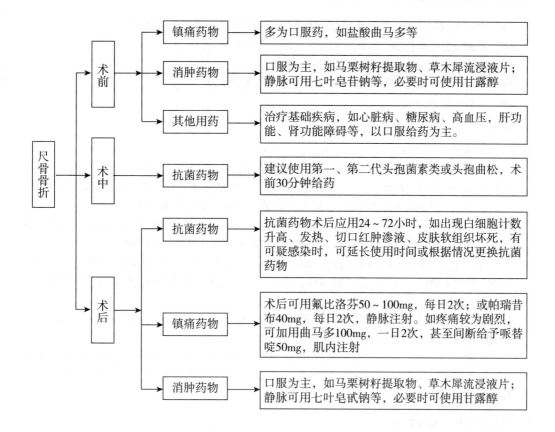

【药学提示】

已知对磺胺类药物过敏患者禁用帕瑞昔布。

【注意事项】

术后应避免注射用非甾类镇痛药与口服非甾类镇痛药合用，以免增加胃肠道不良事件风险。

六、尺骨骨折患者护理规范

1. 术前护理规范

（1）患肢抬高、冰敷。

（2）严密观察患肢疼痛、感觉、运动、血运、肿胀（有无皮肤破损、水疱）等情况。

（3）必要时遵医嘱使用镇痛药、消肿药。

（4）指导患者饮食摄入充足水分及热量，遵医嘱指导饮食类型。

（5）指导患者进行患侧肢端及邻近正常关节的主动活动。

（6）对患肢的皮肤进行清洁护理。

（7）如为糖尿病或糖耐量异常患者，关注患者的血糖情况。

（8）术前健康教育。

2. 术后护理规范

（1）术后患者返回病房后，如意识清醒、无头晕恶心呕吐症状，可改为半坐位或坐位。

（2）患肢抬高。

（3）严密观察生命体征变化。

（4）术后患者意识清醒、无恶心呕吐症状，可少量饮用温水，2小时后进流质饮食，逐渐过度到术前饮食。

（5）密切观察切口敷料的渗血情况、引流管通畅与否、引流量及引流液性状。

（6）严密观察患肢疼痛、肿胀、感觉、运动、血运等情况。

（7）必要时遵医嘱使用镇痛药、消肿药。

（8）如为糖尿病或糖耐量异常患者，关注患者的血糖情况。

（9）术后健康教育。

七、尺骨骨折患者营养治疗规范

1. 营养风险筛查，NRS 评分＞3 分者，给予营养评估。

2. 充足的热量、蛋白质，适量脂肪。NRS 评分≤3 分者，能量供给标准以 25~30kcal/kg 为佳；营养不良者热量供给标准不低于 35kcal/kg。碳水化合物热量比不低于 50%；充足的蛋白质，不低于 1.2~1.5g/kg（标准体重），应以优质蛋白为主，不低于蛋白质总量的 1/3~1/2；脂肪热量比以 25%~30% 为宜，饱和脂肪酸、单不饱和脂肪酸、多不饱和脂肪酸之间比例以 1∶1∶1 左右为宜，适当提高膳食 ω-3 脂肪酸的摄入，保证充足的维生素和矿物质。

3. 围手术期，根据不同治疗时期选择饮食形态，如流质饮食、半流质饮食、软食或普通饮食等。饮食宜清淡，以温、热、软为佳，忌食生冷、肥甘、厚腻食物，限制刺激性食物、饮品及调味品。

4. 如经口进食低于所需热量的 80% 及高热患者，应给予相应的肠内营养补充剂口服补充，必要时管饲肠内营养补充或肠外营养补充。

5. 如有糖代谢异常，应减少糖类的摄入量。如有糖尿病，应选择糖尿病饮食。如有高血压病，应选择低盐饮食。如有高脂血症，应选择低脂饮食。如合并其他代谢性疾病，应遵循专科医师建议调整饮食。

八、尺骨骨折患者健康宣教

1. 术前

（1）关注肢体肿胀情况。

（2）配合医护完成围手术期准备。

（3）合理饮食并控制血糖。

2. 术后

（1）出院后手术切口每 3~5 天换 1 次药，术后 2 周拆线。

（2）如切口持续有渗出物或出现切口红肿、体温异常等情况，及时门诊就诊。

（3）遵医嘱使用药物，如有内科合并症应专科就诊。

（4）术后 1 个月门诊复查。

（5）出院后即可进行患肢临近关节的功能练习，包括肩关节、肘关节、前臂、腕关节及手指。

（6）术后早期功能锻炼，注意早期避免持重，被动活动为主。可以至康复科随时调整功能锻炼方案。

（7）生活指导：采取合理的生活方式及饮食习惯，运动适宜，保证摄入充足的蛋白质、维生素及含钙食物。戒烟酒，避免咖啡因的摄入，少饮碳酸饮料。

九、推荐表单

（一）医师表单

尺骨骨折临床路径医师表单

适用对象：第一诊断为尺骨干骨折（ICD-10：S52.2）、尺骨上端骨折（ICD-10：S52.002）
行尺骨骨折切开复位内固定术

患者姓名：	性别：	年龄：	门诊号：	住院号：
住院日期：　　年　月　日	出院日期：　　年　月　日			标准住院日：1~11天

时间	住院第1天	住院第2天	住院第3天
主要诊疗工作	□ 询问病史及体格检查 □ 上级医师查房 □ 初步的诊断和治疗方案 □ 完成住院志、首次病程、上级医师查房等病历书写 □ 完善术前检查 □ 患肢临时石膏固定	□ 上级医师查房 □ 继续完成术前化验检查 □ 完成必要的相关科室会诊	□ 上级医师查房，观察患肢皮肤软组织情况，术前评估和决定手术方案，完成各项术前准备 □ 完成上级医师查房记录等 □ 向患者和/或家属交代围手术期注意事项并签署手术知情同意书、委托书（患者本人不能签字时）等 □ 麻醉医师查房，与患者和/或家属交代麻醉注意事项，并签署麻醉知情同意书
重点医嘱	**长期医嘱：** □ 骨科护理常规 □ 二级护理 □ 饮食 □ 患肢石膏外固定 □ 消肿治疗（必要时） **临时医嘱：** □ 血常规、尿常规；凝血功能；感染性疾病筛查；肝功能、肾功能+电解质+血糖；X线胸片、心电图 □ 前臂正侧位X线片 □ CT检查（视患者情况定） □ 双上肢血管超声、肺功能、超声心动图、血气分析（根据病情定）	**长期医嘱：** □ 骨科护理常规 □ 二级护理 □ 饮食 □ 患肢石膏外固定 □ 消肿治疗（必要时） □ 既往内科基础疾病用药 **临时医嘱：** □ 根据会诊科室要求开检查和化验单 □ 镇痛等对症处理	**长期医嘱：** 同前日 **临时医嘱：** □ 术前医嘱：准备明日在臂丛麻醉/全身麻醉下行尺骨骨折切开复位内固定术 □ 术前禁食、禁水 □ 术前抗菌药物皮试 □ 其他特殊医嘱
病情变异记录	□ 无　□ 有，原因： 1. 2.	□ 无　□ 有，原因： 1. 2.	□ 无　□ 有，原因： 1. 2.
医师签名			

| 时间 | 住院第 4 天（手术日） | | 住院第 5 天（术后第 1 天） |
	术前	术后	
主要诊疗工作	□ 检查标记 □ 术前核查	□ 术者完成手术记录 □ 完成术后病程记录 □ 上级医师查房 □ 麻醉医师查房 □ 观察有无术后并发症并作出相应处理，尤其是筋膜室综合征	□ 上级医师查房 □ 完成常规病程记录 □ 观察伤口、体温、生命体征情况等并作出相应处理 □ 如果放置引流片予以拔除，伤口换药
重点医嘱	长期医嘱： □ 骨科护理常规 □ 二级护理 □ 禁食 临时医嘱： □ 围手术期抗菌药物	长期医嘱： □ 骨科护理常规 □ 一级护理 □ 饮食 □ 患肢抬高、制动 □ 留置引流片 □ 其他特殊医嘱 临时医嘱： □ 今日在臂丛麻醉/全身麻醉下行尺骨骨折切开复位内固定术 □ 心电监测、吸氧 6 小时 □ 围手术期抗菌药物 □ 止吐、镇痛等对症处理 □ 伤口换药（必要时）	长期医嘱： □ 骨科护理常规 □ 一级护理 □ 饮食 □ 患肢抬高、制动 □ 留置引流管 □ 其他特殊医嘱 临时医嘱： □ 伤口换药 □ 镇痛等对症处理
病情变异记录	□ 无　□ 有，原因： 1. 2.	□ 无　□ 有，原因： 1. 2.	□ 无　□ 有，原因： 1. 2.
医师签名			

时间	住院第 6 天 （术后第 2 天）	住院第 7 天 （术后第 3 天）	住院第 8 天 （术后第 4 天）
主要诊疗工作	□ 上级医师查房 □ 住院医师完成病程记录 □ 伤口换药（必要时） □ 指导患者功能锻炼	□ 上级医师查房 □ 完成病程记录 □ 伤口换药（必要时） □ 指导患者功能锻炼	□ 上级医师查房，进行手术及伤口评估，确定有无手术并发症和切口愈合不良情况，明确能否出院 □ 完成出院志、病案首页、出院诊断证明书等所有病历书写 □ 向患者交代出院后的康复锻炼及注意事项，如复诊的时间、地点，发生紧急情况时的处理等
重点医嘱	**长期医嘱：** □ 骨科护理常规 □ 一级护理 □ 饮食 □ 患肢功能锻炼 □ 其他特殊医嘱 **临时医嘱：** □ 复查前臂正侧位片 □ 伤口换药（必要时） □ 镇痛等对症处理	**长期医嘱：** □ 骨科护理常规 □ 二级护理 □ 饮食 □ 患肢功能锻炼 □ 其他特殊医嘱 **临时医嘱：** □ 复查血尿常规、肝功能、肾功能、电解质（必要时） □ 伤口换药（必要时） □ 镇痛等对症处理	**出院医嘱：** □ 出院带药 □ 嘱____日后拆线换药（根据伤口愈合情况，预约拆线时间） □ 1 个月后门诊复查 □ 如有不适，随时来诊
病情变异记录	□ 无　□ 有，原因： 1. 2.	□ 无　□ 有，原因： 1. 2.	□ 无　□ 有，原因： 1. 2.
医师签名			

（二）护士表单

尺骨骨折临床路径护士表单

适用对象：第一诊断为尺骨干骨折（ICD-10：S52.2）、尺骨上端骨折（ICD-10：S52.002）
行尺骨骨折切开复位内固定术

患者姓名：		性别： 年龄： 门诊号：	住院号：
住院日期： 年 月 日		出院日期： 年 月 日	标准住院日：1~11 天

时间	住院第1天	住院第2天	住院第3天
健康宣教	入院宣教： □ 介绍主管医师、护士 □ 介绍环境、设施 □ 介绍住院注意事项 □ 介绍探视和陪伴制度 □ 介绍贵重物品制度	□ 药物宣教 围手术期宣教： □ 宣教手术前准备及检查后注意事项 □ 告知手术后检查后饮食 □ 告知患者在检查中配合医师 □ 主管护士与患者沟通，消除患者紧张情绪 □ 告知检查后可能出现的情况及应对方式	□ 药物宣教 围手术期宣教： □ 宣教手术前准备及检查后注意事项 □ 告知手术后检查后饮食 □ 告知患者在检查中配合医师 □ 主管护士与患者沟通，消除患者紧张情绪 □ 告知检查后可能出现的情况及应对方式
护理处置	□ 核对患者，佩戴腕带 □ 建立入院护理病历 □ 协助患者留取各种标本 □ 测量体重	□ 协助医师完成手术前的相关化验	□ 协助医师完成手术前的相关化验
基础护理	二级护理： □ 晨晚间护理 □ 排泄管理 □ 患者安全管理	二级护理： □ 晨晚间护理 □ 排泄管理 □ 患者安全管理	二级护理： □ 晨晚间护理 □ 排泄管理 □ 患者安全管理
专科护理	□ 观察患肢末梢血运、感觉 □ 护理查体 □ 病情观察 　肢体肿胀情况 　末梢血运 　手指感觉活动情况 □ 需要时，填写跌倒及压疮防范表 □ 需要时，请家属陪伴 □ 确定饮食种类 □ 心理护理	□ 观察患肢末梢血运、感觉 □ 护理查体 □ 病情观察 　肢体肿胀情况 　末梢血运 　手指感觉活动情况 □ 需要时，填写跌倒及压疮防范表 □ 需要时，请家属陪伴 □ 确定饮食种类 □ 心理护理	□ 观察患肢末梢血运、感觉 □ 护理查体 □ 病情观察 　肢体肿胀情况 　末梢血运 　手指感觉活动情况 □ 需要时，填写跌倒及压疮防范表 □ 需要时，请家属陪伴 □ 确定饮食种类 □ 心理护理
重点医嘱	□ 详见医嘱执行单	□ 详见医嘱执行单	□ 详见医嘱执行单
病情变异记录	□ 无 □ 有，原因： 1. 2.	□ 无 □ 有，原因： 1. 2.	□ 无 □ 有，原因： 1. 2.
护士签名			

时间	术前	住院第 4 天 （手术日）	住院第 5 天 （术后第 1 天）
健康宣教	□ 药物宣教 **手术前宣教：** □ 宣教手术前准备及检查后注意事项 □ 告知手术后检查后饮食 □ 告知患者在检查中配合医师 □ 主管护士与患者沟通，消除患者紧张情绪，告知检查后可能出现的情况及应对方式	**手术当日宣教：** □ 告知饮食、体位要求 □ 告知手术后需禁食、禁水要求 □ 给予患者及家属心理支持 □ 再次明确探视陪伴须知	**手术后宣教：** □ 术后患肢活动注意事项 □ 功能锻炼注意事项 □ 饮食指导
护理处置	□ 协助医师完成手术前的相关化验 □ 皮试 □ 备皮 □ 提醒患者禁食、禁水要求	□ 与手术室交接 □ 提醒患者术前排尿 □ 核对患者资料及带药 □ 接患者，核对患者及资料	□ 遵医嘱完成相关检查
基础护理	**二级护理：** □ 晨晚间护理 □ 排泄管理 □ 患者安全管理	**二级/一级护理：** □ 晨晚间护理 □ 患者安全管理	**一级护理：** □ 晨晚间护理 □ 排泄管理 □ 患者安全管理
专科护理	□ 观察患肢末梢血运感觉 □ 护理查体 □ 病情观察 　肢体肿胀情况 　末梢血运 　手指感觉活动情况 □ 需要时，填写跌倒及压疮防范表 □ 需要时，请家属陪伴 □ 确定饮食种类 □ 心理护理	□ 遵医嘱予补液 □ 病情观察 □ 观察患者伤口敷料是否存在渗血 □ 疼痛程度观察 □ 观察手指血运及感觉活动 □ 心理护理	□ 病情观察 □ 观察患者伤口敷料是否存在渗血 □ 疼痛程度观察 □ 观察手指血运及感觉活动 □ 术后心理与生活护理 □ 指导患者术后功能锻炼
重点医嘱	□ 详见医嘱执行单	□ 详见医嘱执行单	□ 详见医嘱执行单
病情变异记录	□ 无　□ 有，原因： 1. 2.	□ 无　□ 有，原因： 1. 2.	□ 无　□ 有，原因： 1. 2.
护士签名			

时间	住院第 6 天 （术后第 2 天）	住院第 7 天 （术后第 3 天）	住院第 8 天 （术后第 4 天）
健康宣教	手术后宣教： □ 术后患肢活动注意事项 □ 功能锻炼注意事项 □ 饮食指导	手术后宣教： □ 术后患肢活动注意事项 □ 功能锻炼注意事项 □ 饮食指导	出院宣教： □ 复查时间 □ 服药方法 □ 活动休息 □ 指导饮食 □ 指导办理出院手续
护理处置	□ 遵医嘱完成相关检查	□ 遵医嘱完成相关检查	□ 办理出院手续
基础护理	一级护理： □ 晨晚间护理 □ 排泄管理 □ 患者安全管理	一级护理： □ 晨晚间护理 □ 排泄管理 □ 患者安全管理	二级护理： □ 晨晚间护理 □ 患者安全管理
专科护理	□ 病情观察 □ 观察患者伤口敷料是否存在渗血 □ 疼痛程度观察 □ 观察手指血运及感觉活动 □ 术后心理与生活护理 □ 指导患者术后功能锻炼	□ 病情观察 □ 观察患者伤口敷料是否存在渗血 □ 疼痛程度观察 □ 观察手指血运及感觉活动 □ 术后心理与生活护理 □ 指导患者术后功能锻炼	□ 病情观察 □ 观察患者伤口敷料是否存在渗血 □ 疼痛程度观察 □ 观察手指血运及感觉活动 □ 术后心理与生活护理 □ 指导患者术后功能锻炼
重点医嘱	□ 详见医嘱执行单	□ 详见医嘱执行单	□ 详见医嘱执行单
病情变异记录	□ 无　□ 有，原因： 1. 2.	□ 无　□ 有，原因： 1. 2.	□ 无　□ 有，原因： 1. 2.
护士签名			

（三）患者表单

尺骨骨折临床路径患者表单

适用对象：第一诊断为尺骨干骨折（ICD-10：S52.2）、尺骨上端骨折（ICD-10：S52.002）
　　　　　行尺骨骨折切开复位内固定术

患者姓名：	性别：　　年龄：　　门诊号：	住院号：
住院日期：　　年　月　日	出院日期：　　年　月　日	标准住院日：1~11 天

时间	入院	术前	手术日
医患配合	□ 配合询问病史、收集资料，请务必详细告知既往史、用药史、过敏史 □ 配合进行体格检查 □ 有任何不适请告知医师	□ 配合完善手术前相关检查、化验，如采血、留尿、心电图、X 线胸片 □ 医师与患者及家属介绍病情及术前谈话签字	□ 配合完善相关检查、化验 □ 如采血、留尿 □ 配合医师摆好手术体位
护患配合	□ 配合测量体温、脉搏、呼吸 3 次，血压、体重 1 次 □ 配合完成入院护理评估（简单询问病史、过敏史、用药史） □ 接受入院宣教（环境介绍、病室规定、订餐制度、贵重物品保管等） □ 配合执行探视和陪伴制度 □ 有任何不适请告知护士	□ 配合测量体温、脉搏、呼吸 3 次，询问大便次数 1 次 □ 接受手术前宣教 □ 接受饮食宣教 □ 接受药物宣教	□ 配合测量体温、脉搏、呼吸 3 次，询问大便情况 1 次 □ 送手术室前，协助完成核对，带齐影像资料及用药 □ 返回病房后，配合接受生命体征的监测 □ 配合检查意识（全身麻醉者） □ 配合缓解疼痛 □ 接受手术后宣教 □ 接受饮食宣教 □ 接受药物宣教 □ 有任何不适请告知护士
饮食	□ 遵医嘱饮食	□ 遵医嘱饮食	□ 术前需按要求禁食、禁水 □ 手术后，根据麻醉方式及患者实际情况依照麻醉医师和病房护士的指导进食、进水
排泄	□ 正常排尿便	□ 正常排尿便	□ 正常排尿便
活动	□ 正常活动	□ 正常活动	□ 患肢暂时制动

时间	术后	出院日
医患配合	□ 配合伤口换药 □ 配合完善术后影像学检查和抽血化验检查等 □ 配合功能锻炼	□ 接受出院前指导 □ 知道复查程序 □ 获取出院诊断书
护患配合	□ 配合定时监测生命体征，每日询问大便情况 □ 配合检查手部感觉及运动 □ 接受输液、服药等治疗 □ 接受进食、进水、排便等生活护理 □ 配合活动，预防皮肤压力伤 □ 注意活动安全，避免坠床或跌倒 □ 配合执行探视及陪伴	□ 接受出院宣教 □ 办理出院手续 □ 获取出院带药 □ 知道服药方法、作用、注意事项 □ 知道复印病历程序
饮食	□ 遵医嘱饮食	□ 遵医嘱饮食
排泄	□ 正常排尿便	□ 正常排尿便
活动	□ 正常适度活动，患肢免持重	□ 正常适度活动，患肢免持重

附：原表单（2016 年版）

尺骨骨折临床路径表单

适用对象：第一诊断为尺骨骨折
行尺骨骨折切开复位内固定术

患者姓名：	性别：　　年龄：　　门诊号：	住院号：
住院日期：　　年　月　日	出院日期：　　年　月　日	标准住院日：1~11 天

时间	住院第 1 天	住院第 2 天	住院第 3 天
主要诊疗工作	□ 询问病史及体格检查 □ 上级医师查房 □ 初步的诊断和治疗方案 □ 完成住院志、首次病程、上级医师查房等病历书写 □ 完善术前检查 □ 患肢临时石膏固定	□ 上级医师查房 □ 继续完成术前化验检查 □ 完成必要的相关科室会诊	□ 上级医师查房，观察患肢皮肤软组织情况，术前评估和决定手术方案，完成各项术前准备 □ 完成上级医师查房记录等 □ 向患者和/或家属交代围手术期注意事项并签署手术知情同意书、委托书（患者本人不能签字时）等 □ 麻醉医师查房，与患者和/或家属交代麻醉注意事项并签署麻醉知情同意书
重点医嘱	长期医嘱： □ 骨科护理常规 □ 二级护理 □ 饮食 □ 患肢石膏外固定 □ 消肿治疗（必要时） 临时医嘱： □ 血常规、尿常规；凝血功能；感染性疾病筛查；肝功能、肾功能＋电解质＋血糖；胸片、心电图 □ 前臂正侧位 X 线片 □ CT 检查、（视患者情况而定） □ 根据病情：双上肢血管超声、肺功能、超声心动图、血气分析	长期医嘱： □ 骨科护理常规 □ 二级护理 □ 饮食 □ 患肢石膏外固定 □ 消肿治疗（必要时） □ 既往内科基础疾病用药 临时医嘱： □ 根据会诊科室要求开检查和化验单 □ 镇痛等对症处理	长期医嘱： 同前日 临时医嘱： □ 术前医嘱：准备明日在臂丛麻醉/全身麻醉下行尺骨骨折切开复位内固定术 □ 术前禁食、禁水 □ 术前抗菌药物皮试 □ 其他特殊医嘱
主要护理工作	□ 入院宣教：介绍病房环境、设施和设备等 □ 入院护理评估 □ 观察患肢末梢血运感觉	□ 观察患者病情变化 □ 心理和生活护理	□ 提醒患者术前禁食、禁水 □ 术前心理护理

续　表

时间	住院第 1 天	住院第 2 天	住院第 3 天
病情 变异 记录	□无　□有，原因： 1. 2.	□无　□有，原因： 1. 2.	□无　□有，原因： 1. 2.
护士 签名			
医师 签名			

时间	术前	住院第 4 天 （手术日）	住院第 5 天 （术后第 1 天）
主要诊疗工作	□ 检查标记 □ 术前核查	□ 术者完成手术记录 □ 完成术后病程 □ 上级医师查房 □ 麻醉医师查房 □ 观察有无术后并发症并作出相应处理，尤其是筋膜室综合征	□ 上级医师查房 □ 完成常规病程记录 □ 观察伤口、引流量、体温、生命体征情况等并作出相应处理
重点医嘱	**长期医嘱：** □ 骨科护理常规 □ 二级护理 □ 禁食 **临时医嘱：** □ 围手术期抗菌药物	**长期医嘱：** □ 骨科护理常规 □ 一级护理 □ 饮食 □ 患肢抬高、制动 □ 留置引流片 □ 其他特殊医嘱 **临时医嘱：** □ 今日在臂丛麻醉/全身麻醉下行尺骨骨折切开复位内固定术 □ 心电监测、吸氧 6 小时 □ 围手术期抗菌药物 □ 止吐、镇痛等对症处理 □ 伤口换药（必要时）	**长期医嘱：** □ 骨科护理常规 □ 一级护理 □ 饮食 □ 患肢抬高、制动 □ 留置引流管 □ 其他特殊医嘱 **临时医嘱：** □ 伤口换药 □ 镇痛等对症处理
主要护理工作	□ 提醒患者术前禁食、禁水 □ 术前心理护理	□ 观察患者病情并做好引流量等相关记录 □ 术后心理与生活护理 □ 指导患者术后功能锻炼	□ 观察患者病情变化 □ 术后心理与生活护理 □ 指导患者术后功能锻炼
病情变异记录	□ 无　□ 有，原因： 1. 2.	□ 无　□ 有，原因： 1. 2.	□ 无　□ 有，原因： 1. 2.
护士签名			
医师签名			

时间	住院第6天 （术后第2天）	住院第7天 （术后第3天）	住院第8天 （术后第4天）
主要诊疗工作	□ 上级医师查房 □ 住院医师完成病程记录 □ 拔除引流管，伤口换药 □ 指导患者功能锻炼	□ 上级医师查房 □ 完成病程记录 □ 伤口换药（必要时） □ 指导患者功能锻炼	□ 上级医师查房，进行手术及伤口评估，确定有无手术并发症和切口愈合不良情况，明确能否出院 □ 完成出院志、病案首页、出院诊断证明书等所有病历书写 □ 向患者交代出院后的康复锻炼及注意事项，如复诊的时间、地点，发生紧急情况时的处理等
重点医嘱	**长期医嘱：** □ 骨科护理常规 □ 一级护理 □ 饮食 □ 患肢功能锻炼 □ 其他特殊医嘱 **临时医嘱：** □ 复查前臂正侧位片 □ 伤口换药（必要时） □ 镇痛等对症处理	**长期医嘱：** □ 骨科护理常规 □ 二级护理 □ 饮食 □ 患肢功能锻炼 □ 其他特殊医嘱 **临时医嘱：** □ 复查血常规、尿常规、肝功能、肾功能、电解质（必要时） □ 伤口换药（必要时） □ 镇痛等对症处理	**出院医嘱：** □ 出院带药 □ 嘱＿＿日后拆线换药（根据伤口愈合情况，预约拆线时间） □ 1个月后门诊复查 □ 如有不适，随时来诊
主要护理工作	□ 观察患者病情变化 □ 术后心理与生活护理 □ 指导患者功能锻炼	□ 观察患者病情变化 □ 指导患者功能锻炼 □ 心理和生活护理	□ 指导患者办理出院手续 □ 出院宣教
病情变异记录	□ 无 □ 有，原因： 1. 2.	□ 无 □ 有，原因： 1. 2.	□ 无 □ 有，原因： 1. 2.
护士签名			
医师签名			

第七章

桡骨远端骨折临床路径释义

【医疗质量控制指标】

指标一、实施手术前的评估与术前准备。

指标二、预防性抗菌药物选择与应用时机。

指标三、术后消肿治疗，预防骨筋膜室综合征出现。

指标四、术后康复治疗。

指标五、内科原有疾病治疗。

指标六、围手术期并发症治疗。

指标七、为患者提供术后的健康教育。

指标八、切口Ⅰ/甲愈合。

指标九、住院16天内出院。

指标十、患者住院天数与住院费用。

一、桡骨远端骨折编码

疾病名称及编码：桡骨远端骨折（ICD-10：S52.501，S63.004）

手术操作名称及编码：桡骨钢板内固定术（ICD-9-CM-3：78.53005）

二、临床路径检索方法

（S52.501，S63.004）伴（78.53005）

三、国家医疗保障疾病诊断相关分组（CHS-DRG）

MDCI 肌肉、骨骼疾病及功能障碍

IS1 前臂、腕、手或足损伤

四、桡骨远端骨折临床路径标准住院流程

（一）适用对象

第一诊断为桡骨远端骨折（ICD-10：S52.501，S63.004），行桡骨钢板内固定术（ICD-9-CM-3：78.53005）。

> **释义**
>
> ■ 本临床路径适用对象是第一诊断为闭合性桡骨远端骨折的患者。包括诊断为科雷骨折，巴顿骨折，史密斯骨折。
>
> ■ 适用对象中不包括肿瘤等病因造成的病理性骨折、累及桡骨远端骨折的多发损伤患者、儿童患者、陈旧性骨折或骨折不愈合、开放性骨折。

（二）诊断依据

根据《外科学（下册）》（8年制和7年制临床医学专用教材，赵玉沛、陈孝平主编，人民

卫生出版社，2015 年）。

1. 病史：外伤史。

2. 体格检查：患肢肿胀、疼痛、活动受限、畸形、反常活动。

3. 辅助检查：X 线检查发现桡骨远端骨折。

> **释义**
>
> - 注意有无鼻烟窝压痛，必要时拍摄舟骨位 X 线片以除外舟骨骨折。
> - 注意是否存在开放伤口。
> - 常合并尺骨茎突骨折。
> - 正确的诊断与分类需依靠腕关节正侧位 X 线片，必要时 CT 检查。

（三）选择治疗方案的依据

根据《外科学（下册）》（8 年制和 7 年制临床医学专用教材，赵玉沛、陈孝平主编，人民卫生出版社，2015 年）。

1. 年龄在 16 岁以上。

2. X 线显示为不稳定骨折，复位后位置欠佳

3. 伤前生活质量及活动水平，全身状况允许手术。

4. 首选钢板螺钉内固定，也可根据具体情况选择其他治疗方式。

> **释义**
>
> - 复位后位置欠佳常见于复位后长度短缩大、掌倾角差、腕关节力线差等。掌侧关节内骨折，远端骨折块掌侧移位，皮质粉碎，原始移位大等情况容易发生不稳定。
> - 治疗方案的选择与患者本人的功能需求、年龄以及一般状况有关。

（四）标准住院日 ≤16 天

> **释义**
>
> - 骨折常造成明显肿胀，严重肿胀者需要等待肿胀消退后方可进行手术，术前可进行石膏制动。注意术前警惕骨筋膜室综合征可能性。

（五）进入路径标准

1. 第一诊断必须符合 ICD-10：S52.501，S63.004 桡骨远端骨折疾病编码。

2. 外伤引起的单纯性、新鲜桡骨远端骨折。

3. 除外病理性骨折。

4. 除外合并其他部位的骨折和损伤。

5. 当患者合并其他疾病，但住院期间不需要特殊处理也不影响第一诊断的临床路径流程实施时，可以进入路径。

> **释义**
>
> ■ 本路径不适用于合并其他骨折的多发损伤患者，开放性骨折也需退出本路径。
> ■ 合并疾病的院内会诊以及常规处理不影响手术实施者，可以进入本路径流程。

（六）术前准备（术前评估）≤7 天

1. 必需的检查项目
（1）血常规、血型、尿常规+镜检。
（2）检查电解质、肝功能、肾功能、凝血功能、感染性疾病（乙型肝炎、丙型肝炎、梅毒、艾滋病）。
（3）胸部 X 线平片、心电图。
（4）骨科 X 线检查。
2. 根据患者病情可选择的检查项目：CT 检查、血气分析、肺功能检查、超声心动图等。

> **释义**
>
> ■ 以上项目属术前必需完成的检查项目。部分患者需要进行 CT 检查进一步明确关节内骨折情况。老年、既往有心肺疾病等内科基础疾病患者需有针对性选择血气分析、肺功能检查、超声心动图等检查。
> ■ 根据术前检查的结果安排进一步检查项目，如果住院期间需要特殊处理，可以出本路径。

（七）预防性抗菌药物选择与使用时机

1. 按照《抗菌药物临床应用指导原则（2015 年版）》（国卫办医发〔2015〕43 号）执行，并根据患者的病情决定抗菌药物的选择与使用时间。建议使用第一、第二代头孢菌素类。
2. 术前 30 分钟预防性用抗菌药物；手术超过 3 小时加用 1 次抗菌药物。

> **释义**
>
> ■ 骨与关节手术感染多为革兰阳性球菌，故首选第一、第二代头孢菌素类作为预防用药，不需联合用药。
> ■ 抗菌药物应在术前 30 分钟、上止血带之前输注完毕，使手术切口暴露时局部组织中已达到足以杀灭手术过程中入侵切口细菌的药物浓度。出血量过多时，也考虑加用抗菌药物。

（八）手术日为入院第 1~7 天

1. 麻醉方式：臂丛神经阻滞和/或全身麻醉。
2. 手术方式：桡骨远端切开复位内固定术。
3. 手术内固定物：钢板螺钉或外固定架（开放骨折或软组织情况欠佳可考虑）。
4. 术中用药：麻醉用药、抗菌药物。

5. 输血：常规不需要输血，如有特殊情况，视术中具体情况而定。

> **释义**
>
> ■ 应根据患者具体情况选择麻醉方式，与麻醉师沟通，说明手术入路，尽可能选择全身影响小的麻醉方式。
> ■ 根据患者骨折情况，选择合适的手术入路，常见有掌侧入路以及背侧入路。
> ■ 松止血带充分止血，切勿缝合深筋膜，常规留置引流。

（九）术后住院恢复6~9天

1. 必需复查的项目：血常规、X线检查。

2. 可选择的检查项目：电解质、肝功能、肾功能、CT。

3. 术后用药

（1）抗菌药物使用：抗菌药物使用按照《抗菌药物临床应用指导原则（2015年版）》（国卫办医发〔2015〕43号）执行，并根据患者的病情决定抗菌药物的选择与使用时间。建议使用第一、二代头孢菌素类。

（2）术后镇痛：参照《骨科常见疼痛的处理专家建议》。

（3）其他药物：消肿、促骨折愈合，必要时给予营养神经等。

4. 保护下功能锻炼。

> **释义**
>
> ■ 术后可根据恢复情况适当缩短住院天数。
> ■ 至少在术后第1天或第2天复查一次血常规，以了解有无明显贫血、白细胞计数升高等异常情况。
> ■ 如患者既往有肝脏或肾脏疾病病史，或术后出现少尿、下肢或眼睑水肿等情况，应复查肝功能、肾功能。
> ■ 术后必需复查腕关节正侧位X线片判断骨折复位及内固定位置是否良好，必要时用CT检查骨折复位情况及内固定位置。
> ■ 选择抗菌药物时要根据手术部位的常见病原菌、患者病理生理状况、抗菌药物的抗菌谱、抗菌药物的药动学特点、抗菌药物的不良反应等综合考虑。原则上应选择相对广谱、效果肯定、安全及价格相对低廉的抗菌药物。
> ■ 如术后肿胀明显，首先给予抬高患肢、冰敷，可口服或者静脉使用消肿药物，必要时可以给予制动。如果有骨筋膜室综合征的可能性，必须果断切开减张，宁枉勿纵。
> ■ 如固定良好，应鼓励患者早期非负重活动，包括肌肉收缩、屈伸关节，早期禁止持重。

（十）出院标准

1. 体温正常，常规化验检查无明显异常。

2. 伤口愈合好（或可在门诊处理的伤口情况），伤口无感染征象。

3. 术后X线片证实复位固定满意。

4. 没有需要住院处理的并发症和/或合并症。

> **释义**
>
> ■ 患者出院前应一般情况良好，骨折固定符合相关标准，切口无异常情况，临床允许出院继续观察休养。如果发生相关并发症，可能会延长住院时间。
> ■ 体温高首先应考虑除外感染可能，可结合血常规、局部切口情况及患者主诉综合分析。应当注意明显贫血、切口局部血肿吸收也是发热的原因，但一般不高于 39℃。
> ■ 出院前应仔细观察切口情况，确定切口无明显红肿、持续渗液方可出院。

（十一）变异及原因分析

1. 并发症：本病可伴有其他损伤，应当严格掌握入选标准。部分患者因骨折本身的合并症而延期治疗，如软组织情况欠佳无法手术，大量出血需术前输血，血栓形成、血肿引起体温增高，骨折本身对骨的血循环破坏较重，术后易出现骨折延迟愈合、不愈合等。

2. 合并症：老年患者易有合并症，如骨质疏松、糖尿病、心脑血管疾病等，骨折后合并症可能加重，需同时治疗，住院时间延长。

3. 内固定物选择：根据骨折类型选择适当的内固定物。

4. 开放性骨折不进入本路径。

> **释义**
>
> ■ 按标准治疗方案如发生严重的并发症，需要转入相应路径。
> ■ 医师认可的变异原因主要是指患者入选路径后，医师在检查及治疗过程中发现患者合并存在一些事前未预知的对本路径治疗可能产生影响的情况，需要中止执行路径或者是延长治疗时间、增加治疗费用。医师需在表单中明确说明。
> ■ 因患者方面的主观原因导致执行路径出现变异，也需要医师在表单中予以说明。

（十二）参考费用标准

40000~60000 元（根据使用内固定耗材的不同，费用存在差异）。

五、桡骨远端骨折临床路径给药方案

【用药选择】

1. 术前治疗基础疾病的药物应继续规律应用。

2. 术中抗菌药物应于术前 30 分钟滴注，骨关节感染以革兰阳性球菌为主，故首选第一、第二代头孢菌素类，若皮试阴性可选用头孢曲松。

3. 无血栓类疾病高危因素患者不建议术后药物抗凝。

4. 中医中药治疗：可选用恒古骨伤愈合剂、接骨七厘片、仙灵骨葆胶囊等促进骨折愈合。

【药学提示】

已知对磺胺类药物过敏患者禁用帕瑞昔布。

【注意事项】

术后应避免注射用非甾类镇痛药与口服非甾类镇痛药合用，以免增加胃肠道不良事件风险。

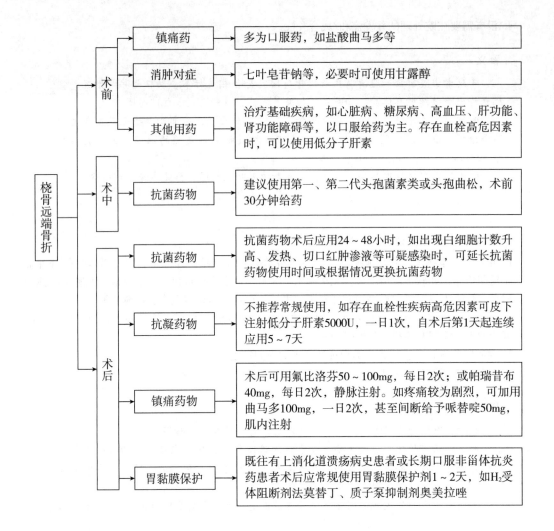

桡骨远端骨折

- 术前
  - 镇痛药 → 多为口服药，如盐酸曲马多等
  - 消肿对症 → 七叶皂苷钠等，必要时可使用甘露醇
  - 其他用药 → 治疗基础疾病，如心脏病、糖尿病、高血压、肝功能、肾功能障碍等，以口服给药为主。存在血栓高危因素时，可以使用低分子肝素
- 术中
  - 抗菌药物 → 建议使用第一、第二代头孢菌素类或头孢曲松，术前30分钟给药
- 术后
  - 抗菌药物 → 抗菌药物术后应用24～48小时，如出现白细胞计数升高、发热、切口红肿渗液等可疑感染时，可延长抗菌药物使用时间或根据情况更换抗菌药物
  - 抗凝药物 → 不推荐常规使用，如存在血栓性疾病高危因素可皮下注射低分子肝素5000U，一日1次，自术后第1天起连续应用5～7天
  - 镇痛药物 → 术后可用氟比洛芬50～100mg，每日2次；或帕瑞昔布40mg，每日2次，静脉注射。如疼痛较为剧烈，可加用曲马多100mg，一日2次，甚至间断给予哌替啶50mg，肌内注射
  - 胃黏膜保护 → 既往有上消化道溃疡病史患者或长期口服非甾体抗炎药患者术后应常规使用胃黏膜保护剂1～2天，如H_2受体阻断剂法莫替丁、质子泵抑制剂奥美拉唑

六、桡骨远端骨折患者护理规范

1. 术前以及术后均需要密切注意观察患者手指血运，感觉以及活动变化，注意被动牵拉痛的出现。

2. 抬高患肢，注意患者消肿情况，以及石膏固定情况，是否存在石膏压迫，是否石膏过松固定不可靠，及时通知医师处理。

3. 术前、术后进行患者健康宣教，根据医嘱监督以及指导患者功能锻炼。

七、桡骨远端骨折患者营养治疗规范

1. 营养风险筛查，NRS 评分＞3 分者，给予营养评估。

2. 充足的热量、蛋白质，适量脂肪。NRS 评分≤3 分者，能量供给标准以 25～30kcal/kg 为佳；营养不良者热量供给标准不低于 35kcal/kg。碳水化合物热量比不低于 50%；充足的蛋白质，不低于 1.2～1.5g/kg（标准体重），应以优质蛋白为主，不低于蛋白质总量的 1/3～1/2；脂肪热量比以 25%～30% 为宜，保证充足的维生素和矿物质。

3. 围手术期，根据不同治疗时期选择饮食形态，如流质饮食、半流质饮食、软食或普通饮食等。饮食宜清淡，以温、热、软为佳，忌食生冷、肥甘、厚腻食物，限制刺激性食物、饮品及调味品。

4. 如经口进食低于所需热量的 80% 及高热患者，应给予相应的肠内营养补充剂口服补充，必要时管饲肠内营养补充或肠外营养补充。

5. 如有糖代谢异常，应减少糖类的摄入量。如有糖尿病，应选择糖尿病饮食。如有高血压病，应选择低盐饮食。如有高脂血症，应选择低脂饮食。如合并其他代谢性疾病，应遵循专科医师建议调整饮食。

八、桡骨远端骨折患者健康宣教

1. 术前以及术后均需要抬高患肢，禁止下垂，坐位以及行走时以颈腕吊带悬吊，卧位时应以垫高前臂，使之高于心脏部位，术后 3~4 周，若卧位时平放后不会出现手部肿胀，可以不垫高前臂。

2. 活动手指，出现手指感觉异常、活动时疼痛明显加重或者被动活动手指时剧烈疼痛，需要及时通知医护人员。

3. 术后每日至少两次取下颈腕吊带进行至少 5 分钟的肩部以及肘部的非负重全范围的活动，以免出现长时间活动受限后的肩关节以及肘关节的僵硬。

4. 根据术后伤口情况，主管医师会在出院时交代换药时间，嘱咐患者按时换药。

5. 一般术后 2 周拆线，必须面诊确认切口愈合好才能拆线。

6. 根据手术情况，主管医师在出院时应明确患者何时开始康复训练，指导患者康复训练，或者指导患者前往康复医学科就诊。

7. 向患者交代术后并发症以及伤后后遗症，例如腕关节活动受限、疼痛、关节炎、持重受限等。

8. 向患者交代根据其情况内固定物是否需要取出，何时可以取出。桡骨远端骨折术后一般不需要取出内固定物，如果需要取出，建议术后 1 年以上取出。

9. 药物使用的注意事项。

10. 支具以及石膏固定的注意事项。

九、推荐表单

（一）医师表单

桡骨远端骨折临床路径医师表单

适用对象：第一诊断为桡骨远端骨折（ICD-10：S52.501，S63.004）

行桡骨钢板内固定术（ICD-9-CM-3：78.53005）

患者姓名：	性别： 年龄： 门诊号：	住院号：
住院日期： 年 月 日	出院日期： 年 月 日	标准住院日：≤16 天

时间	住院第 1 天	住院第 2 天	住院第 3~6 天 （术前日）
主要诊疗工作	□ 询问病史及体格检 □ 上级医师查房 □ 初步的诊断和治疗方案 □ 完成住院志、首次病程、上级医师查房等病历书写 □ 开检查检验单 □ 完成必要的相关科室会诊 □ 行患肢牵引或制动	□ 上级医师查房与手术前评估 □ 明确诊断和手术方案 □ 完成上级医师查房记录 □ 完善术前检查项目 □ 收集检查检验结果并评估病情 □ 请相关科室会诊	□ 上级医师查房，术前评估和决定手术方案 □ 完成上级医师查房记录等 □ 向患者和/或家属交代围手术期注意事项并签署手术知情同意书、输血同意书、委托书（患者本人不能签字时）、自费用品协议书 □ 麻醉医师查房并与患者和/或家属交代麻醉注意事项，签署麻醉知情同意书 □ 完成各项术前准备
重点医嘱	**长期医嘱：** □ 骨科护理常规 □ 二级护理 □ 饮食 □ 患肢制动 **临时医嘱：** □ 血常规、血型、尿常规 □ 凝血功能 □ 电解质、肝功能、肾功能 □ 传染性疾病筛查 □ 胸部 X 线平片、心电图 □ 根据病情：肌电图、肺功能、超声心动图、血气分析、CT □ 腕关节正侧位	**长期医嘱：** □ 骨科护理常规 □ 二级护理 □ 饮食 □ 患者既往内科基础疾病用药 **临时医嘱：** □ 根据会诊科室要求安排检查检验 □ 镇痛等对症处理	**长期医嘱：** 同前日 **临时医嘱：** □ 术前医嘱：明日在臂丛神经阻滞或全身麻醉下行桡骨远端骨折内固定术 □ 术前禁食、禁水 □ 术前用抗菌药物皮试 □ 术前留置导尿管（全身麻醉） □ 术区备皮 □ 配血（必要时） □ 其他特殊医嘱
病情变异记录	□ 无 □ 有，原因： 1. 2.	□ 无 □ 有，原因： 1. 2.	□ 无 □ 有，原因： 1. 2.
医师签名			

时间	住院第 7 天 （手术日）	住院第 8 天 （术后第 1 天）	住院第 9 天 （术后第 2 天）
主要诊疗工作	□ 手术 □ 向患者和/或家属交代手术过程概况及术后注意事项 □ 术者完成手术记录 □ 完成术后病程记录 □ 上级医师查房 □ 麻醉医师查房 □ 观察有无术后并发症并作出相应处理	□ 上级医师查房 □ 完成常规病程记录 □ 观察伤口、引流量、生命体征、患肢远端感觉及运动情况等并作出相应处理	□ 上级医师查房 □ 完成病程记录 □ 拔除引流管，伤口换药 □ 指导患者功能锻炼
重点医嘱	**长期医嘱：** □ 骨科术后护理常规 □ 一级护理 □ 饮食 □ 患肢抬高 □ 留置引流管并记引流量 □ 抗菌药物 □ 其他特殊医嘱 **临时医嘱：** □ 今日在臂丛神经阻滞和/或全身麻醉下行桡骨远端骨折内固定术 □ 心电监测、吸氧（根据病情需要） □ 补液 □ 胃黏膜保护剂（酌情） □ 止吐、镇痛等对症处理 □ 急查血常规 □ 输血（根据病情需要）	**长期医嘱：** □ 骨科术后护理常规 □ 一级护理 □ 饮食 □ 患肢抬高 □ 留置引流管并记引流量 □ 抗菌药物 □ 其他特殊医嘱 **临时医嘱：** □ 复查血常规 □ 输血和/或补晶体、胶体液（根据病情需要） □ 换药 □ 镇痛等对症处理（根据病情需要）	**长期医嘱：** □ 骨科术后护理常规 □ 一级护理 □ 饮食 □ 患肢抬高 □ 抗菌药物 □ 其他特殊医嘱 **临时医嘱：** □ 输血和/或补晶体、胶体液（必要时） □ 换药，拔引流管（根据引流情况） □ 镇痛等对症处理（根据病情需要）
病情变异记录	□ 无　□ 有，原因： 1. 2.	□ 无　□ 有，原因： 1. 2.	□ 无　□ 有，原因： 1. 2.
医师签名			

时间	住院第 10 天 （术后第 3 天）	住院第 11 天 （术后第 4 天）	住院第 12~16 天 （术后第 5~9 天）
主要诊疗工作	□ 上级医师查房 □ 住院医师完成病程记录 □ 伤口换药（必要时） □ 指导患者功能锻炼	□ 上级医师查房 □ 住院医师完成病程记录 □ 伤口换药（必要时） □ 指导患者功能锻炼 □ 摄患侧腕关节正侧位片	□ 上级医师查房，进行手术及伤口评估，确定有无手术并发症和切口愈合不良情况，明确能否出院 □ 完成出院志、病案首页、出院诊断证明书等病历书写 □ 向患者交代出院后的康复锻炼及注意事项，如复诊的时间、地点，发生紧急情况时的处理等
重要医嘱	**长期医嘱：** □ 骨科术后护理常规 □ 二级护理 □ 饮食 □ 抗菌药物：如体温正常、伤口情况良好、无明显红肿时可以停止抗菌药物治疗 □ 其他特殊医嘱 □ 术后功能锻炼 **临时医嘱：** □ 复查血常规、尿常规、生化（必要时） □ 补液（必要时） □ 换药（必要时） □ 镇痛等对症处理	**长期医嘱：** □ 骨科术后护理常规 □ 二级护理 □ 饮食 □ 抗菌药物：如体温正常、伤口情况良好、无明显红肿时可以停止抗菌药物治疗 □ 其他特殊医嘱 □ 术后功能锻炼 **临时医嘱：** □ 复查血常规、尿常规、生化（必要时） □ 补液（必要时） □ 换药（必要时） □ 镇痛等对症处理	**出院医嘱：** □ 出院带药 □ 嘱＿＿＿日后拆线换药（根据伤口愈合情况预约拆线时间） □ 出院后骨科和/或康复科门诊复查 □ 不适随诊
病情变异记录	□ 无　□ 有，原因： 1. 2.	□ 无　□ 有，原因： 1. 2.	□ 无　□ 有，原因： 1. 2.
医师签名			

（二）护士表单

桡骨远端骨折临床路径护士表单

适用对象：第一诊断为桡骨远端骨折（ICD-10：S52.501，S63.004）

行桡骨钢板内固定术（ICD-9-CM-3：78.53005）

患者姓名：	性别：　　年龄：　　门诊号：	住院号：
住院日期：　　年　月　日	出院日期：　　年　月　日	标准住院日：≤16 天

时间	住院第 1 天	住院第 1~6 天 （术前日）	住院第 1~7 天 （手术日）
健康宣教	入院宣教： □ 介绍主管医师、护士 □ 介绍病室环境、设施、设备 □ 介绍规章制度及注意事项 □ 介绍疾病相关注意事项	术前宣教： □ 宣教疾病知识、术前准备、手术过程 □ 告知准备物品 □ 告知术后饮食、活动及探视规定 □ 告知术后可能出现的情况及应对方式 □ 告知家属等候区位置	手术当日宣教： □ 告知监护设备、管路功能及注意事项 □ 饮食指导 □ 告知术后可能出现的情况及应对方式 □ 再次明确探视陪伴须知
护理处置	□ 核对患者，佩戴腕带 □ 建立入院病历 □ 评估患者并书写护理评估单 □ 卫生处置：剪指（趾）甲、沐浴，更换病号服 □ 用软枕抬高患肢	□ 协助医师完成术前检查、化验 术前准备： □ 禁食、禁水 □ 备皮 □ 配血 □ 抗菌药物皮试 □ 肠道准备	送手术： □ 摘除患者各种活动物品 □ 核对患者信息 □ 核对带药 □ 填写手术交接单，签字确认 接手术： □ 核对患者及资料，签字确认
基础护理	二级护理： □ 晨晚间护理 □ 饮食指导 □ 排泄护理 □ 患者安全管理	二级护理： □ 晨晚间护理 □ 饮食指导 □ 排泄护理 □ 患者安全管理	一级护理： □ 晨晚间护理 □ 卧位护理：协助床上移动、保持功能体位 □ 饮食指导、排便情况 □ 患者安全管理
专科护理	□ 护理查体 □ 评估患肢感觉活动、末梢血运 □ 评估患肢肿胀及皮肤情况，并遵医嘱抬高患肢 □ 需要时，填写跌倒及皮肤压疮防范表，床头悬挂防跌倒提示牌 □ 保持石膏固定牢固、有效 □ 遵医嘱予以消肿、镇痛治疗 □ 给予患者及家属心理支持	□ 遵医嘱完成相关检查 □ 评估患肢肿胀及皮肤情况，并遵医嘱抬高患肢 □ 保持石膏固定牢固、有效 □ 遵医嘱予消肿、镇痛治疗 □ 遵医嘱予功能锻炼指导 □ 遵医嘱予预防深静脉血栓治疗 □ 给予患者及家属心理支持	□ 病情观察，书写特护记录或一般护理记录 □ 日间每 2 小时、夜间每 4 小时评估生命体征、意识、患肢感觉活动及血运情况、皮肤及肿胀情况、伤口敷料、引流管、尿管情况、出入量，如有病情变化随时记录 □ 遵医嘱予患肢抬高 □ 遵医嘱予预防深静脉血栓治疗 □ 遵医嘱予抗菌药物、消肿、镇痛、止吐、补液药物治疗 □ 给予患者及家属心理支持

续　表

时间	住院第 1 天	住院第 1~6 天 （术前日）	住院第 1~7 天 （手术日）
重点 医嘱	□ 详见医嘱执行单	□ 详见医嘱执行单	□ 详见医嘱执行单
病情 变异 记录	□无　□有，原因： 1. 2.		□无　□有，原因： 1. 2.
护士 签名			

时间	住院第 2~11 天 （术后第 1~4 天）	住院第 12~16 天 （术后第 5~9 天）
健康宣教	术后宣教： □ 药物作用时间及频率 □ 饮食、活动指导 □ 复查患者对术前宣教内容的掌握程度 □ 功能锻炼指导 □ 佩戴支具注意事项 □ 安全宣教 □ 镇痛治疗及注意事项	出院宣教： □ 复查时间 □ 用药方法 □ 饮食指导 □ 活动休息 □ 支具佩戴 □ 办理出院手续程序及时间
护理处置	□ 遵医嘱完成相关治疗	□ 办理出院手续 □ 书写出院小结
基础护理	一级/二级护理： □ 晨晚间护理 □ 饮食指导 □ 排泄护理 □ 患者安全管理	二级护理： □ 晨晚间护理 □ 饮食指导 □ 排泄护理 □ 患者安全管理
专科护理	□ 病情观察，写护理记录 □ 评估生命体征、意识、患肢感觉活动及血运、皮肤及肿胀情况、伤口敷料、引流管、尿管情况、出入量、如有病情变化随时记录 □ 遵医嘱予患肢抬高 □ 遵医嘱予康复锻炼指导 □ 遵医嘱予抗菌药物、消肿、镇痛、抗血栓药物治疗 □ 给予患者及家属心理支持	□ 病情观察，书写护理记录 □ 评估生命体征、意识、患肢感觉活动及血运情况 □ 遵医嘱指导出院后康复锻炼 □ 给予患者及家属心理指导
重点医嘱	□ 详见医嘱执行单	□ 详见医嘱执行单
病情变异记录	□ 无　□ 有，原因： 1. 2.	□ 无　□ 有，原因： 1. 2.
护士签名		

（三）患者表单

桡骨远端骨折临床路径患者表单

适用对象：第一诊断为桡骨远端骨折（ICD-10：S52.501，S63.004）
行桡骨钢板内固定术（ICD-9-CM-3：78.53005）

患者姓名：	性别：　　年龄：　　门诊号：	住院号：
住院日期：　　年　月　日	出院日期：　　年　月　日	标准住院日：≤16天

时间	入院	术前	手术日
医患配合	□ 配合询问病史、收集资料，请务必详细告知既往史、用药史、过敏史 □ 如服用抗凝剂，请明确告知 □ 配合医师进行体格检查 □ 如有任何不适请告知医师 □ 请配合医师完成患肢石膏固定	□ 配合完善术前相关检查、化验，如采血、留尿、心电图、X线胸片、患肢X线检查、CT、MRI、肺功能 □ 医师与患者及家属介绍病情及手术方案、时间；手术谈话、术前签字 □ 麻醉师与患者进行术前访视	□ 配合评估手术效果 □ 配合检查肢体感觉活动情况 □ 有任何不适请告知医师
护患配合	□ 配合测量体温、脉搏、呼吸、血压、体重 □ 配合佩戴腕带 □ 配合护士完成入院评估（简单询问病史、过敏史、用药史） □ 接受入院宣教（环境介绍、病室规定、订餐制度、贵重物品保管、探视制度等） □ 有任何不适请告知护士	□ 配合测量体温、脉搏、呼吸，询问排便次数1次/天 □ 接受术前宣教 □ 配合手术范围备皮 □ 准备好必要用物，如弯头吸管、尿壶、便盆等 □ 取下义齿、饰品等，贵重物品交家属保管	□ 清晨配合测量体温、脉搏、呼吸1次 □ 送手术前协助完成核对，脱去衣物，上手术车 □ 返病房后，协助完成核对，配合过病床 □ 配合检查意识、肢体感觉及活动 □ 配合术后吸氧、心电监测 □ 输液、床上排尿或留置尿管，患肢伤口处可能有引流管 □ 遵医嘱采取正确体位 □ 有任何不适请告知护士
饮食	□ 普通饮食 □ 糖尿病饮食 □ 低盐低脂饮食	□ 术前12小时禁食、禁水	□ 返病室后禁食、禁水6小时 □ 6小时后无恶心、呕吐可适量饮水
排泄	□ 正常排尿便	□ 正常排尿便	□ 床上排尿便 □ 保留尿管
活动	□ 患肢抬高	□ 患肢抬高	□ 卧床休息，保护管路 □ 患肢抬高 □ 患肢活动

时间	术后	出院日
医患配合	□ 配合检查肢体感觉、活动 □ 需要时，伤口换药 □ 配合佩戴支具 □ 配合拔除伤口引流管、尿管 □ 配合伤口拆线	□ 接受出院前指导 □ 知道复查程序
护患配合	□ 配合定时监测生命体征、每日询问排便次数 □ 配合检查肢体感觉、活动 □ 配合夹闭尿管，锻炼膀胱功能 □ 接受进食、进水、排便等生活护理 □ 注意安全，避免坠床或跌倒 □ 配合采取正确体位 □ 如需要，配合正确佩戴支具 □ 配合执行探视及陪伴制度	□ 接受出院宣教 □ 准备齐就诊卡、押金条 □ 知道用药方法、作用、注意事项 □ 知道护理伤口方法 □ 知道正确佩戴支具 □ 知道复印病历的方法和时间 □ 办理出院手续 □ 获取出院证明书 □ 获取出院带药
饮食	□ 正常饮食 □ 糖尿病饮食 □ 低盐低脂饮食	□ 根据医嘱饮食
排泄	□ 正常排尿便 □ 防治便秘	□ 正常排尿便 □ 防治便秘
活动	□ 注意保护管路，勿牵拉、打折 □ 根据医嘱活动	□ 根据医嘱，适度活动，避免疲劳

附：原表单（2016 年版）

桡骨远端骨折临床路径表单

适用对象：第一诊断为桡骨远端骨折（ICD-10：S52.501，S63.004）

行桡骨钢板内固定术（ICD-9-CM-3：78.53005）

患者姓名：	性别： 年龄： 住院号：	门诊号：
住院日期： 年 月 日	出院日期： 年 月 日	标准住院日：≤16 天

时间	住院第 1 天	住院第 2 天	住院第 3~6 天 （术前日）
主要诊疗工作	□ 询问病史及体格检查 □ 上级医师查房 □ 初步的诊断和治疗方案 □ 完成住院志、首次病程、上级医师查房等病历书写 □ 开检查检验单 □ 完成必要的相关科室会诊 □ 行患肢牵引或制动	□ 上级医师查房与手术前评估 □ 确定诊断和手术方案 □ 完成上级医师查房记录 □ 完善术前检查项目 □ 收集检查检验结果并评估病情 □ 请相关科室会诊	□ 上级医师查房，术前评估和决定手术方案 □ 完成上级医师查房记录等 □ 向患者和/或家属交代围手术期注意事项并签署手术知情同意书、必要时输血同意书、委托书（患者本人不能签字时）、自费用品协议书 □ 麻醉医师查房并与患者和/或家属交代麻醉注意事项并签署麻醉知情同意书 □ 完成各项术前准备
重点医嘱	**长期医嘱：** □ 骨科护理常规 □ 二级护理 □ 饮食 □ 患肢牵引、制动 **临时医嘱：** □ 血常规、血型、尿常规 □ 凝血功能 □ 电解质、肝功能、肾功能 □ 感染性疾病筛查 □ 胸部 X 线平片、心电图 □ 根据病情：肺功能、超声心动图、血气分析 □ 腕关节正侧位（包括邻近关节）	**长期医嘱：** □ 骨科护理常规 □ 二级护理 □ 饮食 □ 患者既往内科基础疾病用药 **临时医嘱：** □ 根据会诊科室要求安排检查和化验单 □ 镇痛等对症处理	**长期医嘱：** 同前日 **临时医嘱：** □ 术前医嘱 □ 明日在臂丛神经阻滞或全身麻醉下行桡骨远端骨折内固定术 □ 术前禁食、禁水 □ 术前用抗菌药物皮试 □ 术前留置导尿管（全身麻醉） □ 术区备皮 □ 其他特殊医嘱
主要护理工作	□ 入院介绍 □ 入院护理评估 □ 观察患肢制动情况及护理	□ 观察患者病情变化，注意石膏固定情况，观察手指血运，感觉和活动情况 □ 心理和生活护理	□ 做好备皮等术前准备 □ 提醒患者术前禁食、禁水 □ 术前心理护理

时间	住院第 1 天	住院第 2 天	住院第 3~6 天 （术前日）
病情 变异 记录	□ 无 □ 有，原因： 1. 2.	□ 无 □ 有，原因： 1. 2.	□ 无 □ 有，原因： 1. 2.
护士 签名			
医师 签名			

时间	住院第 7 天 （手术日）	住院第 8 天 （术后第 1 天）	住院第 9 天 （术后第 2 天）
主要诊疗工作	□ 手术 □ 向患者和/或家属交代手术过程概况及术后注意事项 □ 术者完成手术记录 □ 完成术后病程记录 □ 上级医师查房 □ 麻醉医师查房 □ 观察有无术后并发症并作出相应处理	□ 上级医师查房 □ 完成常规病程记录 □ 观察伤口、引流量、生命体征、患肢远端感觉及运动情况等并作出相应处理	□ 上级医师查房 □ 完成病程记录 □ 拔除引流管，伤口换药 □ 指导患者功能锻炼
重点医嘱	**长期医嘱：** □ 骨科术后护理常规 □ 一级护理 □ 饮食 □ 患肢抬高 □ 留置引流管并记引流量 □ 抗菌药物 □ 其他特殊医嘱 **临时医嘱：** □ 今日在臂丛神经阻滞和/或全身麻醉下行桡骨远端骨折内固定术 □ 心电监测、吸氧（根据病情需要） □ 补液 □ 胃黏膜保护剂（酌情） □ 止吐、镇痛、消肿等对症处理 □ 急查血常规 □ 输血（根据病情需要）	**长期医嘱：** □ 骨科术后护理常规 □ 一级护理 □ 饮食 □ 患肢抬高 □ 留置引流管并记引流量 □ 抗菌药物 □ 其他特殊医嘱 **临时医嘱：** □ 复查血常规（酌情） □ 输血和/或补晶体、胶体液（根据病情需要） □ 换药 □ 镇痛、消肿等对症处理（酌情）	**长期医嘱：** □ 骨科术后护理常规 □ 一级护理 □ 饮食 □ 患肢抬高 □ 抗菌药物 □ 其他特殊医嘱 **临时医嘱：** □ 复查血常规（必要时） □ 输血和/或补晶体、胶体液（必要时） □ 换药，拔引流管 □ 镇痛、消肿等对症处理
主要护理工作	□ 观察患者病情变化并及时报告医师 □ 术后心理与生活护理 □ 指导术后患者功能锻炼	□ 观察患者病情并做好引流量等相关记录。 □ 术后心理与生活护理 □ 指导术后患者功能锻炼	□ 观察患者病情变化 □ 术后心理与生活护理 □ 指导术后患者功能锻炼
病情变异记录	□ 无　□ 有，原因： 1. 2.	□ 无　□ 有，原因： 1. 2.	□ 无　□ 有，原因： 1. 2.
护士签名			
医师签名			

时间	住院第 10 天 （术后第 3 天）	住院第 11 天 （术后第 4 天）	住院第 12~16 天 （术后第 5~9 天）
主要诊疗工作	□ 上级医师查房 □ 住院医师完成病程记录 □ 伤口换药（必要时） □ 指导患者功能锻炼	□ 上级医师查房 □ 住院医师完成病程记录 □ 伤口换药（必要时） □ 指导患者功能锻炼 □ 摄患侧桡骨远端正侧位片	□ 上级医师查房，进行手术及伤口评估，确定有无手术并发症和切口愈合不良情况，明确能否出院 □ 完成出院志、病案首页、出院诊断证明书等病历 □ 向患者交代出院后的康复锻炼及注意事项，如复诊的时间、地点，发生紧急情况时的处理等
重要医嘱	**长期医嘱：** □ 骨科术后护理常规 □ 二级护理 □ 饮食 □ 抗菌药物：如体温正常、伤口情况良好、无明显红肿时可以停止抗菌药物治疗 □ 其他特殊医嘱 □ 术后功能锻炼 **临时医嘱：** □ 复查血常规、尿常规、生化（必要时） □ 补液（必要时） □ 换药（必要时） □ 镇痛、消肿等对症处理（必要时）	**长期医嘱：** □ 骨科术后护理常规 □ 二级护理 □ 饮食 □ 抗菌药物：如体温正常，伤口情况良好、无明显红肿时可以停止抗菌药物治疗 □ 其他特殊医嘱 □ 术后功能锻炼 **临时医嘱：** □ 复查血常规、尿常规、生化（必要时） □ 补液（必要时） □ 换药（必要时） □ 镇痛等对症处理（必要时）	**出院医嘱：** □ 出院带药 □ 嘱____日后拆线换药（根据伤口愈合情况预约拆线时间） □ 出院后骨科和/或康复科门诊复查 □ 不适随诊
主要护理工作	□ 观察患者病情变化 □ 术后心理与生活护理 □ 指导患者功能锻炼	□ 观察患者病情变化 □ 指导患者功能锻炼 □ 术后心理和生活护理	□ 指导患者办理出院手续 □ 出院宣教
病情变异记录	□ 无　□ 有，原因： 1. 2.	□ 无　□ 有，原因： 1. 2.	□ 无　□ 有，原因： 1. 2.
护士签名			
医师签名			

第八章
桡骨骨折临床路径释义

【医疗质量控制指标】

指标一、入院时骨折程度、患肢肿胀程度、皮肤软组织及神经血管情况的评估及记录。

指标二、实施术前评估与术前准备。

指标三、选择恰当的手术时间。

指标四、预防性抗菌药物选择与应用时机、时长。

指标五、骨折复位满意。

指标六、骨折愈合。

指标七、前臂、肘关节、腕关节功能恢复。

指标八、伤口愈合良好。

指标九、患肢肿胀消退及神经血管情况的评估及记录。

指标十、合理的术后康复治疗。

指标十一、内科原有疾病治疗。

指标十二、围手术期并发症治疗。

指标十三、住院期间为患者提供术前、术后健康教育与出院宣教。

指标十四、住院天数与住院总费用。

一、桡骨骨折编码

疾病名称及编码：桡骨干骨折（ICD-10：S52.300）

手术操作名称及编码：桡骨骨折切开复位内固定术（ICD-9-CM-3：79.3201）

二、临床路径检索方法

S52.3 伴 79.3201

三、国家医疗保障疾病诊断相关分组（CHS-DRG）

MDCI　肌肉、骨骼疾病及功能障碍

IS1　前臂、腕、手或足损伤

四、桡骨骨折临床路径标准住院流程

（一）适用对象

第一诊断为桡骨骨折，行桡骨骨折切开复位内固定术。

> **释义**
>
> ■ 适用对象编码参见桡骨骨折疾病编码。
>
> ■ 适用于单纯的桡骨干骨折，包括合并下尺桡关节脱位的盖氏骨折，如为桡骨头、桡骨颈、桡骨远端等类型的骨折，需要进入其他相应路径。

（二）诊断依据

1. 病史：外伤史。

2. 体检有明确体征：患侧前臂部肿胀、疼痛、活动受限。患侧桡骨畸形、反常活动及骨擦感。

3. 辅助检查：桡骨 X 线片显示桡骨骨折。

> **释义**
>
> ■ 本路径的制订主要参考国内权威参考书籍和诊疗指南。
>
> ■ 诊断依靠病史、体征及 X 线表现。通常患者存在明确的外伤史，可以是直接暴力或者间接暴力致伤。患者通常存在受伤部位的疼痛、肿胀及活动受限，查体可见明显的畸形、反常活动及骨擦感。X 线检查需要包含肘关节和腕关节的前臂全长。2 张平片标准的投照方法为：①肘关节正位、前臂侧位；②肘关节侧位、前臂正位。需要严密观察下尺桡及肱桡关节对合关系。

（三）进入路径标准

第一诊断必须符合桡骨骨折疾病编码

外伤引起的单纯桡骨骨折

除外开放性骨折

除外合并筋膜室综合征

除外病理性骨折

除外合并其他部位的骨折和损伤

除外合并其他正在治疗的疾病

需要进行手术治疗

> **释义**
>
> ■ 单纯的桡骨干骨折指桡骨干部由直接或间接暴力所导致的骨折，骨折端可以为横断、短斜行、螺旋形、多节段骨折和粉碎性骨折等，包括合并下尺桡关节脱位的盖氏骨折。应当除外桡骨头、桡骨颈、桡骨远端等类型的骨折。

（四）标准住院日 1~11 天

> **释义**
>
> ■ 简单的桡骨干骨折可作为急诊手术或者日间手术，采用臂丛神经阻滞的麻醉方式，最快术后当日即可出院。如骨折程度相对严重、肿胀明显的患者，通常在肿胀缓解后再行手术治疗。术后观察伤口情况，无特殊处理后即可出院。总住院时间不超过 11 天符合本路径要求。

（五）住院期间的检查项目

1. 必需的检查项目

（1）血常规、尿常规。

（2）肝功能、肾功能、电解质、血糖。

（3）凝血功能。

（4）感染性疾病筛查（乙型肝炎、丙型肝炎、梅毒、艾滋病等）。

（5）前臂正侧位 X 线片。

（6）X 线胸片、心电图。

2. 根据患者病情进行的检查项目

（1）双上肢血管 B 超。

（2）肺功能检查（≥60 岁或既往有心、肺部病史者）。

（3）肝、胆、脾、胰、肾 B 超。

（4）超声心动图、24 小时心电图。

（5）桡骨三维 CT。

释义

■ 血常规、尿常规、生化功能、凝血功能及感染性疾病筛查是最基本的常规检查，进入路径的患者均需完成。

■ X 线片为必需复查的项目，2 张平片标准的投照方法为：①肘关节正位、前臂侧位；②肘关节侧位、前臂正位。

■ 如患者患有血管方面疾患，应当行上肢血管 B 超。根据麻醉需要，年龄高于 60 岁的患者，建议行肺功能及超声心动、动态心电图等检查。肺功能检查如患者不配合，可行血气分析检查。如果骨折粉碎，可行 CT 明确骨折移位的方式及方向。

（六）治疗方案的选择

手术指征

1. 移位的桡骨骨折。

2. 合并尺桡关节脱位

3. 无手术禁忌证。

释义

■ 前臂的旋转功能十分重要，通常将尺桡骨的骨折按照关节内骨折原则处理，即尽量要求骨折的解剖复位。如果骨折粉碎、无明确复位标志，需要注意桡骨的生理性弧度，恢复骨折对线。如果复位不佳，不仅会导致骨折的畸形愈合，还将造成上下尺桡关节关系异常，严重影响功能。桡骨骨折复位固定后，需要在前臂各个旋转位置透视下尺桡关节，所有角度均无该关节脱位或半脱位。

（七）预防性抗菌药物选择与使用时机

抗菌药物：按照《抗菌药物临床应用指导原则（2015 年版）》（国卫办医发〔2015〕43 号）执行。

（八）手术日，住院第 1~7 天

1. 麻醉方式：臂丛麻醉。

2. 手术方式：桡骨骨折切开复位内固定术。

3. 手术内植物：接骨板或其他内固定物。

4. 输血：无。

> **释义**
>
> ■ 通过臂丛神经麻醉可以获得良好的麻醉效果。手术通常在止血带下操作。通过直接显露骨折端对其进行解剖复位，坚强内固定。对于成年人通常使用3.5mm系列LCP、LC-DCP或DCP进行固定。对于未成年人，还可以采用弹性髓内针的固定方式。

（九）术后恢复

1. 必需复查的检查项目：血常规、前臂正侧位片。

2. 必要时查凝血功能、肝功能、肾功能、电解质。

3. 术后处理

（1）抗菌药物：按照《抗菌药物临床应用指导原则（2015年版）》（国卫办医发〔2015〕43号）执行。

（2）术后镇痛：参照《骨科常见疼痛的处理专家建议》。

（3）术后康复：以主动锻炼为主，被动锻炼为辅。

> **释义**
>
> ■ 术后复查血常规是判断患者是否出现手术感染的重要检查。前臂正侧位片的拍照要求为：①肘关节正位、前臂侧位；②肘关节侧位、前臂正位。术后影像学评价骨折复位和固定的程度。
>
> ■ 凝血功能、肝功能、肾功能和电解质不作为桡骨干骨折患者的常规检查项目，如有相关的主诉，可以行上述检查。
>
> ■ 通常术后24小时以内的疼痛最为严重，病房医师可以根据患者疼痛评分和术中、术后麻醉镇痛方式选择术后镇痛的方式。
>
> ■ 对于患者恢复，功能锻炼与骨折的复位和固定同等重要。术后早期可以首先进行肢体的被动活动，待肿胀略消退或不再加重时进行主动活动。前臂的功能锻炼除了旋前及旋后功能以外，应当重视腕关节、肘关节以及肩关节的活动。在术后1个月内禁止患肢持重。

（十）出院标准

1. 体温正常，常规化验指标无明显异常。

2. 伤口愈合良好：引流片或引流管拔除，伤口无感染征象（或可在门诊处理的伤口情况）、无皮瓣坏死。

3. 术后X线片证实复位固定满意。

4. 没有需要住院处理的并发症和/或合并症。

> **释义**
>
> ■ 患者出院前应完成所有必需检查项目，且开始功能锻炼，观察临床症状是否减轻或消失，有无伤口感染征象或其他并发症。

（十一）变异及原因分析

1. 围手术期并发症：伤口感染、脱位、神经血管损伤等，造成住院日延长和费用增加。
2. 内科合并症：老年患者常合并内科疾病，如脑血管或心血管病、糖尿病、血栓等，骨折手术可能导致基础疾病加重而需要进一步治疗，从而延长治疗时间，并增加住院费用。
3. 植入材料的选择：由于骨折类型不同，使用不同的内固定材料，可能导致住院费用存在差异。

> **释义**
>
> ■ 按标准治疗方案如患者发生伤口感染、关节脱位、神经血管损伤等情况，需根据实际情况确定进一步治疗方案。如伤口出现发红，结合血常规、C反应蛋白及红细胞沉降率等检查判断感染深度，如为表浅的感染，可以行伤口换药，广谱抗菌药物静脉滴注等治疗。如感染深在，已经出现伤口异常渗出，需要留取分泌物行细菌培养及药敏检查，伤口可早期行清创术。关节脱位通常继发于骨折复位不良，如出现明确的关节脱位，应当早期行翻修术。神经血管损伤应当根据受累及的神经和血管所造成的不良后果的程度、其他组织代偿能力和预后效果确定是否需要进行手术干预。
>
> ■ 内科合并症较多的患者发生手术及麻醉并发症的风险显著提高，术前应当对高危患者进行系统性评估，包括内科系统疾病和骨折情况的综合考虑。由于前臂掌侧肌肉组织丰富，如果为高能量损伤，其软组织损伤同样严重，即使患肢肿胀术前已经消退，术后术区周围肿胀严重，造成相关并发症的风险仍然较高。
>
> ■ 治疗费用的差异主要因患者受伤情况、骨折类型不同所造成。

五、桡骨骨折临床路径给药方案

【用药选择】

1. 术前治疗基础疾病的药物应继续规律应用。
2. 术中抗菌药物应于术前30分钟滴注，骨关节感染以革兰阳性球菌为主，故首选第一、第二代头孢菌素类，若皮试阴性可选用头孢曲松。
3. 无血栓类疾病高危因素患者不建议常规术前、术后药物抗凝。
4. 消肿类药物首选口服，可配合静脉滴注，甘露醇不作为常规用药，如肿胀严重，需要在肾功能的监测下慎重使用。

【药学提示】

已知对磺胺类药物过敏患者禁用帕瑞昔布。

【注意事项】

术后应避免注射用非甾类镇痛药与口服非甾类镇痛药合用，以免增加胃肠道不良事件风险。

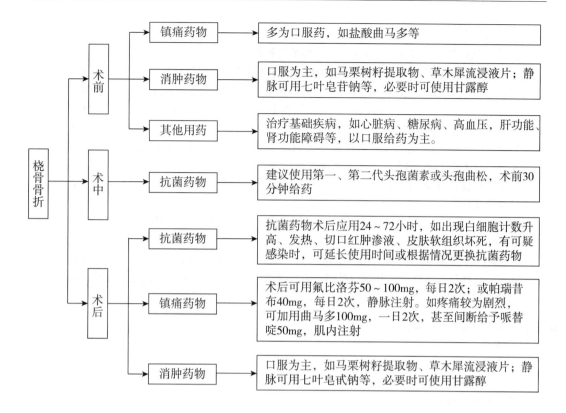

六、桡骨骨折患者护理规范

1. 术前护理规范

（1）患肢抬高、冰敷。

（2）严密观察患肢疼痛、感觉、运动、血运、肿胀（有无皮肤破损、水疱）等情况。

（3）必要时遵医嘱使用镇痛药、消肿药。

（4）指导患者饮食摄入充足水分及热量，遵医嘱指导饮食类型。

（5）指导患者进行患侧肢端及邻近正常关节的主动活动。

（6）对患肢的皮肤进行清洁护理。

（7）如为糖尿病或糖耐量异常患者，关注患者的血糖情况。

（8）术前健康教育。

2. 术后护理规范

（1）术后患者返回病房后，如意识清醒、无头晕恶心呕吐症状，可改为半坐位或坐位。

（2）患肢抬高。

（3）严密观察生命体征变化。

（4）术后患者意识清醒、无恶心呕吐症状，可少量饮用温水，2小时后进流质饮食，逐渐过度到术前饮食。

（5）密切观察切口敷料的渗血情况、引流管通畅与否、引流量及引流液性状。

（6）严密观察患肢疼痛、肿胀、感觉、运动、血运等情况。

（7）必要时遵医嘱使用镇痛药、消肿药。

（8）如为糖尿病或糖耐量异常患者，关注患者的血糖情况。

（9）术后健康教育。

七、桡骨骨折患者营养治疗规范

1. 营养风险筛查，NRS 评分＞3 分者，给予营养评估。

2. 充足的热量、蛋白质，适量脂肪。NRS 评分≤3 分者，能量供给标准以 25~30kcal/kg 为佳；营养不良者热量供给标准不低于 35kcal/kg。碳水化合物热量比不低于 50%；充足的蛋白质，不低于 1.2~1.5g/kg（标准体重），应以优质蛋白为主，不低于蛋白质总量的 1/3~1/2；脂肪热量比以 25%~30% 为宜，饱和脂肪酸、单不饱和脂肪酸、多不饱和脂肪酸之间比例以 1∶1∶1左右为宜，适当提高膳食 ω-3 脂肪酸的摄入，保证充足的维生素和矿物质。

3. 围手术期，根据不同治疗时期选择饮食形态，如流质饮食、半流质饮食、软食或普通饮食等。饮食宜清淡，以温、热、软为佳，忌食生冷、肥甘、厚腻食物，限制刺激性食物、饮品及调味品。

4. 如经口进食低于所需热量的 80% 及高热患者，应给予相应的肠内营养补充剂口服补充，必要时管饲肠内营养补充或肠外营养补充。

5. 如有糖代谢异常，应减少糖类的摄入量。如有糖尿病，应选择糖尿病饮食。如有高血压病，应选择低盐饮食。如有高脂血症，应选择低脂饮食。如合并其他代谢性疾病，应遵循专科医师建议调整饮食。

八、桡骨骨折患者健康宣教

1. 术前

（1）关注肢体肿胀情况。

（2）配合医护完成围手术期准备。

（3）合理饮食并控制血糖。

2. 术后

（1）出院后手术切口每 3~5 天换一次药，术后 2 周拆线。

（2）如切口持续有渗出物或出现切口红肿、体温异常等情况，及时门诊就诊。

（3）遵医嘱使用药物，如有内科合并症应专科就诊。

（4）术后 1 个月门诊复查。

（5）出院后即可进行患肢临近关节的功能练习，包括肩关节、肘关节、前臂、腕关节及手指。

（6）术后早期功能锻炼，注意早期避免持重，被动活动为主。可以至康复科随时调整功能锻炼方案。

（7）生活指导：采取合理的生活方式及饮食习惯，运动适宜，保证摄入充足的蛋白质、维生素及含钙食物。戒烟酒，避免咖啡因的摄入，少饮碳酸饮料。

九、推荐表单

（一）医师表单

桡骨骨折临床路径医师表单

适用对象：第一诊断为桡骨干骨折（ICD-10：S52.300）

行桡骨骨折切开复位内固定术（ICD-9-CM-3：79.3201）

患者姓名：	性别： 年龄： 门诊号：	住院号：
住院日期： 年 月 日	出院日期： 年 月 日	标准住院日：1~11天

时间	住院第1天	住院第2天	住院第3天
主要诊疗工作	□ 询问病史及体格检查 □ 上级医师查房 □ 初步的诊断和治疗方案 □ 完成住院志、首次病程记录、上级医师查房等病历书写 □ 完善术前检查 □ 患肢临时石膏固定	□ 上级医师查房 □ 继续完成术前化验检查 □ 完成必要的相关科室会诊	□ 上级医师查房，观察患肢皮肤软组织情况，术前评估和决定手术方案，完成各项术前准备 □ 完成上级医师查房记录等 □ 向患者和/或家属交代围手术期注意事项，并签署手术知情同意书、委托书（患者本人不能签字时）等 □ 麻醉医师查房，与患者和/或家属交代麻醉注意事项，并签署麻醉知情同意书
重点医嘱	**长期医嘱：** □ 骨科护理常规 □ 二级护理 □ 饮食 □ 患肢石膏外固定 □ 消肿治疗 **临时医嘱：** □ 血常规、尿常规；凝血功能；感染性疾病筛查；肝功能、肾功能+电解质+血糖；X线胸片、心电图 □ 前臂正侧位X线片 □ CT检查（视患者情况而定） □ 根据病情：双上肢血管超声、肺功能、超声心动图、血气分析	**长期医嘱：** □ 骨科护理常规 □ 二级护理 □ 饮食 □ 患肢石膏外固定 □ 消肿治疗 □ 既往内科基础疾病用药 **临时医嘱：** □ 根据会诊科室要求开检查和化验单 □ 镇痛等对症处理	**长期医嘱：** 同前日 **临时医嘱：** □ 术前医嘱：准备明日在臂丛麻醉/全身麻醉下行桡骨骨折切开复位内固定术 □ 术前禁食、禁水 □ 术前抗菌药物皮试 □ 其他特殊医嘱
病情变异记录	□ 无 □ 有，原因： 1. 2.	□ 无 □ 有，原因： 1. 2.	□ 无 □ 有，原因： 1. 2.
医师签名			

时间	住院第 4 天（手术日）		住院第 5 天（术后第 1 天）
	术前	术后	
主要诊疗工作	□ 检查标记 □ 术前核查	□ 术者完成手术记录 □ 完成术后病程记录 □ 上级医师查房 □ 麻醉医师查房 □ 观察有无术后并发症并做相应处理，尤其是筋膜室综合征	□ 上级医师查房 □ 完成常规病程记录 □ 观察伤口、引流量、生命体征情况 等并作出相应处理 □ 引流量＜50ml 可拔除引流管，伤口换药
重点医嘱	长期医嘱： □ 骨科护理常规 □ 二级护理 □ 禁食 临时医嘱： □ 围手术期抗菌药物	长期医嘱： □ 骨科护理常规 □ 一级护理 □ 饮食 □ 患肢抬高、制动 □ 留置引流管或者引流片 □ 其他特殊医嘱 临时医嘱： □ 今日在臂丛麻醉/全身麻醉下行桡骨骨折切开复位内固定术 □ 心电监测、吸氧 6 小时 □ 围手术期抗菌药物 □ 止吐、镇痛等对症处理 □ 伤口换药（必要时）	长期医嘱： □ 骨科护理常规 □ 一级护理 □ 饮食 □ 患肢抬高、制动 □ 留置引流管 □ 其他特殊医嘱 临时医嘱： □ 伤口换药 □ 镇痛等对症处理
病情变异记录	□ 无 □ 有，原因： 1. 2.	□ 无 □ 有，原因： 1. 2.	□ 无 □ 有，原因： 1. 2.
医师签名			

时间	住院第6天 （术后第2天）	住院第7天 （术后第3天）	住院第8天 （术后第4天）
主要诊疗工作	□ 上级医师查房 □ 住院医师完成病程记录 □ 拔除引流管，伤口换药 □ 指导患者功能锻炼	□ 上级医师查房 □ 完成病程记录 □ 伤口换药（必要时） □ 指导患者功能锻炼	□ 上级医师查房，进行手术及伤口评估，确定有无手术并发症和切口愈合不良情况，明确能否出院 □ 完成出院志、病案首页、出院诊断证明书等所有病历书写 □ 向患者交代出院后的康复锻炼及注意事项，如复诊的时间、地点，发生紧急情况时的处理等
重点医嘱	**长期医嘱：** □ 骨科护理常规 □ 一级护理 □ 饮食 □ 患肢功能锻炼 □ 其他特殊医嘱 **临时医嘱：** □ 复查前臂正侧位片 □ 伤口换药（必要时） □ 镇痛等对症处理	**长期医嘱：** 骨科护理常规 □ 二级护理 □ 饮食 □ 患肢功能锻炼 □ 其他特殊医嘱 **临时医嘱：** □ 复查血常规、尿常规、肝功能、肾功能、电解质（必要时） □ 伤口换药（必要时） □ 镇痛等对症处理	**出院医嘱：** □ 出院带药 □ 嘱＿＿日后拆线换药（根据伤口愈合情况，预约拆线时间） □ 1个月后门诊复查 □ 如有不适，随时来诊
病情变异记录	□ 无 □ 有，原因： 1. 2.	□ 无 □ 有，原因： 1. 2.	□ 无 □ 有，原因： 1. 2.
医师签名			

（二）护士表单

桡骨骨折临床路径护士表单

适用对象：第一诊断为桡骨干骨折（ICD-10：S52.300）
行桡骨骨折切开复位内固定术（ICD-9-CM-3：79.3201）

患者姓名：	性别： 年龄： 门诊号：	住院号：
住院日期： 年 月 日	出院日期： 年 月 日	标准住院日：1~11 天

时间	住院第 1 天	住院第 2 天	住院第 3 天
健康宣教	入院宣教： □ 介绍主管医师、护士 □ 介绍环境、设施 □ 介绍住院注意事项 □ 介绍探视和陪伴制度 □ 介绍贵重物品制度	□ 药物宣教 围手术期宣教： □ 宣教手术前准备及检查后注意事项 □ 告知手术后、检查后饮食 □ 告知患者在检查中配合医师 □ 主管护士与患者沟通，消除患者紧张情绪 □ 告知检查后可能出现的情况及应对方式	□ 药物宣教 围手术期宣教： □ 宣教手术前准备及检查后注意事项 □ 告知手术后检查后饮食 □ 告知患者在检查中配合医师 □ 主管护士与患者沟通，消除患者紧张情绪 □ 告知检查后可能出现的情况及应对方式
护理处置	□ 核对患者，佩戴腕带 □ 建立入院护理病历 □ 协助患者留取各种标本 □ 测量体重	□ 协助医师完成手术前的相关化验	□ 协助医师完成手术前的相关化验
基础护理	二级护理： □ 晨晚间护理 □ 排泄管理 □ 患者安全管理	二级护理： □ 晨晚间护理 □ 排泄管理 □ 患者安全管理	二级护理： □ 晨晚间护理 □ 排泄管理 □ 患者安全管理
专科护理	□ 观察患肢末梢血运、感觉 □ 护理查体 □ 病情观察 □ 肢体肿胀情况 □ 末梢血运 □ 手指感觉、活动情况 □ 需要时，填写跌倒及压疮防范表 □ 需要时，请家属陪伴 □ 确定饮食种类 □ 心理护理	□ 观察患肢末梢血运、感觉 □ 护理查体 □ 病情观察 □ 肢体肿胀情况 □ 末梢血运 □ 手指感觉、活动情况 □ 需要时，填写跌倒及压疮防范表 □ 需要时，请家属陪伴 □ 确定饮食种类 □ 心理护理	□ 观察患肢末梢血运、感觉 □ 护理查体 □ 病情观察 □ 肢体肿胀情况 □ 末梢血运 □ 手指感觉、活动情况 □ 需要时，填写跌倒及压疮防范表 □ 需要时，请家属陪伴 □ 确定饮食种类 □ 心理护理
重点医嘱	□ 详见医嘱执行单	□ 详见医嘱执行单	□ 详见医嘱执行单
病情变异记录	□ 无 □ 有，原因： 1. 2.	□ 无 □ 有，原因： 1. 2.	□ 无 □ 有，原因： 1. 2.
护士签名			

时间	术前	住院第 4 天 （手术日）	住院第 5 天 （术后第 1 天）
健康宣教	□ 药物宣教 **手术前宣教：** □ 宣教手术前准备及检查后注意事项 □ 告知手术后、检查后饮食 □ 告知患者在检查中配合医师 □ 主管护士与患者沟通，消除患者紧张情绪，告知检查后可能出现的情况及应对方式	**手术当日宣教：** □ 告知饮食、体位要求 □ 告知手术后需禁食、禁水要求 □ 给予患者及家属心理支持 □ 再次明确探视陪伴须知	**手术后宣教：** □ 术后患肢活动注意事项 □ 功能锻炼注意事项 □ 饮食指导
护理处置	□ 协助医师完成手术前的相关化验 □ 皮试 □ 备皮 □ 提醒患者禁食、禁水要求	□ 与手术室交接 □ 提醒患者术前排尿 □ 核对患者资料及带药 □ 接患者，核对患者及资料	□ 遵医嘱完成相关检查
基础护理	**二级护理：** □ 晨晚间护理 □ 排泄管理 □ 患者安全管理	**二级/一级护理：** □ 晨晚间护理 □ 患者安全管理	**一级护理：** □ 晨晚间护理 □ 排泄管理 □ 患者安全管理
专科护理	□ 观察患肢末梢血运、感觉 □ 护理查体 □ 病情观察 □ 肢体肿胀情况 □ 末梢血运 □ 手指感觉、活动情况 □ 需要时，填写跌倒及压疮防范表 □ 需要时，请家属陪伴 □ 确定饮食种类 □ 心理护理	□ 遵医嘱予补液 □ 病情观察 □ 观察患者伤口敷料是否存在渗血 □ 疼痛程度观察 □ 观察手指血运及感觉活动 □ 心理护理	□ 病情观察 □ 观察患者伤口敷料是否存在渗血 □ 疼痛程度观察 □ 观察手指血运及感觉活动 □ 术后心理与生活护理 □ 指导患者术后功能锻炼
重点医嘱	□ 详见医嘱执行单	□ 详见医嘱执行单	□ 详见医嘱执行单
病情变异记录	□ 无　□ 有，原因： 1. 2.	□ 无　□ 有，原因： 1. 2.	□ 无　□ 有，原因： 1. 2.
护士签名			

时间	住院第6天 （术后第2天）	住院第7天 （术后第3天）	住院第8天 （术后第4天）
健康宣教	**手术后宣教：** □ 术后患肢活动注意事项 □ 功能锻炼注意事项 □ 饮食指导	**手术后宣教：** □ 术后患肢活动注意事项 □ 功能锻炼注意事项 □ 饮食指导	**出院宣教：** □ 复查时间 □ 服药方法 □ 活动休息 □ 指导饮食 □ 指导办理出院手续
护理处置	□ 遵医嘱完成相关检查	□ 遵医嘱完成相关检查	□ 办理出院手续
基础护理	**一级护理：** □ 晨晚间护理 □ 排泄管理 □ 患者安全管理	**一级护理：** □ 晨晚间护理 □ 排泄管理 □ 患者安全管理	**二级护理：** □ 晨晚间护理 □ 患者安全管理
专科护理	□ 病情观察 □ 观察患者伤口敷料是否存在渗血 □ 疼痛程度观察 □ 观察手指血运及感觉活动 □ 术后心理与生活护理 □ 指导患者术后功能锻炼	□ 病情观察 □ 观察患者伤口敷料是否存在渗血 □ 疼痛程度观察 □ 观察手指血运及感觉活动 □ 术后心理与生活护理 □ 指导患者术后功能锻炼	□ 病情观察 □ 观察患者伤口敷料是否存在渗血 □ 疼痛程度观察 □ 观察手指血运及感觉活动 □ 术后心理与生活护理 □ 指导患者术后功能锻炼
重点医嘱	□ 详见医嘱执行单	□ 详见医嘱执行单	□ 详见医嘱执行单
病情变异记录	□ 无　□ 有，原因： 1. 2.	□ 无　□ 有，原因： 1. 2.	□ 无　□ 有，原因： 1. 2.
护士签名			

（三）患者表单

桡骨骨折临床路径患者表单

适用对象：第一诊断为桡骨干骨折（ICD-10：S52.300）
行桡骨骨折切开复位内固定术（ICD-9-CM-3：79.3201）

患者姓名：		性别：　　年龄：　　门诊号：		住院号：
住院日期：　　年　月　日		出院日期：　　年　月　日		标准住院日：1~11 天

时间	入院	术前	手术日
医患配合	□ 配合询问病史、收集资料，请务必详细告知既往史、用药史、过敏史 □ 配合进行体格检查 □ 有任何不适请告知医师	□ 配合完成手术前相关检查、化验，如采血、留尿、心电图、X 线胸片 □ 医师与患者及家属介绍病情及术前谈话签字	□ 配合完善相关检查、化验，如采血、留尿 □ 配合医师摆好手术体位
护患配合	□ 配合测量体温、脉搏、呼吸3 次，血压、体重 1 次 □ 配合完成入院护理评估（简单询问病史、过敏史、用药史） □ 接受入院宣教（环境介绍、病室规定、订餐制度、贵重物品保管等） □ 配合执行探视和陪伴制度 □ 有任何不适请告知护士	□ 配合测量体温、脉搏、呼吸3 次，询问大便次数 1 次 □ 接受手术前宣教 □ 接受饮食宣教 □ 接受药物宣教	□ 配合测量体温、脉搏、呼吸3 次，询问大便次数 1 次 □ 送手术室前，协助完成核对，带齐影像资料及用药 □ 返回病房后，配合接受生命体征的监测 □ 配合检查意识（全身麻醉者） □ 配合缓解疼痛 □ 接受手术后宣教 □ 接受饮食宣教 □ 接受药物宣教 □ 有任何不适请告知护士
饮食	□ 遵医嘱饮食	□ 遵医嘱饮食	□ 术前需按要求禁食、禁水 □ 手术后，根据麻醉方式及患者实际情况依照麻醉医师和病房护士的指导进食、进水
排泄	□ 正常排尿便	□ 正常排尿便	□ 正常排尿便
活动	□ 正常活动	□ 正常活动	□ 患肢暂时制动

时间	术后	出院日
医患 配合	□ 配合伤口换药 □ 配合完善术后影像学检查和抽血化验检查等 □ 配合功能锻炼	□ 接受出院前指导 □ 知道复查程序 □ 获取出院诊断书
护 患 配 合	□ 配合定时监测生命体征，每日询问大便情况 □ 配合检查手部感觉及运动 □ 接受输液、服药等治疗 □ 接受进食、进水、排便等生活护理 □ 配合活动，预防皮肤压力伤 □ 注意活动安全，避免坠床或跌倒 □ 配合执行探视及陪伴	□ 接受出院宣教 □ 办理出院手续 □ 获取出院带药 □ 知道服药方法、作用、注意事项 □ 知道复印病历程序
饮食	□ 遵医嘱饮食	□ 遵医嘱饮食
排泄	□ 正常排尿便	□ 正常排尿便
活动	□ 正常适度活动，患肢避免持重	□ 正常适度活动，患肢避免持重

附：原表单（2016 年版）

桡骨骨折临床路径表单

适用对象：第一诊断为桡骨骨折

行桡骨骨折切开复位内固定术

患者姓名：	性别：	年龄：	门诊号：	住院号：
住院日期：　　年　月　日	出院日期：　　年　月　日		标准住院日：1～11 天	

时间	住院第 1 天	住院第 2 天	住院第 3 天
主要诊疗工作	□ 询问病史及体格检查 □ 上级医师查房 □ 初步的诊断和治疗方案 □ 完成住院志、首次病程记录、上级医师查房等病历书写 □ 完善术前检查 □ 患肢临时石膏固定	□ 上级医师查房 □ 继续完成术前化验检查 □ 完成必要的相关科室会诊	□ 上级医师查房，观察患肢皮肤软组织情况，术前评估和决定手术方案，完成各项术前准备 □ 完成上级医师查房记录等 □ 向患者和/或家属交代围手术期注意事项，并签署手术知情同意书、委托书（患者本人不能签字时）等 □ 麻醉医师查房，与患者和/或家属交代麻醉注意事项，并签署麻醉知情同意书
重点医嘱	长期医嘱： □ 骨科护理常规 □ 二级护理 □ 饮食 □ 患肢石膏外固定 □ 消肿治疗（必要时） 临时医嘱： □ 血常规、尿常规；凝血功能；感染性疾病筛查；肝功能、肾功能+电解质+血糖；X 线胸片、心电图 □ 前臂正侧位 X 线片 □ CT 检查（视患者情况而定） □ 根据病情：双上肢血管超声、肺功能、超声心动图、血气分析	长期医嘱： □ 骨科护理常规 □ 二级护理 □ 饮食 □ 患肢石膏外固定 □ 消肿治疗（必要时） □ 既往内科基础疾病用药 临时医嘱： □ 根据会诊科室要求开检查和化验单 □ 镇痛等对症处理	长期医嘱： 同前日 临时医嘱： □ 术前医嘱：准备明日在臂丛麻醉/全身麻醉下行桡骨骨折切开复位内固定术 □ 术前禁食、禁水 □ 术前抗菌药物皮试 □ 其他特殊医嘱
主要护理工作	□ 入院宣教：介绍病房环境、设施和设备等 □ 入院护理评估 □ 观察患肢末梢血运、感觉	□ 观察患者病情变化 □ 心理和生活护理	□ 提醒患者术前禁食、禁水 □ 术前心理护理
病情变异记录	□ 无　□ 有，原因： 1. 2.	□ 无　□ 有，原因： 1. 2.	□ 无　□ 有，原因： 1. 2.
护士签名			
医师签名			

时间	住院第4天（手术日）		住院第5天
	（术前）	（术后）	（术后第1天）
主要诊疗工作	□ 检查标记 □ 术前核查	□ 术者完成手术记录 □ 完成术后病程记录 □ 上级医师查房 □ 麻醉医师查房 □ 观察有无术后并发症并作出相应处理，尤其是筋膜室综合征	□ 上级医师查房 □ 完成常规病程记录 □ 观察伤口、引流量、体温、生命体征情况等并作出相应处理
重点医嘱	**长期医嘱：** □ 骨科护理常规 □ 二级护理 □ 禁食 **临时医嘱：** □ 围手术期抗菌药物	**长期医嘱：** □ 骨科护理常规 □ 一级护理 □ 饮食 □ 患肢抬高、制动 □ 留置引流片 □ 其他特殊医嘱 **临时医嘱：** □ 今日在臂丛麻醉/全身麻醉下行桡骨骨折切开复位内固定术 □ 心电监测、吸氧6小时 □ 围手术期抗菌药物 □ 止吐、镇痛等对症处理 □ 伤口换药（必要时）	**长期医嘱：** □ 骨科护理常规 □ 一级护理 □ 饮食 □ 患肢抬高、制动 □ 留置引流管 □ 其他特殊医嘱 **临时医嘱：** □ 伤口换药 □ 镇痛等对症处理
主要护理工作	□ 提醒患者术前禁食、禁水 □ 术前心理护理	□ 观察患者病情并做好引流量等相关记录 □ 术后心理与生活护理 □ 指导患者术后功能锻炼	□ 观察患者病情变化 □ 术后心理与生活护理 □ 指导患者术后功能锻炼
病情变异记录	□ 无　□ 有，原因： 1. 2.	□ 无　□ 有，原因： 1. 2.	□ 无　□ 有，原因： 1. 2.
护士签名			
医师签名			

时间	住院第 6 天 （术后第 2 天）	住院第 7 天 （术后第 3 天）	住院第 8 天 （术后第 4 天）
主要诊疗工作	□ 上级医师查房 □ 住院医师完成病程记录 □ 拔除引流管，伤口换药 □ 指导患者功能锻炼	□ 上级医师查房 □ 完成病程记录 □ 伤口换药（必要时） □ 指导患者功能锻炼	□ 上级医师查房，进行手术及伤口评估，确定有无手术并发症和切口愈合不良情况，明确能否出院 □ 完成出院志、病案首页、出院诊断证明书等所有病历书写 □ 向患者交代出院后的康复锻炼及注意事项，如复诊的时间、地点，发生紧急情况时的处理等
重点医嘱	长期医嘱： □ 骨科护理常规 □ 一级护理 □ 饮食 □ 患肢功能锻炼 □ 其他特殊医嘱 临时医嘱： □ 复查前臂正侧位片 □ 伤口换药（必要时） □ 镇痛等对症处理	长期医嘱： □ 骨科护理常规 □ 二级护理 □ 饮食 □ 患肢功能锻炼 □ 其他特殊医嘱 临时医嘱： □ 复查血常规、尿常规、肝功能、肾功能、电解质（必要时） □ 伤口换药（必要时） □ 镇痛等对症处理	出院医嘱： □ 出院带药 □ 嘱___日后拆线换药（根据伤口愈合情况，预约拆线时间） □ 1 个月后门诊复查 □ 如有不适，随时来诊
主要护理工作	□ 观察患者病情变化 □ 术后心理与生活护理 □ 指导患者功能锻炼	□ 观察患者病情变化 □ 指导患者功能锻炼 □ 心理和生活护理	□ 指导患者办理出院手续 □ 出院宣教
病情变异记录	□ 无 □ 有，原因： 1. 2.	□ 无 □ 有，原因： 1. 2.	□ 无 □ 有，原因： 1. 2.
护士签名			
医师签名			

第九章
股骨颈骨折临床路径释义

【医疗质量控制指标】

指标一、实施手术前的评估与术前准备。

指标二、按照指南进行预防性抗菌药物以及抗凝药物的选择与应用时机。

指标三、术后消肿治疗。

指标四、术后康复治疗。

指标五、内科原有疾病治疗。

指标六、手术后并发症治疗。

指标七、为患者提供术后的健康教育。

指标八、切口 I/甲愈合。

指标九、住院 18 天内出院。

指标十、患者住院天数与住院费用。

一、股骨颈骨折编码

疾病名称及编码：闭合性股骨颈骨折（ICD-10：S72.00）

手术操作名称及编码：全髋关节置换术（ICD-9-CM-3：81.51）

部分关节置换术（ICD-9-CM-3：81.52）

二、临床路径检索方法

S72.00 伴（81.51 或 81.52）

三、国家医疗保障疾病诊断相关分组（CHS-DRG）

MDCI　肌肉、骨骼疾病及功能障碍

IR2　股骨颈骨折

IC2　髋、肩、膝、肘和踝关节置换术

四、股骨颈骨折临床路径标准住院流程

（一）适用对象

第一诊断为闭合性股骨颈骨折（ICD-10：S72.00），行全髋关节置换术（ICD-9-CM-3：81.51）、部分关节置换术（ICD-9-CM-3：81.52）。

> **释义**
>
> ■ 适用对象编码参见第一部分。
> ■ 本临床路径适用对象是第一诊断为股骨颈骨折、行髋关节置换术的患者。
> ■ 适用对象中不包括肿瘤等病因造成的病理性骨折、开放性骨折、包括有股骨颈骨折的多发损伤患者、儿童患者以及陈旧性骨折或骨折不愈合。
> ■ 本路径对象不包括选择内固定手术的股骨颈骨折。

（二）诊断依据

根据《临床诊疗指南·骨科分册》（中华医学会编著，人民卫生出版社，2009 年），《外科学（下册）》（8 年制和 7 年制临床医学专用教材，赵玉沛、陈孝平主编，人民卫生出版社，2015 年）。

1. 病史：外伤史。
2. 体检有明确体征：患侧髋关节肿胀、疼痛、活动受限、下肢短缩外旋畸形。
3. 辅助检查：髋关节 X 线片显示股骨颈骨折。

> **释义**
>
> ■ 股骨颈骨折多为关节囊内骨折，是老年常见损伤，尤以女性或骨质疏松者多见。根据临床表现和 X 线片可以确诊。对于 X 线片表现对骨折诊断证据力不够充足的可疑患者注意结合 CT 检查以明确或排除诊断。

（三）治疗方案的选择及依据

根据《临床诊疗指南·骨科分册》（中华医学会编著，人民卫生出版社，2009 年），《外科学（下册）》（8 年制和 7 年制临床医学专用教材，赵玉沛、陈孝平主编，人民卫生出版社，2015 年）。

1. 年龄 65 岁以上，骨折为 Garden Ⅲ型或Ⅳ型，行关节置换手术；年轻患者或骨折无移位或移位较轻微，临床采取闭合或切开复位内固定。
2. 无严重的合并症。
3. 术前生活质量及活动水平较好。
4. 术前生活质量及活动水平差，或相对高龄患者建议行半髋关节置换术。

> **释义**
>
> ■ 股骨颈骨折的治疗方案应根据患者年龄、体质、内科疾病、外伤持续时间、骨折移位程度、骨折具体类型以及手术医师经验与条件进行选择。选择内固定手术或是关节置换手术、半髋置换或是全髋置换并无绝对标准，应在符合原则的前提下进行个体化分析。年轻患者或骨折无移位或移位较轻微，临床采取闭合或切开复位内固定。
>
> ■ 65 岁以上的 Carden Ⅲ型、Ⅳ型的移位骨折或头下型骨折优先选择髋关节置换手术。
>
> ■ 预估寿命或活动量有限的患者可选择相对简单经济的半髋置换术。

（四）标准住院日 10~18 天

> **释义**
>
> ■ 术前准备0~5 天，术后恢复6~14 天。股骨颈骨折患者多为老龄，常有内科合并症，应在完成全身情况的评估、排除手术禁忌证后尽快实施手术治疗。术后需在医师指导下进行功能锻炼。

（五）进入路径标准

1. 第一诊断必须符合 ICD-10：S72.00 股骨颈骨折疾病编码。

2. 当患者同时具有其他疾病诊断，但在住院期间不需要特殊处理也不影响第一诊断的临床路径流程实施时，可以进入路径。

3. 单纯闭合性股骨颈骨折。

4. 除外病理性骨折。

> **释义**
>
> ■ 部分股骨颈骨折患者合并其他疾病，需要特殊处理，影响本路径实施，需要退出本路径，例如深静脉血栓、肺栓塞等。
>
> ■ 开放性骨折、病理性骨折等不属于本路径。

（六）术前准备 1~5 天

1. 必需的检查项目

（1）血常规、尿常规、大便常规。

（2）肝功能、肾功能、电解质、血糖、糖化血红蛋白。

（3）凝血功能。

（4）感染性疾病筛查（乙型肝炎、丙型肝炎、梅毒、艾滋病等）。

（5）双髋关节正位、患侧股骨中上段正侧位 X 线片，必要时 CT 扫描。

（6）X 线胸片、心电图。

2. 根据患者病情可选择

（1）必要时行下肢深静脉超声检查。

（2）超声心动图、血气分析和肺功能（高龄或既往有心、肺病史者）。

（3）有相关疾病者必要时请相关科室会诊。

> **释义**
>
> ■ 髋关节正位要求拍摄双髋骨盆正位片，拍摄范围需包括两侧髋关节，利于与健侧对比。
>
> ■ 根据中华医学会骨科学分会制订的《中国骨科大手术静脉血栓栓塞症预防指南》进行下肢深静脉血栓预防治疗。
>
> ■ 股骨颈骨折患者常为高龄，常合并多种内科疾病，术前可根据患者情况进行相关检查，并请相关科室会诊。

（七）选择用药

1. 抗菌药物：按照《抗菌药物临床应用指导原则（2015 年版）》（国卫办医发〔2015〕43 号）执行。

2. 预防静脉血栓栓塞症处理：参照《中国骨科大手术后静脉血栓栓塞症预防指南》[《中华骨科杂志》，2016，36（2）：65-71]。

3. 术后抗骨质疏松治疗：参照《骨质疏松骨折诊疗指南》[《中华骨科杂志》，2017，37，（1）：1-10]。

> **释义**
>
> ■ 股骨颈骨折为常见的骨质疏松骨折，除了按照以上指南进行预防感染和血栓的治疗以外，必须根据指南进行相应的围手术期抗骨质疏松治疗。术前抗骨质疏松的药物包括钙剂、维生素D以及抑制骨吸收、促进骨形成的药物，还可服用骨康胶囊等中成药增强骨质。
>
> ■ 术前深静脉血栓的药物预防包括：低分子肝素、依诺肝素、维生素K拮抗剂等。

（八）手术日为入院第1~6天

1. 麻醉方式：神经阻滞麻醉、椎管内麻醉或全身麻醉。
2. 手术方式：半髋或全髋髋关节置换术。
3. 手术内植物：人工髋关节假体、骨水泥。
4. 输血：视术中出血情况而定。

> **释义**
>
> ■ 应在完成患者完整评估后尽早进行手术。
>
> ■ 是否输血需要考虑患者的术前血红蛋白情况，以及手术预测出血量。

（九）术后住院恢复5~13天

1. 必需复查的检查项目：血常规、双髋关节正位及患侧股骨中上段正侧位X线片。
2. 必要时查凝血功能、肝功能、肾功能、电解质、双下肢深静脉彩超/CTPA。
3. 术后处理

（1）抗菌药物：按照《抗菌药物临床应用指导原则（2015年版）》（国卫办医发〔2015〕43号）执行。

（2）术后预防静脉血栓栓塞症处理：参照《中国骨科大手术后静脉血栓栓塞症预防指南》[《中华骨科杂志》，2016，36（2）：65-71]。

（3）术后抗骨质疏松治疗：参照《骨质疏松骨折诊疗指南》[《中华骨科杂志》，2017，37，（1）：1-10]。

（4）术后镇痛：参照《骨科常见疼痛的处理专家建议》（《中华骨科杂志》.2008年1月.28卷.1期）。

（5）术后康复：以主动锻炼为主，被动锻炼为辅。

> **释义**
>
> ■ 术后必需复查骨盆正位X线片检查关节假体位置。拍摄髋关节侧位过程中，由于体位问题容易出现髋关节脱位，建议仅拍摄骨盆正位，便于患侧与健侧对比假体高度。
>
> ■ 术后相关治疗请参照上述指南进行。
>
> ■ 术后深静脉血栓的药物预防包括：低分子肝素、依诺肝素、Xa因子抑制剂、维生素K拮抗剂等。

（十）出院标准

1. 体温正常，常规实验室检查指标无明显异常。
2. 伤口愈合良好：引流管拔除，伤口无感染征象（或可在门诊处理的伤口情况），无皮瓣坏死。
3. 术后 X 线片证实假体位置满意，置换侧髋关节稳定。
4. 没有需要住院处理的并发症和/或合并症。

> **释义**
>
> ■ 患者出院前应一般情况良好，关节假体符合相关标准，切口无异常情况，临床允许出院继续观察休养。如果发生相关并发症，可能会延长住院时间。

（十一）变异及原因分析

1. 围手术期并发症：深静脉血栓形成、伤口感染、骨折、脱位、神经血管损伤等造成住院日延长和费用增加。
2. 内科合并症：老年患者常合并其他内科疾病，如脑血管或心血管病、糖尿病、血栓等，骨折手术可能导致这些疾病加重而需要进一步治疗，从而延长治疗时间，并增加住院费用。
3. 人工髋关节假体的选择：由于患者病情不同，选择不同的关节假体类型，可能导致住院费用存在差异。

> **释义**
>
> ■ 按标准治疗方案如围手术期发生并发症，需要转入相应路径。根据病情选择不同的关节假体类型也会造成住院时间和费用的不同。
>
> ■ 医师认可的变异原因主要是指患者入选路径后，医师在检查及治疗过程中发现患者合并存在一些事前未预知的对本路径治疗可能产生影响的情况，需要终止执行路径或者是延长治疗时间、增加治疗费用。医师需在表单中明确说明。
>
> ■ 因患者方面的主观原因导致执行路径出现变异，也需要医师在表单中予以说明。

五、股骨颈骨折临床路径给药方案

【用药选择】

1. 术前治疗基础疾病的药物应继续规律应用。
2. 术中抗菌药物应于术前 30 分钟滴注，骨关节感染以革兰阳性球菌为主，故首选第一、第二代头孢菌素类，若皮试阴性可选用头孢曲松。
3. 无血栓类疾病高危因素患者不建议术后药物抗凝。高龄+下肢骨折，评分都不低，均属高危人群。

【药学提示】

已知对磺胺类药物过敏患者禁用帕瑞昔布。

【注意事项】

术后应避免注射用非甾类镇痛药与口服非甾类镇痛药合用，以免增加胃肠道不良事件风险。

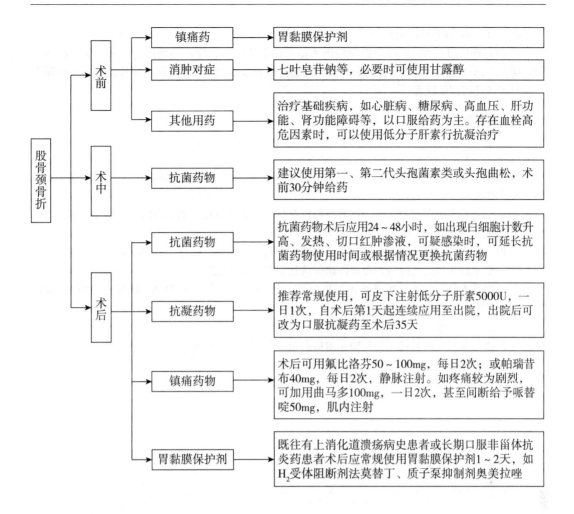

六、股骨颈骨折患者护理规范

1. 术前以及术后均需要密切注意观察患者足趾血运，感觉以及活动变化。

2. 抬高患肢，注意患者消肿情况，警惕下肢深静脉血栓的形成。

3. 使用骨牵引时，注意针道护理，注意牵引绳是否存在压迫肢体，注意牵引方向，牵引重量。

4. 术前术后进行患者健康宣教，根据医嘱监督以及指导患者功能锻炼，防止假体脱位。

七、股骨颈骨折患者营养治疗规范

1. 营养风险筛查，NRS 评分＞3 分者，给予营养评估。

2. 充足的热量、蛋白质，适量脂肪。NRS 评分≤3 分者，能量供给标准以 25~30kcal/kg 为佳；营养不良者热量供给标准不低于 35kcal/kg。碳水化合物热量比不低于 50%；充足的蛋白质，不低于 1.2~1.5g/kg（标准体重），应以优质蛋白为主，不低于蛋白质总量的 1/3~1/2；脂肪热量比以 25%~30% 为宜，饱和脂肪酸、单不饱和脂肪酸、多不饱和脂肪酸之间比例以 1:1:1左右为宜，适当提高膳食 ω-3 脂肪酸的摄入，保证充足的维生素和矿物质。

3. 围手术期，根据不同治疗时期选择饮食形态，如流质饮食、半流质饮食、软食或普通饮食等。饮食宜清淡，以温、热、软为佳，忌食生冷、肥甘、厚腻食物，限制刺激性食物、饮品及调味品。

4. 如经口进食低于所需热量的 80% 及高热患者，应给予相应的肠内营养补充剂口服补充，必要时管饲肠内营养补充或肠外营养补充。

5. 如有糖代谢异常，应减少糖类的摄入量。如有糖尿病，应选择糖尿病饮食。如有高血压病，应选择低盐饮食。如有高脂血症，应选择低脂饮食。如合并其他代谢性疾病，应遵循专科医师建议调整饮食。

八、股骨颈骨折患者健康宣教

1. 术前以及术后均需要抬高患肢，避免下垂，应以垫高使之高于心脏部位，术后 3~4 周后，若卧位时平放后不会出现肿胀，可以不垫高。

2. 活动足趾，出现足趾感觉异常、活动时疼痛明显加重或者被动活动足趾时剧烈疼痛，需要及时通知医护人员。

3. 术后每日至少两次至少 5 分钟的膝部以及踝部的非负重较大范围的活动，以免出现长时间活动受限后的膝关节以及踝关节的僵硬。

4. 根据术后伤口情况，主管医师会在出院时交代换药时间，嘱咐患者按时换药。

5. 一般术后 2 周以后拆线，必须面诊确认伤口愈合好才能拆线。

6. 根据手术情况，主管医师在出院时应明确患者何时开始康复训练，指导患者康复训练，或者指导患者前往康复医学科就诊。

7. 向患者交代术后并发症以及伤后后遗症。

8. 向患者交代根据其情况如何防止术后脱位，如何进行门诊复查。

9. 药物使用的注意事项。

九、推荐表单

(一) 医师表单

股骨颈骨折临床路径医师表单

适用对象：第一诊断为闭合性股骨颈骨折（ICD-10：S72.00）

行全髋关节置换术（ICD-9-CM-3：81.51），部分关节置换术（ICD-9-CM-3：81.52）

患者姓名：	性别： 年龄： 门诊号：	住院号：
住院日期： 年 月 日	出院日期： 年 月 日	标准住院日：10~18 天

时间	住院第 1 天	住院第 2 天	住院第 3~5 天（术前日）
主要诊疗工作	□ 询问病史及体格检 □ 上级医师查房 □ 初步诊断和治疗方案 □ 住院医师完成住院志、首次病程记录、上级医师查房等病历书写 □ 完善术前检查 □ 患肢皮牵引	□ 上级医师查房 □ 继续完成术前化验检查 □ 完成必要的相关科室会诊	□ 上级医师查房，术前评估 □ 决定手术方案 □ 完成上级医师查房记录等 □ 向患者和/或家属交代围手术期注意事项，并签署手术知情同意书、输血同意书、委托书（患者本人不能签字时）、自费用品协议书 □ 麻醉医师查房，并与患者和/或家属交代麻醉注意事项，签署麻醉知情同意书 □ 完成各项术前准备
重点医嘱	**长期医嘱：** □ 骨科护理常规 □ 饮食 □ 患肢皮牵引或穿"丁"字鞋 □ 术前抗凝 □ 术前抗骨质疏松治疗 □ 镇痛等对症处理 **临时医嘱：** □ 血常规、尿常规；凝血功能；肝功能、肾功能、电解质、血糖、血脂；感染性疾病筛查；X 线胸片、心电图 □ 髋关节正侧位 X 线片 □ 根据病情：双下肢血管超声、肺功能、超声心动图、血气分析	**长期医嘱：** □ 骨科护理常规 □ 饮食 □ 患肢皮牵引或穿"丁"字鞋 □ 术前抗凝 □ 术前抗骨质疏松治疗 □ 患者既往内科基础疾病用药 □ 镇痛等对症处理 **临时医嘱：** □ 根据会诊科室要求安排检查和化验单 □ 镇痛等对症处理	**长期医嘱：** 同前日 **临时医嘱：** □ 术前医嘱：准备明日在神经阻滞麻醉/椎管内麻醉/全身麻醉下行人工髋关节置换术 □ 术前禁食、禁水 □ 术前抗菌药物皮试 □ 术前留置导尿管 □ 术区备皮 □ 术前灌肠 □ 配血 □ 其他特殊医嘱
病情变异记录	□ 无 □ 有，原因： 1. 2.	□ 无 □ 有，原因： 1. 2.	□ 无 □ 有，原因： 1. 2.
医师签名			

时间	住院第1~6天 （手术日）	住院第2~7天 （术后第1天）	住院第3~8天 （术后第2天）
主要诊疗工作	□ 手术 □ 向患者和/或家属交代手术过程概况及术后注意事项 □ 术者完成手术记录 □ 完成术后病程记录 □ 上级医师查房 □ 麻醉医师查房 □ 观察有无术后并发症并作出相应处理	□ 上级医师查房 □ 完成常规病程记录 □ 观察伤口、引流量、生命体征情况等并作出相应处理	□ 上级医师查房 □ 完成病程记录 □ 拔除引流管，伤口换药 □ 指导患者功能锻炼
重点医嘱	长期医嘱： □ 骨科术后护理常规 □ 饮食 □ 患肢抬高 □ 留置引流管并记引流量 □ 抗菌药物 □ 术后抗凝 □ 抗骨质疏松治疗 □ 其他特殊医嘱 临时医嘱： □ 今日在神经阻滞麻醉/椎管内麻醉/全身麻醉下行人工髋关节置换术 □ 心电监测、吸氧（根据病情需要） □ 补液 □ 胃黏膜保护剂 □ 止吐、镇痛等对症处理 □ 急查血常规 □ 输血（根据病情需要）	长期医嘱： □ 骨科术后护理常规 □ 饮食 □ 患肢抬高 □ 留置引流管并记引流量 □ 抗菌药物 □ 术后抗凝 □ 抗骨质疏松治疗 □ 其他特殊医嘱 临时医嘱： □ 复查血常规 □ 输血和/或补晶体、胶体液（根据病情需要） □ 换药 □ 镇痛等对症处理	长期医嘱： □ 骨科术后护理常规 □ 饮食 □ 患肢抬高 □ 留置引流管并记引流量 □ 抗菌药物 □ 术后抗凝 □ 抗骨质疏松治疗 □ 其他特殊医嘱 临时医嘱： □ 复查血常规（必要时） □ 输血和/或补晶体、胶体液（必要时） □ 换药，拔引流管 □ 镇痛等对症处理
病情变异记录	□ 无　□ 有，原因： 1. 2.	□ 无　□ 有，原因： 1. 2.	□ 无　□ 有，原因： 1. 2.
医师签名			

时间	住院第 4~9 天 （术后第 3 天）	住院第 5~10 天 （术后第 4 天）	住院第 6~18 天 （术后第 5~13 天）
主要诊疗工作	□ 上级医师查房 □ 住院医师完成病程记录 □ 伤口换药（必要时） □ 指导患者功能锻炼	□ 上级医师查房 □ 住院医师完成病程记录 □ 伤口换药（必要时） □ 指导患者功能锻炼 □ 摄双侧髋关节正位片	□ 上级医师查房，进行手术及伤口评估，确定有无手术并发症和伤口愈合不良情况，明确能否出院 □ 完成出院志、病案首页、出院诊断证明书等所有病历资料 □ 向患者交代出院后的康复锻炼及注意事项，如复诊的时间、地点，发生紧急情况时的处理等
重点医嘱	**长期医嘱：** □ 骨科术后护理常规 □ 饮食 □ 抗菌药物 □ 术后抗凝 □ 其他特殊医嘱 □ 术后功能锻炼 **临时医嘱：** □ 复查血常规、尿常规、肝功能、肾功能、电解质（必要时） □ 补液（必要时） □ 伤口换药（必要时） □ 镇痛等对症处理	**长期医嘱：** □ 骨科术后护理常规 □ 饮食 □ 抗菌药物：如体温正常，伤口情况良好，无明显红肿时可以停止抗菌药物治疗 □ 术后抗凝 □ 其他特殊医嘱 □ 术后功能锻炼 **临时医嘱：** □ 复查血常规、尿常规、肝功能、肾功能、电解质（必要时） □ 补液（必要时） □ 伤口换药（必要时） □ 镇痛等对症处理	**出院医嘱：** □ 出院带药 □ 嘱＿＿日后拆线换药（根据伤口愈合情况，预约拆线时间） □ 1 个月后门诊复查 □ 如有不适，随时来诊
病情变异记录	□ 无 □ 有，原因： 1. 2.	□ 无 □ 有，原因： 1. 2.	□ 无 □ 有，原因： 1. 2.
医师签名			

（二）护士表单

股骨颈骨折临床路径护士表单

适用对象：第一诊断为闭合性股骨颈骨折（ICD-10：S72.00）

行全髋关节置换术（ICD-9-CM-3：81.51），部分关节置换术（ICD-9-CM-3：81.52）

患者姓名：	性别： 年龄：	住院号：
住院日期： 年 月 日	出院日期： 年 月 日	标准住院日：10~14 天

时间	住院第 1 天	住院第 2~3 天	住院第 1~6 天（手术日）
健康宣教	入院宣教： □ 介绍主管医师、护士 □ 介绍病室环境、设施 □ 介绍规章制度及注意事项	术前宣教： □ 宣教疾病知识、术前准备及手术过程 □ 指导术前保持良好睡眠 □ 告知准备物品 □ 告知术后饮食、活动及探视注意事项 □ 告知术后可能出现的情况及应对方式 □ 告知家属等候区位置	术后当日宣教： □ 告知监护设备、管路功能及注意事项 □ 告知饮食、体位要求 □ 告知术后可能出现的情况及应对方式 □ 再次明确探视陪伴须知
护理处置	□ 核对患者，佩戴腕带 □ 建立入院病历 □ 评估患者并书写护理评估单 □ 卫生处置：剪指（趾）甲、沐浴，更换病号服	□ 协助医师完成术前检查化验 术前准备： □ 配血 □ 抗菌药物皮试 □ 备皮 □ 药物灌肠 □ 禁食、禁水	□ 术前监测生命体征 送手术： □ 摘除患者各种活动物品 □ 核对患者资料及带药 □ 填写手术交接单，签字确认 接手术： □ 核对患者及资料，签字确认
基础护理	二级/一级护理： □ 晨晚间护理 □ 患者安全管理	二级/一级护理： □ 晨晚间护理 □ 患者安全管理	特级护理： □ 晨晚间护理 □ 卧位护理：协助翻身、床上移动、预防压疮、保持功能体位 □ 排泄护理 □ 患者安全管理
专科护理	□ 护理查体 □ 需要时填跌倒及压疮防范表 □ 遵医嘱指导康复锻炼 □ 训练床上排尿便、深呼吸、咳嗽、助行器的使用、翻身 □ 遵医嘱通知化验检查 □ 给予患者及家属心理支持 □ 需要时请家属陪伴	□ 遵医嘱完成相关检查 □ 遵医嘱指导康复锻炼 □ 训练床上排尿便、深呼吸、咳嗽、助行器的使用、翻身 □ 给予患者及家属心理支持	□ 病情观察，写特护记录：日间每 2 小时、夜间每 4 小时评估生命体征、意识、肢体感觉活动及血液循环、皮肤、伤口敷料、引流情况、出入量，如有病情变化随时记录 □ 遵医嘱予抗感染治疗 □ 遵医嘱指导康复锻炼 □ 给予患者及家属心理支持

续　表

时间	住院第 1 天	住院第 2~3 天	住院第 1~6 天 （手术日）
重点 医嘱	□ 详见医嘱执行单	□ 详见医嘱执行单	□ 详见医嘱执行单
病情 变异 记录	□ 无　□ 有，原因： 1. 2.	□ 无　□ 有，原因： 1. 2.	□ 无　□ 有，原因： 1. 2.
护士 签名			

时间	住院第 2~10 天 （术后第 1~4 天）	住院第 6~18 天 （术后第 5~14 天）
健康宣教	**术后宣教：** □ 复查患者对术前宣教内容的掌握程度 □ 饮食、活动、安全指导 □ 药物作用及频率 □ 疾病恢复期注意事项 □ 拔尿管后注意事项	**出院宣教：** □ 复查时间 □ 服药方法 □ 活动休息 □ 指导饮食 □ 指导办理出院手续
护理处置	□ 遵医嘱完成相关检查 □ 夹闭尿管，锻炼膀胱功能	□ 办理出院手续 □ 书写出院小结
基础护理	**一级/二级护理：** □ 晨晚间护理 □ 协助进食、禁水 □ 协助翻身、床上移动、预防压疮 □ 医嘱可下地时，协助或指导床旁活动 □ 排泄护理 □ 患者安全管理	**二级护理：** □ 晨晚间护理 □ 协助或指导进食、进水 □ 协助或指导床旁活动 □ 患者安全管理
专科护理	□ 病情观察，写护理记录 □ 评估生命体征、意识、肢体感觉活动及血液循环、皮肤情况、伤口敷料、伤口引流情况、尿管情况 □ 遵医嘱抗感染治疗 □ 遵医嘱防深静脉血栓治疗 □ 遵医嘱指导康复锻炼 □ 需要时，联系主管医师给予相关治疗及用药 □ 给予患者及家属心理支持	□ 病情观察 □ 评估生命体征、意识、肢体感觉活动及血液循环情况 □ 遵医嘱防深静脉血栓治疗 □ 遵医嘱指导出院后康复锻炼 □ 给予患者及家属心理支持
重点医嘱	□ 详见医嘱执行单	□ 详见医嘱执行单
病情变异记录	□ 无　□ 有，原因： 1. 2.	□ 无　□ 有，原因： 1. 2.
护士签名		

（三）患者表单

股骨颈骨折临床路径患者表单

适用对象：第一诊断为闭合性股骨颈骨折（ICD-10：S72.00）

行全髋关节置换术（ICD-9-CM-3：81.51），部分关节置换术（ICD-9-CM-3：81.52）

患者姓名：	性别： 年龄：	住院号：
住院日期： 年 月 日	出院日期： 年 月 日	标准住院日：10~14 天

时间	入院	手术前	手术日
医患配合	□ 配合询问病史、收集资料，请务必详细告知既往史、用药史、过敏史 □ 如服用抗凝剂，请明确告知 □ 配合进行体格检查 □ 有任何不适请告知医师	□ 配合完善术前相关检查、化验，如采血、留尿、心电图、B超、X线胸片等 □ 医师与患者及家属介绍病情及手术谈话、术前签字 □ 麻醉师与患者进行术前访视	□ 如病情需要，配合术后转入监护病房 □ 配合评估手术效果 □ 配合检查意识、肢体活动 □ 有任何不适请告知医师
护患配合	□ 配合测量体温、脉搏、呼吸、血压、体重1次 □ 配合完成入院护理评估（简单询问病史、过敏史、用药史） □ 接受入院宣教（环境介绍、病室规定、订餐制度、贵重物品保管等，遵守医院的相关规定及家属探视制度） □ 配合术前康复锻炼 □ 配合练习床上排尿便、深呼吸、咳嗽、助行器的使用、翻身 □ 有任何不适请告知护士	□ 接受术前宣教 □ 接受配血，以备术中需要时用 □ 接受备皮 □ 接受药物灌肠 □ 配合禁食、禁水 □ 需要时配合进行抗菌药物皮试 □ 沐浴 □ 准备好必要用物，吸水管、尿壶、便盆、尿垫、纸巾等 □ 取下义齿、饰品等，贵重物品交家属保管 □ 配合康复锻炼 □ 术前保持良好睡眠	□ 清晨配合测量体温、脉搏、呼吸，遵医嘱测血压 □ 送手术室前，协助完成核对，脱去衣物，上手术车 □ 返回病房后，协助完成核对，配合过病床 □ 配合检查意识、肢体感觉活动及血液循环，询问出入量 □ 配合术后吸氧、监护仪监测、输液、尿管排尿（无尿管者自行排尿）、患肢可能有引流 □ 遵医嘱采取正确体位 □ 遵医嘱康复锻炼 □ 配合缓解疼痛 □ 有任何不适请告知护士
饮食	□ 普通饮食或遵医嘱糖尿病膳食等	□ 术前12小时禁食、禁水	□ 局部麻醉或区域阻滞麻醉，在不恶心呕吐的情况下不影响进食水 □ 连硬外麻醉术后6小时少量进水，排气后可进流质饮食，逐渐过度为普通饮食 □ 全身麻醉排气后可饮水，流质饮食逐渐过度为普通饮食
排泄	□ 正常排尿便	□ 正常排尿便	□ 保留尿管或自行排尿
活动	□ 健肢自主活动 □ 患肢遵医嘱完成康复锻炼 □ 注意安全	□ 健肢自主活动 □ 患肢遵医嘱完成康复锻炼 □ 注意安全	□ 卧床休息，保护管路 □ 健肢自主活动，患肢遵医嘱完成康复锻炼 □ 注意安全

时间	手术后	出院日
医患配合	□ 配合检查肢体感觉活动及血液循环 □ 需要时，配合伤口换药 □ 配合拔除引流管、尿管 □ 配合伤口拆线 □ 配合康复锻炼	□ 接受出院前指导 □ 知道复查程序 □ 获取出院诊断书
护患配合	□ 配合定时监测生命体征，每日询问排便次数 □ 配合检查意识、肢体感觉活动及血液循环 □ 遵医嘱配合监测出入量 □ 配合康复锻炼 □ 配合防深静脉血栓治疗 □ 接受输液、服药等治疗 □ 配合夹闭尿管，锻炼膀胱功能 □ 接受进食、进水、排便等生活护理 □ 配合活动，预防皮肤压力伤 □ 注意活动安全，避免坠床或跌倒 □ 配合执行探视及陪伴制度	□ 接受出院宣教 □ 办理出院手续 □ 获取出院带药 □ 知道服药方法、作用、注意事项 □ 知道照顾伤口方法 □ 知道康复锻炼方法 □ 知道复印病历方法
饮食	□ 根据医嘱，由流质饮食逐渐过度到普通饮食或糖尿病膳食等	□ 根据医嘱，普通饮食或糖尿病膳食等
排泄	□ 保留尿管或正常排尿便 □ 防治便秘	□ 正常排尿便 □ 防治便秘
活动	□ 根据医嘱，头高位-半坐位-床边或下床活动 □ 注意保护管路，勿牵拉、脱出、打折等 □ 功能锻炼原则：循序渐进、持之以恒 □ 注意动作禁忌	□ 遵医嘱适度活动，避免疲劳 □ 功能锻炼原则：循序渐进、持之以恒 □ 注意动作禁忌

附：原表单（2019 年版）

股骨颈骨折临床路径表单

适用对象：第一诊断为股骨颈骨折（ICD-10：S72.00）

行全髋关节置换术（ICD-9-CM-3：81.51）、部分关节置换术（ICD-9-CM-3：81.52）

患者姓名：		性别：	年龄：	门诊号：	住院号：
住院日期：	年 月 日	出院日期：	年 月 日		标准住院日：10~18 天

时间	住院第 1 天	住院第 2 天	住院第 3~5 天（术前日）
主要诊疗工作	□ 询问病史及体格检查 □ 上级医师查房 □ 初步诊断和治疗方案 □ 住院医师完成住院志、首次病程记录、上级医师查房等病历书写 □ 完善术前检查 □ 患肢皮牵引	□ 上级医师查房 □ 继续完成术前实验室检查 □ 完成必要的相关科室会诊	□ 上级医师查房，术前评估 □ 决定手术方案 □ 完成上级医师查房记录等 □ 向患者和/或家属交代围手术期注意事项，并签署手术知情同意书、输血同意书、委托书（患者本人不能签字时）、自费用品协议书 □ 麻醉医师查房，并与患者和/或家属交代麻醉注意事项，签署麻醉知情同意书 □ 完成各项术前准备
重点医嘱	**长期医嘱：** □ 骨科护理常规 □ 饮食 □ 患肢皮牵引或穿"丁"字鞋 □ 术前抗凝 □ 术前抗骨质疏松治疗 □ 镇痛等对症处理 **临时医嘱：** □ 血常规、尿常规；凝血功能；肝功能、肾功能、电解质、血糖、血脂；感染性疾病筛查；X 线胸片、心电图 □ 髋关节正侧位 X 线片 □ 根据病情：双下肢血管超声、肺功能、超声心动图、血气分析	**长期医嘱：** □ 骨科护理常规 □ 饮食 □ 患肢皮牵引或穿"丁"字鞋 □ 术前抗凝 □ 术前抗骨质疏松治疗 □ 患者既往内科基础疾病用药 □ 镇痛等对症处理 **临时医嘱：** □ 根据会诊科室要求安排检查单 □ 镇痛等对症处理	**长期医嘱：** 同前日 **临时医嘱：** □ 术前医嘱：准备明日在神经阻滞麻醉/椎管内麻醉/全身麻醉下行人工髋关节置换术 □ 术前禁食、禁水 □ 术前抗菌药物皮试 □ 术前留置导尿管 □ 术区备皮 □ 术前灌肠 □ 配血 □ 其他特殊医嘱

续　表

时间	住院第 1 天	住院第 2 天	住院第 3~5 天 （术前日）
主要 护理 工作	□ 入院宣教 □ 介绍病房环境、设施设备 □ 入院护理评估 □ 防止皮肤压疮护理	□ 观察患者病情变化 □ 防止皮肤压疮护理 □ 心理和生活护理	□ 做好备皮等术前准备 □ 提醒患者术前禁食、禁水 □ 术前心理护理
病情 变异 记录	□ 无　□ 有，原因： 1. 2.	□ 无　□ 有，原因： 1. 2.	□ 无　□ 有，原因： 1. 2.
护士 签名			
医师 签名			

时间	住院第 1~6 天 （手术日）	住院第 2~7 天 （术后第 1 天）	住院第 3~8 天 （术后第 2 天）
主要诊疗工作	□ 手术 □ 向患者和/或家属交代手术过程概况及术后注意事项 □ 术者完成手术记录 □ 完成术后病程记录 □ 上级医师查房 □ 麻醉医师查房 □ 观察有无术后并发症并作出相应处理	□ 上级医师查房 □ 完成常规病程记录 □ 观察伤口、引流量、生命体征情况等并作出相应处理	□ 上级医师查房 □ 完成病程记录 □ 拔除引流管，伤口换药 □ 指导患者功能锻炼
重点医嘱	长期医嘱： □ 骨科术后护理常规 □ 饮食 □ 患肢抬高 □ 留置引流管并记引流量 □ 抗菌药物 □ 术后抗凝 □ 抗骨质疏松治疗 □ 其他特殊医嘱 临时医嘱： □ 今日在神经阻滞麻醉/椎管内麻醉/全身麻醉下行人工髋关节置换术 □ 心电监测、吸氧（根据病情需要） □ 补液 □ 胃黏膜保护剂 □ 止吐、镇痛等对症处理 □ 急查血常规 □ 输血（根据病情需要）	长期医嘱： □ 骨科术后护理常规 □ 饮食 □ 患肢抬高 □ 留置引流管并记引流量 □ 抗菌药物 □ 术后抗凝 □ 抗骨质疏松治疗 □ 其他特殊医嘱 临时医嘱： □ 复查血常规 □ 输血和/或补晶体、胶体液（根据病情需要） □ 换药 □ 镇痛等对症处理	长期医嘱： □ 骨科术后护理常规 □ 饮食 □ 患肢抬高 □ 留置引流管并记引流量 □ 抗菌药物 □ 术后抗凝 □ 抗骨质疏松治疗 □ 其他特殊医嘱 临时医嘱： □ 复查血常规（必要时） □ 输血和/或补晶体、胶体液（必要时） □ 换药，拔引流管 □ 镇痛等对症处理
主要护理工作	□ 观察患者病情变化并及时报告医师 □ 术后心理与生活护理 □ 指导患者术后功能锻炼	□ 观察患者病情并做好引流量等相关记录 □ 术后心理与生活护理 □ 指导患者术后功能锻炼	□ 观察患者病情变化 □ 术后心理与生活护理 □ 指导患者术后功能锻炼
病情变异记录	□ 无 □ 有，原因： 1. 2.	□ 无 □ 有，原因： 1. 2.	□ 无 □ 有，原因： 1. 2.
护士签名			
医师签名			

时间	住院第 4~9 天 （术后第 3 天）	住院第 5~10 天 （术后第 4 天）	住院第 6~18 天 （术后第 5~13 天）
主要诊疗工作	□ 上级医师查房 □ 住院医师完成病程记录 □ 伤口换药（必要时） □ 指导患者功能锻炼	□ 上级医师查房 □ 住院医师完成病程记录 □ 伤口换药（必要时） □ 指导患者功能锻炼 □ 摄双侧髋关节正位片	□ 上级医师查房，进行手术及伤口评估，确定有无手术并发症和伤口愈合不良情况，明确能否出院 □ 完成出院志、病案首页、出院诊断证明书等所有病历资料 □ 向患者交代出院后的康复锻炼及注意事项，如复诊的时间、地点，发生紧急情况时的处理等
重点医嘱	长期医嘱： □ 骨科术后护理常规 □ 饮食 □ 抗菌药物 □ 术后抗凝 □ 其他特殊医嘱 □ 术后功能锻炼 临时医嘱： □ 复查血常规、尿常规、肝功能、肾功能、电解质（必要时） □ 补液（必要时） □ 伤口换药（必要时） □ 镇痛等对症处理	长期医嘱： □ 骨科术后护理常规 □ 饮食 □ 抗菌药物（如体温正常，伤口情况良好，无明显红肿时可以停止抗菌药物治疗） □ 术后抗凝 □ 其他特殊医嘱 □ 术后功能锻炼 临时医嘱： □ 复查血常规、尿常规、肝功能、肾功能、电解质（必要时） □ 补液（必要时） □ 伤口换药（必要时） □ 镇痛等对症处理	出院医嘱： □ 出院带药 □ 嘱____天后拆线换药（根据伤口愈合情况，预约拆线时间） □ 1 个月后门诊复查 □ 如有不适，随时来诊
主要护理工作	□ 观察患者病情变化 □ 术后心理与生活护理 □ 指导患者功能锻炼	□ 观察患者病情变化 □ 指导患者功能锻炼 □ 术后心理和生活护理	□ 指导患者办理出院手续 □ 出院宣教
病情变异记录	□ 无　□ 有，原因： 1. 2.	□ 无　□ 有，原因： 1. 2.	□ 无　□ 有，原因： 1. 2.
护士签名			
医师签名			

第十章

股骨髁骨折临床路径释义

【医疗质量控制指标】

指标一、实施手术前的评估与术前准备。

指标二、预防性抗菌药物以及抗凝药物的选择与应用时机。

指标三、术后消肿治疗，预防骨筋膜室综合征出现。

指标四、术后康复治疗。

指标五、内科原有疾病治疗。

指标六、手术后并发症治疗。

指标七、为患者提供术后的健康教育。

指标八、切口Ⅰ/甲愈合。

指标九、住院 16 天内出院。

指标十、患者住院天数与住院费用。

一、股骨髁骨折编码

疾病名称及编码：股骨髁闭合性骨折（ICD-10：S72.401）

手术操作名称及编码：股骨髁骨折内固定术（ICD-9-CM-3：78.55/79.35/79.15）

二、临床路径检索方法

S72.401 伴（78.55/79.35/79.15）并且年龄＞16 岁

三、国家医疗保障疾病诊断相关分组（CHS-DRG）

MDCI　肌肉、骨骼疾病及功能障碍

IR3　股骨干及远端骨折

四、股骨髁骨折临床路径标准住院流程

（一）适用对象

第一诊断为闭合性股骨髁骨折（ICD-10：S72.401），行股骨髁骨折内固定术（ICD-9-CM-3：78.55/79.35/79.15）。

> 释义
>
> ■ 本临床路径适用对象是第一诊断为闭合性股骨髁骨折的患者。
>
> ■ 适用对象中不包括肿瘤等病因造成的病理性骨折，以及有股骨髁骨折的多发损伤患者、儿童患者、陈旧性骨折或骨折不愈合、开放性骨折。

（二）诊断依据

《外科学（下册）》（8 年制和 7 年制临床医学专用教材，赵玉沛、陈孝平主编，人民卫生出版社，2015 年）。

1. 病史：外伤史。
2. 体格检查：患肢肿胀、疼痛、活动受限、畸形、反常活动。
3. 辅助检查：X 线检查发现股骨髁骨折。

> **释义**
>
> ■ 注意是否存在血管损伤，尤其是侧位上远侧骨折端向后方移位明显的。
> ■ 股骨髁骨折的临床表现无特殊，正确的诊断与分类需依靠股骨（含膝关节）正侧位 X 线片。必要时行 CT 检查。

(三) 选择治疗方案的依据

《外科学（下册）》（8 年制和 7 年制临床医学专用教材，赵玉沛、陈孝平主编，人民卫生出版社，2015 年）。
1. 年龄在 14 岁以上。
2. 伤前生活质量及活动水平。
3. 全身状况允许手术。
4. 首选钢板螺钉内固定，也可根据具体情况选择其他治疗方式。

> **释义**
>
> ■ 股骨髁骨折涉及关节面，可为部分或完全关节内骨折，要求解剖复位，关节面移位大者建议手术治疗，早期活动，以期获得更好的功能恢复。

(四) 标准住院日 ≤16 天

> **释义**
>
> ■ 股骨髁骨折常造成明显肿胀，严重肿胀者需要等待肿胀消退后方可进行手术。必要时术前可用石膏固定或者牵引制动。

(五) 进入路径标准

1. 第一诊断必须符合 ICD-10：S72.401 股骨髁骨折疾病编码。
2. 外伤引起的单纯性、新鲜股骨髁骨折。
3. 除外病理性骨折。
4. 除外合并其他部位的骨折和损伤。
5. 当患者合并其他疾病，但住院期间不需要特殊处理也不影响第一诊断的临床路径流程实施时，可以进入路径。

> **释义**
>
> ■ 本路径不适用于合并其他骨折的多发损伤患者，开放性骨折也需退出本路径。
> ■ 合并疾病的院内会诊以及常规处理不影响临床路径流程。

（六）术前准备（术前评估）0~7 天

1. 必需的检查项目

（1）血常规、血型、尿常规+镜检。

（2）检查电解质、肝功能、肾功能、凝血功能、感染性疾病（乙型肝炎、丙型肝炎、梅毒、艾滋病）。

（3）胸部 X 线平片、心电图。

（4）骨科 X 线检查。

2. 根据患者病情可选择的检查项目：CT 检查、肌电图、血气分析、肺功能检查、超声心动图等。

> **释义**
>
> ■ 除术前必需完成的检查项目之外，部分患者需要进行 CT 检查进一步了解骨折移位累及关节面的情况，老年、既往有心肺疾病等内科基础疾病或血栓性疾病病史患者需要针对性选择进行血气分析、肺功能检查、超声心动图、24 小时动态心电图、动态血压检测、双下肢深静脉彩色超声等检查。
>
> ■ 术前等待超过 72 小时者，应检查 D-二聚体并行下肢深静脉彩超以发现高凝状态和可能发生的深静脉血栓形成。
>
> ■ 术前检查结果需要者可以安排进一步检查项目，如果住院期间需要特殊处理，可以出本路径。

（七）预防性抗菌药物选择与使用时机

1. 按照《抗菌药物临床应用指导原则（2015 年版）》（国卫办医发〔2015〕43 号）执行，并根据患者的病情决定抗菌药物的选择与使用时间。建议使用第一、第二代头孢菌素类，头孢曲松。

2. 术前 30 分钟预防性用抗菌药物；手术超过 3 小时加用 1 次抗菌药物。

> **释义**
>
> ■ 骨与关节手术感染多为革兰阳性球菌，故首选第一、第二代头孢菌素作为预防用药，不需联合用药。
>
> ■ 抗菌药物应在术前 30 分钟、上止血带之前输注完毕，使手术切开和暴露时局部组织中的药物浓度足以杀灭细菌。术中出血过多、手术时间长可以加用抗菌药物。

（八）手术日为入院第 1~7 天

1. 麻醉方式：椎管内麻醉和/或全身麻醉。

2. 手术方式：股骨髁骨折内固定术。

3. 手术内固定物：钢板螺钉或带锁髓内钉（开放骨折可考虑选择外固定架）。

4. 术中用药：麻醉用药、抗菌药物。

5. 输血：视术中具体情况而定。

> **释义**
>
> ■ 应根据患者具体情况选择麻醉方式，尽可能选择全身影响小的麻醉方式。
>
> ■ 应根据骨折情况选择手术方式及内植物，最常用选的是拉力螺钉，或者拉力螺钉与钢板螺钉，干骺端粉碎骨折者也可考虑使用锁定钢板（LISS）。在软组织情况很差、使用内固定风险很高的时候，可以使用外固定架，情况稳定后根据具体情况确定是否改做内固定。若使用外固定支架作为最终治疗，则尽量不跨关节固定。一般情况下无需输血，特殊情况例外，必要时亦可输血。

（九）术后住院恢复 6~9 天

1. 必须复查的项目：血常规、X 线检查。
2. 可选择的检查项目：电解质、肝功能、肾功能、CT。
3. 术后用药

（1）抗菌药物使用：抗菌药物使用按照《抗菌药物临床应用指导原则（2015 年版）》（国卫办医发〔2015〕43 号）执行，并根据患者的病情决定抗菌药物的选择与使用时间。建议使用第一、第二代头孢菌素类，头孢曲松。

（2）术后镇痛：参照《骨科常见疼痛的处理专家建议》（《中华骨科杂志》.2008 年 1 月.28 卷.1 期）。

（3）预防静脉血栓栓塞症：参照《中国骨科大手术后静脉血栓栓塞症预防指南》[《中华骨科杂志》，2016，36（2）：65-71]。

（4）其他药物：消肿、促骨折愈合等。

4. 保护下功能锻炼。

> **释义**
>
> ■ 术后可根据恢复情况适当缩短住院天数。
>
> ■ 至少在术后第 1 天或第 2 天复查一次血常规，以了解有无贫血、白细胞计数升高等异常情况。
>
> ■ 如患者既往有肝脏或肾脏疾病病史，或术后出现少尿、下肢或眼睑水肿等情况，应复查肝功能、肾功能。如术后患肢肿胀明显，应复查 D-二聚体或下肢深静脉彩超以除外血栓形成。
>
> ■ 术后必须复查正侧位 X 线片，确定骨折复位及内固定位置，有条件者行 CT 扫描检查关节面骨折复位和固定情况。
>
> ■ 选择抗菌药物时要根据手术部位的常见病原菌、患者病理生理状况、抗菌药物的抗菌谱、抗菌药物的药动学特点、抗菌药物的不良反应等综合考虑。原则上应选择相对广谱、效果肯定、安全及价格相对低廉的抗菌药物。
>
> ■ 如术后肿胀明显，首先给予抬高患肢，冰敷，可口服或者静脉使用消肿药物，必要时可以给予制动。
>
> ■ 如固定良好，应鼓励患者早期非负重活动，包括肌肉收缩、屈伸关节。单侧手术如身体情况允许可拄双拐、患肢避免负重行走，双侧同时手术建议至少 6 周后拄双拐行走。

（十）出院标准

1. 体温正常，常规实验室检查无明显异常。
2. 伤口愈合好：引流管拔除，伤口无感染征象（或可在门诊处理的伤口情况）。
3. 术后 X 线片证实复位固定满意。
4. 没有需要住院处理的并发症和/或合并症。

> 释义
>
> ■ 一般情况良好，骨折固定符合相关标准，切口无异常情况的患者，临床允许出院；如果发生相关并发症，可能需延长住院时间。
>
> ■ 体温高应考虑有无感染可能，应当结合血常规检查、局部伤口情况及患者主诉进行综合分析，已明确诊断并给予及时处理。不过，明显贫血、伤口局部血肿吸收也可以是发热的原因，但体温一般不高于39℃。
>
> ■ 出院前应仔细观察伤口情况，确定伤口无明显红肿和渗液方可出院。

（十一）变异及原因分析

1. 并发症：本病可伴有其他损伤，应当严格掌握入选标准。部分患者因骨折本身的合并症而延期治疗，如大量出血需术前输血、血栓形成、血肿引起体温增高等。
2. 合并症：老年患者易有合并症，如骨质疏松、糖尿病、心脑血管疾病等，骨折后合并症可能加重，需同时治疗，住院时间延长。
3. 内固定物选择：根据骨折类型选择适当的内固定物。
4. 开放性骨折不进入本路径。

> 释义
>
> ■ 按标准方案治疗而发生严重并发症者需要要转入相应路径。
>
> ■ 医师认可的变异原因主要是指患者入选路径后，医师在检查及治疗过程中发现患者合并存在一些对本路径治疗可能产生影响的情况，需要中止执行路径或者需延长治疗时间、增加治疗费用。医师需在表单中明确说明。
>
> ■ 因患者方面的主观原因导致执行路径出现变异，也需要医师在表单中予以说明。

五、股骨髁骨折临床路径给药方案

【用药选择】

1. 术前治疗基础疾病的药物应继续规律应用。
2. 术中抗菌药物应于术前 30 分钟滴注，骨关节感染以革兰阳性球菌为主，故首选第一、第二代头孢菌素类，若皮试阴性可选用头孢曲松。
3. 无血栓类疾病高危因素患者不建议术后药物抗凝。

【药学提示】

已知对磺胺类药物过敏患者禁用帕瑞昔布。

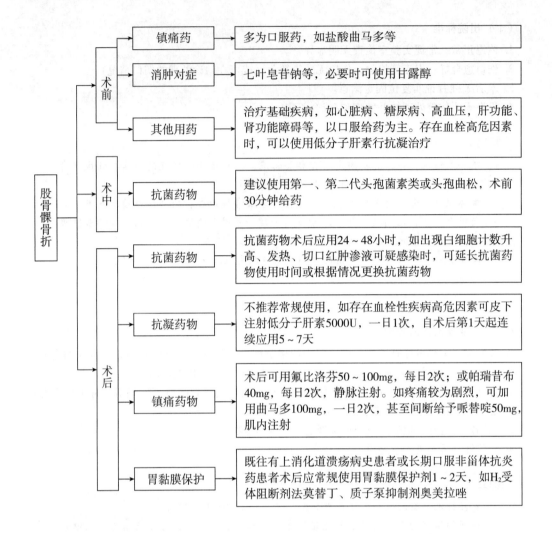

【注意事项】

术后应避免注射用非甾类镇痛药与口服非甾类镇痛药合用，以免增加胃肠道不良事件风险。

六、股骨髁骨折患者护理规范

1. 术前以及术后均需要密切注意观察患者足趾血运，感觉以及活动变化，注意被动牵拉痛的出现。

2. 抬高患肢，注意患者消肿情况，警惕骨筋膜室综合征以及下肢深静脉血栓的形成。

3. 使用石膏或者支具的时候，注意石膏或者支具固定情况，是否存在压迫，是否过松造成固定不可靠，及时通知医师处理。

4. 使用骨牵引时，注意针道护理，注意牵引绳是否存在压迫肢体，注意牵引方向，牵引重量。

5. 术前术后进行患者健康宣教，根据医嘱监督以及指导患者功能锻炼。

七、股骨髁骨折患者营养治疗规范

1. 营养风险筛查，NRS 评分＞3 分者，给予营养评估。

2. 充足的热量、蛋白质，适量脂肪。NRS 评分≤3 分者，能量供给标准以 25～30kcal/kg 为佳；营养不良者热量供给标准不低于 35kcal/kg。碳水化合物热量比不低于 50%；充足的蛋白质，不低于 1.2~1.5g/kg（标准体重），应以优质蛋白为主，不低于蛋白质总量的 1/3~1/2；脂肪热量比以 25%~30% 为宜，保证充足的维生素和矿物质。

3. 围手术期，根据不同治疗时期选择饮食形态，如流质饮食、半流质饮食、软食或普通饮食等。饮食宜清淡，以温、热、软为佳，忌食生冷、肥甘、厚腻食物，限制刺激性食物、饮品及调味品。

4. 如经口进食低于所需热量的 80% 及高热患者，应给予相应的肠内营养补充剂口服补充，必要时管饲肠内营养补充或肠外营养补充。

5. 如有糖代谢异常，应减少糖类的摄入量。如有糖尿病，应选择糖尿病饮食。如有高血压病，应选择低盐饮食。如有高脂血症，应选择低脂饮食。如合并其他代谢性疾病，应遵循专科医师建议调整饮食。

八、股骨髁骨折患者健康宣教

1. 术前以及术后均需要抬高患肢，避免下垂，应以垫高使之高于心脏部位，术后 3~4 周后，若卧位时平放后不会出现肿胀，可以不垫高。

2. 活动足趾，出现足趾感觉异常、活动时疼痛明显加重或者被动活动足趾时剧烈疼痛，需要及时通知医护人员。

3. 术后每日至少两次至少 5 分钟的髋部以及踝部的非负重较大范围的活动，以免出现长时间活动受限后的髋关节以及踝关节的僵硬。

4. 根据术后伤口情况，主管医师会在出院时交代换药时间，嘱咐患者按时换药。

5. 一般术后 2 周以后拆线，必须面诊确认伤口愈合好才能拆线。

6. 根据手术情况，主管医师在出院时应明确患者何时开始康复训练，指导患者康复训练，或者指导患者前往康复医学科就诊。

7. 向患者交代术后并发症以及伤后后遗症。

8. 向患者交代根据其情况内固定物是否需要取出，何时可以取出。股骨髁骨折术后一般不需要取出内固定物，如果需要取出，建议术后 1 年以上取出。

9. 药物使用的注意事项。

10. 支具以及石膏固定的注意事项。

11. 骨牵引的注意事项。

九、推荐表单

(一) 医师表单

股骨髁骨折临床路径医师表单

适用对象：第一诊断为股骨髁骨折（ICD-10：S72.401）

行股骨髁骨折切开复位内固定术（ICD-9-CM-3：78.55/79.35/79.15）

患者姓名：	性别： 年龄： 门诊号：	住院号：
住院日期： 年 月 日	出院日期： 年 月 日	标准住院日：≤16 天

时间	住院第 1 天	住院第 2 天	住院第 3~6 天 （术前日）
主要诊疗工作	□ 询问病史及体格检查 □ 上级医师查房 □ 初步的诊断和治疗方案 □ 完成住院志、首次病程、上级医师查房等病历书写 □ 开检查单 □ 完成必要的相关科室会诊 □ 行患肢牵引或制动	□ 上级医师查房与手术前评估 □ 确定诊断和手术方案 □ 完成上级医师查房记录 □ 完善术前检查项目 □ 收集检查结果并评估病情 □ 请相关科室会诊	□ 上级医师查房，术前评估和决定手术方案 □ 完成上级医师查房记录等 □ 向患者和/或家属交代围手术期注意事项，并签署手术知情同意书、输血同意书、委托书（患者本人不能签字时）、自费用品协议书 □ 麻醉医师查房，并与患者和/或家属交代麻醉注意事项，签署麻醉知情同意书 □ 完成各项术前准备
重点医嘱	**长期医嘱：** □ 骨科常规护理 □ 二级护理 □ 饮食 □ 患肢牵引、制动 **临时医嘱：** □ 血常规、血型、尿常规 □ 凝血功能 □ 电解质、肝功能、肾功能 □ 感染性疾病筛查 □ 胸部 X 线平片、心电图 □ 根据病情：CT、下肢血管超声、肺功能、超声心动图、血气分析 □ 股骨全长正侧位（必要时）	**长期医嘱：** □ 骨科护理常规 □ 二级护理 □ 饮食 □ 患者既往内科基础疾病用药 **临时医嘱：** □ 根据会诊科室要求安排检查单 □ 镇痛等对症处理	**长期医嘱：** 同前日 **临时医嘱：** □ 术前医嘱：明日在椎管内麻醉或全身麻醉下行股骨髁骨折内固定术 □ 术前禁食、禁水 □ 术前用抗菌药物皮试 □ 术前留置导尿管 □ 术区备皮 □ 配血 □ 其他特殊医嘱
病情变异记录	□ 无 □ 有，原因： 1. 2.	□ 无 □ 有，原因： 1. 2.	□ 无 □ 有，原因： 1. 2.
医师签名			

时间	住院第 4~7 天 （手术日）	住院第 8 天 （术后第 1 天）	住院第 9 天 （术后第 2 天）
主要诊疗工作	□ 手术 □ 向患者和/或家属交代手术过程概况及术后注意事项 □ 术者完成手术记录 □ 完成术后病程记录 □ 上级医师查房 □ 麻醉医师查房 □ 观察有无术后并发症并作出相应处理	□ 上级医师查房 □ 完成常规病程记录 □ 观察伤口、引流量、生命体征、患肢远端感觉运动情况等并作出相应处理	□ 上级医师查房 □ 完成病程记录 □ 拔除引流管，伤口换药 □ 指导患者功能锻炼
重点医嘱	长期医嘱： □ 骨科术后护理常规 □ 一级护理 □ 饮食 □ 患肢抬高 □ 留置引流管并记引流量 □ 抗菌药物 □ 其他特殊医嘱 临时医嘱： □ 今日在椎管内麻醉和/或全身麻醉下行股骨髁骨折内固定术 □ 心电监测、吸氧（根据病情需要） □ 补液 □ 胃黏膜保护剂（酌情） □ 止吐、镇痛等对症处理 □ 急查血常规 □ 输血（根据病情需要）	长期医嘱： □ 骨科术后护理常规 □ 一级护理 □ 饮食 □ 患肢抬高 □ 留置引流管并记引流量 □ 抗菌药物 □ 其他特殊医嘱 临时医嘱： □ 复查血常规 □ 输血和/或补晶体、胶体液（根据病情需要） □ 换药 □ 镇痛等对症处理（酌情）	长期医嘱： □ 骨科术后护理常规 □ 一级护理 □ 饮食 □ 患肢抬高 □ 留置引流管并记引流量 □ 抗菌药物 □ 其他特殊医嘱 临时医嘱： □ 复查血常规（必要时） □ 输血和/或补晶体、胶体液（必要时） □ 换药，拔引流管 □ 镇痛等对症处理（酌情）
病情变异记录	□ 无　□ 有，原因： 1. 2.	□ 无　□ 有，原因： 1. 2.	□ 无　□ 有，原因： 1. 2.
医师签名			

时间	住院第 10 天 （术后第 3 天）	住院第 11 天 （术后第 4 天）	住院第 12~16 天 （术后第 5~9 天）
主要诊疗工作	□ 上级医师查房 □ 住院医师完成病程记录 □ 伤口换药（必要时） □ 指导患者功能锻炼	□ 上级医师查房 □ 住院医师完成病程记录 □ 伤口换药（必要时） □ 指导患者功能锻炼 □ 摄患侧股骨全长正侧位片	□ 上级医师查房，进行手术及伤口评估，确定有无手术并发症和切口愈合不良情况，明确能否出院 □ 完成出院志、病案首页、出院诊断证明书等病历书写 □ 向患者交代出院后的康复锻炼及注意事项，如复诊的时间、地点，发生紧急情况时的处理等
重要医嘱	**长期医嘱：** □ 骨科术后护理常规 □ 二级护理 □ 饮食 □ 抗菌药物：如体温正常、伤口情况良好、无明显红肿时可以停止抗菌药物治疗 □ 其他特殊医嘱 □ 术后功能锻炼 **临时医嘱：** □ 复查血常规、尿常规、生化（必要时） □ 补液（必要时） □ 换药（必要时） □ 镇痛等对症处理	**长期医嘱：** □ 骨科术后护理常规 □ 二级护理 □ 饮食 □ 抗菌药物：如体温正常、伤口情况良好、无明显红肿时可以停止抗菌药物治疗 □ 其他特殊医嘱 □ 术后功能锻炼 **临时医嘱：** □ 复查血常规、尿常规、生化（必要时） □ 补液（必要时） □ 换药（必要时） □ 镇痛等对症处理	**出院医嘱：** □ 出院带药 □ 嘱____天后拆线换药（根据伤口愈合情况预约拆线时间） □ 出院后骨科和/或康复科门诊复查 □ 不适随诊
病情变异记录	□ 无　□ 有，原因： 1. 2.	□ 无　□ 有，原因： 1. 2.	□ 无　□ 有，原因： 1. 2.
医师签名			

（二）护士表单

股骨髁骨折临床路径护士表单

适用对象：第一诊断为股骨髁骨折（ICD-10：S72.401）

行股骨髁骨折切开复位内固定术（ICD-9-CM-3：78.55/79.35/79.15）

患者姓名：	性别： 年龄： 门诊号：	住院号：
住院日期： 年 月 日	出院日期： 年 月 日	标准住院日：≤16天

时间	住院第1天	住院第1~6天 （术前日）	住院第1~7天 （手术日）
健康宣教	入院宣教： □ 介绍主管医师、护士 □ 介绍病室环境、设施、设备 □ 介绍规章制度及注意事项 □ 介绍疾病相关注意事项	术前宣教： □ 宣教疾病知识、术前准备、手术过程 □ 告知准备物品 □ 告知术后饮食、活动及探视规定 □ 告知术后可能出现的情况及应对方式 □ 告知家属等候区位置	手术当日宣教： □ 告知监护设备、管路功能及注意事项 □ 饮食指导 □ 告知术后可能出现的情况及应对方式 □ 再次明确探视陪伴须知
护理处置	□ 核对患者，佩戴腕带 □ 建立入院病历 □ 评估患者并书写护理评估单 □ 卫生处置：剪指（趾）甲、沐浴，更换病号服 □ 用软枕抬高患肢	□ 协助医师完成术前检查、化验 术前准备： □ 禁食、禁水 □ 备皮 □ 配血 □ 抗菌药物皮试 □ 肠道准备	送手术： □ 摘除患者各种活动物品 □ 核对患者信息 □ 核对带药 □ 填写手术交接单，签字确认 接手术： □ 核对患者及资料，签字确认
基础护理	二级/一级护理： □ 晨晚间护理 □ 饮食指导 □ 排泄护理 □ 患者安全管理	二级/一级护理： □ 晨晚间护理 □ 饮食指导 □ 排泄护理 □ 患者安全管理	特级/一级护理： □ 晨晚间护理 □ 卧位护理：协助床上移动、保持功能体位 □ 饮食指导、排便情况 □ 患者安全管理
专科护理	□ 护理查体 □ 评估患肢感觉活动、末梢血运 □ 评估患肢肿胀及皮肤情况，并遵医嘱抬高患肢 □ 需要时，填写跌倒及皮肤压疮防范表，床头悬挂防跌倒提示牌 □ 保持石膏/牵引固定牢固、有效 □ 遵医嘱予以消肿、镇痛治疗 □ 给予患者及家属心理支持	□ 遵医嘱完成相关检查 □ 训练床上排尿便、助行器使用 □ 评估患肢肿胀及皮肤情况，并遵医嘱抬高患肢 □ 保持石膏固定牢固、有效 □ 遵医嘱予消肿、镇痛治疗 □ 遵医嘱予功能锻炼指导 □ 遵医嘱予预防深静脉血栓治疗 □ 给予患者及家属心理支持	□ 病情观察，书写特护记录或一般护理记录 □ 日间每2小时、夜间每4小时评估生命体征、意识、患肢感觉活动及血运情况、皮肤及肿胀情况、伤口敷料、引流管、尿管情况、出入量，如有病情变化随时记录 □ 遵医嘱予患肢抬高 □ 遵医嘱予预防深静脉血栓治疗 □ 遵医嘱予抗菌药物、消肿、镇痛、止吐、补液、抗血栓药物治疗 □ 给予患者及家属心理支持

续　表

时间	住院第 1 天	住院第 1~6 天 （术前日）	住院第 1~7 天 （手术日）
重点 医嘱	□ 详见医嘱执行单	□ 详见医嘱执行单	□ 详见医嘱执行单
病情 变异 记录	□ 无　□ 有，原因： 1. 2.		□ 无　□ 有，原因： 1. 2.
护士 签名			

时间	住院第 2~11 天 （术后第 1~4 天）	住院第 12~16 天 （术后第 5~9 天）
健康宣教	**术后宣教：** □ 药物作用时间及频率 □ 饮食、活动指导 □ 复查患者对术前宣教内容的掌握程度 □ 功能锻炼指导 □ 佩戴支具注意事项 □ 安全宣教 □ 镇痛治疗及注意事项	**出院宣教：** □ 复查时间 □ 用药方法 □ 饮食指导 □ 活动休息 □ 支具佩戴 □ 办理出院手续程序及时间
护理处置	□ 遵医嘱完成相关治疗	□ 办理出院手续 □ 书写出院小结
基础护理	**一级/二级护理：** □ 晨晚间护理 □ 饮食指导 □ 排泄护理 □ 患者安全管理	**二级护理：** □ 晨晚间护理 □ 饮食指导 □ 排泄护理 □ 患者安全管理
专科护理	□ 病情观察，写护理记录 □ 评估生命体征、意识、患肢感觉活动及血运、皮肤及肿胀情况、伤口敷料、引流管、尿管情况、出入量，如有病情变化随时记录 □ 遵医嘱予患肢抬高 □ 遵医嘱予康复锻炼指导 □ 遵医嘱予预防深静脉血栓治疗 □ 遵医嘱予抗菌药物、消肿、镇痛、抗血栓药物治疗 □ 给予患者及家属心理支持	□ 病情观察、书写护理记录 □ 评估生命体征、意识、患肢感觉活动及血运情况 □ 遵医嘱指导出院后康复锻炼 □ 给予患者及家属心理指导
重点医嘱	□ 详见医嘱执行单	□ 详见医嘱执行单
病情变异记录	□ 无　□ 有，原因： 1. 2.	□ 无　□ 有，原因： 1. 2.
护士签名		

（三）患者表单

股骨髁骨折临床路径患者表单

适用对象：第一诊断为股骨髁骨折（ICD-10：S72.401）

行股骨髁骨折切开复位内固定术（ICD-9-CM-3：78.55/79.35/79.15）

| 患者姓名： | 性别： | 年龄： | 门诊号： | 住院号： |

| 住院日期： 年 月 日 | 出院日期： 年 月 日 | 标准住院日：≤16天 |

时间	入院	手术前	手术日
医患配合	□ 配合询问病史、收集资料，请务必详细告知既往史、用药史、过敏史 □ 如服用抗凝剂，请明确告知 □ 配合医师进行体格检查 □ 如有任何不适请告知医师 □ 请配合医师完成患肢石膏或牵引固定	□ 配合完善术前相关检查、化验，如采血、留尿、心电图、X线胸片、患肢X线检查、CT、MRI、肺功能 □ 医师与患者及家属介绍病情及手术方案、时间；手术谈话、术前签字 □ 麻醉师与患者进行术前访视	□ 配合评估手术效果 □ 配合检查肢体感觉活动情况 □ 有任何不适请告知医师
护患配合	□ 配合测量体温、脉搏、呼吸，血压、体重 □ 配合佩戴腕带 □ 配合护士完成入院评估（简单询问病史、过敏史、用药史） □ 接受入院宣教（环境介绍、病室规定、订餐制度、贵重物品保管、探视制度等） □ 有任何不适请告知护士	□ 配合测量体温、脉搏、呼吸，询问排便次数，1次/天 □ 接受术前宣教 □ 配合手术范围备皮 □ 准备好必要用物，弯头吸管、尿壶、便盆等 □ 取下义齿、饰品等，贵重物品交家属保管	□ 清晨配合测量体温、脉搏、呼吸1次 □ 送手术前，协助完成核对，脱去衣物，上手术车 □ 返病房后，协助完成核对，配合过病床 □ 配合检查意识、肢体感觉活动 □ 配合术后吸氧、心电监测 □ 输液、床上排尿或留置尿管，患肢伤口处可能有引流管 □ 遵医嘱采取正确体位 □ 有任何不适请告知护士
饮食	□ 普通饮食 □ 糖尿病饮食 □ 低盐低脂饮食	□ 术前12小时禁食、禁水	□ 返病室后禁食、禁水6小时 □ 6小时后无恶心、呕吐可适量饮水
排泄	□ 正常排尿便	□ 正常排尿便	□ 床上排尿便 □ 保留尿管
活动	□ 患肢抬高	□ 患肢抬高	□ 卧床休息，保护管路 □ 患肢抬高 □ 患肢活动

时间	手术后	出院日
医患配合	□ 配合检查肢体感觉活动 □ 需要时，伤口换药 □ 配合佩戴支具 □ 配合拔除伤口引流管、尿管 □ 配合伤口拆线	□ 接受出院前指导 □ 知道复查程序
护患配合	□ 配合定时监测生命体征，每日询问排便情况 □ 配合检查肢体感觉活动 □ 配合夹闭尿管，锻炼膀胱功能 □ 接受进食、进水、排便等生活护理 □ 注意安全，避免坠床或跌倒 □ 配合采取正确体位 □ 如需要，配合正确佩戴支具 □ 如需要，配合使用双拐 □ 配合执行探视及陪伴制度	□ 接受出院宣教 □ 准备齐就诊卡、押金条 □ 知道用药方法、作用、注意事项 □ 知道护理伤口方法 □ 知道正确佩戴支具 □ 知道复印病历的方法和时间 □ 办理出院手续 □ 获取出院证明书 □ 获取出院带药
饮食	□ 普通饮食 □ 糖尿病饮食 □ 低盐低脂饮食	□ 根据医嘱饮食
排泄	□ 正常排尿便 □ 防治便秘	□ 正常排尿便 □ 防治便秘
活动	□ 注意保护管路，勿牵拉、打折 □ 根据医嘱，使用助行器下床活动	□ 根据医嘱，适度活动，避免疲劳

附：原表单（2019 年版）

股骨髁骨折临床路径表单

适用对象：第一诊断为股骨髁骨折（ICD-10：S72.401）
行股骨髁骨折切开复位内固定术（ICD-9-CM-3：78.55/79.35/79.15）

患者姓名：	性别：	年龄：	门诊号：	住院号：
住院日期：　　年　月　日	出院日期：　　年　月　日			标准住院日：≤16 天

时间	住院第 1 天	住院第 2 天	住院第 3~6 天（术前日）
主要诊疗工作	□ 询问病史及体格检查 □ 上级医师查房 □ 初步的诊断和治疗方案 □ 完成住院志、首次病程、上级医师查房等病历书写 □ 开检查单 □ 完成必要的相关科室会诊 □ 行患肢牵引或制动	□ 上级医师查房与手术前评估 □ 确定诊断和手术方案 □ 完成上级医师查房记录 □ 完善术前检查项目 □ 收集检查结果并评估病情 □ 请相关科室会诊	□ 上级医师查房，术前评估和决定手术方案 □ 完成上级医师查房记录等 □ 向患者和/或家属交代围手术期注意事项，并签署手术知情同意书、输血同意书、委托书（患者本人不能签字时）、自费用品协议书 □ 麻醉医师查房，并与患者和/或家属交代麻醉注意事项，签署麻醉知情同意书 □ 完成各项术前准备
重点医嘱	**长期医嘱：** □ 骨科常规护理 □ 二级护理 □ 饮食 □ 患肢牵引、制动 **临时医嘱：** □ 血常规、血型、尿常规 □ 凝血功能 □ 电解质、肝功能、肾功能 □ 感染性疾病筛查 □ 胸部 X 线平片、心电图 □ 根据病情：CT、下肢血管超声、肺功能、超声心动图、血气分析 □ 股骨全长正侧位（必要时）	**长期医嘱：** □ 骨科护理常规 □ 二级护理 □ 饮食 □ 患者既往内科基础疾病用药 **临时医嘱：** □ 根据会诊科室要求安排检查单 □ 镇痛等对症处理	**长期医嘱：** 同前日 **临时医嘱：** □ 术前医嘱：明日在椎管内麻醉或全身麻醉下行股骨髁骨折内固定术 □ 术前禁食、禁水 □ 术前用抗菌药物皮试 □ 术前留置导尿管 □ 术区备皮 □ 配血 □ 其他特殊医嘱
主要护理工作	□ 入院介绍（病房环境、设施等） □ 入院护理评估 □ 观察患肢牵引、制动情况及护理	□ 观察患者病情变化 □ 防止皮肤压疮护理 □ 心理和生活护理	□ 做好备皮等术前准备 □ 提醒患者术前禁食、禁水 □ 术前心理护理
病情变异记录	□ 无　□ 有，原因： 1. 2.	□ 无　□ 有，原因： 1. 2.	□ 无　□ 有，原因： 1. 2.

续 表

时间	住院第 1 天	住院第 2 天	住院第 3~6 天 （术前日）
护士 签名			
医师 签名			

时间	住院第 4~7 天（手术日）	住院第 8 天（术后第 1 天）	住院第 9 天（术后第 2 天）
主要诊疗工作	□ 手术 □ 向患者和/或家属交代手术过程概况及术后注意事项 □ 术者完成手术记录 □ 完成术后病程记录 □ 上级医师查房 □ 麻醉医师查房 □ 观察有无术后并发症并作出相应处理	□ 上级医师查房 □ 完成常规病程记录 □ 观察伤口、引流量、生命体征、患肢远端感觉运动情况等并作出相应处理	□ 上级医师查房 □ 完成病程记录 □ 拔除引流管，伤口换药 □ 指导患者功能锻炼
重点医嘱	长期医嘱： □ 骨科术后护理常规 □ 一级护理 □ 饮食 □ 患肢抬高 □ 留置引流管并记引流量 □ 抗菌药物 □ 其他特殊医嘱 临时医嘱： □ 今日在椎管内麻醉和/或全身麻醉下行股骨髁骨折内固定术 □ 心电监测、吸氧（根据病情需要） □ 补液 □ 胃黏膜保护剂（酌情） □ 止吐、镇痛等对症处理 □ 急查血常规 □ 输血（根据病情需要）	长期医嘱： □ 骨科术后护理常规 □ 一级护理 □ 饮食 □ 患肢抬高 □ 留置引流管并记引流量 □ 抗菌药物 □ 其他特殊医嘱 临时医嘱： □ 复查血常规 □ 输血和/或补晶体、胶体液（根据病情需要） □ 换药 □ 镇痛等对症处理（酌情）	长期医嘱： □ 骨科术后护理常规 □ 一级护理 □ 饮食 □ 患肢抬高 □ 留置引流管并记引流量 □ 抗菌药物 □ 其他特殊医嘱 临时医嘱： □ 复查血常规（必要时） □ 输血和/或补晶体、胶体液（必要时） □ 换药，拔引流管 □ 镇痛等对症处理（酌情）
主要护理工作	□ 观察患者病情变化并及时报告医师 □ 术后心理与生活护理 □ 指导术后患者功能锻炼	□ 观察患者病情并做好引流量等相关记录 □ 术后心理与生活护理 □ 指导术后患者功能锻炼	□ 观察患者病情变化 □ 术后心理与生活护理 □ 指导术后患者功能锻炼
病情变异记录	□ 无 □ 有，原因： 1. 2.	□ 无 □ 有，原因： 1. 2.	□ 无 □ 有，原因： 1. 2.
护士签名			
医师签名			

时间	住院第 10 天 （术后第 3 天）	住院第 11 天 （术后第 4 天）	住院第 12~16 天 （术后第 5~9 天）
主要诊疗工作	□ 上级医师查房 □ 住院医师完成病程记录 □ 伤口换药（必要时） □ 指导患者功能锻炼	□ 上级医师查房 □ 住院医师完成病程记录 □ 伤口换药（必要时） □ 指导患者功能锻炼 □ 摄患侧股骨全长正侧位片	□ 上级医师查房，进行手术及伤口评估，确定有无手术并发症和切口愈合不良情况，明确能否出院 □ 完成出院志、病案首页、出院诊断证明书等病历书写 □ 向患者交代出院后的康复锻炼及注意事项，如复诊的时间、地点，发生紧急情况时的处理等
重要医嘱	**长期医嘱：** □ 骨科术后护理常规 □ 二级护理 □ 饮食 □ 抗菌药物：如体温正常、伤口情况良好、无明显红肿时可以停止抗菌药物治疗 □ 其他特殊医嘱 □ 术后功能锻炼 **临时医嘱：** □ 复查血常规、尿常规、生化（必要时） □ 补液（必要时） □ 换药（必要时） □ 镇痛等对症处理	**长期医嘱：** □ 骨科术后护理常规 □ 二级护理 □ 饮食 □ 抗菌药物：如体温正常、伤口情况良好、无明显红肿时可以停止抗菌药物治疗 □ 其他特殊医嘱 □ 术后功能锻炼 **临时医嘱：** □ 复查血常规、尿常规、生化（必要时） □ 补液（必要时） □ 换药（必要时） □ 镇痛等对症处理	**出院医嘱：** □ 出院带药 □ 嘱____天后拆线换药（根据伤口愈合情况预约拆线时间） □ 出院后骨科和/或康复科门诊复查 □ 不适随诊
主要护理工作	□ 观察患者病情变化 □ 术后心理与生活护理 □ 指导患者功能锻炼	□ 观察患者病情变化 □ 指导患者功能锻炼 □ 术后心理和生活护理	□ 指导患者办理出院手续 □ 出院宣教
病情变异记录	□ 无 □ 有，原因： 1. 2.	□ 无 □ 有，原因： 1. 2.	□ 无 □ 有，原因： 1. 2.
护士签名			
医师签名			

第十一章

股骨粗隆间骨折临床路径释义

【医疗质量控制指标】

指标一、入院时骨折程度、患肢肿胀程度、皮肤软组织及神经血管情况的评估及记录。

指标二、实施术前评估与术前准备。

指标三、选择恰当的手术时间。

指标四、预防性抗菌药物选择与应用时机、时长。

指标五、骨折复位满意。

指标六、骨折愈合。

指标七、下肢行走及活动功能恢复。

指标八、伤口愈合良好。

指标九、患肢肿胀消退及神经血管情况的评估及记录。

指标十、合理的术后康复治疗。

指标十一、内科原有疾病治疗。

指标十二、围手术期并发症治疗。

指标十三、住院期间为患者提供术前、术后健康教育与出院宣教。

指标十四、住院天数与住院总费用。

一、股骨粗隆间骨折编码

1. 原编码

疾病名称及编码：股骨粗隆间骨折（ICD-10：S72.726）

手术操作名称及编码：切开复位内固定术或闭合复位内固定术

2. 修改编码

疾病名称及编码：股骨粗隆间骨折（ICD-10：S72.101）

手术操作名称及编码：股骨粗隆间骨折切开复位内固定术（ICD-9-CM-3：79.35）

股骨粗隆间骨折闭合复位内固定术（ICD-9-CM-3：79.15）

二、临床路径检索方法

S72.101 伴（79.35 / 79.15）

三、国家医疗保障疾病诊断相关分组（CHS-DRG）

MDCI 肌肉、骨骼疾病及功能障碍

IR2 股骨颈骨折

四、股骨粗隆间骨折临床路径标准住院流程

（一）适用对象

第一诊断为股骨粗隆间骨折（ICD-10：S72.726），行切开复位内固定术（包括钉板系统和髓内钉系统）。

> **释义**
>
> ■ 手术名称推荐修改为：切开复位内固定术或闭合复位内固定术。
>
> ■ 适用对象编码参见 ICD-10 股骨粗隆间骨折疾病编码，又称为股骨转子间骨折。
>
> ■ 适用于股骨粗隆间骨折，包括合并大小粗隆骨折或反粗隆间骨折。如为单纯的大粗隆骨折、股骨粗隆下骨折等类型的骨折，需要进入其他相应路径。

（二）诊断依据

根据《临床诊疗指南·骨科分册》（中华医学会编著，人民卫生出版社，2009 年），《外科学（下册）》（8 年制和 7 年制临床医学专用教材，赵玉沛、陈孝平主编，人民卫生出版社，2015 年）。

1. 病史：外伤史。

2. 查体有明确体征：患侧髋关节肿胀、疼痛、活动受限、下肢短缩外旋畸形。

3. 辅助检查：髋关节 X 线片显示股骨粗隆间骨折。

> **释义**
>
> ■ 本路径的制订主要参考国内权威参考书籍和诊疗指南。
>
> ■ 诊断依靠病史、体征及 X 线表现。通常患者存在明确的外伤史，年轻人通常因高能量损伤所致，老年人或罹患骨质疏松的患者通常为脆性骨折。患者通常存在受伤部位的疼痛、肿胀及活动受限，查体可见明显的强迫体位，患肢短缩外旋畸形。X 线检查需要投照包括双髋关节范围的骨盆正位及患侧的髋关节侧位。

（三）治疗方案的选择及依据

根据《临床诊疗指南·骨科分册》（中华医学会编著，人民卫生出版社，2009 年），《外科学（下册）》（8 年制和 7 年制临床医学专用教材，赵玉沛、陈孝平主编，人民卫生出版社，2015 年）。

1. 不稳定的新鲜（＜3 周）股骨粗隆间骨折。

2. 无手术禁忌证。

3. 根据骨折严重程度，可选用钉板系统或髓内钉系统。

> **释义**
>
> ■ 股骨粗隆间骨折多发生于老年人，女性的发病率高于男性，多因摔倒致伤。年轻患者致伤原因多为高能量损伤，骨折线可延至粗隆下或为反斜行粗隆间骨折。骨折按照 Evans 分型主要分为稳定型和不稳定型。对于稳定型骨折，可是使用髓外的钉板系统如动力髋螺钉（DHS）固定，对于不稳定型骨折目前推荐使用髓内钉系统。

（四）标准住院日 7~14 天

> **释义**
>
> ■ 传统的治疗流程主要针对老年患者的术前准备及术后的观察、功能康复锻炼等，通常不超过 14 天。

（五）进入路径标准

1. 第一诊断必须符合 ICD-10：S72.726 股骨粗隆间骨折疾病编码。
2. 当患者同时具有其他疾病诊断，但在住院期间不需要特殊处理也不影响第一诊断的临床路径流程实施时，可以进入路径。
3. 单纯闭合性新鲜股骨粗隆间骨折（＜3 周）。
4. 除外病理性骨折。

> **释义**
>
> ■ 股骨粗隆间骨折是指累及股骨大粗隆和/或小粗隆的股骨近端骨折，包含骨折线为反斜行的骨折类型。除了无移位的股骨粗隆间骨折可以考虑使用保守治疗的方式，其余的骨折类型均首选手术治疗。

（六）术前准备为住院第 1~5 天

1. 必需的检查项目
（1）血常规、尿常规、大便常规。
（2）血生化（肝功能、肾功能、电解质、血糖等）。
（3）凝血功能。
（4）血型。
（5）输血常规。
（6）感染性疾病筛查（乙型肝炎、丙型肝炎、梅毒、艾滋病等）。
（7）髋关节正侧位 X 线片。
（8）胸片、心电图。
2. 根据患者病情可选择
（1）必要时行下肢深静脉超声检查（既往静脉血栓栓塞症或肺栓塞病史、肥胖、瘫痪、入院时骨折超过 3 天、有下肢深静脉形成的症状和体征者）。
（2）超声心动图、血气分析和肺功能（高龄或既往有心、肺病史者）。
（3）有相关疾病者必要时请相关科室（呼吸科、心内科、介入科和麻醉科）会诊，并根据要求进行相关检查。
（4）双能 X 线骨密度检查（患者年龄≥60 岁，低能量致伤）。

> **释义**
>
> ■ 血常规、血型、尿常规、生化功能、凝血功能及感染性疾病筛查是最基本的常规检查，进入路径的患者均需完成。

■X线是必需检查的项目，投照方式为包括双髋关节的骨盆正位、患侧髋关节侧位。

■如患者既往静脉血栓栓塞症或肺栓塞病史、肥胖、瘫痪、入院时骨折超过3天、有下肢深静脉形成的症状和体征者需要行下肢深静脉彩超或者术前行下肢静脉造影明确是否存在深静脉血栓形成。根据麻醉需要，年龄高于60岁的患者，建议行肺功能及心脏彩超、动态心电图等检查。肺功能检查如患者因骨折后体位难以配合，可行血气分析检查。如果骨折粉碎，可行三维CT明确骨折移位的方式及方向。如患者年龄高于60岁，并且为低能量致伤的骨质疏松性骨折，建议行骨密度检查或者QCT检查以明确患者骨质情况，进一步指导内固定方式的选择。

（七）选择用药

1. 抗菌药物：由于是闭合性骨折，术前准备期间不给予抗菌药物。

2. 预防静脉血栓栓塞症处理：预防方法包括基本预防、物理预防和药物预防。术前常规进行静脉血栓知识宣教，鼓励患者勤翻身、做深呼吸及咳嗽动作。如无禁忌证，可根据患者情况给予足底静脉泵、间歇充气加压装置等物理预防措施。术前皮下给予常规剂量的低分子肝素，术前12小时停用。对于高出血风险或肝功能、肾功能严重损害的患者避免使用低分子肝素，可采用物理预防措施。

> **释义**
>
> ■下肢深静脉血栓是髋部骨折的常见并发症。该病以预防为主。在确定没有下肢深静脉血栓的前提下可以使用足底静脉泵和间歇充气加压装置等方式。对于凝血功能和肝功能、肾功能大致正常的患者，低分子肝素钠皮下注射是预防深静脉血栓的常规方法。推荐使用预防量。

3. 术前抗骨质疏松治疗：术前常规进行骨质疏松知识宣教。入院后给予基本的骨营养补充剂包括钙及维生素D外，必要时给予抗骨质疏松药物治疗（如常规剂量的降钙素等）。

> **释义**
>
> ■对于老年的股骨粗隆间骨折，通常为与骨质疏松相关的脆性骨折。术前可以使用钙剂和维生素D等治疗，而对于血钙指标较低的患者，应当慎用降钙素。

4. 术前镇痛：入院时对患者进行健康教育，以得到患者的配合，达到理想的疼痛治疗效果。对患者疼痛反复进行评估（数字评价量表或视觉模拟评分），及早开始镇痛，多模式镇痛，个体化镇痛。常用方法包括非药物治疗、外用药、乙酰胺基酚或NSAIDs，中重度疼痛可选用阿片或复方镇痛药。根据镇痛效果和药物不良反应，及时调整治疗方案。

> **释义**
>
> ■ 疼痛通常是骨折患者的第一主诉，如果诊断明确，可以早期进行镇痛治疗。术前镇痛对于减少患者围手术期的应激反应起到重要的作用。对于该类骨折患者的镇痛治疗通常为口服药物或静脉滴注药物，首选的是非甾体类抗炎药物。

（八）手术日为入院第2~6天

1. 麻醉方式：椎管内麻醉或全身麻醉。
2. 手术方式：闭合或有限切开复位内固定术（包括钉板系统和髓内钉系统）。
3. 手术内植物：接骨板、螺钉、髓内钉系统。
4. 抗菌药物：由于术中植入内固定，需预防性给予抗菌药物。在术前0.5小时内或麻醉开始时给药，如果手术时间超过3小时，或失血量大（＞1500ml），可手术中给予第2剂。通常选用头孢第二、第三代抗菌药物。
5. 输血：视术中出血情况而定。

> **释义**
>
> ■ 在恰当的麻醉下，患者得到良好的肌松有助于术中的操作。
>
> ■ 对于稳定型的股骨粗隆间骨折，可以使用髓外固定的钉板系统。对于不稳定骨折，首选髓内固定。股骨粗隆间骨折的复位通常在牵引床上进行，大多数患者通过闭合复位的方式就可以达到较满意的复位。但是当闭合复位不成功时，应当毫不犹豫的采用切开复位的方法获得良好的复位。不论哪种复位方式，髓内固定产生的隐性出血量要多于髓外固定。对于老年患者，在术后需要严密地持续动态观察患者症状及血常规情况判断出血量。

（九）术后住院恢复期为住院第5~14天

1. 必须复查的检查项目：血常规、髋关节正侧位X线片。
2. 必要时查凝血功能、肝功能、肾功能、电解质。怀疑下肢深静脉血栓形成或肺栓塞时查D-二聚体、双下肢深静脉彩超和CTPA。

> **释义**
>
> ■ 术后复查血常规是判断患者是否出现手术感染的重要检查。骨折复位质量通过影像学检查评估。
>
> ■ 凝血功能、肝功能、肾功能及电解质等不作为常规化验检查项目，如果有相关主诉，可以安排检查。血栓的预防应当在术后给予足够的重视。

3. 术后处理

（1）抗菌药物：由于术中植入内固定，通常选用第二、第三代头孢类等抗菌药物，术后3天内停止使用预防性抗菌药物，可根据患者切口、体温等情况适当延长使用时间

（2）术后预防静脉血栓栓塞症处理：术后鼓励患者勤翻身、做深呼吸及咳嗽动作，进行早期功能锻炼、下床活动。如无禁忌证，可根据患者情况给予足底静脉泵、间歇充气加压装置等

物理预防措施。术后 12~24 小时（硬膜外腔导管拔除后 2~4 小时）皮下给予常规剂量的低分子肝素。药物预防时间最短为 10 天，可延长 11~35 天。对于高出血风险或肝功能、肾功能严重损害的患者避免使用低分子肝素，可采用物理预防措施。

（3）术后抗骨质疏松治疗：术后继续给予基本的骨营养补充剂包括钙及维生素 D，必要时给予常规剂量的降钙素直至出院。出院后继续指导患者规范服用抗骨质疏松药物。

（4）术后镇痛：术后继续对患者疼痛反复进行评估，给予乙酰胺基酚或 NSAIDs，中重度疼痛可选用阿片或复方镇痛药。根据镇痛效果和药物不良反应，及时调整治疗方案。

（5）术后康复：以主动锻炼为主，被动锻炼为辅。术后第 1 周进行髋关节活动度和非抗阻外展肌练习。

> **释义**
>
> ■ 术后预防深静脉血栓的形成是围手术期操作中十分重要的一环。除了存在出血风险或肝功能、肾功能严重损害的患者，都应当采用低分子肝素皮下注射，预防深静脉血栓形成。出院的患者，如果有条件，仍然推荐使用低分子肝素皮下注射或口服抗凝药物，如利伐沙班等，预防深静脉血栓形成。
>
> ■ 对于老年骨质疏松骨折导致的股骨粗隆间骨折患者，抗骨质疏松治疗同样十分重要，可以根据患者的骨密度检查及各骨质疏松指标检查结果进行针对性用药治疗。出院后同样应当规范化使用抗骨质疏松药物治疗，避免再次出现骨质疏松骨折。
>
> ■ 术后镇痛的方式多样，不管采用哪种方式，目的均为最大程度地减少患者出现疼痛症状，减少患者应激反应的出现，同时有利于术后早期功能锻炼的顺利进行。
>
> ■ 功能锻炼与骨折复位固定同等重要。术后早期可以进行髋关节活动度的练习以及非抗阻外展肌练习。如果复位满意，固定坚强，可以允许患者早期下地活动及负重。对于骨质严重疏松或者高能量损伤导致的严重粉碎且不稳定的股骨粗隆间骨折，负重仍需要慎重。进行功能锻炼时以主动锻炼为主，同时配合被动的关节活动度锻炼。由于骨折部位为股骨近端，活动时应当避免主动直腿抬高等动作，以避免骨折端及内固定承受过多的应力。

（十）出院标准

1. 体温正常，常规化验指标无明显异常。
2. 伤口愈合良好：引流管拔除，伤口无感染征象（或可在门诊处理的伤口情况），无皮瓣坏死。
3. 术后 X 线片证实复位固定满意。
4. 没有需要住院处理的并发症和/或合并症。

> **释义**
>
> ■ 患者出院前应完成所有必需检查项目，且开始功能锻炼，观察临床症状是否减轻或消失，有无伤口感染征象或其他并发症。

（十一）变异及原因分析

1. 围手术期并发症：深静脉血栓形成、伤口感染、骨折、脱位、神经血管损伤等造成住院日延长和费用增加。

2. 内科合并症：老年患者常合并其他内科疾病，如脑血管或心血管病、糖尿病、血栓等，骨折手术可能导致这些疾病加重而需要进一步治疗，从而延长治疗时间，并增加住院费用。

3. 植入材料的选择：由于骨折类型不同，使用不同的内固定材料，可能导致住院费用存在差异。

4. 节假日：由于患者住院后遇到节假日而使手术拖延，从而使住院费用增加。

5. 病房的选择：由于患者经济条件差异，选择不同级别的病房或单人病房，导致住院费用存在差异。

6. 因患者及家属对治疗方案选择的犹豫、反复，住院费用出现问题，患者要求指定医师进行手术等原因，导致住院时间延长。

释义

■ 按标准治疗方案如患者发生深静脉血栓、伤口感染、骨折、脱位、神经血管损伤等情况，需根据实际情况确定进一步治疗方案。如深静脉血栓的形成可能对于术中及术后存在血栓脱落的风险，应当在术前进行下腔静脉滤器置入。如伤口出现发红，结合血常规、C反应蛋白及红细胞沉降率等检查判断感染深度，如为表浅的感染，可以行伤口换药，广谱抗菌药物静脉滴注等治疗。如感染深在，已经出现伤口异常渗出，需要留取分泌物行细菌培养及药敏检查，伤口可早期行清创术。骨折、脱位通常继发于骨折复位不良，如出现明确的关节脱位，可早期行翻修术。神经血管损伤应当根据受累的神经和血管所造成的不良后果程度、其他组织代偿能力和预后效果确定是否需要进行手术干预。

■ 内科合并症较多的患者发生手术及麻醉并发症的风险显著提高，术前应当对高危患者进行系统性评估，包括内科系统疾病和骨折情况的综合考虑。由于骨折位置表浅，糖尿病患者即使在围手术期获得较为满意的血糖，其伤口感染的风险仍然较高。

■ 治疗费用的差异主要因患者受伤情况、骨折类型、住院时机及治疗流程不同所造成。

五、股骨粗隆间骨折临床路径给药方案

【用药选择】

1. 术前治疗基础疾病的药物应继续规律应用。

2. 术中抗菌药物应于术前30分钟滴注，骨关节感染以革兰阳性球菌为主，故首选第一、第二代头孢菌素类，若皮试阴性可选用头孢曲松。

3. 股骨粗隆间骨折属于血栓高风险的骨折类型，建议在无活动性出血倾向的患者术前、术后常规使用。

4. 术中可以使用氨甲环酸等药物减少出血。

【药学提示】

已知对磺胺类药物过敏患者禁用帕瑞昔布。

【注意事项】

术后应避免注射用非甾类镇痛药与口服非甾类镇痛药合用，以免增加胃肠道不良事件风险。

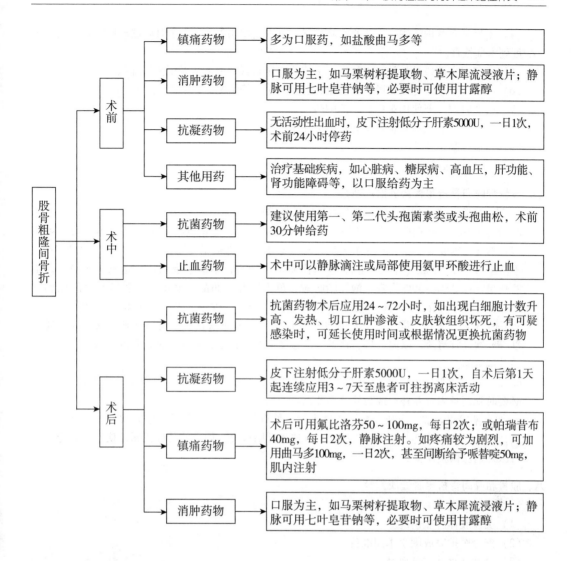

术前	镇痛药物	多为口服药，如盐酸曲马多等
	消肿药物	口服为主，如马栗树籽提取物、草木犀流浸液片；静脉可用七叶皂苷钠等，必要时可使用甘露醇
	抗凝药物	无活动性出血时，皮下注射低分子肝素5000U，一日1次，术前24小时停药
	其他用药	治疗基础疾病，如心脏病、糖尿病、高血压，肝功能、肾功能障碍等，以口服给药为主
术中	抗菌药物	建议使用第一、第二代头孢菌素类或头孢曲松，术前30分钟给药
	止血药物	术中可以静脉滴注或局部使用氨甲环酸进行止血
术后	抗菌药物	抗菌药物术后应用24～72小时，如出现白细胞计数升高、发热、切口红肿渗液、皮肤软组织坏死，有可疑感染时，可延长使用时间或根据情况更换抗菌药物
	抗凝药物	皮下注射低分子肝素5000U，一日1次，自术后第1天起连续应用3～7天至患者可拄拐离床活动
	镇痛药物	术后可用氟比洛芬50～100mg，每日2次；或帕瑞昔布40mg，每日2次，静脉注射。如疼痛较为剧烈，可加用曲马多100mg，一日2次，甚至间断给予哌替啶50mg，肌内注射
	消肿药物	口服为主，如马栗树籽提取物、草木犀流浸液片；静脉可用七叶皂苷钠等，必要时可使用甘露醇

(左侧：股骨粗隆间骨折)

六、股骨粗隆间骨折患者护理规范

1. 术前护理规范

（1）患肢抬高、冰敷。

（2）严密观察患肢疼痛、感觉、运动、血运、肿胀（有无皮肤破损、水疱）等情况。

（3）必要时遵医嘱使用镇痛药、消肿药。

（4）指导患者饮食摄入充足水分及热量，遵医嘱指导饮食类型。

（5）指导患者进行患侧肢端及邻近正常关节的主动活动。

（6）对患肢的皮肤进行清洁护理。

（7）如为糖尿病或糖耐量异常患者，关注患者的血糖情况。

（8）术前抗凝治疗。

（9）术前健康教育。

2. 术后护理规范

（1）术后患者返回病房后，如意识清醒、无头晕恶心呕吐症状，可改为半坐位或坐位。

（2）患肢抬高。

（3）严密观察生命体征变化。

（4）术后患者意识清醒、无恶心呕吐症状，可少量饮用温水，2小时后进流质饮食，逐渐过度到术前饮食。

（5）密切观察切口敷料的渗血情况、引流管通畅与否、引流量及引流液性状。

（6）严密观察患肢疼痛、肿胀、感觉、运动、血运等情况。

（7）必要时遵医嘱使用镇痛药、消肿药。

（8）如为糖尿病或糖耐量异常患者，关注患者的血糖情况。

（9）术后抗凝治疗。

（10）术后健康教育。

七、股骨粗隆间骨折患者营养治疗规范

1. 营养风险筛查，NRS评分>3分者，给予营养评估。

2. 充足的热量、蛋白质，适量脂肪。NRS评分≤3分者，能量供给标准以25~30kcal/kg为佳；营养不良者热量供给标准不低于35kcal/kg。碳水化合物热量比不低于50%；充足的蛋白质，不低于1.2~1.5g/kg（标准体重），应以优质蛋白为主，不低于蛋白质总量的1/3~1/2；脂肪热量比以25%~30%为宜，饱和脂肪酸、单不饱和脂肪酸、多不饱和脂肪酸之间比例以1：1：1左右为宜，适当提高膳食ω-3脂肪酸的摄入，保证充足的维生素和矿物质。

3. 围手术期，根据不同治疗时期选择饮食形态，如流质饮食、半流质饮食、软食或普通饮食等。饮食宜清淡，以温、热、软为佳，忌食生冷、肥甘、厚腻食物，限制刺激性食物、饮品及调味品。

4. 如经口进食低于所需热量的80%及高热患者，应给予相应的肠内营养补充剂口服补充，必要时管饲肠内营养补充或肠外营养补充。

5. 如有糖代谢异常，应减少糖类的摄入量。如有糖尿病，应选择糖尿病饮食。如有高血压病，应选择低盐饮食。如有高脂血症，应选择低脂饮食。如合并其他代谢性疾病，应遵循专科医师建议调整饮食。

八、股骨粗隆间骨折患者健康宣教

1. 术前

（1）关注肢体肿胀情况。

（2）配合医护完成围手术期准备。

（3）合理饮食并控制血糖。

2. 术后

（1）出院后手术切口每3~5天换1次药，术后2周拆线。

（2）如切口持续有渗出物或出现切口红肿、体温异常等情况，及时门诊就诊。

（3）遵医嘱使用药物，如有内科合并症应专科就诊。

（4）术后1个月门诊复查。

（5）出院后即可进行患肢临近关节的功能练习，包括髋、膝、踝关节。

（6）术后早期功能锻炼，注意早期避免负重，避免支腿抬高，被动活动为主。可以至康复科随时调整功能锻炼方案。

（7）预防跌倒指导：正确使用双拐或助行器。在家中或公共场所注意防滑、防绊、防碰撞。改变姿势时动作应缓慢。穿衣、穿鞋大小合适，有利于活动。

（8）生活指导：采取合理的生活方式及饮食习惯，运动适宜，保证摄入充足的蛋白质、维生素及含钙食物。戒烟酒，避免咖啡因的摄入，少饮碳酸饮料。

九、推荐表单

（一）医师表单

股骨粗隆间骨折临床路径医师表单

适用对象：第一诊断为股骨粗隆间骨折（ICD-10：S72.101）

行股骨粗隆间骨折切开复位内固定术（ICD-9-CM-3：79.35），股骨粗隆间骨折闭合复位内固定术（ICD-9-CM-3：79.15）

患者姓名：	性别：　　年龄：　　门诊号：	住院号：
住院日期：　　年　月　日	出院日期：　　年　月　日	标准住院日：9~11天

时间	住院第 1 天	住院第 2 天	住院第 3~5 天 （术前日）
主要诊疗工作	□ 询问病史及体格检查 □ 上级医师查房 □ 初步诊断和治疗方案 □ 住院医师完成住院志、首次病程、上级医师查房等病历书写 □ 完善术前检查 □ 患肢牵引／"丁"字鞋固定 □ 签订医患沟通协议	□ 上级医师查房 □ 继续完成术前化验检查 □ 完成必要的相关科室会诊	□ 上级医师查房，术前评估 □ 决定手术方案 □ 完成上级医师查房记录等 □ 向患者和/或家属交代围手术期注意事项，并签署手术知情同意书、输血同意书、委托书（患者本人不能签字时）、自费用品协议书，危重病例进行术前审批 □ 麻醉医师查房，并与患者和/或家属交代麻醉注意事项，并签署麻醉知情同意书 □ 完成各项术前准备
重点医嘱	**长期医嘱：** □ 骨科护理常规 □ 一级/二级护理 □ 饮食 □ 患肢牵引 □ 术前抗凝 □ 术前抗骨质疏松治疗 **临时医嘱：** □ 血常规、尿常规、大便常规；生化全套；血凝常规；血型；输血常规；X线胸片、心电图 □ 髋关节正侧位X线片 □ 根据病情：双下肢血管超声、肺功能、超声心动图、血气分析 □ 镇痛等对症处理	**长期医嘱：** □ 骨科护理常规 □ 一级/二级护理 □ 饮食 □ 患肢牵引／"丁"字鞋固定 □ 术前抗凝 □ 术前抗骨质疏松治疗 □ 患者既往内科基础疾病用药 **临时医嘱：** □ 根据会诊科室要求安排检查和化验单 □ 镇痛等对症处理	**长期医嘱：** 同前日 **临时医嘱：** □ 术前医嘱：准备明日在椎管内麻醉/全身麻醉下行切开复位内固定术 □ 术前禁食、禁水 □ 术前抗菌药物皮试 □ 术前留置导尿管 □ 术区备皮 □ 术前灌肠 □ 备血 □ 备术中抗菌药物 □ 其他特殊医嘱
病情变异记录	□ 无　□ 有，原因： 1. 2.	□ 无　□ 有，原因： 1. 2.	□ 无　□ 有，原因： 1. 2.
医师签名			

时间	住院第 4~6 天 （手术日）	住院第 5~7 天 （术后第 1 天）	住院第 6~8 天 （术后第 2 天）
主要诊疗工作	□ 手术 □ 向患者和/或家属交代手术过程概况及术后注意事项 □ 术者完成手术记录 □ 完成术后病程 □ 上级医师查房 □ 麻醉医师查房 □ 观察有无术后并发症并作出相应处理	□ 上级医师查房 □ 完成常规病程记录 □ 观察伤口、引流量、生命体征情况等并作出相应处理	□ 上级医师查房 □ 完成病程记录 □ 拔除引流管，伤口换药 □ 指导患者功能锻炼
重点医嘱	长期医嘱： □ 骨科术后护理常规 □ 一级护理 □ 饮食 □ 患肢抬高 □ 留置引流管并记引流量 □ 抗菌药物 □ 术后抗凝 □ 抗骨质疏松治疗 □ 其他特殊医嘱 临时医嘱： □ 今日在椎管内麻醉/全身麻醉下行切开复位内固定术 □ 心电监测、吸氧 □ 补液 □ 胃黏膜保护剂 □ 止吐、镇痛等对症处理 □ 急查血常规 □ 输血（根据病情需要）	长期医嘱： □ 骨科术后护理常规 □ 一级护理 □ 饮食 □ 患肢抬高 □ 留置引流管并记引流量 □ 抗菌药物 □ 术后抗凝 □ 抗骨质疏松治疗 □ 其他特殊医嘱 临时医嘱： □ 复查血常规 □ 输血和/或补晶体、胶体液（根据病情需要） □ 换药 □ 镇痛等对症处理	长期医嘱： □ 骨科术后护理常规 □ 一级护理 □ 饮食 □ 患肢抬高 □ 留置引流管并记引流量 □ 抗菌药物 □ 术后抗凝 □ 抗骨质疏松治疗 □ 其他特殊医嘱 临时医嘱： □ 复查血常规（必要时） □ 输血及或补晶体、胶体液（必要时） □ 换药，拔引流管 □ 镇痛等对症处理
病情变异记录	□ 无　□ 有，原因： 1. 2.	□ 无　□ 有，原因： 1. 2.	□ 无　□ 有，原因： 1. 2.
医师签名			

时间	住院第 7~9 天 （术后第 3 天）	住院第 8~10 天 （术后第 4 天）	住院第 9~14 天 （术后第 5~10 天）
主要诊疗工作	□ 上级医师查房 □ 住院医师完成病程记录 □ 伤口换药（必要时） □ 指导患者功能锻炼	□ 上级医师查房 □ 住院医师完成病程记录 □ 伤口换药（必要时） □ 指导患者功能锻炼 □ 摄患侧髋关节正侧位片	□ 上级医师查房，进行手术及伤口评估，确定有无手术并发症和伤口愈合不良情况，明确能否出院 □ 完成出院志、病案首页、出院诊断证明书等所有病历资料 □ 向患者交代出院后的康复锻炼及注意事项，如复诊的时间、地点，发生紧急情况时的处理等
重点医嘱	**长期医嘱：** □ 骨科术后护理常规 □ 二级护理 □ 饮食 □ 抗菌药物 □ 术后抗凝 □ 其他特殊医嘱 □ 术后功能锻炼 **临时医嘱：** □ 复查血常规、尿常规、尿常规、肝功能、肾功能、电解质（必要时） □ 补液（必要时） □ 伤口换药（必要时） □ 镇痛等对症处理	**长期医嘱：** □ 骨科术后护理常规 □ 二级护理 □ 饮食 □ 抗菌药物：如体温正常，伤口情况良好，无明显红肿时可以停止抗菌药物治疗 □ 术后抗凝 □ 其他特殊医嘱 □ 术后功能锻炼 **临时医嘱：** □ 复查血常规、尿常规、尿常规、肝功能、肾功能、电解质（必要时） □ 补液（必要时） □ 伤口换药（必要时） □ 镇痛等对症处理	**出院医嘱：** □ 出院带药 □ 嘱＿＿日后拆线换药（根据伤口愈合情况，预约拆线时间） □ 1 个月后门诊复查 □ 如有不适，随时来诊
病情变异记录	□ 无　□ 有，原因： 1. 2.	□ 无　□ 有，原因： 1. 2.	□ 无　□ 有，原因： 1. 2.
医师签名			

（二）护士表单

股骨粗隆间骨折临床路径护士表单

适用对象：第一诊断为股骨粗隆间骨折（ICD-10：S72.101）

行股骨粗隆间骨折切开复位内固定术（ICD-9-CM-3：79.35），股骨粗隆间骨折
闭合复位内固定术（ICD-9-CM-3：79.15）

患者姓名：	性别： 年龄： 门诊号：	住院号：
住院日期： 年 月 日	出院日期： 年 月 日	标准住院日：9~11 天

时间	住院第 1 天	住院第 2 天	住院第 3~5 天（术前日）
健康宣教	入院宣教： □ 介绍主管医师、护士 □ 介绍环境、设施 □ 介绍住院注意事项 □ 介绍探视和陪伴制度 □ 介绍贵重物品制度	□ 药物宣教 围手术期宣教： □ 宣教手术前准备及检查后注意事项 □ 告知手术后检查后饮食 □ 告知患者在检查中配合医师 □ 主管护士与患者沟通，消除患者紧张情绪 □ 告知检查后可能出现的情况及应对方式	□ 药物宣教 手术前宣教： □ 宣教手术前准备及检查后注意事项 □ 告知手术后检查后饮食 □ 告知患者在检查中配合医师 □ 主管护士与患者沟通，消除患者紧张情绪，告知检查后可能出现的情况及应对方式
护理处置	□ 核对患者，佩戴腕带 □ 建立入院护理病历 □ 协助患者留取各种标本 □ 测量体重	□ 协助医师完成手术前的相关化验	□ 协助医师完成手术前的相关化验 □ 皮试 □ 备皮 □ 提醒患者禁食、禁水要求
基础护理	一级/二级护理： □ 晨晚间护理 □ 排泄管理 □ 患者安全管理	一级/二级护理： □ 晨晚间护理 □ 排泄管理 □ 患者安全管理	一级/二级护理： □ 晨晚间护理 □ 排泄管理 □ 患者安全管理
专科护理	□ 观察患肢末梢血运感觉 □ 护理查体 □ 病情观察 □ 肢体肿胀情况 □ 末梢血运 □ 手指感觉活动情况 □ 需要时，填写跌倒及压疮防范表 □ 需要时，请家属陪伴 □ 确定饮食种类 □ 心理护理 □ 防止皮肤压疮护理	□ 观察患肢末梢血运感觉 □ 护理查体 □ 病情观察 □ 肢体肿胀情况 □ 末梢血运 □ 手指感觉活动情况 □ 需要时，填写跌倒及压疮防范表 □ 需要时，请家属陪伴 □ 确定饮食种类 □ 心理护理 □ 防止皮肤压疮护理	□ 观察患肢末梢血运感觉 □ 护理查体 □ 病情观察 □ 肢体肿胀情况 □ 末梢血运 □ 手指感觉活动情况 □ 需要时，填写跌倒及压疮防范表 □ 需要时，请家属陪伴 □ 确定饮食种类 □ 心理护理

续 表

时间	住院第 1 天	住院第 2 天	住院第 3~5 天 （术前日）
重点 医嘱	□ 详见医嘱执行单	□ 详见医嘱执行单	□ 详见医嘱执行单
病情 变异 记录	□ 无 □ 有，原因： 1. 2.	□ 无 □ 有，原因： 1. 2.	□ 无 □ 有，原因： 1. 2.
护士 签名			

时间	住院第4~6天 （手术日）	住院第5~7天 （术后第1天）	住院第6~8天 （术后第2天）
健康宣教	**手术当日宣教：** □ 告知饮食、体位要求 □ 告知手术后需禁食、禁水要求 □ 给予患者及家属心理支持 □ 再次明确探视陪伴须知	**手术后宣教：** □ 术后患肢活动注意事项 □ 功能锻炼注意事项 □ 饮食指导	**手术后宣教：** □ 术后患肢活动注意事项 □ 功能锻炼注意事项 □ 饮食指导
护理处置	□ 与手术室交接 □ 提醒患者术前排尿 □ 核对患者资料及带药 □ 接患者，核对患者及资料	□ 遵医嘱完成相关检查	□ 遵医嘱完成相关检查
基础护理	**一级护理：** □ 晨晚间护理 □ 患者安全管理	**一级护理：** □ 晨晚间护理 □ 排泄管理 □ 患者安全管理	**一级护理：** □ 晨晚间护理 □ 排泄管理 □ 患者安全管理
专科护理	□ 遵医嘱予补液 □ 病情观察 □ 观察患者伤口敷料是否存在渗血 □ 疼痛程度观察 □ 观察手指血运及感觉活动 □ 心理护理	□ 遵医嘱予补液 □ 病情观察 □ 观察患者伤口敷料是否存在渗血 □ 观察引流量 □ 疼痛程度观察 □ 观察手指血运及感觉活动 □ 心理护理	□ 病情观察 □ 观察患者伤口敷料是否存在渗血 □ 观察引流量 □ 疼痛程度观察 □ 观察手指血运及感觉活动 □ 术后心理与生活护理 □ 指导患者术后功能锻炼
重点医嘱	□ 详见医嘱执行单	□ 详见医嘱执行单	□ 详见医嘱执行单
病情变异记录	□ 无　□ 有，原因： 1. 2.	□ 无　□ 有，原因： 1. 2.	□ 无　□ 有，原因： 1. 2.
护士签名			

时间	住院第7~9天 （术后第3天）	住院第8~10天 （术后第4天）	住院第9~14天 （术后第5~10天）
健康宣教	**手术后宣教：** □ 术后患肢活动注意事项 □ 功能锻炼注意事项 □ 饮食指导	**手术后宣教：** □ 术后患肢活动注意事项 □ 功能锻炼注意事项 □ 饮食指导	**出院宣教：** □ 复查时间 □ 服药方法 □ 活动休息 □ 指导饮食 □ 指导办理出院手续
护理处置	□ 遵医嘱完成相关检查	□ 遵医嘱完成相关检查	□ 办理出院手续
基础护理	**二级护理：** □ 晨晚间护理 □ 排泄管理 □ 患者安全管理	**二级护理：** □ 晨晚间护理 □ 排泄管理 □ 患者安全管理	**三级护理：** □ 晨晚间护理 □ 患者安全管理
专科护理	□ 病情观察 □ 观察患者伤口敷料是否存在渗血 □ 疼痛程度观察 □ 观察手指血运及感觉活动 □ 术后心理与生活护理 □ 指导患者术后功能锻炼	□ 病情观察 □ 观察患者伤口敷料是否存在渗血 □ 疼痛程度观察 □ 观察手指血运及感觉活动 □ 术后心理与生活护理 □ 指导患者术后功能锻炼	□ 病情观察 □ 观察患者伤口敷料是否存在渗血 □ 疼痛程度观察 □ 观察手指血运及感觉活动 □ 术后心理与生活护理 □ 指导患者术后功能锻炼
重点医嘱	□ 详见医嘱执行单	□ 详见医嘱执行单	□ 详见医嘱执行单
病情变异记录	□ 无 □ 有，原因： 1. 2.	□ 无 □ 有，原因： 1. 2.	□ 无 □ 有，原因： 1. 2.
护士签名			

（三）患者表单

股骨粗隆间骨折临床路径患者表单

适用对象：第一诊断为股骨粗隆间骨折（ICD-10：S72.101）

行股骨粗隆间骨折切开复位内固定术（ICD-9-CM-3：79.35），股骨粗隆间骨折闭合复位内固定术（ICD-9-CM-3：79.15）

患者姓名：	性别：　　年龄：　　门诊号：		住院号：
住院日期：　　年　月　日	出院日期：　　年　月　日		标准住院日：9~11 天

时间	入院	术前	手术日
医患配合	□ 配合询问病史、收集资料，请务必详细告知既往史、用药史、过敏史 □ 配合进行体格检查 □ 有任何不适请告知医师	□ 配合完手术前相关检查、化验，如采血、留尿、心电图、X 线胸片 □ 医师与患者及家属介绍病情及术前谈话签字	□ 配合完善相关检查、化验 □ 如采血、留尿 □ 配合医师摆好手术体位
护患配合	□ 配合测量体温、脉搏、呼吸 3 次，血压、体重 1 次 □ 配合完成入院护理评估（简单询问病史、过敏史、用药史） □ 接受入院宣教（环境介绍、病室规定、订餐制度、贵重物品保管等） □ 配合执行探视和陪伴制度 □ 有任何不适请告知护士	□ 配合测量体温、脉搏、呼吸 3 次，询问大便次数 1 次 □ 接受手术前宣教 □ 接受饮食宣教 □ 接受药物宣教	□ 配合测量体温、脉搏、呼吸 3 次，询问大便次数 1 次 □ 送手术室前协助完成核对，带齐影像资料及用药 □ 返回病房后，配合接受生命体征的监测 □ 配合检查意识（全身麻醉者） □ 配合缓解疼痛 □ 接受手术后宣教 □ 接受饮食宣教 □ 接受药物宣教 □ 有任何不适请告知护士
饮食	□ 遵医嘱饮食	□ 遵医嘱饮食	□ 术前需按要求禁食、禁水 □ 手术后，根据麻醉方式及患者实际情况依照麻醉医师和病房护士的指导进食、进水
排泄	□ 正常排尿便	□ 正常排尿便	□ 正常排尿便
活动	□ 卧床	□ 卧床	□ 卧床

时间	手术后	出院日
医患 配合	□ 配合伤口换药 □ 配合完善术后影像学检查和抽血化验检查等 □ 配合功能锻炼	□ 接受出院前指导 □ 知道复查程序 □ 获取出院诊断书
护患配合	□ 配合定时监测生命体征，每日询问大便情况 □ 配合检查手部感觉及运动 □ 接受输液、服药等治疗 □ 接受进食、进水、排便等生活护理 □ 配合活动，预防皮肤压力伤 □ 注意活动安全，避免坠床或跌倒 □ 配合执行探视及陪伴	□ 接受出院宣教 □ 办理出院手续 □ 获取出院带药 □ 知道服药方法、作用、注意事项 □ 知道复印病历程序
饮食	□ 遵医嘱饮食	□ 遵医嘱饮食
排泄	□ 正常排尿便	□ 正常排尿便
活动	□ 扶双拐或助行器，患肢免持重	□ 扶双拐或助行器，患肢免持重

附：原表单（2016 年版）

股骨粗隆间骨折临床路径表单

适用对象：第一诊断为股骨粗隆间骨折（ICD-10：S72.726）
行切开复位内固定术（包括钉板系统和髓内钉系统）

患者姓名：	性别： 年龄： 门诊号：	住院号：
住院日期： 年 月 日	出院日期： 年 月 日	标准住院日：9~11 天

时间	住院第 1 天	住院第 2 天	住院第 3~5 天（术前日）
主要诊疗工作	□ 询问病史及体格检查 □ 上级医师查房 □ 初步诊断和治疗方案 □ 住院医师完成住院志、首次病程、上级医师查房等病历书写 □ 完善术前检查 □ 患肢牵引／"丁"字鞋固定 □ 签订医患沟通协议	□ 上级医师查房 □ 继续完成术前化验检查 □ 完成必要的相关科室会诊	□ 上级医师查房，术前评估 □ 决定手术方案 □ 完成上级医师查房记录等 □ 向患者和/或家属交代围手术期注意事项，并签署手术知情同意书、输血同意书、委托书（患者本人不能签字时）、自费用品协议书，危重病例进行术前审批 □ 麻醉医师查房，并与患者和/或家属交代麻醉注意事项，并签署麻醉知情同意书 □ 完成各项术前准备
重点医嘱	**长期医嘱：** □ 骨科护理常规 □ 一级/二级护理 □ 饮食 □ 患肢牵引 □ 术前抗凝 □ 术前抗骨质疏松治疗 **临时医嘱：** □ 血常规、尿常规、大便常规；生化全套；血凝常规；血型；输血常规；X 线胸片、心电图 □ 髋关节正侧位 X 线片 □ 根据病情：双下肢血管超声、肺功能、超声心动图、血气分析 □ 镇痛等对症处理	**长期医嘱：** □ 骨科护理常规 □ 一级/二级护理 □ 饮食 □ 患肢牵引／"丁"字鞋固定 □ 术前抗凝 □ 术前抗骨质疏松治疗 □ 患者既往内科基础疾病用药 **临时医嘱：** □ 根据会诊科室要求安排检查和化验单 □ 镇痛等对症处理	**长期医嘱：** 同前日 **临时医嘱：** □ 术前医嘱：准备明日在椎管内麻醉/全身麻醉下行切开复位内固定术 □ 术前禁食、禁水 □ 术前抗菌药物皮试 □ 术前留置导尿管 □ 术区备皮 □ 术前灌肠 □ 备血 □ 备术中抗菌药物 □ 其他特殊医嘱
主要护理工作	□ 入院宣教 □ 介绍病房环境、设施设备 □ 入院护理评估 □ 防止皮肤压疮护理	□ 观察患者病情变化 □ 防止皮肤压疮护理 □ 心理和生活护理	□ 做好备皮等术前准备 □ 提醒患者术前禁食、禁水 □ 术前心理护理

时间	住院第 1 天	住院第 2 天	住院第 3~5 天 （术前日）
病情 变异 记录	□无　□有，原因： 1. 2.	□无　□有，原因： 1. 2.	□无　□有，原因： 1. 2.
护士 签名			
医师 签名			

时间	住院第 4~6 天 （手术日）	住院第 5~7 天 （术后第 1 天）	住院第 6~8 天 （术后第 2 天）
主要诊疗工作	□ 手术 □ 向患者和/或家属交代手术过程概况及术后注意事项 □ 术者完成手术记录 □ 完成术后病程记录 □ 上级医师查房 □ 麻醉医师查房 □ 观察有无术后并发症并作出相应处理	□ 上级医师查房 □ 完成常规病程记录 □ 观察伤口、引流量、生命体征情况等并作出相应处理	□ 上级医师查房 □ 完成病程记录 □ 拔除引流管，伤口换药 □ 指导患者功能锻炼
重点医嘱	长期医嘱： □ 骨科术后护理常规 □ 一级护理 □ 饮食 □ 患肢抬高 □ 留置引流管并记引流量 □ 抗菌药物 □ 术后抗凝 □ 抗骨质疏松治疗 □ 其他特殊医嘱 临时医嘱： □ 今日在椎管内麻醉/全身麻醉下行切开复位内固定术 □ 心电监测、吸氧 □ 补液 □ 胃黏膜保护剂 □ 止吐、镇痛等对症处理 □ 急查血常规 □ 输血（根据病情需要）	长期医嘱： □ 骨科术后护理常规 □ 一级护理 □ 饮食 □ 患肢抬高 □ 留置引流管并记引流量 □ 抗菌药物 □ 术后抗凝 □ 抗骨质疏松治疗 □ 其他特殊医嘱 临时医嘱： □ 复查血常规 □ 输血和/或补晶体、胶体液（根据病情需要） □ 换药 □ 镇痛等对症处理	长期医嘱： □ 骨科术后护理常规 □ 一级护理 □ 饮食 □ 患肢抬高 □ 留置引流管并记引流量 □ 抗菌药物 □ 术后抗凝 □ 抗骨质疏松治疗 □ 其他特殊医嘱 临时医嘱： □ 复查血常规（必要时） □ 输血及或补晶体、胶体液（必要时） □ 换药，拔引流管 □ 镇痛等对症处理
主要护理工作	□ 观察患者病情变化并及时报告医师 □ 术后心理与生活护理 □ 指导患者术后功能锻炼	□ 观察患者病情并做好引流量等相关记录 □ 术后心理与生活护理 □ 指导患者术后功能锻炼	□ 观察患者病情变化 □ 术后心理与生活护理 □ 指导患者术后功能锻炼
病情变异记录	□ 无　□ 有，原因： 1. 2.	□ 无　□ 有，原因： 1. 2.	□ 无　□ 有，原因： 1. 2.
护士签名			
医师签名			

时间	住院第 7~9 天 （术后第 3 天）	住院第 8~10 天 （术后第 4 天）	住院第 9~14 天 （术后第 5~10 天）
主要诊疗工作	□ 上级医师查房 □ 住院医师完成病程记录 □ 伤口换药（必要时） □ 指导患者功能锻炼	□ 上级医师查房 □ 住院医师完成病程记录 □ 伤口换药（必要时） □ 指导患者功能锻炼 □ 摄患侧髋关节正侧位片	□ 上级医师查房，进行手术及伤口评估，确定有无手术并发症和伤口愈合不良情况，明确能否出院 □ 完成出院志、病案首页、出院诊断证明书等所有病历资料 □ 向患者交代出院后的康复锻炼及注意事项，如复诊的时间、地点，发生紧急情况时的处理等
重点医嘱	长期医嘱： □ 骨科术后护理常规 □ 二级护理 □ 饮食 □ 抗菌药物 □ 术后抗凝 □ 其他特殊医嘱 □ 术后功能锻炼 临时医嘱： □ 复查血常规、尿常规、肝功能、肾功能、电解质（必要时） □ 补液（必要时） □ 伤口换药（必要时） □ 镇痛等对症处理	长期医嘱： □ 骨科术后护理常规 □ 二级护理 □ 饮食 □ 抗菌药物（如体温正常，伤口情况良好，无明显红肿时可以停止抗菌药物治疗） □ 术后抗凝 □ 其他特殊医嘱 □ 术后功能锻炼 临时医嘱： □ 复查血常规、尿常规、肝功能、肾功能、电解质（必要时） □ 补液（必要时） □ 伤口换药（必要时） □ 镇痛等对症处理	出院医嘱： □ 出院带药 □ 嘱___日后拆线换药（根据伤口愈合情况，预约拆线时间） □ 1 个月后门诊复查 □ 如有不适，随时来诊
主要护理工作	□ 观察患者病情变化 □ 术后心理与生活护理 □ 指导患者功能锻炼	□ 观察患者病情变化 □ 指导患者功能锻炼 □ 术后心理和生活护理	□ 指导患者办理出院手续 □ 出院宣教
病情变异记录	□ 无　□ 有，原因： 1. 2.	□ 无　□ 有，原因： 1. 2.	无　□ 有，原因： 1. 2.
护士签名			
医师签名			

第十二章

股骨干骨折临床路径释义

【医疗质量控制指标】

指标一、患者骨折分型诊断率。

指标二、患者急诊 4 小时住院率。

指标三、患者压疮发生率。

指标四、患者深静脉血栓发生率。

指标五、患者术后第一天康复锻炼率。

一、股骨干骨折编码

疾病名称及编码：股骨干骨折（ICD-10：S72.3）

手术操作名称及编码：股骨干骨折内固定术（ICD-9-CM-3：79.35）

二、临床路径检索方法

S72.3 伴（79.35）

三、国家医疗保障疾病诊断相关分组（CHS-DRG）

MDCI　肌肉、骨骼疾病及功能障碍

IR3　股骨干及远端骨折

四、股骨干骨折临床路径标准住院流程

（一）适用对象

第一诊断为股骨干骨折（ICD－10：S72.3），行股骨干骨折内固定术（ICD－9－CM－3：79.35）。

> 释义
>
> ■ 适用对象编码参见第一部分。
> ■ 本临床路径适用对象是第一诊断为股骨干骨折的患者。
> ■ 适用对象中不包括肿瘤等病因造成的病理性骨折患者、合并股骨干骨折的多发损伤患者、儿童患者以及陈旧性骨折或骨折不愈合。
> ■ 本路径的股骨干骨折不包括股骨近端骨折及股骨远端骨折。

（二）诊断依据

根据《临床诊疗指南·外科学分册》（中华医学会编著，人民卫生出版社，2007 年）。

1. 病史：外伤史。

2. 体格检查：患肢肿胀、疼痛、活动受限、畸形、反常活动。

3. 辅助检查：X 线检查发现股骨干骨折。

释义

■ 本路径的制订主要参考国内权威参考书籍和诊疗指南。

■ 典型的股骨干骨折诊断并不困难，局部剧烈疼痛、肿胀、肢体畸形、功能障碍，甚至有骨擦音。

■ 股骨正侧位 X 线片可作为最终诊断确立标准。

■ 有较严重损伤史的患者应全面检查，排除其他合并损伤，包括同侧髋关节脱位、股骨颈骨折等。

■ 应注意有无血管神经损伤，股骨干中下 1/3 骨折尤应注意。

（三）治疗方案的选择及依据

根据《临床诊疗指南·外科学分册》（中华医学会编著，人民卫生出版社，2007 年）。

1. 年龄在 14 岁以上。

2. 伤前生活质量及活动水平。

3. 全身状况允许手术。

4. 首选髓内针固定，也可根据具体情况选择其他固定方式。

释义

■ 本路径针对 14 岁以上患者。

■ 应根据患者年龄、骨折部位、类型以及医疗条件、技术力量来决定治疗方案。

■ 一般选择内固定，交锁髓内钉（顺行以及逆行髓内针）和接骨板是最常选择的内固定物，应根据骨折的具体情况决定。

（四）标准住院日 ≤16 天

标准住院日为 ≤16 天，部分患者伴随膝部、髋部或骨折部位软组织损伤，需要等待皮肤损伤出干燥方能手术。

释义

■ 需根据病情决定具体的住院天数。术前准备 0~7 天，术后观察 6~9 天。

（五）进入路径标准

1. 第一诊断必须符合 ICD-10：S72.3 股骨干骨折疾病编码。

2. 外伤引起的单纯性、闭合性、新鲜股骨干骨折。

3. 除外病理性骨折。

4. 除外合并其他部位的骨折和损伤。

5. 当患者合并其他疾病，但住院期间不需要特殊处理也不影响第一诊断的临床路径流程实施时，可以进入路径。

> **释义**
>
> ■ 本路径不包括病理性骨折、多发伤、陈旧性骨折、儿童患者以及保守治疗患者。
>
> ■ 对于合并对手术有较大影响的内科疾病者，需请相关科室会诊，对病情进行评估和控制以保证手术安全，患者退出本路径。

（六）术前准备（术前评估）3~7 天

1. 必需的检查项目
(1) 血常规、血型、尿常规+镜检。
(2) 肝功能、肾功能、电解质、凝血功能、感染性疾病筛查（乙型肝炎、丙型肝炎、梅毒、艾滋病等）。
(3) 胸部 X 线片、心电图。
(4) 骨科 X 线检查（需包括骨折上、下关节）。
2. 根据患者病情可选择检查项目：如骨科 CT 检查、双下肢血管彩色超声等。
3. 根据患者病情，使用预防下肢深静脉血栓形成的药物（术前 24~48 小时停止用药）。

> **释义**
>
> ■ 根据病情决定术前时间，不强求急诊手术，短期内不能行手术的患者建议根据临床情况行骨牵引或皮牵引以利于最终内固定治疗。
>
> ■ 股骨干骨折常因高能量损伤所致，出血多，常伴广泛软组织损伤以及内脏损伤，术前必须全面了解病情，保证手术安全。
>
> ■ 股骨干骨折造成患者卧床，增加深静脉血栓形成可能，在无明显出血的情况下可应用低分子肝素预防治疗。

（七）预防性抗菌药物选择与使用时机

1. 抗菌药物：按照《抗菌药物临床应用指导原则（2015 年版）》（国卫办医发〔2015〕43 号）执行。建议使用第一、第二代头孢菌素类，头孢曲松；明确感染患者，可根据药敏试验结果调整抗菌药物。
(1) 推荐使用头孢唑林钠肌内或静脉注射：①成人，0.5~1 克/次，一日 2~3 次；②对本药或其他头孢菌素类药过敏者，对青霉素类药有过敏性休克史者禁用；肝功能、肾功能不全者、有胃肠道疾病史者慎用；③使用本药前须进行皮试。
(2) 推荐头孢呋辛钠肌内或静脉注射：①成人，0.75~1.5 克/次，一日 3 次；②肾功能不全患者按照肌酐清除率制订给药方案：肌酐清除率＞20ml/min 者，每日 3 次，每次 0.75~1.5g；肌酐清除率 10~20ml/min 患者，每次 0.75g，一日 2 次；肌酐清除率＜10ml/min 患者，每次 0.75g，一日 1 次；③对本药或其他头孢菌素类药过敏者，对青霉素类药有过敏性休克史者禁用；肝功能、肾功能不全者、有胃肠道疾病史者慎用；④使用本药前须进行皮试。
(3) 推荐头孢曲松钠肌内注射、静脉注射或静脉滴注：①成人，1 克/次，1 次肌内注射或静脉滴注；②对本药或其他头孢菌素类药过敏者，对青霉素类药有过敏性休克史者禁用；肝功能、肾功能不全者、有胃肠道疾病史者慎用。

2. 预防性用抗菌药物，时间为术前 0.5 小时，手术超过 3 小时加用 1 次抗菌药物；总预防性用药时间一般不超过 24 小时，个别情况可延长至 48 小时。

> **释义**
>
> ■ 闭合性骨折手术为清洁伤口手术，抗菌药物为预防性应用，应根据上述指导原则选择用药种类和时间。
>
> ■ 开放性骨折伤口为污染或沾染，在清创时即需应用抗菌药物，如果术后出现感染等情况应延长用药时间。

（八）手术日为入院第 3~7 天

1. 麻醉方式：椎管内麻醉或全身麻醉。
2. 手术方式：股骨干骨折内固定术，必要时植骨。
3. 手术内固定物：带锁髓内针或钢板螺钉。
4. 术中用药：麻醉用药、抗菌药物。
5. 输血：根据出血情况。

> **释义**
>
> ■ 股骨干骨折一般考虑内固定，严重开放骨折可选择外固定。
>
> ■ 需要根据骨折部位和类型决定选择髓内钉或接骨板。

（九）术后住院恢复 9~13 天

1. 必需复查的项目：血常规、凝血功能、X 线检查。
2. 必要时复查的项目：电解质、肝功能、肾功能、CT。
3. 术后用药
(1) 抗菌药物：按《抗菌药物临床应用指导原则（2015 年版）》（国卫办医发〔2015〕43 号）执行。
(2) 预防下肢静脉血栓形成药物：参照《中国骨科大手术后静脉血栓栓塞症预防指南》[《中华骨科杂志》，2016，36（2）：65-71]，根据患者病情酌情使用。
(3) 其他对症药物：消肿、镇痛、预防应激性溃疡等。
(4) 保护下功能锻炼。

> **释义**
>
> ■ 术后必需复查血常规、凝血功能，并以正侧位 X 线片判断骨折复位及内固定位置是否良好，必要时用 CT 检查骨折复位情况及内固定位置。
>
> ■ 由于手术创伤可能较大，可考虑复查肝功能、肾功能和电解质。
>
> ■ 可根据相关指导原则和指南决定术后用药，注意预防下肢深静脉血栓形成。
>
> ■ 必须指导患者进行股四头肌和膝关节功能锻炼。

（十）出院标准

1. 体温正常、常规实验室检查无明显异常。
2. 术后 X 线片证实复位固定满意。
3. 切口无异常。
4. 没有需要住院处理的并发症和/或合并症。

> **释义**
>
> ■患者出院前应一般情况良好，骨折固定符合相关标准，切口无异常情况，临床允许出院继续观察休养。如果发生相关并发症，可能会延长住院时间。

（十一）有无变异及原因分析

1. 并发症：本病可伴有其他损伤，应严格掌握入选标准。部分患者因骨折本身的合并症而延期治疗，如大量出血需术前输血、血栓形成、血肿引起体温增高等。
2. 合并症：老年患者易有合并症，如骨质疏松、糖尿病、心脑血管疾病等，骨折后合并症可能加重，需同时治疗，住院时间延长。
3. 内固定物选择：根据骨折类型选择适当的内固定物。

> **释义**
>
> ■股骨干骨折常为高能量损伤，必须详细检查是否有合并损伤，如果存在则不适用本路径；对于有严重的合并症而影响标准的治疗方案者，也需要退出本路径；如果是关节置换术后假体周围骨折等特殊情况，可能需要更换关节假体，需要转入相应路径。
>
> ■医师认可的变异原因主要是指患者入选路径后，医师在检查及治疗过程中发现患者合并存在一些事前未预知的对本路径治疗可能产生影响的情况，需要中止执行路径或者是延长治疗时间、增加治疗费用。医师需在表单中明确说明。
>
> ■因患者方面的主观原因导致执行路径出现变异，也需要医师在表单中予以说明。

五、股骨干骨折临床路径给药方案

【用药选择】

1. 术前治疗基础疾病的药物应继续规律应用。
2. 术中抗菌药物应于术前 30 分钟滴注，骨关节感染以革兰阳性球菌为主，故首选第一、第二代头孢菌素类，若皮试阴性可选用头孢曲松。
3. 无血栓类疾病高危因素患者不建议术后药物抗凝。

【药学提示】

已知对磺胺类药物过敏患者禁用帕瑞昔布。

【注意事项】

术后应避免注射用非甾类镇痛药与口服非甾类镇痛药合用，以免增加胃肠道不良事件风险。

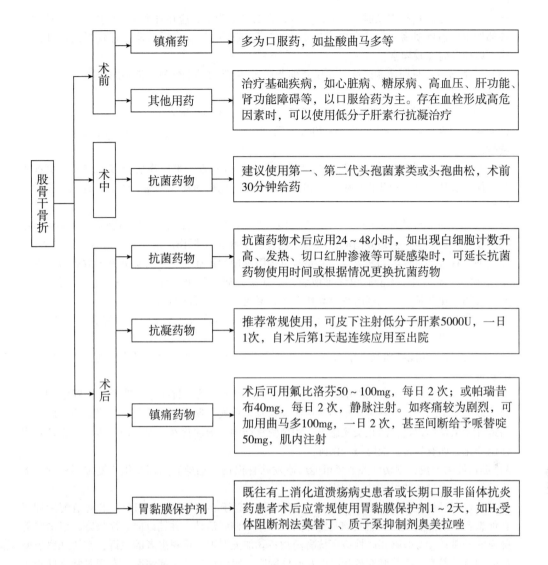

六、股骨干骨折患者护理规范

1. 术前护理

（1）患肢观察：定期观察患肢的末梢血运感觉运动情况，防止肢体肿胀和外固定过紧导致的血运障碍。可以使用石膏临时固定，若患者短期内不能进行手术，应予以骨牵引或皮牵引，定期观察骨牵引针道及皮牵引处皮肤情况。

（2）观察病情变化：定期生命体征监测，观察患肢末梢血运、温度及水肿情况；足趾感觉运动情况，伤口渗出情况。发现异常通知医师给遇紧急处理。

（3）体位护理：抬高患肢，保持患肢外展中立位。如有石膏外固定，由于出血、组织反应性水肿等可以导致石膏过紧，严重时患者有疼痛麻木甚至影响肢体血运，应当及时处理，解除压迫。

（4）心理护理：因为疼痛，活动动能障碍，患者心情变得烦躁不安，鼓励患者积极配合治疗，学会自我调节，必要时给予镇痛药。

（5）合理营养：长期卧床，要合理安排饮食，以促进骨折早期愈合，平时要多喝水，多吃新鲜水果，预防便秘，提高自身免疫力。

（6）预防压疮：内外踝及腓骨头软组织少，在石膏固定前，应在骨突处衬棉垫，防止踝部及膝部发生压迫性溃疡。行骨牵引或皮牵引，应仔细倾听患者主诉，是否有骨折处以外的疼痛，以便及时发现异常。

（7）功能锻炼：早期功能锻炼（足趾背伸背屈），有促进功能恢复及消肿的作用。

2. 术后护理

（1）遵医嘱给予吸氧，心电监测。妥善安置患者，遵医嘱正确卧位。

（2）抬高患肢，高于心脏水平 15~20cm，促进血液循环以利消肿。踝关节的局部肿胀将持续数月。

（3）病情观察：①观察渗血情况，因踝部手术中止血困难，术后渗血较多，应及时更换敷料，保持敷料干燥，预防伤口感染；②密切观察足背动脉搏动及感觉、活动、有无血管神经损伤。

（4）疼痛护理：评估疼痛的部位、程度、性质及持续时间，注意观察肢体肿胀和趾端血运情况。妥善保护患肢，抬高并制动，以利于消肿和避免再度损伤。指导患者减轻疼痛的方法，如读书、看报、听音乐和聊天等。必要时可按医嘱使用镇痛剂。术后协助其置放患肢，变换受压部位，48 小时使用静脉镇痛泵镇痛，并观察镇痛的效果、有无不良反应，及时评估疼痛程度的变化并记录。换药时注意动作轻柔，避免加重患者的疼痛。

（5）并发症的观察和护理：其并发症在营养不良、骨质疏松、糖尿病患人群者中有所增加，并与局部软组织损伤及肿胀程度有关。

1）关节僵硬：功能障碍是一个问题，如果不能迅速进行积极主动的屈伸活动，应辅以正确的物理治疗。

2）有感染的危险：与手术创伤有关。术前半小时和术后给予抗生素预防感染。观察创口敷料渗血渗液情况，如敷料渗血较多或被污染，及时更换，保持创口清洁、干燥。换药时，严格遵守无菌操作原则，防止交叉感染。均衡膳食结构，增加营养，促进伤口愈合。密切观察体温变化，如有异常，及时报告医师。

3）创伤性关节炎：创伤性关节炎可能跟原发软骨损伤、感染后病理变化或复位不良导致的病灶关节压力过高的关节软骨损害有关。

4）下肢深静脉血栓的预防：①平卧，抬高患肢，高于心脏平面 10°~15°。麻醉清醒后即可督促患者早期开始股四头肌收缩及趾踝关节的主动伸屈活动，并辅以向心性按摩，以消除静脉血的淤滞；②遵医嘱预防性应用抗凝药物；③加强巡视，重视患者的主诉，密切观察患肢皮肤颜色、温度、浅静脉充盈状况以及肢体肿胀、肌肉疼痛及压痛情况，发现异常立即报告医师进行处理；④预防血液高凝状态，保持出入量平衡，进清淡易消化、富含纤维素饮食，忌辛辣、油腻，保持大便通畅，避免用力排便致腹压增高影响下肢静脉回流。

5）骨筋膜室综合征的观察护理：密切观察患肢有无感觉异常，持续性疼痛，进行性加重、皮肤颜色、远端动脉搏动情况、观察伤口包扎的松紧度。一旦确诊，应立即松解所有外固定物，将肢体放平，不可抬高，并尽量减少患肢活动。严禁在患肢穿刺，减少同一局部给药。及时予脱水减压治疗（遵医嘱使用镇痛药及脱水药，观察脱水剂治疗效果，患肢症状有无改善，并及时做好筋膜开窗减压术的准备）。减压术后，密切观察患者的体温、脉搏、呼吸、血压，尿的色及量保持引流通畅，观察引流物性状及量。保持敷料干洁，观察分泌物性质、颜色。

6）便秘：与长期卧床、排便习惯的改变、饮食结构不合理等有关。指导患者养成正确的排便习惯：①定时排便；②可采用腹部按摩，刺激排便产生；③排便体位以坐位为佳。饮食指导：含糖及高纤维膳食，可增加粪便的液体容积及粪便的流动性；摄入适量的液体（不含乙醇、咖啡、利尿药），以每日 2.2~2.3L 为宜。提供患者合适的环境和充足的时间进行排便，如用屏风或布帘遮挡。必要时需要缓泻药或甘油栓剂，促进排便。

7）功能锻炼指导：指导患者及家属，麻醉消退后，即对肿胀下肢进行按摩，并鼓励患者主动活动足趾、踝关节屈曲等活动，以促进血液循环，减轻水肿，促进功能恢复。

七、股骨干骨折患者营养治疗规范

1. 告知患者进食营养丰富、富含钙质的食物，以促进骨骼的愈合。

2. 对存在骨质疏松的骨折患者，每日到户外晒太阳 1 小时或补充鱼肝油滴剂或维生素 D 奶、酸奶，以促进钙吸收。

八、股骨干骨折患者健康宣教

1. 伤后早期限制膝关节屈曲以免影响骨折处稳定。

2. 指导患者保持心情愉快，劳逸适度，以利于骨折愈合。

3. 向患者讲解功能锻炼的重要性，鼓励患者主动活动足趾，自我练习膝关节、踝关节及髋关节活动。

4. 指导患者如关节有僵硬或疼痛，在锻炼的基础上可辅以按摩及理疗，定期摄 X 线片检查，根据骨折愈合情况，确定取出内固定的时间。

九、推荐表单

（一）医师表单

股骨干骨折临床路径医师表单

适用对象：第一诊断为股骨干骨折（ICD-10：S72.3）

行股骨干骨折内固定术（ICD-9-CM-3：79.35）

患者姓名：	性别： 年龄： 住院号：	门诊号：
住院日期： 年 月 日	出院日期： 年 月 日	标准住院日：≤16 天

时间	住院第 1 天	住院第 2~4 天	住院第 3~5 天
主要诊疗工作	□ 询问病史与体格检查 □ 完成首次病程记录 □ 完成大病历 □ 开具常规检查、化验单 □ 上级医师查房 □ 确定诊断 □ 行患肢牵引或制动	□ 上级医师查房与手术前评估 □ 确定诊断和手术方案 □ 完成上级医师查房记录 □ 实施所有需要检查的项目 □ 查看实验室检查结果 □ 请相关科室会诊	□ 完成所需检查 □ 对影响手术进行的异常检查结果进行复查 □ 上级医师查房与术前评估 □ 有并发症时请相关科室会诊
重点医嘱	**长期医嘱：** □ 骨科常规护理 □ 饮食（普通饮食/流质饮食/糖尿病饮食） □ 患肢牵引、制动 **临时医嘱：** □ 血常规、血型 □ 尿常规+镜检 □ 凝血功能 □ 电解质、肝功能、肾功能 □ 感染性疾病筛查 □ 血气分析（必要时） □ 胸部 X 线检查 □ 心电图 □ 肢体拍片（必要时）	**长期医嘱：** 同前日 **临时医嘱：** □ 超声心动图 □ 肺功能测定（必要时） □ 24 小时动态心电图（必要时） □ 动态血压监测（必要时） □ 双下肢血管彩色超声	**长期医嘱：** 同前日 **临时医嘱：** □ 对影响手术进行的异常检查结果进行复查
病情变异记录	□ 无 □ 有，原因： 1. 2.	□ 无 □ 有，原因： 1. 2.	□ 无 □ 有，原因： 1. 2.
医师签名			

时间	住院第 4~6 天	住院第 1~7 天 （手术日）	住院第 2~9 天 （术后第 1 天）
主要诊疗工作	□ 向患者及其家属交代术前注意事项 □ 签署手术知情同意书 □ 麻醉师术前访视并签署知情同意书 □ 签署自费项目协议书 □ 签署输血知情同意书 □ 完成手术前各项准备	□ 实施手术 □ 完成术后病程记录 □ 24 小时内完成手术记录 □ 向患者及其家属交代手术后注意事项 □ 检查有无手术并发症 □ 麻醉科医师随访，检查麻醉并发症	□ 查看患者 □ 上级医师查房 □ 完成术后病程记录 □ 向患者及其家属交代手术后注意事项 □ 复查血常规 □ 复查电解质（必要时） □ 指导患肢功能锻炼
重点医嘱	**临时医嘱：** □ 明日在椎管内麻醉或全身麻醉下行股骨干骨折内固定术 □ 术晨禁食、禁水 □ 术区备皮 □ 抗菌药物皮试 □ 配血（必要时）	**长期医嘱：** □ 骨科常规护理 □ 普通饮食或流质饮食（术后 6 小时后） □ 留置引流管并记引流量 □ 患肢制动、抬高 □ 心电监测或生命体征监测 □ 补液+抗菌药物应用 **临时医嘱：** □ 急查血常规（必要时） □ 输血（必要时）	**长期医嘱：** □ 骨科常规护理 □ 普通饮食或流质饮食 □ 留置引流管并记引流量 □ 患肢制动、抬高 □ 补液+抗菌药物应用 **临时医嘱：** □ 复查血常规及生化检查 □ 输血（必要时）
病情变异记录	□ 无　□ 有，原因： 1. 2.	□ 无　□ 有，原因： 1. 2.	□ 无　□ 有，原因： 1. 2.
医师签名			

时间	住院第 3~10 天 （术后第 2 天）	住院第 4~11 天 （术后第 3 天）
主要诊疗工作	□ 向患者及其家属交代术前注意事项 □ 签署手术知情同意书 □ 麻醉师术前访视并签署知情同意书 □ 签署自费项目协议书 □ 签署输血知情同意书 □ 完成手术前各项准备	□ 实施手术 □ 完成术后病程记录 □ 24 小时内完成手术记录 □ 向患者及其家属交代手术后注意事项 □ 检查有无手术并发症 □ 麻醉科医师随访，检查麻醉并发症
重点医嘱	临时医嘱： □ 明日在椎管内麻醉或全身麻醉下行股骨干骨折内固定术 □ 术晨禁食、禁水 □ 术区备皮 □ 抗菌药物皮试 □ 配血（必要时）	长期医嘱： □ 骨科常规护理 □ 普通饮食或流质饮食（术后 6 小时后） □ 留置引流管并记引流量 □ 患肢制动、抬高 □ 心电监测或生命体征监测 □ 补液+抗菌药物应用 临时医嘱： □ 急查血常规（必要时） □ 输血（必要时）
病情变异记录	□ 无　□ 有，原因： 1. 2.	□ 无　□ 有，原因： 1. 2.
医师签名		

时间	住院第 5~12 天 （术后第 4 天）	住院第 6~16 天 （术后第 5~9 天）
主要诊疗工作	□ 向患者及其家属交代术前注意事项 □ 签署手术知情同意书 □ 麻醉师术前访视并签署知情同意书 □ 签署自费项目协议书 □ 签署输血知情同意书 □ 完成手术各项准备	□ 实施手术 □ 完成术后病程记录 □ 24 小时内完成手术记录 □ 向患者及其家属交代手术后注意事项 □ 检查有无手术并发症 □ 麻醉科医师随访，检查麻醉并发症
重点医嘱	**临时医嘱：** □ 明日在椎管内麻醉或全身麻醉下行股骨干骨折内固定术 □ 术晨禁食、禁水 □ 术区备皮 □ 抗菌药物皮试 □ 配血（必要时）	**长期医嘱：** □ 骨科常规护理 □ 普通饮食或流质饮食（术后 6 小时后） □ 留置引流管并记引流量 □ 患肢制动、抬高 □ 心电监测或生命体征监测 □ 补液+抗菌药物应用 **临时医嘱：** □ 急查血常规（必要时） □ 输血（必要时）
病情变异记录	□ 无　□ 有，原因： 1. 2.	□ 无　□ 有，原因： 1. 2.
医师签名		

（二）护士表单

股骨干骨折临床路径护士表单

适用对象：第一诊断为股骨干骨折（ICD-10：S72.3）

行股骨干骨折内固定术（ICD-9-CM-3：79.35）

患者姓名：		性别： 年龄： 住院号：	门诊号：
住院日期： 年 月 日		出院日期： 年 月 日	标准住院日：≤16 天

时间	住院第 1 天	住院第 2~7 天	住院第 1~8 天（手术日）
健康宣教	**入院宣教：** □ 介绍主管医师、护士 □ 介绍病室环境、设施、设备 □ 介绍规章制度及注意事项 □ 介绍疾病相关注意事项	**术前宣教：** □ 宣教疾病知识、术前准备、手术过程 □ 指导术前保持良好睡眠 □ 告知准备物品 □ 告知术后饮食、活动及探视注意事项 □ 告知术后可能出现的情况及应对方式 □ 告知家属等候区位置	**术后当日宣教：** □ 告知监护设备、管路功能及注意事项 □ 告知饮食、体位要求 □ 告知术后可能出现的情况及应对方式 □ 再次明确探视陪伴须知
护理处置	□ 核对患者，佩戴腕带 □ 建立入院病历 □ 评估患者并书写护理评估单 □ 卫生处置：剪指（趾）甲、沐浴，更换病号服 □ 用软枕抬高患肢	□ 协助医师完成术前检查、化验 **术前准备：** □ 配血 □ 抗菌药物皮试 □ 备皮 □ 药物灌肠 □ 禁食、禁水	□ 术前监测生命体征 **送手术：** □ 摘除患者各种活动物品 □ 核对患者资料及带药 □ 填写手术交接单，签字确认 **接手术：** □ 核对患者及资料，签字确认
基础护理	**二级/一级护理：** □ 晨晚间护理 □ 卧位护理：协助翻身、床上移动、预防压疮、保持功能体位 □ 饮食指导 □ 排泄护理 □ 患者安全管理	**二级/一级护理：** □ 晨晚间护理 □ 卧位护理：协助翻身、床上移动、预防压疮、保持功能体位 □ 饮食指导 □ 排泄护理 □ 患者安全管理	**特级护理：** □ 晨晚间护理 □ 卧位护理：协助翻身、床上移动、预防压疮、保持功能体位 □ 饮食指导 □ 排泄护理 □ 患者安全管理
专科护理	□ 护理查体 □ 需要时填跌倒及压疮防范表 □ 遵医嘱指导康复锻炼 □ 训练床上排尿便、深呼吸、咳嗽、助行器的使用、翻身 □ 遵医嘱予通知化验检查 □ 遵医嘱予预防深静脉血栓治疗 □ 遵医嘱予消肿、镇痛治疗 □ 给予患者及家属心理支持 □ 需要时请家属陪伴	□ 遵医嘱完成相关检查 □ 遵医嘱指导康复锻炼 □ 训练床上排尿便、深呼吸、咳嗽、助行器的使用、翻身 □ 遵医嘱予预防深静脉血栓治疗 □ 遵医嘱予消肿、镇痛治疗 □ 保持石膏/牵引固定牢固、有效 □ 给予患者及家属心理支持	□ 病情观察，书写特护记录或一般护理记录 □ 日间每 2 小时、夜间每 4 小时评估生命体征、意识、肢体感觉活动及血运情况、皮肤、伤口敷料、引流情况、出入量，如有病情变化随时记录 □ 遵医嘱予预防感染治疗 □ 遵医嘱予指导康复锻炼 □ 遵医嘱予消肿、镇痛治疗 □ 给予患者及家属心理支持

续　表

时间	住院第 1 天	住院第 2~7 天	住院第 1~8 天 （手术日）
重点 医嘱	□ 详见医嘱执行单	□ 详见医嘱执行单	□ 详见医嘱执行单
病情 变异 记录	□ 无　□ 有，原因： 1. 2.	□ 无　□ 有，原因： 1. 2.	□ 无　□ 有，原因： 1. 2.
护士 签名			

时间	住院第 2~13 天 （术后 1~5 天）	住院第 10~16 天 （术后第 6~9 天）
健康宣教	**术后宣教：** □ 复查患者对术前宣教内容的掌握程度 □ 药物作用及频率 □ 疾病恢复期注意事项 □ 拔尿管前后注意事项 □ 镇痛及睡眠指导	**出院宣教：** □ 复查时间 □ 服药方法 □ 活动休息 □ 指导饮食 □ 指导办理出院手续
护理处置	□ 遵医嘱完成相关治疗 □ 夹闭尿管，锻炼膀胱功能	□ 办理出院手续 □ 书写出院小结
基础护理	**一级/二级护理：** □ 晨晚间护理 □ 协助进食、进水 □ 协助翻身、床上移动、预防压疮 □ 医嘱可下地时，协助或指导床旁活动 □ 拍背协助咳痰、预防肺部感染 □ 排泄护理 □ 患者安全管理	**二级护理：** □ 晨晚间护理 □ 协助或指导进食、进水 □ 协助或指导床旁活动 □ 患者安全管理
专科护理	□ 病情观察，写护理记录 □ 评估生命体征、意识、肢体感觉活动及血液循环、皮肤情况、伤口敷料、伤口引流情况、尿管情况 □ 遵医嘱予预防感染治疗 □ 遵医嘱予预防深静脉血栓治疗 □ 遵医嘱予康复锻炼指导 □ 需要时，联系主管医师给予相关治疗及用药 □ 给予患者及家属心理支持	□ 病情观察、书写护理记录 □ 评估生命体征、意识、肢体感觉活动及血液循环情况 □ 遵医嘱予预防深静脉血栓治疗 □ 遵医嘱予康复锻炼指导 □ 给予患者及家属心理指导
重点医嘱	□ 详见医嘱执行单	□ 详见医嘱执行单
病情变异记录	□ 无 □ 有，原因： 1. 2.	□ 无 □ 有，原因： 1. 2.
护士签名		

（三）患者表单

股骨干骨折临床路径患者表单

适用对象：第一诊断为股骨干骨折（ICD-10：S72.3）
行股骨干骨折内固定术（ICD-9-CM-3：79.35）

患者姓名：	性别： 年龄： 住院号：	门诊号：
住院日期： 年 月 日	出院日期： 年 月 日	标准住院日：≤16 天

时间	入院	手术前	手术日
医患配合	□ 配合询问病史、收集资料，请务必详细告知既往史、用药史、过敏史 □ 如服用抗凝剂，请明确告知 □ 配合医师进行体格检查 □ 如有任何不适请告知医师	□ 配合完善术前相关检查、化验，如采血、留尿、心电图、B超、X线胸片等 □ 医师与患者及家属介绍病情及手术方案、时间；手术谈话、术前签字 □ 麻醉师与患者进行术前访视	□ 如病情需要，配合手术后转入监护病房 □ 配合评估手术效果 □ 配合检查意识、肢体活动 □ 有任何不适请告知医师
护患配合	□ 配合测量体温、脉搏、呼吸、血压、体重1次 □ 配合完成入院护理评估（简单询问病史、过敏史、用药史） □ 配合术前康复锻炼 □ 配合练习床上排尿便、深呼吸、咳嗽、助行器的使用、翻身 □ 有任何不适请告知护士	□ 接受术前宣教 □ 接受配血，以备手术中需要时用 □ 接受备皮 □ 接受药物灌肠 □ 配合禁食、禁水 □ 需要时配合进行抗菌药物皮试 □ 沐浴 □ 准备好必要用物，吸水管、尿壶、便盆、尿垫、纸巾等 □ 取下义齿、饰品等，贵重物品交家属保管 □ 配合康复锻炼 □ 术前保持良好睡眠	□ 清晨配合测量体温、脉搏、呼吸，遵医嘱测血压 □ 送手术前，协助完成核对，脱去衣物，上手术车 □ 返病房后，协助完成核对，配合过病床 □ 配合检查意识、肢体感觉活动及血液循环，询问出入量 □ 配合术后吸氧、监护仪监测、输液、尿管排尿（无尿管者自行排尿）、患肢可能有引流 □ 遵医嘱采取正确体位 □ 遵医嘱康复锻炼 □ 配合缓解疼痛 □ 有任何不适请告知护士
饮食	□ 普通饮食或遵医嘱糖尿病膳食等	□ 术前12小时禁食、禁水	□ 局部麻醉或区域组织麻醉，在不恶心呕吐的情况下不影响进食、进水 □ 连硬外麻醉术后6小时少量进水，排气后可进流质饮食，逐渐过度为普通饮食 □ 全身麻醉排气后可饮水，流质饮食逐渐过度为普通饮食
排泄	□ 正常排尿便	□ 正常排尿便	□ 保留尿管或自行排尿
活动	□ 健肢自主活动 □ 患肢遵医嘱完成康复锻炼 □ 注意安全	□ 健肢自主活动 □ 患肢遵医嘱完成康复锻炼 □ 注意安全	□ 卧床休息，保护管路 □ 健肢自主活动，患肢遵医嘱完成康复锻炼 □ 注意安全

时间	手术后	出院日
医患配合	□ 配合检查肢体感觉活动及血液循环 □ 需要时，配合伤口换药 □ 配合拔除伤口引流管、尿管 □ 配合伤口拆线 □ 配合康复锻炼	□ 接受出院前指导 □ 知道复查程序 □ 获出院诊断书
护患配合	□ 配合定时监测生命体征，每日询问排便情况 □ 配合检查意识、肢体感觉活动及血液循环 □ 遵医嘱配合监测出入量 □ 配合康复锻炼 □ 配合预防深静脉血栓治疗 □ 接受输液、服药等治疗 □ 配合夹闭尿管，锻炼膀胱功能 □ 接受进食、进水、排便等生活护理 □ 配合活动，预防皮肤压力伤 □ 注意安全，避免坠床或跌倒 □ 配合执行探视及陪伴制度	□ 接受出院宣教 □ 办理出院手续 □ 获取出院带药 □ 指导用药方法、作用、注意事项 □ 指导照顾伤口方法 □ 指导康复锻炼方法 □ 指导复印病历的方法
饮食	□ 根据医嘱，由流质饮食逐渐过度为普通饮食或糖尿病膳食等	□ 根据医嘱，普通饮食或糖尿病膳食等
排泄	□ 保留尿管或正常排尿便 □ 避免便秘	□ 正常排尿便 □ 避免便秘
活动	□ 根据医嘱，头高位-半坐位-床边或下床活动 □ 注意保护管路，勿牵拉、脱出、打折等 □ 功能锻炼原则：循序渐进，持之以恒 □ 注意动作禁忌	□ 根据医嘱，适度活动，避免疲劳 □ 功能锻炼原则：循序渐进，持之以恒 □ 注意动作禁忌

附：原表单（2019 年版）

股骨干骨折临床路径表单

适用对象：第一诊断为股骨干骨折（ICD-10：S72.3）
行股骨干骨折内固定术（ICD-9-CM-3：79.35）

患者姓名：	性别： 年龄： 门诊号：	住院号：
住院日期： 年 月 日	出院日期： 年 月 日	标准住院日：≤16 天

时间	住院第 1 天	住院第 2~4 天	住院第 3~5 天
主要诊疗工作	□ 询问病史与体格检查 □ 完成首次病程记录 □ 完成大病历 □ 开具常规检查单 □ 上级医师查房 □ 确定诊断 □ 行患肢牵引或制动	□ 上级医师查房与手术前评估 □ 确定诊断和手术方案 □ 完成上级医师查房记录 □ 实施所有需要检查的项目 □ 收回实验室检查结果 □ 请相关科室会诊	□ 完成所需检查 □ 对影响手术进行的异常检查结果进行复查 □ 上级医师查房与术前评估 □ 有并发症时请相关科室会诊
重点医嘱	长期医嘱： □ 骨科常规护理 □ 饮食（普通饮食/流质饮食/糖尿病饮食） □ 患肢牵引、制动 临时医嘱： □ 血常规、血型 □ 尿常规+镜检 □ 凝血功能 □ 电解质、肝功能、肾功能 □ 感染性疾病筛查 □ 血气分析（必要时） □ 胸部 X 线检查 □ 心电图 □ 肢体拍片（必要时）	长期医嘱： 同前日 临时医嘱： □ 超声心动图 □ 肺功能测定（必要时） □ 24 小时动态心电图（必要时） □ 动态血压监测（必要时） □ 双下肢血管彩色超声	长期医嘱： 同前日 临时医嘱： □ 对影响手术进行的异常检查结果进行复查
主要护理工作	□ 入院介绍（病房环境、设施等） □ 入院护理评估 □ 观察患肢牵引、制动情况及护理 □ 指导功能锻炼	□ 观察患者情况 □ 心理与生活护理 □ 指导功能锻炼 □ 术前宣教 □ 夜间巡视	□ 观察患者情况 □ 心理与生活护理 □ 指导功能锻炼 □ 术前宣教 □ 夜间巡视
病情变异记录	□ 无 □ 有，原因： 1. 2.	□ 无 □ 有，原因： 1. 2.	□ 无 □ 有，原因： 1. 2.
护士签名			
医师签名			

时间	住院第 4~6 天	住院第 5~7 天 （手术日）	住院第 6~8 天 （术后第 1 天）
主要诊疗工作	□ 向患者及其家属交代术前注意事项 □ 签署手术知情同意书 □ 麻醉师术前访视并签署知情同意书 □ 签署自费项目协议书 □ 签署输血知情同意书 □ 完成手术前各项准备	□ 实施手术 □ 完成术后病程记录 □ 24 小时内完成手术记录 □ 向患者及其家属交代手术后注意事项 □ 检查有无手术并发症 □ 麻醉科医师随访，检查麻醉并发症	□ 查看患者 □ 上级医师查房 □ 完成术后病程记录 □ 向患者及其家属交代手术后注意事项 □ 复查血常规 □ 复查电解质（必要时） □ 指导患肢功能锻炼
重点医嘱	临时医嘱： □ 明日在椎管内麻醉或全身麻醉下行股骨干骨折内固定术 □ 术晨禁食、禁水 □ 术区备皮 □ 抗菌药物皮试 □ 配血（必要时）	长期医嘱： □ 骨科常规护理 □ 普通饮食或流质饮食（术后 6 小时后） □ 留置引流管并记引流量 □ 患肢制动、抬高 □ 心电监测或生命体征监测 □ 补液+抗菌药物应用 临时医嘱： □ 急查血常规（必要时） □ 输血（必要时）	长期医嘱： □ 骨科常规护理 □ 普通饮食或流质饮食 □ 留置引流管并记引流量 □ 患肢制动、抬高 □ 补液+抗菌药物应用 临时医嘱： □ 复查血常规及生化检查 □ 输血（必要时）
主要护理工作	□ 术前患者准备（手术前沐浴更衣备皮） □ 手术前物品准备 □ 手术前心理护理 □ 提醒患者术晨禁食、禁水 □ 肠道准备（必要时）	□ 术前给予麻醉前用药 □ 观察患者情况 □ 手术后心理与生活护理 □ 指导功能锻炼 □ 观察并记录引流情况 □ 夜间巡视	□ 观察患者情况 □ 手术后心理与生活护理 □ 指导并监督患者活动 □ 观察并记录引流情况（必要时） □ 夜间巡视
病情变异记录	□ 无　□ 有，原因： 1. 2.	□ 无　□ 有，原因： 1. 2.	□ 无　□ 有，原因： 1. 2.
护士签名			
医师签名			

时间	住院第 7~9 天（术后第 2 天）	住院第 8~12 天（术后第 3~7 天）	住院第 13~14 天（术后第 8~9 天）	住院第 15~16 天（术后第 10~12 天）
主要诊疗工作	□ 上级医师查房 □ 切口换药，拔除引流 □ 术后病程记录 □ 必要的化验项目进行复查 □ 指导患肢功能锻炼 □ 根据病情决定停用静脉抗菌药物	□ 上级医师查房 □ 术后行 X 光检查 □ 术后病程记录 □ 指导并检查患肢功能锻炼情况	□ 上级医师查房 □ 切口换药 □ 查看术后 X 线片 □ 确定患者是否可以出院	□ 向患者交代出院注意事项复 □ 查日期和拆线日期 □ 开出院诊断书 □ 完成出院记录
重点医嘱	长期医嘱： □ 骨科常规护理 □ 一级护理 □ 普通饮食 □ 抗凝治疗	长期医嘱： □ 骨科常规护理 □ 二级护理 □ 普通饮食	长期医嘱： □ 骨科常规护理 □ 二级护理 □ 普通饮食 临时医嘱： □ 通知出院	临时医嘱： □ 通知出院 □ 必要的出院带药
主要护理工作	□ 观察患者情况 □ 手术后心理与生活护理 □ 指导并监督患者活动 □ 夜间巡视	□ 观察患者情况 □ 手术后心理与生活护理 □ 指导并监督患者活动 □ 夜间巡视	□ 手术后心理与生活护理 □ 指导并监督患者活动 □ 夜间巡视	□ 协助患者办理出院手续 □ 出院宣教
病情变异记录	□ 无　□ 有，原因： 1. 2.	□ 无　□ 有，原因： 1. 2.	□ 无　□ 有，原因： 1. 2.	□ 无　□ 有，原因： 1. 2.
护士签名				
医师签名				

第十三章

髌骨骨折临床路径释义

【医疗质量控制指标】

指标一、患者骨折分型诊断率。

指标二、患者急诊 4 小时住院率。

指标三、患者压疮发生率。

指标四、患者深静脉血栓发生率。

指标五、患者术后第一天康复锻炼率。

一、髌骨骨折编码

疾病名称及编码：髌骨闭合性骨折（ICD-10：S82.000）

手术操作名称及编码：髌骨骨折内固定术（ICD-9-CM-3：78.56/79.16/79.36）

二、临床路径检索方法

S82.000 伴（78.56/79.16/79.36），并且年龄＞16 岁

三、国家医疗保障疾病诊断相关分组（CHS-DRG）

MDCI 肌肉、骨骼疾病及功能障碍

IS2 除前臂、腕、手足外的损伤

四、髌骨骨折临床路径标准住院流程

（一）适用对象

第一诊断为髌骨闭合性骨折（ICD-10：S82.000），行髌骨骨折内固定术（ICD-9-CM-3：78.56/79.16/79.36）。

> 释义
>
> ■ 本临床路径适用对象是第一诊断为闭合性髌骨骨折的患者。
> ■ 适用对象中不包括肿瘤等病因造成的病理性骨折、包括有髌骨骨折的多发损伤患者、儿童患者、陈旧性骨折或骨折不愈合、开放性骨折等。

（二）诊断依据

根据《外科学（下册）》（8 年制和 7 年制临床医学专用教材，赵玉沛、陈孝平主编，人民卫生出版社，2015 年）。

1. 病史：外伤史。

2. 体格检查：患膝肿胀、疼痛、活动受限。

3. 辅助检查：X 线检查发现髌骨骨折。

释义

■ 髌骨骨折可由直接暴力或者间接暴力引起，但多为直接暴力所导致。

■ 体格检查可发现患者存在疼痛拒动，触诊时可以触及骨擦感，动诊时患者伸膝无力是患者需要手术的重要表现。

■ 髌骨骨折的临床表现无特殊，正确的诊断与分类需依靠髌骨正侧位 X 线片，由于髌骨骨折患者疼痛拒动的原因，仅当考虑患者的髌骨骨折为纵行骨折或存在髌骨脱位时，需进行髌骨轴位位的 X 线检查，否则一般为减轻患者疼痛，不进行髌骨轴位的 X 线检查，必要时可加髌骨 CT。

(三) 选择治疗方案的依据

根据《外科学 (下册)》(8 年制和 7 年制临床医学专用教材，赵玉沛、陈孝平主编，人民卫生出版社，2015 年)。

1. 年龄在 14 岁以上。
2. 伤前生活质量及活动水平。
3. 全身状况允许手术。
4. 首选克氏针张力带固定，也可根据具体情况选择其他治疗方式。

释义

■ 髌骨骨折为关节内骨折，分离移位以及关节面移位大于 2mm 者建议手术治疗，以期获得更好的功能恢复。

(四) 标准住院日≤16 天

释义

■ 髌骨附近软组织覆盖有限，骨折常造成明显肿胀，多数直接暴力造成的骨折合并髌前的皮肤损伤，严重肿胀及软组织损伤严重者需要等待肿胀消退、皮损处干燥后方可进行手术。术前建议进行石膏或支具临时制动以减轻软组织进一步损伤及减轻患者疼痛。

(五) 进入路径标准

1. 第一诊断必须符合 ICD-10：S82.000 髌骨骨折疾病编码。
2. 外伤引起的单纯性、新鲜髌骨骨折。
3. 除外病理性骨折。
4. 除外合并其他部位的骨折和损伤。
5. 当患者合并其他疾病，但住院期间不需要特殊处理也不影响第一诊断的临床路径流程实施时，可以进入路径。

> **释义**
> ■ 本路径不适用于合并其他骨折的多发损伤患者，开放性骨折也需退出本路径。
> ■ 合并疾病的院内会诊以及常规处理不影响临床路径流程。

（六）术前准备（术前评估）0~7 天

1. 必需的检查项目
（1）血常规、血型、尿常规+镜检。
（2）检查电解质、肝功能、肾功能、凝血功能、感染性疾病（乙型肝炎、丙型肝炎、梅毒、艾滋病）。
（3）胸部 X 线平片、心电图。
（4）骨科 X 线检查。
2. 根据患者病情可选择的检查项目：CT、下肢血管超声、血气分析、肺功能检查、超声心动图等。

> **释义**
> ■ 以上第 1 项中的项目属术前必需完成的检查项目。部分患者需要进行 CT 检查进一步了解骨折情况。老年、既往有心肺疾病等内科基础疾病或血栓性疾病病史患者需有针对性选择血气分析、肺功能检查、超声心动图、24 小时动态心电图、动态血压检测、双下肢深静脉彩色超声等。
> ■ 根据术前检查的结果安排进一步检查项目，如果住院期间需要特殊处理，应该转出本路径。

（七）预防性抗菌药物选择与使用时机

1. 按照《抗菌药物临床应用指导原则（2015 年版）》（国卫办医发〔2015〕43 号）执行，并根据患者的病情决定抗菌药物的选择与使用时间。建议使用第一、第二代头孢菌素类，头孢曲松。
2. 预防性用药时间为术前 30 分钟；手术超时 3 小时加用 1 次。
3. 术后 3 天内停止使用预防性抗菌药物，可根据患者切口、体温等情况适当延长使用时间。

> **释义**
> ■ 骨与关节手术感染多为革兰阳性球菌，故首选第一、第二代头孢菌素类作为预防用药，不需联合用药。
> ■ 抗菌药物应在术前 30 分钟、上止血带之前输注完毕，使手术切口暴露时局部组织中的药物达到最高浓度。
> ■ 如果需要延长使用时间，需要在病程中详细记载原因。

（八）手术日为入院第 1~7 天

1. 麻醉方式：椎管内麻醉和/或全身麻醉。

2. 手术方式：髌骨骨折内固定术。

3. 手术内固定物：克氏针张力带、空心钉等。

4. 术中用药：麻醉用药、抗菌药。

5. 输血：视术中具体情况而定。

> **释义**
>
> ■ 应根据患者具体情况选择麻醉方式，尽可能选择全身影响小的麻醉方式。
> ■ 手术方式及内植物选择应根据骨折情况进行选择，最常选择的是克氏针张力带、空心钉等。

（九）术后住院恢复6~9天

1. 必需复查的项目：血常规、X线检查。

2. 可选择的检查项目：电解质、凝血功能、肝功能、肾功能、CT。

3. 术后用药

（1）抗菌药物使用：抗菌药物使用按照《抗菌药物临床应用指导原则（2015年版）》（国卫办医发〔2015〕43号）执行，并根据患者的病情决定抗菌药物的选择与使用时间。建议使用第一、第二代头孢菌素类，头孢曲松。

（2）术后镇痛：参照《骨科常见疼痛的处理专家建议》》（《中华骨科杂志》.2008年1月.28卷.1期）。

（3）预防静脉血栓栓塞症：参照《中国骨科大手术后静脉血栓栓塞症预防指南》〔《中华骨科杂志》，2016，36（2）：65-71〕。

（4）其他药物：消肿、促骨折愈合等。

4. 保护下功能锻炼。

> **释义**
>
> ■ 术后可根据恢复情况适当缩短住院天数。
> ■ 至少在术后第1天或第2天复查一次血常规，以了解有无明显贫血、白细胞计数升高等异常情况。
> ■ 如患者既往有肝脏或肾脏疾病病史，或术后出现少尿、下肢或眼睑水肿等情况，应复查肝功能、肾功能。如术后患肢肿胀明显，应复查D-二聚体或下肢深静脉彩超以除外下肢深静脉血栓的形成，若术后出现下肢深静脉血栓，应首先依血管外科处理原则进行下肢深静脉血栓的处理，暂缓术后康复锻炼。
> ■ 术后必需复查正侧位X线片判断骨折复位及内固定位置是否良好，必要时用CT检查骨折复位情况及内固定位置。
> ■ 选择抗菌药物时要根据手术部位的常见病原菌、患者病理生理状况、抗菌药物的抗菌谱、抗菌药物的药动学特点、抗菌药物的不良反应等综合考虑。原则上应选择相对广谱、效果肯定、安全及价格相对低廉的抗菌药物。
> ■ 如术后肿胀明显，首先给予抬高患肢，冰敷，可口服或者静脉使用消肿药物，必要时可以给予制动。

■ 如固定良好，应鼓励患者早期非负重活动，包括股四头肌主动收缩、膝关节被动屈伸。单侧手术如身体情况允许可扶双拐、患肢避免负重行走，双侧同时手术建议至少6周后扶双拐行走。

（十）出院标准

1. 体温正常，常规实验室检查无明显异常。
2. 伤口愈合好：引流管拔除，伤口无感染征象（或可在门诊处理的伤口情况）。
3. 术后 X 线片证实复位固定满意。
4. 没有需要住院处理的并发症和/或合并症。

> 释义
>
> ■ 患者出院前应一般情况良好，骨折固定符合相关标准，切口无异常情况，临床允许出院继续观察休养。如果发生相关并发症，可能会延长住院时间。
> ■ 体温高首先应考虑有无感染可能，可结合血常规、局部伤口情况及患者主诉综合分析。应当注意明显贫血、伤口局部血肿吸收也是发热的原因，但体温一般不高于39℃。
> ■ 出院前应仔细观察伤口情况，确定伤口无明显红肿、持续渗液方可出院。

（十一）变异及原因分析

1. 并发症：本病可伴有其他损伤，应当严格掌握入选标准。部分患者因骨折本身的合并症而延期治疗，如大量出血需术前输血、血栓形成、血肿引起体温增高，骨折本身对骨的血循环破坏较重，术后易出现骨折延迟愈合、不愈合等。
2. 合并症：老年患者易有合并症，如骨质疏松、糖尿病、心脑血管疾病等，骨折后合并症可能加重，需同时治疗，住院时间延长。
3. 内固定物选择：根据骨折类型选择适当的内固定物。
4. 开放性骨折不进入本路径。

> 释义
>
> ■ 按标准治疗方案如发生严重的并发症，需要转入相应路径。
> ■ 医师认可的变异原因主要是指患者入选路径后，医师在检查及治疗过程中发现患者合并存在一些事前未预知的对本路径治疗可能产生影响的情况，需要中止执行路径或者是延长治疗时间、增加治疗费用。医师需在表单中明确说明。
> ■ 因患者方面的主观原因导致执行路径出现变异，也需要医师在表单中予以说明。

五、髌骨骨折临床路径给药方案

【用药选择】

1. 术前治疗基础疾病的药物应继续规律应用。

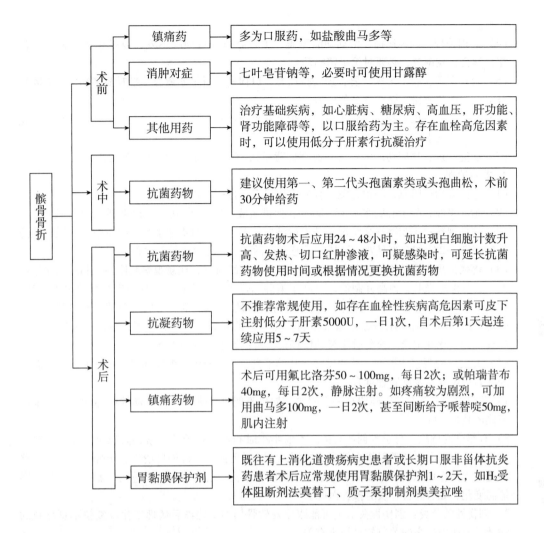

2. 术中抗菌药物应于术前 30 分钟滴注，骨关节感染以革兰阳性球菌为主，故首选第一、第二代头孢菌素类，若皮试阴性可选用头孢曲松。

3. 无血栓类疾病高危因素患者不建议术后药物抗凝。

【药学提示】

已知对磺胺类药物过敏患者禁用帕瑞昔布。

【注意事项】

术后应避免注射用非甾类镇痛药与口服非甾类镇痛药合用，以免增加胃肠道不良事件风险。

六、髌骨骨折患者护理规范

1. 术前护理

（1）患肢观察：定期观察患肢的末梢血运感觉运动情况，防止肢体肿胀和外固定过紧导致的血运障碍。可以使用石膏临时固定。

（2）观察病情变化：定期生命体征监测，观察患肢末梢血运、温度及水肿情况；足趾感觉运动情况，伤口渗出情况。发现异常通知医师给遇紧急处理。

（3）体位护理：抬高患肢，保持患肢外展中立位。如有石膏外固定，由于出血、组织反应性水肿等可以导致石膏过紧，严重时患者有疼痛麻木甚至影响肢体血运，应当及时处理，解除压迫。

（4）心理护理：因为疼痛，活动动能障碍，患者心情变得烦躁不安，鼓励患者积极配合治疗，学会自我调节，必要时给予镇痛药。

（5）合理营养：长期卧床，要合理安排饮食，以促进骨折早期愈合，平时要多喝水，多吃新鲜水果，预防便秘，提高自身免疫力。

（6）预防压疮：内外踝及腓骨头软组织少，在夹板或石膏固定前，应在骨突处衬棉垫，防止踝部及膝部发生压迫性溃疡。

（7）功能锻炼：早期功能锻炼（足趾背伸背屈），有促进功能恢复及消肿的作用。

2. 术后护理

（1）遵医嘱给予吸氧，心电监测。妥善安置患者，遵医嘱正确卧位。

（2）抬高患肢，高于心脏水平 15~20cm，促进血液循环以利消肿。局部肿胀可持续数月。

（3）病情观察：①观察渗血情况，若术后渗血较多，应及时更换敷料，保持敷料干燥，预防伤口感染；②密切观察足背动脉搏动及感觉、活动、有无血管神经损伤。

（4）疼痛护理：评估疼痛的部位、程度、性质及持续时间，注意观察肢体肿胀和趾端血运情况。妥善保护患肢，抬高并制动，以利于消肿和避免再度损伤。指导患者减轻疼痛的方法，如读书、看报、听音乐和聊天等。必要时可按医嘱使用镇痛剂。术后协助其置放患肢，变换受压部位，48 小时使用静脉镇痛泵镇痛，并观察镇痛的效果、有无不良反应，及时评估疼痛程度的变化并记录。换药时注意动作轻柔，避免加重患者的疼痛。

（5）并发症的观察和护理：其并发症在营养不良，骨质疏松，糖尿病患者中有所增加，并与局部软组织损伤及肿胀程度有关。

1）关节僵硬：背伸功能障碍是一个问题，如果不能迅速进行积极主动的屈伸活动，应辅以正确的物理治疗。

2）有感染的危险：与手术创伤有关。术前半小时和术后给予抗生素预防感染。观察创口敷料渗血渗液情况，如敷料渗血较多或被污染，及时更换，保持创口清洁、干燥。换药时，严格遵守无菌操作原则，防止交叉感染。均衡膳食结构，增加营养，促进伤口愈合。密切观察体温变化，如有异常，及时报告医师。

3）创伤性关节炎：创伤性关节炎可能跟原发软骨损伤、感染后病理变化或复位不良导致的病灶关节压力过高的关节软骨损害有关。

4）下肢深静脉血栓的预防：①平卧，抬高患肢，高于心脏平面 10°~15°。麻醉清醒后即可督促患者早期开始股四头肌收缩及趾踝关节的主动伸屈活动，并辅以向心性按摩，以消除静脉血的淤滞；②遵医嘱预防性应用抗凝药物；③加强巡视，重视患者的主诉，密切观察患肢皮肤颜色、温度、浅静脉充盈状况以及肢体肿胀、肌肉疼痛及压痛情况，发现异常立即报告医师进行处理；④预防血液高凝状态，保持出入量平衡，进清淡易消化、富含纤维素饮食，忌辛辣、油腻，保持大便通畅，避免用力排便致腹压增高影响下肢静脉回流。

5）骨筋膜室综合征的观察护理：密切观察患肢有无感觉异常，持续性疼痛，进行性加重、皮肤颜色、远端动脉搏动情况、观察伤口包扎的松紧度。一旦确诊，应立即松解所有外固定物，将肢体放平，不可抬高，并尽量减少患肢活动。严禁在患肢穿刺，减少同一局部给药。及时予脱水减压治疗（遵医嘱使用镇痛药及脱水药，观察脱水剂治疗效果，患肢症状有无改善，并及时做好筋膜开窗减压术的准备）。减压术后，密切观察患者的体温、脉搏、呼吸、血压，尿的色及量保持引流通畅，观察引流物性状及量。保持敷料干洁，观察分泌物性质、颜色。

6）便秘：与长期卧床、排便习惯的改变、饮食结构不合理等有关。指导患者养成正确的排便习惯：①定时排便；②可采用腹部按摩，刺激排便产生；③排便体位以坐位为佳。饮食指导：含糖及高纤维膳食，可增加粪便的液体容积及粪便的流动性；摄入适量的液体（不含乙醇、咖啡、利尿药），以每日 2.2~2.3L 为宜。提供患者合适的环境和充足的时间进行排便，如用屏风或布帘遮挡。必要时需要缓泻药或甘油栓剂，促进排便。

7）功能锻炼指导：指导患者及家属，麻醉消退后，即对肿胀下肢进行按摩，并鼓励患者主动活动足趾、踝关节屈曲等活动，以促进血液循环，减轻水肿，促进功能恢复。

七、髌骨骨折患者营养治疗规范

1. 告知患者进食营养丰富、富含钙质的食物，以促进骨骼的愈合。

2. 对存在骨质疏松的骨折患者，每日到户外晒太阳 1 小时或补充鱼肝油滴剂或维生素 D 奶、酸奶，以促进钙吸收。

八、髌骨骨折患者健康宣教

1. 伤后早期限制膝关节屈曲以免影响骨折处稳定。

2. 指导患者保持心情愉快，劳逸适度，以利于骨折愈合。

3. 向患者讲解功能锻炼的重要性，鼓励患者主动活动足趾，自我练习膝关节、踝关节及髋关节活动。

4. 指导患者如关节有僵硬或疼痛，在锻炼的基础上可辅以按摩及理疗，定期摄 X 线片检查，根据骨折愈合情况，确定取出内固定的时间。

九、推荐表单

(一) 医师表单

髌骨骨折临床路径医师表单

适用对象：第一诊断为髌骨闭合性骨折（ICD-10：S82.000）

行髌骨骨折内固定术（ICD-9-CM-3：78.56/79.16/79.36）

患者姓名：	性别： 年龄： 门诊号：	住院号：
住院日期： 年 月 日	出院日期： 年 月 日	标准住院日：≤16 天

时间	住院第 1 天	住院第 2 天	住院第 3~6 天 （术前日）
主要诊疗工作	□ 询问病史及体格检查 □ 上级医师查房 □ 初步的诊断和治疗方案 □ 完成住院志、首次病程、上级医师查房等病历书写 □ 开检查检验单 □ 完成必要的相关科室会诊 □ 行患肢制动	□ 上级医师查房与手术前评估 □ 确定诊断和手术方案 □ 完成上级医师查房记录 □ 完善术前检查项目 □ 收集检查检验结果并评估病情 □ 请相关科室会诊	□ 上级医师查房，术前评估和决定手术方案 □ 完成上级医师查房记录等 □ 向患者和/或家属交代围手术期注意事项，并签署手术知情同意书、输血同意书、委托书（患者本人不能签字时）、自费用品协议书 □ 麻醉医师查房，并与患者和/或家属交代麻醉注意事项，签署麻醉知情同意书 □ 完成各项术前准备
重点医嘱	**长期医嘱：** □ 骨科常规护理 □ 二级护理 □ 饮食 □ 患肢石膏（支具）固定 **临时医嘱：** □ 血常规、血型、尿常规 □ 凝血功能 □ 电解质、肝功能、肾功能 □ 感染性疾病筛查 □ 胸部 X 线平片、心电图 □ 根据病情：下肢血管超声、肺功能、超声心动图、血气分析 □ 膝关节 CT 或磁共振（必要时）	**长期医嘱：** □ 骨科护理常规 □ 二级护理 □ 饮食 □ 患者既往内科基础疾病用药 **临时医嘱：** □ 根据会诊科室要求安排检查检验 □ 镇痛等对症处理	**长期医嘱：** 同前日 **临时医嘱：** □ 术前医嘱：明日在椎管内麻醉和/或全身麻醉下行髌骨骨折内固定术 □ 术前禁食、禁水 □ 术前用抗菌药物皮试 □ 术区备皮 □ 其他特殊医嘱
病情变异记录	□ 无 □ 有，原因： 1. 2.	□ 无 □ 有，原因： 1. 2.	□ 无 □ 有，原因： 1. 2.
医师签名			

时间	住院第 4~7 天 （手术日）	住院第 8 天 （术后第 1 天）	住院第 9 天 （术后第 2 天）
主要诊疗工作	□ 手术 □ 向患者和/或家属交代手术过程概况及术后注意事项 □ 术者完成手术记录 □ 完成术后病程记录 □ 上级医师查房 □ 麻醉医师查房 □ 观察有无术后并发症并作出相应处理	□ 上级医师查房 □ 完成常规病程记录 □ 观察伤口、引流量、生命体征、患肢远端感觉运动情况等并作出相应处理	□ 上级医师查房 □ 完成病程记录 □ 拔除引流管，伤口换药 □ 指导患者功能锻炼
重点医嘱	长期医嘱： □ 骨科术后护理常规 □ 一级护理 □ 饮食 □ 患肢抬高 □ 留置引流管并记引流量 □ 抗菌药物 □ 其他特殊医嘱 临时医嘱： □ 今日在椎管内麻醉或全身麻醉下行髌骨骨折内固定术 □ 心电监测、吸氧（根据病情需要） □ 补液 □ 止吐、镇痛等对症处理（酌情） □ 急查血常规 □ 输血（根据病情需要）	长期医嘱： □ 骨科术后护理常规 □ 一级护理 □ 饮食 □ 患肢抬高 □ 留置引流管并记引流量 □ 抗菌药物 □ 其他特殊医嘱 临时医嘱： □ 复查血常规 □ 输血和/或补晶体、胶体液（根据病情需要） □ 换药 □ 镇痛等对症处理（酌情）	长期医嘱： □ 骨科术后护理常规 □ 一级护理 □ 饮食 □ 患肢抬高 □ 抗菌药物 □ 其他特殊医嘱 临时医嘱： □ 复查血常规（必要时） □ 输血和/或补晶体、胶体液（必要时） □ 换药，拔引流管 □ 镇痛等对症处理（酌情）
病情变异记录	□ 无　□ 有，原因： 1. 2.	□ 无　□ 有，原因： 1. 2.	□ 无　□ 有，原因： 1. 2.
医师签名			

时间	住院第 10 天 （术后第 3 天）	住院第 11 天 （术后第 4 天）	住院第 12~16 天 （术后第 5~9 天）
主要诊疗工作	□ 上级医师查房 □ 住院医师完成病程记录 □ 伤口换药（必要时） □ 指导患者功能锻炼	□ 上级医师查房 □ 住院医师完成病程记录 □ 伤口换药（必要时） □ 指导患者功能锻炼 □ 摄患侧膝关节正侧位 X 线片	□ 上级医师查房，进行手术及伤口评估，确定有无手术并发症和切口愈合不良情况，明确能否出院 □ 完成出院志、病案首页、出院诊断证明书等病历书写 □ 向患者交代出院后的康复锻炼及注意事项，如复诊的时间、地点，发生紧急情况时的处理等
重要医嘱	**长期医嘱：** □ 骨科术后护理常规 □ 二级护理 □ 饮食 □ 抗菌药物：如体温正常、伤口情况良好、无明显红肿时可以停止抗菌药物治疗 □ 其他特殊医嘱 □ 术后功能锻炼 **临时医嘱：** □ 复查血常规、尿常规、生化（必要时） □ 补液（必要时） □ 换药（必要时） □ 镇痛等对症处理	**长期医嘱：** □ 骨科术后护理常规 □ 二级护理 □ 饮食 □ 抗菌药物：如体温正常、伤口情况良好、无明显红肿时可以停止抗菌药物治疗 □ 其他特殊医嘱 □ 术后功能锻炼 **临时医嘱：** □ 复查血常规、尿常规、生化（必要时） □ 补液（必要时） □ 换药（必要时） □ 镇痛等对症处理	**出院医嘱：** □ 出院带药 □ 嘱____日后拆线换药（根据伤口愈合情况预约拆线时间） □ 出院后骨科和/或康复科门诊复查 □ 不适随诊
病情变异记录	□ 无　□ 有，原因： 1. 2.	□ 无　□ 有，原因： 1. 2.	□ 无　□ 有，原因： 1. 2.
医师签名			

（二）护士表单

髌骨骨折临床路径护士表单

适用对象：第一诊断为髌骨闭合性骨折（ICD-10：S82.000）

行髌骨骨折内固定术（ICD-9-CM-3：78.56/79.16/79.36）

| 患者姓名： | 性别： 年龄： 门诊号： | 住院号： |
| 住院日期： 年 月 日 | 出院日期： 年 月 日 | 标准住院日：≤16天 |

时间	住院第1天	住院第1~6天（术前日）	住院第1~7天（手术日）
健康宣教	入院宣教： □ 介绍主管医师、护士 □ 介绍病室环境、设施、设备 □ 介绍规章制度及注意事项 □ 介绍疾病相关注意事项	术前宣教： □ 宣教疾病知识、术前准备、手术过程 □ 告知准备物品 □ 告知术后饮食、活动及探视规定 □ 告知术后可能出现的情况及应对方式 □ 告知家属等候区位置	手术当日宣教： □ 告知监护设备、管路功能及注意事项 □ 饮食指导 □ 告知术后可能出现的情况及应对方式 □ 再次明确探视陪伴须知
护理处置	□ 核对患者，佩戴腕带 □ 建立入院病历 □ 评估患者并书写护理评估单 □ 卫生处置：剪指（趾）甲、沐浴，更换病号服 □ 用软枕抬高患肢	□ 协助医师完成术前检查、化验 术前准备： □ 禁食、禁水 □ 备皮 □ 配血 □ 抗菌药物皮试 □ 肠道准备	送手术： □ 摘除患者各种活动物品 □ 核对患者信息 □ 核对带药 □ 填写手术交接单，签字确认 接手术： □ 核对患者及资料，签字确认
基础护理	二级/一级护理： □ 晨晚间护理 □ 饮食指导 □ 排泄护理 □ 患者安全管理	二级/一级护理： □ 晨晚间护理 □ 饮食指导 □ 排泄护理 □ 患者安全管理	特级/一级护理： □ 晨晚间护理 □ 卧位护理：协助床上移动、保持功能体位 □ 饮食指导、排便情况 □ 患者安全管理
专科护理	□ 护理查体 □ 评估患肢感觉活动，末梢血运 □ 评估患肢肿胀及皮肤情况，并遵医嘱抬高患肢 □ 需要时，填写跌倒及皮肤压疮防范表，床头悬挂防跌倒提示牌 □ 保持石膏/牵引固定牢固、有效 □ 遵医嘱予以消肿、镇痛治疗 □ 给予患者及家属心理支持	□ 遵医嘱完成相关检查 □ 训练床上排尿便、助行器使用 □ 评估患肢肿胀及皮肤情况，并遵医嘱抬高患肢 □ 保持石膏固定牢固、有效 □ 遵医嘱予消肿、镇痛治疗 □ 遵医嘱予功能锻炼指导 □ 遵医嘱予预防深静脉血栓治疗 □ 给予患者及家属心理支持	□ 病情观察，书写特护记录或一般护理记录 □ 日间每2小时、夜间每4小时评估生命体征、意识、患肢感觉活动及血运情况、皮肤及肿胀情况、伤口敷料、引流管、尿管情况、出入量，如有病情变化随时记录 □ 遵医嘱予患肢抬高 □ 遵医嘱予预防深静脉血栓治疗 □ 遵医嘱予抗菌药物、消肿、镇痛、止吐、补液、抗血栓药物治疗 □ 给予患者及家属心理支持

续　表

时间	住院第 1 天	住院第 1~6 天 （术前日）	住院第 1~7 天 （手术日）
重点 医嘱	□ 详见医嘱执行单	□ 详见医嘱执行单	□ 详见医嘱执行单
病情 变异 记录	□ 无　□ 有，原因： 1. 2.	□ 无　□ 有，原因： 1. 2.	□ 无　□ 有，原因： 1. 2.
护士 签名			

时间	住院第 2~11 天 （术后第 1~4 天）	住院第 12~16 天 （术后第 5~9 天）
健康宣教	术后宣教： □ 药物作用时间及频率 □ 饮食、活动指导 □ 复查患者对术前宣教内容的掌握程度 □ 功能锻炼指导 □ 佩戴支具注意事项 □ 安全宣教 □ 镇痛治疗及注意事项	出院宣教： □ 复查时间 □ 用药方法 □ 饮食指导 □ 活动休息 □ 支具佩戴 □ 办理出院手续程序及时间
护理处置	□ 遵医嘱完成相关治疗	□ 办理出院手续 □ 书写出院小结
基础护理	一级/二级护理： □ 晨晚间护理 □ 饮食指导 □ 排泄护理 □ 患者安全管理	二级护理： □ 晨晚间护理 □ 饮食指导 □ 排泄护理 □ 患者安全管理
专科护理	□ 病情观察，写护理记录 □ 评估生命体征、意识、患肢感觉活动及血运、皮肤及肿胀情况、伤口敷料、引流管、尿管情况、出入量、如有病情变化随时记录 □ 遵医嘱予患肢抬高 □ 遵医嘱予康复锻炼指导 □ 遵医嘱予预防深静脉血栓治疗 □ 遵医嘱予抗菌药物、消肿、镇痛、抗血栓药物治疗 □ 给予患者及家属心理支持	□ 病情观察，书写护理记录 □ 评估生命体征、意识、患肢感觉活动及血运情况 □ 遵医嘱指导出院后康复锻炼 □ 给予患者及家属心理指导
重点医嘱	□ 详见医嘱执行单	□ 详见医嘱执行单
病情变异记录	□ 无　□ 有，原因： 1. 2.	□ 无　□ 有，原因： 1. 2.
护士签名		

（三）患者表单

髌骨骨折临床路径患者表单

适用对象：第一诊断为髌骨闭合性骨折（ICD-10：S82.000）

行髌骨骨折内固定术（ICD-9-CM-3：78.56/79.16/79.36）

患者姓名：	性别： 年龄： 门诊号：	住院号：
住院日期： 年 月 日	出院日期： 年 月 日	标准住院日：≤16 天

时间	入院	手术前	手术日
医患配合	□ 配合询问病史、收集资料，请务必详细告知既往史、用药史、过敏史 □ 如服用抗凝剂，请明确告知 □ 配合医师进行体格检查 □ 如有任何不适请告知医师 □ 请配合医师完成患肢石膏或牵引固定	□ 配合完善术前相关检查、化验，如采血、留尿、心电图、X线胸片、患肢X线检查、CT、MRI、肺功能 □ 医师与患者及家属介绍病情及手术方案、时间；手术谈话、术前签字 □ 麻醉师与患者进行术前访视	□ 配合评估手术效果 □ 配合检查肢体感觉活动情况 □ 有任何不适请告知医师
护患配合	□ 配合测量体温、脉搏、呼吸、 □ 血压、体重 □ 配合佩戴腕带 □ 配合护士完成入院评估（简单询问病史、过敏史、用药史） □ 接受入院宣教（环境介绍、病室规定、订餐制度、贵重物品保管、探视制度等） □ 有任何不适请告知护士	□ 配合测量体温、脉搏、呼吸、询问排便次数1次/天 □ 接受术前宣教 □ 配合手术范围备皮 □ 准备好必要用物，弯头吸管、尿壶、便盆等 □ 取下义齿、饰品等，贵重物品交家属保管	□ 清晨配合测量体温、脉搏、呼吸1次 □ 送手术前，协助完成核对，脱去衣物，上手术车 □ 返病房后，协助完成核对，配合过病床 □ 配合检查意识、肢体感觉活动 □ 配合术后吸氧、心电监测、输液、床上排尿或留置尿管，患肢伤口处可能有引流管 □ 遵医嘱采取正确体位 □ 有任何不适请告知护士
饮食	□ 普通饮食 □ 糖尿病饮食 □ 低盐低脂饮食	□ 术前12小时禁食、禁水	□ 返病室后禁食、禁水6小时 □ 6小时后无恶心、呕吐可适量饮水
排泄	□ 正常排尿便	□ 正常排尿便	□ 床上排尿便 □ 保留尿管
活动	□ 患肢抬高	□ 患肢抬高	□ 卧床休息，保护管路 □ 患肢抬高 □ 患肢活动

时间	手术后	出院日
医患配合	□ 配合检查肢体感觉活动 □ 需要时，伤口换药 □ 配合佩戴支具 □ 配合拔除伤口引流管、尿管 □ 配合伤口拆线	□ 接受出院前指导 □ 知道复查程序
护患配合	□ 配合定时监测生命体征，每日询问排便次数 □ 配合检查肢体感觉活动 □ 配合夹闭尿管，锻炼膀胱功能 □ 接受进食、进水、排便等生活护理 □ 注意安全，避免坠床或跌倒 □ 配合采取正确体位 □ 如需要，配合正确佩戴支具 □ 如需要，配合使用双拐 □ 配合执行探视及陪伴制度	□ 接受出院宣教 □ 准备齐就诊卡、押金条 □ 知道用药方法、作用、注意事项 □ 知道护理伤口方法 □ 知道正确佩戴支具 □ 知道复印病历的方法和时间 □ 办理出院手续 □ 获取出院证明书 □ 获取出院带药
饮食	□ 正常饮食 □ 糖尿病饮食 □ 低盐低脂饮食	□ 根据医嘱饮食
排泄	□ 正常排尿便 □ 防治便秘	□ 正常排尿便 □ 防治便秘
活动	□ 注意保护管路，勿牵拉、打折 □ 根据医嘱，使用助行器下床活动	□ 根据医嘱，适度活动，避免疲劳

附：原表单（2019 年版）

髌骨骨折临床路径表单

适用对象：第一诊断为髌骨闭合性骨折（ICD-10：S82.000）
行髌骨骨折内固定术（ICD-9-CM-3：78.56/79.16/79.36）

患者姓名：		性别： 年龄： 门诊号：	住院号：
住院日期： 年 月 日		出院日期： 年 月 日	标准住院日：≤16 天

时间	住院第 1 天	住院第 2 天	住院第 3~6 天 （术前日）
主要诊疗工作	□ 询问病史及体格检查 □ 上级医师查房 □ 初步的诊断和治疗方案 □ 完成住院志、首次病程、上级医师查房等病历书写 □ 开检查检验单 □ 完成必要的相关科室会诊 □ 行患肢牵引或制动	□ 上级医师查房与手术前评估 □ 确定诊断和手术方案 □ 完成上级医师查房记录 □ 完善术前检查项目 □ 收集检查检验结果并评估病情 □ 请相关科室会诊	□ 上级医师查房，术前评估和决定手术方案 □ 完成上级医师查房记录等 □ 向患者及/或家属交代围手术期注意事项并签署手术知情同意书、输血同意书、委托书（患者本人不能签字时）、自费用品协议书、医保知情同意书（医保患者） □ 麻醉医师查房并与患者及/或家属交代麻醉注意事项并签署麻醉知情同意书 □ 完成各项术前准备
重点医嘱	**长期医嘱：** □ 骨科常规护理 □ 二级护理 □ 饮食 □ 患肢石膏（支具）固定 **临时医嘱：** □ 血常规、血型、尿常规 □ 凝血功能 □ 电解质、肝功能、肾功能 □ 感染性疾病筛查 □ 胸部 X 线平片、心电图 □ 根据病情：下肢血管超声、肺功能、超声心动图、血气分析 □ 膝关节 CT 或磁共振（必要时）	**长期医嘱：** □ 骨科护理常规 □ 二级护理 □ 饮食 □ 患者既往内科基础疾病用药 **临时医嘱：** □ 根据会诊科室要求安排检查检验 □ 镇痛等对症处理	**长期医嘱：** 同前日 **临时医嘱：** □ 术前医嘱 □ 明日在椎管内麻醉和/或全身麻醉下行髌骨骨折内固定术 □ 术前禁食、禁水 □ 术前用抗菌药物皮试 □ 术前留置导尿管 □ 术区备皮 □ 其他特殊医嘱
主要护理工作	□ 入院介绍（病房环境、设施等） □ 入院护理评估 □ 观察患肢牵引、制动情况及护理	□ 观察患者病情变化 □ 防止皮肤压疮护理 □ 心理和生活护理	□ 做好备皮等术前准备 □ 提醒患者术前禁食水 □ 术前心理护理

续　表

时间	住院第 1 天	住院第 2 天	住院第 3~6 天 （术前日）
病情 变异 记录	□无　□有，原因： 1. 2.	□无　□有，原因： 1. 2.	□无　□有，原因： 1. 2.
护士 签名			
医师 签名			

时间	住院第4~7天 （手术日）	住院第8天 （术后第1天）	住院第9天 （术后第2天）
主要诊疗工作	□ 手术 □ 向患者及/或家属交代手术过程概况及术后注意事项 □ 术者完成手术记录 □ 完成术后病程 □ 上级医师查房 □ 麻醉医师查房 □ 观察有无术后并发症并作出相应处理	□ 上级医师查房 □ 完成常规病程记录 □ 观察伤口、引流量、体温、生命体征、患肢远端感觉运动情况等并作出相应处理	□ 上级医师查房 □ 完成病程记录 □ 拔除引流管，伤口换药 □ 指导患者功能锻炼
重点医嘱	长期医嘱： □ 骨科术后护理常规 □ 一级护理 □ 饮食 □ 患肢抬高 □ 留置引流管并记引流量 □ 抗菌药物 □ 其他特殊医嘱 临时医嘱： □ 今日在椎管内麻醉或全身麻醉下行髌骨骨折内固定术 □ 心电监测、吸氧（根据病情需要） □ 补液 □ 止吐、镇痛等对症处理（酌情） □ 急查血常规 □ 输血（根据病情需要）	长期医嘱： □ 骨科术后护理常规 □ 一级护理 □ 饮食 □ 患肢抬高 □ 留置引流管并记引流量 □ 抗菌药物 □ 其他特殊医嘱 临时医嘱： □ 复查血常规 □ 输血及/或补晶体、胶体液（根据病情需要） □ 换药 □ 镇痛等对症处理（酌情）	长期医嘱： □ 骨科术后护理常规 □ 一级护理 □ 饮食 □ 患肢抬高 □ 抗菌药物 □ 其他特殊医嘱 临时医嘱： □ 复查血常规（必要时） □ 输血及或补晶体、胶体液（必要时） □ 换药，拔引流管 □ 镇痛等对症处理（酌情）
主要护理工作	□ 观察患者病情变化并及时报告医师 □ 术后心理与生活护理 □ 指导术后患者功能锻炼	□ 观察患者病情并做好引流量等相关记录 □ 术后心理与生活护理 □ 指导术后患者功能锻炼	□ 观察患者病情变化 □ 术后心理与生活护理 □ 指导术后患者功能锻炼
病情变异记录	□ 无 □ 有，原因： 1. 2.	□ 无 □ 有，原因： 1. 2.	□ 无 □ 有，原因： 1. 2.
护士签名			
医师签名			

时间	住院第 10 天 （术后第 3 天）	住院第 11 天 （术后第 4 天）	住院第 12~16 天 （术后第 5~9 天）
主要诊疗工作	□ 上级医师查房 □ 住院医师完成病程记录 □ 伤口换药（必要时） □ 指导患者功能锻炼	□ 上级医师查房 □ 住院医师完成病程记录 □ 伤口换药（必要时） □ 指导患者功能锻炼 □ 摄患侧膝关节正侧位 X 片	□ 上级医师查房，进行手术及伤口评估，确定有无手术并发症和切口愈合不良情况，明确是否出院 □ 完成出院志、病案首页、出院诊断证明书等病历 □ 向患者交代出院后的康复锻炼及注意事项，如复诊的时间、地点，发生紧急情况时的处理等
重点医嘱	长期医嘱： □ 骨科术后护理常规 □ 二级护理 □ 饮食 □ 抗菌药物：如体温正常，伤口情况良好，无明显红肿时可以停止抗菌药物治疗 □ 其他特殊医嘱 □ 术后功能锻炼 临时医嘱： □ 复查血常规、尿常规、生化（必要时） □ 补液（必要时） □ 换药（必要时） □ 镇痛等对症处理	长期医嘱： □ 骨科术后护理常规 □ 二级护理 □ 饮食 □ 抗菌药物：如体温正常，伤口情况良好，无明显红肿时可以停止抗菌药物治疗 □ 其他特殊医嘱 □ 术后功能锻炼 临时医嘱： □ 复查血常规、尿常规、生化（必要时） □ 补液（必要时） □ 换药（必要时） □ 镇痛等对症处理	出院医嘱： □ 出院带药 □ 嘱___日后拆线换药（根据伤口愈合情况，预约拆线时间） □ 出院后骨科和/或康复科门诊复查 □ 不适随诊
主要护理工作	□ 观察患者病情变化 □ 术后心理与生活护理 □ 指导患者功能锻炼	□ 观察患者病情变化 □ 指导患者功能锻炼 □ 术后心理和生活护理	□ 指导患者办理出院手续 □ 出院宣教
病情变异记录	□ 无　□ 有，原因： 1. 2.	□ 无　□ 有，原因： 1. 2.	□ 无　□ 有，原因： 1. 2.
护士签名			
医师签名			

第十四章

胫腓骨干骨折临床路径释义

【医疗质量控制指标】

指标一、实施手术前的评估与术前准备。

指标二、预防性抗菌药物选择与应用时机。

指标三、消肿治疗，预防骨筋膜室综合征出现。

指标四、术后康复治疗。

指标五、内科原有疾病治疗。

指标六、手术后并发症治疗。

指标七、为患者提供术后的健康教育。

指标八、切口 I／甲愈合。

指标九、住院 16 天内出院。

指标十、患者住院天数与住院费用。

一、胫腓骨干骨折编码

疾病名称及编码：胫腓骨干骨折（ICD-10：S82.201）

手术操作名称及编码：胫腓骨干骨折内固定术（ICD-9-CM-3：78.57/79.36/79.16）

二、临床路径检索方法

S82.201 伴 78.57/79.16/79.36，并且年龄＞16 岁

三、国家医疗保障疾病诊断相关分组（CHS-DRG）

MDCI　肌肉、骨骼疾病及功能障碍

IS2　除前臂、腕、手足外的损伤

四、胫腓骨干骨折临床路径标准住院流程

（一）适用对象

第一诊断为闭合性胫腓骨干骨折（ICD-10：S82.201），行胫腓骨干骨折内固定术（ICD-9-CM-3：78.57/79.36/79.16）。

> 释义
>
> ■ 本临床路径适用对象是第一诊断为闭合性胫腓骨干骨折的患者。
> ■ 适用对象中不包括肿瘤等病因造成的病理性骨折、包括有胫腓骨干骨折的多发损伤患者、儿童患者、陈旧性骨折或骨折不愈合、开放性骨折。

（二）诊断依据

根据《外科学（下册）》（8 年制和 7 年制临床医学专用教材，赵玉沛、陈孝平主编，人民卫生出版社，2015 年）。

1. 病史：外伤史。
2. 体格检查：患肢肿胀、疼痛、活动受限、畸形、反常活动。
3. 辅助检查：X 线检查发现胫腓骨干骨折。

> **释义**
>
> ■ 胫腓骨干骨折的临床表现无特殊，正确的诊断与分类需依靠胫腓骨正侧位 X 线片，需要包括膝关节以及踝关节。特别注意是否有骨筋膜室综合征的危险性。

（三）选择治疗方案的依据

根据《外科学（下册）》（8 年制和 7 年制临床医学专用教材，赵玉沛、陈孝平主编，人民卫生出版社，2015 年）。
1. 年龄在 16 岁以上。
2. 伤前生活质量及活动水平。
3. 全身状况允许手术。
4. 首选钢板螺钉内固定，也可根据具体情况选择其他治疗方式。

> **释义**
>
> ■ 胫腓骨骨折为骨干骨折，根据患者具体情况选择保守或者手术治疗，保守治疗可以接受的复位标准为：①内翻＜5°；②外翻＜5°；③前后成角＜5°～10°；④旋转＜0°～10°；⑤短缩＜10～12mm。
>
> ■ 手术治疗主要为髓内针固定，对于髓腔狭小或没有条件的医院可选择钢板螺钉固定。

（四）标准住院日≤16 天

> **释义**
>
> ■ 部分胫骨干骨折为高能量损伤，可能合并筋膜间隔综合征，初期可能需要切开减张，外固定架固定，对进行了切开减张的患者，应考虑在软组织覆盖条件允许的情况下，同时进行软组织覆盖和内固定手术，因此住院时间可能会相应延长。

（五）进入路径标准

1. 第一诊断必须符合 ICD-10：S82.201 闭合性胫腓骨干骨折疾病编码。
2. 外伤引起的单纯性、新鲜胫腓骨干骨折。
3. 除外病理性骨折。
4. 除外合并其他部位的骨折和损伤。
5. 当患者合并其他疾病，但住院期间不需要特殊处理也不影响第一诊断的临床路径流程实施时，可以进入路径。

> **释义**
>
> ■ 本路径不适用于合并其他骨折的多发损伤患者，开放性骨折也需退出本路径。

（六）术前准备（术前评估）1~7 天

1. 必需的检查项目
（1）血常规、血型、尿常规+镜检。
（2）检查电解质、肝功能、肾功能、凝血功能、感染性疾病（乙型肝炎、丙型肝炎、梅毒、艾滋病）。
（3）胸部 X 线平片、心电图。
（4）骨科 X 线检查。
2. 根据患者病情可选择的检查项目：CT 检查、下肢血管超声、血气分析、肺功能检查、超声心动图等。

> **释义**
>
> ■ 以上项目属术前必需完成的检查项目。部分患者需要进行 CT 检查进一步了解骨折情况，尤其是中下 1/3 骨折患者，可能合并后踝骨折。老年、既往有心肺疾病等内科基础疾病或血栓性疾病病史患者需有针对性选择血气分析、肺功能检查、超声心动图、24 小时动态心电图、动态血压检测、双下肢深静脉彩色超声等。
>
> ■ 根据术前检查的结果，安排进一步检查项目，如果住院期间需要特殊处理，可以出本路径。

（七）预防性抗菌药物选择与使用时机

1. 按照《抗菌药物临床应用指导原则（2015 年版）》（国卫办医发〔2015〕43 号）执行，并根据患者的病情决定抗菌药物的选择与使用时间。建议使用第一、第二代头孢菌素类。
2. 预防性用药时间为术前 30 分钟；手术超时 3 小时加用 1 次；术中出血量大于 1500ml 时加用 1 次。

> **释义**
>
> ■ 骨与关节手术感染多为革兰阳性球菌，故首选第一、第二代头孢菌素类作为预防用药，不需联合用药。
>
> ■ 抗菌药物应在术前 30 分钟、上止血带之前输注完毕，使手术切口暴露时局部组织中已达到足以杀灭手术过程中入侵切口细菌的药物浓度。

（八）手术日为入院第 1~7 天

1. 麻醉方式：椎管内麻醉和/或全身麻醉。
2. 手术方式：胫腓骨干骨折内固定术。
3. 手术内固定物：钢板螺钉或带锁髓内钉。
4. 术中用药：麻醉用药、抗菌药物。

5. 输血：根据出血情况。

> **释义**
>
> ■ 应根据患者具体情况选择麻醉方式，尽可能选择全身影响小的麻醉方式。
> ■ 手术方式及内植物选择应根据骨折情况进行选择，最常选择的是钢板螺钉或带锁髓内针等。一般情况下无需输血，但特殊必要的情况下也有输血可能。

（九）术后住院恢复6~9天

1. 必需复查的项目：血常规、X线检查。

2. 可选择的检查项目：电解质、肝功能、肾功能、CT。

3. 术后用药

（1）抗菌药物使用：抗菌药物使用按照《抗菌药物临床应用指导原则（2015年版）》（国卫办医发〔2015〕43号）执行，并根据患者的病情决定抗菌药物的选择与使用时间。建议使用第一、第二代头孢菌素类。

（2）术后镇痛：参照《骨科常见疼痛的处理专家建议》（《中华骨科杂志》.2008年1月.28卷.1期）。

（3）预防静脉血栓栓塞症：参照《中国骨科大手术后静脉血栓栓塞症预防指南》［《中华骨科杂志》，2016，36（2）：65-71］。

（4）其他药物：消肿、促骨折愈合等。

4. 保护下功能锻炼。

> **释义**
>
> ■ 术后可根据恢复情况适当缩短住院天数。
> ■ 至少在术后第1天或第2天复查一次血常规，以了解有无明显贫血、白细胞计数升高等异常情况。
> ■ 如患者既往有肝脏或肾脏疾病病史，或术后出现少尿、下肢或眼睑水肿等情况，应复查肝功能、肾功能。如术后患肢肿胀明显，应复查D-二聚体或下肢深静脉彩超以除外血栓形成。
> ■ 术后必须复查正侧位X线片判断骨折复位及内固定位置是否良好，必要时用CT检查骨折复位情况及内固定位置。
> ■ 选择抗菌药物时要根据手术部位的常见病原菌、患者病理生理状况、抗菌药物的抗菌谱、抗菌药物的药动学特点、抗菌药物的不良反应等综合考虑。原则上应选择相对抗菌谱广、效果肯定、安全及价格相对低廉的抗菌药物。
> ■ 如术后肿胀明显，首先给予抬高患肢，冰敷，可口服或者静脉使用消肿药物，必要时可以给予制动。
> ■ 如固定良好，应鼓励患者早期非负重活动，包括肌肉收缩、屈伸关节。单侧手术如身体情况允许可拄双拐、患肢避免负重行走，双侧同时手术建议至少6周后拄双拐行走。

（十）出院标准

1. 体温正常，常规实验室检查无明显异常。

2. 伤口愈合好：引流管拔除，伤口无感染征象（或可在门诊处理的伤口情况）。

3. 术后 X 线片证实复位固定满意。

4. 无需要住院处理的并发症和/或合并症。

> **释义**
>
> ■ 患者出院前应一般情况良好，骨折固定符合相关标准，切口无异常情况，临床允许出院继续观察休养。如果发生相关并发症，可能会延长住院时间。
>
> ■ 体温高首先应考虑有无感染可能，可结合血常规、局部伤口情况及患者主诉综合分析。应当注意明显贫血、伤口局部血肿吸收也是发热的原因，但体温一般不高于39℃。
>
> ■ 出院前应仔细观察伤口情况，确定伤口无明显红肿、持续渗液方可出院。

（十一）变异及原因分析

1. 并发症：本病可伴有其他损伤，应当严格掌握入选标准。部分患者因骨折本身的合并症而延期治疗，如大量出血需术前输血、血栓形成、血肿引起体温增高，骨折本身对骨的血循环破坏较重，术后易出现骨折延迟愈合、不愈合等。

2. 合并症：老年患者易有合并症，如骨质疏松、糖尿病、心脑血管疾病等，骨折后合并症可能加重，需同时治疗，而需延期治疗。

3. 内固定物选择：根据骨折类型选择适当的内固定物。

4. 开放性骨折不进入本路径。

> **释义**
>
> ■ 按标准治疗方案如发生严重的并发症，需要转入相应路径。
>
> ■ 医师认可的变异原因主要是指患者入选路径后，医师在检查及治疗过程中发现患者合并存在一些事前未预知的对本路径治疗可能产生影响的情况，需要中止执行路径或者是延长治疗时间、增加治疗费用。医师需在表单中明确说明。
>
> ■ 因患者方面的主观原因导致执行路径出现变异，也需要医师在表单中予以说明。

五、胫腓骨干骨折临床路径给药方案

【用药选择】

1. 术前治疗基础疾病的药物应继续规律应用。

2. 术中抗菌药物应于术前 30 分钟滴注，骨关节感染以革兰阳性球菌为主，故首选第一、第二代头孢菌素类，若皮试阴性可选用头孢曲松。

3. 无血栓类疾病高危因素患者不建议术后药物抗凝。

【药学提示】

已知对磺胺类药物过敏患者禁用帕瑞昔布。

【注意事项】

术后应避免注射用非甾类镇痛药与口服非甾类镇痛药合用，以免增加胃肠道不良事件风险。

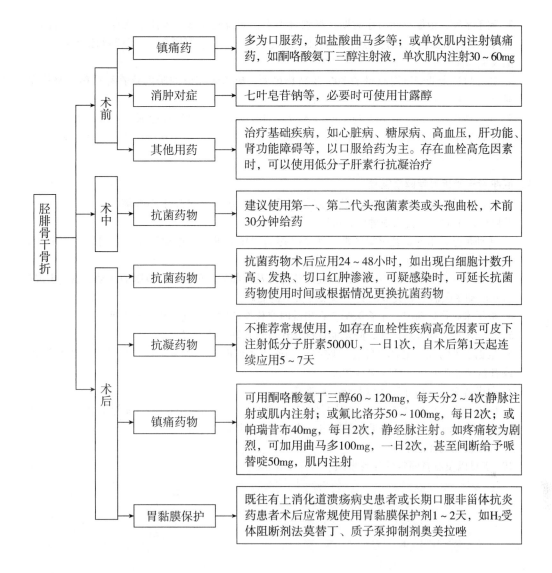

胫腓骨干骨折

术前
- 镇痛药 → 多为口服药，如盐酸曲马多等；或单次肌内注射镇痛药，如酮咯酸氨丁三醇注射液，单次肌内注射30~60mg
- 消肿对症 → 七叶皂苷钠等，必要时可使用甘露醇
- 其他用药 → 治疗基础疾病，如心脏病、糖尿病、高血压，肝功能、肾功能障碍等，以口服给药为主。存在血栓高危因素时，可以使用低分子肝素行抗凝治疗

术中
- 抗菌药物 → 建议使用第一、第二代头孢菌素类或头孢曲松，术前30分钟给药

术后
- 抗菌药物 → 抗菌药物术后应用24~48小时，如出现白细胞计数升高、发热、切口红肿渗液，可疑感染时，可延长抗菌药物使用时间或根据情况更换抗菌药物
- 抗凝药物 → 不推荐常规使用，如存在血栓性疾病高危因素可皮下注射低分子肝素5000U，一日1次，自术后第1天起连续应用5~7天
- 镇痛药物 → 可用酮咯酸氨丁三醇60~120mg，每天分2~4次静脉注射或肌内注射；或氟比洛芬50~100mg，每日2次；或帕瑞昔布40mg，每日2次，静经脉注射。如疼痛较为剧烈，可加用曲马多100mg，一日2次，甚至间断给予哌替啶50mg，肌内注射
- 胃黏膜保护 → 既往有上消化道溃疡病史患者或长期口服非甾体抗炎药患者术后应常规使用胃黏膜保护剂1~2天，如H₂受体阻断剂法莫替丁、质子泵抑制剂奥美拉唑

六、胫腓骨干骨折患者护理规范

1. 术前以及术后均需要密切注意观察患者足趾血运，感觉以及活动变化，注意被动牵拉痛的出现。

2. 抬高患肢，注意患者消肿情况，警惕骨筋膜室综合征以及下肢深静脉血栓的形成。

3. 使用石膏或者支具的时候，注意石膏或者支具固定情况，是否存在压迫，是否过松造成固定不可靠，及时通知医师处理。

4. 术前、术后进行患者健康宣教，根据医嘱监督以及指导患者功能锻炼。

七、胫腓骨干骨折患者营养治疗规范

1. 营养风险筛查，NRS 评分＞3 分者，给予营养评估。

2. 充足的热量、蛋白质，适量脂肪。NRS 评分≤3 分者，能量供给标准以 25~30kcal/kg 为佳；营养不良者热量供给标准不低于 35kcal/kg。碳水化合物热量比不低于 50%；充足的蛋白质，不低于 1.2~1.5g/kg（标准体重），应以优质蛋白为主，不低于蛋白质总量的 1/3~1/2；脂肪热量比以 25%~30% 为宜，保证充足的维生素和矿物质。

3. 围手术期，根据不同治疗时期选择饮食形态，如流质饮食、半流质饮食、软食或普通饮食等。饮食宜清淡，以温、热、软为佳，忌食生冷、肥甘、厚腻食物，限制刺激性食物、饮品及调味品。

4. 如经口进食低于所需热量的 80% 及高热患者，应给予相应的肠内营养补充剂口服补充，必要时管饲肠内营养补充或肠外营养补充。

5. 如有糖代谢异常，应减少糖类的摄入量。如有糖尿病，应选择糖尿病饮食。如有高血压病，应选择低盐饮食。如有高脂血症，应选择低脂饮食。如合并其他代谢性疾病，应遵循专科医师建议调整饮食。

八、胫腓骨干骨折患者健康宣教

1. 术前以及术后均需要抬高患肢，避免下垂，应以垫高使之高于心脏部位，术后 3~4 周，若卧位时平放后不会出现肿胀，可以不垫高。

2. 活动足趾，出现足趾感觉异常、活动时疼痛明显加重或者被动活动足趾时剧烈疼痛，需要及时通知医护人员。

3. 术后每日至少两次至少 5 分钟的髋部膝部以及踝部的非负重较大范围的活动，以免出现长时间活动受限后的髋关节膝关节以及踝关节的僵硬。

4. 根据术后伤口情况，主管医师会在出院时交代换药时间，嘱咐患者按时换药。

5. 一般术后 2 周以后拆线，必须面诊确认伤口愈合好才能拆线。

6. 根据手术情况，主管医师在出院时应明确患者何时开始康复训练，指导患者康复训练，或者指导患者前往康复医学科就诊。

7. 向患者交代术后并发症以及伤后后遗症。

8. 向患者交代根据其情况内固定物是否需要取出，何时可以取出。胫腓骨干骨折术后一般不需要取出内固定物，如果需要取出，建议术后 1 年以上取出。

9. 药物使用的注意事项。

10. 支具以及石膏固定的注意事项。

九、推荐表单

（一）医师表单

胫腓骨干骨折临床路径医师表单

适用对象：第一诊断为胫腓骨干骨折（ICD-10：S82.201）
行胫腓骨干骨折切开复位内固定术（ICD-9-CM-3：78.57/79.36/79.16）

患者姓名：	性别： 年龄： 门诊号：	住院号：
住院日期： 年 月 日	出院日期： 年 月 日	标准住院日：≤16天

时间	住院第1天	住院第2天	住院第3~6天（术前日）
主要诊疗工作	□ 询问病史及体格检查 □ 上级医师查房 □ 初步的诊断和治疗方案 □ 完成住院志、首次病程、上级医师查房等病历书写 □ 开检查单 □ 完成必要的相关科室会诊 □ 行患肢牵引或制动	□ 上级医师查房与手术前评估 □ 确定诊断和手术方案 □ 完成上级医师查房记录 □ 完善术前检查项目 □ 收集检查结果并评估病情 □ 请相关科室会诊	□ 上级医师查房，术前评估和决定手术方案 □ 完成上级医师查房记录等 □ 向患者和/或家属交代围手术期注意事项并签署手术知情同意书、输血同意书、委托书（患者本人不能签字时）、自费用品协议书 □ 麻醉医师查房并与患者和/或家属交代麻醉注意事项并签署麻醉知情同意书 □ 完成各项术前准备
重点医嘱	**长期医嘱：** □ 骨科常规护理 □ 二级护理 □ 饮食 □ 患肢牵引、制动 **临时医嘱：** □ 血常规、血型、尿常规 □ 凝血功能 □ 电解质、肝功能、肾功能 □ 感染性疾病筛查 □ 胸部X线平片、心电图 □ 根据病情：下肢血管超声、肺功能、超声心动图、血气分析 □ 胫腓骨全长正侧位	**长期医嘱：** □ 骨科护理常规 □ 二级护理 □ 饮食 □ 患者既往内科基础疾病用药 **临时医嘱：** □ 根据会诊科室要求安排检查检验 □ 镇痛等对症处理	**长期医嘱：** 同前日 **临时医嘱：** □ 术前医嘱：明日在椎管内麻醉或全身麻醉下行胫腓骨干骨折内固定术 □ 术前禁食、禁水 □ 术前用抗菌药物皮试 □ 术前留置导尿管（全身麻醉） □ 术区备皮 □ 其他特殊医嘱
病情变异记录	□ 无 □ 有，原因： 1. 2.	□ 无 □ 有，原因： 1. 2.	□ 无 □ 有，原因： 1. 2.
医师签名			

时间	住院第2~7天 （手术日）	住院第8天 （术后第1天）	住院第9天 （术后第2天）
主要诊疗工作	□ 手术 □ 向患者和/或家属交代手术过程概况及术后注意事项 □ 术者完成手术记录 □ 完成术后病程 □ 上级医师查房 □ 观察有无术后并发症并作出相应处理	□ 上级医师查房 □ 麻醉医师查房 □ 完成常规病程记录 □ 观察伤口、引流量、体温、生命体征、患肢远端感觉运动情况等并作出相应处理	□ 上级医师查房 □ 完成病程记录 □ 拔除引流管，伤口换药 □ 指导患者功能锻炼 □ 复查患肢胫腓骨全段正、侧位 X 线片 □ 术后 48 小时停用抗菌药物
重点医嘱	**长期医嘱：** □ 骨科术后护理常规 □ 一级护理 □ 饮食 □ 患肢抬高 □ 留置引流管并记引流量 □ 抗菌药物 □ 其他特殊医嘱 **临时医嘱：** □ 今日在椎管内麻醉和/或全身麻醉下行胫腓骨干骨折内固定术 □ 心电监测、吸氧（根据病情需要） □ 补液 □ 胃黏膜保护剂（酌情） □ 止吐、镇痛、消肿等对症处理 □ 急查血常规 □ 输血（根据病情需要）	**长期医嘱：** □ 骨科术后护理常规 □ 一级护理 □ 饮食 □ 患肢抬高 □ 留置引流管并记引流量 □ 抗菌药物 □ 其他特殊医嘱 **临时医嘱：** □ 复查血常规 □ 输血和/或补晶体、胶体液（根据病情需要） □ 换药 □ 镇痛、消肿等对症处理（酌情）	**长期医嘱：** □ 骨科术后护理常规 □ 一级护理 □ 饮食 □ 患肢抬高 □ 伤口无异常停用抗菌药物 □ 其他特殊医嘱 **临时医嘱：** □ 复查血常规（必要时） □ 输血和/或补晶体、胶体液（必要时） □ 换药，拔引流管 □ 镇痛、消肿等对症处理（酌情）
病情变异记录	□ 无 □ 有，原因： 1. 2.	□ 无 □ 有，原因： 1. 2.	□ 无 □ 有，原因： 1. 2.
医师签名			

时间	住院第 10 天 （术后第 3 天）	住院第 11 天 （术后第 4 天）	住院第 12~16 天 （术后第 5~9 天）
主要诊疗工作	□ 上级医师查房 □ 住院医师完成病程记录 □ 伤口换药（必要时） □ 指导患者功能锻炼	□ 上级医师查房 □ 住院医师完成病程记录 □ 伤口换药（必要时） □ 指导患者功能锻炼	□ 上级医师查房，进行手术及伤口评估，确定有无手术并发症和切口愈合不良情况，明确是否出院 □ 完成出院志、病案首页、出院诊断证明书等病历 □ 向患者交代出院后的康复锻炼及注意事项，如复诊的时间、地点，发生紧急情况时的处理等
重要医嘱	长期医嘱： □ 骨科术后护理常规 □ 二级护理 □ 饮食 □ 抗菌药物（必要时） □ 其他特殊医嘱 □ 术后功能锻炼 临时医嘱： □ 复查血常规、尿常规、生化（必要时） □ 补液（必要时） □ 换药（必要时） □ 镇痛、消肿等对症处理	长期医嘱： □ 骨科术后护理常规 □ 二级护理 □ 饮食 □ 抗菌药物：如体温正常，伤口情况良好，无明显红肿时可以停止抗菌药物治疗 □ 其他特殊医嘱 □ 术后功能锻炼 临时医嘱： □ 复查血常规、尿常规、生化（必要时） □ 补液（必要时） □ 换药（必要时） □ 镇痛、消肿等对症处理	出院医嘱： □ 出院带药 □ 嘱___日后拆线换药（根据伤口愈合情况，预约拆线时间） □ 出院后骨科和/或康复科门诊复查 □ 不适随诊
病情变异记录	□ 无 □ 有，原因： 1. 2.	□ 无 □ 有，原因： 1. 2.	□ 无 □ 有，原因： 1. 2.
医师签名			

（二）护士表单

胫腓骨干骨折临床路径护士表单

适用对象：第一诊断为胫腓骨干骨折（ICD-10：S82.201）

行胫腓骨干骨折切开复位内固定术（ICD-9-CM-3：78.57/79.36/79.16）

患者姓名：		性别： 年龄： 门诊号：		住院号：
住院日期： 年 月 日		出院日期： 年 月 日		标准住院日：≤16 天

时间	住院第 1 天	住院第 1~6 天 （术前日）	住院第 1~7 天 （手术日）
健康宣教	**入院宣教：** □ 介绍主管医师、护士 □ 介绍病室环境、设施、设备 □ 介绍规章制度及注意事项 □ 介绍疾病相关注意事项	**术前宣教：** □ 宣教疾病知识、术前准备、手术过程 □ 告知准备物品 □ 告知术后饮食、活动及探视规定 □ 告知术后可能出现的情况及应对方式 □ 告知家属等候区位置	**手术当日宣教：** □ 告知监护设备、管路功能及注意事项 □ 饮食指导 □ 告知术后可能出现的情况及应对方式 □ 再次明确探视陪伴须知
护理处置	□ 核对患者，佩戴腕带 □ 建立入院病历 □ 评估患者并书写护理评估单 □ 卫生处置：剪指（趾）甲、沐浴，更换病号服 □ 用软枕抬高患肢	□ 协助医师完成术前检查、化验 **术前准备：** □ 禁食、禁水 □ 备皮 □ 配血（必要时） □ 抗菌药物皮试 □ 肠道准备（必要时）	**送手术：** □ 摘除患者各种活动物品 □ 核对患者信息 □ 核对带药 □ 填写手术交接单，签字确认 **接手术：** □ 核对患者及资料，签字确认
基础护理	**二级/一级护理：** □ 晨晚间护理 □ 饮食指导 □ 排泄护理 □ 患者安全管理	**二级/一级护理：** □ 晨晚间护理 □ 饮食指导 □ 排泄护理 □ 安全管理	**特级/一级护理：** □ 晨晚间护理 □ 卧位护理：协助床上移动、保持功能体位 □ 饮食指导、排便情况 □ 患者安全管理
专科护理	□ 护理查体 □ 评估患肢感觉活动，末梢血运 □ 评估患肢肿胀及皮肤情况，并遵医嘱抬高患肢 □ 需要时，填写跌倒及皮肤压疮防范表，床头悬挂防跌倒提示牌 □ 保持石膏/牵引固定牢固、有效 □ 遵医嘱予以消肿、镇痛治疗 □ 给予患者及家属心理支持	□ 遵医嘱完成相关检查 □ 训练床上排尿便、助行器使用 □ 评估患肢肿胀及皮肤情况，并遵医嘱抬高患肢 □ 保持石膏或牵引固定牢固、有效 □ 遵医嘱予消肿、镇痛治疗 □ 遵医嘱予功能锻炼指导 □ 遵医嘱予预防深静脉血栓治疗 □ 给予患者及家属心理支持	□ 病情观察，书写特护记录或一般护理记录 □ 日间每 2 小时、夜间每 4 小时评估生命体征、意识、患肢感觉活动及血运情况、皮肤及肿胀情况、伤口敷料、引流管、尿管情况、出入量，如有病情变化随时记录 □ 遵医嘱予患肢抬高 □ 遵医嘱予预防深静脉血栓治疗 □ 遵医嘱予抗菌药物、消肿、镇痛、止吐、补液、抗血栓药物治疗 □ 给予患者及家属心理支持

时间	住院第 1 天	住院第 1~6 天 （术前日）	住院第 1~7 天 （手术日）
重点 医嘱	□ 详见医嘱执行单	□ 详见医嘱执行单	□ 详见医嘱执行单
病情 变异 记录	□ 无　□ 有，原因： 1. 2.	□ 无　□ 有，原因： 1. 2.	□ 无　□ 有，原因： 1. 2.
护士 签名			

时间	住院第 2~11 天 （术后第 1~4 天）	住院第 12~16 天 （术后第 5~9 天）
健康宣教	**术后宣教：** □ 药物作用时间及频率 □ 饮食、活动指导 □ 复查患者对术前宣教内容的掌握程度 □ 功能锻炼指导 □ 佩戴支具注意事项 □ 安全宣教 □ 镇痛治疗及注意事项	**出院宣教：** □ 复查时间 □ 用药方法 □ 饮食指导 □ 活动休息 □ 支具佩戴 □ 办理出院手续程序及时间
护理处置	□ 遵医嘱完成相关治疗	□ 办理出院手续 □ 书写出院小结
基础护理	**一级/二级护理：** □ 晨晚间护理 □ 饮食指导 □ 排泄护理 □ 患者安全管理	**二级护理：** □ 晨晚间护理 □ 饮食指导 □ 排泄护理 □ 患者安全管理
专科护理	□ 病情观察，写护理记录 □ 评估生命体征、意识、患肢感觉活动及血运、皮肤及肿胀情况、伤口敷料、引流管、尿管情况、出入量，如有病情变化随时记录 □ 遵医嘱予患肢抬高 □ 遵医嘱予康复锻炼指导 □ 遵医嘱予预防深静脉血栓治疗 □ 遵医嘱予抗菌药物、消肿、镇痛、抗血栓药物治疗 □ 给予患者及家属心理支持	□ 病情观察，书写护理记录 □ 评估生命体征、意识、患肢感觉活动及血运情况 □ 遵医嘱指导出院后康复锻炼 □ 给予患者及家属心理指导
重点医嘱	□ 详见医嘱执行单	□ 详见医嘱执行单
病情变异记录	□ 无　□ 有，原因： 1. 2.	□ 无　□ 有，原因： 1. 2.
护士签名		

（三）患者表单

胫腓骨干骨折临床路径患者表单

适用对象：第一诊断为胫腓骨干骨折（ICD-10：S82.201）

行胫腓骨干骨折切开复位内固定术（ICD-9-CM-3：78.57/79.36/79.16）

患者姓名：	性别：　　年龄：　　门诊号：	住院号：
住院日期：　　年　月　日	出院日期：　　年　月　日	标准住院日：≤16天

时间	入院	手术前	手术日
医患配合	□ 配合询问病史、收集资料，请务必详细告知既往史、用药史、过敏史 □ 如服用抗凝剂，请明确告知 □ 配合医师进行体格检查 □ 如有任何不适请告知医师 □ 请配合医师完成患肢石膏或牵引固定	□ 配合完善术前相关检查、化验，如采血、留尿、心电图、X线胸片、患肢X线检查、CT、MRI、肺功能 □ 医师与患者及家属介绍病情及手术方案、时间；手术谈话、术前签字 □ 麻醉师与患者进行术前访视	□ 配合评估手术效果 □ 配合检查肢体感觉活动情况 □ 有任何不适请告知医师
护患配合	□ 配合测量体温、脉搏、呼吸、血压、体重 □ 配合佩戴腕带 □ 配合护士完成入院评估（简单询问病史、过敏史、用药史） □ 接受入院宣教（环境介绍、病室规定、订餐制度、贵重物品保管、探视制度等） □ 有任何不适请告知护士	□ 配合测量体温、脉搏、呼吸，询问排便情况，1次/天 □ 接受术前宣教 □ 配合手术范围备皮 □ 准备好必要用物，弯头吸管、尿壶、便盆等 □ 取下义齿、饰品等，贵重物品交家属保管	□ 清晨配合测量体温、脉搏、呼吸1次 □ 送手术前，协助完成核对，脱去衣物，上手术车 □ 返病房后，协助完成核对，配合过病床 □ 配合检查意识、肢体感觉活动 □ 配合术后吸氧、心电监测、输液、床上排尿或留置尿管，患肢伤口处可能有引流管 □ 遵医嘱采取正确体位 □ 有任何不适请告知护士
饮食	□ 普通饮食 □ 糖尿病饮食 □ 低盐低脂饮食	□ 术前12小时禁食、禁水	□ 返病室后禁食、禁水6小时 □ 6小时后无恶心、呕吐可适量饮水
排泄	□ 正常排尿便	□ 正常排尿便	□ 床上排尿便 □ 留尿管
活动	□ 患肢抬高	□ 患肢抬高	□ 卧床休息，保护管路 □ 患肢抬高 □ 患肢活动

时间	手术后	出院日
医患配合	□ 配合检查肢体感觉活动，肢体功能锻炼 □ 需要时，伤口换药 □ 配合佩戴支具 □ 配合拔除伤口引流管、尿管 □ 配合伤口拆线	□ 接受出院前指导 □ 知道复查程序
护患配合	□ 配合定时监测生命体征，每日询问排便次数 □ 配合检查肢体感觉活动 □ 配合夹闭尿管，锻炼膀胱功能 □ 接受进食、进水、排便等生活护理 □ 注意安全，避免坠床或跌倒 □ 配合采取正确体位 □ 如需要，配合正确佩戴支具 □ 如需要，配合使用双拐 □ 配合执行探视及陪伴制度	□ 接受出院宣教 □ 准备齐就诊卡、押金条 □ 知道用药方法、作用、注意事项 □ 知道护理伤口方法 □ 知道正确佩戴支具 □ 知道复印病历的方法和时间 □ 办理出院手续 □ 获取出院证明书 □ 获取出院带药
饮食	□ 正常饮食 □ 糖尿病饮食 □ 低盐低脂饮食	□ 根据医嘱饮食
排泄	□ 正常排尿便 □ 防治便秘	□ 正常排尿便 □ 防治便秘
活动	□ 注意保护管路，勿牵拉、打折 □ 根据医嘱，使用助行器下床活动	□ 根据医嘱，适度活动，避免疲劳

附：原表单（2019年版）

胫腓骨干骨折临床路径表单

适用对象：第一诊断为胫腓骨干骨折（ICD-10：S82.201）

行胫腓骨干骨折切开复位内固定术（ICD-9-CM-3：78.57/79.36/79.16）

患者姓名：	性别：	年龄：	门诊号：	住院号：

住院日期：　年　月　日	出院日期：　年　月　日	标准住院日：≤16天

时间	住院第1天	住院第2天	住院第3~6天 （术前日）
主要诊疗工作	□ 询问病史及体格检查 □ 上级医师查房 □ 初步的诊断和治疗方案 □ 完成住院志、首次病程、上级医师查房等病历书写 □ 开检查单 □ 完成必要的相关科室会诊 □ 行患肢牵引或制动	□ 上级医师查房与手术前评估 □ 确定诊断和手术方案 □ 完成上级医师查房记录 □ 完善术前检查项目 □ 收集检查结果并评估病情 □ 请相关科室会诊	□ 上级医师查房，术前评估和决定手术方案 □ 完成上级医师查房记录等 □ 向患者和/或家属交代围手术期注意事项并签署手术知情同意书、输血同意书、委托书（患者本人不能签字时）、自费用品协议书 □ 麻醉医师查房并与患者和/或家属交代麻醉注意事项并签署麻醉知情同意书 □ 完成各项术前准备
重点医嘱	**长期医嘱：** □ 骨科常规护理 □ 二级护理 □ 饮食 □ 患肢牵引、制动 **临时医嘱：** □ 血常规、血型、尿常规 □ 凝血功能 □ 电解质、肝功能、肾功能 □ 感染性疾病筛查 □ 胸部X线平片、心电图 □ 根据病情：下肢血管超声、肺功能、超声心动图、血气分析 □ 胫腓骨全长正侧位	**长期医嘱：** □ 骨科护理常规 □ 二级护理 □ 饮食 □ 患者既往内科基础疾病用药 **临时医嘱：** □ 根据会诊科室要求安排检查检验 □ 镇痛等对症处理	**长期医嘱：** 同前日 **临时医嘱：** □ 术前医嘱：明日在椎管内麻醉或全身麻醉下行胫腓骨干骨折内固定术 □ 术前禁食、禁水 □ 术前用抗菌药物皮试 □ 术前留置导尿管（全身麻醉） □ 术区备皮 □ 其他特殊医嘱
主要护理工作	□ 入院介绍（病房环境、设施等） □ 入院护理评估 □ 观察患肢牵引、制动情况及护理	□ 观察患者病情变化 □ 防止皮肤压疮护理 □ 心理和生活护理	□ 做好备皮等术前准备 □ 提醒患者术前禁食、禁水 □ 术前心理护理
病情变异记录	□ 无　□ 有，原因： 1. 2.	□ 无　□ 有，原因： 1. 2.	□ 无　□ 有，原因： 1. 2.

续 表

时间	住院第1天	住院第2天	住院第3~6天 （术前日）
护士 签名			
医师 签名			

时间	住院第 2~7 天 （手术日）	住院第 8 天 （术后第 1 天）	住院第 9 天 （术后第 2 天）
主要诊疗工作	□ 手术 □ 向患者和/或家属交代手术过程概况及术后注意事项 □ 术者完成手术记录 □ 完成术后病程 □ 上级医师查房 □ 麻醉医师查房 □ 观察有无术后并发症并作出相应处理	□ 上级医师查房 □ 完成常规病程记录 □ 观察伤口、引流量、体温、生命体征、患肢远端感觉运动情况等并作出相应处理	□ 上级医师查房 □ 完成病程记录 □ 拔除引流管，伤口换药 □ 指导患者功能锻炼
重点医嘱	长期医嘱： □ 骨科术后护理常规 □ 一级护理 □ 饮食 □ 患肢抬高 □ 留置引流管并记引流量 □ 抗菌药物 □ 其他特殊医嘱 临时医嘱： □ 今日在椎管内麻醉和/或全身麻醉下行胫腓骨干骨折内固定术 □ 心电监测、吸氧（根据病情需要） □ 补液 □ 胃黏膜保护剂（酌情） □ 止吐、镇痛、消肿等对症处理 □ 急查血常规 □ 输血（根据病情需要）	长期医嘱： □ 骨科术后护理常规 □ 一级护理 □ 饮食 □ 患肢抬高 □ 留置引流管并记引流量 □ 抗菌药物 □ 其他特殊医嘱 临时医嘱： □ 复查血常规 □ 输血和/或补晶体、胶体液（根据病情需要） □ 换药 □ 镇痛、消肿等对症处理（酌情）	长期医嘱： □ 骨科术后护理常规 □ 一级护理 □ 饮食 □ 患肢抬高 □ 抗菌药物 □ 其他特殊医嘱 临时医嘱： □ 复查血常规（必要时） □ 输血和/或补晶体、胶体液（必要时） □ 换药，拔引流管 □ 镇痛、消肿等对症处理（酌情）
主要护理工作	□ 观察患者病情变化并及时报告医师 □ 术后心理与生活护理 □ 指导术后患者功能锻炼	□ 观察患者病情并做好引流量等相关记录 □ 术后心理与生活护理 □ 指导术后患者功能锻炼	□ 观察患者病情变化 □ 术后心理与生活护理 □ 指导术后患者功能锻炼
病情变异记录	□ 无　□ 有，原因： 1. 2.	□ 无　□ 有，原因： 1. 2.	□ 无　□ 有，原因： 1. 2.
护士签名			
医师签名			

时间	住院第 10 天 （术后第 3 天）	住院第 11 天 （术后第 4 天）	住院第 12~16 天 （术后第 5~9 天）
主要诊疗工作	□ 上级医师查房 □ 住院医师完成病程记录 □ 伤口换药（必要时） □ 指导患者功能锻炼	□ 上级医师查房 □ 住院医师完成病程记录 □ 伤口换药（必要时） □ 指导患者功能锻炼 □ 摄患侧胫腓骨全长正侧位片	□ 上级医师查房，进行手术及伤口评估，确定有无手术并发症和切口愈合不良情况，明确是否出院 □ 完成出院志、病案首页、出院诊断证明书等病历 □ 向患者交代出院后的康复锻炼及注意事项，如复诊的时间、地点，发生紧急情况时的处理等
重要医嘱	**长期医嘱：** □ 骨科术后护理常规 □ 二级护理 □ 饮食 □ 抗菌药物：如体温正常，伤口情况良好，无明显红肿时可以停止抗菌药物治疗 □ 其他特殊医嘱 □ 术后功能锻炼 **临时医嘱：** □ 复查血常规、尿常规、生化（必要时） □ 补液（必要时） □ 换药（必要时） □ 镇痛、消肿等对症处理	**长期医嘱：** □ 骨科术后护理常规 □ 二级护理 □ 饮食 □ 抗菌药物：如体温正常，伤口情况良好，无明显红肿时可以停止抗菌药物治疗 □ 其他特殊医嘱 □ 术后功能锻炼 **临时医嘱：** □ 复查血常规、尿常规、生化（必要时） □ 补液（必要时） □ 换药（必要时） □ 镇痛、消肿等对症处理	**出院医嘱：** □ 出院带药 □ 嘱___日后拆线换药（根据伤口愈合情况，预约拆线时间） □ 出院后骨科和/或康复科门诊复查 □ 不适随诊
主要护理工作	□ 观察患者病情变化 □ 术后心理与生活护理 □ 指导患者功能锻炼	□ 观察患者病情变化 □ 指导患者功能锻炼 □ 术后心理和生活护理	□ 指导患者办理出院手续 □ 出院宣教
病情变异记录	□ 无　□ 有，原因： 1. 2.	□ 无　□ 有，原因： 1. 2.	□ 无　□ 有，原因： 1. 2.
护士签名			
医师签名			

第十五章

胫骨平台骨折临床路径释义

【医疗质量控制指标】

指标一、患者骨折分型诊断率。

指标二、患者急诊 4 小时住院率。

指标三、患者压疮发生率。

指标四、患者深静脉血栓发生率。

指标五、患者术后第一天康复锻炼率。

一、胫骨平台骨折编码

疾病名称及编码：闭合性胫骨平台骨折（ICD-10：S82.101）

手术操作名称及编码：闭合性胫骨平台骨折切开复位内固定术（ICD-9-CM-3：79.36）

二、临床路径检索方法

S82.10 伴 79.36

三、国家医疗保障疾病诊断相关分组（CHS-DRG）

MDCI　肌肉、骨骼疾病及功能障碍

IS2　除前臂、腕、手足外的损伤

四、胫骨平台骨折临床路径标准住院流程

（一）适用对象

第一诊断为胫骨平台骨折（ICD-10：S82.101），行切开复位内固定术（ICD-9-CM-3：79.36）。

> **释义**
>
> ■ 适用对象编码参见第一部分。
> ■ 本临床路径适用对象是第一诊断为闭合性胫骨平台骨折的患者。
> ■ 适用对象中不包括肿瘤等病因造成的病理性骨折、有胫骨平台骨折的多发损伤患者、儿童患者、陈旧性骨折或骨折不愈合、开放性骨折。
> ■ 本路径的胫骨平台骨折不包括胫骨棘撕脱骨折以及合并膝关节韧带损伤者。

（二）诊断依据

根据《临床诊疗指南·骨科分册》（中华医学会编著，人民卫生出版社，2009 年），《外科学（下册）》（8 年制和 7 年制临床医学专用教材，赵玉沛、陈孝平主编，人民卫生出版社，2015 年）。

1. 病史：外伤史。

2. 体检有明确体征：患侧膝关节肿胀、疼痛、活动受限。

3. 辅助检查：膝关节 X 线片显示胫骨平台骨折。

> **释义**
>
> ■ 严重胫骨平台骨折的临床症状明显。
> ■ 正确诊断和分类有赖 X 线检查，为防止漏诊，对病史明确、临床症状明显的患者应进行 CT 检查。
> ■ 诊断时必须明确是否伴有内外侧副韧带、前后交叉韧带或半月板损伤，必要时需进行 CT、MRI 或膝关节镜检查。
> ■ 注意有无小腿筋膜间室综合征。

（三）治疗方案的选择及依据

根据《临床诊疗指南·骨科分册》（中华医学会编著，人民卫生出版社，2009 年），《外科学（下册）》（8 年制和 7 年制临床医学专用教材，赵玉沛、陈孝平主编，人民卫生出版社，2015 年）。

1. 关节内骨折。

2. 无手术禁忌证。

> **释义**
>
> ■ 胫骨平台骨折属关节内骨折，常有伴发损伤，治疗常有一定难度。必须根据骨折类型、严重程度，以及患者的年龄、活动能力、经济状况、有无伴发损伤、医师的经验综合考虑治疗方案。
> ■ 对于暴力损伤严重的胫骨平台骨折患者，应在软组织肿胀消退、创伤控制及一期内固定之间进行充分的考量。
> ■ 对于暴力损伤严重可能导致小腿骨筋膜室综合征的患者应考虑是否应用外固定架进行一期创伤控制以稳定骨折端减少继发性损伤，而对于骨折已造成小腿筋膜间室综合征者，需急诊行筋膜间室切开减张手术治疗，减张切口应和二期手术切口综合考量，以尽量不影响二期内固定切口为佳。

（四）标准住院日 10~28 天

标准住院日为 10~28 天，部分患者患侧膝关节严重肿胀，需要等待 2 周方能手术。

> **释义**
>
> ■ 部分胫骨平台骨折为高能量损伤，软组织损伤极重，须等待肿胀消退后才能手术，术前等待时间可能较长，可以考虑进行牵引或外固定，对进行了切开减张的患者，应考虑在软组织覆盖条件允许的情况下，同时进行软组织覆盖和内固定手术。

（五）进入路径标准

1. 第一诊断必须符合 ICD-10：S82.101 胫骨平台骨折疾病编码。

2. 当患者同时具有其他疾病诊断，但在住院期间不需要特殊处理也不影响第一诊断的临床路径流程实施时，可以进入路径。

3. 闭合性胫骨平台骨折。

4. 除外病理性骨折。

释义

■本路径不适用于合并其他需要特殊处理损伤的患者，如合并膝关节韧带损伤需要重建者。开放性骨折或骨折不愈合需退出本路径。

■合并疾病的院内会诊以及常规处理不影响临床路径流程。

（六）术前准备 0~14 天

1. 必需的检查项目

（1）血常规、尿常规。

（2）肝功能、肾功能、电解质、血糖。

（3）凝血功能。

（4）感染性疾病筛查（乙型肝炎、丙型肝炎、梅毒、艾滋病等）。

（5）膝关节正侧位 X 线片。

（6）X 线胸片、心电图。

2. 根据患者病情可选择

（1）膝关节三维重建 CT，膝关节 MRI。

（2）超声心动图、血气分析和肺功能（高龄或既往有心、肺病史者）。

（3）有相关疾病者必要时请相关科室会诊。

释义

■根据软组织情况，部分患者需要等待 1~2 周。

■复杂骨折建议进行膝关节 CT 以明确骨折类型和严重程度。

■疑有膝关节内韧带或半月板损伤者建议行 MRI 检查明确有无损伤及损伤程度。

■部分复杂胫骨平台骨折需双侧入路手术，创伤较大，术前需仔细评估一般情况及心肺功能，保证手术安全。

■老年、既往有心肺疾病等内科基础疾病患者需有针对性选择血气分析、肺功能检查、超声心动图等检查。

（七）选择用药

抗菌药物：按照《抗菌药物临床应用指导原则（2015 年版）》（国卫办医发〔2015〕43 号）执行。

> **释义**
>
> ■ 本路径适用于闭合骨折，建议根据上述指导原则选择预防性抗菌药物。

（八）手术日为入院第0~14天（急诊手术为入院0天）

1. 麻醉方式：神经阻滞麻醉、椎管内麻醉或全身麻醉。
2. 手术方式：切开复位内固定术。
3. 手术内植物：接骨板、螺钉，必要时植骨。
4. 输血：视术中出血情况而定。

> **释义**
>
> ■ 胫骨平台骨折手术方法多选用切开复位内固定，视患者具体情况选择麻醉方式。
> ■ 根据骨折类型，手术内植物可单独使用螺钉或选择接骨板螺钉系统，在双髁骨折患者常予双接骨板固定，更为复杂的患者甚至可能需要至少3块以上接骨板固定。
> ■ 对于关节面有压缩、骨缺损者，应进行植骨。
> ■ 大多数患者不需要输血治疗，失血较多患者可视术中具体情况而定。
> ■ 根据骨折情况决定是否植骨及术后辅助外固定治疗。

（九）术后住院恢复5~14天

1. 必需复查的检查项目：血常规、膝关节正侧位片。
2. 必要时查凝血功能、肝功能、肾功能、电解质、D-二聚体、双下肢深静脉彩超/CTPA。
3. 术后处理

（1）抗菌药物：按照《抗菌药物临床应用指导原则（2015年版）》（国卫办医发〔2015〕43号）执行。

（2）术后镇痛：参照《骨科常见疼痛的处理专家建议》（《中华骨科杂志》.2008年1月.28卷.1期）。

（3）术后康复：以主动锻炼为主，被动锻炼为辅。

> **释义**
>
> ■ 术后必需复查膝关节正侧位X线片以确定骨折复位及内固定位置。
> ■ 术后必须警惕深静脉血栓形成的危险，密切观察下肢肿胀情况，如果疑有血栓形成则需要查D-二聚体和深静脉彩超，疑有肺栓塞则应检查CTPA。
> ■ 预防感染、消肿、镇痛根据相关指导原则进行。
> ■ 根据损伤和固定情况积极进行膝关节功能锻炼，以被动锻炼为主。

（十）出院标准

1. 体温正常，常规实验室检查指标无明显异常。

2. 伤口愈合良好：引流管拔除，伤口无感染征象（或可在门诊处理的伤口情况），无皮瓣坏死。

3. 术后 X 线片证实复位固定满意。

4. 无需要住院处理的并发症和/或合并症。

> 释义
>
> ■ 患者出院前应一般情况良好，骨折固定符合相关标准，切口无异常情况，临床允许出院继续观察养。如果发生相关并发症，可能会延长住院时间。
>
> ■ 体温高首先应考虑有无感染可能，可结合血常规、局部伤口情况及患者主诉综合分析。应当注意明显贫血、伤口局部血肿吸收也是发热的原因，但体温一般不高于39℃。
>
> ■ 出院前应仔细观察伤口情况，确定伤口无明显红肿、持续渗液、皮肤软组织坏死方可出院。

（十一）变异及原因分析

1. 围手术期并发症：骨筋膜室综合征、深静脉血栓形成、伤口感染等造成住院日延长和费用增加。

2. 内科合并症：老年患者常合并基础疾病，如脑血管或心血管病、糖尿病、血栓等，骨折手术可能导致这些疾病加重而需要进一步治疗，从而延长治疗时间，并增加住院费用。

3. 内植物的选择：由于骨折类型不同，使用不同的内固定材料，可能导致住院费用存在差异。

> 释义
>
> ■ 开放性骨折需要退出本路径；软组织严重损伤发生坏死，需要转移皮瓣、植皮等处理，或膝关节韧带、半月板损伤需要手术处理者，需要转入相应路径。
>
> ■ 医师认可的变异原因主要是指患者入选路径后，医师在检查及治疗过程中发现患者合并存在一些事前未预知的对本路径治疗可能产生影响的情况，需要中止执行路径或者是延长治疗时间、增加治疗费用。医师需在表单中明确说明。

五、胫骨平台骨折临床路径给药方案

【用药选择】

1. 术前治疗基础疾病的药物应继续规律应用。

2. 术中抗菌药物应于术前30分钟滴注，骨关节感染以革兰阳性球菌为主，故首选第一、第二代头孢菌素类，若皮试阴性可选用头孢曲松。

3. 无血栓类疾病高危因素患者不建议术后药物抗凝。

【药学提示】

已知对磺胺类药物过敏患者禁用帕瑞昔布。

【注意事项】

术后应避免注射用非甾类镇痛药与口服非甾类镇痛药合用，以免增加胃肠道不良事件风险。

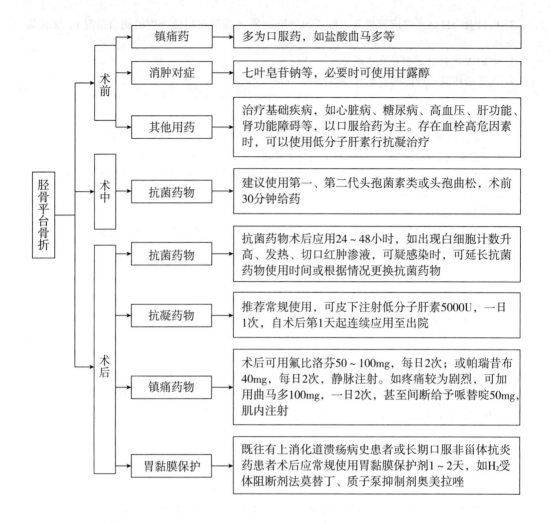

六、胫骨平台骨折患者护理规范

1. 术前护理

（1）患肢观察：定期观察患肢的末梢血运感觉运动情况，防止肢体肿胀和外固定过紧导致的血运障碍。不建议使用石膏或支具临时固定。

（2）观察病情变化：定期生命体征监测，观察患肢末梢血运、温度及水肿情况；足趾感觉运动情况，伤口渗出情况。发现异常通知医师给予紧急处理。

（3）体位护理：抬高患肢，保持患肢外展中立位。如有石膏或支具外固定，由于出血、组织反应性水肿等可以导致石膏或支具过紧，严重时患者有疼痛麻木甚至影响肢体血运，应当及时处理，解除压迫。

（4）心理护理：因为疼痛，活动动能障碍，患者心情变得烦躁不安，鼓励患者积极配合治疗，学会自我调节，必要时给予镇痛药。

（5）合理营养：长期卧床，要合理安排饮食，以促进骨折早期愈合，平时要多喝水，多吃新鲜水果，预防便秘，提高自身免疫力。

（6）预防压疮：内外踝及腓骨头软组织少，在夹板或石膏固定前，应在骨突处衬棉垫，防止踝部及膝部发生压迫性溃疡。行骨牵引，应仔细倾听患者主诉，是否有骨折处以外的疼痛，以便及时发现异常。

（7）功能锻炼：早期功能锻炼（足趾背伸背屈），有促进功能恢复及消肿的作用。

2. 术后护理

（1）遵医嘱给予吸氧，心电监测。妥善安置患者，遵医嘱正确卧位。

（2）抬高患肢，高于心脏水平 15~20cm，促进血液循环以利消肿。局部的肿胀将持续数月。

（3）病情观察：①观察渗血情况，若术后渗血较多，应及时更换敷料，保持敷料干燥，预防伤口感染；②密切观察足背动脉搏动及感觉、活动、有无血管神经损伤。

（4）疼痛护理：评估疼痛的部位、程度、性质及持续时间，注意观察肢体肿胀和趾端血运情况。妥善保护患肢，抬高并制动，以利于消肿和避免再度损伤。指导患者减轻疼痛的方法，如读书、看报、听音乐和聊天等。必要时可按医嘱使用镇痛剂。术后协助其置放患肢，变换受压部位，48 小时使用静脉镇痛泵镇痛，并观察镇痛的效果、有无不良反应，及时评估疼痛程度的变化并记录。换药时注意动作轻柔，避免加重患者的疼痛。

（5）并发症的观察和护理：其并发症在营养不良，骨质疏松，糖尿病的患者中有所增加，并与局部软组织损伤及肿胀程度有关。

1）关节僵硬：功能障碍是一个问题，如果不能迅速进行积极主动的屈伸活动，应辅以正确的物理治疗。

2）有感染的危险：与手术创伤有关。术前半小时和术后给予抗生素预防感染。观察创口敷料渗血渗液情况，如敷料渗血较多或被污染，及时更换，保持创口清洁、干燥。换药时，严格遵守无菌操作原则，防止交叉感染。均衡膳食结构，增加营养，促进伤口愈合。密切观察体温变化，如有异常，及时报告医师。

3）创伤性关节炎：创伤性关节炎可能跟原发软骨损伤、感染后病理变化或复位不良导致的病灶关节压力过高的关节软骨损害有关。

4）下肢深静脉血栓的预防：①平卧，抬高患肢，高于心脏平面 10°~15°。麻醉清醒后即可督促患者早期开始股四头肌收缩及趾踝关节的主动伸屈活动，并辅以向心性按摩，以消除静脉血的淤滞；②遵医嘱预防性应用抗凝药物；③加强巡视，重视患者的主诉，密切观察患肢皮肤颜色、温度、浅静脉充盈状况以及肢体肿胀、肌肉疼痛及压痛情况，发现异常立即报告医师进行处理；④预防血液高凝状态，保持出入量平衡，进清淡易消化、富含纤维素饮食，忌辛辣、油腻，保持大便通畅，避免用力排便致腹压增高影响下肢静脉回流。

5）骨筋膜室综合征的观察护理：密切观察患肢有无感觉异常，持续性疼痛，进行性加重、皮肤颜色、远端动脉搏动情况、观察伤口包扎的松紧度。一旦确诊，应立即松解所有外固定物，将肢体放平，不可抬高，并尽量减少下肢活动。严禁在患肢穿刺，减少同一局部给药。及时予脱水减压治疗（遵医嘱使用镇痛药及脱水药，观察脱水治疗效果，患处症状有无改善，并及时做好筋膜开窗减压术的准备）。减压术后，密切观察患者的体温、脉搏、呼吸、血压，尿的色及量保持引流通畅，观察引流物性状及量。保持敷料干洁，观察分泌物性质、颜色。

6）便秘：与长期卧床、排便习惯的改变、饮食结构不合理等有关。指导患者养成正确的排便习惯：①定时排便；②可采用腹部按摩，刺激排便产生；③排便体位以坐位为佳。饮食指导：含糖及高纤维膳食，可增加粪便的液体容积及粪便的流动性；摄入适量的液体（不含乙醇、咖啡、利尿药），以每日 2.2~2.3L 为宜。提供患者合适的环境和充足的时间进行排便，如用屏风或布帘遮挡。必要时需要缓泻药或甘油栓剂，促进排便。

7）功能锻炼指导：指导患者及家属，麻醉消退后，即对肿胀下肢进行按摩，并鼓励患者主动活动足趾、踝关节屈曲等活动，以促进血液循环，减轻水肿，促进功能恢复。

七、胫骨平台骨折患者营养治疗规范

1. 告知患者进食营养丰富、富含钙质的食物，以促进骨骼的愈合。

2. 对存在骨质疏松的骨折患者，每日到户外晒太阳 1 小时或补充鱼肝油滴剂或维生素 D 奶、酸奶，以促进钙吸收。

八、胫骨平台骨折患者健康宣教

1. 伤后早期限制膝关节屈曲以免影响骨折处稳定。
2. 指导患者保持心情愉快，劳逸适度，以利于骨折愈合。
3. 向患者讲解功能锻炼的重要性，鼓励患者主动活动足趾，自我练习膝关节、踝关节及髋关节活动。
4. 指导患者如关节有僵硬或疼痛，在锻炼的基础上可辅以按摩及理疗，定期摄 X 线片检查，根据骨折愈合情况，确定取出内固定的时间。

九、推荐表单

（一）医师表单

胫骨平台骨折临床路径医师表单

适用对象：第一诊断为闭合性胫骨平台骨折（ICD-10：S82.101）

行闭合性胫骨平台骨折切开复位内固定术（ICD-9-CM-3：79.36）

患者姓名：	性别：	年龄：	门诊号：	住院号：
住院日期： 年 月 日	出院日期： 年 月 日			标准住院日：10~28 天

时间	住院第 0~1 天	住院第 0~14 天（术前日）
主要诊疗工作	□ 询问病史及体格检查 □ 上级医师查房 □ 初步诊断和治疗方案 □ 完成住院志、首次病程记录、上级医师查房等病历书写 □ 开检查、化验单 □ 临时患肢石膏或支具/牵引固定 □ 完成必要的相关科室会诊	□ 上级医师查房，术前评估和决定手术方案 □ 完成上级医师查房记录等病历书写 □ 向患者和/或家属交代围手术期注意事项，并签署手术知情同意书、自费用品协议书、输血同意书、委托书（患者本人不能签字时） □ 麻醉医师查房，并向患者和/或家属交代麻醉注意事项，签署麻醉知情同意书 □ 完成各项术前准备
重点医嘱	**长期医嘱：** □ 骨科护理常规 □ 饮食 □ 患肢石膏或支具/牵引固定 □ 患者既往基础内科疾病用药 **临时医嘱：** □ 血常规、尿常规；凝血功能；感染性疾病筛查；肝功能、肾功能、电解质、血糖 □ X 线胸片、心电图 □ 膝关节正侧位 X 线片 □ 患侧膝关节 CT/三维重建检查 □ 双下肢静脉超声 □ 膝关节 MRI、心脏超声心动（视患者情况而定） □ 消肿、镇痛等对症处理	**长期医嘱：** □ 患肢石膏或支具/牵引固定 **临时医嘱：** □ 术前医嘱：拟明日在神经阻滞麻醉/椎管内麻醉/全身麻醉下行切开复位内固定/植骨术 □ 术前禁食、禁水 □ 术前抗菌药物皮试 □ 术前留置导尿管（必要时） □ 术区备皮 □ 术前灌肠（必要时） □ 术前备血 □ 其他特殊医嘱
病情变异记录	□ 无 □ 有，原因： 1. 2.	□ 无 □ 有，原因： 1. 2.
医师签名		

时间	住院第 1~15 天 (手术日)	住院第 2~16 天 (术后第 1 天)	住院第 3~17 天 (术后第 2 天)
主要诊疗工作	□ 手术 □ 向患者和/或家属交代手术过程概况及术后注意事项 □ 术者完成手术记录 □ 完成术后病程 □ 上级医师查房 □ 观察有无术后并发症并作出相应处理	□ 上级医师查房 □ 麻醉医师查房 □ 完成常规病程记录 □ 观察伤口、引流量、生命体征情况等并作出相应处理	□ 上级医师查房 □ 完成病程记录 □ 拔除引流管，伤口换药 □ 摄患侧膝关节正侧位 X 线片 □ 摄患侧膝关节 CT □ 指导患者功能锻炼
重点医嘱	长期医嘱： □ 骨科护理常规 □ 禁饮食 □ 患肢抬高、制动 □ 留置引流管并记引流量 □ 抗菌药物 □ 其他特殊医嘱 临时医嘱： □ 今日在神经阻滞麻醉/椎管内麻醉/全身麻醉下行切开复位内固定术 □ 心电监测、吸氧 6 小时 □ 补液 □ 止吐、消肿、预防感染、镇痛等对症处理 □ 伤口换药（必要时）	长期医嘱： □ 骨科护理常规 □ 饮食 □ 患肢抬高、制动 □ 留置引流管并记引流量 □ 抗菌药物 □ 其他特殊医嘱 临时医嘱： □ 复查血常规（必要时） □ 伤口换药（必要时） □ 消肿、预防感染、镇痛等对症处理	长期医嘱： □ 骨科护理常规 □ 饮食 □ 患肢抬高、制动 □ 如体温正常，伤口情况良好，无明显红肿时可以停止抗菌药物治疗 □ 下肢功能锻炼 □ 其他特殊医嘱 临时医嘱： □ 复查血常规（必要时） □ 伤口换药，拔引流管 □ 消肿、镇痛等对症处理
病情变异记录	□ 无 □ 有，原因： 1. 2.	□ 无 □ 有，原因： 1. 2.	□ 无 □ 有，原因： 1. 2.
医师签名			

时间	住院第 4~18 天 （术后第 3 天）	住院第 5~19 天 （术后第 4 天）	术后第 6~28 天 （术后第 5~14 天）
主要诊疗工作	□ 上级医师查房 □ 完成病程记录 □ 伤口换药（必要时） □ 指导患者功能锻炼	□ 上级医师查房 □ 完成病程记录 □ 伤口换药（必要时） □ 指导患者功能锻炼	□ 上级医师查房，进行手术及伤口评估，确定有无手术并发症和切口愈合不良情况，明确能否出院 □ 完成出院志、病案首页、出院诊断证明书等所有病历资料 □ 向患者交代出院后的康复锻炼及注意事项，如复诊的时间、地点，发生紧急情况时的处理等
重点医嘱	长期医嘱： □ 骨科护理常规 □ 饮食 □ 患肢抬高 □ 抗菌药物（必要时） □ 下肢功能锻炼 临时医嘱： □ 伤口换药（必要时） □ 消肿、镇痛等对症处理	长期医嘱： □ 骨科护理常规 □ 饮食 □ 患肢抬高 □ 如体温正常，伤口情况良好，无明显红肿时可以停止抗菌药物治疗 □ 下肢功能锻炼 临时医嘱： □ 复查血常规、尿常规、肝功能、肾功能、电解质（必要时） □ 伤口换药（必要时） □ 消肿、镇痛等对症处理	出院医嘱： □ 出院带药 □ 嘱＿＿日后拆线换药（根据出院时间决定） □ 1 个月后门诊复查 □ 如有不适，随时来诊
病情变异记录	□ 无　□ 有，原因： 1. 2.	□ 无　□ 有，原因： 1. 2.	□ 无　□ 有，原因： 1. 2.
医师签名			

（二）护士表单

胫骨平台骨折临床路径护士表单

适用对象：第一诊断为闭合性胫骨平台骨折（ICD-10：S82.101）

行闭合性胫骨平台骨折切开复位内固定术（ICD-9-CM-3：79.36）

患者姓名：	性别：	年龄：	门诊号：	住院号：
住院日期： 年 月 日	出院日期： 年 月 日			标准住院日：10~28 天

时间	住院第 0~1 天	住院第 0~14 天（术前日）
健康宣教	**入院宣教：** □ 介绍主管医师、护士 □ 介绍病室环境、设施、设备 □ 介绍规章制度及注意事项 □ 介绍疾病相关注意事项	**术前宣教：** □ 宣教疾病知识、术前准备、手术过程 □ 告知准备物品 □ 告知术后饮食、活动及探视规定 □ 告知术后可能出现的情况及应对方式 □ 告知家属等候区位置
护理处置	□ 核对患者，佩戴腕带 □ 建立入院病历 □ 评估患者并书写护理评估单 □ 卫生处置：剪指（趾）甲、沐浴、更换病号服 □ 用软枕抬高患肢 □ 必要时，遵医嘱留置导尿管	□ 协助医师完成术前检查、化验 **术前准备：** □ 禁食、禁水 □ 备皮 □ 配血 □ 抗菌药物皮试 □ 肠道准备（必要时）
基础护理	**二级/一级护理：** □ 晨晚间护理 □ 饮食指导 □ 排泄护理 □ 卧位护理：协助翻身、床上移动、预防压疮、保持功能体位 □ 患者安全管理	**二级/一级护理：** □ 晨晚间护理 □ 饮食指导 □ 排泄护理 □ 卧位护理：协助翻身、床上移动、预防压疮、保持功能体位 □ 患者安全管理
专科护理	□ 护理查体 □ 需要时，填跌倒及压疮防范表，床头悬挂防跌倒提示牌 □ 训练床上排尿便、深呼吸、咳嗽、翻身 □ 保持石膏或支具/牵引固定牢固、有效 □ 遵医嘱予患肢抬高 □ 遵医嘱予功能锻炼指导 □ 遵医嘱予消肿、镇痛治疗 □ 必要时，请家属陪伴	□ 协助医师完成术前检查化验 □ 保持石膏或支具/牵引固定牢固、有效 □ 遵医嘱予功能锻炼指导 □ 遵医嘱予患肢抬高、消肿治疗（必要时） □ 遵医嘱予预防深静脉血栓指导 □ 给予患者及家属心理支持
重点医嘱	□ 详见医嘱执行单	□ 详见医嘱执行单
病情变异记录	□ 无 □ 有，原因： 1. 2.	□ 无 □ 有，原因： 1. 2.
护士签名		

时间	住院第 1~15 天 （手术日）	住院第 2~19 天 （术后第 1~4 天）	住院第 3~28 天 （术后第 2~14 天）
健康宣教	**手术当日宣教：** □ 告知监护设备、管路功能及注意事项 □ 饮食指导 □ 告知体位要求 □ 告知术后可能出现的情况及应对方式 □ 再次明确探视陪伴须知	**术后宣教：** □ 药物作用时间及频率 □ 饮食、活动、安全宣教 □ 复查患者对术前宣教内容的掌握程度 □ 拔尿管前后注意事项 □ 佩戴支具注意事项 □ 疾病恢复期注意事项 □ 镇痛治疗及注意事项	**出院宣教：** □ 复查时间 □ 用药方法 □ 饮食指导 □ 活动休息 □ 支具佩戴方法 □ 指导办理出院手续及时间
护理处置	**送手术：** □ 摘除患者各种活动物品 □ 核对患者信息 □ 核对带药 □ 填写手术交接单、签字确认 **接手术：** □ 核对患者及资料，签字确认	□ 遵医嘱完成相关治疗 □ 夹闭尿管，锻炼膀胱功能	□ 办理出院手续 □ 书写出院小结
基础护理	**特级/一级护理**（根据患者病情和生活自理能力确定护理级别）： □ 晨晚间护理 □ 饮食指导 □ 排泄护理 □ 卧位护理：协助翻身、床上移动、预防压疮、保持功能体位 □ 患者安全管理	**一级/二级护理**（根据患者病情和生活自理能力确定护理级别）： □ 晨晚间护理 □ 协助进食水 □ 排泄护理 □ 协助翻身、床上移动、预防压疮 □ 患者安全管理	**二级护理：** □ 晨晚间护理 □ 协助或指导床旁活动 □ 患者安全管理
专科护理	□ 病情观察，写护理记录 □ 日间每 2 小时，夜间每 4 小时评估生命体征、意识、患肢感觉活动及血运、皮肤及肿胀情况、伤口敷料、引流管、尿管情况、出入量、如有病情变化随时记录 □ 遵医嘱予消肿、镇痛、止吐、补液、预防感染及血栓治疗 □ 给予患者及家属心理支持	□ 病情观察，书写护理记录 □ 评估生命体征、意识、患肢感觉活动及血运、皮肤及肿胀情况、伤口敷料、引流管、尿管情况 □ 体位护理：患肢抬高 □ 遵医嘱康复锻炼指导 □ 遵医嘱予预防静脉血栓治疗 □ 遵医嘱予抗菌药物、消肿（必要时）、镇痛、抗血栓药物治疗 □ 给予患者及家属心理指导	□ 病情观察，评估生命体征、意识、患肢感觉活动及血液循环情况 □ 评估生命体征、意识、肢体感觉活动及血液循环情况 □ 遵医嘱指导出院后康复锻炼 □ 给予患者及家属心理支持
重点医嘱	□ 详见医嘱执行单	□ 详见医嘱执行单	□ 详见医嘱执行单
病情变异记录	□ 无　□ 有，原因： 1. 2.	□ 无　□ 有，原因： 1. 2.	□ 无　□ 有，原因： 1. 2.
护士签名			

（三）患者表单

胫骨平台骨折临床路径患者表单

适用对象：第一诊断为闭合性胫骨平台骨折（ICD-10：S82.101）
行闭合性胫骨平台骨折切开复位内固定术（ICD-9-CM-3：79.36）

| 患者姓名： | 性别： 年龄： 门诊号： | 住院号： |
| 住院日期： 年 月 日 | 出院日期： 年 月 日 | 标准住院日：10～28 天 |

时间	入院	手术前	手术日
医患配合	□ 配合询问病史、收集资料，请务必详细告知既往史、用药史、过敏史 □ 如服用抗凝剂，请明确告知 □ 配合医师进行体格检查 □ 如有任何不适请告知医师 □ 请配合医师完成患肢石膏或支具/牵引固定	□ 配合完善术前相关检查、化验，如采血、留尿、心电图、X线胸片、患肢X线检查、CT、MRI、肺功能 □ 医师与患者及家属介绍病情及手术方案、时间；手术谈话、术前签字 □ 麻醉师与患者进行术前访视	□ 配合评估手术效果 □ 配合检查肢体感觉活动情况 □ 有任何不适请告知医师
护患配合	□ 配合测量体温、脉搏、呼吸、血压、体重 □ 配合佩戴腕带 □ 配合护士完成入院评估（简单询问病史、过敏史、用药史） □ 接受入院宣教（环境介绍、病室规定、订餐制度、贵重物品保管、探视制度等） □ 有任何不适请告知护士	□ 配合测量体温、脉搏、呼吸，询问排便次数，1次/天 □ 接受术前宣教 □ 配合术前配血，以备术中需要时使用 □ 配合手术范围备皮 □ 配合肠道准备 □ 准备好必要用物，弯头吸管、尿壶、便盆等 □ 取下义齿、饰品等，贵重物品交家属保管	□ 清晨配合测量体温、脉搏、呼吸1次 □ 送手术室前，协助完成核对，脱去衣物，上手术车 □ 返回病房后，协助完成核对，配合过病床 □ 配合检查意识、肢体感觉活动 □ 配合术后吸氧、心电监测、输液、床上排尿或留置尿管，患肢伤口处可能有引流管 □ 遵医嘱采取正确体位 □ 有任何不适请告知护士
饮食	□ 普通饮食 □ 糖尿病饮食 □ 低盐低脂饮食	□ 术前12小时禁食、禁水	□ 返病室后禁食、禁水6小时 □ 6小时后无恶心、呕吐可适量饮水
排泄	□ 床上排尿便 □ 保留尿管 □ 避免便秘	□ 床上排尿便 □ 保留尿管 □ 避免便秘	□ 床上排尿便 □ 保留尿管
活动	□ 患肢抬高（制动）	□ 患肢抬高（制动）	□ 根据医嘱卧床 □ 患肢抬高（制动） □ 卧床休息，保护管路 □ 患肢活动

时间	手术后	出院日
医患配合	□ 配合检查肢体感觉活动 □ 需要时，伤口换药 □ 配合佩戴石膏或支具 □ 配合拔除伤口引流管、尿管 □ 配合伤口拆线	□ 接受出院前指导 □ 知道复查程序
护患配合	□ 配合定时监测生命体征，每日询问排便次数 □ 配合检查肢体感觉活动 □ 配合夹闭尿管，锻炼膀胱功能 □ 接受进食、进水、排便等生活护理 □ 配合翻身，预防皮肤压伤 □ 注意安全，避免坠床或跌倒 □ 配合采取正确体位 □ 如需要，配合正确佩戴支具 □ 如需要，配合使用助行器 □ 配合执行探视及陪伴制度	□ 接受出院宣教 □ 准备齐就诊卡、押金条 □ 知道用药方法、作用、注意事项 □ 知道护理伤口方法 □ 知道正确佩戴支具和使用助行器的方法 □ 知道复印病历的方法和时间 □ 办理出院手续 □ 获取出院证明书 □ 获取出院带药
饮食	□ 正常饮食 □ 糖尿病饮食 □ 低盐低脂饮食	□ 根据医嘱饮食
排泄	□ 保留尿管，正常排尿便 □ 避免便秘	□ 正常排尿便 □ 避免便秘
活动	□ 根据医嘱，床上活动 □ 注意保护管路，勿牵拉、打折 □ 根据医嘱，使用助行器下床活动	□ 根据医嘱，适度活动，避免疲劳

附：原表单（2019 年版）

胫骨平台骨折临床路径表单

适用对象：第一诊断为胫骨平台骨折（ICD-10：S82.101）
　　　　　行切开复位内固定术（ICD-9-CM-3：79.36）

患者姓名：	性别：	年龄：	门诊号：	住院号：
住院日期：　　年　月　日	出院日期：　　年　月　日		标准住院日：10~28 天	

时间	住院第 0~1 天	住院第 0~14 天 （术前日）
主要诊疗工作	□ 询问病史及体格检查 □ 上级医师查房 □ 初步诊断和治疗方案 □ 完成住院志、首次病程、上级医师查房等病历书写 □ 开检查、化验单 □ 临时患肢石膏/牵引固定 □ 完成必要的相关科室会诊	□ 上级医师查房，术前评估和决定手术方案 □ 完成上级医师查房记录等病历书写 □ 向患者和/或家属交代围手术期注意事项并签署手术知情同意书、自费用品协议书、输血同意书、委托书（患者本人不能签字时） □ 麻醉医师查房并向患者和/或家属交代麻醉注意事项并签署麻醉知情同意书 □ 完成各项术前准备
重点医嘱	长期医嘱： □ 骨科护理常规 □ 二级护理 □ 饮食 □ 患肢石膏/牵引固定 □ 患者既往基础内科疾病用药 临时医嘱： □ 血常规、尿常规、凝血功能；感染性疾病筛查；肝功能、肾功能、电解质、血糖 □ X 线胸片、心电图 □ 膝关节正侧位 X 线片 □ 患侧膝关节 CT/三维重建检查、膝关节 MRI、超声心动（视患者情况而定） □ 镇痛等对症处理	长期医嘱： □ 患肢石膏/牵引固定 临时医嘱： □ 术前医嘱：拟明日在神经阻滞麻醉/椎管内麻醉/全身麻醉下行切开复位内固定/植骨术 □ 术前禁食、禁水 □ 术前抗菌药物皮试 □ 术前留置导尿管 □ 术区备皮 □ 术前灌肠 □ 配血 □ 其他特殊医嘱
主要护理工作	□ 介绍病房环境、设施和设备 □ 入院护理评估 □ 防止皮肤压疮护理 □ 观察患者病情变化 □ 心理和生活护理	□ 做好备皮等术前准备 □ 提醒患者术前禁食、禁水 □ 术前心理护理
病情变异记录	□ 无　□ 有，原因： 1. 2.	□ 无　□ 有，原因： 1. 2.

时间	住院第 0~1 天	住院第 0~14 天 （术前日）
护士 签名		
医师 签名		

日期	住院第 1~15 天 （手术日）	住院第 2~16 天 （术后第 1 天）	住院第 3~17 天 （术后第 2 天）
主要诊疗工作	□ 手术 □ 向患者和/或家属交代手术过程概况及术后注意事项 □ 术者完成手术记录 □ 完成术后病程 □ 上级医师查房 □ 麻醉医师查房 □ 观察有无术后并发症并作出相应处理	□ 上级医师查房 □ 完成常规病程记录 □ 观察伤口、引流量、体温、生命体征情况等并作出相应处理	□ 上级医师查房 □ 完成病程记录 □ 拔除引流管，伤口换药 □ 指导患者功能锻炼
重点医嘱	长期医嘱： □ 骨科护理常规 □ 一级护理 □ 饮食 □ 患肢抬高、制动 □ 留置引流管并记引流量 □ 抗菌药物 □ 其他特殊医嘱 临时医嘱： □ 今日在神经阻滞麻醉/椎管内麻醉/全身麻醉下行切开复位内固定术 □ 心电监测、吸氧 6 小时 □ 补液 □ 止吐、镇痛等对症处理 □ 伤口换药（必要时）	长期医嘱： □ 骨科护理常规 □ 一级护理 □ 饮食 □ 患肢抬高、制动 □ 留置引流管并记引流量 □ 抗菌药物 □ 其他特殊医嘱 临时医嘱： □ 伤口换药 □ 镇痛等对症处理	长期医嘱： □ 骨科护理常规 □ 一级护理 □ 饮食 □ 患肢抬高、制动 □ 抗菌药物 □ 其他特殊医嘱 临时医嘱： □ 复查血常规（必要时） □ 换药，拔引流管 □ 镇痛等对症处理
主要护理工作	□ 观察患者病情变化并及时报告医师 □ 术后心理与生活护理	□ 观察患者病情并做好引流量等相关记录 □ 术后心理与生活护理 □ 指导患者术后功能锻炼	□ 观察患者病情变化 □ 术后心理与生活护理 □ 指导患者术后功能锻炼
病情变异记录	□ 无　□ 有，原因： 1. 2.	□ 无　□ 有，原因： 1. 2.	□ 无　□ 有，原因： 1. 2.
护士签名	·	·	·
医师签名			

日期	住院第 4~18 天 （术后第 3 天）	住院第 5~19 天 （术后第 4 天）	术后第 6~28 天 （术后第 5~14 天）
主要诊疗工作	□ 上级医师查房 □ 完成病程记录 □ 伤口换药（必要时） □ 指导患者功能锻炼	□ 上级医师查房 □ 完成病程记录 □ 伤口换药（必要时） □ 指导患者功能锻炼 □ 摄患侧膝关节正侧位片	□ 上级医师查房，进行手术及伤口评估，确定有无手术并发症和切口愈合不良情况，明确是否出院 □ 完成出院志、病案首页、出院诊断证明书等所有病历资料 □ 向患者交代出院后的康复锻炼及注意事项，如复诊的时间、地点，发生紧急情况时的处理等
重点医嘱	长期医嘱： □ 骨科护理常规 □ 一级/二级护理 □ 饮食 □ 患肢抬高、制动 □ 抗菌药物 □ 下肢功能锻炼 临时医嘱： □ 伤口换药（必要时） □ 镇痛等对症处理	长期医嘱： □ 骨科护理常规 □ 一级/二级护理 □ 饮食 □ 患肢抬高、制动 □ 如体温正常，伤口情况良好，无明显红肿时可以停止抗菌药物治疗 □ 下肢功能锻炼 临时医嘱： □ 复查血常规、尿常规、肝功能、肾功能、电解质（必要时） □ 伤口换药（必要时） □ 镇痛等对症处理	出院医嘱： □ 出院带药 □ 嘱____ 天后拆线换药（根据出院时间决定） □ 1 个月后门诊复查 □ 如有不适，随时来诊
主要护理工作	□ 观察患者病情变化 □ 术后心理与生活护理 □ 指导患者功能锻炼	□ 观察患者病情变化 □ 指导患者功能锻炼 □ 心理和生活护理	□ 指导患者办理出院手续 □ 出院宣教
病情变异记录	□ 无 □ 有，原因： 1. 2.	□ 无 □ 有，原因： 1. 2.	□ 无 □ 有，原因： 1. 2.
护士签名	.	.	.
医师签名			

第十六章

踝关节骨折临床路径释义

【医疗质量控制指标】

指标一、患者骨折分型诊断率。

指标二、患者急诊4小时住院率。

指标三、患者压疮发生率。

指标四、患者深静脉血栓发生率。

指标五、患者术后第一天康复锻炼率。

一、踝关节骨折编码

疾病名称及编码：内侧踝关节骨折（ICD-10：S82.50）

外侧踝关节骨折（ICD-10：S82.60）

踝关节骨折（双踝、三踝）（ICD-10：S82.80）

手术操作名称及编码：踝关节切开复位内固定术（ICD-9-CM-3：79.36）

二、临床路径检索方法

S82.50 或 S82.60 或 S82.80 伴 79.36 除外病理性骨折

三、国家医疗保障疾病诊断相关分组 （CHS-DRG）

MDCI　　肌肉、骨骼疾病及功能障碍

IS2　除前臂、腕、手足外的损伤

IC3　除置换/翻修外的髋、肩、膝、肘、踝的关节手术

四、踝关节骨折临床路径标准住院流程

（一）适用对象

第一诊断为内侧踝关节骨折（ICD-10：S82.50）、外侧踝关节骨折（ICD-10：S82.60）、踝关节骨折（双踝、三踝）（ICD-10：S82.80），行踝关节切开复位内固定术（ICD-9-CM-3：79.36）。

> 释义
>
> ■适用对象编码参见第一部分。
>
> ■本临床路径适用对象是第一诊断为闭合性踝关节骨折的患者。
>
> ■适用对象中不包括肿瘤等病因造成的病理性骨折、有踝关节骨折的多发损伤患者、儿童患者、陈旧性骨折或骨折不愈合、开放性骨折。

（二）诊断依据

根据《临床诊疗指南·骨科分册》（中华医学会编著，人民卫生出版社，2009年），《外科学

（下册）》（8 年制和 7 年制临床医学专用教材，赵玉沛、陈孝平主编，人民卫生出版社，2015 年）。

1. 病史：外伤史。

2. 体检有明确体征：患侧踝关节肿胀、疼痛、活动受限。

3. 辅助检查：踝关节 X 线片显示踝关节骨折。

> **释义**
>
> ■外伤史对踝关节骨折的患者具有重要的意义，判断患者暴力来源的方向对患者后续的治疗起到了决定性的作用，至少对于踝关节损伤应能判断暴力主要来源方向为垂直暴力或者旋转暴力，垂直暴力造成的踝关节 Pilon 骨折应该充分考虑软组织手术的挑战及骨折端极其粉碎的情况。
>
> ■踝关节查体可及明确的踝关节骨擦感及踝关节不稳定。
>
> ■踝关节骨折的临床表现与踝关节扭伤相类似，正确的诊断与分类需依靠胫腓骨全长（带膝关节及踝关节）X 线片，必要时可加拍踝穴位、应力像来明确下胫腓联合损伤情况；足部的正斜位来明确内外踝的撕脱骨折，以及踝关节 CT 来明确骨折的粉碎情况。
>
> ■如踝关节 X 线片显示单纯内踝骨折时，必须进行胫腓骨近段的查体及增加包括胫腓骨近段的小腿 X 线片，以明确有无腓骨高位骨折。

（三）治疗方案的选择及依据

根据《临床诊疗指南·骨科分册》（中华医学会编著，人民卫生出版社，2009 年），《外科学（下册）》（8 年制和 7 年制临床医学专用教材，赵玉沛、陈孝平主编，人民卫生出版社，2015 年）。

1. 不稳定的单踝、双踝、三踝骨折。

2. 无手术禁忌证。

> **释义**
>
> ■踝关节骨折为关节内骨折，骨折类型为不稳定的踝关节骨折。严重移位或不稳定者建议手术治疗，以期获得更好的踝关节功能恢复。

（四）标准住院日 8~21 天

> **释义**
>
> ■踝关节附近软组织（尤其是内踝）覆盖有限，骨折常造成明显肿胀，严重肿胀或水（血）疱形成，需要等待肿胀消退、局部皮肤条件许可后方可进行手术。必要时术前应进行手法复位、牵引或其他临时固定。

（五）进入路径标准

1. 第一诊断必须符合 ICD-10：S82.50/S82.60/S82.80 踝关节骨折疾病编码。

2. 当患者同时具有其他疾病诊断时，但在住院期间不需要特殊处理也不影响第一诊断的临床路径流程实施时，可以进入路径。

3. 单纯闭合性踝关节骨折。

4. 除外病理性骨折。

> **释义**
>
> ■ 本路径不适用于合并其他骨折的多发损伤患者，开放性骨折或骨折不愈合也需退出本路径。

（六）术前准备 0~7 天

1. 必需的检查项目

（1）血常规、尿常规。

（2）肝功能、肾功能、电解质、血糖。

（3）凝血功能。

（4）感染性疾病筛查（乙型肝炎、丙型肝炎、梅毒、艾滋病等）。

（5）踝关节正侧位 X 线片（必要时 CT）。

（6）X 线胸片、心电图。

2. 根据患者病情可选择

（1）超声心动图、血气分析和肺功能（高龄或既往有心、肺部病史者）。

（2）踝关节三维 CT 检查、踝关节 MRI。

（3）有相关疾病者必要时请相关科室会诊。

> **释义**
>
> ■ 第 1 项所包含的的项目属术前必需完成的检查项目。进行手术设计时应进行 CT 检查进一步了解骨折情况。
>
> ■ 应根据病情对骨折及合并疾病情况进行合理评估，保证手术安全。
>
> ■ 以上项目属术前必需完成的检查项目。大部分患者需要进行 CT 检查进一步了解骨折情况。老年、既往有心肺疾病等内科基础疾病患者需有针对性选择血气分析、肺功能检查、超声心动图等检查。
>
> ■ 根据术前检查的结果，安排进一步检查项目，如果住院期间需要特殊处理，可以出本路径。
>
> ■ 如术前凝血功能检查提示 D-二聚体升高等异常情况；可间隔 2~3 天再次复查，以观察异常指标的动态变化。
>
> ■ 如患侧下肢明显肿胀或 D-二聚体动态升高，可行下肢深静脉超声或下肢静脉造影检查，明确有无下肢深静脉血栓形成，若术后出现下肢深静脉血栓，应首先依血管外科处理原则进行下肢深静脉血栓的处理，暂缓术后康复锻炼。

（七）选择用药

1. 抗菌药物：按照《抗菌药物临床应用指导原则（2015 年版）》（国卫办医发〔2015〕43 号）执行。

2. 预防静脉血栓栓塞症处理：参照《中国骨科大手术后静脉血栓栓塞症预防指南》。

> **释义**
>
> ■ 有关处理均应参照以上指南进行。

（八）手术日为入院第 0~7 天

1. 麻醉方式：神经阻滞麻醉、椎管内麻醉或全身麻醉。
2. 手术方式：踝关节切开复位内固定术。
3. 手术内植物：接骨板、螺钉、张力带钢丝、髓内钉。
4. 输血：无。

> **释义**
>
> ■ 手术方式及内植物选择应根据骨折情况进行选择，最常选择的是接骨板和螺丝钉。一般情况下无需输血，但特殊必要的情况下也有输血可能。

（九）术后住院恢复 5~14 天

1. 必需复查的检查项目：血常规、踝关节正侧位片。
2. 必要时查凝血功能、肝功能、肾功能、电解质。
3. 术后处理

（1）抗菌药物：按照《抗菌药物临床应用指导原则（2015 年版）》（国卫办医发〔2015〕43 号）执行。

（2）术后镇痛：参照《骨科常见疼痛的处理专家建议》（《中华骨科杂志》. 2008 年 1 月. 28 卷. 1 期）。

（3）术后康复：以主动锻炼为主，被动锻炼为辅。

> **释义**
>
> ■ 术后必需复查血常规、凝血功能，并以正侧位 X 线片判断骨折复位及内固定位置是否良好，必要时用 CT 检查骨折复位情况及内固定位置。
>
> ■ 必须指导患者进行踝关节功能锻炼。

（十）出院标准

1. 体温正常，常规实验室检查指标无明显异常。
2. 伤口愈合良好：引流管拔除，伤口无感染征象（或可在门诊处理的伤口情况）、无皮瓣坏死。
3. 术后 X 线片证实复位固定满意。
4. 没有需要住院处理的并发症和/或合并症。

> **释义**
>
> ■ 患者出院前应一般情况良好，骨折固定符合相关标准，切口无异常情况，临床允许出院继续观察休养。如果发生相关并发症，可能会延长住院时间。
> ■ 体温高首先应考虑有无感染可能，可结合血常规、局部伤口情况及患者主诉综合分析。应当注意明显贫血、伤口局部血肿吸收也是发热的原因，但体温一般不高于39℃。
> ■ 出院前应仔细观察伤口情况，确定伤口无明显红肿、持续渗液、皮肤软组织坏死方可出院。

（十一）变异及原因分析

1. 围手术期并发症：深静脉血栓形成、伤口感染、脱位、神经血管损伤等，造成住院日延长和费用增加。

2. 内科合并症：老年患者常合并内科疾病，如脑血管或心血管病、糖尿病、血栓等，骨折手术可能导致基础疾病加重而需要进一步治疗，从而延长治疗时间，并增加住院费用。

3. 植入材料的选择：由于骨折类型不同，使用不同的内固定材料，可能导致住院费用存在差异。

> **释义**
>
> ■ 按标准治疗方案如发生严重的并发症，需要转出本路径。
> ■ 医师认可的变异原因主要是指患者入选路径后，医师在检查及治疗过程中发现患者合并存在一些事前未预知的对本路径治疗可能产生影响的情况，需要中止执行路径或者延长治疗时间、增加治疗费用。医师需在表单中明确说明。
> ■ 因患者方面的主观原因导致执行路径出现变异，也需要医师在表单中予以说明。

五、踝关节骨折临床路径给药方案

【用药选择】

1. 术前治疗基础疾病的药物应继续规律应用。

2. 术中抗菌药物应于术前30分钟滴注，骨关节感染以革兰阳性球菌为主，故首选第一、第二代头孢菌素类，若皮试阴性可选用头孢曲松。

3. 无血栓类疾病高危因素患者不建议术后药物抗凝。

【药学提示】

已知对磺胺类药物过敏患者禁用帕瑞昔布。

【注意事项】

术后应避免注射用非甾类镇痛药与口服非甾类镇痛药合用，以免增加胃肠道不良事件风险。

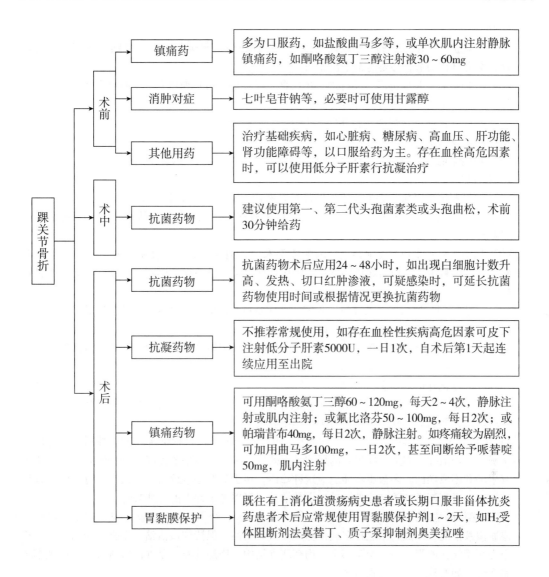

六、踝关节骨折患者护理规范

1. 术前护理

（1）患肢观察：定期观察患肢的末梢血运感觉运动情况，防止肢体肿胀和外固定过紧导致的血运障碍。踝关节骨折后，尤其是严重踝关节骨折，多伴有胫距关节的脱位或半脱位，踝关节严重不稳，针对此可以使用石膏临时固定。

（2）肿胀护理：踝关节骨折后，关节肿胀严重，为了减轻肿胀，避免张力性水疱形成，可遵医嘱静脉滴注25%甘露醇以降低组织压，达到消肿的目的，同时将患肢垫枕抬高，以增加静脉回流减轻肿胀；另外，伤后24小时内可以给予患者踝部冷敷，1~2次/天，每次20~30分钟。对于水疱形成者，如果水疱较大，可以消毒后用一次性空针在水疱最低位将水疱刺破，抽出液体或使液体流出同时使用烤灯照射使其保持干燥。

（3）观察病情变化：定期生命体征监测，观察患肢末梢血运、温度及水肿情况；足趾感觉运动情况，伤口渗出情况。发现异常通知医师给予紧急处理。

（4）体位护理：抬高患肢，保持患肢外展中立位。如有石膏外固定，由于出血、组织反应性水肿等可以导致石膏过紧，严重时患者有疼痛麻木甚至影响肢体血运，应当及时处理，解除压迫。

（5）心理护理：因为疼痛，活动动能障碍，患者心情变得烦躁不安，鼓励患者积极配合治疗，学会自我调节，必要时给予镇痛药。

（6）合理营养：长期卧床，要合理安排饮食，以促进骨折早期愈合，平时要多喝水，多吃新鲜水果，预防便秘，提高自身免疫力。

（7）预防踝部压疮：踝部及膝部软组织少，在夹板或石膏固定前，应在骨凸突处衬棉垫，防止踝部及膝部发生压迫性溃疡。

（8）功能锻炼：早期功能锻炼（足趾背伸背屈），有促进功能恢复及消肿的作用。

2. 术后护理

（1）遵医嘱给予吸氧，心电监测。妥善安置患者，遵医嘱正确卧位。

（2）抬高患肢，高于心脏水平 15~20cm，促进血液循环以利消肿。踝关节的局部肿胀将持续数月。

（3）病情观察：①观察渗血情况，因踝部手术中止血困难，术后渗血较多，应及时更换敷料，保持敷料干燥，预防伤口感染；②密切观察足背动脉搏动及感觉、活动、有无血管神经损伤。

（4）疼痛护理：评估疼痛的部位、程度、性质及持续时间，注意观察肢体肿胀和趾端血运情况。妥善保护患肢，抬高并制动，以利于消肿和避免再度损伤。指导患者减轻疼痛的方法，如读书、看报、听音乐和聊天等。必要时可按医嘱使用镇痛剂。术后协助其置放患肢，变换受压部位，48 小时使用静脉镇痛泵镇痛，并观察镇痛的效果、有无不良反应，及时评估疼痛程度的变化并记录。换药时注意动作轻柔，避免加重患者的疼痛。

（5）并发症的观察和护理：踝关节手术的并发症在营养不良、骨质疏松、糖尿病患者人群中有所增加，并与局部软组织损伤及肿胀程度有关。

1）关节僵硬：背伸功能障碍是一个问题，如果不能迅速进行积极主动的屈伸活动，应辅以正确的物理治疗，因为一些患者的屈伸是无效的，关节镜下松解和麻醉下松解操作的效果是有限的和不成功的。多数患者能适应这种障碍，很少需要松解踝后方软组织。有医师建议用外固定器进行渐进的关节屈伸活动，少数情况下可以考虑踝上的背伸截骨。

2）有感染的危险：与手术创伤有关术前半小时和术后给予抗生素预防感染。观察创口敷料渗血渗液情况，如敷料渗血较多或被污染，及时更换，保持创口清洁、干燥。换药时，严格遵守无菌操作原则，防止交叉感染。均衡膳食结构，增加营养，促进伤口愈合。密切观察体温变化，如有异常，及时报告医师。

3）创伤性关节炎：创伤性关节炎可能跟原发软骨损伤、感染后病理变化或复位不良导致的病灶关节压力过高的关节软骨损害有关。有时出现前方骨赘，引起疼痛，并限制背伸，切除骨赘，症状明显好转。更多情况下损害相当广泛，关节面已无可挽救，这时，穿合适的鞋、减少活动、间断的支具保护剂镇痛或抗炎治疗均难以改善症状，应考虑行踝关节融合固定术。

4）下肢深静脉血栓的预防：①平卧，抬高患肢，高于心脏平面 10°~15°。麻醉清醒后即可督促患者早期开始服四头肌收缩及趾踝关节的主动伸屈活动，并辅以向心性按摩，以消除静脉血的淤滞；②遵医嘱预防性应用抗凝药物；③加强巡视，重视患者的主诉，密切观察患肢皮肤颜色、温度、浅静脉充盈状况以及肢体肿胀、肌肉疼痛及压痛情况，发现异常立即报告医师进行处理；④预防血液高凝状态，保持出入量平衡，进清淡易消化、富含纤维素饮食，忌辛辣、油腻，保持大便通畅，避免用力排便致腹压增高影响下肢静脉回流。

5）骨筋膜室综合征的观察护理：密切观察患肢有无感觉异常，持续性疼痛，进行性加重、皮肤颜色、远端动脉搏动情况、观察伤口包扎的松紧度。一旦确诊，应立即松开所有外固定物，将肢体放平，不可抬高，并尽量减少患肢活动。严禁在患肢穿刺，减少同一局部给药。

及时给予脱水减压治疗（遵医嘱使用镇痛药及脱水药，观察脱水剂治疗效果，患肢症状有无改善，并及时做好筋膜开窗减压术的准备）。减压术后，密切观察患者的体温、脉搏、呼吸、血压，尿的色及量保持引流通畅，观察引流物性状及量。保持敷料干洁，观察分泌物性质、颜色。

6) 便秘：与长期卧床、排便习惯的改变、饮食结构不合理等有关。指导患者养成正确的排便习惯：①定时排便；②可采用腹部按摩，刺激排便产生；③排便体位以坐位为佳。饮食指导：含糖及高纤维膳食，可增加粪便的液体容积及粪便的流动性；摄入适量的液体（不含乙醇、咖啡、利尿药），以每日 2.2~2.3L 为宜。提供患者合适的环境和充足的时间进行排便，如用屏风或布帘遮挡。必要时需要缓泻药或甘油栓剂，促进排便。

7) 功能锻炼指导：指导患者及家属，麻醉消退后，即对肿胀足背进行按摩，并鼓励患者主动活动足趾、踝背伸和膝关节屈曲等活动，以促进血液循环，减轻水肿，促进功能恢复，但应限制踝关节跖屈，以免导致骨折处稳定。

七、踝关节骨折患者营养治疗规范

1. 告知患者进食营养丰富、富含钙质的食物，以促进骨骼的愈合。

2. 对存在骨质疏松的骨折患者，每日到户外晒太阳 1 小时或补充鱼肝油滴剂或维生素 D 奶、酸奶，以促进钙吸收。

八、踝关节骨折患者健康宣教

1. 伤后早期限制踝关节跖屈以免影响骨折处稳定。

2. 指导患者保持心情愉快，劳逸适度，以利于骨折愈合。

3. 向患者讲解功能锻炼的重要性，鼓励患者主动活动足趾，自我练习踝关节及膝关节等活动。

4. 指导患者如关节有僵硬或疼痛，在锻炼的基础上可辅以按摩及理疗，定期摄 X 线片检查，根据骨折愈合情况，确定取出内固定的时间。

九、推荐表单

（一）医师表单

踝关节骨折临床路径医师表单

适用对象：第一诊断为内侧踝关节骨折（ICD-10：S82.50），外侧踝关节骨折（ICD-10：S82.60），踝关节骨折（双踝、三踝）（ICD-10：S82.80）

行踝关节切开复位内固定术（ICD-9-CM-3：79.36）

患者姓名：		性别： 年龄： 门诊号：		住院号：
住院日期： 年 月 日		出院日期： 年 月 日		标准住院日：8~21 天

时间	住院第 1 天	住院第 2 天	住院第 0~7 天 （术前日）
主要诊疗工作	□ 询问病史及体格检查 □ 上级医师查房 □ 初步的诊断和治疗方案 □ 完成住院志、首次病程记录、上级医师查房等病历书写 □ 完善术前检查 □ 患肢临时石膏/牵引固定	□ 上级医师查房 □ 继续完成术前化验检查 □ 完成必要的相关科室会诊	□ 上级医师查房，观察患肢皮肤软组织情况，术前评估和决定手术方案，完成各项术前准备 □ 完成上级医师查房记录等 □ 向患者和/或家属交代围手术期注意事项，并签署手术知情同意书、委托书（患者本人不能签字时）等 □ 麻醉医师查房，与患者和/或家属交代麻醉注意事项，签署麻醉知情同意书
重点医嘱	长期医嘱： □ 骨科护理常规 □ 饮食 □ 患肢石膏/牵引固定 □ 患肢抬高 □ 消肿治疗（必要时） 临时医嘱： □ 血常规、尿常规、凝血功能；感染性疾病筛查；肝功能、肾功能+电解质+血糖；X 线胸片、心电图 □ 踝关节正侧位 X 线片 □ 踝关节三维 CT 检查、踝关节 MRI（视患者情况而定） □ 根据病情：双下肢血管超声、肺功能、超声心动图、血气分析	长期医嘱： □ 骨科护理常规 □ 饮食 □ 患肢石膏/牵引固定 □ 患肢抬高 □ 消肿治疗（必要时） □ 既往内科基础疾病用药 临时医嘱： □ 根据会诊科室要求开检查和化验单 □ 镇痛等对症处理	长期医嘱： 同前日 临时医嘱： □ 术前医嘱：准备明日在神经阻滞麻醉/椎管内麻醉/全身麻醉下行踝关节切开复位内固定术 □ 术前禁食、禁水 □ 术前抗菌药物皮试 □ 术前留置导尿管 □ 术区备皮 □ 术前灌肠 □ 其他特殊医嘱
病情变异记录	□ 无 □ 有，原因： 1. 2.	□ 无 □ 有，原因： 1. 2.	□ 无 □ 有，原因： 1. 2.
医师签名			

时间	住院第 1~8 天 （手术日）	住院第 2~9 天 （术后第 1 天）	住院第 3~10 天 （术后第 2 天）
主要诊疗工作	□ 手术 □ 向患者和/或家属交代手术过程概况及术后注意事项 □ 术者完成手术记录 □ 完成术后病程记录 □ 上级医师查房 □ 麻醉医师查房 □ 观察有无术后并发症并作出相应处理	□ 上级医师查房 □ 完成常规病程记录 □ 观察伤口、引流量、生命体征情况等并作出相应处理	□ 上级医师查房 □ 住院医师完成病程记录 □ 拔除引流管，伤口换药 □ 指导患者功能锻炼
重点医嘱	长期医嘱： □ 骨科护理常规 □ 饮食 □ 患肢抬高、制动 □ 留置引流管并记引流量 □ 抗菌药物 □ 其他特殊医嘱 临时医嘱： □ 今日在神经阻滞麻醉/椎管内麻醉/全身麻醉下行踝关节切开复位内固定术 □ 心电监测、吸氧 6 小时 □ 补液（必要时） □ 止吐、镇痛等对症处理 □ 伤口换药（必要时）	长期医嘱： □ 骨科护理常规 □ 饮食 □ 患肢抬高、制动 □ 留置引流管并记引流量 □ 抗菌药物 □ 其他特殊医嘱 临时医嘱： □ 伤口换药 □ 镇痛等对症处理	长期医嘱： □ 骨科护理常规 □ 饮食 □ 患肢抬高、制动 □ 抗菌药物 □ 其他特殊医嘱 临时医嘱： □ 复查血常规（必要时） □ 换药，拔引流管 □ 镇痛等对症处理
病情变异记录	□ 无　□ 有，原因： 1. 2.	□ 无　□ 有，原因： 1. 2.	□ 无　□ 有，原因： 1. 2.
医师签名			

时间	住院第 4~11 天 （术后第 3 天）	住院第 5~12 天 （术后第 4 天）	住院第 6~21 天 （术后第 5~14 天）
主要诊疗工作	□ 上级医师查房 □ 完成病程记录 □ 伤口换药（必要时） □ 指导患者功能锻炼	□ 上级医师查房 □ 完成病程记录 □ 伤口换药（必要时） □ 指导患者功能锻炼 □ 摄患侧踝关节正侧位片	□ 上级医师查房，进行手术及伤口评估，确定有无手术并发症和切口愈合不良情况，明确能否出院 □ 完成出院志、病案首页、出院诊断证明书等所有病历书写 □ 向患者交代出院后的康复锻炼及注意事项，如复诊的时间、地点，发生紧急情况时的处理等
重要医嘱	**长期医嘱：** □ 骨科护理常规 □ 饮食 □ 患肢抬高、制动 □ 抗菌药物 □ 其他特殊医嘱 **临时医嘱：** □ 伤口换药（必要时） □ 镇痛等对症处理	**长期医嘱：** □ 骨科护理常规 □ 饮食 □ 患肢抬高、制动 □ 停用抗菌药物（如体温正常，伤口情况良好，无明显红肿时停用） □ 其他特殊医嘱 **临时医嘱：** □ 复查血常规、尿常规、肝功能、肾功能、电解质（必要时） □ 伤口换药（必要时） □ 镇痛等对症处理	**出院医嘱：** □ 出院带药 □ 嘱___日后拆线换药（根据伤口愈合情况，预约拆线时间） □ 1 个月后门诊复查 □ 如有不适，随时来诊
病情变异记录	□ 无 □ 有，原因： 1. 2.	□ 无 □ 有，原因： 1. 2.	□ 无 □ 有，原因： 1. 2.
医师签名			

（二）护士表单

踝关节骨折临床路径护士表单

适用对象：第一诊断为内侧踝关节骨折（ICD-10：S82.50），外侧踝关节骨折（ICD-10：S82.60），踝关节骨折（双踝、三踝）（ICD-10：S82.80）

行踝关节切开复位内固定术（ICD-9-CM-3：79.36）

患者姓名：	性别： 年龄： 门诊号：	住院号：
住院日期： 年 月 日	出院日期： 年 月 日	标准住院日：8~21天

时间	住院第1天	住院第1~7天 （术前日）	住院第1~8天 （手术日）
健康宣教	**入院宣教：** □ 介绍主管医师、护士 □ 介绍病室环境、设施、设备 □ 介绍规章制度及注意事项 □ 介绍疾病相关注意事项	**术前宣教：** □ 宣教疾病知识、术前准备、手术过程 □ 告知准备物品 □ 告知术后饮食、活动及探视规定 □ 告知术后可能出现的情况及应对方式 □ 告知家属等候区位置	**手术当日宣教：** □ 告知监护设备、管路功能及注意事项 □ 饮食指导 □ 告知术后可能出现的情况及应对方式 □ 再次明确探视陪伴须知
护理处置	□ 核对患者，佩戴腕带 □ 建立入院病历 □ 评估患者并书写护理评估单 □ 卫生处置：剪指（趾）甲、沐浴，更换病号服 □ 用软枕抬高患肢	□ 协助医师完成术前检查、化验 **术前准备：** □ 禁食、禁水 □ 备皮 □ 配血 □ 抗菌药物皮试 □ 肠道准备	**送手术：** □ 摘除患者各种活动物品 □ 核对患者信息 □ 核对带药 □ 填写手术交接单，签字确认 **接手术：** □ 核对患者及资料，签字确认
基础护理	**二级/一级护理：** □ 晨晚间护理 □ 饮食指导 □ 排泄护理 □ 患者安全管理	**二级/一级护理：** □ 晨晚间护理 □ 饮食指导 □ 排泄护理 □ 患者安全管理	**特级/一级护理：** □ 晨晚间护理 □ 卧位护理：协助床上移动、保持功能体位 □ 饮食指导、排便情况 □ 患者安全管理
专科护理	□ 护理查体 □ 评估患肢感觉活动，末梢血运 □ 评估患肢肿胀及皮肤情况，并遵医嘱抬高患肢 □ 需要时，填写跌倒及皮肤压疮防范表，床头悬挂防跌倒提示牌 □ 保持石膏/牵引固定牢固、有效 □ 遵医嘱予以消肿、镇痛治疗 □ 给予患者及家属心理支持	□ 遵医嘱完成相关检查 □ 训练床上排尿便、助行器使用 □ 评估患肢肿胀及皮肤情况并遵医嘱抬高患肢 □ 保持石膏固定牢固、有效 □ 遵医嘱予消肿、镇痛治疗 □ 遵医嘱予功能锻炼指导 □ 遵医嘱予预防深静脉血栓治疗 □ 给予患者及家属心理支持	□ 病情观察，书写特护记录或一般护理记录 □ 日间每2小时、夜间每4小时评估生命体征、意识、患肢感觉活动及血运情况、皮肤及肿胀情况、伤口敷料、引流管、尿管情况、出入量，如有病情变化随时记录 □ 遵医嘱予患肢抬高 □ 遵医嘱予预防深静脉血栓治疗 □ 遵医嘱予抗菌药物、消肿、镇痛、止吐、补液、抗血栓药物治疗 □ 给予患者及家属心理支持

续　表

时间	住院第 1 天	住院第 1~7 天 （术前日）	住院第 1~8 天 （手术日）
重点 医嘱	□ 详见医嘱执行单	□ 详见医嘱执行单	□ 详见医嘱执行单
病情 变异 记录	□ 无　□ 有，原因： 1. 2.	□ 无　□ 有，原因： 1. 2.	□ 无　□ 有，原因： 1. 2.
护士 签名			

时间	住院第 2~12 天 （术后第 1~4 天）	住院第 6~21 天 （术后第 5~14 天）
健康宣教	**术后宣教：** □ 药物作用时间及频率 □ 饮食、活动指导 □ 复查患者对术前宣教内容的掌握程度 □ 功能锻炼指导 □ 佩戴支具注意事项 □ 安全宣教 □ 镇痛治疗及注意事项	**出院宣教：** □ 复查时间 □ 用药方法 □ 饮食指导 □ 活动休息 □ 支具佩戴 □ 办理出院手续程序及时间
护理处置	□ 遵医嘱完成相关治疗	□ 办理出院手续 □ 书写出院小结
基础护理	**一级/二级护理：** □ 晨晚间护理 □ 饮食指导 □ 排泄护理 □ 患者安全管理	**二级护理：** □ 晨晚间护理 □ 饮食指导 □ 排泄护理 □ 患者安全管理
专科护理	□ 病情观察，写护理记录 □ 评估生命体征、意识、患肢感觉活动及血运、皮肤及肿胀情况、伤口敷料、引流管、尿管情况、出入量，如有病情变化随时记录 □ 遵医嘱予患肢抬高 □ 遵医嘱予康复锻炼指导 □ 遵医嘱予预防深静脉血栓治疗 □ 遵医嘱予抗菌药物、消肿、镇痛、抗血栓药物治疗 □ 给予患者及家属心理支持	□ 病情观察，书写护理记录 □ 评估生命体征、意识、患肢感觉活动及血运情况 □ 遵医嘱指导出院后康复锻炼 □ 给予患者及家属心理指导
重点医嘱	□ 详见医嘱执行单	□ 详见医嘱执行单
病情变异记录	□ 无 □ 有，原因： 1. 2.	□ 无 □ 有，原因： 1. 2.
护士签名		

（三）患者表单

踝关节骨折临床路径患者表单

适用对象：第一诊断为内侧踝关节骨折（ICD-10：S82.50），外侧踝关节骨折（ICD-10：S82.60），踝关节骨折（双踝、三踝）（ICD-10：S82.80）

行踝关节切开复位内固定术（ICD-9-CM-3：79.36）

患者姓名：		性别： 年龄： 门诊号：		住院号：
住院日期： 年 月 日		出院日期： 年 月 日		标准住院日：8~21 天

时间	入院	手术前	手术日
医患配合	□ 配合询问病史、收集资料，请务必详细告知既往史、用药史、过敏史 □ 如服用抗凝剂，请明确告知 □ 配合医师进行体格检查 □ 如有任何不适请告知医师 □ 请配合医师完成患肢石膏或牵引固定	□ 配合完善术前相关检查、化验，如采血、留尿、心电图、X 线胸片、患肢 X 线检查、CT、MRI、肺功能 □ 医师与患者及家属介绍病情及手术方案、时间；手术谈话、术前签字 □ 麻醉师与患者进行术前访视	□ 配合评估手术效果 □ 配合检查肢体感觉活动情况 □ 有任何不适请告知医师
护患配合	□ 配合测量体温、脉搏、呼吸、血压、体重 □ 配合佩戴腕带 □ 配合护士完成入院评估（简单询问病史、过敏史、用药史） □ 接受入院宣教（环境介绍、病室规定、订餐制度、贵重物品保管、探视制度等） □ 有任何不适请告知护士	□ 配合测量体温、脉搏、呼吸，询问排便次数，1 次/天 □ 接受术前宣教 □ 配合手术范围备皮 □ 准备好必要用物，弯头吸管、尿壶、便盆等 □ 取下义齿、饰品等，贵重物品交家属保管	□ 清晨配合测量体温、脉搏、呼吸 1 次 □ 送手术前，协助完成核对，脱去衣物，上手术车 □ 返病房后，协助完成核对，配合过病床 □ 配合检查意识、肢体感觉活动 □ 配合术后吸氧、心电监测、输液、床上排尿或留置尿管，患肢伤口处可能有引流管 □ 遵医嘱采取正确体位 □ 有任何不适请告知护士
饮食	□ 普通饮食 □ 糖尿病饮食 □ 低盐低脂饮食	□ 术前 12 小时禁食、禁水	□ 返病室后禁食、禁水 6 小时 □ 6 小时后无恶心、呕吐可适量饮水
排泄	□ 正常排尿便	□ 正常排尿便	□ 床上排尿便 □ 保留尿管
活动	□ 患肢抬高	□ 患肢抬高	□ 卧床休息，保护管路 □ 患肢抬高 □ 患肢活动

时间	手术后	出院日
医患配合	□ 配合检查肢体感觉活动 □ 需要时，伤口换药 □ 配合佩戴支具 □ 配合拔除伤口引流管、尿管 □ 配合伤口拆线	□ 接受出院前指导 □ 知道复查程序
护患配合	□ 配合定时监测生命体征，每日询问排便次数 □ 配合检查肢体感觉活动 □ 配合夹闭尿管，锻炼膀胱功能 □ 接受进食、进水、排便等生活护理 □ 注意安全，避免坠床或跌倒 □ 配合采取正确体位 □ 如需要，配合正确佩戴支具 □ 如需要，配合使用双拐 □ 配合执行探视及陪伴制度	□ 接受出院宣教 □ 准备齐就诊卡、押金条 □ 知道用药方法、作用、注意事项 □ 知道护理伤口方法 □ 知道正确佩戴支具 □ 知道复印病历的方法和时间 □ 办理出院手续 □ 获取出院证明书 □ 获取出院带药
饮食	□ 正常饮食 □ 糖尿病饮食 □ 低盐低脂饮食	□ 根据医嘱饮食
排泄	□ 正常排尿便 □ 防治便秘	□ 正常排尿便 □ 防治便秘
活动	□ 注意保护管路，勿牵拉、打折 □ 根据医嘱，使用助行器下床活动	□ 根据医嘱，适度活动，避免疲劳

附：原表单（2019 年版）

踝关节骨折临床路径表单

适用对象：第一诊断为内侧踝关节骨折（ICD-10：S82.50）、外侧踝关节骨折（ICD-10：S82.60）、踝关节骨折（双踝、三踝）（ICD-10：S82.80）

行踝关节切开复位内固定术（ICD-9-CM-3：79.36）

患者姓名：		性别：	年龄：	门诊号：	住院号：
住院日期： 年 月 日		出院日期： 年 月 日			标准住院日：8~21 天

时间	住院第 1 天	住院第 2 天	住院第 0~7 天（术前日）
主要诊疗工作	□ 询问病史及体格检查 □ 上级医师查房 □ 初步的诊断和治疗方案 □ 完成住院志、首次病程、上级医师查房等病历书写 □ 完善术前检查 □ 患肢临时石膏/牵引固定	□ 上级医师查房 □ 继续完成术前实验室检查 □ 完成必要的相关科室会诊	□ 上级医师查房，观察患肢皮肤软组织情况，术前评估和决定手术方案，完成各项术前准备 □ 完成上级医师查房记录等 □ 向患者和/或家属交代围手术期注意事项并签署手术知情同意书、委托书（患者本人不能签字时）等 □ 麻醉医师查房，与患者和/或家属交代麻醉注意事项并签署麻醉知情同意书
重点医嘱	**长期医嘱：** □ 骨科护理常规 □ 二级护理 □ 饮食 □ 患肢石膏/牵引固定 □ 患肢抬高 □ 消肿治疗（必要时） **临时医嘱：** □ 血常规、尿常规；凝血功能；感染性疾病筛查；肝功能、肾功能+电解质+血糖；X 线胸片、心电图 □ 踝关节正侧位 X 线片 □ 踝关节三维 CT 检查、踝关节 MRI（视患者情况而定） □ 根据病情：双下肢血管超声、肺功能、超声心动图、血气分析	**长期医嘱：** □ 骨科护理常规 □ 二级护理 □ 饮食 □ 患肢石膏/牵引固定 □ 患肢抬高 □ 消肿治疗（必要时） □ 既往内科基础疾病用药 **临时医嘱：** □ 根据会诊科室要求开检查单 □ 镇痛等对症处理	**长期医嘱：** 同前日 **临时医嘱：** □ 术前医嘱：准备明日在神经阻滞麻醉/椎管内麻醉/全身麻醉下行踝关节切开复位内固定术 □ 术前禁食、禁水 □ 术前抗菌药物皮试 □ 术前留置导尿管 □ 术区备皮 □ 术前灌肠 □ 其他特殊医嘱

时间	住院第 1 天	住院第 2 天	住院第 0~7 天 （术前日）
主要 护理 工作	□ 入院宣教：介绍病房环境、 　设施和设备等 □ 入院护理评估 □ 观察患肢末梢血运感觉	□ 观察患者病情变化 □ 心理和生活护理	□ 做好备皮等术前准备 □ 提醒患者术前禁食、禁水 □ 术前心理护理
病情 变异 记录	□ 无 □ 有，原因： 1. 2.	□ 无 □ 有，原因： 1. 2.	□ 无 □ 有，原因： 1. 2.
护士 签名			
医师 签名			

时间	住院第1~8天 （手术日）	住院第2~9天 （术后第1天）	住院第3~10天 （术后第2天）
主要诊疗工作	□ 手术 □ 向患者和/或家属交代手术过程概况及术后注意事项 □ 术者完成手术记录 □ 完成术后病程记录 □ 上级医师查房 □ 麻醉医师查房 □ 观察有无术后并发症并作出相应处理	□ 上级医师查房 □ 完成常规病程记录 □ 观察伤口、引流量、生命体征情况等并作出相应处理	□ 上级医师查房 □ 住院医师完成病程记录 □ 拔除引流管，伤口换药 □ 指导患者功能锻炼
重点医嘱	**长期医嘱：** □ 骨科护理常规 □ 一级护理 □ 饮食 □ 患肢抬高、制动 □ 留置引流管并记引流量 □ 抗菌药物 □ 其他特殊医嘱 **临时医嘱：** □ 今日在神经阻滞麻醉/椎管内麻醉/全身麻醉下行踝关节切开复位内固定术 □ 心电监测、吸氧6小时 □ 补液（必要时） □ 止吐、镇痛等对症处理 □ 伤口换药（必要时）	**长期医嘱：** □ 骨科护理常规 □ 一级护理 □ 饮食 □ 患肢抬高、制动 □ 留置引流管并记引流量 □ 抗菌药物 □ 其他特殊医嘱 **临时医嘱：** □ 伤口换药 □ 镇痛等对症处理	**长期医嘱：** □ 骨科护理常规 □ 一级护理 □ 饮食 □ 患肢抬高、制动 □ 抗菌药物 □ 其他特殊医嘱 **临时医嘱：** □ 复查血常规（必要时） □ 换药，拔引流管 □ 镇痛等对症处理
主要护理工作	□ 观察患者病情变化并及时报告医师 □ 术后心理与生活护理 □ 指导患者术后功能锻炼	□ 观察患者病情并做好引流量等相关记录 □ 术后心理与生活护理 □ 指导患者术后功能锻炼	□ 观察患者病情变化 □ 术后心理与生活护理 □ 指导患者术后功能锻炼
病情变异记录	□ 无　□ 有，原因： 1. 2.	□ 无　□ 有，原因： 1. 2.	□ 无　□ 有，原因： 1. 2.
护士签名			
医师签名			

时间	住院第4~11天 （术后第3天）	住院第5~12天 （术后第4天）	住院第6~21天 （术后第5~14天）
主要诊疗工作	□ 上级医师查房 □ 完成病程记录 □ 伤口换药（必要时） □ 指导患者功能锻炼	□ 上级医师查房 □ 完成病程记录 □ 伤口换药（必要时） □ 指导患者功能锻炼 □ 摄患侧踝关节正侧位片	□ 上级医师查房，进行手术及伤口评估，确定有无手术并发症和切口愈合不良情况，明确是否出院 □ 完成出院志、病案首页、出院诊断证明书等所有病历 □ 向患者交代出院后的康复锻炼及注意事项，如复诊的时间、地点，发生紧急情况时的处理等
重要医嘱	**长期医嘱：** □ 骨科护理常规 □ 二级护理 □ 饮食 □ 患肢抬高、制动 □ 抗菌药物 □ 其他特殊医嘱 **临时医嘱：** □ 伤口换药（必要时） □ 镇痛等对症处理	**长期医嘱：** □ 骨科护理常规 □ 二级护理 □ 饮食 □ 患肢抬高、制动 □ 停用抗菌药物（如体温正常，伤口情况良好，无明显红肿时停用） □ 其他特殊医嘱 **临时医嘱：** □ 复查血常规、尿常规、肝功能、肾功能、电解质（必要时） □ 伤口换药（必要时） □ 镇痛等对症处理	**出院医嘱：** □ 出院带药 □ 嘱＿＿日后拆线换药（根据伤口愈合情况，预约拆线时间） □ 1个月后门诊复查 □ 如有不适，随时来诊
主要护理工作	□ 观察患者病情变化 □ 术后心理与生活护理 □ 指导患者功能锻炼	□ 观察患者病情变化 □ 指导患者功能锻炼 □ 心理和生活护理	□ 指导患者办理出院手续 □ 出院宣教
病情变异记录	□ 无　□ 有，原因： 1. 2.	□ 无　□ 有，原因： 1. 2.	□ 无　□ 有，原因： 1. 2.
护士签名			
医师签名			

第十七章

跟骨骨折临床路径释义

【医疗质量控制指标】

指标一、入院时骨折程度、患肢肿胀程度、皮肤软组织及神经血管情况的评估及记录。

指标二、制订合理的治疗方案。

指标三、实施术前评估与术前准备。

指标四、手术时机的选择。

指标五、预防性抗菌药物选择与应用时机、时长。

指标六、预防下肢深静脉血栓形成。

指标七、术后骨折复位固定情况、切口愈合情况、患肢肿胀消退及神经血管情况的评估及
　　　　记录。

指标八、术后康复治疗。

指标九、内科原有疾病治疗。

指标十、围手术期并发症治疗。

指标十一、住院期间为患者提供术前、术后健康教育与出院宣教。

指标十二、离院方式。

指标十三、住院天数与住院总费用。

一、跟骨骨折编码

1. 原编码

疾病名称及编码：跟骨骨折（ICD-10：S92.001）

手术操作名称及编码：跟骨骨折切开复位内固定术（ICD-9-CM-3：79.37013）

2. 修改编码

疾病名称及编码：跟骨骨折（ICD-10：S92.0）

手术操作名称及编码：跟骨骨折切开复位内固定术（ICD-9-CM-3：79.37）

二、临床路径检索方法

S92.0 伴 79.37

三、国家医疗保障疾病诊断相关分组（CHS-DRG）

MDCI　肌肉、骨骼疾病及功能障碍

IS1　前臂、腕、手或足损伤

四、跟骨骨折临床路径标准住院流程

（一）适用对象

第一诊断为跟骨骨折（ICD-10：S92.001），行跟骨骨折切开复位内固定术（ICD-9-CM-3：79.37013）。

> **释义**
>
> ■ 本临床路径适用对象是第一诊断为跟骨骨折的患者。
> ■ 适用对象中不包括肿瘤等病因造成的病理性骨折、有跟骨骨折的多发损伤患者、陈旧性骨折或骨折不愈合、畸形愈合、开放性骨折。

（二）诊断依据

根据《临床诊疗指南·骨科分册》（中华医学会编著，人民卫生出版社，2009 年），《外科学（下册）》（8 年制和 7 年制临床医学专用教材，赵玉沛、陈孝平主编，人民卫生出版社，2015 年）。

1. 病史：外伤史。
2. 体检有明确体征：患侧足跟部肿胀、疼痛、活动受限。
3. 辅助检查：跟骨 X 线片显示跟骨骨折。

> **释义**
>
> ■ 注意有无足部筋膜间室综合征。
> ■ 正确的诊断与分类需依靠跟骨侧、轴位 X 线片，必要时需足部 CT 平扫（包括垂直及平行于距下后关节面两个方向的平扫）。

（三）治疗方案的选择及依据

根据《临床诊疗指南·骨科分册》（中华医学会编著，人民卫生出版社，2009 年），《外科学（下册）》（8 年制和 7 年制临床医学专用教材，赵玉沛、陈孝平主编，人民卫生出版社，2015 年）。

1. 跟骨骨折。
2. 保守治疗效果差，存在手术指征。
3. 无手术禁忌证。

> **释义**
>
> ■ 骨折造成足部筋膜间室综合征者，需急诊行筋膜间室切开减张手术治疗。
> ■ 明显跟骨高度丢失、增宽、内翻畸形，或关节内骨折移位明显的跟骨骨折，具有手术指征。

（四）标准住院日 8~15 天

> **释义**
>
> ■ 骨折常造成明显肿胀，严重肿胀者需要等待肿胀消退后（临床出现"皮纹征"）方可进行手术。

（五）进入路径标准

1. 第一诊断必须符合跟骨骨折（ICD-10：S92.001）疾病编码。

2. 当患者同时具有其他疾病诊断时，但在住院期间不需要特殊处理也不影响第一诊断的临床路径流程实施时，可以进入路径。

3. 单纯闭合性跟骨骨折。

4. 除外病理性骨折。

> **释义**
>
> ■ 本路径不适用于合并其他骨折的多发损伤患者，开放性骨折或骨折不愈合也需退出本路径。
>
> ■ 合并疾病的院内会诊以及常规处理不影响临床路径流程。

（六）术前准备 0~7 天

1. 必需的检查项目

（1）血常规、尿常规。

（2）肝功能、肾功能、电解质、血糖。

（3）凝血功能。

（4）感染性疾病筛查（乙型肝炎、丙型肝炎、梅毒、艾滋病等）。

（5）跟骨 X 线片（必要时 CT）。

（6）X 线胸片、心电图。

2. 根据患者病情可选择

（1）超声心动图、血气分析和肺功能（高龄或既往有心、肺部病史者）。

（2）跟骨三维 CT 检查、跟骨 MRI。

（3）有相关疾病者必要时请相关科室会诊。

> **释义**
>
> ■ 以上项目属术前必须完成的检查项目。大部分患者需要进行 CT 检查进一步了解骨折情况。老年、既往有心肺疾病等内科基础疾病患者需有针对性选择血气分析、肺功能检查、超声心动图等检查。
>
> ■ 根据术前检查的结果安排进一步检查项目，如果住院期间需要特殊处理，可以退出本路径。
>
> ■ 如术前凝血功能检查提示 D-二聚体升高等异常情况；可间隔 2~3 天再次复查，以观察异常指标的动态变化。
>
> ■ 如患侧下肢明显肿胀或 D-二聚体动态升高，可行下肢深静脉超声或下肢静脉造影检查，明确有无下肢深静脉血栓形成。

（七）选择用药

1. 抗菌药物：按照《抗菌药物临床应用指导原则（2015 年版）》（国卫办医发〔2015〕43 号）执行。

2. 预防静脉血栓栓塞症处理：参照《中国骨科大手术后静脉血栓栓塞症预防指南》。

> **释义**
>
> ■ 骨与关节手术感染多为革兰阳性球菌，故首选第一、第二代头孢菌素作为预防用药，不需联合用药。
>
> ■ 抗菌药物应在术前30分钟、上止血带之前输注完毕，使手术切口暴露时局部组织中已达到足以杀灭手术过程中入侵切口细菌的药物浓度。手术时间过长或出血量过多时，可考虑加用抗菌药物。
>
> ■ 术后患者出现体温升高、切口局部红肿、渗出或皮肤软组织坏死等可疑手术切口相关感染时，可适当延长抗菌药物使用时间。
>
> ■ 如患者存在血栓性疾病高危因素，术后第1天开始抗凝治疗，可使用低分子肝素，以预防下肢深静脉血栓形成；持续治疗至患者可拄拐离床活动。
>
> ■对肾功能正常患者，静脉输注甘露醇联合骨折局部使用硫酸镁湿敷。
>
> ■必要时可应用辅助消肿药物。

（八）手术日为入院第0~7天

1. 麻醉方式：神经阻滞麻醉、椎管内麻醉或全身麻醉。
2. 手术方式：跟骨切开复位内固定术。
3. 手术内植物：接骨板、螺钉、张力带钢丝、髓内钉。
4. 输血：无。

> **释义**
>
> ■ 应根据患者具体情况选择麻醉方式，与麻醉师沟通，说明手术入路，尽可能选择全身影响小的麻醉方式。
>
> ■ 根据患者骨折情况，选择合适的手术入路。
>
> ■ 绝大多数患者不需要输血治疗，失血较多患者可视术中具体情况而定。
>
> ■ 不建议常规植骨及术后辅助外固定治疗。

（九）术后住院恢复5~8天

1. 必需复查的检查项目：血常规、足侧位及跟骨轴位片。
2. 必要时查凝血功能、肝功能、肾功能、电解质。
3. 术后处理
（1）抗菌药物：按照《抗菌药物临床应用指导原则（2015年版）》（国卫办医发〔2015〕43号）执行。
（2）术后镇痛：参照《骨科常见疼痛的处理专家建议》。
（3）预防静脉血栓栓塞症处理：参照《中国骨科大手术后静脉血栓栓塞症预防指南》。
（4）术后康复：以主动锻炼为主，被动锻炼为辅。

> **释义**
>
> ■ 术后可根据恢复情况适当缩短住院天数。

■至少在术后第1天或第2天复查一次血常规,以了解有无明显贫血、白细胞计数升高等异常情况。

■术后如患侧下肢明显肿胀,复查凝血功能,以了解有无D-二聚体升高等异常情况;可间隔2~3天再次复查,以观察异常指标的动态变化。

■如患侧下肢明显肿胀且D-二聚体呈动态升高,可行下肢深静脉超声或下肢静脉造影检查,明确有无下肢深静脉血栓形成。

■如患者既往有肝脏或肾脏疾病病史,或术后出现少尿、下肢或眼睑水肿等情况,应复查肝功能、肾功能。

■术后必需复查跟骨侧、轴位X线片判断骨折复位及内固定位置是否良好,必要时用CT检查骨折复位情况及内固定位置。

■选择抗菌药物时要根据手术部位的常见病原菌、患者病理生理状况、抗菌药物的抗菌谱、抗菌药物的药动学特点、抗菌药物的不良反应等综合考虑。原则上应选择相对广谱、效果肯定、安全及价格相对低廉的抗菌药物。

■如患者存在血栓性疾病高危因素,术后第1天开始抗凝治疗,可使用低分子肝素,以预防下肢深静脉血栓形成;持续治疗至患者可拄拐离床活动。

■如术后足部肿胀明显,首先给予抬高患肢、冰敷,可口服或者静脉使用消肿药物,必要时可以给予制动。

■如固定良好,应鼓励患者早期非负重活动,包括肌肉收缩、屈伸关节,早期禁止负重。

(十) 出院标准

1. 体温正常,常规化验指标无明显异常。
2. 伤口愈合良好:引流管拔除,伤口无感染征象(或可在门诊处理的伤口情况)、无皮瓣坏死。
3. 术后X线片证实复位固定满意。
4. 没有需要住院处理的并发症和/或合并症。

> **释义**
>
> ■患者出院前应一般情况良好,骨折固定符合相关标准,切口无异常情况,临床允许出院继续观察休养。如果发生相关并发症,可能会延长住院时间。
>
> ■体温高首先应考虑有无感染可能,可结合血常规、局部伤口情况及患者主诉综合分析。应当注意明显贫血、伤口局部血肿吸收也是发热的原因,但体温一般不高于39℃。
>
> ■出院前应仔细观察伤口情况,确定伤口无明显红肿、持续渗液、皮肤软组织坏死方可出院。

(十一) 变异及原因分析

1. 围手术期并发症:深静脉血栓形成、伤口感染、皮瓣坏死,脱位、神经血管损伤等,造成住院日延长和费用增加。

2. 内科合并症：老年患者常合并内科疾病，如脑血管或心血管病、糖尿病、血栓等，骨折手术可能导致基础疾病加重而需要进一步治疗，从而延长治疗时间，并增加住院费用。

3. 植入材料的选择：由于骨折类型不同，使用不同的内固定材料，可能导致住院费用存在差异。

> **释义**
>
> ■ 按标准治疗方案如发生严重的并发症，需要转入相应路径。
>
> ■ 医师认可的变异原因主要是指患者入选路径后，医师在检查及治疗过程中发现患者合并存在一些事前未预知的对本路径治疗可能产生影响的情况，需要中止执行路径或者是延长治疗时间、增加治疗费用。医师需在表单中明确说明。
>
> ■ 因患者方面的主观原因导致执行路径出现变异，也需要医师在表单中予以说明。

五、跟骨骨折临床路径用药方案

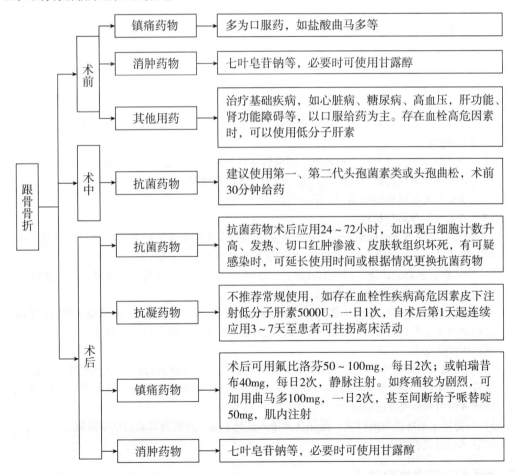

【用药选择】

1. 术前治疗基础疾病的药物应继续规律应用。

2. 术中抗菌药物应于术前30分钟滴注，骨关节感染以革兰阳性球菌为主，故首选第一、第二代头孢菌素类，若皮试阴性可选用头孢曲松。

3. 无血栓类疾病高危因素患者不建议常规术前、术后药物抗凝。

【药学提示】

已知对磺胺类药物过敏患者禁用帕瑞昔布。

【注意事项】

术后应避免注射用非甾类镇痛药与口服非甾类镇痛药合用，以免增加胃肠道不良事件风险。

六、跟骨骨折患者护理规范

1. 术前护理规范

（1）患肢抬高、冰敷。

（2）严密观察患肢疼痛、肿胀、感觉、运动、血运等情况。

（3）必要时遵医嘱使用镇痛药、消肿药。

（4）指导患者饮食摄入充足水分及热量，遵医嘱指导饮食类型。

（5）指导患者进行患侧肢端及邻近正常关节的主动活动，预防下肢深静脉血栓形成。

（6）指导患者坐立位活动、定期翻身及变换患肢体位，预防压疮、肺部感染等并发症。

（7）术前健康教育。

2. 术后护理规范

（1）术后患者返回病房后，取平卧位；如意识清醒、无头晕恶心呕吐症状，可改为半坐位或坐位。

（2）患肢抬高。

（3）严密观察生命体征变化。

（4）术后患者意识清醒、无恶心呕吐症状，可少量饮用温水，2小时后进流质饮食，逐渐过度到术前饮食。

（5）密切观察切口敷料的渗血情况、引流管通畅与否、引流量及引流液性状。

（6）严密观察患肢疼痛、肿胀、感觉、运动、血运等情况。

（7）必要时遵医嘱使用镇痛药、消肿药。

（8）并发症的预防与护理

1）预防下肢深静脉血栓的护理：麻醉恢复后，指导患者开始进行患肢肌肉等长收缩；疼痛可耐受情况下，指导患者进行患侧肢端及邻近正常关节的主动活动。

2）预防肺部感染的护理：指导患者进行深呼吸或有效咳嗽、咳痰，胸部叩击，必要时予以雾化吸入，促进肺膨胀和痰液的排出。

3）预防压疮的护理：做好基础护理，保持床单清洁、平整、无褶皱；鼓励患者坐立位活动、定期翻身及变换患肢体位；对卧床患者，定时翻身并将水胶体敷料贴于骨突处，用于预防压疮、压红的发生。

4）预防腹胀、便秘的护理：鼓励患者多食高蛋白质、粗纤维的食物，少食多餐，少吃甜食及易产气食物，每日腹部按摩2~3次，以促进肠蠕动，减轻腹胀及便秘，必要时可服用缓泻药物或使用润滑剂促进排便。

5）预防泌尿系统感染的护理：指导患者摄入充足水分，并鼓励其术后尽早排尿。

（9）术后健康教育。

七、跟骨骨折患者营养治疗规范

1. 营养风险筛查，NRS评分>3分者，给予营养评估。

2. 充足的热量、蛋白质，适量脂肪。NRS评分≤3分者，能量供给标准以25~30kcal/kg为佳；营养不良者热量供给标准不低于35kcal/kg。碳水化合物热量比不低于50%；充足的蛋白质，不低于 1.2~1.5g/kg（标准体重），应以优质蛋白为主，不低于蛋白质总量的 1/3~1/2；脂肪热量比以 25%~30% 为宜，饱和脂肪酸、单不饱和脂肪酸、多不饱和脂肪酸之间比例以 1:1:1 左右为宜，适当提高膳食 ω-3 脂肪酸的摄入，保证充足的维生素和矿物质。

3. 围手术期，根据不同治疗时期选择饮食形态，如流质饮食、半流质饮食、软食或普通饮食等。饮食宜清淡，以温、热、软为佳，忌食生冷、肥甘、厚腻食物，限制刺激性食物、饮品及调味品。

4. 如经口进食低于所需热量的 80% 及高热患者，应给予相应的肠内营养补充剂口服补充，必要时管饲肠内营养补充或肠外营养补充。

5. 如有糖代谢异常，应减少糖类的摄入量。如有糖尿病，应选择糖尿病饮食。如有高血压病，应选择低盐饮食。如有高脂血症，应选择低脂饮食。如合并其他代谢性疾病，应遵循专科医师建议调整饮食。

八、跟骨骨折患者健康宣教

1. 出院后手术切口每 3~5 天换一次药，术后 2~3 周拆线。

2. 如切口持续有渗出物或出现切口红肿、体温异常等情况，及时门诊就诊。

3. 术后 1 个月门诊复查。

4. 出院后即可进行患肢临近关节的功能练习，包括踝关节、距下关节、跖趾关节及趾间关节。

5. 术后早期功能锻炼的原则："安全而不加重疼痛""主动运动为主被动为辅""适应性起步逐渐增量"。

6. 骨折临床愈合前保持患肢免负重，之后双拐或助行器保护下部分负重，逐渐增加至完全负重。

7. 预防跌倒指导：正确使用双拐或助行器。在家中或公共场所注意防滑、防绊、防碰撞。改变姿势时动作应缓慢。穿衣、穿鞋大小合适，有利于活动。

8. 生活指导：采取合理的生活方式及饮食习惯，运动适宜，保证摄入充足的蛋白质、维生素及含钙食物。戒烟酒，避免咖啡因的摄入，少饮碳酸饮料。

九、推荐表单

（一）医师表单

跟骨骨折临床路径医师表单

适用对象：第一诊断为跟骨骨折（ICD-10：S92.0）

行跟骨骨折切开复位内固定术（ICD-9-CM-3：79.37）

患者姓名：	性别： 年龄： 门诊号：	住院号：
住院日期： 年 月 日	出院日期： 年 月 日	标准住院日：8~21 天

时间	住院第 1 天	住院第 2 天	住院第 3 天（术前日）
主要诊疗工作	□ 询问病史及体格检查 □ 上级医师查房 □ 初步的诊断和治疗方案 □ 完成住院志、首次病程、上级医师查房等病历书写 □ 完善术前检查 □ 患肢临时石膏/棉垫包扎固定	□ 上级医师查房 □ 继续完成术前化验检查 □ 完成必要的相关科室会诊	□ 上级医师查房，观察患肢皮肤软组织情况，术前评估和决定手术方案，完成各项术前准备 □ 完成上级医师查房记录等 □ 向患者和/或家属交代围手术期注意事项并签署手术知情同意书、委托书（患者本人不能签字时）等 □ 麻醉医师查房，与患者和/或家属交代麻醉注意事项并签署麻醉知情同意书
重点医嘱	**长期医嘱：** □ 骨科护理常规 □ 二级护理 □ 饮食 □ 患肢石膏/棉垫包扎固定 □ 患肢抬高 □ 消肿治疗（必要时） **临时医嘱：** □ 血常规、尿常规、凝血功能；感染性疾病筛查；肝功能、肾功能+电解质+血糖；X 线胸片、心电图 □ 跟骨 X 线片 □ 跟骨三维 CT 检查、跟骨 MRI（视患者情况而定） □ 根据病情：双下肢血管超声、肺功能、超声心动图、血气分析	**长期医嘱：** □ 骨科护理常规 □ 二级护理 □ 饮食 □ 患肢石膏/棉垫包扎固定 □ 患肢抬高 □ 消肿治疗（必要时） □ 既往内科基础疾病用药 **临时医嘱：** □ 根据会诊科室要求开检查和化验单 □ 镇痛等对症处理	**长期医嘱：** 同前日 **临时医嘱：** □ 术前医嘱：准备明日在神经阻滞麻醉/椎管内麻醉/全身麻醉下行跟骨切开复位内固定术 □ 术前禁食、禁水 □ 术前抗菌药物皮试 □ 术前留置导尿管 □ 术区备皮 □ 术前灌肠 □ 其他特殊医嘱
病情变异记录	□ 无 □ 有，原因： 1. 2.	□ 无 □ 有，原因： 1. 2.	□ 无 □ 有，原因： 1. 2.
医师签名			

时间	住院第 4 天 （手术日）	住院第 5 天 （术后第 1 天）	住院第 6 天 （术后第 2 天）
主要诊疗工作	□ 手术 □ 向患者和/或家属交代手术过程概况及术后注意事项 □ 术者完成手术记录 □ 完成术后病程记录 □ 上级医师查房 □ 麻醉医师查房 □ 观察有无术后并发症并作出相应处理	□ 上级医师查房 □ 完成常规病程记录 □ 观察伤口、引流量、生命体征情况等并作出相应处理	□ 上级医师查房 □ 住院医师完成病程记录 □ 拔除引流管，伤口换药 □ 指导患者功能锻炼
重点医嘱	长期医嘱： □ 骨科护理常规 □ 一级护理 □ 饮食 □ 患肢抬高、制动 □ 留置引流管并记引流量 □ 抗菌药物 □ 其他特殊医嘱 临时医嘱： □ 今日在神经阻滞麻醉/椎管内麻醉/全身麻醉下行跟骨切开复位内固定术 □ 心电监测、吸氧 6 小时 □ 补液（必要时） □ 止吐、镇痛等对症处理 □ 伤口换药（必要时）	长期医嘱： □ 骨科护理常规 □ 一级护理 □ 饮食 □ 患肢抬高、制动 □ 留置引流管并记引流量 □ 抗菌药物 □ 其他特殊医嘱 临时医嘱： □ 伤口换药 □ 镇痛等对症处理	长期医嘱： □ 骨科护理常规 □ 一级护理 □ 饮食 □ 患肢抬高、制动 □ 抗菌药物 □ 其他特殊医嘱 临时医嘱： □ 复查血常规（必要时） □ 换药，拔引流管 □ 镇痛等对症处理
病情变异记录	□ 无　□ 有，原因： 1. 2.	□ 无　□ 有，原因： 1. 2.	□ 无　□ 有，原因： 1. 2.
医师签名			

时间	住院第 7 天 （术后第 3 天）	住院第 8 天 （术后第 4 天）	住院第 9~21 天 （出院日）
主要诊疗工作	□ 上级医师查房 □ 完成病程记录 □ 伤口换药（必要时） □ 指导患者功能锻炼	□ 上级医师查房 □ 完成病程记录 □ 伤口换药（必要时） □ 指导患者功能锻炼 □ 摄患侧跟骨正侧位片	□ 上级医师查房，进行手术及伤口评估，确定有无手术并发症和切口愈合不良情况，明确能否出院 □ 完成出院志、病案首页、出院诊断证明书等所有病历书写 □ 向患者交代出院后的康复锻炼及注意事项，如复诊的时间、地点，发生紧急情况时的处理等
重要医嘱	长期医嘱： □ 骨科护理常规 □ 二级护理 □ 饮食 □ 患肢抬高、制动 □ 抗菌药物 □ 其他特殊医嘱 临时医嘱： □ 伤口换药（必要时） □ 镇痛等对症处理	长期医嘱： □ 骨科护理常规 □ 二级护理 □ 饮食 □ 患肢抬高、制动 □ 停用抗菌药物（如体温正常，伤口情况良好，无明显红肿时停用） □ 其他特殊医嘱 临时医嘱： □ 复查血常规、尿常规、肝功能、肾功能、电解质（必要时） □ 伤口换药（必要时） □ 镇痛等对症处理	出院医嘱： □ 出院带药 □ 嘱___日后拆线换药（根据伤口愈合情况，预约拆线时间） □ 1 个月后门诊复查 □ 如有不适，随时来诊
病情变异记录	□ 无 □ 有，原因： 1. 2.	□ 无 □ 有，原因： 1. 2.	□ 无 □ 有，原因： 1. 2.
医师签名			

（二）护士表单

跟骨骨折临床路径护士表单

适用对象：第一诊断为跟骨骨折（ICD-10：S92.0）

行跟骨骨折切开复位内固定术（ICD-9-CM-3：79.37）

患者姓名：	性别：　　年龄：　　门诊号：	住院号：
住院日期：　　年　月　日	出院日期：　　年　月　日	标准住院日：8~21 天

时间	住院第 1 天	住院第 2~3 天 （术前日）	住院第 4 天 （手术日）
健康宣教	**入院宣教：** □ 介绍主管医师和责任护士 □ 介绍病室环境、设施、设备 □ 介绍规章制度及安全宣教 □ 介绍疾病相关注意事项	**术前宣教：** □ 宣教疾病知识、术前准备、手术过程 □ 告知准备物品 □ 告知术后饮食、活动及探视规定 □ 告知术后可能出现的情况及应对方式 □ 告知家属等候区位置	**手术当日宣教：** □ 告知监护设备、管路功能及注意事项 □ 饮食指导 □ 告知术后可能出现的情况及应对方式 □ 再次明确探视陪伴须知
护理处置	□ 核对患者，佩戴腕带 □ 建立入院病历 □ 评估患者并书写护理评估单 □ 卫生处置：剪指（趾）甲、沐浴，更换病号服 □ 用软枕抬高患肢	□ 协助医师完成术前检查、化验 **术前常规准备：** □ 禁食、禁水 □ 备皮 □ 配血 □ 抗菌药物皮试 □ 肠道准备	**送手术：** □ 摘除患者各种活动物品 □ 核对患者信息 □ 核对带药 □ 填写手术交接单，签字确认 **接手术：** □ 核对患者及资料，签字确认
基础护理	**二级/一级护理：** □ 晨晚间护理 □ 饮食指导 □ 排泄护理 □ 患者安全管理	**二级/一级护理：** □ 晨晚间护理 □ 饮食指导 □ 排泄护理 □ 患者安全管理	**特级/一级护理：** □ 晨晚间护理 □ 卧位护理：协助床上移动、保持功能体位 □ 饮食指导、排便情况 □ 患者安全管理
专科护理	□ 护理查体 □ 评估患肢感觉活动、末梢血运情况 □ 评估患肢肿胀及皮肤情况，并遵医嘱抬高患肢 □ 需要时，填写跌倒及皮肤压疮防范表，床头悬挂防跌倒提示牌 □ 保持石膏固定牢固、有效 □ 遵医嘱予以消肿、镇痛治疗 □ 给予患者及家属心理支持	□ 遵医嘱完成相关检查 □ 评估患肢肿胀及皮肤情况，并遵医嘱抬高患肢 □ 保持石膏固定牢固、有效 □ 遵医嘱予消肿、镇痛治疗 □ 遵医嘱予功能锻炼指导 □ 遵医嘱予预防深静脉血栓治疗 □ 给予患者及家属心理支持	□ 病情观察，书写特护记录或一般护理记录 □ 日间每 2 小时、夜间每 4 小时评估生命体征、意识、患肢感觉活动及血运情况、皮肤及肿胀情况、伤口敷料、引流管、尿管情况、出入量，如有病情变化随时记录 □ 遵医嘱予患肢抬高 □ 遵医嘱予预防深静脉血栓治疗 □ 遵医嘱予抗菌药物、消肿、镇痛、止吐、补液药物治疗 □ 给予患者及家属心理支持

续 表

时间	住院第 1 天	住院第 2~3 天 （术前日）	住院第 4 天 （手术日）
重点 医嘱	□ 详见医嘱执行单	□ 详见医嘱执行单	□ 详见医嘱执行单
病情 变异 记录	□ 无　□ 有，原因： 1. 2.	□ 无　□ 有，原因： 1. 2.	□ 无　□ 有，原因： 1. 2.
护士 签名			

时间	住院第 5~8 天 （术后第 1~4 天）	住院第 9~21 天 （出院日）
健康宣教	**术后宣教：** ☐ 药物作用时间及频率 ☐ 饮食、活动指导 ☐ 复查患者对术前宣教内容的掌握程度 ☐ 功能锻炼指导 ☐ 佩戴支具注意事项 ☐ 安全宣教 ☐ 镇痛治疗及注意事项	**出院宣教：** ☐ 复查时间 ☐ 用药方法 ☐ 饮食指导 ☐ 活动休息 ☐ 支具佩戴 ☐ 办理出院手续程序及时间
护理处置	☐ 遵医嘱完成相关治疗	☐ 办理出院手续 ☐ 书写出院小结
基础护理	**一级/二级护理：** ☐ 晨晚间护理 ☐ 饮食指导 ☐ 排泄护理 ☐ 患者安全管理	**二级护理：** ☐ 晨晚间护理 ☐ 饮食指导 ☐ 排泄护理 ☐ 患者安全管理
专科护理	☐ 病情观察，写护理记录 ☐ 评估生命体征、意识、患肢感觉活动及血运、皮肤及肿胀情况、伤口敷料、引流管、尿管情况、出入量，如有病情变化随时记录 ☐ 遵医嘱予患肢抬高 ☐ 遵医嘱予康复锻炼指导 ☐ 遵医嘱予抗菌药物、消肿、镇痛、抗血栓药物治疗 ☐ 给予患者及家属心理支持	☐ 病情观察，书写护理记录 ☐ 评估生命体征、意识、患肢感觉活动及血运情况 ☐ 遵医嘱指导出院后康复锻炼 ☐ 给予患者及家属心理指导
重点医嘱	☐ 详见医嘱执行单	☐ 详见医嘱执行单
病情变异记录	☐ 无　☐ 有，原因： 1. 2.	☐ 无　☐ 有，原因： 1. 2.
护士签名		

（三）患者表单

跟骨骨折临床路径患者表单

适用对象：第一诊断为跟骨骨折（ICD-10：S92.0）

行跟骨骨折切开复位内固定术（ICD-9-CM-3：79.37）

患者姓名：		性别： 年龄： 门诊号：	住院号：
住院日期： 年 月 日		出院日期： 年 月 日	标准住院日：8~21 日

时间	入院	手术前	手术日
医患配合	□ 配合询问病史、收集资料，请务必详细告知既往史、用药史、过敏史 □ 如服用抗凝剂，请明确告知 □ 配合医师进行体格检查 □ 如有任何不适请告知医师 □ 请配合医师完成患肢石膏固定	□ 配合完善术前相关检查、化验，如采血、留尿、心电图、X线胸片、患肢 X 线检查、CT、MRI、肺功能 □ 医师与患者及家属介绍病情及手术方案、时间；手术谈话、术前签字 □ 麻醉师与患者进行术前访视	□ 配合评估手术效果 □ 配合检查肢体感觉活动情况 □ 有任何不适请告知医师
护患配合	□ 配合测量体温、脉搏、呼吸、血压、体重 □ 配合佩戴腕带 □ 配合护士完成入院评估（简单询问病史、过敏史、用药史） □ 接受入院宣教（环境介绍、病室规定、订餐制度、贵重物品保管、探视制度等） □ 有任何不适请告知护士	□ 配合测量体温、脉搏、呼吸，询问排便次数，1 次/天 □ 接受术前宣教 □ 配合手术范围备皮 □ 准备好必要用物，如弯头吸管、尿壶、便盆等 □ 取下义齿、饰品等，贵重物品交家属保管	□ 清晨配合测量体温、脉搏、呼吸 1 次 □ 送手术前，协助完成核对，脱去衣物，上手术车 □ 返病房后，协助完成核对，配合过病床 □ 配合检查意识、肢体感觉活动 □ 配合术后吸氧、心电监测、输液、床上排尿或留置尿管，患肢伤口处可能有引流管 □ 遵医嘱采取正确体位 □ 有任何不适请告知护士
饮食	□ 普通饮食 □ 糖尿病饮食 □ 低盐低脂饮食	□ 术前 12 小时禁食、禁水	□ 返病室后禁食、禁水 6 小时 □ 6 小时后无恶心、呕吐可适量饮水
排泄	□ 正常排尿便	□ 正常排尿便	□ 床上排尿便 □ 保留尿管
活动	□ 患肢抬高	□ 患肢抬高	□ 卧床休息，保护管路 □ 患肢抬高 □ 患肢活动

时间	手术后	出院日
医患配合	□ 配合检查肢体感觉活动 □ 需要时，伤口换药 □ 配合佩戴支具 □ 配合拔除伤口引流管、尿管 □ 配合伤口拆线	□ 接受出院前指导 □ 知道复查程序
护患配合	□ 配合定时监测生命体征，每日询问排便次数 □ 配合检查肢体感觉活动 □ 配合夹闭尿管，锻炼膀胱功能 □ 接受进食、进水、排便等生活护理 □ 注意安全，避免坠床或跌倒 □ 配合采取正确体位 □ 如需要，配合正确佩戴支具 □ 配合执行探视及陪伴制度	□ 接受出院宣教 □ 准备齐就诊卡、押金条 □ 知道用药方法、作用、注意事项 □ 知道护理伤口方法 □ 知道正确佩戴支具 □ 知道复印病历的方法和时间 □ 办理出院手续 □ 获取出院证明书 □ 获取出院带药
饮食	□ 正常饮食 □ 糖尿病饮食 □ 低盐低脂饮食	□ 根据医嘱饮食
排泄	□ 正常排尿便 □ 防治便秘	□ 正常排尿便 □ 防治便秘
活动	□ 注意保护管路，勿牵拉、打折 □ 根据医嘱活动	□ 根据医嘱适度活动，避免疲劳

附：原表单（2016年版）

跟骨骨折临床路径表单

适用对象：第一诊断为跟骨骨折（ICD-10：S92.001）
行跟骨骨折切开复位内固定术（ICD-9-CM-3：79.37013）

患者姓名：	性别： 年龄： 门诊号：	住院号：
住院日期： 年 月 日	出院日期： 年 月 日	标准住院日：8~21天

时间	住院第1天	住院第2天	住院第0~7天 （术前日）
主要诊疗工作	□ 询问病史及体格检查 □ 上级医师查房 □ 初步的诊断和治疗方案 □ 完成住院志、首次病程、上级医师查房等病历书写 □ 完善术前检查 □ 患肢临时石膏/棉垫包扎固定	□ 上级医师查房 □ 继续完成术前化验检查 □ 完成必要的相关科室会诊	□ 上级医师查房，观察患肢皮肤软组织情况，术前评估和决定手术方案，完成各项术前准备 □ 完成上级医师查房记录等 □ 向患者和/或家属交代围手术期注意事项并签署手术知情同意书、委托书（患者本人不能签字时）等 □ 麻醉医师查房，与患者和/或家属交代麻醉注意事项并签署麻醉知情同意书
重点医嘱	**长期医嘱：** □ 骨科护理常规 □ 二级护理 □ 饮食 □ 患肢石膏/棉垫包扎固定 □ 患肢抬高 □ 消肿治疗（必要时） **临时医嘱：** □ 血常规、尿常规；凝血功能；感染性疾病筛查；肝功能、肾功能+电解质+血糖；X线胸片、心电图 □ 跟骨X线片 □ 跟骨三维CT检查、跟骨MRI（视患者情况而定） □ 根据病情：双下肢血管超声、肺功能、超声心动图、血气分析	**长期医嘱：** □ 骨科护理常规 □ 二级护理 □ 饮食 □ 患肢石膏/棉垫包扎固定 □ 患肢抬高 □ 消肿治疗（必要时） □ 既往内科基础疾病用药 **临时医嘱：** □ 根据会诊科室要求开检查和化验单 □ 镇痛等对症处理	**长期医嘱：** 同前日 **临时医嘱：** □ 术前医嘱：准备明日在神经阻滞麻醉/椎管内麻醉/全身麻醉下行跟骨切开复位内固定术 □ 术前禁食、禁水 □ 术前抗菌药物皮试 □ 术前留置导尿管 □ 术区备皮 □ 术前灌肠 □ 其他特殊医嘱
主要护理工作	□ 入院宣教：介绍病房环境、设施和设备等 □ 入院护理评估 □ 观察患肢末梢血运感觉	□ 观察患者病情变化 □ 心理和生活护理	□ 做好备皮等术前准备 □ 提醒患者术前禁食、禁水 □ 术前心理护理

续　表

时间	住院第 1 天	住院第 2 天	住院第 0~7 天 （术前日）
病情 变异 记录	□无　□有，原因： 1. 2.	□无　□有，原因： 1. 2.	□无　□有，原因： 1. 2.
护士 签名			
医师 签名			

时间	住院第 1~8 天（手术日）	住院第 2~9 天（术后第 1 天）	住院第 3~10 天（术后第 2 天）
主要诊疗工作	□ 手术 □ 向患者和/或家属交代手术过程概况及术后注意事项 □ 术者完成手术记录 □ 完成术后病程记录 □ 上级医师查房 □ 麻醉医师查房 □ 观察有无术后并发症并作出相应处理	□ 上级医师查房 □ 完成常规病程记录 □ 观察伤口、引流量、生命体征情况等并作出相应处理	□ 上级医师查房 □ 住院医师完成病程记录 □ 拔除引流管，伤口换药 □ 指导患者功能锻炼
重点医嘱	长期医嘱： □ 骨科护理常规 □ 一级护理 □ 饮食 □ 患肢抬高、制动 □ 留置引流管并记引流量 □ 抗菌药物 □ 其他特殊医嘱 临时医嘱： □ 今日在神经阻滞麻醉/椎管内麻醉/全身麻醉下行跟骨切开复位内固定术 □ 心电监测、吸氧 6 小时 □ 补液（必要时） □ 止吐、镇痛等对症处理 □ 伤口换药（必要时）	长期医嘱： □ 骨科护理常规 □ 一级护理 □ 饮食 □ 患肢抬高、制动 □ 留置引流管并记引流量 □ 抗菌药物 □ 其他特殊医嘱 临时医嘱： □ 伤口换药 □ 镇痛等对症处理	长期医嘱： □ 骨科护理常规 □ 一级护理 □ 饮食 □ 患肢抬高、制动 □ 抗菌药物 □ 其他特殊医嘱 临时医嘱： □ 复查血常规（必要时） □ 换药，拔引流管 □ 镇痛等对症处理
主要护理工作	□ 观察患者病情变化，并及时报告医师 □ 术后心理与生活护理 □ 指导患者术后功能锻炼	□ 观察患者病情，并做好引流量等相关记录 □ 术后心理与生活护理 □ 指导患者术后功能锻炼	□ 观察患者病情变化 □ 术后心理与生活护理 □ 指导患者术后功能锻炼
病情变异记录	□ 无 □ 有，原因： 1. 2.	□ 无 □ 有，原因： 1. 2.	□ 无 □ 有，原因： 1. 2.
护士签名			
医师签名			

时间	住院第 4~11 天 （术后第 3 天）	住院第 5~12 天 （术后第 4 天）	住院第 6~15 天 （术后第 5~8 天）
主要诊疗工作	□ 上级医师查房 □ 完成病程记录 □ 伤口换药（必要时） □ 指导患者功能锻炼	□ 上级医师查房 □ 完成病程记录 □ 伤口换药（必要时） □ 指导患者功能锻炼 □ 摄患侧跟骨正侧位片	□ 上级医师查房，进行手术及伤口评估，确定有无手术并发症和切口愈合不良情况，明确能否出院 □ 完成出院志、病案首页、出院诊断证明书等所有病历书写 □ 向患者交代出院后的康复锻炼及注意事项，如复诊的时间、地点，发生紧急情况时的处理等
重要医嘱	长期医嘱： □ 骨科护理常规 □ 二级护理 □ 饮食 □ 患肢抬高、制动 □ 抗菌药物 □ 其他特殊医嘱 临时医嘱： □ 伤口换药（必要时） □ 镇痛等对症处理	长期医嘱： □ 骨科护理常规 □ 二级护理 □ 饮食 □ 患肢抬高、制动 □ 停用抗菌药物（如体温正常，伤口情况良好，无明显红肿时停用） □ 其他特殊医嘱 临时医嘱： □ 复查血常规、尿常规、肝功能、肾功能、电解质（必要时） □ 伤口换药（必要时） □ 镇痛等对症处理	出院医嘱： □ 出院带药 □ 嘱___日后拆线换药（根据伤口愈合情况预约拆线时间） □ 1 个月后门诊复查 □ 如有不适，随时来诊
主要护理工作	□ 观察患者病情变化 □ 术后心理与生活护理 □ 指导患者功能锻炼	□ 观察患者病情变化 □ 指导患者功能锻炼 □ 心理和生活护理	□ 指导患者办理出院手续 □ 出院宣教
病情变异记录	□ 无 □ 有，原因： 1. 2.	□ 无 □ 有，原因： 1. 2.	□ 无 □ 有，原因： 1. 2.
护士签名			
医师签名			

第十八章

闭合性跟骨骨折临床路径释义

【医疗质量控制指标】

指标一、入院时骨折程度、患肢肿胀程度、皮肤软组织及神经血管情况的评估及记录。

指标二、制订合理的治疗方案。

指标三、实施术前评估与术前准备。

指标四、手术时机的选择。

指标五、预防性抗菌药物选择与应用时机、时长。

指标六、预防下肢深静脉血栓形成。

指标七、术后骨折复位固定情况、切口愈合情况、患肢肿胀消退及神经血管情况的评估及记录。

指标八、术后康复治疗。

指标九、内科原有疾病治疗。

指标十、围手术期并发症治疗。

指标十一、住院期间为患者提供术前、术后健康教育与出院宣教。

指标十二、离院方式。

指标十三、住院天数与住院总费用。

一、闭合性跟骨骨折编码

1. 原编码

疾病名称及编码：闭合性跟骨骨折（ICD-10：S92.001）

手术操作名称及编码：切开复位内固定术（ICD-9-CM-3：79.395/79.37013）

2. 修改编码

疾病名称及编码：闭合性跟骨骨折（ICD-10：S92.000）

手术操作名称及编码：跟骨骨折切开复位内固定术（ICD-9-CM-3：79.3701）

二、临床路径检索方法

S92.000 伴 79.3701

三、国家医疗保障疾病诊断相关分组（CHS-DRG）

MDCI 肌肉、骨骼疾病及功能障碍

IS1 前臂、腕、手或足损伤

四、闭合性跟骨骨折临床路径标准住院流程

（一）适用对象

第一诊断为闭合性跟骨骨折（ICD-10：S92.001），行切开复位内固定术（ICD-9-CM-3：79.395）。

释义

（二）诊断依据

根据《临床诊疗指南·骨科分册》（中华医学会编著，人民卫生出版社，2009 年），《外科学（下册）》（8 年制和 7 年制临床医学专用教材，赵玉沛、陈孝平主编，人民卫生出版社，2015 年）。

1. 病史：有外伤史，多为高处坠落。
2. 症状和体征：跟痛、肿胀、淤血，跟骨横径增宽，跟部内、外翻畸形，足底扁平。
3. 辅助检查：跟骨 X 线片或 CT 检查示跟骨骨折。

释义

　　■ 注意有无足部筋膜间室综合征。
　　■ 正确的诊断与分类需依据跟骨侧、轴位 X 线片及足部 CT 平扫（包括垂直及平行于距下后关节面两个方向的平扫）。

（三）治疗方案的选择及依据

根据《临床诊疗指南·骨科分册》（中华医学会编著，人民卫生出版社，2009 年），《外科学（下册）》（8 年制和 7 年制临床医学专用教材，赵玉沛、陈孝平主编，人民卫生出版社，2015）。

1. 明显移位的关节内骨折，明显增宽或压缩的关节外骨折。
2. 无手术禁忌证。

释义

　　■ 骨折造成足部筋膜间室综合征者，需急诊行筋膜间室切开减张手术治疗。

（四）标准住院日 8~21 天

释义

　　■ 骨折常造成明显肿胀，严重肿胀者需要等待肿胀消退后（临床出现"皮纹征"）方可进行手术。

（五）进入路径标准

1. 第一诊断必须符合 ICD-10：S92.001 跟骨骨折疾病编码。

2. 当患者同时具有其他疾病诊断，但在住院期间不需要特殊处理也不影响第一诊断的临床路径流程实施时，可以进入路径。

3. 单纯闭合性跟骨骨折。

4. 除外病理性骨折及陈旧性跟骨骨折。

> **释义**
>
> ■ 本路径不适用于合并其他骨折的多发损伤患者，开放性骨折或骨折不愈合也需退出本路径。
>
> ■ 合并疾病的院内会诊以及常规处理不影响临床路径流程。

（六）术前准备（术前评估）0~14 天

1. 必需的检查项目

（1）血常规、尿常规。

（2）肝功能、肾功能、电解质、血糖。

（3）凝血功能。

（4）感染性疾病筛查（乙型肝炎、丙型肝炎、梅毒、艾滋病等）。

（5）跟骨侧轴位 X 线片（必要时 CT 及三维重建）。

（6）X 线胸片、心电图。

2. 根据患者病情可选择

（1）超声心动图、血气分析和肺功能（高龄或既往有心、肺部病史者）。

（2）有相关疾病者必要时请相关科室会诊。

> **释义**
>
> ■ 以上项目属术前必需完成的检查项目。大部分患者需要进行 CT 检查进一步了解骨折情况。老年、既往有心肺疾病等内科基础疾病患者需有针对性选择血气分析、肺功能检查、超声心动图等检查。
>
> ■ 根据术前检查的结果安排进一步检查项目，如果住院期间需要特殊处理，可以出本路径。
>
> ■ 如术前凝血功能检查提示 D-二聚体升高等异常情况；可间隔 2~3 天再次复查，以观察异常指标的动态变化。
>
> ■ 如患侧下肢明显肿胀或 D-二聚体动态升高，可行下肢深静脉超声或下肢静脉造影检查，明确有无下肢深静脉血栓形成。

（七）预防性抗菌药物选择与使用时机

1. 抗菌药物：按照《抗菌药物临床应用指导原则（2015 年版）》（国卫办医发〔2015〕43 号）执行。

2. 预防性用药时间为术前 30 分钟。

3. 手术超时 3 小时加用 1 次。

4. 术中出血量＞1500ml 时加用 1 次。

5. 术后 3 天内停止使用预防性抗菌药物，可根据患者切口、体温等情况适当延长使用时间。

释义

■ 骨与关节手术感染多为革兰阳性球菌，故首选第一、第二代头孢菌素类作为预防用药，不需联合用药。

■ 抗菌药物应在术前30分钟、上止血带之前输注完毕，使手术切口暴露时局部组织中已达到足以杀灭手术过程中入侵切口细菌的药物浓度。手术时间过长或出血量过多时，可考虑加用抗菌药物。

■ 术后患者出现体温升高、切口局部红肿、渗出或皮肤软组织坏死等可疑手术切口相关感染时，可适当延长抗菌药物使用时间。

（八）手术日为入院第0~14天

1. 麻醉方式：神经阻滞麻醉，椎管内麻醉或全身麻醉。
2. 手术方式：跟骨骨折内固定术。
3. 手术内固定物：克氏针或钢板螺钉。
4. 术中用药：麻醉用药、抗菌药。

释义

■ 应根据患者具体情况选择麻醉方式，并与麻醉师沟通，说明手术入路，尽可能选择全身影响小的麻醉方式。

■ 根据患者骨折情况，选择合适的手术入路。

■ 绝大多数患者不需要输血治疗，失血较多患者可视术中具体情况而定。

■ 不建议常规植骨及术后辅助外固定治疗。

（九）术后住院恢复3~7天

1. 必需复查的项目：血常规、凝血功能、X线检查。
2. 必要时复查的项目：电解质、肝功能、肾功能、CT。
3. 术后用药
（1）抗菌药物：按照《抗菌药物临床应用指导原则（2015年版）》（国卫办医发〔2015〕43号）。
（2）预防下肢静脉血栓形成药物。
（3）其他对症药物：消肿、镇痛等。
4. 保护下功能锻炼。

释义

■ 术后可根据恢复情况适当缩短住院天数。

■ 至少在术后第1天或第2天复查一次血常规，以了解有无明显贫血、白细胞计数升高等异常情况。

■ 术后第2天或第三天复查凝血功能，以了解有无D-二聚体升高等异常情况；可间隔2~3天再次复查，以观察异常指标的动态变化。

■ 如患侧下肢明显肿胀，可行下肢深静脉超声或下肢静脉造影检查，明确有无下肢深静脉血栓形成。

■ 如患者既往有肝脏或肾脏疾病病史，或术后出现少尿、下肢或眼睑水肿等情况，应复查肝功能、肾功能。

■ 术后必须复查跟骨侧、轴位 X 线片判断骨折复位及内固定位置是否良好，必要时用 CT 检查骨折复位情况及内固定位置。

■ 选择抗菌药物时要根据手术部位的常见病原菌、患者病理生理状况、抗菌药物的抗菌谱、抗菌药物的药动学特点、抗菌药物的不良反应等综合考虑。原则上应选择相对广谱、效果肯定、安全及价格相对低廉的抗菌药物。

■ 如患者存在血栓性疾病高危因素，术后第 1 天开始抗凝治疗，可使用低分子肝素，以预防下肢深静脉血栓形成；持续治疗至患者可拄拐离床活动。

■ 如术后足部肿胀明显，首先给予抬高患肢、冰敷，可口服或者静脉使用消肿药物，必要时可以给予制动。

■ 如固定良好，应鼓励患者早期非负重活动，包括肌肉收缩、屈伸关节，早期禁止负重。

（十）出院标准（围绕一般情况、切口情况、第一诊断转归）

1. 体温正常、常规化验无明显异常。
2. X 线片证实复位固定符合标准。
3. 切口无异常。
4. 无与本病相关的其他并发症。

释义

■ 患者出院前应一般情况良好，骨折固定符合相关标准，切口无异常情况，临床允许出院继续观察休养。如果发生相关并发症，可能会延长住院时间。

■ 体温高首先应考虑有无感染可能，可结合血常规、局部伤口情况及患者主诉综合分析。应当注意明显贫血、伤口局部血肿吸收也是发热的原因，但一般不高于 39℃。

■ 出院前应仔细观察伤口情况，确定伤口无明显红肿、持续渗液、皮肤软组织坏死方可出院。

（十一）有无变异及原因分析

1. 并发症：本病常伴有其他部位损伤，应严格掌握入选标准。但仍有一些患者因骨折相关并发症而延期治疗，如术后皮肤软组织坏死、切口愈合欠佳、血栓形成等。
2. 合并症：老年人本身有许多合并症，如骨质疏松、糖尿病、心脑血管疾病等，骨折后这些疾病可能加重，需同时治疗，或需延期治疗。
3. 内固定物选择：根据骨折类型选择适当的内固定物。

> **释义**
>
> ■ 按标准治疗方案如发生严重的并发症，需要转入相应路径。
>
> ■ 医师认可的变异原因主要是指患者入选路径后，医师在检查及治疗过程中发现患者合并存在一些事前未预知的对本路径治疗可能产生影响的情况，需要中止执行路径或者是延长治疗时间、增加治疗费用。医师需在表单中明确说明。
>
> ■ 因患者方面的主观原因导致执行路径出现变异，也需要医师在表单中予以说明。

五、闭合性跟骨骨折临床路径用药方案

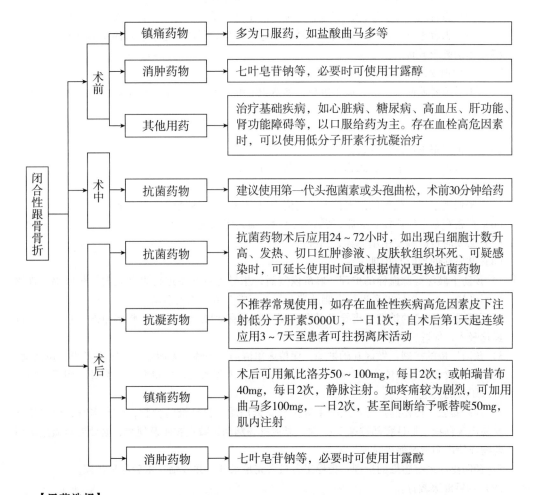

【用药选择】

1. 术前治疗基础疾病的药物应继续规律应用。

2. 术中抗菌药物应于术前 30 分钟滴注，骨关节感染以革兰阳性球菌为主，故首选第一代头孢菌素，若皮试阴性可选用头孢曲松。

3. 无血栓类疾病高危因素患者不建议常规术前、术后药物抗凝。

【药学提示】

已知对磺胺类药物过敏患者禁用帕瑞昔布。

【注意事项】

术后应避免注射用非甾类镇痛药与口服非甾类镇痛药合用，以免增加胃肠道不良事件风险。

六、闭合性跟骨骨折患者护理规范

1. 术前护理规范

（1）患肢抬高、冰敷。

（2）严密观察患肢疼痛、肿胀、感觉、运动、血运等情况。

（3）必要时遵医嘱使用镇痛药、消肿药。

（4）指导患者饮食摄入充足水分及热量，遵医嘱指导饮食类型。

（5）指导患者进行患侧肢端及邻近正常关节的主动活动，预防下肢深静脉血栓形成。

（6）指导患者坐立位活动、定期翻身及变换患肢体位，预防压疮、肺部感染等并发症。

（7）术前健康教育。

2. 术后护理规范

（1）术后患者返回病房后，取平卧位；如意识清醒、无头晕恶心呕吐症状，可改为半坐位或坐位。

（2）患肢抬高。

（3）严密观察生命体征变化。

（4）术后患者意识清醒、无恶心呕吐症状，可少量饮用温水，2小时后进流质饮食，逐渐过度到术前饮食。

（5）密切观察切口敷料的渗血情况、引流管通畅与否、引流量及引流液性状。

（6）严密观察患肢疼痛、肿胀、感觉、运动、血运等情况。

（7）必要时遵医嘱使用镇痛药、消肿药。

（8）并发症的预防与护理

1）预防下肢深静脉血栓的护理：麻醉恢复后，指导患者开始进行患肢肌肉等长收缩；疼痛可耐受情况下，指导患者进行患侧肢端及邻近正常关节的主动活动。

2）预防肺部感染的护理：指导患者进行深呼吸或有效咳嗽、咳痰，胸部叩击，必要时予以雾化吸入，促进肺膨胀和痰液的排出。

3）预防压疮的护理：做好基础护理，保持床单清洁、平整、无褶皱；鼓励患者坐立位活动、定期翻身及变换患肢体位；对卧床患者，定时翻身并将水胶体敷料贴于骨突处，用于预防压疮、压红的发生。

4）预防腹胀、便秘的护理：鼓励患者多食高蛋白质、粗纤维的食物，少食多餐，少吃甜食及易产气食物，每日腹部按摩2~3次，以促进肠蠕动，减轻腹胀及便秘，必要时可服用缓泻药物或使用润滑剂促进排便。

5）预防泌尿系统感染的护理：指导患者摄入充足水分，并鼓励其术后尽早排尿。

（9）术后健康教育。

七、闭合性跟骨骨折患者营养治疗规范

1. 营养风险筛查，NRS评分>3分者，给予营养评估。

2. 充足的热量、蛋白质，适量脂肪。NRS评分≤3分者，能量供给标准以25~30kcal/kg为佳；营养不良者热量供给标准不低于35kcal/kg。碳水化合物热量比不低于50%；充足的蛋白质，不低于1.2~1.5g/kg（标准体重），应以优质蛋白为主，不低于蛋白质总量的1/3~1/2；脂肪热量比以25%~30%为宜，饱和脂肪酸、单不饱和脂肪酸、多不饱和脂肪酸之间比例以

1∶1∶1左右为宜，适当提高膳食 ω-3 脂肪酸的摄入，保证充足的维生素和矿物质。

（3）围手术期，根据不同治疗时期选择饮食形态，如流质饮食、半流质饮食、软食或普通饮食等。饮食宜清淡，以温、热、软为佳，忌食生冷、肥甘、厚腻食物，限制刺激性食物、饮品及调味品。

（4）如经口进食低于所需热量的80%及高热患者，应给予相应的肠内营养补充剂口服补充，必要时管饲肠内营养补充或肠外营养补充。

（5）如有糖代谢异常，应减少糖类的摄入量。如有糖尿病，应选择糖尿病饮食。如有高血压病，应选择低盐饮食。如有高脂血症，应选择低脂饮食。如合并其他代谢性疾病，应遵循专科医师建议调整饮食。

八、闭合性跟骨骨折患者健康宣教

1. 出院后手术切口每3~5天换1次药，术后2~3周拆线。

2. 如切口持续有渗出物或出现切口红肿、体温异常等情况，及时门诊就诊。

3. 遵医嘱使用药物，如有内科合并症应专科就诊。

4. 术后1个月门诊复查。

5. 出院后即可进行患肢临近关节的功能练习，包括踝关节、距下关节、跖趾关节及趾间关节。

6. 术后早期功能锻炼的原则："安全而不加重疼痛""主动运动为主被动为辅""适应性起步逐渐增量"。

7. 骨折临床愈合前保持患肢免负重，之后双拐或助行器保护下部分负重，逐渐增加至完全负重。

8. 预防跌倒指导：正确使用双拐或助行器。在家中或公共场所注意防滑、防绊、防碰撞。改变姿势时动作应缓慢。穿衣、穿鞋大小合适，有利于活动。

9. 生活指导：采取合理的生活方式及饮食习惯，运动适宜，保证摄入充足的蛋白质、维生素及含钙食物。戒烟酒，避免咖啡因的摄入，少饮用碳酸饮料。

九、推荐表单

（一）医师表单

闭合性跟骨骨折临床路径医师表单

适用对象：第一诊断为闭合性跟骨骨折（ICD-10：S92.000）

行跟骨骨折切开复位内固定术（ICD-9-CM-3：79.3701）

患者姓名：		性别： 年龄： 门诊号：	住院号：
住院日期： 年 月 日		出院日期： 年 月 日	标准住院日：8~21 天

时间	住院第 1 天	住院第 2 天	住院第 3 天（术前日）
主要诊疗工作	□ 询问病史及体格检查 □ 完成病历书写 □ 开化验单及相关检查 □ 上级医师查房与术前评估	□ 根据患者病史、查体、平片、CT 等行术前讨论，确定手术方案及麻醉方式 □ 根据化验及相关检查结果对患者的手术风险进行评估，必要时请相关科室会诊	□ 完成必要的相关科室会诊 □ 完成术前准备与术前评估 □ 完成术前小结、上级医师查房记录等病历书写 □ 签署手术治疗知情同意书、植入性医用器材使用知情同意书等 □ 向患者及家属交代病情及围手术期的注意事项
重点医嘱	长期医嘱： □ 二级护理 □ 饮食 □ 患者既往基础用药 □ 抬高患肢 临时医嘱： □ 血常规、尿常规、肝功能、肾功能、电解质、血糖、凝血常规、免疫常规 □ 心电图 □ 胸片 □ 跟骨侧、轴位像 □ 跟骨 CT 平扫及三维（根据具体情况）	长期医嘱： □ 二级护理 □ 饮食 □ 患者既往基础用药 □ 抬高患肢 临时医嘱： □ 请相关科室会诊	长期医嘱： □ 二级护理 □ 饮食 □ 患者既往基础用药 □ 抬高患肢 临时医嘱： □ 术前医嘱：常规准备明日在全身麻醉或腰硬联合麻醉下行跟骨骨折切开复位内固定术 □ 术前禁食、禁水 □ 如需预防性使用抗菌药物，抗菌药物试敏 □ 术前 30 分钟静脉滴注
病情变异记录	□ 无 □ 有，原因： 1. 2.	□ 无 □ 有，原因： 1. 2	□ 无 □ 有，原因： 1. 2.
医师签名			

时间	住院第 4 天 （手术日）	住院第 5~8 天 （术后第 1~4 天）	住院第 9~21 天 （出院日）
主要诊疗工作	□ 手术 □ 术者完成手术记录 □ 住院医师完成术后病程记录 □ 上级医师查房 □ 向患者及家属交代手术过程概况及术后注意事项	□ 上级医师查房 □ 完成病程记录 □ 换药（根据具体情况） □ 观察肿胀程度及皮肤软组织血运情况 □ 观察引流量	□ 上级医师查房，评估切口有无感染及皮肤坏死，评估能否出院 □ 完成出院小结、病案首页、出院诊断书 □ 告知患者出院注意事项，如换药及拆线时间、功能锻炼及复查时间及地点
重点医嘱	**长期医嘱：** □ ___ 麻醉术后常规护理 □ 一级护理 □ 禁食、禁水 6 小时后普通饮食/糖尿病饮食/低盐低脂饮食 □ 留置导尿 □ 记引流量 □ 患者既往基础用药 □ 抬高患肢 □ 理疗 □ 脱水（根据肿胀程度） □ 抗凝，预防血栓药物 **临时医嘱：** □ 心电、血压、血氧饱和度监测 □ 吸氧 □ 补液（根据情况） □ 镇痛药物（根据情况）	**长期医嘱：** □ 一级护理 □ 饮食 □ 记引流量 □ 患者既往基础用药 □ 抬高患肢 □ 理疗 □ 脱水（根据肿胀程度） □ 抗凝，预防血栓药物 **临时医嘱：** □ 补液（根据情况） □ 镇痛药物（根据情况） □ 复查术后 X 线片	**出院医嘱：** □ 出院带药 □ 嘱 ___ 日后拆线换药（根据出院时间决定） □ 1 个月后门诊复查 □ 如有不适，随时来诊 **临时医嘱：** □ 今日出院
病情变异记录	□ 无　□ 有，原因： 1. 2.	□ 无　□ 有，原因： 1. 2	□ 无　□ 有，原因： 1. 2.
医师签名			

（二）护士表单

闭合性跟骨骨折临床路径护士表单

适用对象：第一诊断为闭合性跟骨骨折（ICD-10：S92.000）
行跟骨骨折切开复位内固定术（ICD-9-CM-3：79.3701）

患者姓名：	性别：	年龄：	门诊号：	住院号：

住院日期： 年 月 日	出院日期： 年 月 日	标准住院：8~21天

时间	住院第1天	住院第2~3天 （术前日）	住院第4天 （手术日）
健康宣教	入院宣教： □ 介绍主管医师和责任护士 □ 介绍病室环境、设施、设备 □ 介绍规章制度及安全宣教 □ 介绍疾病相关注意事项	术前宣教： □ 宣教疾病知识、术前准备、手术过程 □ 告知准备物品 □ 告知术后饮食、活动及探视规定 □ 告知术后可能出现的情况及应对方式 □ 告知家属等候区位置	手术当日宣教： □ 告知监护设备、管路功能及注意事项 □ 饮食指导 □ 告知术后可能出现的情况及应对方式 □ 再次明确探视陪伴须知
护理处置	□ 核对患者，佩戴腕带 □ 建立入院病历 □ 评估患者并书写护理评估单 □ 卫生处置：剪指（趾）甲、沐浴，更换病号服 □ 用软枕抬高患肢	□ 协助医师完成术前检查、化验 术前常规准备： □ 禁食、禁水 □ 备皮 □ 配血 □ 抗菌药物皮试 □ 肠道准备	送手术： □ 摘除患者各种活动物品 □ 核对患者信息 □ 核对带药 □ 填写手术交接单，签字确认 接手术： □ 核对患者及资料，签字确认
基础护理	二级/一级护理： □ 晨晚间护理 □ 饮食指导 □ 排泄护理 □ 患者安全管理	二级/一级护理： □ 晨晚间护理 □ 饮食指导 □ 排泄护理 □ 患者安全管理	特级/一级护理： □ 晨晚间护理 □ 卧位护理：协助床上移动、保持功能体位 □ 饮食指导、排便情况 □ 患者安全管理
专科护理	□ 护理查体 □ 评估患肢感觉活动、末梢血运 □ 评估患肢肿胀及皮肤情况，并遵医嘱抬高患肢 □ 需要时，填写跌倒及皮肤压疮防范表，床头悬挂防跌倒提示牌 □ 保持石膏固定牢固、有效 □ 遵医嘱予以消肿、镇痛治疗 □ 给予患者及家属心理支持	□ 遵医嘱完成相关检查 □ 评估患肢肿胀及皮肤情况，并遵医嘱抬高患肢 □ 保持石膏固定牢固、有效 □ 遵医嘱予消肿、镇痛治疗 □ 遵医嘱予功能锻炼指导 □ 遵医嘱予预防深静脉血栓治疗 □ 给予患者及家属心理支持	□ 病情观察，书写特护记录或一般护理记录 □ 日间每2小时、夜间每4小时评估生命体征、意识、患肢感觉活动及血运情况、皮肤及肿胀情况、伤口敷料、引流管、尿管情况、出入量，如有病情变化随时记录 □ 遵医嘱予患肢抬高 □ 遵医嘱予预防深静脉血栓治疗 □ 遵医嘱予抗菌药物、消肿、镇痛、止吐、补液药物治疗 □ 给予患者及家属心理支持

时间	住院第1天	住院第2~3天 （术前日）	住院第4天 （手术日）
重点 医嘱	□ 详见医嘱执行单	□ 详见医嘱执行单	□ 详见医嘱执行单
病情 变异 记录	□ 无　□ 有，原因： 1. 2.	□ 无　□ 有，原因： 1. 2.	□ 无　□ 有，原因： 1. 2.
护士 签名			

时间	住院第 5~8 天 （术后第 1~4 天）	住院第 9~21 天 （出院日）
健康宣教	术后宣教： □ 药物作用时间及频率 □ 饮食、活动指导 □ 复查患者对术前宣教内容的掌握程度 □ 功能锻炼指导 □ 佩戴支具注意事项 □ 安全宣教 □ 镇痛治疗及注意事项	出院宣教： □ 复查时间 □ 用药方法 □ 饮食指导 □ 活动休息 □ 支具佩戴 □ 办理出院手续程序及时间
护理处置	□ 遵医嘱完成相关治疗	□ 办理出院手续 □ 书写出院小结
基础护理	一级/二级护理： □ 晨晚间护理 □ 饮食指导 □ 排泄护理 □ 患者安全管理	二级护理： □ 晨晚间护理 □ 饮食指导 □ 排泄护理 □ 患者安全管理
专科护理	□ 病情观察，书写护理记录 □ 评估生命体征、意识、患肢感觉活动及血运、皮肤及肿胀情况、伤口敷料、引流管、尿管情况、出入量，如有病情变化随时记录 □ 遵医嘱予患肢抬高 □ 遵医嘱予康复锻炼指导 □ 遵医嘱予抗菌药物、消肿、镇痛、抗血栓药物治疗 □ 给予患者及家属心理支持	□ 病情观察，书写护理记录 □ 评估生命体征、意识、患肢感觉活动及血运情况 □ 遵医嘱指导出院后康复锻炼 □ 给予患者及家属心理指导
重点医嘱	□ 详见医嘱执行单	□ 详见医嘱执行单
病情变异记录	□ 无　□ 有，原因： 1. 2.	□ 无　□ 有，原因： 1. 2.
护士签名		

（三）患者表单

闭合性跟骨骨折临床路径患者表单

适用对象：第一诊断为闭合性跟骨骨折（ICD-10：S92.000）

行跟骨骨折切开复位内固定术（ICD-9-CM-3：79.3701）

患者姓名：	性别：　　年龄：　　门诊号：	住院号：
住院日期：　　年　月　日	出院日期：　　年　月　日	标准住院日：8~21 天

时间	入院	手术前	手术日
医患配合	□ 配合询问病史、收集资料，请务必详细告知既往史、用药史、过敏史 □ 如服用抗凝剂，请明确告知 □ 配合医师进行体格检查 □ 如有任何不适请告知医师 □ 请配合医师完成患肢石膏固定	□ 配合完善术前相关检查、化验，如采血、留尿、心电图、X 线胸片、患肢 X 线检查、CT、MRI、肺功能 □ 医师与患者及家属介绍病情及手术方案、时间；手术谈话、术前签字 □ 麻醉师与患者进行术前访视	□ 配合评估手术效果 □ 配合检查肢体感觉活动情况 □ 有任何不适请告知医师
护患配合	□ 配合测量体温、脉搏、呼吸、血压、体重 □ 配合佩戴腕带 □ 配合护士完成入院评估（简单询问病史、过敏史、用药史） □ 接受入院宣教（环境介绍、病室规定、订餐制度、贵重物品保管、探视制度等） □ 有任何不适请告知护士	□ 配合测量体温、脉搏、呼吸，询问排便次数，1 次/天 □ 接受术前宣教 □ 配合手术范围备皮 □ 准备好必要用物，如弯头吸管、尿壶、便盆等 □ 取下义齿、饰品等，贵重物品交家属保管	□ 清晨配合测量体温、脉搏、呼吸 1 次 □ 送手术前协助完成核对，脱去衣物，上手术车 □ 返病房后，协助完成核对，配合过病床 □ 配合检查意识、肢体感觉活动 □ 配合术后吸氧、心电监测、输液、床上排尿或留置尿管，患肢伤口处可能有引流管 □ 遵医嘱采取正确体位 □ 有任何不适请告知护士
饮食	□ 普通饮食 □ 糖尿病饮食 □ 低盐、低脂饮食	□ 术前 12 小时禁食、禁水	□ 返病室后禁食、禁水 6 小时 □ 6 小时后无恶心、呕吐可适量饮水
排泄	□ 正常排尿便	□ 正常排尿便	□ 床上排尿便 □ 保留尿管
活动	□ 患肢抬高	□ 患肢抬高	□ 卧床休息，保护管路 □ 患肢抬高 □ 患肢活动

时间	手术后	出院日
医患配合	□ 配合检查肢体感觉活动 □ 需要时伤口换药 □ 配合佩戴支具 □ 配合拔除伤口引流管、尿管 □ 配合伤口拆线	□ 接受出院前指导 □ 知道复查程序
护患配合	□ 配合定时监测生命体征，每日询问排便次数 □ 配合检查肢体感觉活动 □ 配合夹闭尿管，锻炼膀胱功能 □ 接受进食、进水、排便等生活护理 □ 注意安全，避免坠床或跌倒 □ 配合采取正确体位 □ 如需要，配合正确佩戴支具 □ 配合执行探视及陪伴制度	□ 接受出院宣教 □ 准备齐就诊卡、押金条 □ 知道用药方法、作用、注意事项 □ 知道护理伤口方法 □ 知道正确佩戴支具 □ 知道复印病历的方法和时间 □ 办理出院手续 □ 获取出院证明书 □ 获取出院带药
饮食	□ 正常饮食 □ 糖尿病饮食 □ 低盐、低脂饮食	□ 根据医嘱饮食
排泄	□ 正常排尿便 □ 防治便秘	□ 正常排尿便 □ 防治便秘
活动	□ 注意保护管路，勿牵拉、打折 □ 根据医嘱活动	□ 根据医嘱适度活动，避免疲劳

附：原表单（2016 年版）

闭合性跟骨骨折临床路径表单

适用对象：第一诊断为闭合性跟骨骨折患者（ICD-10：S92.001）

患者姓名：	性别：　年龄：　门诊号：	住院号：
住院日期：　　年　月　日	出院日期：　　年　月　日	标准住院日：8~21 天

时间	住院第 1 天	住院第 2 天	住院第 3 天 （术前日）
主要诊疗工作	□ 询问病史及体格检查 □ 完成病历书写 □ 开化验单及相关检查 □ 上级医师查房与术前评估	□ 根据患者病史、查体、平片、CT 等行术前讨论，确定手术方案及麻醉方式 □ 根据化验及相关检查结果对患者的手术风险进行评估，必要时请相关科室会诊	□ 完成必要的相关科室会诊 □ 完成术前准备与术前评估 □ 完成术前小结、上级医师查房记录等病历书写 □ 签署手术治疗知情同意书、植入性医用器材使用知情同意书等 □ 向患者及家属交代病情及围手术期的注意事项
重点医嘱	长期医嘱： □ 二级护理 □ 饮食 □ 患者既往基础用药 □ 抬高患肢 临时医嘱： □ 血常规、尿常规、肝功能、肾功能、电解质、血糖、凝血常规、免疫常规 □ 心电图 □ X 线胸片 □ 跟骨侧、轴位像 □ 跟骨 CT 平扫及三维（根据具体情况）	长期医嘱： □ 二级护理 □ 饮食 □ 患者既往基础用药 □ 抬高患肢 临时医嘱： □ 请相关科室会诊	长期医嘱： □ 二级护理 □ 饮食 □ 患者既往基础用药 □ 抬高患肢 临时医嘱： □ 术前医嘱：常规准备明日在全身麻醉或腰硬联合麻醉下行跟骨骨折切开复位内固定术 □ 术前禁食、禁水 □ 如需预防性使用抗菌药物，抗菌药物敏感实验 □ 术前 30 分钟静脉滴注
主要护理工作	□ 介绍病区环境、设施 □ 介绍患者主管医师和责任护士 □ 入院常规宣教 □ 备轮椅或拐杖，安全宣教 □ 告知辅助检查的注意事项	□ 护理等级评定 □ 药物过敏史 □ 既往病史 □ 在陪检护士指导下完成辅助检查 □ 做好晨晚间护理 □ 评估"三高征"	□ 术前常规准备（腕带、对接单） □ 术区备皮 □ 术前宣教 □ 心理护理 □ 告知给予清淡饮食 □ 妥善保管义齿、贵重物品 □ 术前模拟训练
病情变异记录	□ 无　□ 有，原因： 1. 2.	□ 无　□ 有，原因： 1. 2	□ 无　□ 有，原因： 1. 2.

续　表

时间	住院第 1 天	住院第 2 天	住院第 3 天 （术前日）
护士 签名			
医师 签名			

时间	住院第 4 天 （手术日）	住院第 5~8 天 （术后第 1~4 天）	住院第 9~21 天 （出院日）
主要诊疗工作	□ 手术 □ 术者完成手术记录 □ 住院医师完成术后病程记录 □ 上级医师查房 □ 向患者及家属交代手术过程概况及术后注意事项	□ 上级医师查房 □ 完成病程记录 □ 换药（根据具体情况） □ 观察肿胀程度及皮肤软组织血运情况 □ 观察引流量	□ 上级医师查房，评估切口有无感染及皮肤坏死，评估能否出院 □ 完成出院小结、病案首页、出院诊断书 □ 告知患者出院注意事项，如换药及拆线时间、功能锻炼及复查时间及地点
重点医嘱	长期医嘱： □ ___ 麻醉术后常规护理 □ 一级护理 □ 禁食、禁水 6 小时后普通饮食/糖尿病饮食/低盐低脂饮食 □ 留置导尿 □ 记引流量 □ 患者既往基础用药 □ 抬高患肢 □ 理疗 □ 脱水（根据肿胀程度） □ 抗凝，预防血栓药物 临时医嘱： □ 心电图、血压、血氧饱和度监测 □ 吸氧 □ 补液（根据情况） □ 镇痛药物（根据情况）	长期医嘱： □ 一级护理 □ 饮食 □ 记引流量 □ 患者既往基础用药 □ 抬高患肢 □ 理疗 □ 脱水（根据肿胀程度） □ 抗凝，预防血栓药物 临时医嘱： □ 补液（根据情况） □ 镇痛药物（根据情况） □ 术后复查 X 线片	出院医嘱： □ 出院带药 □ 嘱 ___ 日后拆线换药（根据出院时间决定） □ 1 个月后门诊复查 □ 如有不适，随时来诊 临时医嘱： □ 今日出院
主要护理工作	□ 监测生命体征 □ 排空膀胱 □ 根据麻醉方式对症术后护理 □ 切口及引流护理 □ 肢体护理：使用下肢垫，固定于功能位 □ 预防压疮护理 □ 预防血栓护理 □ 疼痛护理 □ 石膏托护理	□ 饮食指导：禁烟酒，忌生冷辛辣刺激性食物 □ 并发症观察：切口裂、皮肤坏死、感染、血肿 □ 基础护理：防止床上如厕污染床单，保持皮肤清洁、干燥及完整性 □ 心理护理	□ 功能锻炼：早期要根据石膏位置进行足趾的轻度活动。指导床上运动的方法及意义、股四头肌和小腿肌的伸缩锻炼 □ 瘢痕护理：告知拆线时间、预防瘢痕的意义及方法 □ 告知随诊的意义 □ 告知出院流程
病情变异记录	□ 无 □ 有，原因： 1. 2.	□ 无 □ 有，原因： 1. 2	□ 无 □ 有，原因： 1. 2.
护士签名			
医师签名			

第十九章

闭合性跟腱断裂临床路径释义

【医疗质量控制指标】

指标一、入院时患肢肿胀程度、皮肤软组织及神经血管情况的评估及记录。

指标二、制订合理的治疗方案。

指标三、实施术前评估与术前准备。

指标四、手术时机的选择。

指标五、预防性抗菌药物选择与应用时机、时长。

指标六、预防下肢深静脉血栓形成。

指标七、术后切口愈合情况、患肢肿胀消退及神经血管情况的评估及记录。

指标八、术后康复治疗。

指标九、内科原有疾病治疗。

指标十、围手术期并发症治疗。

指标十一、住院期间为患者提供术前、术后健康教育与出院宣教。

指标十二、离院方式。

指标十三、住院天数与住院总费用。

一、闭合性跟腱断裂编码

1. 原编码

疾病名称及编码：闭合性跟腱断裂（ICD-10：S86.001）

手术操作名称及编码：跟腱修补术（ICD-9-CM-3：83.885）

2. 修改编码

疾病名称及编码：闭合性跟腱断裂（ICD-10：S86.001）

手术操作名称及编码：跟腱缝合术（ICD-9-CM-3：83.6402）

跟腱再附着（ICD-9-CM-3：83.7300）

跟腱成形术（ICD-9-CM-3：83.8802）

跟腱修补术（ICD-9-CM-3：83.8803）

二、临床路径检索方法

S86.001 伴（83.6402/83.7300/83.8802/83.8803）

三、国家医疗保障疾病诊断相关分组（CHS-DRG）

MDCI 肌肉、骨骼疾病及功能障碍

IS1 前臂、腕、手或足损伤

四、闭合性跟腱断裂临床路径标准住院流程

（一）适用对象

第一诊断为闭合性跟腱断裂（ICD-10：S86.001），拟行跟腱修补术（ICD-9-CM-3：83.885）。

> **释义**
> 　■ 本临床路径适用对象是第一诊断为闭合性跟腱断裂的患者。
> 　■ 适用对象中不包括有跟腱断裂的多发损伤患者、陈旧性跟腱断裂或开放性跟腱断裂。

（二）诊断依据

根据《足踝外科学》（王正义主编，人民卫生出版社，2006 年）。

1. 病史：外伤史，多为踝关节极度背伸时再突然蹬地发力。
2. 查体：局部疼痛肿胀，提踵不能，Thompson 试验阳性。
3. 辅助检查：彩超或 MRI 提示跟腱连续性中断。

> **释义**
> 　■ 注意与跟骨结节撕脱性骨折鉴别。
> 　■ 准确的诊断与评估需依靠踝关节彩超或 MRI。

（三）治疗方案的选择及依据

根据《足踝外科学》（王正义主编，人民卫生出版社，2006 年），除在无条件进行手术或患者不能接受手术的情况下而采用非手术治疗，应以手术治疗为宜。手术指征是否过于激进，跖屈位彩超提示跟腱断端无明确接触。

> **释义**
> 　■ 患者一般情况、合并疾患无法耐受手术或患者拒绝手术治疗，可考虑采用非手术治疗。

（四）标准住院日 7~9 天

> **释义**
> 　■ 损伤常造成患处肿胀，严重肿胀者需要等待肿胀消退后方可进行手术。

（五）进入路径标准

1. 第一诊断必须符合 ICD-10：S86.001 跟腱断裂疾病编码。
2. 闭合性跟腱断裂。
3. 当患者同时具有其他疾病诊断时，但在住院期间不需要特殊处理也不影响第一诊断的临床路径流程实施时，可以进入路径。

> **释义**
>
> ■ 本路径不适用于合并其他损伤的多发损伤患者，开放性或陈旧性跟腱断裂也需退出本路径。
>
> ■ 合并疾病的院内会诊以及常规处理不影响临床路径流程。

（六）术前准备（术前评估）0~3天

1. 必需的检查项目

（1）血常规、尿常规。

（2）肝功能、肾功能、电解质、血糖。

（3）凝血功能。

（4）感染性疾病筛查（乙型肝炎、丙型肝炎、梅毒、艾滋病等）。

（5）踝关节侧位X线片。

（6）胸片、心电图。

（7）下肢深静脉彩超或下肢静脉造影。

2. 根据患者病情可选择

（1）超声心动图、血气分析和肺功能（高龄或既往有心、肺部病史者）。

（2）局部彩超、跟腱MRI。

（3）有相关疾病者必要时请相关科室会诊。

> **释义**
>
> ■ 以上项目属术前必须完成的检查项目。踝关节侧位X线片用以除外骨折。
>
> ■ 大部分患者需要进行局部彩超或跟腱MRI检查进一步明确损伤情况。老年、既往有心肺疾病等内科基础疾病患者需有针对性选择血气分析、肺功能检查、超声心动图等检查。
>
> ■ 根据术前检查的结果安排进一步检查项目，如果住院期间需要特殊处理，可以退出本路径。
>
> ■ 如术前凝血功能检查提示D-二聚体升高等异常情况，可间隔2~3天再次复查，以观察异常指标的动态变化。
>
> ■ 术前下肢深静脉彩超或下肢静脉造影检查，明确有无下肢深静脉血栓形成。

（七）预防性抗菌药物选择与使用时机

抗菌药物：按照《抗菌药物临床应用指导原则（2015年版）》（国卫办医发〔2015〕43号）执行。

> **释义**
>
> ■ 绝大多数闭合性跟腱断裂手术为Ⅰ类切口，通常不需预防性应用抗菌药物。
>
> ■ 有感染高危因素者，如高龄、糖尿病、免疫功能低下（尤其是接受器官移植者）、营养不良等，可预防性应用抗菌药物。

■ 骨骼肌肉系统手术感染多为革兰阳性球菌，故首选第一、第二代头孢菌素类作为预防用药，不需联合用药。

■ 如预防性应用抗菌药物应在术前 30 分钟、上止血带之前输注完毕，使手术切口暴露时局部组织中已达到足以杀灭手术过程中入侵切口细菌的药物浓度。手术时间过长（超过 3 小时）或出血量过多（＞1500ml）时，可考虑加用抗菌药物。

■ 术后患者出现体温升高，切口局部红肿、渗出或皮肤软组织坏死等可疑手术切口相关感染时，可开始应用抗菌药物或适当延长使用时间。

（八）手术日为入院第 0~7 天

1. 麻醉方式：神经阻滞麻醉、椎管内麻醉或全身麻醉。
2. 手术方式：手术探查、跟腱修复术或跟腱止点重建术。
3. 手术内植物：止点断裂可选择植入骨锚。
4. 输血：无。

释义

■ 应根据患者具体情况选择麻醉方式，并与麻醉师沟通，说明手术入路，尽可能选择全身影响小的麻醉方式。

■ 根据患者损伤的具体情况，选择合适的手术入路与手术方式。

■ 如跟腱于跟骨结节止点处断裂，缝合修补困难，可使用骨锚修复。

■ 绝大多数患者不需要输血治疗，失血较多患者可视术中具体情况而定。

（九）术后住院恢复 3~5 天

1. 观察切口愈合情况及切口周围皮肤血运情况。
2. 术后处理
(1) 抗菌药物：按照《抗菌药物临床应用指导原则（2015 年版）》（国卫办医发〔2015〕43 号）执行。
(2) 术后镇痛：参照《骨科常见疼痛的处理专家建议》。
(3) 脱水药物。
(4) 部分患者可根据病情给予抗凝或改善循环治疗。
(5) 术后康复：术后短腿石膏前后托制动。

释义

■ 术后可根据恢复情况适当缩短住院天数。

■ 如患侧下肢明显肿胀，可行下肢深静脉彩超或下肢静脉造影检查，明确有无下肢深静脉血栓形成。

■ 如需使用抗菌药物，抗菌药物的选择要根据手术部位的常见病原菌、患者病理生理状况、抗菌药物的抗菌谱、抗菌药物的药动学特点、抗菌药物的不良反应等综合考虑。原则上应选择相对广谱、效果肯定、安全及价格相对低廉的抗菌药物。

■ 如患者存在血栓性疾病高危因素，术后第 1 天开始抗凝治疗，可使用低分子肝素，以预防下肢深静脉血栓形成；持续治疗至患者可拄拐离床活动。

■ 如术后患处肿胀明显，首先给予抬高患肢、冰敷，可口服或者静脉使用消肿药物，必要时可以给予脱水药物治疗。

■ 术后常规短腿石膏前后托固定患肢踝关节于跖屈位，早期禁止负重，鼓励患者进行肌肉等长收缩、邻近关节主动/被动活动等功能训练。

（十）出院标准（围绕一般情况、切口情况、第一诊断转归）

1. 体温正常，常规化验指标无明显异常。

2. 伤口情况良好：引流管/片拔除，伤口无感染征象（或可在门诊处理的伤口情况），无皮肤坏死。

3. 没有需要住院处理的并发症和/或合并症。

释义

■ 患者出院前应一般情况良好，切口无异常情况，临床允许出院继续观察休养。如果发生相关并发症，可能会延长住院时间。

■ 体温高首先应考虑有无感染可能，可结合血常规、局部伤口情况及患者主诉综合分析。应当注意明显贫血、伤口局部血肿吸收也是发热的原因，但体温一般不高于 39℃。

■ 出院前应仔细观察伤口情况，确定伤口无明显红肿、持续渗液、皮肤软组织坏死方可出院。

（十一）有无变异及原因分析

1. 围手术期并发症：伤口血肿、感染、皮肤坏死等造成住院日延长和费用增加。

2. 内科合并症：老年患者常合并基础疾病，如脑血管或心血管病、糖尿病、血栓等，手术可能导致这些疾病加重而需要进一步治疗，从而延长治疗时间，并增加住院费用。

释义

■ 按标准治疗方案如发生严重的并发症，需要转入相应路径。

■ 医师认可的变异原因主要是指患者入选路径后，医师在检查及治疗过程中发现患者合并存在一些事前未预知的对本路径治疗可能产生影响的情况，需要中止执行路径或是延长治疗时间、增加治疗费用。医师需在表单中明确说明。

■ 因患者方面的主观原因导致执行路径出现变异，也需要医师在表单中予以说明。

五、闭合性跟腱断裂临床路径用药方案

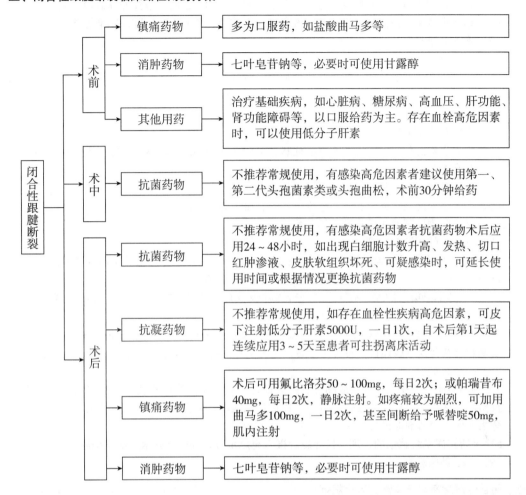

【用药选择】

1. 术前治疗基础疾病的药物应继续规律应用。

2. 不建议术中、术后常规预防性使用抗菌药物。有感染高危因素者，术中抗菌药物应于术前30分钟滴注，骨骼肌肉系统感染以革兰阴性球菌为主，故首选第一、第二代头孢菌素，若皮试阴性可选用头孢曲松。

3. 无血栓类疾病高危因素患者不建议常规术前、术后药物抗凝。

【药学提示】

已知对磺胺类药物过敏患者禁用帕瑞昔布。

【注意事项】

术后应避免注射用非甾类镇痛药与口服非甾类镇痛药合用，以免增加胃肠道不良事件风险。

六、闭合性跟腱断裂患者护理规范

1. 术前护理规范

（1）患肢抬高。

（2）严密观察患肢疼痛、肿胀、感觉、运动、血运等情况。

（3）必要时遵医嘱使用镇痛药、消肿药。

（4）指导患者饮食摄入充足水分及热量，遵医嘱指导饮食类型。

（5）指导患者进行患侧肢端及邻近正常关节的主动活动，预防下肢深静脉血栓形成。

（6）指导患者坐立位活动、定期翻身及变换患肢体位，预防压疮、肺部感染等并发症。

（7）术前健康教育。

2. 术后护理规范

（1）术后患者返回病房后，取平卧位；如意识清醒、无头晕恶心呕吐症状，可改为半坐位或坐位。

（2）患肢抬高。

（3）严密观察生命体征变化。

（4）术后患者意识清醒、无恶心呕吐症状，可少量饮用温水，2 小时后进流质饮食，逐渐过度到术前饮食。

（5）密切观察切口敷料的渗血情况。

（6）严密观察患肢疼痛、肿胀、感觉、运动、血运等情况。

（7）必要时遵医嘱使用镇痛药、消肿药。

（8）并发症的预防与护理

1）预防下肢深静脉血栓的护理：麻醉恢复后，指导患者开始进行患肢肌肉等长收缩；疼痛可耐受情况下，指导患者进行患侧肢端及邻近正常关节的主动活动。

2）预防肺部感染的护理：指导患者进行深呼吸或有效咳嗽、咳痰，胸部叩击，必要时予以雾化吸入，促进肺膨胀和痰液的排出。

3）预防压疮的护理：做好基础护理，保持床单清洁、平整、无褶皱；鼓励患者坐立位活动、定期翻身及变换患肢体位；对卧床患者，定时翻身并将水胶体敷料贴于骨突处，用于预防压疮、压红的发生。

4）预防腹胀、便秘的护理：鼓励患者多食高蛋白质、粗纤维的食物，少食多餐，少吃甜食及易产气食物，每日腹部按摩 2~3 次，以促进肠蠕动，减轻腹胀及便秘，必要时可服用缓泻药物或使用润滑剂促进排便。

5）预防泌尿系统感染的护理：指导患者摄入充足水分，并鼓励其术后尽早排尿。

（9）术后健康教育。

七、闭合性跟腱断裂患者营养治疗规范

1. 营养风险筛查，NRS 评分 > 3 分者，给予营养评估。

2. 充足的热量、蛋白质，适量脂肪。NRS 评分 ≤3 分者，能量供给标准以 25~30kcal/kg 为佳；营养不良者热量供给标准不低于 35kcal/kg。碳水化合物热量比不低于 50%；充足的蛋白质，不低于 1.2~1.5g/kg（标准体重），应以优质蛋白为主，不低于蛋白质总量的 1/3~1/2；脂肪热量比以 25%~30% 为宜，饱和脂肪酸、单不饱和脂肪酸、多不饱和脂肪酸之间比例以 1：1：1 左右为宜，适当提高膳食 ω-3 脂肪酸的摄入，保证充足的维生素和矿物质。

3. 围手术期，根据不同治疗时期选择饮食形态，如流质饮食、半流质饮食、软食或普通饮食等。饮食宜清淡，以温、热、软为佳，忌食生冷、肥甘、厚腻食物，限制刺激性食物、饮品及调味品。

4. 如经口进食低于所需热量的 80% 及高热患者，应给予相应的肠内营养补充剂口服补充，必要时管饲肠内营养补充或肠外营养补充。

5. 如有糖代谢异常，应减少糖类的摄入量。如有糖尿病，应选择糖尿病饮食。如有高血压病，应选择低盐饮食。如有高脂血症，应选择低脂饮食。如合并其他代谢性疾病，应遵循专科医师建议调整饮食。

八、闭合性跟腱断裂患者健康宣教

1. 出院后手术切口每 3~5 天换一次药，术后 3 周拆线。

2. 如切口持续有渗出物或出现切口红肿、体温异常等情况，及时门诊就诊。

3. 遵医嘱使用药物，如有内科合并症应专科就诊。

4. 术后3周门诊复查。

5. 出院后佩戴短腿石膏或支具固定患肢踝关节于跖屈位3周；后改为铰链式支具保护3周，并开始患肢踝关节背伸活动练习。此期间患肢避免负重，之后双拐或助行器保护、行走靴辅助下部分负重，逐渐增加至完全负重。

6. 术后早期功能锻炼的原则："安全而不加重疼痛""主动运动为主被动为辅""适应性起步逐渐增量"。

7. 预防跌倒指导：正确使用双拐或助行器。在家中或公共场所注意防滑、防绊、防碰撞。改变姿势时动作应缓慢。穿衣、穿鞋大小合适，有利于活动。

8. 生活指导：采取合理的生活方式及饮食习惯，运动适宜，保证摄入充足的蛋白质、维生素及含钙食物。戒烟酒，避免咖啡因的摄入，少饮碳酸饮料。

九、推荐表单

(一) 医师表单

闭合性跟腱断裂临床路径医师表单

适用对象：第一诊断为闭合性跟腱断裂 (ICD-10：S86.001)

行跟腱缝合术 (ICD-9-CM-3：83.6402)，跟腱再附着 (ICD-9-CM-3：83.7300)，跟腱成形术 (ICD-9-CM-3：83.8802)，跟腱修补术 (ICD-9-CM-3：83.8803)

患者姓名：	性别： 年龄： 门诊号：	住院号：
住院日期： 年 月 日	出院日期： 年 月 日	标准住院日：7~9 天

时间	住院第 1 天	住院第 2 天	住院第 3 天（术前日）
主要诊疗工作	□ 询问病史及体格检查 □ 完成病历书写 □ 开化验单及相关检查 □ 上级医师查房与术前评估	□ 根据患者病史、查体、彩超、MRI 等行术前讨论，确定手术方案及麻醉方式 □ 根据化验及相关检查结果对患者的手术风险进行评估，必要时请相关科室会诊	□ 完成必要的相关科室会诊 □ 完成术前准备与术前评估 □ 完成术前小结、上级医师查房记录等病历书写 □ 签署手术治疗知情同意书、植入性医用器材使用知情同意书等 □ 向患者及家属交代病情及围手术期的注意事项
重点医嘱	**长期医嘱：** □ 二级护理 □ 饮食 □ 患者既往基础用药 □ 抬高患肢 □ 冷敷、消肿药物（口服或静脉） **临时医嘱：** □ 血常规、尿常规、肝功能、肾功能、电解质、血糖、凝血常规、免疫常规 □ 心电图 □ X 线胸片 □ 患侧踝关节侧位像 □ 跟腱彩超或 MRI 检查（根据具体情况）	**长期医嘱：** □ 二级护理 □ 饮食 □ 患者既往基础用药 □ 抬高患肢 □ 冷敷、消肿药物（口服或静脉） **临时医嘱：** □ 请相关科室会诊	**长期医嘱：** □ 二级护理 □ 饮食 □ 患者既往基础用药 □ 抬高患肢 □ 冷敷、消肿药物（口服或静脉） **临时医嘱：** □ 术前医嘱：常规准备明日在全身麻醉或腰硬联合麻醉或神经阻滞麻醉下行跟腱断裂修补术 □ 术前禁食、禁水 □ 如需预防性使用抗菌药物，抗菌药物敏感实验 □ 术前 30 分钟静脉滴注 □ 下肢深静脉彩超/下肢静脉造影
病情变异记录	□ 无 □ 有，原因： 1. 2.	□ 无 □ 有，原因： 1. 2.	□ 无 □ 有，原因： 1. 2.
医师签名			

时间	住院第 2~4 天 （手术日）	住院第 5~8 天 （术后第 1~4 天）	住院第 9 天 （出院日）
主要诊疗工作	□ 手术 □ 术者完成手术记录 □ 住院医师完成术后病程记录 □ 上级医师查房 □ 向患者及家属交代手术过程概况及术后注意事项	□ 上级医师查房 □ 完成病程记录 □ 换药（根据具体情况） □ 观察肿胀程度及皮肤软组织血运情况 □ 观察引流量，拔除引流管，观察石膏松紧度	□ 上级医师查房，确定有无手术并发症和切口愈合不良情况，明确能否出院 □ 完成出院小结、病案首页、出院诊断书等所有病历资料 □ 向患者交代出院后的康复锻炼及注意事项，如复诊的时间、地点，发生紧急情况时的处理等
重点医嘱	**长期医嘱：** □ ___麻醉术后常规护理 □ 一级护理 □ 禁食、禁水，6 小时后普通饮食/糖尿病饮食/低盐低脂饮食 □ 记引流量 □ 患者既往基础用药 □ 抬高患肢 □ 理疗 □ 脱水（根据肿胀程度） □ 抗凝，预防血栓药物 **临时医嘱：** □ 心电图、血压、血氧饱和度监测 □ 吸氧 □ 补液（根据情况） □ 镇痛药物（根据情况）	**长期医嘱：** □ 二级护理 □ 饮食 □ 记引流量 □ 患者既往基础用药 □ 抬高患肢 □ 理疗 □ 脱水（根据肿胀程度） □ 抗凝预防血栓药物 **临时医嘱：** □ 补液（根据情况） □ 镇痛药物（根据情况）	**出院医嘱：** □ 出院带药 □ 嘱___日后拆线换药（根据出院时间决定） □ 嘱更换及拆除石膏时间 □ 如有不适，随时来诊
病情变异记录	□ 无　□ 有，原因： 1. 2.	□ 无　□ 有，原因： 1. 2.	□ 无　□ 有，原因： 1. 2.
医师签名			

（二）护士表单

闭合性跟腱断裂临床路径护士表单

适用对象：第一诊断为闭合性跟腱断裂（ICD-10：S86.001）

行跟腱缝合术（ICD-9-CM-3：83.6402），跟腱再附着（ICD-9-CM-3：83.7300），跟腱成形术（ICD-9-CM-3：83.8802），跟腱修补术（ICD-9-CM-3：83.8803）

患者姓名：	性别： 年龄： 门诊号：	住院号：
住院日期： 年 月 日	出院日期： 年 月 日	标准住院日：7~9 天

时间	住院第 1 天	住院第 1~3 天（术前日）	住院第 2~4 天（手术日）
健康宣教	入院宣教： □ 介绍主管医师和责任护士 □ 介绍病室环境、设施、设备 □ 介绍规章制度及安全宣教 □ 介绍疾病相关注意事项	术前宣教： □ 宣教疾病知识、术前准备、手术过程 □ 告知准备物品 □ 告知术后饮食、活动及探视规定 □ 告知术后可能出现的情况及应对方式 □ 告知家属等候区位置	手术当日宣教： □ 告知监护设备、管路功能及注意事项 □ 饮食指导 □ 告知术后可能出现的情况及应对方式 □ 再次明确探视陪伴须知
护理处置	□ 核对患者，佩戴腕带 □ 建立入院病历 □ 评估患者并书写护理评估单 □ 卫生处置：剪指（趾）甲、沐浴，更换病号服 □ 用软枕抬高患肢	□ 协助医师完成术前检查、化验 术前常规准备： □ 禁食、禁水 □ 备皮 □ 配血 □ 抗菌药物皮试 □ 肠道准备	送手术： □ 摘除患者各种活动物品 □ 核对患者信息 □ 核对带药 □ 填写手术交接单，签字确认 接手术： □ 核对患者及资料，签字确认
基础护理	二级/一级护理： □ 晨晚间护理 □ 饮食指导 □ 排泄护理 □ 患者安全管理	二级/一级护理： □ 晨晚间护理 □ 饮食指导 □ 排泄护理 □ 患者安全管理	特级/一级护理： □ 晨晚间护理 □ 卧位护理：协助床上移动、保持功能体位 □ 饮食指导、排便情况 □ 患者安全管理
专科护理	□ 护理查体 □ 评估患肢感觉活动、末梢血运 □ 评估患肢肿胀及皮肤情况，并遵医嘱抬高患肢 □ 需要时，填写跌倒及皮肤压疮防范表，床头悬挂防跌倒提示牌 □ 保持石膏固定牢固、有效 □ 遵医嘱予以消肿、镇痛治疗 □ 给予患者及家属心理支持	□ 遵医嘱完成相关检查 □ 评估患肢肿胀及皮肤情况，并遵医嘱抬高患肢 □ 保持石膏固定牢固、有效 □ 遵医嘱予消肿、镇痛治疗 □ 遵医嘱予功能锻炼指导 □ 遵医嘱予预防深静脉血栓治疗 □ 给予患者及家属心理支持	□ 病情观察，书写特护记录或一般护理记录 □ 日间每 2 小时、夜间每 4 小时评估生命体征、意识、患肢感觉活动及血运情况，皮肤及肿胀情况，伤口敷料，引流管、尿管情况，出入量，如有病情变化随时记录 □ 遵医嘱予患肢抬高 □ 遵医嘱予预防深静脉血栓治疗 □ 遵医嘱予抗菌药物、消肿、镇痛、止吐、补液药物治疗 □ 给予患者及家属心理支持

时间	住院第 1 天	住院第 1~3 天 （术前日）	住院第 2~4 天 （手术日）
重点 医嘱	□ 详见医嘱执行单	□ 详见医嘱执行单	□ 详见医嘱执行单
病情 变异 记录	□ 无　□ 有，原因： 1. 2.	□ 无　□ 有，原因： 1. 2.	□ 无　□ 有，原因： 1. 2.
护士 签名			

时间	住院第 5~8 天 （术后第 1~4 天）	住院第 9 天 （出院日）
健康宣教	术后宣教： □ 药物作用时间及频率 □ 饮食、活动指导 □ 复查患者对术前宣教内容的掌握程度 □ 功能锻炼指导 □ 佩戴支具注意事项 □ 安全宣教 □ 镇痛治疗及注意事项	出院宣教： □ 复查时间 □ 用药方法 □ 饮食指导 □ 活动休息 □ 支具佩戴 □ 办理出院手续程序及时间
护理处置	□ 遵医嘱完成相关治疗	□ 办理出院手续 □ 书写出院小结
基础护理	一级/二级护理： □ 晨晚间护理 □ 饮食指导 □ 排泄护理 □ 患者安全管理	二级护理： □ 晨晚间护理 □ 饮食指导 □ 排泄护理 □ 患者安全管理
专科护理	□ 病情观察，书写护理记录 □ 评估生命体征、意识、患肢感觉活动及血运、皮肤及肿胀情况，伤口敷料，引流管、尿管情况，出入量，如有病情变化随时记录 □ 遵医嘱予患肢抬高 □ 遵医嘱予康复锻炼指导 □ 遵医嘱予抗菌药物、消肿、镇痛、抗血栓药物治疗 □ 给予患者及家属心理支持	□ 病情观察，书写护理记录 □ 评估生命体征、意识、患肢感觉活动及血运情况 □ 遵医嘱指导出院后康复锻炼 □ 给予患者及家属心理指导
重点医嘱	□ 详见医嘱执行单	□ 详见医嘱执行单
病情变异记录	□ 无　□ 有，原因： 1. 2.	□ 无　□ 有，原因： 1. 2.
护士签名		

（三）患者表单

闭合性跟腱断裂临床路径患者表单

适用对象：第一诊断为闭合性跟腱断裂（ICD－10：S86.001）

行跟腱缝合术（ICD－9－CM－3：83.6402），跟腱再附着（ICD－9－CM－3：83.7300），跟腱成形术（ICD－9－CM－3：83.8802），跟腱修补术（ICD－9－CM－3：83.8803）

患者姓名：	性别：　　年龄：　　门诊号：		住院号：
住院日期：　　年　月　日	出院日期：　　年　月　日		标准住院日：7~9 天

时间	入院	手术前	手术日
医患配合	□ 配合询问病史、收集资料，请务必详细告知既往史、用药史、过敏史 □ 如服用抗凝剂，请明确告知 □ 配合医师进行体格检查 □ 如有任何不适请告知医师 □ 请配合医师完成患肢石膏固定	□ 配合完善术前相关检查、化验，如采血、留尿、心电图、X 线胸片、患肢 X 线检查、CT、MRI、肺功能 □ 医师与患者及家属介绍病情及手术方案、时间；手术谈话、术前签字 □ 麻醉师与患者进行术前访视	□ 配合评估手术效果 □ 配合检查肢体感觉活动情况 □ 有任何不适请告知医师
护患配合	□ 配合测量体温、脉搏、呼吸、血压、体重 □ 配合佩戴腕带 □ 配合护士完成入院评估（简单询问病史、过敏史、用药史） □ 接受入院宣教（环境介绍、病室规定、订餐制度、贵重物品保管、探视制度等） □ 有任何不适请告知护士	□ 配合测量体温、脉搏、呼吸，询问排便次数，1 次/天 □ 接受术前宣教 □ 配合手术范围备皮 □ 准备好必要用物，如弯头吸管、尿壶、便盆等 □ 取下义齿、饰品等，贵重物品交家属保管	□ 清晨配合测量体温、脉搏、呼吸 1 次 □ 送手术前协助完成核对，脱去衣物，上手术车 □ 返病房后，协助完成核对，配合过病床 □ 配合检查意识、肢体感觉活动 □ 配合术后吸氧、心电监测、输液、床上排尿或留置尿管，患肢伤口处可能有引流管 □ 遵医嘱采取正确体位 □ 有任何不适请告知护士
饮食	□ 普通饮食 □ 糖尿病饮食 □ 低盐低脂饮食	□ 术前 12 小时禁食、禁水	□ 返病室后禁食、禁水 6 小时 □ 6 小时后无恶心、呕吐可适量饮水
排泄	□ 正常排尿便	□ 正常排尿便	□ 床上排尿便 □ 保留尿管
活动	□ 患肢抬高	□ 患肢抬高	□ 卧床休息，保护管路 □ 患肢抬高 □ 患肢活动

时间	手术后	出院日
医患配合	□ 配合检查肢体感觉活动 □ 需要时，伤口换药 □ 配合佩戴支具 □ 配合拔除伤口引流管、尿管 □ 配合伤口拆线	□ 接受出院前指导 □ 知道复查程序
护患配合	□ 配合定时监测生命体征，每日询问排便次数 □ 配合检查肢体感觉活动 □ 配合夹闭尿管，锻炼膀胱功能 □ 接受进食、进水、排便等生活护理 □ 注意安全，避免坠床或跌倒 □ 配合采取正确体位 □ 如需要，配合正确佩戴支具 □ 配合执行探视及陪伴制度	□ 接受出院宣教 □ 准备齐备就诊卡、押金条 □ 知道用药方法、作用、注意事项 □ 知道护理伤口方法 □ 知道正确佩戴支具 □ 知道复印病历的方法和时间 □ 办理出院手续 □ 获取出院证明书 □ 获取出院带药
饮食	□ 正常饮食 □ 糖尿病饮食 □ 低盐低脂饮食	□ 根据医嘱饮食
排泄	□ 正常排尿便 □ 防治便秘	□ 正常排尿便 □ 防治便秘
活动	□ 注意保护管路，勿牵拉、打折 □ 根据医嘱活动	□ 根据医嘱，适度活动，避免疲劳

附：原表单（2016 年版）

闭合性跟腱断裂临床路径表单

适用对象：第一诊断为闭合性跟腱断裂患者（ICD-10：S86.001）

患者姓名：	性别：　年龄：　门诊号：	住院号：
住院日期：　　年　月　日	出院日期：　　年　月　日	标准住院日：7~9 天

时间	住院第 1 天	住院第 2 天	住院第 3 天（术前日）
主要诊疗工作	□ 询问病史及体格检查 □ 完成病历书写 □ 开化验单及相关检查 □ 上级医师查房与术前评估	□ 根据患者病史、查体、彩超、MRI 等行术前讨论，确定手术方案及麻醉方式 □ 根据化验及相关检查结果对患者的手术风险进行评估，必要时请相关科室会诊	□ 完成必要的相关科室会诊 □ 完成术前准备与术前评估 □ 完成术前小结、上级医师查房记录等病历书写 □ 签署手术治疗知情同意书、植入性医用器材使用知情同意书等 □ 向患者及家属交代病情及围手术期的注意事项
重点医嘱	长期医嘱： □ 二级护理 □ 饮食 □ 患者既往基础用药 □ 抬高患肢 □ 冷敷、消肿药物（口服或静脉） 临时医嘱： □ 血常规、尿常规、肝功能、肾功能、电解质、血糖、凝血常规、免疫常规 □ 心电图 □ X 线胸片 □ 患侧踝关节侧位像 □ 跟腱彩超或 MRI 检查（根据具体情况）	长期医嘱： □ 二级护理 □ 饮食 □ 患者既往基础用药 □ 抬高患肢 □ 冷敷、消肿药物（口服或静脉） 临时医嘱： □ 请相关科室会诊	长期医嘱： □ 二级护理 □ 饮食 □ 患者既往基础用药 □ 抬高患肢 □ 冷敷、消肿药物（口服或静脉） 临时医嘱： □ 术前医嘱：常规准备明日在全身麻醉或腰硬联合麻醉或神经阻滞麻醉下行跟腱断裂修补术 □ 术前禁食、禁水 □ 如需预防性使用抗生素，抗生素药敏实验 □ 术前 30 分钟静脉滴注 □ 下肢深静脉彩超/下肢静脉造影
主要护理工作	□ 介绍病区环境、设施 □ 介绍患者主管医师和责任护士 □ 入院常规宣教 □ 足跟部皮肤评估 □ 告知辅助检查的注意事项 □ 备轮椅或拐杖防跌倒告知	□ 护理等级评定 □ 药物过敏史 □ 既往病史 □ 在陪检护士指导下完成辅助检查 □ 做好晨晚间护理	□ 术前常规准备（腕带、对接单） □ 术区备皮 □ 术前宣教 □ 心理护理 □ 床上如厕模拟训练 □ 告知术前禁食、禁水注意事项
病情变异记录	□ 无　□ 有，原因： 1. 2.	□ 无　□ 有，原因： 1. 2.	□ 无　□ 有，原因： 1. 2.
护士签名			
医师签名			

时间	住院第2~4天 （手术日）	住院第5~8天 （术后第1~4天）	住院第9天 （出院日）
主要诊疗工作	□ 手术 □ 术者完成手术记录 □ 住院医师完成术后病程记录 □ 上级医师查房 □ 向患者及家属交代手术过程概况及术后注意事项	□ 上级医师查房 □ 完成病程记录 □ 换药（根据具体情况） □ 观察肿胀程度及皮肤软组织血运情况 □ 观察引流量，拔除引流管，观察石膏松紧度	□ 上级医师查房，确定有无手术并发症和切口愈合不良情况，明确能否出院 □ 完成出院小结、病案首页、出院诊断书等所有病历资料 □ 向患者交代出院后的康复锻炼及注意事项，如复诊的时间、地点，发生紧急情况时的处理等
重点医嘱	长期医嘱： □ ＿＿麻醉术后常规护理 □ 一级护理 □ 禁食、禁水6小时后普通饮食/糖尿病饮食/低盐低脂饮食 □ 记引流量 □ 患者既往基础用药 □ 抬高患肢 □ 理疗 □ 脱水（根据肿胀程度） □ 抗凝，预防血栓药物 临时医嘱： □ 心电图、血压、血氧饱和度监测 □ 吸氧 □ 补液（根据情况） □ 镇痛药物（根据情况）	长期医嘱： □ 二级护理 □ 饮食 □ 记引流量 □ 患者既往基础用药 □ 抬高患肢 □ 理疗 □ 脱水（根据肿胀程度） □ 抗凝，预防血栓药物 临时医嘱： □ 补液（根据情况） □ 镇痛药物（根据情况）	出院医嘱： □ 出院带药 □ 嘱＿＿日后拆线换药（根据出院时间决定） □ 嘱更换及拆除石膏时间 □ 如有不适，随时来诊
主要护理工作	□ 体位护理：患者平卧，下肢石膏制动，使用下肢垫，腾空切口处 □ 血运观察：观察患肢血运情况，尤其注意肿胀程度 □ 石膏托护理：保持患肢跖跗屈位，由于石膏较长，密切观察石膏处皮肤状况，避免湿疹发生。保持适宜的松紧度 □ 预防压疮护理 □ 预防血栓护理：正确告知床上运动	□ 饮食指导：禁烟酒，忌生冷辛辣刺激性食物 □ 切口护理：密切观察伤口敷料渗出情况。按时换药，防止皮肤感染导致的跟腱坏死 □ 疼痛护理：若患肢疼痛，可视情况遵医嘱合理使用镇痛药 □ 心理护理 □ 功能锻炼：1周后可进行足趾的轻微活动	□ 功能锻炼：3周可将石膏更换为踝关节中立位。6~10周可去石膏，使用弹力绷带，练习踝屈伸，理疗，足浴。11~12周患侧鞋内使用2~3cm增高垫，下蹲，循序渐进至慢走、慢跑 □ 瘢痕护理：告知预防瘢痕的意义及方法 □ 告知随诊的意义 □ 告知出院流程
病情变异记录	□ 无 □ 有，原因： 1. 2.	□ 无 □ 有，原因： 1. 2.	□ 无 □ 有，原因： 1. 2.
护士签名			
医师签名			

第二十章

单发跖骨骨折临床路径释义

【医疗质量控制指标】

指标一、入院时骨折程度、患肢肿胀程度、皮肤软组织及神经血管情况的评估及记录。

指标二、制订合理的治疗方案。

指标三、实施术前评估与术前准备。

指标四、手术时机的选择。

指标五、预防性抗菌药物选择与应用时机、时长。

指标六、预防下肢深静脉血栓形成。

指标七、术后骨折复位固定情况、切口愈合情况、患肢肿胀消退及神经血管情况的评估及记录。

指标八、术后康复治疗。

指标九、内科原有疾病治疗。

指标十、围手术期并发症治疗。

指标十一、住院期间为患者提供术前、术后健康教育与出院宣教。

指标十二、离院方式。

指标十三、住院天数与住院总费用。

一、单发跖骨骨折编码

1. 原编码

疾病名称及编码：单发跖骨骨折（ICD-10：S92.301）

手术操作名称及编码：切开复位内固定术（ICD-9-CM-3：79.37019）

2. 修改编码

疾病名称及编码：单发跖骨骨折（ICD-10：S92.3）

手术操作名称及编码：跖骨骨折切开复位内固定术（ICD-9-CM-3：79.3702）

二、临床路径检索方法

S92.3 伴 79.3702

三、国家医疗保障疾病诊断相关分组（CHS-DRG）

MDCI　肌肉、骨骼疾病及功能障碍

IS1　前臂、腕、手或足损伤

四、单发跖骨骨折临床路径标准住院流程

（一）适用对象

第一诊断为单发跖骨骨折（ICD-10：S92.301），行切开复位内固定术（ICD-9-CM-3：79.37019）。

> **释义**
>
> ■ 本临床路径适用对象是第一诊断为单发跖骨骨折的患者。
> ■ 适用对象中不包括肿瘤等病因造成的病理性骨折、有单发跖骨骨折的多发损伤患者、多发跖骨骨折、陈旧性骨折或骨折不愈合、开放性骨折。

(二) 诊断依据

根据《临床诊疗指南·骨科学分册》（中华医学会编著，人民卫生出版社，2009 年），《外科学（下册）》（8 年制和 7 年制临床医学专用教材，赵玉沛、陈孝平主编，人民卫生出版社，2015 年）。

1. 病史：外伤史。
2. 体检有明确体征：患足肿胀、疼痛、活动受限。
3. 辅助检查：足部 X 线片显示单发跖骨骨折。

> **释义**
>
> ■ 注意有无足部筋膜间室综合征。
> ■ 正确的诊断与分类需依靠足部正侧斜位 X 线片。

(三) 进入路径标准

1. 第一诊断必须符合 ICD-10：S92.301 跖骨骨折疾病编码。
2. 当患者同时具有其他疾病诊断，但在住院期间不需要特殊处理也不影响第一诊断的临床路径流程实施时，可以进入路径。
3. 闭合性单发跖骨骨折，有手术指征。
4. 除外病理性骨折。

> **释义**
>
> ■ 本路径不适用于合并其他骨折的多发损伤患者或多发跖骨骨折患者，开放性骨折或骨折不愈合也需退出本路径。
> ■ 合并疾病的院内会诊以及常规处理不影响临床路径流程。
> ■ 侧方或短缩移位大于 3mm，成角畸形＞10°，累及关节面且有关节内移位的骨折，具有手术指征。

(四) 标准住院日 8~16 天

> **释义**
>
> ■ 骨折常造成明显肿胀，严重肿胀者需要等待肿胀消退后方可进行手术。

（五）住院期间的检查项目

1. 必需的检查项目
（1）血常规、尿常规。
（2）肝功能、肾功能、血电解质、血糖。
（3）凝血功能。
（4）感染性疾病筛查（乙型肝炎、丙型肝炎、梅毒、艾滋病等）。
（5）X 线胸片、心电图。
（6）单足正侧斜位片。

2. 根据患者病情进行的检查项目
（1）肺功能、超声心动图（老年人或既往有相关病史者）。
（2）对于合并糖尿病的请相关科室调整血糖。
（3）有相关疾病者必要时请相应科室会诊。

> 释义
>
> ■ 以上项目属术前必须完成的检查项目。部分患者需要进行 CT 检查进一步了解骨折情况。老年、既往有心肺疾病等内科基础疾病患者需有针对性选择血气分析、肺功能检查、超声心动图等检查。
>
> ■ 根据术前检查的结果安排进一步检查项目，如果住院期间需要特殊处理，可以退出本路径。
>
> ■ 如术前凝血功能检查提示 D-二聚体升高等异常情况；可间隔 2~3 天再次复查，以观察异常指标的动态变化。
>
> ■ 如患侧下肢明显肿胀或 D-二聚体动态升高，可行下肢深静脉超声或下肢静脉造影检查，明确有无下肢深静脉血栓形成。

（六）治疗方案的选择

切开复位内固定术，也可视情况采用其他固定方式。

> 释义
>
> ■ 骨折造成足部筋膜间室综合征者，需急诊行筋膜间室切开减张手术治疗。
>
> ■ 通常需要切开复位，部分骨折可采取闭合复位；固定方式可依据骨折具体情况选择接骨板、螺钉、克氏针等。

（七）预防性抗菌药物选择与使用时机

术前半小时及术后 24 小时预防应用抗菌药物。

> 释义
>
> ■ 骨与关节手术感染多为革兰阳性球菌，故首选第一代头孢菌素作为预防用药，不需联合用药。
>
> ■ 抗菌药物应在术前 30 分钟、上止血带之前输注完毕，使手术切口暴露时局部

组织中已达到足以杀灭手术过程中入侵切口细菌的药物浓度。手术时间过长（超过3小时）或出血量过多（＞1500ml）时，可考虑加用抗菌药物。

■ 术后患者出现体温升高、切口局部红肿、渗出或皮肤软组织坏死等可疑手术切口相关感染时，可适当延长抗菌药物使用时间。

（八）手术日为入院第 3~5 天

释义

■ 应根据患者具体情况选择麻醉方式，与麻醉师沟通，说明手术入路，尽可能选择全身影响小的麻醉方式。

■ 根据患者骨折情况，选择合适的手术入路。

■ 绝大多数患者不需要输血治疗，失血较多患者可视术中具体情况而定。

■ 不建议常规植骨及术后辅助外固定治疗。

（九）术后恢复 4~16 天

释义

■ 术后可根据恢复情况适当缩短住院天数。

■ 至少在术后第 1 天或第 2 天复查一次血常规，以了解有无明显贫血、白细胞计数升高等异常情况。

■ 如患侧下肢明显肿胀，可行下肢深静脉超声检查，明确有无下肢深静脉血栓形成。

■ 术后必须复查足部正斜位 X 线片判断骨折复位及内固定位置是否良好，必要时用 CT 检查骨折复位情况及内固定位置。

■ 选择抗菌药物时要根据手术部位的常见病原菌、患者病理生理状况、抗菌药物的抗菌谱、抗菌药物的药动学特点、抗菌药物的不良反应等综合考虑。原则上应选择相对广谱、效果肯定、安全及价格相对低廉的抗菌药物。

■ 如患者存在血栓性疾病高危因素，术后第 1 天开始抗凝治疗，可使用低分子肝素，以预防下肢深静脉血栓形成；持续治疗至患者可拄拐离床活动。

■ 如术后足部肿胀明显，首先给予抬高患肢、冰敷，可口服或者静脉使用消肿药物，必要时可以给予制动。

■ 如固定良好，应鼓励患者早期非负重活动，包括肌肉收缩、屈伸关节，早期禁止负重。

（十）出院标准

1. 体温正常，常规化验指标无明显异常。
2. 伤口愈合良好：伤口无感染征象（或可在门诊处理的伤口情况），无皮肤坏死。

3. 没有需要住院处理的并发症和/或合并症。

> **释义**
>
> ■ 患者出院前应一般情况良好，骨折固定符合相关标准，切口无异常情况，临床允许出院继续观察休养。如果发生相关并发症，可能会延长住院时间。
>
> ■ 体温高首先应考虑有无感染可能，可结合血常规、局部伤口情况及患者主诉综合分析。应当注意明显贫血、伤口局部血肿吸收也是发热的原因，但体温一般不高于39℃。
>
> ■ 出院前应仔细观察伤口情况，确定伤口无明显红肿、持续渗液、皮肤软组织坏死方可出院。

（十一）变异及原因分析

1. 围手术期并发症：伤口感染、皮下血肿等造成住院日延长和费用增加。
2. 内科合并症：老年患者常合并基础疾病，如脑血管或心血管病、糖尿病、血栓等，手术可能导致这些疾病加重而需要进一步治疗，从而延长治疗时间，并增加住院费用。

> **释义**
>
> ■ 按标准治疗方案如发生严重的并发症，需要转入相应路径。
>
> ■ 医师认可的变异原因主要是指患者入选路径后，医师在检查及治疗过程中发现患者合并存在一些事前未预知的对本路径治疗可能产生影响的情况，需要终止执行路径或者是延长治疗时间、增加治疗费用。医师需在表单中明确说明。
>
> ■ 因患者方面的主观原因导致执行路径出现变异，也需要医师在表单中予以说明。

五、单发跖骨骨折临床路径用药方案

【用药选择】

1. 术前治疗基础疾病的药物应继续规律应用。
2. 术中抗菌药物应于术前30分钟滴注，骨关节感染以革兰阳性球菌为主，故首选第一代头孢菌素，若皮试阴性可选用头孢曲松。
3. 无血栓类疾病高危因素患者不建议常规术前、术后药物抗凝。

【药学提示】

已知对磺胺类药物过敏患者禁用帕瑞昔布。

【注意事项】

术后应避免注射用非甾类镇痛药与口服非甾类镇痛药合用，以免增加胃肠道不良事件风险。

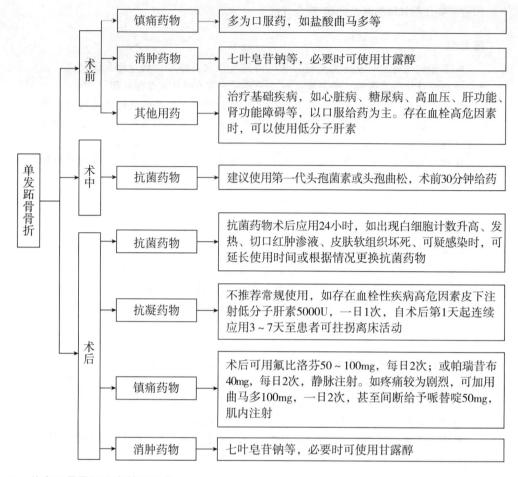

六、单发跖骨骨折患者护理规范

1. 术前护理规范

（1）患肢抬高、冰敷。

（2）严密观察患肢疼痛、肿胀、感觉、运动、血运等情况。

（3）必要时遵医嘱使用镇痛药、消肿药。

（4）指导患者饮食摄入充足水分及热量，遵医嘱指导饮食类型。

（5）指导患者进行患侧肢端及邻近正常关节的主动活动，预防下肢深静脉血栓形成。

（6）指导患者坐立位活动、定期翻身及变换患肢体位，预防压疮、肺部感染等并发症。

（7）术前健康教育。

2. 术后护理规范

（1）术后患者返回病房后，取平卧位；如意识清醒、无头晕恶心呕吐症状，可改为半坐位或坐位。

（2）患肢抬高。

（3）严密观察生命体征变化。

（4）术后患者意识清醒、无恶心呕吐症状，可少量饮用温水，2小时后进流质饮食，逐渐过度到术前饮食。

（5）密切观察切口敷料的渗血情况。

（6）严密观察患肢疼痛、肿胀、感觉、运动、血运等情况。

（7）必要时遵医嘱使用镇痛药、消肿药。

（8）并发症的预防与护理

1）预防下肢深静脉血栓的护理：麻醉恢复后，指导患者开始进行患肢肌肉等长收缩；疼痛可耐受情况下，指导患者进行患侧肢端及邻近正常关节的主动活动。

2）预防肺部感染的护理：指导患者进行深呼吸或有效咳嗽、咳痰，胸部叩击，必要时予以雾化吸入，促进肺膨胀和痰液的排出。

3）预防压疮的护理：做好基础护理，保持床单清洁、平整、无褶皱；鼓励患者坐立位活动、定期翻身及变换患肢体位；对卧床患者，定时翻身并将水胶体敷料贴于骨突处，用于预防压疮、压红的发生。

4）预防腹胀、便秘的护理：鼓励患者多食高蛋白质、粗纤维的食物，少食多餐，少吃甜食及易产气食物，每日腹部按摩 2~3 次，以促进肠蠕动，减轻腹胀及便秘，必要时可服用缓泻药物或使用润滑剂促进排便。

5）预防泌尿系统感染的护理：指导患者摄入充足水分，并鼓励其术后尽早排尿。

（9）术后健康教育。

七、单发跖骨骨折患者营养治疗规范

1. 营养风险筛查，NRS 评分＞3 分者，给予营养评估。

2. 充足的热量、蛋白质，适量脂肪。NRS 评分≤3 分者，能量供给标准以 25~30kcal/kg 为佳；营养不良者热量供给标准不低于 35kcal/kg。碳水化合物热量比不低于 50%；充足的蛋白质，不低于 1.2~1.5g/kg（标准体重），应以优质蛋白为主，不低于蛋白质总量的 1/3~1/2；脂肪热量比以 25%~30% 为宜，饱和脂肪酸、单不饱和脂肪酸、多不饱和脂肪酸之间比例以 1:1:1 左右为宜，适当提高膳食 ω-3 脂肪酸的摄入，保证充足的维生素和矿物质。

3. 围手术期，根据不同治疗时期选择饮食形态，如流质饮食、半流质饮食、软食或普通饮食等。饮食宜清淡，以温、热、软为佳，忌食生冷、肥甘、厚腻食物，限制刺激性食物、饮品及调味品。

4. 如经口进食低于所需热量的 80% 及高热患者，应给予相应的肠内营养补充剂口服补充，必要时管饲肠内营养补充或肠外营养补充。

5. 如有糖代谢异常，应减少糖类的摄入量。如有糖尿病，应选择糖尿病饮食。如有高血压病，应选择低盐饮食。如有高脂血症，应选择低脂饮食。如合并其他代谢性疾病，应遵循专科医师建议调整饮食。

八、单发跖骨骨折患者健康宣教

1. 出院后手术切口每 3~5 天换一次药，术后 2 周拆线。

2. 如切口持续有渗出物或出现切口红肿、体温异常等情况，及时门诊就诊。

3. 遵医嘱使用药物，如有内科合并症应专科就诊。

4. 术后 1 个月门诊复查。

5. 出院后即可进行患肢临近关节的功能练习，包括踝关节、距下关节、跖趾关节及趾间关节。

6. 术后早期功能锻炼的原则："安全而不加重疼痛""主动运动为主被动为辅""适应性起步逐渐增量"。

7. 骨折临床愈合前患肢避免负重，之后双拐或助行器保护下部分负重，逐渐增加至完全负重。

8. 预防跌倒指导：正确使用双拐或助行器。在家中或公共场所注意防滑、防绊、防碰撞。改变姿势时动作应缓慢。穿衣、穿鞋大小合适，有利于活动。

9. 生活指导：采取合理的生活方式及饮食习惯，运动适宜，保证摄入充足的蛋白质、维生素及含钙食物。戒烟酒，避免咖啡因的摄入，少饮碳酸饮料。

九、推荐表单

(一) 医师表单

单发跖骨骨折临床路径医师表单

适用对象：第一诊断为单发跖骨骨折（ICD-10：S92.3）
行跖骨骨折切开复位内固定术（ICD-9-CM-3：79.3702）

患者姓名：	性别： 年龄： 住院号：	门诊号：
住院日期： 年 月 日	出院日期： 年 月 日	标准住院日：≤16 天

时间	住院第 1 天	住院第 2 天	住院第 3 天（手术日）
主要诊疗工作	□ 询问病史及体格检查 □ 上级医师查房 □ 初步的诊断和治疗方案 □ 完成住院志、首次病程、上级医师查房等病历书写 □ 开检查检验单 □ 完成必要的相关科室会诊	□ 上级医师查房与手术前评估 □ 确定诊断和手术方案 □ 完成上级医师查房记录 □ 收集检查检验结果并评估病情 □ 向患者和/或家属交代围手术期注意事项并签署手术知情同意书、委托书（患者本人不能签字时）、自费用品协议书 □ 完成各项术前准备	□ 手术 □ 向患者和/或家属交代手术过程概况及术后注意事项 □ 术者完成手术记录 □ 完成术后病程 □ 观察有无术后并发症并做相应处理
重点医嘱	**长期医嘱：** □ 骨科护理常规 □ 二级护理 □ 饮食 **临时医嘱：** □ 足部正侧斜位 X 线片 □ 血常规、血型、尿常规 □ 凝血功能 □ 电解质、肝功能、肾功能 □ 传染性疾病筛查 □ 胸部 X 线平片、心电图 □ 肺功能、超声心动图（根据病情定）	**长期医嘱：** □ 骨科护理常规 □ 二级护理 □ 饮食 □ 患者既往内科基础疾病用药 **临时医嘱：** □ 术前医嘱	**长期医嘱：** □ 骨科术后护理常规 □ 一级护理 □ 饮食 □ 患肢抬高 □ 留置引流管并记引流量 □ 其他特殊医嘱 **临时医嘱：** □ 止吐、镇痛、消肿等对症处理
病情变异记录	□ 无 □ 有，原因： 1. 2.	□ 无 □ 有，原因： 1. 2.	□ 无 □ 有，原因： 1. 2.
医师签名			

时间	住院第 4 天 （术后第 1 天）	住院第 5 天 （术后第 2 天）	住院第 6 天 （术后第 3 天）
主要诊疗工作	□ 上级医师查房 □ 伤口换药 □ 完成常规病程记录 □ 观察伤口、引流量、生命体征、患肢远端感觉运动情况等并作出相应处理	□ 上级医师查房 □ 完成常规病程记录 □ 指导患者功能锻炼	□ 上级医师查房 □ 完成病程记录 □ 伤口换药（必要时） □ 指导患者功能锻炼
重点医嘱	**长期医嘱：** □ 骨科术后护理常规 □ 一级护理 □ 饮食 □ 患肢抬高 □ 留置引流管并记引流量 □ 其他特殊医嘱 **临时医嘱：** □ 换药 □ 镇痛、消肿等对症处理（酌情）复查血常规（酌情）	**长期医嘱：** □ 骨科术后护理常规 □ 二级护理 □ 饮食 □ 患肢抬高 □ 其他特殊医嘱 **临时医嘱：** □ 复查血常规（酌情） □ 换药 □ 镇痛、消肿等对症处理（酌情）	**长期医嘱：** □ 骨科术后护理常规 □ 二级护理 □ 饮食 □ 患肢抬高 □ 其他特殊医嘱 **临时医嘱：** □ 复查血常规（必要时） □ 换药 □ 镇痛、消肿等对症处理 □ 复查 X 线片
病情变异记录	□ 无　□ 有，原因： 1. 2.	□ 无　□ 有，原因： 1. 2.	□ 无　□ 有，原因： 1. 2.
医师签名			

时间	住院第7天 （术后第4天）	住院第8天 （术后第5天）	住院第9~16天 （术后第6~14天）
主要诊疗工作	□ 上级医师查房 □ 住院医师完成病程记录 □ 伤口换药（必要时） □ 指导患者功能锻炼	□ 上级医师查房 □ 住院医师完成病程记录 □ 伤口换药（必要时） □ 指导患者功能锻炼	□ 上级医师查房，进行手术及伤口评估，确定有无手术并发症和切口愈合不良情况，明确能否出院 □ 完成出院志、病案首页、出院诊断证明书等病历书写 □ 向患者交代出院后的康复锻炼及注意事项
重要医嘱	长期医嘱： □ 骨科术后护理常规 □ 二级护理 □ 饮食 □ 其他特殊医嘱 □ 术后功能锻炼 临时医嘱： □ 复查血常规、尿常规、生化（必要时） □ 换药（必要时） □ 镇痛、消肿等对症处理（必要时）	长期医嘱： □ 骨科术后护理常规 □ 二级护理 □ 饮食 □ 其他特殊医嘱 □ 术后功能锻炼 临时医嘱： □ 复查血常规、尿常规、生化（必要时） □ 换药（必要时） □ 镇痛等对症处理（必要时）	出院医嘱： □ 出院带药 □ 嘱___日后拆线换药（根据伤口愈合情况，预约拆线时间） □ 出院后骨科和/或康复科门诊复查 □ 不适随诊
病情变异记录	□ 无 □ 有，原因： 1. 2.	□ 无 □ 有，原因： 1. 2.	□ 无 □ 有，原因： 1. 2.
医师签名			

（二）护士表单

单发跖骨骨折临床路径护士表单

适用对象：第一诊断为单发跖骨骨折（ICD-10：S92.3）
行跖骨骨折切开复位内固定术（ICD-9-CM-3：79.3702）

患者姓名：	性别： 年龄： 住院号：	门诊号：
住院日期： 年 月 日	出院日期： 年 月 日	标准住院日：≤16天

时间	住院第1天	住院第2天 （术前日）	住院第3天 （手术日）
健康宣教	**入院宣教：** □ 介绍主管医师和责任护士 □ 介绍病室环境、设施、设备 □ 介绍规章制度及安全宣教 □ 介绍疾病相关注意事项	**术前宣教：** □ 宣教疾病知识、术前准备、手术过程 □ 告知准备物品 □ 告知术后饮食、活动及探视规定 □ 告知术后可能出现的情况及应对方式 □ 告知家属等候区位置	**手术当日宣教：** □ 告知监护设备、管路功能及注意事项 □ 饮食指导 □ 告知术后可能出现的情况及应对方式 □ 再次明确探视陪伴须知
护理处置	□ 核对患者，佩戴腕带 □ 建立入院病历 □ 评估患者并书写护理评估单 □ 卫生处置：剪指（趾）甲、沐浴，更换病号服 □ 用软枕抬高患肢	□ 协助医师完成术前检查、化验 **术前常规准备：** □ 禁食、禁水 □ 备皮 □ 配血 □ 抗菌药物皮试 □ 肠道准备	**送手术：** □ 摘除患者各种活动物品 □ 核对患者信息 □ 核对带药 □ 填写手术交接单，签字确认 **接手术：** □ 核对患者及资料，签字确认
基础护理	**二级/一级护理：** □ 晨晚间护理 □ 饮食指导 □ 排泄护理 □ 患者安全管理	**二级/一级护理：** □ 晨晚间护理 □ 饮食指导 □ 排泄护理 □ 患者安全管理	**特级/一级护理：** □ 晨晚间护理 □ 卧位护理：协助床上移动、保持功能体位 □ 饮食指导、排便情况 □ 患者安全管理
专科护理	□ 护理查体 □ 评估患肢感觉活动、末梢血运 □ 评估患肢肿胀及皮肤情况，并遵医嘱抬高患肢 □ 需要时，填写跌倒及皮肤压疮防范表，床头悬挂防跌倒提示牌 □ 保持石膏固定牢固、有效 □ 遵医嘱予以消肿、镇痛治疗 □ 给予患者及家属心理支持	□ 遵医嘱完成相关检查 □ 评估患肢肿胀及皮肤情况，并遵医嘱抬高患肢 □ 保持石膏固定牢固、有效 □ 遵医嘱予消肿、镇痛治疗 □ 遵医嘱予功能锻炼指导 □ 遵医嘱予预防深静脉血栓治疗 □ 给予患者及家属心理支持	□ 病情观察，书写特护记录或一般护理记录 □ 日间每2小时、夜间每4小时评估生命体征、意识、患肢感觉活动及血运情况、皮肤及肿胀情况、伤口敷料、引流管、尿管情况、出入量，如有病情变化随时记录 □ 遵医嘱予患肢抬高 □ 遵医嘱予预防深静脉血栓治疗 □ 遵医嘱予抗菌药物、消肿、镇痛、止吐、补液药物治疗 □ 给予患者及家属心理支持

续　表

时间	住院第 1 天	住院第 2 天 （术前日）	住院第 3 天 （手术日）
重点 医嘱	□ 详见医嘱执行单	□ 详见医嘱执行单	□ 详见医嘱执行单
病情 变异 记录	□ 无　□ 有，原因： 1. 2.	□ 无　□ 有，原因： 1. 2.	□ 无　□ 有，原因： 1. 2.
护士 签名			

时间	住院第 4~8 天 （术后第 1~5 天）	住院第 9~16 天 （出院日）
健康宣教	**术后宣教：** □ 药物作用时间及频率 □ 饮食、活动指导 □ 复查患者对术前宣教内容的掌握程度 □ 功能锻炼指导 □ 佩戴支具注意事项 □ 安全宣教 □ 镇痛治疗及注意事项	**出院宣教：** □ 复查时间 □ 用药方法 □ 饮食指导 □ 活动休息 □ 支具佩戴 □ 办理出院手续程序及时间
护理处置	□ 遵医嘱完成相关治疗	□ 办理出院手续 □ 书写出院小结
基础护理	**一级/二级护理：** □ 晨晚间护理 □ 饮食指导 □ 排泄护理 □ 患者安全管理	**二级护理：** □ 晨晚间护理 □ 饮食指导 □ 排泄护理 □ 患者安全管理
专科护理	□ 病情观察，书写护理记录 □ 评估生命体征、意识、患肢感觉活动及血运、皮肤及肿胀情况、伤口敷料、引流管、尿管情况、出入量，如有病情变化随时记录 □ 遵医嘱予患肢抬高 □ 遵医嘱予康复锻炼指导 □ 遵医嘱予抗菌药物、消肿、镇痛、抗血栓药物治疗 □ 给予患者及家属心理支持	□ 病情观察，书写护理记录 □ 评估生命体征、意识、患肢感觉活动及血运情况 □ 遵医嘱指导出院后康复锻炼 □ 给予患者及家属心理指导
重点医嘱	□ 详见医嘱执行单	□ 详见医嘱执行单
病情变异记录	□ 无　□ 有，原因： 1. 2.	□ 无　□ 有，原因： 1. 2.
护士签名		

（三）患者表单

单发跖骨骨折临床路径患者表单

适用对象：第一诊断为单发跖骨骨折（ICD-10：S92.3）

行跖骨骨折切开复位内固定术（ICD-9-CM-3：79.3702）

患者姓名：		性别：　　年龄：　　住院号：	门诊号：
住院日期：　　年　月　日		出院日期：　　年　月　日	标准住院日：≤16 天

时间	入院	手术前	手术日
医患配合	□ 配合询问病史、收集资料，请务必详细告知既往史、用药史、过敏史 □ 如服用抗凝剂，请明确告知 □ 配合医师进行体格检查 □ 如有任何不适请告知医师 □ 请配合医师完成患肢石膏固定	□ 配合完善术前相关检查、化验，如采血、留尿、心电图、X 线胸片、患肢 X 线检查、CT、MRI、肺功能 □ 医师与患者及家属介绍病情及手术方案、时间；手术谈话、术前签字 □ 麻醉师与患者进行术前访视	□ 配合评估手术效果 □ 配合检查肢体感觉活动情况 □ 有任何不适请告知医师
护患配合	□ 配合测量体温、脉搏、呼吸、血压、体重 □ 配合佩戴腕带 □ 配合护士完成入院评估（简单询问病史、过敏史、用药史） □ 接受入院宣教（环境介绍、病室规定、订餐制度、贵重物品保管、探视制度等） □ 有任何不适请告知护士	□ 配合测量体温、脉搏、呼吸，询问排便次数，1 次/天 □ 接受术前宣教 □ 配合手术范围备皮 □ 准备好必要用物，如弯头吸管、尿壶、便盆等 □ 取下义齿、饰品等，贵重物品交家属保管	□ 清晨配合测量体温、脉搏、呼吸 1 次 □ 送手术前，协助完成核对，脱去衣物，上手术车 □ 返病房后，协助完成核对，配合过病床 □ 配合检查意识、肢体感觉活动 □ 配合术后吸氧、心电监测、输液、床上排尿或留置尿管，患肢伤口处可能有引流管 □ 遵医嘱采取正确体位 □ 有任何不适请告知护士
饮食	□ 正常饮食 □ 糖尿病饮食 □ 低盐低脂饮食	□ 术前 12 小时禁食、禁水	□ 返病室后禁食、禁水 6 小时 □ 6 小时后无恶心、呕吐可适量饮水
排泄	□ 正常排尿便	□ 正常排尿便	□ 床上排尿便 □ 保留尿管
活动	□ 患肢抬高	□ 患肢抬高	□ 卧床休息，保护管路 □ 患肢抬高 □ 患肢活动

时间	手术后	出院日
医患配合	□ 配合检查肢体感觉活动 □ 需要时，伤口换药 □ 配合佩戴支具 □ 配合拔除伤口引流管、尿管 □ 配合伤口拆线	□ 接受出院前指导 □ 知道复查程序
护患配合	□ 配合定时监测生命体征，每日询问排便次数 □ 配合检查肢体感觉活动 □ 配合夹闭尿管，锻炼膀胱功能 □ 接受进食、进水、排便等生活护理 □ 注意安全，避免坠床或跌倒 □ 配合采取正确体位 □ 如需要，配合正确佩戴支具 □ 配合执行探视及陪伴制度	□ 接受出院宣教 □ 准备齐就诊卡、押金条 □ 知道用药方法、作用、注意事项 □ 知道护理伤口方法 □ 知道正确佩戴支具 □ 知道复印病历的方法和时间 □ 办理出院手续 □ 获取出院证明书 □ 获取出院带药
饮食	□ 正常饮食 □ 糖尿病饮食 □ 低盐低脂饮食	□ 根据医嘱饮食
排泄	□ 正常排尿便 □ 防治便秘	□ 正常排尿便 □ 防治便秘
活动	□ 注意保护管路，勿牵拉、打折 □ 根据医嘱活动	□ 根据医嘱，适度活动，避免疲劳

附：原表单（2016 年版）

单发跖骨骨折临床路径表单

适用对象：第一诊断为单发跖骨骨折（ICD-10：S92.301）

行切开复位内固定术（ICD-9-CM-3：79.37019）

患者姓名：	性别：	年龄：	住院号：	门诊号：
住院日期：　　年　月　日		出院日期：　　年　月　日		标准住院日：≤16 天

时间	住院第 1 天	住院第 2 天	住院第 3 天（手术日）
主要诊疗工作	□ 询问病史及体格检查 □ 上级医师查房 □ 初步的诊断和治疗方案 □ 完成住院志、首次病程、上级医师查房等病历书写 □ 开检查检验单 □ 完成必要的相关科室会诊	□ 上级医师查房与手术前评估 □ 确定诊断和手术方案 □ 完成上级医师查房记录 □ 收集检查检验结果并评估病情 □ 向患者和/或家属交代围手术期注意事项并签署手术知情同意书、委托书（患者本人不能签字时）、自费用品协议书 □ 完成各项术前准备	□ 手术 □ 向患者和/或家属交代手术过程概况及术后注意事项 □ 术者完成手术记录 □ 完成术后病程 □ 观察有无术后并发症并作出相应处理
重点医嘱	**长期医嘱：** □ 骨科护理常规 □ 二级护理 □ 饮食 **临时医嘱：** □ 足部正侧斜位 X 线片 □ 血常规、血型、尿常规 □ 凝血功能 □ 电解质、肝功能、肾功能 □ 传染性疾病筛查 □ 胸部 X 线平片、心电图 □ 根据病情：肺功能、超声心动图	**长期医嘱：** □ 骨科护理常规 □ 二级护理 □ 饮食 □ 患者既往内科基础疾病用药 **临时医嘱：** □ 术前医嘱	**长期医嘱：** □ 骨科术后护理常规 □ 一级护理 □ 饮食 □ 患肢抬高 □ 留置引流管并记引流量 □ 其他特殊医嘱 **临时医嘱：** □ 止吐、镇痛、消肿等对症处理
主要护理工作	□ 入院介绍 □ 入院护理评估	□ 做好备皮等术前准备 □ 防止皮肤压疮护理 □ 心理和生活护理	□ 观察患者病情变化并及时报告医师 □ 术后心理护理 □ 指导术后患者功能锻炼
病情变异记录	□ 无　□ 有，原因： 1. 2.	□ 无　□ 有，原因： 1. 2.	□ 无　□ 有，原因： 1. 2.
护士签名			
医师签名			

时间	住院第 4 天 （术后第 1 天）	住院第 5 天 （术后第 2 天）	住院第 6 天 （术后第 3 天）
主要诊疗工作	□ 上级医师查房 □ 伤口换药 □ 完成常规病程记录 □ 观察伤口、引流量、生命体征、患肢远端感觉运动情况等并作出相应处理	□ 上级医师查房 □ 完成常规病程记录 □ 指导患者功能锻炼	□ 上级医师查房 □ 完成病程记录 □ 伤口换药（必要时） □ 指导患者功能锻炼
重点医嘱	**长期医嘱：** □ 骨科术后护理常规 □ 一级护理 □ 饮食 □ 患肢抬高 □ 留置引流管并记引流量 □ 其他特殊医嘱 **临时医嘱：** □ 换药 □ 镇痛、消肿等对症处理（酌情） □ 复查血常规（酌情）	**长期医嘱：** □ 骨科术后护理常规 □ 二级护理 □ 饮食 □ 患肢抬高 □ 其他特殊医嘱 **临时医嘱：** □ 复查血常规（酌情） □ 换药 □ 镇痛、消肿等对症处理（酌情）	**长期医嘱：** □ 骨科术后护理常规 □ 二级护理 □ 饮食 □ 患肢抬高 □ 其他特殊医嘱 **临时医嘱：** □ 复查血常规（必要时） □ 换药 □ 镇痛、消肿等对症处理 □ 复查 X 线片
主要护理工作	□ 观察患者病情变化 □ 术后心理与生活护理 □ 指导术后患者功能锻炼	□ 观察患者病情 □ 术后心理与生活护理 □ 指导术后患者功能锻炼	□ 观察患者病情变化 □ 术后心理与生活护理 □ 指导术后患者功能锻炼
病情变异记录	□ 无　□ 有，原因： 1. 2.	□ 无　□ 有，原因： 1. 2.	□ 无　□ 有，原因： 1. 2.
护士签名			
医师签名			

时间	住院第 7 天 （术后第 4 天）	住院第 8 天 （术后第 5 天）	住院第 9~16 天 （术后第 6~14 天）
主要诊疗工作	□ 上级医师查房 □ 住院医师完成病程记录 □ 伤口换药（必要时） □ 指导患者功能锻炼	□ 上级医师查房 □ 住院医师完成病程记录 □ 伤口换药（必要时） □ 指导患者功能锻炼	□ 上级医师查房，进行手术及伤口评估，确定有无手术并发症和切口愈合不良情况，明确能否出院 □ 完成出院志、病案首页、出院诊断证明书等病历书写 □ 向患者交代出院后的康复锻炼及注意事项
重要医嘱	长期医嘱： □ 骨科术后护理常规 □ 二级护理 □ 饮食 □ 其他特殊医嘱 □ 术后功能锻炼 临时医嘱： □ 复查血常规、尿常规、生化（必要时） □ 换药（必要时） □ 镇痛、消肿等对症处理（必要时）	长期医嘱： □ 骨科术后护理常规 □ 二级护理 □ 饮食 □ 其他特殊医嘱 □ 术后功能锻炼 临时医嘱： □ 复查血常规、尿常规、生化（必要时） □ 换药（必要时） □ 镇痛等对症处理（必要时）	出院医嘱： □ 出院带药 □ 嘱___日后拆线换药（根据伤口愈合情况预约拆线时间） □ 出院后骨科和/或康复科门诊复查 □ 不适随诊
主要护理工作	□ 观察患者病情变化 □ 术后心理与生活护理 □ 指导患者功能锻炼	□ 观察患者病情变化 □ 指导患者功能锻炼 □ 术后心理和生活护理	□ 指导患者办理出院手续 □ 出院宣教
病情变异记录	□ 无　□ 有，原因： 1. 2.	□ 无　□ 有，原因： 1. 2.	□ 无　□ 有，原因： 1. 2.
护士签名			
医师签名			

第二十一章

多发跖骨骨折临床路径释义

【医疗质量控制指标】

指标一、入院时骨折程度、患肢肿胀程度、皮肤软组织及神经血管情况的评估及记录。

指标二、制订合理的治疗方案。

指标三、实施术前评估与术前准备。

指标四、手术时机的选择。

指标五、预防性抗菌药物选择与应用时机、时长。

指标六、预防下肢深静脉血栓形成。

指标七、术后骨折复位固定情况、切口愈合情况、患肢肿胀消退及神经血管情况的评估及记录。

指标八、术后康复治疗。

指标九、内科原有疾病治疗。

指标十、围手术期并发症治疗。

指标十一、住院期间为患者提供术前、术后健康教育与出院宣教。

指标十二、离院方式。

指标十三、住院天数与住院总费用。

一、多发跖骨骨折编码

1. 原编码

疾病名称及编码：多发跖骨骨折（ICD-10：S92.301）

手术操作名称及编码：骨折切开复位内固定术（ICD-9-CM-3：79.37019）

2. 修改编码

疾病名称及编码：多发跖骨骨折（ICD-10：S92.3）

手术操作名称及编码：跖骨骨折切开复位内固定术（ICD-9-CM-3：79.3702）

二、临床路径检索方法

S92.3 伴 79.3702

三、国家医疗保障疾病诊断相关分组（CHS-DRG）

MDCI 肌肉、骨骼疾病及功能障碍

IS1 前臂、腕、手或足损伤

四、多发跖骨骨折临床路径标准住院流程

（一）适用对象

第一诊断为多发跖骨骨折（ICD-10：S92.301），行切开复位内固定术（ICD-9-CM-3：79.37019）。

> **释义**
>
> ■ 本临床路径适用对象是第一诊断为多发跖骨骨折的患者。
>
> ■ 适用对象中不包括肿瘤等病因造成的病理性骨折、有多发跖骨骨折的多发损伤患者、单发跖骨骨折、陈旧性骨折或骨折不愈合、开放性骨折。

(二) 诊断依据

根据《临床诊疗指南·骨科学分册》（中华医学会编著，人民卫生出版社，2009 年），《外科学（下册）》（8 年制和 7 年制临床医学专用教材，赵玉沛、陈孝平主编，人民卫生出版社，2015 年）。

1. 病史：外伤史。
2. 体检有明确体征：患足肿胀、疼痛、活动受限。
3. 辅助检查：足部 X 线片显示多发跖骨骨折。

> **释义**
>
> ■ 注意有无足部筋膜间室综合征。
>
> ■ 正确的诊断与分类需依靠足部正斜位 X 线片。

(三) 进入路径标准

1. 第一诊断必须符合 ICD-10：S92.301 跖骨骨折疾病编码。
2. 当患者同时具有其他疾病诊断，但在住院期间不需要特殊处理也不影响第一诊断的临床路径流程实施时，可以进入路径。
3. 闭合性多发跖骨骨折，有明确手术指征。
4. 除外病理性骨折。

> **释义**
>
> ■ 本路径不适用于合并其他骨折的多发损伤患者、单发跖骨骨折患者、Lisfranc 损伤，开放性骨折或骨折不愈合也需退出本路径。
>
> ■ 合并疾病的院内会诊以及常规处理不影响临床路径流程。
>
> ■ 侧方或短缩移位＞3~4mm，成角畸形＞10°，累及关节面且有关节内移位的骨折，具有手术指征。

(四) 标准住院日 9~16 天

> **释义**
>
> ■ 骨折常造成明显肿胀，严重肿胀者需要等待肿胀消退后方可进行手术。

（五）住院期间的检查项目

1. 必需的检查项目
（1）血常规、尿常规。
（2）肝功能、肾功能、血电解质、血糖。
（3）凝血功能。
（4）感染性疾病筛查（乙型肝炎、丙型肝炎、梅毒、艾滋病等）。
（5）X线胸片、心电图。
（6）单足正侧斜位片。
2. 根据患者病情进行的检查项目
（1）肺功能、超声心动图（老年人或既往有相关病史者）。
（2）对于合并糖尿病的请相关科室调整血糖。
（3）有相关疾病者必要时请相应科室会诊。

> **释义**
>
> ■ 以上项目属术前必须完成的检查项目。部分患者需要进行CT检查进一步了解骨折情况。老年、既往有心肺疾病等内科基础疾病患者需有针对性选择血气分析、肺功能检查、超声心动图等检查。
>
> ■ 根据术前检查的结果安排进一步检查项目，如果住院期间需要特殊处理，可以出本路径。
>
> ■ 如术前凝血功能检查提示D-二聚体升高等异常情况；可间隔2~3天再次复查，以观察异常指标的动态变化。
>
> ■ 如患侧下肢明显肿胀或D-二聚体动态升高，可行下肢深静脉超声或下肢静脉造影检查，明确有无下肢深静脉血栓形成。

（六）治疗方案的选择

切开复位内固定术或视情况选择的其他固定方式。

> **释义**
>
> ■ 骨折造成足部筋膜间室综合征者，需急诊行筋膜间室切开减张手术治疗。
>
> ■ 通常需要切开复位，部分骨折可采取闭合复位；固定方式可依据骨折具体情况选择接骨、螺钉、克氏针等。

（七）预防性抗菌药物选择与使用时机

术前半小时及术后24小时预防应用抗菌药物。

> **释义**
>
> ■ 骨与关节手术感染多为革兰阳性球菌，故首选第一代头孢菌素作为预防用药，不需联合用药。
>
> ■ 抗菌药物应在术前30分钟、上止血带之前输注完毕，使手术切口暴露时局部

组织中已达到足以杀灭手术过程中入侵切口细菌的药物浓度。手术时间过长（超过3小时）或出血量过多（>1500ml）时，可考虑加用抗菌药物。

■ 术后患者出现体温升高、切口局部红肿、渗出或皮肤软组织坏死等可疑手术切口相关感染时，可适当延长抗菌药物使用时间。

（八）手术日

为入院第 3~5 天。

1. 麻醉方式：神经阻滞麻醉或腰麻，或者其他麻醉方式。
2. 手术方式：多发跖骨骨折切开复位内固定术。
3. 手术内植物：接骨板、螺钉、克氏针等。
4. 输血：无。

> **释义**
>
> ■ 应根据患者具体情况选择麻醉方式，与麻醉师沟通，说明手术入路，尽可能选择全身影响小的麻醉方式。
> ■ 根据患者骨折情况，选择合适的手术入路。
> ■ 绝大多数患者不需要输血治疗，失血较多患者可视术中具体情况而定。
> ■ 不建议常规植骨及术后辅助外固定治疗。

（九）术后恢复 4~16 天

> **释义**
>
> ■ 术后可根据恢复情况适当缩短住院天数。
> ■ 至少在术后第 1 天或第 2 天复查一次血常规，以了解有无明显贫血、白细胞计数升高等异常情况。
> ■ 如患侧下肢明显肿胀，可行下肢深静脉超声检查，明确有无下肢深静脉血栓形成。
> ■ 术后必须复查足部正侧斜位 X 线片判断骨折复位及内固定位置是否良好，必要时做 CT 检查骨折复位情况及内固定位置。
> ■ 选择抗菌药物时要根据手术部位的常见病原菌、患者病理生理状况、抗菌药物的抗菌谱、抗菌药物的药动学特点、抗菌药物的不良反应等综合考虑。原则上应选择相对广谱、效果肯定、安全及价格相对低廉的抗菌药物。
> ■ 如患者存在血栓性疾病高危因素，术后第 1 天开始抗凝治疗，可使用低分子肝素，以预防下肢深静脉血栓形成；持续治疗至患者可拄拐离床活动。
> ■ 如术后足部肿胀明显，首先给予抬高患肢、冰敷，可口服或者静脉使用消肿药物，必要时可以给予制动。
> ■ 如固定良好，应鼓励患者早期非负重活动，包括肌肉收缩、屈伸关节，早期禁止负重。

（十）出院标准

1. 体温正常，常规化验指标无明显异常。
2. 伤口愈合良好：引流管拔除，伤口无感染征象（或可在门诊处理的伤口情况），无皮肤坏死。
3. 术后 X 线片证实复位固定满意。
4. 没有需要住院处理的并发症和/或合并症。

> **释义**
>
> ■ 患者出院前应一般情况良好，骨折固定符合相关标准，切口无异常情况，临床允许出院继续观察休养。如果发生相关并发症，可能会延长住院时间。
>
> ■ 体温高首先应考虑有无感染可能，可结合血常规、局部伤口情况及患者主诉综合分析。应当注意明显贫血、伤口局部血肿吸收也是发热的原因，但体温一般不高于39℃。
>
> ■ 出院前应仔细观察伤口情况，确定伤口无明显红肿、持续渗液、皮肤软组织坏死方可出院。

（十一）变异及原因分析

1. 围手术期并发症：伤口感染、皮下血肿等造成住院日延长和费用增加。
2. 内科合并症：老年患者常合并基础疾病，如脑血管或心血管病、糖尿病、血栓等，手术可能导致这些疾病加重而需要进一步治疗，从而延长治疗时间，并增加住院费用。

> **释义**
>
> ■ 按标准治疗方案如发生严重的并发症，需要转入相应路径。
>
> ■ 医师认可的变异原因主要是指患者入选路径后，医师在检查及治疗过程中发现患者合并存在一些事前未预知的对本路径治疗可能产生影响的情况，需要中止执行路径或者是延长治疗时间、增加治疗费用。医师需在表单中明确说明。
>
> ■ 因患者方面的主观原因导致执行路径出现变异，也需要医师在表单中予以说明。

五、多发跖骨骨折临床路径用药方案

【用药选择】

1. 术前治疗基础疾病的药物应继续规律应用。
2. 术中抗菌药物应于术前 30 分钟滴注，骨关节感染以革兰阳性球菌为主，故首选第一代头孢菌素，若皮试阴性可选用头孢曲松。
3. 无血栓类疾病高危因素患者不建议常规术前、术后药物抗凝。

【药学提示】

已知对磺胺类药物过敏患者禁用帕瑞昔布。

【注意事项】

术后应避免注射用非甾类镇痛药与口服非甾类镇痛药合用，以免增加胃肠道不良事件风险。

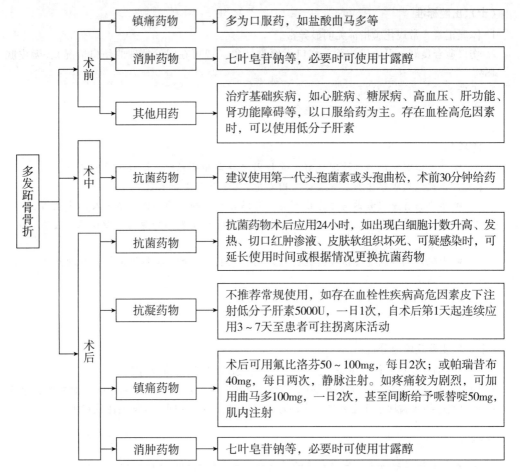

六、多发跖骨骨折患者护理规范

1. 术前护理规范

（1）患肢抬高、冰敷。

（2）严密观察患肢疼痛、肿胀、感觉、运动、血运等情况。

（3）必要时遵医嘱使用镇痛药、消肿药。

（4）指导患者饮食摄入充足水分及热量，遵医嘱指导饮食类型。

（5）指导患者进行患侧肢端及邻近正常关节的主动活动，预防下肢深静脉血栓形成。

（6）指导患者坐立位活动、定期翻身及变换患肢体位，预防压疮、肺部感染等并发症。

（7）术前健康教育。

2. 术后护理规范

（1）术后患者返回病房后，取平卧位；如意识清醒、无头晕恶心呕吐症状，可改为半坐位或坐位。

（2）患肢抬高。

（3）严密观察生命体征变化。

（4）术后患者意识清醒、无恶心呕吐症状，可少量饮用温水，2小时后进流质饮食，逐渐过度到术前饮食。

（5）密切观察切口敷料的渗血情况。

（6）严密观察患肢疼痛、肿胀、感觉、运动、血运等情况。

（7）必要时遵医嘱使用镇痛药、消肿药。

（8）并发症的预防与护理

1）预防下肢深静脉血栓的护理：麻醉恢复后，指导患者开始进行患肢肌肉等长收缩；疼痛可耐受情况下，指导患者进行患侧肢端及邻近正常关节的主动活动。

2）预防肺部感染的护理：指导患者进行深呼吸或有效咳嗽、咳痰，胸部叩击，必要时予以雾化吸入，促进肺膨胀和痰液的排出。

3）预防压疮的护理：做好基础护理，保持床单清洁、平整、无褶皱；鼓励患者坐立位活动、定期翻身及变换患肢体位；对卧床患者，定时翻身并将水胶体敷料贴于骨突处，用于预防压疮、压红的发生。

4）预防腹胀、便秘的护理：鼓励患者多食高蛋白质、粗纤维的食物，少食多餐，少吃甜食及易产气食物，每日腹部按摩2~3次，以促进肠蠕动，减轻腹胀及便秘，必要时可服用缓泻药物或使用润滑剂促进排便。

5）预防泌尿系统感染的护理：指导患者摄入充足水分，并鼓励其术后尽早排尿。

（9）术后健康教育。

七、多发跖骨骨折患者营养治疗规范

1. 营养风险筛查，NRS评分＞3分者，给予营养评估。

2. 充足的热量、蛋白质，适量脂肪。NRS评分≤3分者，能量供给标准以25~30kcal/kg为佳；营养不良者热量供给标准不低于35kcal/kg。碳水化合物热量比不低于50%；充足的蛋白质，不低于1.2~1.5g/kg（标准体重），应以优质蛋白为主，不低于蛋白质总量的1/3~1/2；脂肪热量比以25%~30%为宜，饱和脂肪酸、单不饱和脂肪酸、多不饱和脂肪酸之间比例以1∶1∶1左右为宜，适当提高膳食ω-3脂肪酸的摄入，保证充足的维生素和矿物质。

3. 围手术期，根据不同治疗时期选择饮食形态，如流质饮食、半流质饮食、软食或普通饮食等。饮食宜清淡，以温、热、软为佳，忌食生冷、肥甘、厚腻食物，限制刺激性食物、饮品及调味品。

4. 如经口进食低于所需热量的80%及高热患者，应给予相应的肠内营养补充剂口服补充，必要时管饲肠内营养补充或肠外营养补充。

5. 如糖代谢异常，应减少糖类的摄入量。如有糖尿病，应选择糖尿病饮食。如有高血压病，应选择低盐饮食。如有高脂血症，应选择低脂饮食。如合并其他代谢性疾病，应遵循专科医师建议调整饮食。

八、多发跖骨骨折患者健康宣教

1. 出院后手术切口每3~5天换1次药，术后2周拆线。

2. 如切口持续有渗出物或出现切口红肿、体温异常等情况，及时门诊就诊。

3. 遵医嘱使用药物，如有内科合并症应专科就诊。

4. 术后1个月门诊复查。

5. 出院后即可进行患肢临近关节的功能练习，包括踝关节、距下关节、跖趾关节及趾间关节。

6. 术后早期功能锻炼的原则："安全而不加重疼痛""主动运动为主被动为辅""适应性起步逐渐增量"。

7. 骨折临床愈合前患肢避免负重，之后双拐或助行器保护下部分负重，逐渐增加至完全负重。

8. 预防跌倒指导：正确使用双拐或助行器。在家中或公共场所注意防滑、防绊、防碰撞。改变姿势时动作应缓慢。穿衣、穿鞋大小合适，有利于活动。

9. 生活指导：采取合理的生活方式及饮食习惯，运动适宜，保证摄入充足的蛋白质、维生素及含钙食物。戒烟酒，避免咖啡因的摄入，少饮碳酸饮料。

九、推荐表单

(一) 医师表单

多发跖骨骨折临床路径医师表单

适用对象: 第一诊断为多发跖骨骨折 (ICD-10: S92.3)

行跖骨骨折切开复位内固定术 (ICD-9-CM-3: 79.3702)

患者姓名:	性别: 年龄: 住院号:	门诊号:
住院日期: 年 月 日	出院日期: 年 月 日	标准住院日: ≤16 天

时间	住院第 1 天	住院第 2 天	住院第 3 天 (手术日)
主要诊疗工作	□ 询问病史及体格检查 □ 上级医师查房 □ 初步的诊断和治疗方案 □ 完成住院志、首次病程、上级医师查房等病历书写 □ 开检查检验单 □ 完成必要的相关科室会诊	□ 上级医师查房与手术前评估 □ 确定诊断和手术方案 □ 完成上级医师查房记录 □ 收集检查检验结果并评估病情 □ 向患者和/或家属交代围手术期注意事项,并签署手术知情同意书、委托书 (患者本人不能签字时)、自费用品协议书 □ 完成各项术前准备	□ 手术 □ 向患者和/或家属交代手术过程概况及术后注意事项 □ 术者完成手术记录 □ 完成术后病程 □ 观察有无术后并发症并作出相应处理
重点医嘱	长期医嘱: □ 骨科护理常规 □ 二级护理 □ 饮食 临时医嘱: □ 足部正侧斜位 X 线片 □ 血常规、血型、尿常规 □ 凝血功能 □ 电解质、肝功能、肾功能 □ 传染性疾病筛查 □ 胸部 X 线平片、心电图 □ 根据病情: 肺功能、超声心动图	长期医嘱: □ 骨科护理常规 □ 二级护理 □ 饮食 □ 患者既往内科基础疾病用药 临时医嘱: □ 术前医嘱	长期医嘱: □ 骨科术后护理常规 □ 一级护理 □ 饮食 □ 患肢抬高 □ 留置引流管并记引流量 □ 其他特殊医嘱 临时医嘱: □ 止吐、镇痛、消肿等对症处理
病情变异记录	□ 无 □ 有, 原因: 1. 2.	□ 无 □ 有, 原因: 1. 2.	□ 无 □ 有, 原因: 1. 2.
医师签名			

时间	住院第4天 （术后第1天）	住院第5天 （术后第2天）	住院第6天 （术后第3天）
主要诊疗工作	□ 上级医师查房 □ 伤口换药 □ 完成常规病程记录 □ 观察伤口、引流量、生命体征、患肢远端感觉运动情况等并作出相应处理	□ 上级医师查房 □ 完成常规病程记录 □ 指导患者功能锻炼	□ 上级医师查房 □ 完成病程记录 □ 伤口换药（必要时） □ 指导患者功能锻炼
重点医嘱	**长期医嘱：** □ 骨科术后护理常规 □ 一级护理 □ 饮食 □ 患肢抬高 □ 留置引流管并记引流量 □ 其他特殊医嘱 **临时医嘱：** □ 换药 □ 镇痛、消肿等对症处理（酌情）复查血常规（酌情）	**长期医嘱：** □ 骨科术后护理常规 □ 二级护理 □ 饮食 □ 患肢抬高 □ 其他特殊医嘱 **临时医嘱：** □ 复查血常规（酌情） □ 换药 □ 镇痛、消肿等对症处理（酌情）	**长期医嘱：** □ 骨科术后护理常规 □ 二级护理 □ 饮食 □ 患肢抬高 □ 其他特殊医嘱 **临时医嘱：** □ 复查血常规（必要时） □ 换药 □ 镇痛、消肿等对症处理 □ 复查X线片
病情变异记录	□ 无 □ 有，原因： 1. 2.	□ 无 □ 有，原因： 1. 2.	□ 无 □ 有，原因： 1. 2.
医师签名			

时间	住院第 7 天 （术后第 4 天）	住院第 8 天 （术后第 5 天）	住院第 9~16 天 （术后第 6~14 天）
主要诊疗工作	□ 上级医师查房 □ 住院医师完成病程记录 □ 伤口换药（必要时） □ 指导患者功能锻炼	□ 上级医师查房 □ 住院医师完成病程记录 □ 伤口换药（必要时） □ 指导患者功能锻炼	□ 上级医师查房，进行手术及伤口评估，确定有无手术并发症和切口愈合不良情况，明确能否出院 □ 完成出院志、病案首页、出院诊断证明书等病历书写 □ 向患者交代出院后的康复锻炼及注意事项
重要医嘱	**长期医嘱：** □ 骨科术后护理常规 □ 二级护理 □ 饮食 □ 其他特殊医嘱 □ 术后功能锻炼 **临时医嘱：** □ 复查血常规、尿常规、生化（必要时） □ 换药（必要时） □ 镇痛、消肿等对症处理（必要时）	**长期医嘱：** □ 骨科术后护理常规 □ 二级护理 □ 饮食 □ 其他特殊医嘱 □ 术后功能锻炼 **临时医嘱：** □ 复查血常规、尿常规、生化（必要时） □ 换药（必要时） □ 镇痛等对症处理（必要时）	**出院医嘱：** □ 出院带药 □ 嘱＿＿日后拆线换药（根据伤口愈合情况，预约拆线时间） □ 出院后骨科和/或康复科门诊复查 □ 不适随诊
病情变异记录	□ 无　□ 有，原因： 1. 2.	□ 无　□ 有，原因： 1. 2.	□ 无　□ 有，原因： 1. 2.
医师签名			

（二）护士表单

多发跖骨骨折临床路径护士表单

适用对象：第一诊断为多发跖骨骨折（ICD-10：S92.3）
　　　　　行跖骨骨折切开复位内固定术（ICD-9-CM-3：79.3702）

患者姓名：	性别：　年龄：　住院号：	门诊号：
住院日期：　　年　月　日	出院日期：　　年　月　日	标准住院日：≤16天

时间	住院第1天	住院第2天 （术前日）	住院第3天 （手术日）
健康宣教	入院宣教： □ 介绍主管医师和责任护士 □ 介绍病室环境、设施、设备 □ 介绍规章制度及安全宣教 □ 介绍疾病相关注意事项	术前宣教： □ 宣教疾病知识、术前准备、手术过程 □ 告知准备物品 □ 告知术后饮食、活动及探视规定 □ 告知术后可能出现的情况及应对方式 □ 告知家属等候区位置	手术当日宣教： □ 告知监护设备、管路功能及注意事项 □ 饮食指导 □ 告知术后可能出现的情况及应对方式 □ 再次明确探视陪伴须知
护理处置	□ 核对患者，佩戴腕带 □ 建立入院病历 □ 评估患者并书写护理评估单 □ 卫生处置：剪指（趾）甲、沐浴，更换病号服 □ 用软枕抬高患肢	□ 协助医师完成术前检查、化验 术前常规准备： □ 禁食、禁水 □ 备皮 □ 配血 □ 抗菌药物皮试 □ 肠道准备	送手术： □ 摘除患者各种活动物品 □ 核对患者信息 □ 核对带药 □ 填写手术交接单，签字确认 接手术： □ 核对患者及资料，签字确认
基础护理	二级/一级护理： □ 晨晚间护理 □ 饮食指导 □ 排泄护理 □ 患者安全管理	二级/一级护理： □ 晨晚间护理 □ 饮食指导 □ 排泄护理 □ 患者安全管理	特级/一级护理： □ 晨晚间护理 □ 卧位护理：协助床上移动、保持功能体位 □ 饮食指导、排便情况 □ 患者安全管理
专科护理	□ 护理查体 □ 评估患肢感觉活动、末梢血运情况 □ 评估患肢肿胀及皮肤情况，并遵医嘱抬高患肢 □ 需要时，填写跌倒及皮肤压疮防范表，床头悬挂防跌倒提示牌 □ 保持石膏固定牢固、有效 □ 遵医嘱予以消肿、镇痛治疗 □ 给予患者及家属心理支持	□ 遵医嘱完成相关检查 □ 评估患肢肿胀及皮肤情况，并遵医嘱抬高患肢 □ 保持石膏固定牢固、有效 □ 遵医嘱予消肿、镇痛治疗 □ 遵医嘱予功能锻炼指导 □ 遵医嘱予预防深静脉血栓治疗 □ 给予患者及家属心理支持	□ 病情观察，书写特护记录或一般护理记录 □ 日间每2小时、夜间每4小时评估生命体征、意识、患肢感觉活动及血运情况、皮肤及肿胀情况、伤口敷料、引流管、尿管情况、出入量，如有病情变化随时记录 □ 遵医嘱予患肢抬高 □ 遵医嘱予预防深静脉血栓治疗 □ 遵医嘱予抗菌药物、消肿、镇痛、止吐、补液药物治疗 □ 给予患者及家属心理支持

续　表

时间	住院第 1 天	住院第 2 天 （术前日）	住院第 3 天 （手术日）
重点 医嘱	□ 详见医嘱执行单	□ 详见医嘱执行单	□ 详见医嘱执行单
病情 变异 记录	□ 无　□ 有，原因： 1. 2.	□ 无　□ 有，原因： 1. 2.	□ 无　□ 有，原因： 1. 2.
护士 签名			

时间	住院第 4~8 天 （术后第 1~5 天）	住院第 9~16 天 （出院日）
健康宣教	术后宣教： □ 药物作用时间及频率 □ 饮食、活动指导 □ 复查患者对术前宣教内容的掌握程度 □ 功能锻炼指导 □ 佩戴支具注意事项 □ 安全宣教 □ 镇痛治疗及注意事项	出院宣教： □ 复查时间 □ 用药方法 □ 饮食指导 □ 活动休息 □ 支具佩戴 □ 办理出院手续程序及时间
护理处置	□ 遵医嘱完成相关治疗	□ 办理出院手续 □ 书写出院小结
基础护理	一级/二级护理： □ 晨晚间护理 □ 饮食指导 □ 排泄护理 □ 患者安全管理	二级护理： □ 晨晚间护理 □ 饮食指导 □ 排泄护理 □ 患者安全管理
专科护理	□ 病情观察，书写护理记录 □ 评估生命体征、意识、患肢感觉活动及血运、皮肤及肿胀情况、伤口敷料、引流管、尿管情况、出入量，如有病情变化随时记录 □ 遵医嘱予患肢抬高 □ 遵医嘱予康复锻炼指导 □ 遵医嘱予抗菌药物、消肿、镇痛、抗血栓药物治疗 □ 给予患者及家属心理支持	□ 病情观察，书写护理记录 □ 评估生命体征、意识、患肢感觉活动及血运情况 □ 遵医嘱指导出院后康复锻炼 □ 给予患者及家属心理指导
重点医嘱	□ 详见医嘱执行单	□ 详见医嘱执行单
病情变异记录	□ 无 □ 有，原因： 1. 2.	□ 无 □ 有，原因： 1. 2.
护士签名		

（三）患者表单

多发跖骨骨折临床路径患者表单

适用对象：第一诊断为多发跖骨骨折（ICD-10：S92.3）

行跖骨骨折切开复位内固定术（ICD-9-CM-3：79.3702）

患者姓名：	性别： 年龄： 住院号：	门诊号：
住院日期： 年 月 日	出院日期： 年 月 日	标准住院日：≤16天

时间	入院	手术前	手术日
医患配合	□ 配合询问病史、收集资料，请务必详细告知既往史、用药史、过敏史 □ 如服用抗凝剂，请明确告知 □ 配合医师进行体格检查 □ 如有任何不适请告知医师 □ 请配合医师完成患肢石膏固定	□ 配合完善术前相关检查、化验，如采血、留尿、心电图、X线胸片、患肢X线检查、CT、MRI、肺功能 □ 医师与患者及家属介绍病情及手术方案、时间；手术谈话、术前签字 □ 麻醉师与患者进行术前访视	□ 配合评估手术效果 □ 配合检查肢体感觉活动情况 □ 有任何不适请告知医师
护患配合	□ 配合测量体温、脉搏、呼吸、血压、体重 □ 配合佩戴腕带 □ 配合护士完成入院评估（简单询问病史、过敏史、用药史） □ 接受入院宣教（环境介绍、病室规定、订餐制度、贵重物品保管、探视制度等） □ 有任何不适请告知护士	□ 配合测量体温、脉搏、呼吸，询问排便次数，1次/天 □ 接受术前宣教 □ 配合手术范围备皮 □ 准备好必要用物，如弯头吸管、尿壶、便盆等 □ 取下义齿、饰品等，贵重物品交家属保管	□ 清晨配合测量体温、脉搏、呼吸1次 □ 送手术前协助完成核对，脱去衣物，上手术车 □ 返病房后，协助完成核对，配合过病床 □ 配合检查意识、肢体感觉活动 □ 配合术后吸氧、心电监测、输液、床上排尿或留置尿管，患肢伤口处可能有引流管 □ 遵医嘱采取正确体位 □ 有任何不适请告知护士
饮食	□ 普通饮食 □ 糖尿病饮食 □ 低盐低脂饮食	□ 术前12小时禁食、禁水	□ 返病室后禁食、禁水6小时 □ 6小时后无恶心、呕吐可适量饮水
排泄	□ 正常排尿便	□ 正常排尿便	□ 床上排尿便 □ 保留尿管
活动	□ 患肢抬高	□ 患肢抬高	□ 卧床休息，保护管路 □ 患肢抬高 □ 患肢活动

时间	手术后	出院日
医患配合	□ 配合检查肢体感觉活动 □ 需要时，伤口换药 □ 配合佩戴支具 □ 配合拔除伤口引流管、尿管 □ 配合伤口拆线	□ 接受出院前指导 □ 知道复查程序
护患配合	□ 配合定时监测生命体征，每日询问排便次数 □ 配合检查肢体感觉活动 □ 配合夹闭尿管，锻炼膀胱功能 □ 接受进食、进水、排便等生活护理 □ 注意安全，避免坠床或跌倒 □ 配合采取正确体位 □ 如需要，配合正确佩戴支具 □ 配合执行探视及陪伴制度	□ 接受出院宣教 □ 准备齐就诊卡、押金条 □ 知道用药方法、作用、注意事项 □ 知道护理伤口方法 □ 知道正确佩戴支具 □ 知道复印病历的方法和时间 □ 办理出院手续 □ 获取出院证明书 □ 获取出院带药
饮食	□ 普通饮食 □ 糖尿病饮食 □ 低盐低脂饮食	□ 根据医嘱饮食
排泄	□ 正常排尿便 □ 防治便秘	□ 正常排尿便 □ 防治便秘
活动	□ 注意保护管路，勿牵拉、打折 □ 根据医嘱活动	□ 根据医嘱，适度活动，避免疲劳

附：原表单（2016 年版）

多发跖骨骨折临床路径表单

适用对象：第一诊断为多发跖骨骨折（ICD-10：S92.301）
　　　　　行切开复位内固定术（ICD-9-CM-3：79.37019）

患者姓名：	性别：　年龄：　住院号：	门诊号：
住院日期：　　年　月　日	出院日期：　　年　月　日	标准住院日：≤16 天

时间	住院第 1 天	住院第 2 天	住院第 3 天 （手术日）
主要诊疗工作	□ 询问病史及体格检查 □ 上级医师查房 □ 初步的诊断和治疗方案 □ 完成住院志、首次病程、上级医师查房等病历书写 □ 开检查检验单 □ 完成必要的相关科室会诊	□ 上级医师查房与手术前评估 □ 确定诊断和手术方案 □ 完成上级医师查房记录 □ 收集检查检验结果并评估病情 □ 向患者和/或家属交代围手术期注意事项，并签署手术知情同意书、委托书（患者本人不能签字时）、自费用品协议书 □ 完成各项术前准备	□ 手术 □ 向患者和/或家属交代手术过程概况及术后注意事项 □ 术者完成手术记录 □ 完成术后病程记录 □ 观察有无术后并发症并作出相应处理
重点医嘱	**长期医嘱：** □ 骨科护理常规 □ 二级护理 □ 饮食 **临时医嘱：** □ 血常规、血型、尿常规 □ 凝血功能 □ 电解质、肝功能、肾功能 □ 传染性疾病筛查 □ 胸部 X 线平片、心电图 □ 根据病情：肺功能、超声心动图	**长期医嘱：** □ 骨科护理常规 □ 二级护理 □ 饮食 □ 患者既往内科基础疾病用药 **临时医嘱：** □ 术前医嘱	**长期医嘱：** □ 骨科术后护理常规 □ 一级护理 □ 饮食 □ 患肢抬高 □ 留置引流管并记引流量 □ 其他特殊医嘱 **临时医嘱：** □ 止吐、镇痛、消肿等对症处理
主要护理工作	□ 入院介绍 □ 入院护理评估	□ 做好备皮等术前准备 □ 防止皮肤压疮护理 □ 心理和生活护理	□ 观察患者病情变化，并及时报告医师 □ 术后心理护理 □ 指导术后患者功能锻炼
病情变异记录	□ 无　□ 有，原因： 1. 2.	□ 无　□ 有，原因： 1. 2.	□ 无　□ 有，原因： 1. 2.
护士签名			
医师签名			

时间	住院第 4 天 （术后第 1 天）	住院第 5 天 （术后第 2 天）	住院第 6 天 （术后第 3 天）
主要 诊疗 工作	□ 上级医师查房 □ 完成常规病程记录 □ 观察伤口、引流量、生命体征、患肢远端感觉运动情况等并作出相应处理	□ 上级医师查房 □ 完成常规病程记录 □ 指导患者功能锻炼	□ 上级医师查房 □ 完成病程记录 □ 伤口换药（必要时） □ 指导患者功能锻炼
重 点 医 嘱	长期医嘱： □ 骨科术后护理常规 □ 一级护理 □ 饮食 □ 患肢抬高 □ 留置引流管并记引流量 □ 其他特殊医嘱 临时医嘱： □ 换药 □ 镇痛、消肿等对症处理（酌情） □ 复查血常规（酌情）	长期医嘱： □ 骨科术后护理常规 □ 二级护理 □ 饮食 □ 患肢抬高 □ 其他特殊医嘱 临时医嘱： □ 复查血常规（酌情） □ 换药 □ 镇痛、消肿等对症处理（酌情）	长期医嘱： □ 骨科术后护理常规 □ 二级护理 □ 饮食 □ 患肢抬高 □ 其他特殊医嘱 临时医嘱： □ 复查血常规（必要时） □ 换药 □ 镇痛、消肿等对症处理 □ 复查 X 线片
主要 护理 工作	□ 观察患者病情变化 □ 术后心理与生活护理 □ 指导术后患者功能锻炼	□ 观察患者病情 □ 术后心理与生活护理 □ 指导术后患者功能锻炼	□ 观察患者病情变化 □ 术后心理与生活护理 □ 指导术后患者功能锻炼
病情 变异 记录	□ 无 □ 有，原因： 1. 2.	□ 无 □ 有，原因： 1. 2.	□ 无 □ 有，原因： 1. 2.
护士 签名			
医师 签名			

时间	住院第 7 天 （术后第 4 天）	住院第 8 天 （术后第 5 天）	住院第 9~16 天 （术后第 6~14 天）
主要诊疗工作	□ 上级医师查房 □ 住院医师完成病程记录 □ 伤口换药（必要时） □ 指导患者功能锻炼	□ 上级医师查房 □ 住院医师完成病程记录 □ 伤口换药（必要时） □ 指导患者功能锻炼	□ 上级医师查房，进行手术及伤口评估，确定有无手术并发症和切口愈合不良情况，明确能否出院 □ 完成出院志、病案首页、出院诊断证明书等病历书写 □ 向患者交代出院后的康复锻炼及注意事项
重要医嘱	长期医嘱： □ 骨科术后护理常规 □ 二级护理 □ 饮食 □ 其他特殊医嘱 □ 术后功能锻炼 临时医嘱： □ 复查血常规、尿常规、生化（必要时） □ 换药（必要时） □ 镇痛、消肿等对症处理（必要时）	长期医嘱： □ 骨科术后护理常规 □ 二级护理 □ 饮食 □ 其他特殊医嘱 □ 术后功能锻炼 临时医嘱： □ 复查血常规、尿常规、生化（必要时） □ 换药（必要时） □ 镇痛等对症处理（必要时）	出院医嘱： □ 出院带药 □ 嘱＿＿日后拆线换药（根据伤口愈合情况，预约拆线时间） □ 出院后骨科和/或康复科门诊复查 □ 不适随诊
主要护理工作	□ 观察患者病情变化 □ 术后心理与生活护理 □ 指导患者功能锻炼	□ 观察患者病情变化 □ 指导患者功能锻炼 □ 术后心理和生活护理	□ 指导患者办理出院手续 □ 出院宣教
病情变异记录	□ 无 □ 有，原因： 1. 2.	□ 无 □ 有，原因： 1. 2.	□ 无 □ 有，原因： 1. 2.
护士签名			
医师签名			

第二十二章

多部位骨折临床路径释义

【医疗质量控制指标】

指标一、入院时骨折程度、患肢肿胀程度、皮肤软组织及神经血管情况的评估及记录。

指标二、实施术前评估与术前准备。

指标三、选择恰当的手术时间。

指标四、预防性抗菌药物选择与应用时机、时长。

指标五、骨折复位满意。

指标六、骨折愈合。

指标七、上下肢功能恢复。

指标八、伤口愈合良好。

指标九、患肢肿胀消退及神经血管情况的评估及记录。

指标十、合理的术后康复治疗。

指标十一、内科原有疾病治疗。

指标十二、围手术期并发症治疗。

指标十三、住院期间为患者提供术前、术后健康教育与出院宣教。

指标十四、住院天数与住院总费用。

一、多部位骨折编码

疾病名称及编码：多部位骨折（ICD-10：T02.3~T02.6）

二、临床路径检索方法

T02.3~T02.6

三、国家医疗保障疾病诊断相关分组（CHS-DRG）

MDCV 创伤、中毒及药物毒性反应

VR1 损伤

四、多部位骨折临床路径标准住院流程

（一）适用对象

第一诊断为多部位骨折（ICD-10：T02.3~T02.6）。

> **释义**
> ■ 适用对象编码参见 ICD-10 多部位骨折疾病编码。
> ■ 多部位骨折需要和多发创伤相鉴别。

（二）诊断依据

根据 ICD-10 标准 T02.3~T02.6 以及 T02.7 中骨盆合并四肢骨折部分。多部位骨折是指两个

或者两个以上部位骨折，不包括同一部位多处骨折。包括多部位上肢骨折、多部位下肢骨折、上肢伴下肢骨折、骨盆合并四肢骨折。

> **释义**
>
> ■ 多部位骨折需要和多发创伤相鉴别。多发创伤是指由一个致病因素导致的两个或两个以上解剖部位同时发生的创伤，且至少有一个部位的创伤可能威胁生命。多发创伤可包含多部位骨折，但多部位骨折可以不是多发创伤。

（三）治疗方案的选择

1. 确保生命体征平稳。
2. 开放性骨折，急诊视情况给予相应处理。
3. 根据骨折情况，视情况给予相应急诊处理以及二期手术。

> **释义**
>
> ■ 对于多部位骨折的患者，急诊的首要任务是确保患者的生命安全。开放骨折可以发生于骨盆和四肢的几乎所有部位。开放骨折是骨折急症之一，只有很小的自内而外的开放性伤口可以消毒后缝合或包扎，其余均需要急诊行伤口清创术。

（四）标准住院日

标准住院日：病情复杂多变，平均约 16 天。

> **释义**
>
> ■ 对于多部位骨折的患者，术前通常需要稳定生命体征等指标，并进行全面系统的 2 次检查，如损伤较重可能需要进入 ICU 病房监护和治疗。因此此类患者围手术期所需要的时间相对较长。

（五）进入路径标准

1. 第一诊断必须符合多部位骨折疾病编码（ICD-10：T02.3-T02.6）。
2. 当患者同时具有其他疾病诊断，但在住院期间不需要特殊处理也不影响第一诊断的临床路径流程实施时，可以进入路径。
3. 急诊手术的患者不进入路径。
4. 需要分期手术的患者不进入路径（需 2 次及 2 次以上手术者）。
5. 合并其他系统损伤的患者不进入路径。

> **释义**
>
> ■ 本路径仅针对非急诊手术治疗且非多次手术治疗的患者。如果合并其他系统损伤，如多发创伤的患者不能进入本路径。

（六）住院期间的检查项目

1. 必需的检查项目

（1）血常规、尿常规。

（2）肝功能、肾功能、电解质、血型、血糖、凝血功能、感染性疾病筛查（乙型肝炎、丙型肝炎、梅毒、艾滋病等）。

（3）胸部 X 线片、心电图。

2. 根据患者病情进行检查：X 线检查、CT、B 超等。

> **释义**
>
> ■ 多部位骨折的患者通常因高能量损伤致伤。必要常规检查还应包括便常规、血气分析等。在常规检查以外，仍然建议行多项目生化功能检测，其中需要包含乳酸水平、肌酸激酶、肌酸激酶同工酶等反映创伤严重程度的指标。

（七）治疗方案与药物选择

1. 生命支持治疗：心电监测、输血、补液等治疗。

2. 骨折治疗

急诊处理如下：

（1）锁骨骨折：一般锁骨带和/或颈腕吊带制动，必要时切开复位内固定术。

（2）肩胛骨骨折：一般吊带制动。

（3）肱骨近端骨折：一般吊带制动。

（4）肱骨干骨折：一般石膏制动，必要时切开复位内固定术。

（5）肘关节骨折：一般石膏或者吊带制动，必要时切开复位内固定术。

（6）前臂骨折：一般石膏制动，必要时切开减张术以及切开复位内固定术。

（7）桡骨远端骨折：一般闭合复位石膏固定，必要时切开复位内固定或外架固定术。

（8）骨盆骨折：视情况骨盆带固定，骨牵引术，必要时外架固定或内固定术。

（9）髋臼骨折：一般骨牵引术。

（10）股骨颈骨折：一般给予制动，必要时闭合复位内固定术。

（11）股骨粗隆间骨折：一般骨牵引术，必要时闭合复位内固定术。

（12）股骨干骨折：一般骨牵引术，必要时内固定或外架固定术。

（13）股骨远端骨折：一般骨牵引术或石膏制动，必要时内固定或外架固定术。

（14）髌骨骨折：一般石膏制动，必要时切开复位内固定术。

（15）胫骨平台骨折：一般石膏制动，必要时闭合复位外架固定术，切开减张内固定术。

（16）胫腓骨骨折：一般石膏制动，必要时内固定或外架固定术，切开减张术。

（17）踝关节骨折：一般闭合复位石膏制动，必要时内固定术。

（18）足部骨折：一般石膏制动，必要时切开复位内固定术，必要时切开减张术。

（19）关节脱位：一般手法复位，石膏或者吊带制动，必要时麻醉下复位或切开复位。

（20）开放性骨折：一般清创缝合术，必要时加行切开或闭合复位内固定和/或外架固定术。

二期手术治疗如下：

（1）锁骨骨折：一般锁骨带和/或颈腕吊带制动，必要时切开复位内固定术。

（2）肩胛骨骨折：一般吊带制动，必要时行切开复位内固定术。

（3）肱骨近端骨折：吊带固定或切开复位内固定术。

（4）肱骨干骨折：一般石膏制动，必要时切开复位或闭合复位内固定术。

（5）肘关节骨折：视情况切开复位内固定术或者石膏/吊带制动。

（6）前臂骨折：一般切开复位内固定术，视情况可闭合复位石膏制动术。

（7）桡骨远端骨折：一般闭合复位石膏固定，必要时切开复位内固定或外架固定术。

（8）骨盆骨折：视情况骨盆带固定，骨牵引术，必要时外架固定或内固定术。

（9）髋臼骨折：视情况切开复位内固定术或骨牵引术。

（10）股骨颈骨折：闭合复位内固定术或关节置换术。

（11）股骨粗隆间骨折：闭合复位内固定术，视情况骨牵引术。

（12）股骨干骨折：闭合复位或切开复位内固定，视情况外架固定术或骨牵引术。

（13）股骨远端骨折：切开复位内固定术，视情况闭合复位石膏制动或者骨牵引术。

（14）髌骨骨折：视情况切开复位内固定术或者石膏制动术。

（15）胫骨平台骨折：切开复位内固定术，视情况可外架固定结合内固定或石膏制动。

（16）胫腓骨骨折：切开复位内固定术，视情况外架固定术或石膏制动。

（17）踝关节骨折：切开复位内固定术或闭合复位石膏制动。

（18）足部骨折：切开复位内固定术或闭合复位石膏制动。

（19）开放性骨折：切开复位内固定术或石膏制动。

3. 对症支持治疗。

> **释义**
>
> ■ 急诊恰当的处理对于多发骨折的患者十分重要。对于绝大部位的骨折，都需要超过两个邻近关节的固定，使用石膏、支具或者吊带均可。需要重视患者肢体肿胀的情况，警惕筋膜间隔综合征的发生。最常见的损伤部位是前臂和小腿，足的筋膜间隔综合征也不少见。对于前臂骨折、胫骨平台骨折、胫腓骨骨折、Lisfranc 损伤等均应当动态观察患者肢体肿胀情况，如存在发生筋膜间室综合征的风险，应当早期判断、早期干预（通常建议手术切开减张）。
>
> ■ 多发骨折患者各骨折部位的手术适应证应当参照各临床路径中手术适应证的详细说明。但应当特别指出的是，一些在单发骨折中可以考虑使用保守治疗方法的骨折，如果合并其他部位骨折，可能转而存在明确的手术指征。例如双侧桡骨远端骨折，或者同侧桡骨远端骨折合并肱骨干骨折，锁骨骨折合并肩胛颈骨折等。

（八）出院标准

1. 伤口无感染。

2. 病情稳定。

> **释义**
>
> ■ 多发骨折患者伤口无感染、病情稳定是出院的基本标准。但对于骨折患者而言，功能锻炼是治疗中重要的一环，应当给予充分的重视。多部位骨折患者罹患疾病较重，更应当重视功能康复的方法和技巧。尽量让患者在出院之前充分知晓所患疾病的特点及康复流程。

五、多部位骨折临床路径给药方案

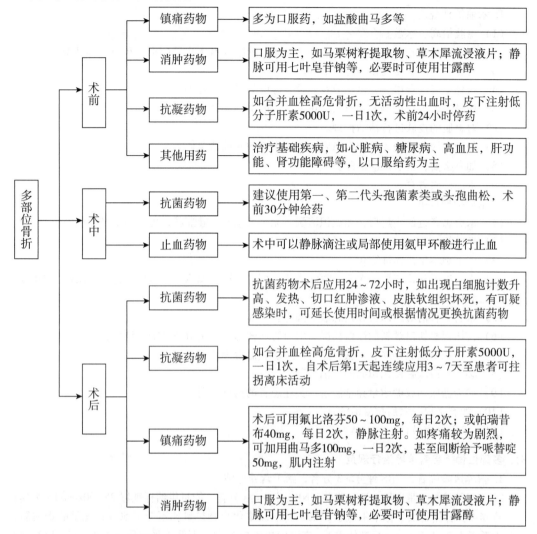

【用药选择】

1. 术前治疗基础疾病的药物应继续规律应用。

2. 术中抗菌药物应于术前30分钟滴注，骨关节感染以革兰阳性球菌为主，故首选第一、第二代头孢菌素类，若皮试阴性可选用头孢曲松。

3. 股骨粗隆间骨折属于血栓高风险的骨折类型，建议在无活动性出血倾向的患者术前、术后常规使用低分子肝素预防深静脉血栓形成。

4. 术中可以使用氨甲环酸等药物减少出血。

【药学提示】

已知对磺胺类药物过敏患者禁用帕瑞昔布。

【注意事项】

术后应避免注射用非甾类镇痛药与口服非甾类镇痛药合用，以免增加胃肠道不良事件风险。

六、多部位骨折患者护理规范

1. 术前护理规范

（1）患肢抬高、冰敷。

（2）严密观察患肢疼痛、感觉、运动、血运、肿胀（有无皮肤破损、水疱）等情况。

（3）必要时遵医嘱使用镇痛药、消肿药。

（4）指导患者饮食摄入充足水分及热量，遵医嘱指导饮食类型。

（5）指导患者进行患侧肢端及邻近正常关节的主动活动。

（6）对患肢的皮肤进行清洁护理。

（7）如为糖尿病或糖耐量异常患者，关注患者的血糖情况。

（8）如有必要，术前抗凝治疗。

（9）术前健康教育。

2. 术后护理规范

（1）术后患者返回病房后，如意识清醒、无头晕恶心呕吐症状，可改为半坐位或坐位。

（2）患肢抬高。

（3）严密观察生命体征变化。

（4）术后患者意识清醒、无恶心呕吐症状，可少量饮用温水，2 小时后进流质饮食，逐渐过度到术前饮食。

（5）术后患者清醒后即可开始患肢肌肉等长收缩。

（6）密切观察切口敷料的渗血情况、引流管通畅与否、引流量及引流液性状。

（7）严密观察患肢疼痛、肿胀、感觉、运动、血运等情况。

（8）必要时遵医嘱使用镇痛药、消肿药。

（9）如为糖尿病或糖耐量异常患者，关注患者的血糖情况。

（10）如有必要，术后抗凝治疗。

（11）术后健康教育。

七、多部位骨折患者营养治疗规范

1. 营养风险筛查，NRS 评分＞3 分者，给予营养评估。

2. 充足的热量、蛋白质，适量脂肪。NRS 评分≤3 分者，能量供给标准以 25~30kcal/kg 为佳；营养不良者热量供给标准不低于 35kcal/kg。碳水化合物热量比不低于 50%；充足的蛋白质，不低于 1.2~1.5g/kg（标准体重），应以优质蛋白为主，不低于蛋白质总量的 1/3~1/2；脂肪热量比以 25%~30% 为宜，饱和脂肪酸、单不饱和脂肪酸、多不饱和脂肪酸之间比例以 1∶1∶1左右为宜，适当提高膳食 ω-3 脂肪酸的摄入，保证充足的维生素和矿物质。

3. 围手术期，根据不同治疗时期选择饮食形态，如流质饮食、半流质饮食、软食或普通饮食等。饮食宜清淡，以温、热、软为佳，忌食生冷、肥甘、厚腻食物，限制刺激性食物、饮品及调味品。

4. 如经口进食低于所需热量的 80% 及高热患者，应给予相应的肠内营养补充剂口服补充，必要时管饲肠内营养补充或肠外营养补充。

5. 如有糖代谢异常，应减少糖类的摄入量。如有糖尿病，应选择糖尿病饮食。如有高血压病，应选择低盐饮食。如有高脂血症，应选择低脂饮食。如合并其他代谢性疾病，应遵循专科医师建议调整饮食。

八、多部位骨折患者健康宣教

1. 术前

（1）关注肢体肿胀情况。

（2）配合医护完成围手术期准备。

（3）合理饮食并控制血糖。

2. 术后

（1）出院后手术切口每3~5天换1次药，术后2周拆线。

（2）如切口持续有渗出物或出现切口红肿、体温异常等情况，及时门诊就诊。

（3）遵医嘱使用药物，如有内科合并症应专科就诊。

（4）术后1个月门诊复查。

（5）出院后即可进行患肢临近关节的功能练习。

（6）术后早期功能锻炼，注意早期免持/负重，如合并髋部吐着，避免支腿抬高，以被动活动为主。可以至康复科随时调整功能锻炼方案。

（7）预防跌倒指导：正确使用双拐或助行器。在家中或公共场所注意防滑、防绊、防碰撞。改变姿势时动作应缓慢。穿衣、穿鞋大小合适，有利于活动。

（8）生活指导：采取合理的生活方式及饮食习惯，运动适宜，保证摄入充足的蛋白质、维生素及含钙食物。戒烟酒，避免咖啡因的摄入，少饮碳酸饮料。

九、推荐表单

（一）医师表单

多部位骨折临床路径医师表单

适用对象：第一诊断为多部位骨折（ICD-10：T02.3-T02.6）

患者姓名：		性别： 年龄： 门诊号：		住院号：
住院日期： 年 月 日		出院日期： 年 月 日		标准住院日：16 天

时间	住院第 1 天	住院第 2 天	住院第 3~6 天（术前日）
主要诊疗工作	□ 询问病史及体格检查 □ 上级医师查房 □ 初步的诊断和治疗方案 □ 完成病历书写 □ 完善检查 □ 完成必要的相关科室会诊 □ 行急诊处理	□ 上级医师查房与手术前评估 □ 确定诊断和手术方案 □ 完成上级医师查房记录 □ 完善术前检查项目 □ 收集检查检验结果并评估病情 □ 请相关科室会诊	□ 上级医师查房，术前评估和决定手术方案 □ 完成上级医师查房记录等 □ 向患者和/或家属交代围手术期注意事项，并签署手术知情同意书、输血同意书、委托书（患者本人不能签字时）、自费用品协议书 □ 麻醉医师查房，并与患者和/或家属交代麻醉注意事项，签署麻醉知情同意书 □ 完成各项术前准备
重点医嘱	**长期医嘱：** □ 骨科常规护理 □ 二级/一级护理 □ 饮食：根据患者情况 □ 患者既往疾病基础用药 □ 患肢制动，如牵引、石膏、吊带等 **临时医嘱：** □ 血常规、血型、尿常规 □ 凝血功能 □ 电解质、肝功能、肾功能 □ 传染性疾病筛查 □ 胸部 X 线片、心电图 □ 根据病情：CT、下肢血管超声、肺功能、超声心动图、血气分析、双下肢深静脉彩超 □ 患肢 X 线片 □ 急诊石膏或吊带制动	**长期医嘱：** □ 骨科护理常规 □ 二级护理 □ 饮食：根据患者情况 □ 患者既往疾病基础用药 □ 患肢制动 **临时医嘱：** □ 根据会诊科室要求安排检查和化验单 □ 镇痛等对症处理	**长期医嘱：** 同前日 **临时医嘱：** □ 术前医嘱：明日在椎管内麻醉或全身麻醉下行多发骨折内固定术 □ 术前禁食、禁水 □ 术前用抗菌药物皮试 □ 术前留置导尿管 □ 术区备皮 □ 配血 □ 其他特殊医嘱
病情变异记录	□ 无 □ 有，原因： 1. 2.	□ 无 □ 有，原因： 1. 2.	□ 无 □ 有，原因： 1. 2.
医师签名			

时间	住院第 4~7 天 （手术日）	住院第 8 天 （术后第 1 天）	住院第 9 天 （术后第 2 天）
主要诊疗工作	□ 手术 □ 向患者和/或家属交代手术过程概况及术后注意事项 □ 术者完成手术记录 □ 完成术后病程记录 □ 上级医师查房 □ 麻醉医师查房 □ 观察有无术后并发症并作出相应处理	□ 上级医师查房 □ 完成病程记录 □ 观察伤口、引流量、生命体征、患肢远端感觉和运动情况等并作出相应处理	□ 上级医师查房 □ 完成病程记录 □ 拔除引流管，伤口换药 □ 指导患者功能锻炼
重点医嘱	长期医嘱： □ 骨科术后护理常规 □ 一级护理 □ 饮食：根据患者情况 □ 患肢抬高 □ 留置引流管并记引流量 □ 抗菌药物 □ 其他特殊医嘱 临时医嘱： □ 今日在（麻醉方式）下行多发骨折内固定术 □ 心电监测、吸氧（根据病情需要） □ 补液 □ 胃黏膜保护剂（酌情） □ 止吐、镇痛等对症处理 □ 急查血常规 □ 输血（根据病情需要）	长期医嘱： □ 骨科术后护理常规 □ 一级护理 □ 饮食：根据患者情况 □ 患肢抬高 □ 留置引流管并记引流量 □ 抗菌药物 □ 其他特殊医嘱 临时医嘱： □ 复查血常规 □ 输血和/或补晶体、胶体液（根据病情需要） □ 换药 □ 镇痛等对症处理（酌情）	长期医嘱： □ 骨科术后护理常规 □ 一级护理 □ 饮食：根据患者情况 □ 患肢抬高 □ 留置引流管并记引流量 □ 抗菌药物 □ 其他特殊医嘱 临时医嘱： □ 复查血常规（必要时） □ 输血和/或补晶体、胶体液（必要时） □ 换药，拔引流管 □ 镇痛等对症处理（酌情）
病情变异记录	□ 无　□ 有，原因： 1. 2.	□ 无　□ 有，原因： 1. 2.	□ 无　□ 有，原因： 1. 2.
医师签名			

时间	住院第 10 天 （术后第 3 天）	住院第 11 天 （术后第 4 天）	住院第 12~16 天 （术后第 5~9 天）
主要诊疗工作	□ 上级医师查房 □ 住院医师完成病程记录 □ 伤口换药（必要时） □ 指导患者功能锻炼	□ 上级医师查房 □ 住院医师完成病程记录 □ 伤口换药（必要时） □ 指导患者功能锻炼 □ 摄患部 X 线片	□ 上级医师查房，进行手术及伤口评估，确定有无手术并发症和切口愈合不良情况，明确能否出院 □ 完成出院志、病案首页、出院诊断证明书等病历 □ 向患者交代出院后的康复锻炼及注意事项，如复诊的时间、地点，发生紧急情况时的处理等
重要医嘱	长期医嘱： □ 骨科术后护理常规 □ 二级护理 □ 饮食：根据患者情况 □ 抗菌药物：如体温正常、伤口情况良好、无明显红肿时可以停止抗菌药物治疗 □ 其他特殊医嘱 □ 术后功能锻炼 临时医嘱： □ 复查血常规、尿常规、生化（必要时） □ 补液（必要时） □ 换药（必要时） □ 镇痛等对症处理	长期医嘱： □ 骨科术后护理常规 □ 二级护理 □ 饮食：根据患者情况 □ 抗菌药物：如体温正常、伤口情况良好、无明显红肿时可以停止抗菌药物治疗 □ 其他特殊医嘱 □ 术后功能锻炼 临时医嘱： □ 复查血常规、尿常规，血生化（必要时） □ 补液（必要时） □ 换药（必要时） □ 镇痛等对症处理 □ 患部 X 线片	出院医嘱： □ 出院带药 □ 嘱＿＿日后拆线换药（根据伤口愈合情况预约拆线时间） □ 出院后骨科和/或康复科门诊复查 □ 不适随诊
病情变异记录	□ 无　□ 有，原因： 1. 2.	□ 无　□ 有，原因： 1. 2.	□ 无　□ 有，原因： 1. 2.
医师签名			

（二）护士表单

多部位骨折临床路径护士表单

适用对象：第一诊断为多部位骨折（ICD-10：T02.3-T02.6）

患者姓名：	性别：　　年龄：　　门诊号：	住院号：
住院日期：　　年　月　日	出院日期：　　年　月　日	标准住院日：16 天

时间	住院第 1 天	住院第 2 天	住院第 3~6 天 （术前日）
健康宣教	**入院宣教：** □ 介绍主管医师、护士 □ 介绍环境、设施 □ 介绍住院注意事项 □ 介绍探视和陪伴制度 □ 介绍贵重物品制度	□ 药物宣教 **围手术期宣教：** □ 宣教手术前准备及检查后注意事项 □ 告知手术后检查后饮食 □ 告知患者在检查中配合医师 □ 主管护士与患者沟通，消除患者紧张情绪 □ 告知检查后可能出现的情况及应对方式	□ 药物宣教 **手术前宣教：** □ 宣教手术前准备及检查后注意事项 □ 告知手术后检查后饮食 □ 告知患者在检查中配合医师 □ 主管护士与患者沟通，消除患者紧张情绪，告知检查后可能出现的情况及应对方式
护理处置	□ 核对患者，佩戴腕带 □ 建立入院护理病历 □ 协助患者留取各种标本 □ 测量体重	□ 协助医师完成手术前的相关化验	□ 协助医师完成手术前的相关化验 □ 皮试 □ 备皮 □ 提醒患者禁食、禁水要求
基础护理	**二级护理：** □ 晨晚间护理 □ 排泄管理 □ 患者安全管理	**二级护理：** □ 晨晚间护理 □ 排泄管理 □ 患者安全管理	**二级护理：** □ 晨晚间护理 □ 排泄管理 □ 患者安全管理
专科护理	□ 观察患肢末梢血运、感觉 □ 护理查体 □ 病情观察 □ 肢体肿胀情况 □ 末梢血运 □ 手指感觉、活动情况 □ 需要时，填写跌倒及压疮防范表 □ 需要时，请家属陪伴 □ 确定饮食种类 □ 心理护理 □ 防止皮肤压疮护理	□ 观察患肢末梢血运、感觉 □ 护理查体 □ 病情观察 □ 肢体肿胀情况 □ 末梢血运 □ 手指感觉、活动情况 □ 需要时，填写跌倒及压疮防范表 □ 需要时，请家属陪伴 □ 确定饮食种类 □ 心理护理 □ 防止皮肤压疮护理	□ 观察患肢末梢血运、感觉 □ 护理查体 □ 病情观察 □ 肢体肿胀情况 □ 末梢血运 □ 手指感觉、活动情况 □ 需要时，填写跌倒及压疮防范表 □ 需要时，请家属陪伴 □ 确定饮食种类 □ 心理护理
重点医嘱	□ 详见医嘱执行单	□ 详见医嘱执行单	□ 详见医嘱执行单

续 表

时间	住院第 1 天	住院第 2 天	住院第 3~6 天 （术前日）
病情 变异 记录	□无 □有，原因： 1. 2.	□无 □有，原因： 1. 2.	□无 □有，原因： 1. 2.
护士 签名			

时间	住院第4~7天 （手术日）	住院第8天 （术后第1天）	住院第9天 （术后第2天）
健康宣教	**手术当日宣教：** □ 告知饮食、体位要求 □ 告知手术后需禁食、禁水要求 □ 给予患者及家属心理支持 □ 再次明确探视陪伴须知	**手术后宣教：** □ 术后患肢活动注意事项 □ 功能锻炼注意事项 □ 饮食指导	**手术后宣教：** □ 术后患肢活动注意事项 □ 功能锻炼注意事项 □ 饮食指导
护理处置	□ 与手术室交接 □ 提醒患者术前排尿 □ 核对患者资料及带药 □ 接患者，核对患者及资料	□ 遵医嘱完成相关检查	□ 遵医嘱完成相关检查
基础护理	**一级护理：** □ 晨晚间护理 □ 患者安全管理	**一级护理：** □ 晨晚间护理 □ 排泄管理 □ 患者安全管理	**一级护理：** □ 晨晚间护理 □ 排泄管理 □ 患者安全管理
专科护理	□ 遵医嘱予补液 □ 病情观察 □ 观察患者伤口敷料是否存在渗血 □ 疼痛程度观察 □ 观察手指血运及感觉、活动 □ 心理护理	□ 遵医嘱予补液 □ 病情观察 □ 观察患者伤口敷料是否存在渗血 □ 观察引流量 □ 疼痛程度观察 □ 观察手指血运及感觉、活动 □ 心理护理	□ 病情观察 □ 观察患者伤口敷料是否存在渗血 □ 观察引流量 □ 疼痛程度观察 □ 观察手指血运及感觉、活动 □ 术后心理与生活护理 □ 指导患者术后功能锻炼
重点医嘱	□ 详见医嘱执行单	□ 详见医嘱执行单	□ 详见医嘱执行单
病情变异记录	□ 无　□ 有，原因： 1. 2.	□ 无　□ 有，原因： 1. 2.	□ 无　□ 有，原因： 1. 2.
护士签名			

时间	住院第 10 天 （术后第 3 天）	住院第 11 天 （术后第 4 天）	住院第 12~16 天 （术后第 5~9 天）
健康宣教	**手术后宣教：** □ 术后患肢活动注意事项 □ 功能锻炼注意事项 □ 饮食指导	**手术后宣教：** □ 术后患肢活动注意事项 □ 功能锻炼注意事项 □ 饮食指导	**出院宣教：** □ 复查时间 □ 服药方法 □ 活动休息 □ 指导饮食 □ 指导办理出院手续
护理处置	□ 遵医嘱完成相关检查	□ 遵医嘱完成相关检查	□ 办理出院手续
基础护理	**二级护理：** □ 晨晚间护理 □ 排泄管理 □ 患者安全管理	**二级护理：** □ 晨晚间护理 □ 排泄管理 □ 患者安全管理	**三级护理：** □ 晨晚间护理 □ 患者安全管理
专科护理	□ 病情观察 □ 观察患者伤口敷料是否存在渗血 □ 疼痛程度观察 □ 观察手指血运及感觉、活动 □ 术后心理与生活护理 □ 指导患者术后功能锻炼	□ 病情观察 □ 观察患者伤口敷料是否存在渗血 □ 疼痛程度观察 □ 观察手指血运及感觉、活动 □ 术后心理与生活护理 □ 指导患者术后功能锻炼	□ 病情观察 □ 观察患者伤口敷料是否存在渗血 □ 疼痛程度观察 □ 观察手指血运及感觉、活动 □ 术后心理与生活护理 □ 指导患者术后功能锻炼
重点医嘱	□ 详见医嘱执行单	□ 详见医嘱执行单	□ 详见医嘱执行单
病情变异记录	□ 无　□ 有，原因： 1. 2.	□ 无　□ 有，原因： 1. 2.	□ 无　□ 有，原因： 1. 2.
护士签名			

（三）患者表单

多部位骨折临床路径患者表单

适用对象：第一诊断为多部位骨折（ICD-10：T02.3-T02.6）

患者姓名：	性别： 年龄： 门诊号：	住院号：
住院日期： 年 月 日	出院日期： 年 月 日	标准住院日：16 天

时间	入院	术前	手术日
医患配合	□ 配合询问病史、收集资料，请务必详细告知既往史、用药史、过敏史 □ 配合进行体格检查 □ 有任何不适请告知医师	□ 配合完手术前相关检查、化验，如采血、留尿、心电图、X 线胸片 □ 医师与患者及家属介绍病情及术前谈话签字	□ 配合完善相关检查、化验，如采血、留尿 □ 配合医师摆好手术体位
护患配合	□ 配合测量体温、脉搏、呼吸3次，血压、体重1次 □ 配合完成入院护理评估（简单询问病史、过敏史、用药史） □ 接受入院宣教（环境介绍、病室规定、订餐制度、贵重物品保管等） □ 配合执行探视和陪伴制度 □ 有任何不适请告知护士	□ 配合测量体温、脉搏、呼吸3次，询问大便次数1次 □ 接受手术前宣教 □ 接受饮食宣教 □ 接受药物宣教	□ 配合测量体温、脉搏、呼吸3次，询问大便次数1次 □ 送手术室前，协助完成核对，带齐影像资料及用药 □ 返回病房后，配合接受生命体征的监测 □ 配合检查意识（全身麻醉者） □ 配合缓解疼痛 □ 接受手术后宣教 □ 接受饮食宣教 □ 接受药物宣教 □ 有任何不适请告知护士
饮食	□ 遵医嘱饮食	□ 遵医嘱饮食	□ 术前需按要求禁食、禁水 □ 手术后，根据麻醉方式及患者实际情况依照麻醉医师和病房护士的指导进食、进水
排泄	□ 正常排尿便	□ 正常排尿便	□ 正常排尿便
活动	□ 卧床	□ 卧床	□ 卧床

时间	手术后	出院日
医患配合	□ 配合伤口换药 □ 配合完善术后影像学检查和抽血化验检查等 □ 配合功能锻炼	□ 接受出院前指导 □ 知道复查程序 □ 获取出院诊断书
护患配合	□ 配合定时监测生命体征，每日询问大便次数 □ 配合检查手部感觉及运动 □ 接受输液、服药等治疗 □ 接受进食、进水、排便等生活护理 □ 配合活动，预防皮肤压力伤 □ 注意活动安全，避免坠床或跌倒 □ 配合执行探视及陪伴	□ 接受出院宣教 □ 办理出院手续 □ 获取出院带药 □ 知道服药方法、作用、注意事项 □ 知道复印病历程序
饮食	□ 遵医嘱饮食	□ 遵医嘱饮食
排泄	□ 正常排尿便	□ 正常排尿便
活动	□ 扶双拐或助行器，患肢避免持重	□ 扶双拐或助行器，患肢避免持重

附：原表单（2016 年版）

多部位骨折临床路径表单

适用对象：第一诊断为多部位骨折（ICD-10：T02.3-T02.6）

患者姓名：	性别：　　年龄：　　门诊号：	住院号：
住院日期：　　年　月　日	出院日期：　　年　月　日	标准住院日：16 天

时间	住院第 1 天	住院第 2 天	住院第 3~6 天 （术前日）
主要诊疗工作	□ 询问病史及体格检查 □ 上级医师查房 □ 初步的诊断和治疗方案 □ 完成病历书写 □ 完善检查 □ 完成必要的相关科室会诊 □ 行急诊处理	□ 上级医师查房与手术前评估 □ 确定诊断和手术方案 □ 完成上级医师查房记录 □ 完善术前检查项目 □ 收集检查检验结果并评估病情 □ 请相关科室会诊	□ 上级医师查房，术前评估和决定手术方案 □ 完成上级医师查房记录等 □ 向患者和/或家属交代围手术期注意事项，并签署手术知情同意书、输血同意书、委托书（患者本人不能签字时）、自费用品协议书 □ 麻醉医师查房并与患者和/或家属交代麻醉注意事项，签署麻醉知情同意书 □ 完成各项术前准备
重点医嘱	长期医嘱： □ 骨科常规护理 □ 二级护理 □ 饮食：根据患者情况 □ 患者既往疾病基础用药 □ 患肢制动，如牵引、石膏、吊带等 临时医嘱： □ 血常规、血型、尿常规 □ 凝血功能 □ 电解质、肝功能、肾功能 □ 感染性疾病筛查 □ 胸部 X 线片、心电图 □ 根据病情：CT、下肢血管超声、肺功能、超声心动图、血气分析、双下肢深静脉彩超 □ 患肢 X 线片 □ 急诊处理（非手术）	长期医嘱： □ 骨科护理常规 □ 二级护理 □ 饮食：根据患者情况 □ 患者既往疾病基础用药 □ 患肢制动 临时医嘱： □ 根据会诊科室要求安排检查和化验单 □ 镇痛等对症处理	长期医嘱： 同前日 临时医嘱： □ 术前医嘱：明日在椎管内麻醉或全身麻醉下行多发骨折内固定术 □ 术前禁食、禁水 □ 术前用抗菌药物皮试 □ 术前留置导尿管 □ 术区备皮 □ 配血 □ 其他特殊医嘱
病情变异记录	□ 无　□ 有，原因： 1. 2.	□ 无　□ 有，原因： 1. 2.	□ 无　□ 有，原因： 1. 2.
医师签名			

时间	住院第 4~7 天 （手术日）	住院第 8 天 （术后第 1 天）	住院第 9 天 （术后第 2 天）
主要诊疗工作	□ 手术 □ 向患者和/或家属交代手术过程概况及术后注意事项 □ 术者完成手术记录 □ 完成术后病程记录 □ 上级医师查房 □ 麻醉医师查房 □ 观察有无术后并发症并作出相应处理	□ 上级医师查房 □ 完成病程记录 □ 观察伤口、引流量、生命体征、患肢远端感觉和运动情况等并作出相应处理	□ 上级医师查房 □ 完成病程记录 □ 拔除引流管，伤口换药 □ 指导患者功能锻炼
重点医嘱	长期医嘱： □ 骨科术后护理常规 □ 一级护理 □ 饮食：根据患者情况 □ 患肢抬高 □ 留置引流管并记引流量 □ 抗菌药物 □ 其他特殊医嘱 临时医嘱： □ 今日在（麻醉方式）下行多发骨折内固定术 □ 心电监测、吸氧（根据病情需要） □ 补液 □ 胃黏膜保护剂（酌情） □ 止吐、镇痛等对症处理 □ 急查血常规 □ 输血（根据病情需要）	长期医嘱： □ 骨科术后护理常规 □ 一级护理 □ 饮食：根据患者情况 □ 患肢抬高 □ 留置引流管并记引流量 □ 抗菌药物 □ 其他特殊医嘱 临时医嘱： □ 复查血常规 □ 输血和/或补晶体、胶体液（根据病情需要） □ 换药 □ 镇痛等对症处理（酌情）	长期医嘱： □ 骨科术后护理常规 □ 一级护理 □ 饮食：根据患者情况 □ 患肢抬高 □ 留置引流管并记引流量 □ 抗菌药物 □ 其他特殊医嘱 临时医嘱： □ 复查血常规（必要时） □ 输血和/或补晶体、胶体液（必要时） □ 换药，拔引流管 □ 镇痛等对症处理（酌情）
病情变异记录	□ 无 □ 有，原因： 1. 2.	□ 无 □ 有，原因： 1. 2.	□ 无 □ 有，原因： 1. 2.
医师签名			

时间	住院第 10 天 （术后第 3 天）	住院第 11 天 （术后第 4 天）	住院第 12~16 天 （术后第 5~9 天）
主要诊疗工作	□ 上级医师查房 □ 住院医师完成病程记录 □ 伤口换药（必要时） □ 指导患者功能锻炼	□ 上级医师查房 □ 住院医师完成病程记录 □ 伤口换药（必要时） □ 指导患者功能锻炼 □ 摄患部 X 线片	□ 上级医师查房，进行手术及伤口评估，确定有无手术并发症和切口愈合不良情况，明确能否出院 □ 完成出院志、病案首页、出院诊断证明书等病历书写 □ 向患者交代出院后的康复锻炼及注意事项，如复诊的时间、地点，发生紧急情况时的处理等
重要医嘱	**长期医嘱：** □ 骨科术后护理常规 □ 二级护理 □ 饮食：根据患者情况 □ 抗菌药物：如体温正常、伤口情况良好、无明显红肿时可以停止抗菌药物治疗 □ 其他特殊医嘱 □ 术后功能锻炼 **临时医嘱：** □ 复查血常规、尿常规、生化（必要时） □ 补液（必要时） □ 换药（必要时） □ 镇痛等对症处理	**长期医嘱：** □ 骨科术后护理常规 □ 二级护理 □ 饮食：根据患者情况 □ 抗菌药物：如体温正常、伤口情况良好、无明显红肿时可以停止抗菌药物治疗 □ 其他特殊医嘱 □ 术后功能锻炼 **临时医嘱：** □ 复查血常规、尿常规，血生化（必要时） □ 补液（必要时） □ 换药（必要时） □ 镇痛等对症处理 □ 患部 X 线片	**出院医嘱：** □ 出院带药 □ 嘱___日后拆线换药（根据伤口愈合情况，预约拆线时间） □ 出院后骨科和/或康复科门诊复查 □ 不适随诊
病情变异记录	□ 无 □ 有，原因： 1. 2.	□ 无 □ 有，原因： 1. 2.	□ 无 □ 有，原因： 1. 2.
医师签名			

第二十三章
骨折术后内固定取出临床路径释义

【医疗质量控制指标】

指标一、入院时皮肤软组织及神经血管情况的评估及记录。

指标二、实施术前评估与术前准备。

指标三、选择恰当的手术时间

指标四、不常规使用抗生素。

指标五、内固定物合理取出。

指标六、伤口愈合良好。

指标七、患肢肿胀消退及神经血管情况的评估及记录。

指标八、合理的术后康复治疗。

指标九、内科原有疾病治疗。

指标十、围手术期并发症治疗。

指标十一、住院期间为患者提供术前、术后健康教育与出院宣教。

指标十二、住院天数与住院总费用。

一、骨折术后内固定取出编码

1. 原编码

疾病名称及编码：骨折内固定术后（ICD-10：Z47.003）

手术操作名称及编码：内固定拆除术（ICD-9-CM-3：78.6002）

2. 修改编码

疾病名称及编码：骨折内固定术后（ICD-10：Z47.0）

手术操作名称及编码：内固定拆除术（ICD-9-CM-3：78.6）

二、临床路径检索方法

Z47.0 伴 78.6

三、国家医疗保障疾病诊断相关分组（CHS-DRG）

MDCI　肌肉、骨骼疾病及功能障碍

IB1　前后路联合脊柱融合术

四、骨折术后内固定取出临床路径标准住院流程

（一）适用对象

第一诊断为骨折内固定术后（ICD-10：Z47.003），行内固定拆除术（ICD-9-CM-3：78.6002）。

> 释义
>
> ■ 本路径适用对象为骨折内固定术后患者。

■ 本路径术式均指常规开放式手术，不包括微创术式，不包括内固定断端取出术式。

（二）诊断依据

根据《临床诊疗指南·外科学分册》（中华医学会编著，人民卫生出版社，2007 年）。

1. 病史：外伤手术史。
2. 体格检查：患处有手术瘢痕、活动正常、无反常活动。
3. 辅助检查：X 线检查发现骨折骨性愈合。

释义

　　■ 骨折术后内固定取出的诊断主要依靠患者的外伤手术史及 X 线片的表现等检查，排除其他疾病及相关并发症之后，才能确诊。

　　■ 体格检查应注意瘢痕愈合情况及肢体功能情况，辅助检查应注意 X 线表现及化验检查结果是否正常，必要时辅以 CT 检查及 MRI 检查。

（三）治疗方案选择的依据

根据《临床诊疗指南·外科学分册》（中华医学会编著，人民卫生出版社，2007 年）。

1. 伤前生活质量及活动水平。
2. 全身状况允许手术。

释义

　　■ 对于骨折术后内固定取出的患者，骨折已经愈合，内固定已无积极治疗作用，因此往往需要手术取出内固定。取出术前要注意伤前生活质量、活动水平及全身状况，并评估取出术后的骨折部位稳定性。

（四）标准住院日≤7 天

释义

　　■ 骨折术后内固定取出的患者入院后，术前常规检查、影像学检查等需要 1~2 天，术后恢复约 4 天，总住院时间≤7 天的均符合本路径要求。

（五）进入路径标准

1. 第一诊断必须符合骨折内固定术后（ICD-10：Z47.003）疾病编码。
2. 骨折骨性愈合。
3. 当患者合并其他疾病，但住院期间不需要特殊处理也不影响第一诊断的临床路径流程实施时可以进入路径。

> **释义**
>
> ■ 本路径适用于骨折内固定术后患者。不包括微创术式，不包括内固定断端取出术式。
>
> ■ 患者如果合并感染、高血压病、糖尿病、冠心病等其他慢性疾病；需要术前对症治疗时，如果不影响麻醉和手术可进入本路径，但可能会增加医疗费用，延长住院时间。如果上述慢性疾病需要经治疗稳定后才能手术，术前准备过程先进入其他相应内科疾病的诊疗路径。

（六）术前准备（术前评估）1~2 天

1. 必需的检查项目：血常规、血型、尿常规+镜检、肝功能、肾功能、凝血功能、感染性疾病、乙型肝炎、丙型肝炎、梅毒、艾滋病等；胸部 X 线片、心电图；患处 X 线片。

2. 根据患者病情可选择检查项目：如腹部超声等。

> **释义**
>
> ■ 必查项目包括血常规、尿常规、肝功能、肾功能、电解质、血糖、凝血功能、X 线胸片、心电图，主要是评估有无合并基础病，是确保手术治疗安全、有效开展的基础，这些检查可能会影响住院时间、费用以及治疗预后；血型、Rh 因子、感染性疾病筛查主要是用于手术治疗前后的输血前准备；影像学检查是进一步明确诊断、选择合适手术治疗方案的必需检查。
>
> ■ 高龄患者或有心肺功能异常患者，术前根据病情增加腹部超声、肺功能、超声心动图、血气分析等检查，有合并疾病者可根据病情请相应科室会诊，以确保手术安全。
>
> ■ 为缩短患者住院等待时间，检查项目可以在患者入院前于门诊完成。

（七）预防性抗菌药物选择与使用时机

1. 抗菌药物按照《抗菌药物临床应用指导原则（2015 年版）》（国卫办医发〔2015〕43号）执行。建议使用第一、第二代头孢菌素类，头孢曲松；明确感染患者，可根据药敏试验结果调整抗菌药物。

（1）推荐使用头孢唑林钠肌内或静脉注射：①成人，0.5~1.0 克/次，一日 2~3 次。②对本药或其他头孢菌素类药过敏者；对青霉素类药有过敏性休克史者禁用；肝功能、肾功能不全者、有胃肠道疾病史者慎用。③使用本药前需进行皮试。

（2）推荐头孢呋辛钠肌内或静脉注射：①成人，0.75~1.50 克/次，一日 3 次。②肾功能不全患者按照肌酐清除率制订给药方案：肌酐清除率 > 20ml/min 者，每日 3 次，每次 0.75~1.50g；肌酐清除率 10~20ml/min 患者，每次 0.75g，一日 2 次；肌酐清除率 < 10ml/min 患者，每次 0.75g，一日 1 次。③对本药或其他头孢菌素类药过敏者、对青霉素类药有过敏性休克史者禁用；肝功能、肾功能不全者、有胃肠道疾病史者慎用。④使用本药前须进行皮试。

（3）推荐头孢曲松钠肌内注射、静脉注射：①成人，1 克/次，一次肌内注射或静脉滴注。

②对本药或其他头孢菌素类药过敏者，对青霉素类药有过敏性休克史者禁用；肝功能、肾功能不全者、有胃肠道疾病史者慎用。

2. 预防性用抗菌药物：时间为术前 0.5 小时，手术超过 3 小时加用 1 次抗菌药物；总预防性用药时间一般不超过 24 小时，个别情况可延长至 48 小时。

> **释义**
>
> ■ 内固定取出术作为骨科手术，对手术室层流的无菌环境要求较高，一旦感染可导致严重后果。因此，可按规定适当预防性和术后应用抗菌药物。

（八）手术日为入院第 3 天

1. 麻醉方式：神经阻滞麻醉加局部麻醉，必要时全身麻醉。
2. 手术方式：骨折术后内固定取出术。
3. 术中用药：麻醉用药、抗菌药物。

> **释义**
>
> ■ 本路径规定的手术均是在神经阻滞麻醉加局部麻醉或全身麻醉下实施。
>
> ■ 常规使用麻醉用药、抗菌药物，术中及术后是否输血依照术中出血量及术后引流量、患者心率及血压等循环稳定性、血常规 Hb 情况而定。

（九）术后住院恢复 4~16 天

1. 必需复查的项目：血常规、X 线检查。
2. 必要时复查的项目：电解质、肝功能、肾功能。
3. 术后用药
（1）抗菌药物，按照《抗菌药物临床应用指导原则（2015 年版）》（国卫办医发〔2015〕43 号）执行。
（2）预防下肢静脉血栓形成药物，参照《中国骨科大手术后静脉血栓栓塞症预防指南》，根据患者病情酌情使用。
（3）其他对症药物，消肿、镇痛、预防应激性溃疡等。
4. 保护下功能锻炼。

> **释义**
>
> ■ 术后需复查 X 线片，了解术后是否存在内植物残留的情况。
>
> ■ 在术后处理上：可按《抗菌药物临床应用指导原则》适当应用抗菌药物；对于术后疼痛，可按照《骨科常见疼痛的处理专家建议》进行术后镇痛；对于存在易栓症危险因素的患者，可根据病情给予抗凝治疗，以避免深静脉血栓形成；对功能恢复，可在保护下逐渐进行功能锻炼。

（十）出院标准

1. 体温正常、常规化验无明显异常。

2. 术后 X 线片证实内固定取出满意。

3. 切口无异常。

4. 没有需要住院处理的并发症和/或合并症。

> **释义**
>
> ■ 主治医师应在出院前，通过复查的上述各项检查并结合患者恢复情况决定是否能出院。如果出现术后伤口感染等并发症和/或合并症需要继续留院治疗的情况，应先处理并发症和/或合并症并符合出院条件后再准许患者出院。

（十一）变异及原因分析

1. 并发症：本病可伴有其他疾病，应严格掌握入选标准。部分患者因合并症而延期治疗如血栓形成、血肿引起体温增高等。

2. 合并症：老年患者易有合并症，如骨质疏松、糖尿病、心脑血管疾病等，合并症可能加重，需同时治疗，住院时间延长。

3. 若患者拆线前要求出院，切口无明显感染迹象时可提前结束路径。

> **释义**
>
> ■ 出现变异的原因很多，除了包括路径中所描述的各种术后并发症，还包括医疗、护理、患者、环境等多方面的变异原因，对于这些变异医师需在表单中明确说明，具体变异情况如下：
>
> （1）按路径流程完成治疗，但出现了上述围手术期并发症，导致治疗时间延长甚至再次手术，从而造成住院日延长和费用增加。
>
> （2）按路径流程完成治疗，但手术后患者合并的基础疾病加重，如术后患者血糖、血压持续增高，需要进一步治疗，从而延长治疗时间，并增加住院费用。
>
> （3）患者入选路径后，医师在检查及治疗过程中发现患者合并存在一些事前未预知的对本路径治疗可能产生影响的情况，需要终止执行路径或者是延长治疗时间、增加治疗费用。
>
> （4）因患者方面的主观原因导致执行路径出现变异。

五、骨折术后内固定取出临床路径给药方案

取内固定手术不常规使用抗生素。如内固定物取出困难或出血较多，可以抗菌药物按照《抗菌药物临床应用指导原则（2015 年版）》（国卫办医发〔2015〕43 号）执行。参照本章（七）预防性抗菌药物选择与使用时机的内容。术后可适当使用消肿药物，口服为主，如马栗树籽提取物、草木犀流浸液片；静脉可用七叶皂苷钠等。

六、骨折术后内固定取出患者护理规范

1. 术前护理规范

（1）指导患者饮食摄入充足水分及热量，遵医嘱指导饮食类型。

（2）指导患者进行患侧肢端及邻近正常关节的主动活动。

（3）对患肢的皮肤进行清洁护理。

（4）如为糖尿病或糖耐量异常患者，关注患者的血糖情况。

（5）术前健康教育。

2. 术后护理规范

（1）术后患者返回病房后，如意识清醒、无头晕恶心呕吐症状，可改为半坐位或坐位。

（2）患肢抬高。

（3）观察生命体征变化。

（4）术后患者意识清醒、无恶心呕吐症状，可少量饮用温水，2 小时后进流质饮食，逐渐过度到术前饮食。

（5）密切观察切口敷料的渗血情况、引流管通畅与否、引流量及引流液性状。

（6）严密观察患肢疼痛、肿胀、感觉、运动、血运等情况。

（7）必要时遵医嘱使用镇痛药、消肿药。

（8）如为糖尿病或糖耐量异常患者，关注患者的血糖情况。

（9）术后健康教育。

七、骨折术后内固定取出患者营养治疗规范

1. 营养风险筛查，NRS 评分＞3 分者，给予营养评估。

2. 充足的热量、蛋白质，适量脂肪。NRS 评分≤3 分者，能量供给标准以 25～30kcal/kg 为佳；营养不良者热量供给标准不低于 35kcal/kg。碳水化合物热量比不低于 50%；充足的蛋白质，不低于 1.2～1.5g/kg（标准体重），应以优质蛋白为主，不低于蛋白质总量的 1/3～1/2；脂肪热量比以 25%～30% 为宜，饱和脂肪酸、单不饱和脂肪酸、多不饱和脂肪酸之间比例以 1:1:1 左右为宜，适当提高膳食 ω-3 脂肪酸的摄入，保证充足的维生素和矿物质。

3. 围手术期，根据不同治疗时期选择饮食形态，如流质饮食、半流质饮食、软食或普通饮食等。饮食宜清淡，以温、热、软为佳，忌食生冷、肥甘、厚腻食物，限制刺激性食物、饮品及调味品。

4. 如经口进食低于所需热量的 80% 及高热患者，应给予相应的肠内营养补充剂口服补充，必要时管饲肠内营养补充或肠外营养补充。

5. 如有糖代谢异常，应减少糖类的摄入量。如有糖尿病，应选择糖尿病饮食。如有高血压病，应选择低盐饮食。如有高脂血症，应选择低脂饮食。如合并其他代谢性疾病，应遵循专科医师建议调整饮食。

八、骨折术后内固定取出患者健康宣教

1. 术前

（1）关注皮肤软组织情况。

（2）配合医护完成围手术期准备。

（3）合理饮食并控制血糖。

2. 术后

（1）出院后手术切口每 3～5 天换 1 次药，术后 2 周拆线。

（2）如切口持续有渗出物或出现切口红肿、体温异常等情况，及时门诊就诊。

（3）遵医嘱使用药物，如有内科合并症应专科就诊。

（4）术后 1 个月门诊复查。

（5）出院后即可进行术区及周围关节的功能练习。

（6）术后早期功能锻炼，可部分负重/持重。

（7）生活指导：采取合理的生活方式及饮食习惯，运动适宜，保证摄入充足的蛋白质、维生素及含钙食物。戒烟酒，避免咖啡因的摄入，少饮碳酸饮料。

九、推荐表单

(一) 医师表单

骨折术后内固定取出临床路径医师表单

适用对象：第一诊断为骨折内固定术后 (ICD-10：Z47.0)

行内固定拆除术 (ICD-9-CM-3：78.6)

患者姓名：	性别： 年龄： 门诊号：	住院号：
住院日期： 年 月 日	出院日期： 年 月 日	标准住院日：≤16 天

时间	住院第 1 天	住院第 2 天	住院第 3 天（手术日）
主要诊疗工作	□ 询问病史及体格检查 □ 上级医师查房 □ 初步的诊断和治疗方案 □ 完成住院志、首次病程、上级医师查房等病历书写 □ 开检查检验单 □ 完成必要的相关科室会诊	□ 上级医师查房与手术前评估 □ 确定诊断和手术方案 □ 完成上级医师查房记录 □ 收集检查检验结果并评估病情 □ 向患者和/或家属交代围手术期注意事项，并签署手术知情同意书、输血同意书、委托书（患者本人不能签字时）、自费用品协议书 □ 完成各项术前准备	□ 手术 □ 向患者和/或家属交代手术过程概况及术后注意事项 □ 术者完成手术记录 □ 完成术后病程记录 □ 观察有无术后并发症并作出相应处理
重点医嘱	**长期医嘱：** □ 骨科护理常规 □ 二级护理 □ 饮食 **临时医嘱：** □ 血常规、血型、尿常规 □ 凝血功能 □ 电解质、肝功能、肾功能 □ 传染性疾病筛查 □ 胸部 X 线平片、心电图 □ 根据病情：肺功能、超声心动图	**长期医嘱：** □ 骨科护理常规 □ 二级护理 □ 饮食 □ 患者既往内科基础疾病用药 **临时医嘱：** □ 术前医嘱	**长期医嘱：** □ 骨科术后护理常规 □ 一级护理 □ 饮食 □ 患肢抬高 □ 留置引流管并记引流量 □ 其他特殊医嘱 **临时医嘱：** □ 止吐、镇痛、消肿等对症处理
病情变异记录	□ 无 □ 有，原因： 1. 2.	□ 无 □ 有，原因： 1. 2.	□ 无 □ 有，原因： 1. 2.
医师签名			

时间	住院第 4 天 （术后第 1 天）	住院第 5 天 （术后第 2 天）
主要 诊疗 工作	□ 上级医师查房 □ 完成常规病程记录 □ 观察伤口、引流量、生命体征、患肢远端感觉及 　运动情况等并作出相应处理	□ 上级医师查房 □ 完成常规病程记录 □ 指导患者功能锻炼
重 点 医 嘱	**长期医嘱：** □ 骨科术后护理常规 □ 一级护理 □ 饮食 □ 患肢抬高 □ 留置引流管并记引流量 □ 其他特殊医嘱 **临时医嘱：** □ 换药 □ 镇痛、消肿等对症处理（酌情） □ 复查血常规（酌情）	**长期医嘱：** □ 骨科术后护理常规 □ 二级护理 □ 饮食 □ 患肢抬高 □ 其他特殊医嘱 **临时医嘱：** □ 复查血常规（酌情） □ 换药 □ 镇痛、消肿等对症处理（酌情）
病情 变异 记录	□ 无　□ 有，原因： 1. 2.	□ 无　□ 有，原因： 1. 2.
医师 签名		

时间	住院第 6 天 （术后第 3 天）	住院第 7~16 天 （术后第 4~13 天）
主要诊疗工作	□ 上级医师查房 □ 完成病程记录 □ 伤口换药（必要时） □ 指导患者功能锻炼	□ 上级医师查房，进行手术及伤口评估，确定有无手术并发症和切口愈合不良情况，明确能否出院 □ 完成出院志、病案首页、出院诊断证明书等病历书写 □ 向患者交代出院后的康复锻炼及注意事项
重要医嘱	长期医嘱： □ 骨科术后护理常规 □ 二级护理 □ 饮食 □ 患肢抬高 □ 其他特殊医嘱 临时医嘱： □ 复查血常规（必要时） □ 换药 □ 镇痛、消肿等对症处理 □ 复查 X 线片	出院医嘱： □ 出院带药 □ ＿＿日后拆线换药（根据伤口愈合情况，预约拆线时间） □ 出院后骨科和/或康复科门诊复查 □ 不适随诊
病情变异记录	□ 无　□ 有，原因： 1. 2.	□ 无　□ 有，原因： 1. 2.
医师签名		

（二）护士表单

骨折术后内固定取出临床路径护士表单

适用对象：第一诊断为骨折内固定术后（ICD-10：Z47.0）

行内固定拆除术（ICD-9-CM-3：78.6）

| 患者姓名： | 性别： 年龄： 门诊号： | 住院号： |

| 住院日期： 年 月 日 | 出院日期： 年 月 日 | 标准住院日：≤16 天 |

时间	住院第 1 天	住院第 2 天	住院第 3 天 （手术日）
健康宣教	入院宣教： □ 介绍主管医师、护士 □ 介绍环境、设施 □ 介绍住院注意事项 □ 介绍探视和陪伴制度 □ 介绍贵重物品制度	□ 药物宣教 术前宣教： □ 宣教术前准备及术后注意事项 □ 告知术后饮食 □ 告知患者在检查中配合医师 □ 主管护士与患者沟通，消除患者紧张情绪 □ 告知检查后可能出现的情况及应对方式	手术当日宣教： □ 告知饮食要求 □ 给予患者及家属心理支持 □ 再次明确探视陪伴须知
护理处置	□ 核对患者，佩戴腕带 □ 建立入院护理病历 □ 协助患者留取各种标本 □ 测量体重	□ 协助医师完成术前的相关化验 □ 术前准备 □ 禁食、禁水	送患者： □ 摘除患者义齿 □ 核对患者资料及带药 接患者： □ 核对患者及资料
基础护理	三级护理： □ 晨晚间护理 □ 排泄管理 □ 患者安全管理	三级护理： □ 晨晚间护理 □ 排泄管理 □ 患者安全管理	一级护理： □ 晨晚间护理 □ 患者安全管理
专科护理	□ 护理查体 □ 病情观察 □ 伤口的观察 □ 肢体活动情况的观察 □ 需要时，填写跌倒及压疮防范表 □ 需要时，请家属陪伴 □ 确定饮食种类 □ 心理护理	□ 病情观察 □ 伤口的观察 □ 肢体活动情况的观察 □ 遵医嘱完成相关检查 □ 心理护理	□ 遵医嘱予补液 □ 病情观察 □ 伤口的观察 □ 肢体活动情况的观察 □ 心理护理
重点医嘱	□ 详见医嘱执行单	□ 详见医嘱执行单	□ 详见医嘱执行单
病情变异记录	□ 无 □ 有，原因： 1. 2.	□ 无 □ 有，原因： 1. 2.	□ 无 □ 有，原因： 1. 2.
护士签名			

时间	住院第 4 天 （术后第 1 天）	住院第 5 天 （术后第 2 天）	住院第 6 天 （术后第 3 天）	住院第 7~16 天 （术后第 4~13 天）
健康宣教	术后宣教： □ 药物作用及频率 □ 饮食、活动指导	术后宣教： □ 药物作用及频率 □ 饮食、活动指导	术后宣教： □ 药物作用及频率 □ 饮食、活动指导	出院宣教： □ 复查时间 □ 服药方法 □ 活动休息 □ 指导饮食 □ 指导办理出院手续
护理处置	□ 遵医嘱完成相关检查	□ 遵医嘱完成相关检查	□ 遵医嘱完成相关检查	□ 办理出院手续 □ 书写出院小结
基础护理	一级护理： □ 晨晚间护理 □ 排泄管理 □ 患者安全管理	二级护理： □ 晨晚间护理 □ 排泄管理 □ 患者安全管理	二级护理： □ 晨晚间护理 □ 排泄管理 □ 患者安全管理	三级护理： □ 晨晚间护理 □ 协助或指导活动 □ 患者安全管理
专科护理	□ 病情观察 □ 监测生命体征 □ 伤口的观察 □ 肢体活动情况的观察 □ 心理护理	□ 病情观察 □ 监测生命体征 □ 伤口的观察 □ 肢体活动情况的观察 □ 心理护理	□ 病情观察 □ 监测生命体征 □ 伤口的观察 □ 肢体活动情况的观察 □ 心理护理	□ 病情观察 □ 监测生命体征 □ 伤口的观察 □ 肢体活动情况的观察 □ 心理护理
重点医嘱	□ 详见医嘱执行单	□ 详见医嘱执行单	□ 详见医嘱执行单	□ 详见医嘱执行单
病情变异记录	□ 无　□ 有，原因： 1. 2.	□ 无　□ 有，原因： 1. 2.	□ 无　□ 有，原因： 1. 2.	□ 无　□ 有，原因： 1. 2.
护士签名				

（三）患者表单

骨折术后内固定取出临床路径患者表单

适用对象：第一诊断为骨折内固定术后（ICD-10：Z47.0）

行内固定拆除术（ICD-9-CM-3：78.6）

患者姓名：	性别：　　年龄：　　门诊号：	住院号：
住院日期：　　年　月　日	出院日期：　　年　月　日	标准住院日：≤16 天

时间	住院第 1 天	住院第 2 天	住院第 3 天 （手术日）
医患配合	□ 配合询问病史、收集资料，请务必详细告知既往史、用药史、过敏史 □ 配合进行体格检查 □ 有任何不适请告知医师	□ 配合完善术前相关检查、化验，如采血、留尿、心电图、X 线胸片 □ 医师与患者及家属介绍病情及术前谈话签字	□ 配合完善相关检查、化验，如采血、留尿 □ 配合手术准备工作
护患配合	□ 配合测量体温、脉搏、呼吸 3 次，血压、体重 1 次 □ 配合完成入院护理评估（简单询问病史、过敏史、用药史） □ 接受入院宣教（环境介绍、病室规定、订餐制度、贵重物品保管等） □ 配合执行探视和陪伴制度 □ 有任何不适请告知护士	□ 配合测量体温、脉搏、呼吸 3 次，询问大便次数 1 次 □ 接受术前宣教 □ 接受饮食宣教 □ 接受药物宣教	□ 配合测量体温、脉搏、呼吸 3 次，询问大便次数 1 次 □ 术前，协助完成核对，带齐影像资料及用药 □ 返回病房后，配合接受生命体征的监测 □ 配合检查意识（全身麻醉者） □ 配合缓解疼痛 □ 接受术后宣教 □ 接受饮食宣教 □ 接受药物宣教 □ 有任何不适请告知护士
饮食	□ 遵医嘱饮食	□ 遵医嘱饮食	□ 术前禁食、禁水 □ 术后，根据医嘱 6 小时后试饮水，无恶心、呕吐可进少量流质饮食或半流质饮食
排泄	□ 正常排尿便	□ 正常排尿便	□ 正常排尿便
活动	□ 正常活动	□ 正常活动	□ 正常活动

时间	住院第4天 （术后第1天）	住院第5天 （术后第2天）	住院第6天 （术后第3天）	住院第7~16天 （术后第4~13天）
医患配合	□ 配合伤口及肢体活动检查 □ 配合完善术后检查：如采血、留尿、便等	□ 配合伤口及肢体活动检查 □ 配合完善术后检查：如采血、留尿、便等	□ 配合伤口及肢体活动检查 □ 配合完善术后检查：如采血、留尿、便等	□ 接受出院前指导 □ 知道复查程序 □ 获取出院诊断书
护患配合	□ 配合定时监测生命体征 □ 配合伤口及肢体活动检查 □ 接受输液、服药等治疗 □ 接受进食、进水、排便等生活护理 □ 配合活动，预防皮肤压力伤 □ 注意活动安全，避免坠床或跌倒 □ 配合执行探视及陪伴	□ 配合定时监测生命体征 □ 配合伤口及肢体活动检查 □ 接受输液、服药等治疗 □ 接受进食、进水、排便等生活护理 □ 配合活动，预防皮肤压力伤 □ 注意活动安全，避免坠床或跌倒 □ 配合执行探视及陪伴	□ 配合定时监测生命体征 □ 配合伤口及肢体活动检查 □ 接受输液、服药等治疗 □ 接受进食、进水、排便等生活护理 □ 配合活动，预防皮肤压力伤 □ 注意活动安全，避免坠床或跌倒 □ 配合执行探视及陪伴	□ 接受出院宣教 □ 办理出院手续 □ 获取出院带药 □ 知道服药方法、作用、注意事项 □ 知道复印病历程序
饮食	□ 遵医嘱饮食	□ 遵医嘱饮食	□ 遵医嘱饮食	□ 遵医嘱饮食
排泄	□ 正常排尿便	□ 正常排尿便	□ 正常排尿便	□ 正常排尿便
活动	□ 正常适度活动，避免疲劳	□ 正常适度活动，避免疲劳	□ 正常适度活动，避免疲劳	□ 正常适度活动，避免疲劳

附：原表单（2016 年版）

骨折术后内固定取出临床路径表单

适用对象：第一诊断为骨折内固定术后（ICD-10：Z47.003）

行内固定拆除术（ICD-10：CM-78.6002）

患者姓名：	性别：	年龄：	门诊号：	住院号：
住院日期：　　年　月　日	出院日期：　　年　月　日			标准住院日：≤16 天

时间	住院第 1 天	住院第 2 天	住院第 3 天（手术日）
主要诊疗工作	□ 询问病史及体格检查 □ 上级医师查房 □ 初步的诊断和治疗方案 □ 完成住院志、首次病程、上级医师查房等病历书写 □ 开检查检验单 □ 完成必要的相关科室会诊	□ 上级医师查房与手术前评估 □ 确定诊断和手术方案 □ 完成上级医师查房记录 □ 收集检查检验结果并评估病情 □ 向患者和/或家属交代围手术期注意事项并签署手术知情同意书、输血同意书、委托书（患者本人不能签字时）、自费用品协议书 □ 完成各项术前准备	□ 手术 □ 向患者和/或家属交代手术过程概况及术后注意事项 □ 术者完成手术记录 □ 完成术后病程记录 □ 观察有无术后并发症并作出相应处理
重点医嘱	**长期医嘱：** □ 骨科护理常规 □ 二级护理 □ 饮食 **临时医嘱：** □ 血常规、血型、尿常规 □ 凝血功能 □ 电解质、肝功能、肾功能 □ 感染性疾病筛查 □ 胸部 X 线平片、心电图 □ 根据病情：肺功能、超声心动图	**长期医嘱：** □ 骨科护理常规 □ 二级护理 □ 饮食 □ 患者既往内科基础疾病用药 **临时医嘱：** □ 术前医嘱	**长期医嘱：** □ 骨科术后护理常规 □ 一级护理 □ 饮食 □ 患肢抬高 □ 留置引流管并记引流量 □ 其他特殊医嘱 **临时医嘱：** □ 止吐、镇痛、消肿等对症处理
主要护理工作	□ 入院介绍 □ 入院护理评估	□ 做好备皮等术前准备 □ 防止皮肤压疮护理 □ 心理和生活护理	□ 观察患者病情变化并及时报告医师 □ 术后心理护理 □ 指导术后患者功能锻炼
病情变异记录	□ 无　□ 有，原因： 1. 2.	□ 无　□ 有，原因： 1. 2.	□ 无　□ 有，原因： 1. 2.
护士签名			
医师签名			

时间	住院第 3 天 （术后第 1 天）	住院第 4 天 （术后第 2 天）	住院第 5 天 （术后第 3 天）
主要 诊疗 工作	□ 上级医师查房 □ 完成常规病程记录 □ 观察伤口、引流量、体温、生命体征、患肢远端感觉运动情况等，并做出相应处理	□ 上级医师查房 □ 完成常规病程记录 □ 指导患者功能锻炼	□ 上级医师查房 □ 完成病程记录 □ 伤口换药（必要时） □ 指导患者功能锻炼
重 点 医 嘱	**长期医嘱：** □ 骨科术后护理常规 □ 一级护理 □ 饮食 □ 患肢抬高 □ 留置引流管并记引流量 □ 其他特殊医嘱 **临时医嘱：** □ 换药 □ 镇痛、消肿等对症处理（酌情） □ 复查血常规（酌情）	**长期医嘱：** □ 骨科术后护理常规 □ 二级护理 □ 饮食 □ 患肢抬高 □ 其他特殊医嘱 **临时医嘱：** □ 复查血常规（酌情） □ 换药 □ 镇痛、消肿等对症处理（酌情）	**长期医嘱：** □ 骨科术后护理常规 □ 二级护理 □ 饮食 □ 患肢抬高 □ 其他特殊医嘱 **临时医嘱：** □ 复查血常规（必要时） □ 换药 □ 镇痛、消肿等对症处理 □ 复查 X 线片
主要 护理 工作	□ 观察患者病情变化 □ 术后心理与生活护理 □ 指导术后患者功能锻炼	□ 观察患者病情 □ 术后心理与生活护理 □ 指导术后患者功能锻炼	□ 观察患者病情变化 □ 术后心理与生活护理 □ 指导术后患者功能锻炼
病情 变异 记录	□ 无　□ 有，原因： 1. 2.	□ 无　□ 有，原因： 1. 2.	□ 无　□ 有，原因： 1. 2.
护士 签名			
医师 签名			

时间	住院第 6 天 （术后第 4 天）	住院第 7 天 （术后第 5 天）	住院第 8~16 天 （术后第 6~14 天）
主要诊疗工作	□ 上级医师查房 □ 住院医师完成病程记录 □ 伤口换药（必要时） □ 指导患者功能锻炼	□ 上级医师查房 □ 住院医师完成病程记录 □ 伤口换药（必要时） □ 指导患者功能锻炼	□ 上级医师查房，进行手术及伤口评估，确定有无手术并发症和切口愈合不良情况，明确能否出院 □ 完成出院志、病案首页、出院诊断证明书等病历 □ 向患者交代出院后的康复锻炼及注意事项
重要医嘱	长期医嘱： □ 骨科术后护理常规 □ 二级护理 □ 饮食 □ 其他特殊医嘱 □ 术后功能锻炼 临时医嘱： □ 复查血常规、尿常规、生化（必要时） □ 换药（必要时） □ 镇痛、消肿等对症处理（必要时）	长期医嘱： □ 骨科术后护理常规 □ 二级护理 □ 饮食 □ 其他特殊医嘱 □ 术后功能锻炼 临时医嘱： □ 复查血常规、尿常规、生化（必要时） □ 换药（必要时） □ 镇痛等对症处理（必要时）	出院医嘱： □ 出院带药 □ 嘱＿＿日后拆线换药（根据伤口愈合情况，预约拆线时间） □ 出院后骨科和/或康复科门诊复查 □ 不适随诊
主要护理工作	□ 观察患者病情变化 □ 术后心理与生活护理 □ 指导患者功能锻炼	□ 观察患者病情变化 □ 指导患者功能锻炼 □ 术后心理和生活护理	□ 指导患者办理出院手续 □ 出院宣教
病情变异记录	□ 无　□ 有，原因： 1. 2.	□ 无　□ 有，原因： 1. 2.	□ 无　□ 有，原因： 1. 2.
护士签名			
医师签名			

第二十四章

第一腕掌关节炎临床路径释义

【医疗质量控制指标】

指标一、术前评估，确认手术适应证。

指标二、围手术期预防性抗菌药物的选择、应用节点及应用时长。

指标三、术中神经功能保护措施。

指标四、术后并发症与再次手术情况。

指标五、术后影像学复查情况。

指标六、手术切口愈合情况。

指标七、术后康复治疗情况。

指标八、住院期间为患者提供术前、术后健康教育与出院，教育告知五项要素情况。

指标九、离院方式。

指标十、住院天数与住院总费用。

指标十一、患者对服务的体验与评价。

一、第一腕掌关节炎编码

1. 原编码

疾病名称及编码：第一腕掌关节炎（ICD-10：M13.991）

手术操作名称及编码：关节镜下第一腕掌关节成形术（ICD-9-CM-3：80.231）

　　　　　　　　　　开放性第一腕掌关节成形术（ICD-9-CM-3：81.312）

　　　　　　　　　　第一腕掌关节置换术（ICD-9-CM-3：79.36）

2. 修改编码

疾病名称及编码：第一腕掌关节炎（ICD-10：M18）

手术操作名称及编码：关节镜下第一腕掌关节成形术（ICD-9-CM-3：80.23）

　　　　　　　　　　开放性第一腕掌关节成形术（ICD-9-CM-3：81.75）

　　　　　　　　　　第一腕掌关节置换术（ICD-9-CM-3：81.74）

二、临床路径检索方法

M18 伴（80.23 / 81.75 / 81.74）

三、国家医疗保障疾病诊断相关分组（CHS-DRG）

MDCI　肌肉、骨骼疾病及功能障碍

IU1　骨病及其他关节病

四、第一腕掌关节炎临床路径标准住院流程

（一）适用对象

第一诊断为第一腕掌关节炎（ICD-10：M13.991），行关节镜下第一腕掌关节成形术（ICD-9-CM-3：80.231）或开放性第一腕掌关节成形术（ICD-9-CM-3：81.312）或第一腕掌关节融合术（ICD-9-CM-3：81.261）或第一腕掌关节置换术（ICD-9-CM-3：79.36）。

> **释义**
>
> ■ 适用对象编码参见第一部分。
>
> ■ 本路径适用的对象为需要手术的第一诊断为第一腕掌关节炎患者。
>
> ■ 手术治疗方式包括第一腕掌关节成形术，即大多角骨全部或部分切除加韧带重建术或关节融合术，有取骨植骨可能，还包括关节置换术。

（二）诊断依据

根据《手外科学（第3版）》（王澍寰主编，人民卫生出版社，2011年），《手外科手术学（第2版）》（顾玉东、王澍寰、侍德主编，复旦大学出版社，2010年），《格林手外科手术学（第6版）》（北京积水潭医院译，人民军医出版社，2012年）。

1. 病史：第一腕掌关节反复疼痛的病史，用力握持、拿捏及旋转动作时疼痛明显。
2. 体检有明确体征：第一腕掌关节局部水肿、触痛，拇指活动受限。研磨试验阳性，第一腕掌关节可有背侧脱位及掌指关节过伸畸形。
3. 辅助检查：第一腕掌关节 X 线片可明确诊断。

> **释义**
>
> ■ 第一腕掌关节反复疼痛的病史。
>
> ■ 体征：局部水肿、触痛；拇指活动受限；研磨试验阳性；第一腕掌关节可有背侧脱位及掌指关节过伸畸形。
>
> ■ X 线检查对早期诊断很重要。X 线检查无法明确诊断时可行 CT、MRI 检查。CT 对关节炎的分期有诊断作用。

（三）治疗方案的选择及依据

根据《手外科学（第3版）》（王澍寰主编，人民卫生出版社，2011年），《手外科手术学（第2版）》（顾玉东、王澍寰、侍德主编，复旦大学出版社，2010年），《格林手外科手术学（第6版）》（北京积水潭医院译，人民军医出版社，2012年）。

1. 伴有持续性疼痛、功能障碍的患者均有手术指征。
2. 无手术禁忌证。

> **释义**
>
> ■ 症状、体征、病史符合。
>
> ■ 无手术禁忌证。
>
> ■ 可选择关节融合、关节成形、韧带重建（异体肌腱悬吊）。

（四）标准住院日 7~10 天

> **释义**
>
> ■ 患者入院后，完成常规术前检查和影像学检查1~4天，手术1天，术后换药，

观察伤口 3~5 天。

(五) 进入路径标准

1. 第一诊断必须符合第一腕掌关节炎 (ICD-10: M13.991)。
2. 当患者同时具有其他疾病诊断时, 但在住院期间不需要特殊处理也不影响第一诊断的临床路径流程实施时, 可以进入路径。
3. 除外大小舟关节关节炎。

> **释义**
>
> ■ 第一诊断必须符合第一腕掌关节炎。
>
> ■ 当患者同时具有其他疾病诊断时, 但在住院期间不需要特殊处理也不影响第一诊断的临床路径流程实施时, 可以进入路径。
>
> ■ 需要除外邻近关节病。

(六) 术前准备 2~3 天

1. 必需的检查项目
(1) 血常规、尿常规。
(2) 肝功能、肾功能、电解质、血糖。
(3) 凝血功能。
(4) 感染性疾病筛查 (乙型肝炎、丙型肝炎、梅毒、艾滋病等)。
(5) 第一腕掌关节 X 线片, 正位、侧位及斜位 (必要时 CT)。
(6) X 线胸片、心电图。
2. 根据患者病情可选择
(1) 超声心动图、血气分析和肺功能 (高龄或既往有心、肺部病史者)。
(2) 腕关节 CT 和/或 MRI。
(3) 有相关疾病者必要时请相关科室会诊。

> **释义**
>
> ■ 必需的检查项目是了解患者全身情况以评估手术风险的检查, 进入路径的患者均需完成。
>
> ■ CT 与 MRI 检查是为研究关节炎的严重程度。

(七) 选择用药

1. 抗菌药物: 按照《抗菌药物临床应用指导原则 (2015 年版)》(国卫办医发〔2015〕43 号) 执行。
2. 预防静脉血栓栓塞症处理: 参照《中国骨科大手术后静脉血栓栓塞症预防指南》。

> **释义**
>
> ■ 如果有异体肌腱移植，需术前半小时及术后不超过72小时预防应用抗菌药物，如果切口有红肿的感染迹象，可延长抗菌药物使用时间，需在病历中记载。

（八）手术日为入院第3~4天

1. 麻醉方式：神经阻滞麻醉或全身麻醉。
2. 手术方式：关节镜下第一腕掌关节成形术（ICD-9-CM-3：80.231）或开放性第一腕掌关节成形术（ICD-9-CM-3：81.312）或第一腕掌关节融合术（ICD-9-CM-3：81.261）或第一腕掌关节置换术（ICD-9-CM-3：79.36）。
3. 手术内植物：克氏针、接骨板或人工关节。
4. 关节成形术石膏外固定4~6周。

（九）术后住院恢复3~5天

1. 必须复查的检查项目：第一腕掌关节X线片。
2. 术后处理
（1）抗菌药物：按照《抗菌药物临床应用指导原则（2015年版）》（国卫办医发〔2015〕43号）执行。
（2）术后镇痛：参照《骨科常见疼痛的处理专家建议》。
（3）术后康复：以主动锻炼为主，被动锻炼为辅。

> **释义**
>
> ■ 术后48小时内需复查切口，拔除引流，若切口无异常，可适当延长复查间隔。
> ■ 术后2周切口拆除缝线，石膏需制动4~6周。

（十）出院标准

1. 体温正常，常规化验指标无明显异常。
2. 伤口愈合良好：引流管拔除，伤口无感染征象（或可在门诊处理的伤口情况）、无皮瓣坏死。
3. 术后X线片第一腕掌关节位置良好，关节融合位置满意，关节置换后关节假体位置良好。
4. 没有需要住院处理的并发症和/或合并症。

> **释义**
>
> ■ 术后第一次复查切口在48小时内，术后复查X线片，关节位置良好。
> ■ 皮肤无坏死表现，切口无感染征象即可出院。
> ■ 出院后可在门诊复查切口1~2次。

（十一）变异及原因分析

1. 围手术期并发症：深静脉血栓形成、伤口感染、脱位、神经血管损伤等，造成住院日延长和费用增加。

2. 内科合并症：老年患者常合并内科疾病，如脑血管或心血管病、糖尿病、血栓等，手术可能导致基础疾病加重而需要进一步治疗，从而延长治疗时间，并增加住院费用。

3. 植入材料的选择：由于术式不同，使用不同的内固定材料，可能导致住院费用存在差异。

> **释义**
>
> ■ 如果局部皮肤发红，则需延长住院，每天复查切口直至皮肤恢复正常。
> ■ 内科并发症可以门诊或转科治疗。

五、第一腕掌关节炎患者护理规范

1. 术前护理规范

（1）遵医嘱完成相关检查。

（2）遵医嘱补液、使用抗菌药物等。

（3）指导患者摄入充足水分及热量，遵医嘱指导饮食。

（4）术前健康教育及术前准备。

（5）根据患者情绪状况进行相应心理护理，保持患者情绪平稳。

2. 术后护理规范

（1）术后患者返回病房后平卧位并抬高患肢。

（2）严密观察生命体征变化。

（3）密切观察切口敷料的渗血情况。

（4）严密观察患肢血运、肿胀等情况。

（5）必要时遵医嘱使用镇痛药、消肿药。

（6）观察患肢运动功能，遵医嘱进行功能锻炼指导，鼓励患者尽早下床活动。

六、第一腕掌关节炎患者营养治疗规范

1. 营养风险筛查：①NRS 2002 评分＜3 分者，需 1 周后复筛。NRS 2002 评分≥3 分者，应进一步进行营养评估并给予积极的营养干预。②NRS 2002 评分＜3 分者，合理饮食，平衡膳食。如有内科合并症，应根据合并症的营养治疗原则给予相应治疗膳食，积极控制合并症。③NRS 2002 评分≥3 分者，根据营养诊断，给予个体化营养干预。以适宜的热量、脂肪，充足的蛋白质、维生素和矿物质为原则。能量供给标准为 25~35kcal/kg 标准体重，建议根据患者年龄、性别、体重、身体活动水平个体化调整热量的摄入。碳水化合物供能比 45%~60%；蛋白质摄入量宜在 1.0~1.5g/kg 标准体重，若存在蛋白质代谢异常可酌情增加蛋白质摄入，最高至 2.0g/kg 标准体重，其中优质蛋白质不低于蛋白质总量的 1/3~1/2；脂肪供能比以 25%~35% 为宜，适当提高膳食单不饱和脂肪酸及 ω-3 脂肪酸的摄入。如有内科合并症，营养素摄入应根据合并症的营养治疗原则进行调整。

2. 加速康复外科围手术期营养支持。术前予 12.5% 碳水化合物饮品，术后早期恢复口服营养及补充蛋白质。推荐应用产品营养制剂以保证蛋白质摄入。术后饮食根据不同治疗时期选择饮食种类由流质饮食、半流质饮食逐步过度至普通饮食等。饮食宜清淡，以温、热、软为佳，忌食生冷、肥甘、厚腻食物，限制刺激性食物、饮品及调味品。

3. 如经口进食量不足需要量的 50%~75% 者，可提供口服营养营养补充剂，必要时给予管饲肠内营养补充或肠外营养补充。

七、第一腕掌关节炎患者健康宣教

1. 术后 3~5 天复查一次切口，根据切口情况酌情增加复查次数。

2. 如切口持续有渗出物或出现切口红肿、体温异常等情况，需及时处理。

3. 遵医嘱使用药物，如有内科合并症应专科就诊。

4. 术后 2 周拆除切口缝合线，复查第一腕掌关节 X 线片。

5. 术后练习关节活动度，根据实际康复情况调整活动方式及活动量。

6. 生活指导：采取合理的生活方式及饮食习惯，运动适宜，保证摄入充足的蛋白质、维生素及含钙食物。戒烟酒，避免咖啡因的摄入，少饮碳酸饮料。

八、推荐表单

（一）医师表单

第一腕掌关节炎临床路径医师表单

适用对象：第一诊断为第一腕掌关节炎（ICD-10：M18）

行关节镜下第一腕掌关节成形术（ICD-9-CM-3：80.23），开放性第一腕掌关节成形术（ICD-9-CM-3：81.75），第一腕掌关节置换术（ICD-9-CM-3：81.74）

患者姓名：	性别： 年龄： 门诊号：	住院号：
住院日期： 年 月 日	出院日期： 年 月 日	标准住院日：7~10 天

时间	住院第 1 天	住院第 2 天	住院第 3 天（术前日）
临床诊断与病情评估	□ 临床诊断：第一诊断为第一腕掌关节炎 □ 病情评估：评估患者病情有无明显改变	□ 临床诊断：第一诊断为第一腕掌关节炎 □ 病情评估：评估患者病情有无明显改变	□ 临床诊断：第一诊断为第一腕掌关节炎 □ 病情评估：评估患者病情有无明显改变
主要诊疗工作	□ 询问病史及体格检查 □ 完成病历书写 □ 开化验单及相关检查 □ 上级医师查房及术前评估	□ 上级医师查房确定临床诊断与鉴别诊断 □ 鉴别诊断需要的辅助检查	□ 根据病史、体格检查、平片及MRI 检查等进行术前讨论，确定手术方案及麻醉方法 □ 根据检查结果对患者的手术风险进行评估 □ 完成必要的相关科室会诊 □ 完成术前准备、术前评估、术前小结、上级医师查房记录等病历书写 □ 签署手术知情同意书、自费用品协议书 □ 向患者及家属交代病情及围手术期的注意事项
重点医嘱	长期医嘱： □ 手外科护理常规 □ 二级护理 □ 饮食 □ 患者既往基础用药 临时医嘱： □ 血常规、尿常规 □ 凝血功能 □ 肝功能、肾功能、电解质、血糖 □ 感染性疾病筛查 □ X 线胸片、心电图 □ 腕部 X 线片或 CT 或磁共振检查（根据病情需要决定） □ 请相关科室会诊（根据情况）	长期医嘱： □ 二级护理 □ 饮食 临时医嘱： □ 根据检查结果进行相关的进一步检查或提请相关科室会诊	长期医嘱： □ 二级护理 □ 饮食 临时医嘱： □ 术前医嘱：常规准备明日在臂丛麻醉或全身麻醉下行关节镜下第一腕掌关节成形术或开放性第一腕掌关节成形术或第一腕掌关节融合术或第一腕掌关节置换术 □ 术前禁食、禁水

续　表

时间	住院第 1 天	住院第 2 天	住院第 3 天 （术前日）
病情 变异 记录	□ 无　□ 有，原因： 1. 2.	□ 无　□ 有，原因： 1. 2.	□ 无　□ 有，原因： 1. 2.
特殊 医嘱			
医师 签名			

时间	住院第 4 天 （手术日）	住院第 5 天 （术后第 1 天）	住院第 6 天 （术后第 2 天）
临床诊断与病情评估	□ 临床诊断：第一诊断为第一腕掌关节炎 □ 病情评估：评估患者病情有无明显改变	□ 临床诊断：第一诊断为第一腕掌关节炎 □ 病情评估：评估患者病情有无明显改变	□ 临床诊断：第一诊断为第一腕掌关节炎 □ 病情评估：评估患者病情有无明显改变
主要诊疗工作	□ 手术 □ 术者完成手术记录 □ 住院医师完成术后病程记录 □ 上级医师查房 □ 注意患肢肿胀程度、运动及感觉情况 □ 向患者及家属交代手术过程概况及术后注意事项 □ 如果有，注意观察外固定的松紧度等情况	□ 上级医师查房，注意病情变化 □ 完成常规病历书写 □ 注意引流量，根据引流情况明确是否拔除引流管 □ 注意观察体温 □ 注意患肢肿胀程度、运动及感觉情况 □ 如果有，注意观察外固定的松紧度等情况 □ 复查 X 线片	□ 上级医师查房 □ 完成常规病历书写 □ 根据引流情况明确是否拔除引流管 □ 注意观察体温 □ 注意患肢肿胀程度、运动及感觉情况 □ 注意伤口情况 □ 如果有，注意观察外固定的松紧度等情况
重点医嘱	长期医嘱： □ 全身麻醉/臂丛麻醉+强化后护理常规 □ 术后护理常规 □ 特殊疾病护理或一级护理 □ 明日普通饮食、糖尿病饮食、低盐低脂饮食 临时医嘱： □ 心电血压监测、吸氧 □ 补液（根据病情） □ 镇痛	长期医嘱： □ 术后护理常规 □ 饮食 □ 一级护理 □ 脱水（根据情况） □ 镇痛药物 □ 理疗 □ 雾化吸入（根据情况） □ 抗凝治疗（根据情况） 临时医嘱： □ 换药 □ 镇痛	长期医嘱： □ 饮食 □ 一级护理 □ 理疗 □ 拔除引流（根据情况） 临时医嘱： □ 换药（根据情况） □ 补液（根据情况）
病情变异记录	□ 无 □ 有，原因： 1. 2.	□ 无 □ 有，原因： 1. 2.	□ 无 □ 有，原因： 1. 2.
特殊医嘱			
医师签名			

时间	住院第 7 天	住院第 8 天 （出院前 1 天）	住院第 9 天 （出院日）
临床诊断与病情评估	□ 临床诊断：第一诊断为第一腕掌关节炎 □ 病情评估：评估患者病情有无明显改变	□ 临床诊断：第一诊断为第一腕掌关节炎 □ 病情评估：评估患者病情有无明显改变	□ 临床诊断：第一诊断为第一腕掌关节炎 □ 病情评估：评估患者病情有无明显改变
主要诊疗工作	□ 上级医师查房 □ 完成常规病历书写 □ 注意观察体温变化 □ 注意患肢肿胀程度、运动及感觉情况 □ 注意伤口情况 □ 如果有，注意观察外固定的松紧度等情况	□ 上级医师查房，进行手术及伤口评估，确定有无手术并发症和切口愈合不良情况，明确能否出院 □ 完成出院记录、病案首页、出院诊断书、病程记录等 □ 向患者交代出院后的注意事项，如返院复诊的时间、地点，发生紧急情况时的处理等	□ 患者办理出院手续，出院
重点医嘱	长期医嘱： □ 手外科术后护理常规 □ 二级护理 □ 饮食 □ 理疗 临时医嘱： □ 换药	长期医嘱： □ 手外科术后护理常规 □ 二级护理 □ 饮食 □ 理疗 临时医嘱： □ 换药	出院医嘱： □ 嘱___日拆线换药（根据出院时间决定） □ 如果有，外固定时间 □ 1 个月后门诊复诊 □ 如有不适，随时来诊
病情变异记录	□ 无 □ 有，原因： 1. 2.	□ 无 □ 有，原因： 1. 2.	□ 无 □ 有，原因： 1. 2.
特殊医嘱			
医师签名			

（二）护士表单

第一腕掌关节炎临床路径护士表单

适用对象：第一诊断为第一腕掌关节炎（ICD-10：M18）

　　　　行关节镜下第一腕掌关节成形术（ICD-9-CM-3：80.23），开放性第一腕掌关节
　　　　成形术（ICD-9-CM-3：81.75），第一腕掌关节置换术（ICD-9-CM-3：81.74）

患者姓名：	性别：　　年龄：　　门诊号：	住院号：
住院日期：　　年　月　日	出院日期：　　年　月　日	标准住院日：7~10 天

时间	住院第 1 天	住院第 2 天	住院第 3 天（术前日）
主要护理工作	□ 核对个人信息，告知医保事宜 □ 入院宣教 □ 安全教育 □ 介绍主管医师和责任护士 □ 晨检注意事项	□ 正确采集及留取标本 □ 辅助检查目的及配合 □ 护理等级评定 □ 术前疼痛评估 □ 做好晨晚间护理	□ 术前常规准备（腕带、对接单）、术区备皮 □ 术前宣教 □ 心理护理 □ 保证良好睡眠
重点医嘱	□ 详见医嘱执行单	□ 详见医嘱执行单	□ 详见医嘱执行单
病情变异记录	□ 无　□ 有，原因： 1. 2.	□ 无　□ 有，原因： 1. 2.	□ 无　□ 有，原因： 1. 2.
护士签名			

时间	住院第 4 天 （手术日）	住院第 5 天 （术后第 1 天）	住院第 6 天 （术后第 2 天）
主要护理工作	□ 常规护理：监测生命体征；确认禁食、禁水 □ 准确对接患者；安全护理 □ 石膏托护理：保持患肢功能位 □ 疼痛护理：评估与术前对照，对症护理，宣教镇痛方法	□ 饮食指导：禁烟酒，忌生冷辛辣刺激性食物 □ 管路护理：做好拔管前护理 □ 伤口护理：密切观察伤口敷料渗出情况 □ 功能锻炼：1~2 周屈伸、外展、内收、对掌、抓握训练 □ 心理护理	□ 饮食指导：禁烟酒，忌生冷辛辣刺激性食物 □ 管路护理：做好拔管前护理 □ 伤口护理：密切观察伤口敷料渗出情况 □ 功能锻炼：1~2 周屈伸、外展、内收、对掌、抓握训练 □ 心理护理
重点医嘱	□ 详见医嘱招待单	□ 详见医嘱招待单	□ 详见医嘱招待单
病情变异记录	□ 无 □ 有，原因： 1. 2.	□ 无 □ 有，原因： 1. 2.	□ 无 □ 有，原因： 1. 2.
护士签名			

时间	住院第 7 天	住院第 8 天 （出院前 1 天）	住院第 9 天 （出院日）
主要护理工作	□ 饮食指导：禁烟酒，忌生冷辛辣刺激性食物 □ 管路护理：做好拔管前护理 □ 伤口护理：密切观察伤口敷料渗出情况 □ 功能锻炼：1~2 周屈伸、外展、内收、对掌、抓握训练 □ 心理护理	□ 饮食指导：禁烟酒，忌生冷辛辣刺激性食物。 □ 管路护理：做好拔管前护理 □ 伤口护理：密切观察伤口敷料渗出情况 □ 功能锻炼：1~2 周屈伸、外展、内收、对掌、抓握训练 □ 心理护理	□ 功能锻炼：3~4 周拇指肌力练习；5 周作业训练 □ 瘢痕护理：告知预防瘢痕的意义及方法 □ 告知随诊的意义 □ 告知出院流程
重点医嘱	□ 详见医嘱执行单	□ 详见医嘱执行单	□ 详见医嘱执行单
病情变异记录	□ 无　□ 有，原因： 1. 2.	□ 无　□ 有，原因： 1. 2.	□ 无　□ 有，原因： 1. 2.
护士签名			

（三）患者表单

第一腕掌关节炎临床路径患者表单

适用对象：第一诊断为第一腕掌关节炎（ICD-10：M18）

行关节镜下第一腕掌关节成形术（ICD-9-CM-3：80.23），开放性第一腕掌关节成形术（ICD-9-CM-3：81.75），第一腕掌关节置换术（ICD-9-CM-3：81.74）

患者姓名：	性别： 年龄： 门诊号：	住院号：
住院日期： 年 月 日	出院日期： 年 月 日	标准住院日：7~10 天

时间	入院	术前	手术日
医患配合	□ 配合询问病史、收集资料，请务必详细告知既往史、用药史、过敏史 □ 配合进行体格检查 □ 有任何不适请告知医师	□ 配合完善胃镜检查前相关检查、化验，如采血、留尿、心电图、X 线胸片 □ 医师与患者及家属介绍病情及胃镜检查谈话、胃镜检查前签字	□ 配合完善相关检查、化验，如采血、留尿、胃镜 □ 配合医师摆好检查体位
护患配合	□ 配合测量体温、脉搏、呼吸 3 次，血压、体重 1 次 □ 配合完成入院护理评估（简单询问病史、过敏史、用药史） □ 接受入院宣教（环境介绍、病室规定、订餐制度、贵重物品保管等） □ 配合执行探视和陪伴制度 □ 有任何不适请告知护士	□ 配合测量体温、脉搏、呼吸 3 次，询问大便次数 1 次 □ 接受胃镜检查前宣教 □ 接受饮食宣教 □ 接受药物宣教	□ 配合测量体温、脉搏、呼吸 3 次，询问大便次数 1 次 □ 送内镜中心前，协助完成核对，带齐影像资料及用药 □ 返回病房后，配合接受生命体征的测量 □ 配合检查意识（全身麻醉者） □ 配合缓解疼痛 □ 接受胃镜检查后宣教 □ 接受饮食宣教：胃镜当天禁食 □ 接受药物宣教 □ 有任何不适请告知护士
饮食	□ 遵医嘱饮食	□ 遵医嘱饮食	□ 胃镜检查前禁食、禁水 □ 胃镜检查后，根据医嘱 2 小时后试饮水，无恶心、呕吐可进少量流质饮食或半流质饮食
排泄	□ 正常排尿便	□ 正常排尿便	□ 正常排尿便
活动	□ 正常活动	□ 正常活动	□ 正常活动

时间	手术后	出院日
医患 配合	□ 配合腹部检查 □ 配合完善术后检查：如采血、留尿便等	□ 接受出院前指导 □ 知道复查程序 □ 获取出院诊断书
护 患 配 合	□ 配合定时监测生命体征，每日询问大便次数 □ 配合检查腹部 □ 接受输液、服药等治疗 □ 接受进食、进水、排便等生活护理 □ 配合活动，预防皮肤压力伤 □ 注意活动安全，避免坠床或跌倒 □ 配合执行探视及陪伴	□ 接受出院宣教 □ 办理出院手续 □ 获取出院带药 □ 知道服药方法、作用、注意事项 □ 知道复印病历程序
饮食	□ 遵医嘱饮食	□ 遵医嘱饮食
排泄	□ 正常排尿便	□ 正常排尿便
活动	□ 正常适度活动，避免疲劳	□ 正常适度活动，避免疲劳

附：原表单（2016 年版）

第一腕掌关节炎临床路径表单

适用对象：第一诊断为上消化道出血的患者（ICD-10：M18）

患者姓名：	性别：　　年龄：　　门诊号：	住院号：
住院日期：　　年　月　日	出院日期：　　年　月　日	标准住院日：7～10 天

时间	住院第 1 天	住院第 2 天	住院第 3 天 （术前日）
临床诊断与病情评估	□ 临床诊断：第一诊断为第一腕掌关节炎 □ 病情评估：评估患者病情有无明显改变	□ 临床诊断：第一诊断为第一腕掌关节炎 □ 病情评估：评估患者病情有无明显改变	□ 临床诊断：第一诊断为第一腕掌关节炎 □ 病情评估：评估患者病情有无明显改变
主要诊疗工作	□ 询问病史及体格检查 □ 完成病历书写 □ 开化验单及相关检查 □ 上级医师查房及术前评估	□ 上级医师查房确定临床诊断与鉴别诊断 □ 鉴别诊断需要的辅助检查	□ 根据病史、体格检查、平片及 MRI 检查等进行术前讨论，确定手术方案及麻醉方法 □ 根据检查结果对患者的手术风险进行评估 □ 完成必要的相关科室会诊 □ 完成术前准备、术前评估、术前小结、上级医师查房记录等病历书写 □ 签署手术知情同意书、自费用品协议书 □ 向患者及家属交代病情及围手术期的注意事项
重点医嘱	**长期医嘱：** □ 手外科护理常规 □ 二级护理 □ 饮食 □ 患者既往基础用药 **临时医嘱：** □ 血常规、尿常规 □ 凝血功能 □ 肝功能、肾功能、电解质、血糖 □ 感染性疾病筛查 □ X 线胸片、心电图 □ 腕部 X 线片或 CT 或磁共振检查（根据病情需要决定） □ 请相关科室会诊（根据情况）	**长期医嘱：** □ 二级护理 □ 饮食 **临时医嘱：** □ 根据检查结果进行相关的进一步检查或提请相关科室会诊	**长期医嘱：** □ 二级护理 □ 饮食 **临时医嘱：** □ 术前医嘱：常规准备明日在臂丛麻醉或全身麻醉下行关节镜下第一腕掌关节成形术或开放性第一腕掌关节成形术或第一腕掌关节融合术或第一腕掌关节置换术 □ 术前禁食、禁水
主要护理工作	□ 核对个人信息，告知医保事宜 □ 入院宣教 □ 安全教育 □ 介绍主管医师和责任护士 □ 晨检注意事项	□ 正确采集及留取标本 □ 辅助检查目的及配合 □ 护理等级评定 □ 术前疼痛评估 □ 做好晨晚间护理	□ 术前常规准备（腕带、对接单）、术区备皮 □ 术前宣教 □ 心理护理 □ 保证良好睡眠

续 表

时间	住院第 1 天	住院第 2 天	住院第 3 天 （术前日）
病情 变异 记录	□ 无　□ 有，原因： 1. 2.	□ 无　□ 有，原因： 1. 2.	□ 无　□ 有，原因： 1. 2.
特殊 医嘱			
护士 签名			
医师 签名			

时间	住院第 4 天 （手术日）	住院第 5 天 （术后第 1 天）	住院第 6 天 （术后第 2 天）
临床诊断与病情评估	□ 临床诊断：第一诊断为第一腕掌关节炎 □ 病情评估：评估患者病情有无明显改变	□ 临床诊断：第一诊断为第一腕掌关节炎 □ 病情评估：评估患者病情有无明显改变	□ 临床诊断：第一诊断为第一腕掌关节炎 □ 病情评估：评估患者病情有无明显改变
主要诊疗工作	□ 手术 □ 术者完成手术记录 □ 住院医师完成术后病程记录 □ 上级医师查房 □ 注意患肢肿胀程度、运动及感觉情况 □ 向患者及家属交代手术过程概况及术后注意事项 □ 如果有，注意观察外固定的松紧度等情况	□ 上级医师查房，注意病情变化 □ 完成常规病历书写 □ 注意引流量，根据引流情况明确是否拔除引流管 □ 注意观察体温 □ 注意患肢肿胀程度、运动及感觉情况 □ 如果有，注意观察外固定的松紧度等情况 □ 复查 X 线片	□ 上级医师查房 □ 完成常规病历书写 □ 根据引流情况明确是否拔除引流管 □ 注意观察体温 □ 注意患肢肿胀程度、运动及感觉情况 □ 注意伤口情况 □ 如果有，注意观察外固定的松紧度等情况
重点医嘱	**长期医嘱：** □ 全身麻醉/臂丛麻醉+强化后护理常规 □ 术后护理常规 □ 特殊疾病护理或一级护理 □ 明日普通饮食/糖尿病饮食/低盐低脂饮食 **临时医嘱：** □ 心电血压监测、吸氧 □ 补液（根据病情） □ 镇痛	**长期医嘱：** □ 术后护理常规 □ 饮食 □ 一级护理 □ 脱水（根据情况） □ 镇痛药物 □ 理疗 □ 雾化吸入（根据情况） □ 抗凝治疗（根据情况） **临时医嘱：** □ 换药 □ 镇痛	**长期医嘱：** □ 饮食 □ 一级护理 □ 理疗 □ 拔除引流（根据情况） **临时医嘱：** □ 换药（根据情况） □ 补液（根据情况）
主要护理工作	□ 常规护理：监测生命体征；确认禁食、禁水 □ 准确对接患者；安全护理 □ 石膏托护理：保持患肢功能位 □ 疼痛护理：评估与术前对照，对症护理，宣教镇痛方法	□ 饮食指导：禁烟酒，忌生冷辛辣刺激性食物 □ 管路护理：做好拔管前护理 □ 伤口护理：密切观察伤口敷料渗出情况 □ 功能锻炼：1~2 周屈伸、外展、内收、对掌、抓握训练 □ 心理护理	□ 饮食指导：禁烟酒，忌生冷辛辣刺激性食物 □ 管路护理：做好拔管前护理 □ 伤口护理：密切观察伤口敷料渗出情况。 □ 功能锻炼：1~2 周屈伸、外展、内收、对掌、抓握训练 □ 心理护理
病情变异记录	□ 无　□ 有，原因： 1. 2.	□ 无　□ 有，原因： 1. 2.	□ 无　□ 有，原因： 1. 2.
特殊医嘱			
护士签名			
医师签名			

时间	住院第 7 天	住院第 8 天 （出院前 1 天）	住院第 9 天 （出院日）
临床 诊断 与 病情 评估	□ 临床诊断：第一诊断为第一 　腕掌关节炎 □ 病情评估：评估患者病情有 　无明显改变	□ 临床诊断：第一诊断为第一 　腕掌关节炎 □ 病情评估：评估患者病情有 　无明显改变	□ 临床诊断：第一诊断为第 　一腕掌关节炎 □ 病情评估：评估患者病情 　有无明显改变
主 要 诊 疗 工 作	□ 上级医师查房 □ 完成常规病历书写 □ 注意观察体温变化 □ 注意患肢肿胀程度、运动及 　感觉情况 □ 注意伤口情况 □ 如果有，注意观察外固定的 　松紧度等情况	□ 上级医师查房，进行手术及 　伤口评估，确定有无手术并 　发症和切口愈合不良情况， 　明确能否出院 □ 完成出院记录、病案首页、 　出院诊断书、病程记录等 □ 向患者交代出院后的注意事 　项，如返院复诊的时间、地 　点，发生紧急情况时的处理等	□ 患者办理出院手续，出院
重 点 医 嘱	**长期医嘱：** □ 手外科术后护理常规 □ 二级护理 □ 饮食 □ 理疗 **临时医嘱：** □ 换药	**长期医嘱：** □ 手外科术后护理常规 □ 二级护理 □ 饮食 □ 理疗 **临时医嘱：** □ 换药	**出院医嘱：** □ 嘱＿＿日拆线换药（根据 　出院时间决定） □ 如果有，外固定时间 □ 1 个月后门诊复诊 □ 如有不适，随时来诊
主 要 护 理 工 作	□ 饮食指导：禁烟酒，忌生冷 　辛辣刺激性食物 □ 管路护理：做好拔管前护理 □ 伤口护理：密切观察伤口敷 　料渗出情况 □ 功能锻炼：1~2 周屈伸、外 　展、内收、对掌、抓握训练 □ 心理护理	□ 饮食指导：禁烟酒，忌生冷 　辛辣刺激性食物 □ 管路护理：做好拔管前护理 □ 伤口护理：密切观察伤口敷 　料渗出情况 □ 功能锻炼：1~2 周屈伸、外 　展、内收、对掌、抓握训练 □ 心理护理	□ 功能锻炼：3~4 周拇指肌 　力练习；5 周作业训练 □ 瘢痕护理：告知预防瘢痕 　的意义及方法 □ 告知随诊的意义 □ 告知出院流程
病情 变异 记录	□ 无　□ 有，原因： 1. 2.	□ 无　□ 有，原因： 1. 2.	□ 无　□ 有，原因： 1. 2.
特殊 医嘱			
护士 签名			
医师 签名			

第二十五章

手舟骨骨折临床路径释义

【医疗质量控制指标】

指标一、术前评估，确认手术适应证。

指标二、围手术期预防性抗菌药物的选择、应用节点及应用时长。

指标三、术中神经功能保护措施。

指标四、术后并发症与再次手术情况。

指标五、术后影像学复查情况。

指标六、手术切口愈合情况。

指标七、术后康复治疗情况。

指标八、住院期间为患者提供术前、术后健康教育与出院，教育告知五项要素情况。

指标九、离院方式。

指标十、住院天数与住院总费用。

指标十一、患者对服务的体验与评价。

一、手舟骨骨折编码

1. 原编码

疾病名称及编码：手舟骨骨折（ICD-10：S62.001）

手术操作名称及编码：切开或闭合复位内固定术（ICD-9-CM-3：79.33010）

2. 修改编码

疾病名称及编码：手舟骨骨折（ICD-10：S62.000）

手术操作名称及编码：开放性复位术伴固定术（ICD-9-CM-3：79.3301）

闭合性复位术伴固定术（ICD-9-CM-3：79.1301）

骨折内固定术（不伴复位）（ICD-9-CM-3：78.5401）

二、临床路径检索方法

S62.0 伴（78.5401 + 79.3301 / 79.1301）

三、国家医疗保障疾病诊断相关分组（CHS-DRG）

MDCI 肌肉、骨骼疾病及功能障碍

IS1 前臂、腕、手或足损伤

IF2 手外科手术

四、手舟骨骨折临床路径标准住院流程

（一）适用对象

第一诊断为手舟骨骨折（ICD-10：S62.001），行切开或闭合复位内固定术（ICD-9-CM-3：79.33010）。

> **释义**
> - 适用对象编码参见第一部分。
> - 本路径适用的对象为手舟骨骨折需要手术治疗患者。
> - 手术治疗方式为开放性复位伴固定术或闭合复位内固定术。

（二）诊断依据

根据《临床诊疗指南·骨科分册》（中华医学会编著，人民卫生出版社，2009 年），《外科学（下册）》（8 年制和 7 年制临床医学专用教材，赵玉沛、陈孝平主编，人民卫生出版社，2015 年）。

1. 病史：外伤史。
2. 体检有明确体征：患手肿胀、疼痛、活动受限。
3. 辅助检查：手部 X 线片和 CT 显示手舟骨骨折。

> **释义**
> - 有时外伤病史可能不明确。
> - 体征：局部水肿、触痛；拇指活动受限。
> - X 线检查对诊断很重要。X 线检查无法明确诊断时可行 CT、MRI 检查。CT 对关节炎的分期有诊断作用。

（三）进入路径标准

1. 第一诊断必须符合 ICD-10：S62.001 手舟骨骨折疾病编码。
2. 当患者同时具有其他疾病诊断，但在住院期间不需要特殊处理也不影响第一诊断的临床路径流程实施时，可以进入路径。
3. 闭合性手舟骨骨折。
4. 除外病理性骨折。

> **释义**
> - 症状、体征、病史符合。
> - 无手术禁忌证。

（四）标准住院日 7~15 天

> **释义**
> - 患者入院后，完成常规术前检查和影像学检查 1~4 天，手术 1 天，术后换药，观察伤口 3~5 天。

（五）住院期间的检查项目

1. 必需的检查项目

（1）血常规、尿常规。

（2）肝功能、肾功能、血电解质、血糖。

（3）凝血功能。

（4）感染性疾病筛查（乙型肝炎、丙型肝炎、梅毒、艾滋病等）。

（5）X线胸片、心电图。

（6）单腕正侧位片和单腕CT。

2. 根据患者病情进行的检查项目

（1）肺功能、超声心动图（老年人或既往有相关病史者）。

（2）对于合并糖尿病的请相关科室调整血糖。

（3）有相关疾病者必要时请相应科室会诊。

> **释义**
>
> ■ 必需的检查项目是了解患者全身情况以评估手术风险的检查，进入路径的患者均需完成。
>
> ■ CT检查对于骨折线稳定性判断有帮助。

（六）治疗方案的选择

切开或闭合复位内固定术。

> **释义**
>
> ■ 如果没有移位可以进行闭合复位内固定术。如果移位＞1mm，考虑切开复位内固定。

（七）预防性抗菌药物选择与使用时机

术前半小时及术后24小时预防应用抗菌药物。

> **释义**
>
> ■ 如果有内固定，需术前半小时及术后不超过24小时预防应用抗菌药物，如果切口有红肿的感染迹象，可延长抗菌药物使用时间，需在病历中记载。

（八）手术日

为入院第3~5天。

（九）术后恢复4~15天

> **释义**
>
> - 术后48小时内需复查切口，拔除引流，若切口无异常，可适当延长复查间隔。
> - 术后两周切口拆除缝线，石膏需制动4~6周。
> - 指导训练，如需要可转至康复科继续治疗。

（十）出院标准

1. 体温正常，常规化验指标无明显异常。
2. 伤口愈合良好：伤口无感染征象（或可在门诊处理的伤口情况），无皮肤坏死。
3. 没有需要住院处理的并发症和/或合并症。

> **释义**
>
> - 术后第一次复查切口在48小时内，术后复查X线片，骨折位置良好。
> - 皮肤无坏死表现，切口无感染征象即可出院。
> - 出院后可在门诊复查切口1~2次。

（十一）变异及原因分析

1. 围手术期并发症：伤口感染、皮下血肿等造成住院日延长和费用增加。
2. 内科合并症：老年患者常合并基础疾病，如脑血管或心血管病、糖尿病、血栓等，手术可能导致这些疾病加重而需要进一步治疗，从而延长治疗时间，并增加住院费用。

> **释义**
>
> - 如果局部皮肤发红，则需延长住院，每天复查切口直至皮肤恢复正常。
> - 内科并发症可以门诊或转科治疗。
> - 骨折线位置不同，内固定物选择的类型不同。

五、手舟骨骨折患者护理规范

1. 术前护理规范
（1）严密观察患肢疼痛、肿胀、感觉、运动、血运等情况。
（2）必要时遵医嘱使用镇痛药、消肿药。
（3）指导患者摄入充足水分及热量，遵医嘱指导饮食。
（4）术前健康教育。

2. 术后护理规范
（1）术后患者返回病房后平卧位并抬高患肢。
（2）严密观察生命体征变化。
（3）臂丛神经阻滞麻醉无须禁食、禁水。
（4）密切观察切口敷料的渗血情况。
（5）严密观察患肢血运、肿胀等情况。
（6）必要时遵医嘱使用镇痛药、消肿药。

六、手舟骨骨折患者营养治疗规范

1. 营养风险筛查：①NRS 2002 评分＜3 分者，需 1 周后复筛。NRS 2002 评分≥3 分者，应进一步进行营养评估并给予积极的营养干预。②NRS 2002 评分＜3 分者，合理饮食，平衡膳食。如有内科合并症，应根据合并症的营养治疗原则给予相应治疗膳食，积极控制合并症。③NRS 2002评分≥3 分者，根据营养诊断，给予个体化营养干预。以适宜的热量、脂肪，充足的蛋白质、维生素和矿物质为原则。能量供给标准为 25～35kcal/kg 标准体重，建议根据患者年龄、性别、体重、身体活动水平个体化调整热量的摄入。碳水化合物供能比 45%～60%；蛋白质摄入量宜在 1.0～1.5g/kg 标准体重，若存在蛋白质代谢异常可酌情增加蛋白质摄入，最高至 2.0g/kg 标准体重，其中优质蛋白质不低于蛋白质总量的 1/3～1/2；脂肪供能比以 25%～35% 为宜，适当提高膳食单不饱和脂肪酸及 ω-3 脂肪酸的摄入。如有内科合并症，营养素摄入应根据合并症的营养治疗原则进行调整。

2. 加速康复外科围手术期营养支持。术前予 12.5% 碳水化合物饮品，术后早期恢复口服营养及补充蛋白质。推荐应用产品营养制剂以保证蛋白质摄入。术后饮食根据不同治疗时期选择饮食种类由流质饮食、半流质饮食逐步过度至普通饮食等。饮食宜清淡，以温、热、软为佳，忌食生冷、肥甘、厚腻食物，限制刺激性食物、饮品及调味品。

3. 如经口进食量不足需要量的 50%～75% 者，可提供口服营养补充剂，必要时给予管饲肠内营养补充或肠外营养补充。

七、手舟骨骨折患者健康宣教

1. 术后 3～5 天复查一次切口，根据切口情况酌情增加复查次数。

2. 如切口持续有渗出物或出现切口红肿、体温异常等情况，需及时处理。

3. 遵医嘱使用药物，如有内科合并症应专科就诊。

4. 术后 2 周拆除切口缝合线，6 周后复查 X 线片。

5. 术后第 2 天开始关节活动度练习，根据实际康复情况调整活动方式及活动量。

6. 生活指导：采取合理的生活方式及饮食习惯，运动适宜，保证摄入充足的蛋白质、维生素及含钙食物。戒烟酒，避免咖啡因的摄入，少饮碳酸饮料。

八、推荐表单

(一) 医师表单

手舟骨骨折临床路径医师表单

适用对象: 第一诊断为手舟骨骨折 (ICD-10: S62.000)

行开放性复位术伴固定术 (ICD-9-CM-3: 79.3301), 闭合性复位术伴固定术 (ICD-9-CM-3: 79.1301), 骨折内固定术 (不伴复位) (ICD-9-CM-3: 78.5401)

患者姓名:		性别:	年龄:	门诊号:		住院号:
住院日期:	年 月 日	出院日期:	年 月 日			标准住院日: 15 天

时间		住院第 1~3 天 (住院日)		住院第 2~4 天 (手术日)
主要诊疗工作		□ 询问病史、体格检查、基本诊断 □ 完成入院记录、首次病程记录 □ 上级医师查房,必要时全科会诊,制订手术方案 □ 完成术前三级医师查房及术前小结 □ 向患者及家属交代病情,签署手术知情同意书 □ 完善术前各项检查、术前准备 □ 麻醉师查看患者,签署麻醉知情同意书		□ 完成手术 □ 完成手术记录、术后记录及术后上级医师查房记录 □ 向患者家属交代手术情况及术后注意事项 □ 全身麻醉患者术后送入 ICU 病房,苏醒后返回病房 □ 麻醉师术后随访
重点医嘱	护理级别	□ 长期医嘱,一级护理,持续性 □ 长期医嘱,二级护理,持续性 □ 长期医嘱,三级护理,持续性	护理级别	□ 长期医嘱,一级护理,持续性 □ 长期医嘱,二级护理,持续性 □ 长期医嘱,三级护理,持续性
	膳食选择	□ 长期医嘱,普通饮食,持续性 □ 长期医嘱,母乳喂养,持续性 □ 长期医嘱,糖尿病饮食,持续性 □ 长期医嘱,低盐低脂糖尿病饮食,持续性 □ 长期医嘱,流质饮食,持续性 □ 长期医嘱,半流质饮食,持续性	膳食选择	□ 长期医嘱,普通饮食,持续性 □ 长期医嘱,母乳喂养,持续性 □ 长期医嘱,糖尿病饮食,持续性 □ 长期医嘱,低盐低脂糖尿病饮食,持续性 □ 长期医嘱,流质饮食,持续性 □ 长期医嘱,半流质饮食,持续性
	术前检验	□ 临时医嘱,急检血细胞分析+超敏 C 反应,共 1 次,一次性 □ 临时医嘱,血凝分析(急检),共 1 次,一次性 □ 临时医嘱,急检传染病抗体检测,共 1 次,一次性 □ 临时医嘱,急检血糖,共 1 次,一次性	手术申请医嘱	□ 临时医嘱,手术申请,共 1 次,一次性 □ 临时医嘱,拟明日在全身麻醉下行手舟骨骨折切开复位内固定术 □ 临时医嘱,拟明日在臂丛麻醉下行畸形矫正术 □ 临时医嘱,术晨禁食、禁水 □ 临时医嘱,术区备皮 □ 临时医嘱,地西泮注射液(2ml:10mg×10 支),每次 2ml,共 1 支,一次性 □ 临时医嘱,地西泮注射液(2ml:10mg×10 支),每次 0.5ml,共 1 支,一次性 □ 临时医嘱,硫酸阿托品注射液(1ml:0.5mg),每次 1ml,共 1 支,一次性 □ 临时医嘱,硫酸阿托品注射液(1ml:0.5mg),每次 0.3ml,共 1 支,一次性 □ 临时医嘱,导尿(进口),共 1 次,一次性

续 表

时间		住院第 1~3 天 （住院日）	住院第 2~4 天 （手术日）	
重点医嘱	术前常规检查	□ 临时医嘱，血细胞分析（五分类），共 1 次，一次性 □ 临时医嘱，血凝分析，共 1 次，一次性 □ 临时医嘱，传染病综合抗体，共 1 次，一次性 □ 临时医嘱，尿常规分析，共 1 次，一次性 □ 临时医嘱，肝肾糖脂组合，共 1 次，一次性	抗菌药物试敏	□ 临时医嘱，头孢替唑钠皮试，共 1 次，一次性 □ 临时医嘱，青霉素钠皮试，共 1 次，一次性 □ 临时医嘱，磺苄西林钠皮试，共 1 次，一次性
	电诊检查	□ 临时医嘱，常规心电图检查（电），共 1 次，一次性 □ 临时医嘱，床头常规心电图检查，共 1 次，一次性	术后医嘱	□ 长期医嘱，术后医嘱，持续性
	影像学检查	□ 临时医嘱，上肢摄影（门诊），共 1 次，一次性 □ 临时医嘱，上肢摄影（门诊），共 1 次，一次性 □ 临时医嘱，下肢摄影（门诊），共 1 次，一次性 □ 临时医嘱，下肢摄影（门诊），共 1 次，一次性 □ 临时医嘱，胸腹部摄影（门诊），共 1 次，一次性 □ 临时医嘱，上肢摄影（门诊），共 1 次，一次性 □ 临时医嘱，上肢摄影（门诊），共 1 次，一次性 □ 临时医嘱，上肢 CT（门诊楼），共 1 次，一次性 □ 临时医嘱，上肢 CT（门诊楼），共 1 次，一次性	术后护理等级	□ 长期医嘱，一级护理，持续性 □ 长期医嘱，二级护理，持续性 □ 长期医嘱，三级护理，持续性
	手术申请医嘱	□ 临时医嘱，手术申请，共 1 次，一次性 □ 临时医嘱，拟明日在全身麻醉下行手舟骨骨折切开复位内固定术 □ 临时医嘱，拟明日在臂丛麻醉下行手舟骨骨折切开复位内固定术 □ 临时医嘱，拟急诊在臂丛麻醉下行手舟骨骨折切开复位内固定术 □ 临时医嘱，拟急诊在局部麻醉下行手舟骨骨折切开复位内固定术 □ 临时医嘱，拟明日在局部麻醉下行掌骨骨折切开复位内固定术 □ 临时医嘱，术晨禁食、禁水 □ 临时医嘱，术区备皮 □ 临时医嘱，地西泮注射液（2ml：10mg×10 支），每次 2ml，共 1 支，一次性 □ 临时医嘱，地西泮注射液（2ml：10mg×10 支），每次 0.5ml，共 1 支，一次性 □ 临时医嘱，硫酸阿托品注射液（1ml：0.5mg），每次 1ml，共 1 支，一次性 □ 临时医嘱，硫酸阿托品注射液（1ml：0.5mg），每次 0.3ml，共 1 支，一次性 □ 临时医嘱，导尿（进口），共 1 次，一次性	术后膳食选择	□ 长期医嘱，普通饮食，持续性 □ 长期医嘱，禁食、禁水，持续性 □ 长期医嘱，母乳喂养，持续性 □ 长期医嘱，流质饮食，持续性 □ 长期医嘱，半流质饮食，持续性 □ 长期医嘱，糖尿病饮食，持续性 □ 长期医嘱，低盐低脂糖尿病饮食，持续性

续　表

时间		住院第 1~3 天 （住院日）		住院第 2~4 天 （手术日）	
重点医嘱	抗菌药物试敏	□ 临时医嘱，头孢替唑钠皮试，共 1 次，一次性 □ 临时医嘱，青霉素钠皮试，共 1 次，一次性 □ 临时医嘱，磺苄西林钠皮试，共 1 次，一次性	术后复查	□ 临时医嘱，5%葡萄糖注射液（100ml：5g），每次 100ml，共 3 袋，每天上午 1 次 □ 临时医嘱，注射用门冬氨酸阿奇霉素（0.25g），每次 0.5g，共 6 瓶，每天上午 1 次 □ 临时医嘱，0.9%氯化钠注射液（250ml：2.25 克/袋），每次 2502ml，共 22 袋，每天 2 次 □ 临时医嘱，注射用青霉素钠（160 万 U），每次 800 万 U，共 10 支，每天 2 次 □ 临时医嘱，0.9%氯化钠注射液（250ml：2.25 克/袋），每次 2502ml，共 22 袋，每天 2 次 □ 临时医嘱，注射用青霉素钠（160 万 U），每次 800 万 U，共 10 支，每天 2 次 □ 临时医嘱，0.9%氯化钠注射液（250ml：2.25g），每次 250ml，共 2 袋，每天 2 次 □ 临时医嘱，注射用头孢替唑钠（0.5g），每次 2g，共 8 支，每天 2 次 □ 临时医嘱，0.9%氯化钠注射液（250ml：2.25 克/袋），每次 250ml，共 4 袋，每天 2 次 □ 临时医嘱，注射用磺苄西林钠（1g/支），每次 2g，共 8 支，每天 2 次 □ 临时医嘱，0.9%氯化钠注射液（250ml：2.25 克/袋），每次 250ml，共 2 袋，每天 2 次 □ 临时医嘱，克林霉素磷酸酯注射液（10ml：0.9g），每次 1.8g，共 4 支，每天上午 1 次	
	术前预防用药	□ 临时医嘱，0.9%氯化钠注射液（250ml：2.25 克/袋），每次 250ml，共 2 袋，每天 2 次 □ 临时医嘱，注射用磺苄西林钠（1 克/支），每次 2g，共 4 支，每天 2 次 □ 临时医嘱，0.9%氯化钠注射液（250ml：2.25 克/袋），每次 250ml，共 2 袋，一次性 □ 临时医嘱，注射用头孢替唑钠（0.5g），每次 2g，共 8 支，一次性 □ 临时医嘱，0.9%氯化钠注射液（250ml：2.25 克/袋），每次 250ml，共 1 袋，一次性 □ 临时医嘱，克林霉素磷酸酯注射液（10ml：0.9g），每次 1.8g，共 2 支，一次性	术后消肿	□ 长期医嘱，参芍葡萄糖注射液（100 毫升/瓶），每次 100ml，每天 1 次 □ 长期医嘱，5%葡萄糖注射液（250ml：12.5g），每次 250ml，每天 1 次 □ 长期医嘱，大株红景天注射液（5 毫升/支），每次 10ml，每天 1 次 □ 长期医嘱，0.9%氯化钠注射液（250ml：2.25 克/袋），每次 250ml，每天 1 次 □ 长期医嘱，大株红景天注射液（5 毫升/支），每次 10ml，每天 1 次	
			促进骨折愈合	□ 长期医嘱，0.9%氯化钠注射液（250ml：2.25 克/袋），每次 250ml，每天上午 1 次 □ 长期医嘱，骨瓜提取物注射液（5ml：25 毫克/支），每次 100mg，每天上午 1 次	
医师签名					

时间	住院第 3~7 天		住院第 6~15 天	
主要诊疗工作	□ 上级医师查房并做手术效果及术后恢复情况评估 □ 完成术后各级医师查房记录及术后病程记录 □ 完成术后每日换药工作 □ 观察有无术后及麻醉后并发症的出现		□ 上级医师查房，并观察手术切口愈合情况及有无并发症的出现 □ 完成术后各级医师查房记录及病程记录 □ 完成每日换药工作	
重点医嘱	术后护理等级	□ 长期医嘱，一级护理，持续性 □ 长期医嘱，二级护理，持续性 □ 长期医嘱，三级护理，持续性	术后等级护理	□ 长期医嘱，一级护理，持续性 □ 长期医嘱，二级护理，持续性 □ 长期医嘱，三级护理，持续性
	术后膳食选择	□ 长期医嘱，普通饮食，持续性 □ 长期医嘱，禁食、禁水，持续性 □ 长期医嘱，母乳喂养，持续性 □ 长期医嘱，流质饮食，持续性 □ 长期医嘱，半流质饮食，持续性 □ 长期医嘱，糖尿病饮食，持续性 □ 长期医嘱，低盐低脂糖尿病饮食，持续性	术后膳食选择	□ 长期医嘱，普通饮食，持续性 □ 长期医嘱，母乳喂养，持续性 □ 长期医嘱，糖尿病饮食，持续性 □ 长期医嘱，低盐低脂糖尿病饮食，持续性 □ 长期医嘱，流质饮食，持续性 □ 长期医嘱，半流质饮食，持续性
	术后抗菌药物应用	□ 长期医嘱，0.9%氯化钠注射液（100ml：0.9g），每次 100ml，每天 2 次 □ 长期医嘱，注射用头孢替唑钠（0.75g），每次 0.75g，每天 2 次 □ 长期医嘱，0.9%氯化钠注射液（250ml：2.25g），每次 250ml，每天 2 次 □ 长期医嘱，注射用头孢替唑钠（0.75g），每次 1.5g，每天 2 次 □ 长期医嘱，5%葡萄糖注射液（100ml：5g），每次 100ml，每天上午 1 次 □ 长期医嘱，注射用门冬氨酸阿奇霉素（0.25g），每次 0.25g，每天上午 1 次 □ 长期医嘱，5%葡萄糖注射液（250ml：12.5g），每次 250ml，每天上午 1 次 □ 长期医嘱，注射用门冬氨酸阿奇霉素（0.25g），每次 0.5g，每天上午 1 次 □ 长期医嘱，0.9%氯化钠注射液（100ml：0.9g），每次 100ml，每天 2 次 □ 长期医嘱，注射用青霉素钠（160 万 U），每次 320 万 U，每天 2 次 □ 长期医嘱，0.9%氯化钠注射液（250ml：2.25g），每次 250ml，每天 2 次 □ 长期医嘱，注射用青霉素钠（160 万 U），每次 800 万 U，每天 2 次	术后抗菌药物应用	□ 长期医嘱，0.9%氯化钠注射液（100ml：0.9g），每次 100ml，每天 2 次 □ 长期医嘱，注射用头孢替唑钠（0.75g），每次 .75g，每天 2 次 □ 长期医嘱，0.9%氯化钠注射液（250ml：2.25g），每次 250ml，每天 2 次 □ 长期医嘱，注射用头孢替唑钠（0.75g），每次 1.5g，每天 2 次 □ 长期医嘱，5%葡萄糖注射液（100ml：5g），每次 100ml，每天上午 1 次 □ 长期医嘱，注射用门冬氨酸阿奇霉素（0.25g），每次 0.25g，每天上午 1 次 □ 长期医嘱，5%葡萄糖注射液（250ml：12.5g），每次 250ml，每天上午 1 次 □ 长期医嘱，注射用门冬氨酸阿奇霉素（0.25g），每次 0.5g，每天上午 1 次 □ 长期医嘱，0.9%氯化钠注射液（100ml：0.9g），每次 100ml，每天 2 次 □ 长期医嘱，注射用青霉素钠（160 万 U），每次 320 万 U，每天 2 次 □ 长期医嘱，0.9%氯化钠注射液（250ml：2.25g），每次 250ml，每天 2 次 □ 长期医嘱，注射用青霉素钠（160 万 U），每次 800 万 U，每天 2 次
	换药	□ 临时医嘱，特大换药，每次 1 次，共 1 次，一次性 □ 临时医嘱，石膏拆除术，共 1 次，一次性	换药	□ 临时医嘱，特大换药，每次 1 次，共 1 次，一次性 □ 临时医嘱，石膏拆除术，共 1 次，一次性
			通知出院	□ 临时医嘱，通知出院，共 1 次，一次性
医师签名				

（二）护士表单

手舟骨骨折临床路径护士表单

适用对象：第一诊断为手舟骨骨折（ICD-10：S62.000）

行开放性复位术伴固定术（ICD-9-CM-3：79.3301），闭合性复位术伴固定术（ICD-9-CM-3：79.1301），骨折内固定术（不伴复位）（ICD-9-CM-3：78.5401）

患者姓名：	性别： 年龄： 门诊号：	住院号：
住院日期： 年 月 日	出院日期： 年 月 日	标准住院日：15 天

时间	住院第1~3天 （住院日）	住院第2~4天 （手术日）
主要护理工作	□ 护士接诊，监测生命体征、建立入院病理 □ 进行入院宣教，向患者本人及家属交代临床路径，并交代相关注意事项 □ 完成术前各项常规检查 □ 做术前准备	□ 术前生命体征测量 □ 佩戴腕带，看护患者由手术室护理人员接入手术室 □ 患者安返病房后接患者，监测生命体征 □ 术后心理和生活护理
重点医嘱	□ 详见医嘱执行单	□ 详见医嘱执行单
病情变异记录	□ 无 □ 有，原因： 1. 2.	□ 无 □ 有，原因： 1. 2.
护士签名		

时间	住院第3~7天	住院第6~15天
主要护理工作	□ 护士接诊，监测生命体征、建立入院病理 □ 进行入院宣教，向患者本人及家属交代临床路径，并交代相关注意事项 □ 完成术前各项常规检查 □ 做术前准备	□ 术前生命体征测量 □ 佩戴腕带，看护患者由手术室护理人员接入手术室 □ 患者安返病房后接患者，监测生命体征 □ 术后心理和生活护理
重点医嘱	□ 详见医嘱执行单	□ 详见医嘱执行单
病情变异记录	□ 无 □ 有，原因： 1. 2.	□ 无 □ 有，原因： 1. 2.
护士签名		

（三）患者表单

手舟骨骨折临床路径患者表单

适用对象：第一诊断为手舟骨骨折（ICD-10：S62.000）

行开放性复位术伴固定术（ICD-9-CM-3：79.3301），闭合性复位术伴固定术（ICD-9-CM-3：79.1301），骨折内固定术（不伴复位）（ICD-9-CM-3：78.5401）

患者姓名：	性别：　　年龄：　　门诊号：	住院号：
住院日期：　　年　月　日	出院日期：　　年　月　日	标准住院日：15天

时间	入院	术前	手术日
医患配合	□ 配合询问病史、收集资料，请务必详细告知既往史、用药史、过敏史 □ 配合进行体格检查 □ 有任何不适请告知医师	□ 配合完善胃镜检查前相关检查、化验，如采血、留尿、心电图、X线胸片 □ 医师与患者及家属介绍病情及胃镜检查谈话、胃镜检查前签字	□ 配合完善相关检查、化验，如采血、留尿、胃镜 □ 配合医师摆好检查体位
护患配合	□ 配合测量体温、脉搏、呼吸3次，血压、体重1次 □ 配合完成入院护理评估（简单询问病史、过敏史、用药史） □ 接受入院宣教（环境介绍、病室规定、订餐制度、贵重物品保管等） □ 配合执行探视和陪伴制度 □ 有任何不适请告知护士	□ 配合测量体温、脉搏、呼吸3次，询问大便次数1次 □ 接受胃镜检查前宣教 □ 接受饮食宣教 □ 接受药物宣教	□ 配合测量体温、脉搏、呼吸3次，询问大便次数1次 □ 送内镜中心前，协助完成核对，带齐影像资料及用药 □ 返回病房后，配合接受生命体征的监测 □ 配合检查意识（全身麻醉者） □ 配合缓解疼痛 □ 接受胃镜检查后宣教 □ 接受饮食宣教：胃镜当天禁食 □ 接受药物宣教 □ 有任何不适请告知护士
饮食	□ 遵医嘱饮食	□ 遵医嘱饮食	□ 胃镜检查前禁食、禁水 □ 胃镜检查后，根据医嘱2小时后试饮水，无恶心、呕吐可进少量流质饮食或者半流质饮食
排泄	□ 正常排尿便	□ 正常排尿便	□ 正常排尿便
活动	□ 正常活动	□ 正常活动	□ 正常活动

时间	手术后	出院日
医患配合	□ 配合腹部检查 □ 配合完善术后检查：如采血、留尿便等	□ 接受出院前指导 □ 知道复查程序 □ 获取出院诊断书
护患配合	□ 配合定时监测生命体征，每日询问大便次数 □ 配合检查腹部 □ 接受输液、服药等治疗 □ 接受进食、进水、排便等生活护理 □ 配合活动，预防皮肤压力伤 □ 注意活动安全，避免坠床或跌倒 □ 配合执行探视及陪伴	□ 接受出院宣教 □ 办理出院手续 □ 获取出院带药 □ 知道服药方法、作用、注意事项 □ 知道复印病历程序
饮食	□ 遵医嘱饮食	□ 遵医嘱饮食
排泄	□ 正常排尿便	□ 正常排尿便
活动	□ 正常适度活动，避免疲劳	□ 正常适度活动，避免疲劳

附：原表单（2016 年版）

手舟骨骨折临床路径表单

适用对象：第一诊断为手舟骨骨折（ICD-10：S62.001）

行切开或闭合复位内固定术（ICD-9-CM-3：79.33010）

患者姓名：	性别：	年龄：	门诊号：	住院号：
住院日期：　年　月　日	出院日期：　年　月　日			标准住院日：15 天

时间		住院第 1~3 天 （住院日）	住院第 2~4 天 （手术日）
主要诊疗工作		□ 询问病史、体格检查、基本诊断 □ 完成入院记录、首次病程记录 □ 上级医师查房，必要时全科会诊，制订手术方案 □ 完成术前三级医师查房及术前小结 □ 向患者及家属交代病情，签署手术知情同意书 □ 完善术前各项检查，术前准备 □ 麻醉师查看患者，签署麻醉知情同意书	□ 完成手术 □ 完成手术记录、术后记录及术后上级医师查房记录 □ 向患者家属交代手术情况及术后注意事项 □ 全身麻醉患者术后送入 ICU 病房，苏醒后返回病房 □ 麻醉师术后随访
重点医嘱	护理级别	□ 长期医嘱，一级护理，持续性 □ 长期医嘱，二级护理，持续性 □ 长期医嘱，三级护理，持续性	护理级别 □ 长期医嘱，一级护理，持续性 □ 长期医嘱，二级护理，持续性 □ 长期医嘱，三级护理，持续性
	膳食选择	□ 长期医嘱，普通饮食，持续性 □ 长期医嘱，母乳喂养，持续性 □ 长期医嘱，糖尿病饮食，持续性 □ 长期医嘱，低盐低脂糖尿病饮食，持续性 □ 长期医嘱，流质饮食，持续性 □ 长期医嘱，半流质饮食，持续性	膳食选择 □ 长期医嘱，普通饮食，持续性 □ 长期医嘱，母乳喂养，持续性 □ 长期医嘱，糖尿病饮食，持续性 □ 长期医嘱，低盐低脂糖尿病饮食，持续性 □ 长期医嘱，流质饮食，持续性 □ 长期医嘱，半流质饮食，持续性
	术前检验	□ 临时医嘱，急检血细胞分析+超敏 C 反应，共 1 次，一次性 □ 临时医嘱，血凝分析（急检），共 1 次，一次性 □ 临时医嘱，急检传染病抗体检测，共 1 次，一次性 □ 临时医嘱，急检血糖，共 1 次，一次性	手术申请医嘱 □ 临时医嘱，手术申请，共 1 次，一次性 □ 临时医嘱，拟明日在全身麻醉下行手舟骨骨折切开复位内固定术 □ 临时医嘱，拟明日在臂丛麻醉下行畸形矫正术 □ 临时医嘱，术晨禁食、禁水 □ 临时医嘱，术区备皮 □ 临时医嘱，地西泮注射液（2ml：10mg×10 支），每次 2ml，共 1 支，一次性 □ 临时医嘱，地西泮注射液（2ml：10mg×10 支），每次 0.5ml，共 1 支，一次性 □ 临时医嘱，硫酸阿托品注射液（1ml：0.5mg），每次 1ml，共 1 支，一次性 □ 临时医嘱，硫酸阿托品注射液（1ml：0.5mg），每次 0.3ml，共 1 支，一次性 □ 临时医嘱，导尿（进口），共 1 次，一次性

续 表

时间		住院第1~3天 （住院日）		住院第2~4天 （手术日）
重点医嘱	术前常规检查	□ 临时医嘱，血细胞分析（五分类），共1次，一次性 □ 临时医嘱，血凝分析，共1次，一次性 □ 临时医嘱，传染病综合抗体·，共1次，一次性 □ 临时医嘱，尿常规分析，共1次，一次性 □ 临时医嘱，肝肾糖脂组合，共1次，一次性	抗菌药物试敏	□ 临时医嘱，头孢替唑钠皮试，共1次，一次性 □ 临时医嘱，青霉素钠皮试，共1次，一次性 □ 临时医嘱，磺苄西林钠皮试，共1次，一次性
	电诊检查	□ 临时医嘱，常规心电图检查（电），共1次，一次性 □ 临时医嘱，床头常规心电图检查，共1次，一次性	术后医嘱	□ 长期医嘱，术后医嘱，持续性
	影像学检查	□ 临时医嘱，上肢摄影（门诊），共1次，一次性 □ 临时医嘱，上肢摄影（门诊），共1次，一次性 □ 临时医嘱，下肢摄影（门诊），共1次，一次性 □ 临时医嘱，下肢摄影（门诊），共1次，一次性 □ 临时医嘱，胸腹部摄影（门诊），共1次，一次性 □ 临时医嘱，上肢摄影（门诊），共1次，一次性 □ 临时医嘱，上肢摄影（门诊），共1次，一次性 □ 临时医嘱，上肢CT（门诊楼），共1次，一次性 □ 临时医嘱，上肢CT（门诊楼），共1次，一次性	术后护理等级	□ 长期医嘱，一级护理，持续性 □ 长期医嘱，二级护理，持续性 □ 长期医嘱，三级护理，持续性
	手术申请医嘱	□ 临时医嘱，手术申请，共1次，一次性 □ 临时医嘱，拟明日在全身麻醉下行手舟骨骨折切开复位内固定术 □ 临时医嘱，拟明日在臂丛麻醉下行手舟骨骨折切开复位内固定术 □ 临时医嘱，拟急诊在臂丛麻醉下行手舟骨骨折切开复位内固定术 □ 临时医嘱，拟急诊在局部麻醉下行手舟骨骨折切开复位内固定术 □ 临时医嘱，拟明日在局部麻醉下行掌骨骨折切开复位内固定术 □ 临时医嘱，术晨禁食、禁水 □ 临时医嘱，术区备皮 □ 临时医嘱，地西泮注射液（2ml：10mg×10支），每次2ml，共1支，一次性 □ 临时医嘱，地西泮注射液（2ml：10mg×10支），每次0.5ml，共1支，一次性 □ 临时医嘱，硫酸阿托品注射液（1ml：0.5mg），每次1ml，共1支，一次性 □ 临时医嘱，硫酸阿托品注射液（1ml：0.5mg），每次0.3ml，共1支，一次性 □ 临时医嘱，导尿（进口），共1次，一次性	术后膳食选择	□ 长期医嘱，普通饮食，持续性 □ 长期医嘱，禁食、禁水，持续性 □ 长期医嘱，母乳喂养，持续性 □ 长期医嘱，流质饮食，持续性 □ 长期医嘱，半流质饮食，持续性 □ 长期医嘱，糖尿病饮食，持续性 □ 长期医嘱，低盐低脂糖尿病饮食，持续性

续　表

时间		住院第1~3天 （住院日）		住院第2~4天 （手术日）
重点医嘱	抗菌药物试敏	□ 临时医嘱，头孢替唑钠皮试，共1次，一次性 □ 临时医嘱，青霉素钠皮试，共1次，一次性 □ 临时医嘱，磺苄西林钠皮试，共1次，一次性	术后复查	□ 临时医嘱，5%葡萄糖注射液（100ml：5g），每次100ml，共3袋，每天上午1次 □ 临时医嘱，注射用门冬氨酸阿奇霉素（0.25g），每次0.5g，共6瓶，每天上午1次 □ 临时医嘱，0.9%氯化钠注射液（250ml：2.25克/袋），每次2502ml，共22袋，每天2次 □ 临时医嘱，注射用青霉素钠（160万U），每次800万U，共10支，每天2次 □ 临时医嘱，0.9%氯化钠注射液（250ml：2.25克/袋），每次2502ml，共22袋，每天2次 □ 临时医嘱，注射用青霉素钠（160万U），每次800万U，共10支，每天2次 □ 临时医嘱，0.9%氯化钠注射液（250ml：2.25g），每次250ml，共2袋，每天2次 □ 临时医嘱，注射用头孢替唑钠（0.5g），每次2g，共8支，每天2次 □ 临时医嘱，0.9%氯化钠注射液（250ml：2.25克/袋），每次250ml，共4袋，每天2次 □ 临时医嘱，注射用磺苄西林钠（1克/支），每次2g，共8支，每天2次 □ 临时医嘱，0.9%氯化钠注射液（250ml：2.25克/袋），每次250ml，共2袋，每天上午1次 □ 临时医嘱，克林霉素磷酸酯注射液（10ml：0.9g），每次1.8g，共4支，每天上午1次
	术前预防用药	□ 临时医嘱，0.9%氯化钠注射液（250ml：2.25克/袋），每次250ml，共2袋，每天2次 □ 临时医嘱，注射用磺苄西林钠（1克/支），每次2g，共4支，每天2次 □ 临时医嘱，0.9%氯化钠注射液（250ml：2.25克/袋），每次250ml，共2袋，一次性 □ 临时医嘱，注射用头孢替唑钠（0.5g），每次2g，共8支，一次性 □ 临时医嘱，0.9%氯化钠注射液（250ml：2.25克/袋），每次250ml，共1袋，一次性 □ 临时医嘱，克林霉素磷酸酯注射液（10ml：0.9g），每次1.8g，共2支，一次性	术后消肿	□ 长期医嘱，参芎葡萄糖注射液（100毫升/瓶），每次100ml，每天2次 □ 长期医嘱，5%葡萄糖注射液（250ml：12.5g），每次250ml，每天1次 □ 长期医嘱，大株红景天注射液（5毫升/支），每次10ml，每天1次 □ 长期医嘱，0.9%氯化钠注射液（250ml：2.25克/袋），每次250ml，每天1次 □ 长期医嘱，大株红景天注射液（5毫升/支），每次10ml，每天1次
			促进骨折愈合	□ 长期医嘱，0.9%氯化钠注射液（250ml：2.25克/袋），每次250ml，每天上午1次 □ 长期医嘱，骨瓜提取物注射液（5ml：25毫克/支），每次100mg，每天上午1次

续　表

时间	住院第 1~3 天 （住院日）	住院第 2~4 天 （手术日）
主要 护理 工作	□ 护士接诊，监测生命体征、建立入院病理 □ 进行入院宣教，向患者本人及家属交代临床路径， 　　并交代相关注意事项 □ 完成术前各项常规检查 □ 做术前准备	□ 术前生命体征监测 □ 佩戴腕带，看护患者由手术室护理人员接 　　入手术室 □ 患者安返病房后接患者，监测生命体征 □ 术后心理和生活护理
病情 变异 记录	□ 无　□ 有，原因： 1. 2.	□ 无　□ 有，原因： 1. 2.
护士 签名		
医师 签名		

时间	住院第 3~7 天		住院第 6~15 天	
主要诊疗工作	□ 上级医师查房并做手术效果及术后恢复情况评估 □ 完成术后各级医师查房记录及术后病程记录 □ 完成术后每日换药工作 □ 观察有无术后及麻醉后并发症的出现		□ 上级医师查房，并观察手术切口愈合情况及有无并发症的出现 □ 完成术后各级医师查房记录及病程记录 □ 完成每日换药工作	
重点医嘱	术后护理等级	□ 长期医嘱，一级护理，持续性 □ 长期医嘱，二级护理，持续性 □ 长期医嘱，三级护理，持续性	术后等级护理	□ 长期医嘱，一级护理，持续性 □ 长期医嘱，二级护理，持续性 □ 长期医嘱，三级护理，持续性
	术后膳食选择	□ 长期医嘱，普通饮食，持续性 □ 长期医嘱，禁食、禁水，持续性 □ 长期医嘱，母乳喂养，持续性 □ 长期医嘱，流质饮食，持续性 □ 长期医嘱，半流质饮食，持续性 □ 长期医嘱，糖尿病饮食，持续性 □ 长期医嘱，低盐低脂糖尿病饮食，持续性	术后膳食选择	□ 长期医嘱，普通饮食，持续性 □ 长期医嘱，母乳喂养，持续性 □ 长期医嘱，糖尿病饮食，持续性 □ 长期医嘱，低盐低脂糖尿病饮食，持续性 □ 长期医嘱，流质饮食，持续性 □ 长期医嘱，半流质饮食，持续性
	术后抗菌药物应用	□ 长期医嘱，0.9%氯化钠注射液（100ml：0.9g），每次 100ml，每天 2 次 □ 长期医嘱，注射用头孢替唑钠（0.75g），每次 0.75g，每天 2 次 □ 长期医嘱，0.9%氯化钠注射液（250ml：2.25g），每次 250ml，每天 2 次 □ 长期医嘱，注射用头孢替唑钠（0.75g），每次 1.5g，每天 2 次 □ 长期医嘱，5%葡萄糖注射液（100ml：5g），每次 100ml，每天上午 1 次 □ 长期医嘱，注射用门冬氨酸阿奇霉素（0.25g），每次 0.25g，每天上午 1 次 □ 长期医嘱，5%葡萄糖注射液（250ml：12.5g），每次 250ml，每天上午 1 次 □ 长期医嘱，注射用门冬氨酸阿奇霉素（0.25g），每次 0.5g，每天上午 1 次 □ 长期医嘱，0.9%氯化钠注射液（100ml：0.9g），每次 100ml，每天 2 次 □ 长期医嘱，注射用青霉素钠（160 万 U），每次 320 万 U，每天 2 次 □ 长期医嘱，0.9%氯化钠注射液（250ml：2.25g），每次 250ml，每天 2 次 □ 长期医嘱，注射用青霉素钠（160 万 U），每次 800 万 U，每天 2 次	术后抗菌药物应用	□ 长期医嘱，0.9%氯化钠注射液（100ml：0.9g），每次 100ml，每天 2 次 □ 长期医嘱，注射用头孢替唑钠（0.75g），每次 0.75g，每天 2 次 □ 长期医嘱，0.9%氯化钠注射液（250ml：2.25g），每次 250ml，每天 2 次 □ 长期医嘱，注射用头孢替唑钠（0.75g），每次 1.5g，每天 2 次 □ 长期医嘱，5%葡萄糖注射液（100ml：5g），每次 100ml，每天上午 1 次 □ 长期医嘱，注射用门冬氨酸阿奇霉素（0.25g），每次 0.25g，每天上午 1 次 □ 长期医嘱，5%葡萄糖注射液（250ml：12.5g），每次 250ml，每天上午 1 次 □ 长期医嘱，注射用门冬氨酸阿奇霉素（0.25g），每次 0.5g，每天上午 1 次 □ 长期医嘱，0.9%氯化钠注射液（100ml：0.9g），每次 100ml，每天 2 次 □ 长期医嘱，注射用青霉素钠（160 万 U），每次 320 万 U，每天 2 次 □ 长期医嘱，0.9%氯化钠注射液（250ml：2.25g），每次 250ml，每天 2 次 □ 长期医嘱，注射用青霉素钠（160 万 U），每次 800 万 U，每天 2 次
	换药	□ 临时医嘱，特大换药，每次 1 次，共 1 次，一次性 □ 临时医嘱，石膏拆除术，共 1 次，一次性	换药	□ 临时医嘱，特大换药，每次 1 次，共 1 次，一次性 □ 临时医嘱，石膏拆除术，共 1 次，一次性
			通知出院	□ 临时医嘱，通知出院，共 1 次，一次性

续 表

时间	住院第 3~7 天	住院第 6~15 天
主要护理工作	□ 护士接诊，监测生命体征、建立入院病理 □ 进行入院宣教，向患者本人及家属交代临床路径，并交代相关注意事项 □ 完成术前各项常规检查 □ 做术前准备	□ 术前生命体征监测 □ 佩戴腕带，看护患者由手术室护理人员接入手术室 □ 患者安返病房后接患者，监测生命体征 □ 术后心理和生活护理
病情变异记录	□ 无 □ 有，原因： 1. 2.	□ 无 □ 有，原因： 1. 2.
护士签名		
医师签名		

第二十六章

新鲜稳定型舟骨骨折临床路径释义

【医疗质量控制指标】

指标一、术前评估，确认手术适应证。

指标二、围手术期预防性抗菌药物的选择、应用节点及应用时长。

指标三、术中神经功能保护措施。

指标四、术后并发症与再次手术情况。

指标五、术后影像学复查情况。

指标六、手术切口愈合情况。

指标七、术后康复治疗情况。

指标八、住院期间为患者提供术前、术后健康教育与出院，教育告知五项要素情况。

指标九、离院方式。

指标十、住院天数与住院总费用。

指标十一、患者对服务的体验与评价。

一、新鲜稳定型舟骨近端骨折编码

1. 原编码

疾病名称及编码：新鲜稳定型舟骨近端骨折（ICD-10：S62.001）

手术操作名称及编码：腕骨骨折开放性复位术伴固定术（ICD-9-CM-3：79.331）

2. 修改编码

疾病名称及编码：稳定型舟骨近端骨折（ICD-10：S62.0）

手术操作名称及编码：腕骨骨折开放性复位术伴固定术（ICD-9-CM-3：79.3301）

腕骨内固定术（ICD-9-CM-3：78.5401）

二、临床路径检索方法

S62.0 伴（78.5401+79.3301）

三、国家医疗保障疾病诊断相关分组（CHS-DRG）

MDCI 肌肉、骨骼疾病及功能障碍

IS1 前臂、腕、手或足损伤

IF2 手外科手术

四、新鲜稳定型舟骨近端骨折临床路径标准住院流程

（一）适用对象

第一诊断为新鲜稳定型舟骨近端骨折（ICD-10：S62.001），行腕骨骨折开放性复位术伴固定术（ICD-9-CM-3：79.331）。

> **释义**
> - 适用对象编码参见第一部分。
> - 本路径适用的对象为需要舟骨近端骨折。
> - 手术治疗方式为开放性复位伴固定术。

（二）诊断依据

根据《格林手外科手术学》（北京积水潭译，第6版，人民军医出版社，2012年）。

1. 病史：外伤史。
2. 体格检查：患侧腕部肿胀、疼痛、活动受限。
3. 辅助检查：X线平片、CT检查。

> **释义**
> - 有时外伤病史可能不明确。
> - 体征：局部水肿、触痛；拇指活动受限。
> - X线检查对诊断很重要。X线检查无法明确诊断时，可行CT、MRI检查。

（三）治疗方案的选择及依据

根据《格林手外科手术学》（北京积水潭译，第6版，人民军医出版社，2012年）。
无移位的可经皮或切开内固定。

> **释义**
> - 症状、体征、病史符合。
> - 无手术禁忌证。

（四）标准住院日7~9天

> **释义**
> - 患者入院后，完成常规术前检查和影像学检查1~4天，手术1天，术后换药，观察伤口3~5天。

（五）进入路径标准

1. 第一诊断必须符合新鲜稳定型舟骨近端骨折（ICD-10：S62.001）。
2. 外伤引起的单纯的、新鲜的、稳定的舟骨骨折。
3. 除外病理性骨折。
4. 除外合并其他部位的骨折和损伤。
5. 除外对舟骨骨折手术治疗有较大影响的疾病（如心脑血管疾病）。

6. 需要进行手术治疗。

（六）术前准备（术前评估）2~3 天

所必需的检查项目：

1. 血常规、血型、尿常规+镜检、电解质检查、肝功能、肾功能、凝血功能检查、感染性疾病筛查。

2. 胸部 X 线片、心电图。

3. X 线平片、腕部 CT 检查。

4. 其他根据病情需要而定：如血气分析、肺功能检查、超声心动图、动态心电图、双下肢血管彩色超声。

> **释义**
>
> ■ 必需的检查项目是了解患者全身情况以评估手术风险的检查，进入路径的患者均需完成。
>
> ■ CT 对于骨折线稳定性判断有帮助。

（七）预防性抗菌药物选择与使用时机

1. 按《抗菌药物临床应用指导原则（2015 年版）》（国卫办医发〔2015〕43 号）选择用药。

2. 预防性用药时间为术前 30 分钟。

3. 手术超时 3 小时加用 1 次。

4. 术中出血量＞1500ml 时加用 1 次。

5. 术后 3 天内停止使用预防性抗菌药物，可根据患者切口、体温等情况适当延长使用时间。

> **释义**
>
> ■ 如果有内固定，需术前半小时及术后不超过 24 小时预防应用抗菌药物，如果切口有红肿的感染迹象，可延长抗菌药物使用时间，需在病历中记载。

（八）手术日为入院第 3~4 天

1. 麻醉方式：臂丛麻醉或全身麻醉。

2. 手术方式：舟骨骨折内固定术。

3. 手术内固定物：空心加压螺钉。

4. 术中用药：麻醉用药、抗菌药。

5. 输血：根据出血情况。

（九）术后住院恢复 4~6 天

1. 必需复查的项目：血常规、凝血功能、X 线检查。

2. 必要时复查的项目：电解质、肝功能、肾功能、CT。

3. 术后用药

（1）抗菌药物：按《抗菌药物临床应用指导原则（2015 年版）》（国卫办医发〔2015〕43 号）执行。

（2）其他对症药物：消肿、镇痛等药物。

4. 保护下功能锻炼。

> **释义**
>
> ■ 术后48小时内需复查切口，拔除引流，若切口无异常，可适当延长复查间隔。
> ■ 术后2周切口拆除缝线，石膏需制动4~6周。
> ■ 指导训练，可需要转至康复科继续治疗。

（十）出院标准（围绕一般情况、切口情况、第一诊断转归）

1. 体温正常、常规化验无明显异常。
2. X线片证实复位固定符合标准。
3. 切口无异常。
4. 无与本病相关的其他并发症。

> **释义**
>
> ■ 术后第一次复查切口在48小时内，术后复查X线片，骨折位置良好。
> ■ 皮肤无坏死表现、切口无感染征象即可出院。
> ■ 出院后可在门诊复查切口1~2次。

（十一）有无变异及原因分析

1. 并发症：本病常伴有其他部位损伤，应严格掌握入选标准。但仍有一些患者因骨折本身带来的一些合并症而延期治疗，如大量出血需术前输血、血栓形成、血肿引起体温增高等。
2. 合并症：老年人本身有许多合并症，如骨质疏松、糖尿病、心脑血管疾病等，骨折后这些疾病可能加重，需同时治疗，而需延期治疗。
3. 内固定物选择：根据骨折类型选择适当的内固定物。

> **释义**
>
> ■ 如果局部皮肤发红，则需延长住院，每天复查切口直至皮肤恢复正常。
> ■ 内科并发症可以门诊或转科治疗。
> ■ 骨折线位置不同，内固定物选择的类型不同。

五、新鲜稳定型舟骨骨折患者护理规范

1. 术前护理规范
（1）严密观察患肢疼痛、肿胀、感觉、运动、血运等情况。
（2）必要时遵医嘱使用镇痛药、消肿药。
（3）指导患者摄入充足水分及热量，遵医嘱指导饮食。
（4）术前健康教育。
2. 术后护理规范

（1）术后患者返回病房后平卧位并抬高患肢。

（2）严密观察生命体征变化。

（3）臂丛神经阻滞麻醉无需禁食、禁水。

（4）密切观察切口敷料的渗血情况。

（5）严密观察患肢血运、肿胀等情况。

（6）必要时遵医嘱使用镇痛药、消肿药。

六、新鲜稳定型舟骨骨折患者营养治疗规范

1. 营养风险筛查：①NRS 2002 评分＜3 分者，需 1 周后复筛。NRS 2002 评分≥3 分者，应进一步进行营养评估并给予积极的营养干预。②NRS 2002 评分＜3 分者，合理饮食，平衡膳食。如有内科合并症，应根据合并症的营养治疗原则给予相应治疗膳食，积极控制合并症。③NRS 2002 评分≥3 分者，根据营养诊断，给予个体化营养干预。以适宜的热量、脂肪，充足的蛋白质、维生素和矿物质为原则。能量供给标准为 25～35kcal/kg 标准体重，建议根据患者年龄、性别、体重、身体活动水平个体化调整热量的摄入。碳水化合物供能比 45%～60%；蛋白质摄入量宜在 1.0～1.5g/kg 标准体重，若存在蛋白质代谢异常可酌情增加蛋白质摄入，最高至 2.0g/kg 标准体重，其中优质蛋白质不低于蛋白质总量的 1/3～1/2；脂肪供能比以 25%～35% 为宜，适当提高膳食单不饱和脂肪酸及 ω-3 脂肪酸的摄入。如有内科合并症，营养素摄入应根据合并症的营养治疗原则进行调整。

2. 加速康复外科围手术期营养支持。术前予 12.5% 碳水化合物饮品，术后早期恢复口服营养及补充蛋白质。推荐应用产品营养制剂以保证蛋白质摄入。术后饮食根据不同治疗时期选择饮食种类由流质饮食、半流质饮食逐步过渡至普通饮食等。饮食宜清淡，以温、热、软为佳，忌食生冷、肥甘、厚腻食物，限制刺激性食物、饮品及调味品。

3. 如经口进食量不足需要量的 50%～75% 者，可提供口服营养营养补充剂，必要时给予管饲肠内营养补充或肠外营养补充。

七、新鲜稳定型舟骨骨折患者健康宣教

1. 术后 3~5 天复查一次切口，根据切口情况酌情增加复查次数。

2. 如切口持续有渗出物或出现切口红肿、体温异常等情况，需及时处理。

3. 遵医嘱使用药物，如有内科合并症应专科就诊。

4. 术后 2 周拆除切口缝合线，6 周后复查 X 线片。

5. 术后第 2 天开始关节活动度练习，根据实际康复情况调整活动方式及活动量。

6. 生活指导：采取合理的生活方式及饮食习惯，运动适宜，保证摄入充足的蛋白质、维生素及含钙食物。戒烟酒，避免咖啡因的摄入，少饮用碳酸饮料。

八、推荐表单

（一）医师表单

新鲜稳定型舟骨近端骨折临床路径医师表单

适用对象：第一诊断为稳定型舟骨近端骨折（ICD-10：S62.0）

行腕骨骨折开放性复位术伴固定术（ICD-9-CM-3：79.3301），腕骨内固定术（ICD-9-CM-3：78.5401）

患者姓名：	性别： 年龄： 门诊号：	住院号：
住院日期： 年 月 日	出院日期： 年 月 日	标准住院日：7~9天

时间	住院第1天	住院第2天	住院第3天（术前日）
临床诊断与病情评估	□ 临床诊断：第一诊断为新鲜稳定型舟骨近端骨折 □ 病情评估：评估患者病情有无明显改变	□ 临床诊断：第一诊断为新鲜稳定型舟骨近端骨折 □ 病情评估：评估患者病情有无明显改变	□ 临床诊断：第一诊断为新鲜稳定型舟骨近端骨折 □ 病情评估：评估患者病情有无明显改变
主要诊疗工作	□ 询问病史及体格检查 □ 完成病历书写 □ 开化验单及相关检查单 □ 上级医师查房与术前评估 □ 上级医师查房 □ 根据化验及相关检查结果对患者的手术风险进行评估，必要时请相关科室会诊	□ 上级医师查房 □ 继续完成术前化验检查 □ 完成必要的相关科室会诊	□ 根据病史、体检、局部平片、CT等行术前讨论，确定手术方案 □ 完成必要的相关科室会诊 □ 完成术前准备与术前评估 □ 完成术前小结、上级医师查房记录等病历书写 □ 签署手术知情同意书、自费用品协议书、输血同意书 □ 向患者及家属交代病情及围手术期注意事项
重点医嘱	**长期医嘱：** □ 手外科护理常规 □ 二级护理 □ 饮食 □ 患者既往基础用药 **临时医嘱：** □ 血常规、尿常规 □ 凝血功能 □ 肝功能、肾功能、电解质、血糖 □ 感染性疾病筛查 □ X线胸片、心电图 □ 局部平片、CT □ 心肌酶、肺功能、超声心动图（根据病情需要决定） □ 请相关科室会诊	**长期医嘱：** □ 手外科护理常规 □ 二级护理 □ 饮食 □ 患者既往基础用药 **临时医嘱：** □ 根据会诊科室要求安排检查和化验单	**临时医嘱：** □ 术前医嘱：常规准备明日在局部麻醉或臂丛麻醉下行舟骨近端骨折切开复位内固定术 □ 术前禁食、禁水 □ 抗菌药物皮试 □ 配血 □ 一次性导尿包
特殊医嘱			
医师签名			

时间	住院第 4 天	住院第 5 天	住院第 6 天
临床诊断与病情评估	□ 临床诊断：第一诊断为新鲜稳定型舟骨近端骨折 □ 病情评估：评估患者病情有无明显改变	□ 临床诊断：第一诊断为新鲜稳定型舟骨近端骨折 □ 病情评估：评估患者病情有无明显改变	□ 临床诊断：第一诊断为新鲜稳定型舟骨近端骨折 □ 病情评估：评估患者病情有无明显改变
主要诊疗工作	□ 手术 □ 术者完成手术记录 □ 住院医师完成术后病程记录 □ 上级医师查房 □ 注意出血、血运 □ 向患者及家属交代手术过程概况及术后注意事项	□ 上级医师查房，注意病情变化 □ 完成常规病历书写 □ 注意引流量 □ 注意观察体温	□ 上级医师查房 □ 完成常规病历书写 □ 根据引流情况明确是否拔除引流管 □ 注意观察体温 □ 注意伤口情况
重点医嘱	长期医嘱： □ 臂丛麻醉护理常规 □ 一级护理 □ 明日普通饮食/糖尿病饮食/低盐低脂饮食 □ 伤口引流记量 □ 留置尿管 □ 抗菌药物 临时医嘱： □ 心电血压监护、吸氧 □ 补液（根据病情） □ 其他特殊医嘱	长期医嘱： □ 饮食 □ 一级护理 □ 脱水剂（根据情况） □ 抗炎镇痛药物 □ 雾化吸入（根据情况） □ 抗凝治疗（根据情况） 临时医嘱： □ 复查局部平片 □ 通便 □ 镇痛 □ 补液	长期医嘱： □ 饮食 □ 一级护理 □ 拔除尿管 □ 拔除引流（根据情况） 临时医嘱： □ 换药（根据情况） □ 补液（根据情况）
特殊医嘱			
医师签名			

时间	住院第 7 天	住院第 8 天	住院第 9 天 （出院日）
临床诊断与病情评估	□ 临床诊断：第一诊断为新鲜稳定型舟骨近端骨折 □ 病情评估：评估患者病情有无明显改变	□ 临床诊断：第一诊断为新鲜稳定型舟骨近端骨折 □ 病情评估：评估患者病情有无明显改变	□ 临床诊断：第一诊断为新鲜稳定型舟骨近端骨折 □ 病情评估：评估患者病情有无明显改变
主要诊疗工作	□ 上级医师查房 □ 完成常规病历书写 □ 注意观察体温 □ 注意伤口情况 □ 根据引流情况明确是否拔除引流管	□ 上级医师查房 □ 完成常规病历书写 □ 注意观察体温 □ 注意伤口情况	□ 上级医师查房，进行手术及伤口评估，确定有无手术并发症和切口愈合不良情况，明确能否出院 □ 完成出院记录、病案首页、出院证明书等，向患者交代出院后的注意事项，如返院复诊的时间、地点，发生紧急情况时的处理等 □ 患者办理出院手续，出院
重点医嘱	长期医嘱： □ 饮食 □ 一级护理 □ 拔除引流（根据情况） 临时医嘱： □ 换药（根据情况） □ 补液（根据情况）	长期医嘱： □ 术后护理常规 □ 饮食 □ 二级护理 临时医嘱： □ 换药（根据情况）	出院医嘱： □ 出院带药：神经营养药物、抗炎镇痛药、口服抗菌药物 □ 预约拆线时间
特殊医嘱			
医师签名			

（二）护士表单

新鲜稳定型舟骨近端骨折临床路径护士表单

适用对象：第一诊断为稳定型舟骨近端骨折（ICD-10：S62.0）

行腕骨骨折开放性复位术伴固定术（ICD-9-CM-3：79.3301），腕骨内固定术
（ICD-9-CM-3：78.5401）

患者姓名：		性别：　　年龄：　　门诊号：	住院号：
住院日期：　　年　月　日		出院日期：　　年　月　日	标准住院日：7~9 天

时间	住院第 1 天	住院第 2 天	住院第 3 天 （术前日）
主要护理工作	□ 介绍病区环境、设施 □ 介绍患者主管医师和责任护士 □ 入院常规宣教 □ 心理评估 □ 告知辅助检查的注意事项	□ 护理等级评定 □ 药物过敏史 □ 既往病史 □ 在陪检护士指导下完成辅助检查 □ 做好晨晚间护理 □ 评估"三高征"	□ 术前常规准备（腕带、对接单） □ 术区备皮 □ 术前宣教 □ 心理护理 □ 告知进清淡饮食 □ 妥善保管义齿、贵重物品
重点医嘱	□ 详见医嘱执行单	□ 详见医嘱执行单	□ 详见医嘱执行单
病情变异记录	□ 无　□ 有，原因： 1. 2.	□ 无　□ 有，原因： 1. 2.	□ 无　□ 有，原因： 1. 2.
护士签名			

时间	住院第4天	住院第5天	住院第6天
主要护理工作	□ 监测生命体征 □ 排空膀胱 □ 根据麻醉方式对症术后护理 □ 切口及引流护理 □ 肢体护理：使用上肢垫，抬高制动 □ 疼痛护理 □ 石膏托护理 □ 关节镜术后切口护理 □ 疼痛护理	□ 饮食指导：禁烟酒，忌生冷辛辣刺激性食物 □ 并发症观察：内出血、感染、血肿 □ 切口护理：按时换药，监测体温，观察血运，密切关注肿胀程度。 □ 石膏护理，加压包扎观察护理 □ 心理护理	□ 饮食指导：禁烟酒，忌生冷辛辣刺激性食物 □ 并发症观察：内出血、感染、血肿 □ 切口护理：按时换药，监测体温，观察血运，密切关注肿胀程度 □ 石膏护理，加压包扎观察护理 □ 心理护理
重点医嘱	□ 详见医嘱执行单	□ 详见医嘱执行单	□ 详见医嘱执行单
病情变异记录	□ 无　□ 有，原因： 1. 2.	□ 无　□ 有，原因： 1. 2.	□ 无　□ 有，原因： 1. 2.
护士签名			

时间	住院第 7 天	住院第 8 天	住院第 9 天 （出院日）
主要护理工作	□ 饮食指导：禁烟酒，忌生冷辛辣刺激性食物 □ 并发症观察：内出血、感染、血肿 □ 切口护理：按时换药，监测体温，观察血运，密切关注肿胀程度 □ 石膏护理，加压包扎观察护理 □ 心理护理	□ 饮食指导：禁烟酒，忌生冷辛辣刺激性食物 □ 并发症观察：内出血、感染、血肿 □ 切口护理：按时换药，监测体温，观察血运，密切关注肿胀程度 □ 石膏护理，加压包扎观察护理 □ 心理护理	□ 功能锻炼：患肢不可过早负荷过重 □ 瘢痕护理：告知拆线时间、预防瘢痕的意义及方法 □ 告知随诊的意义 □ 告知出院流程
重点医嘱	□ 详见医嘱执行单	□ 详见医嘱执行单	□ 详见医嘱执行单
病情变异记录	□ 无　□ 有，原因： 1. 2.	□ 无　□ 有，原因： 1. 2.	□ 无　□ 有，原因： 1. 2.
护士签名			

（三）患者表单

新鲜稳定型舟骨近端骨折临床路径患者表单

适用对象：第一诊断为稳定型舟骨近端骨折（ICD-10：S62.0）

行腕骨骨折开放性复位术伴固定术（ICD-9-CM-3：79.3301），腕骨内固定术（ICD-9-CM-3：78.5401）

患者姓名：	性别： 年龄： 门诊号：	住院号：
住院日期： 年 月 日	出院日期： 年 月 日	标准住院日：7~10 天

时间	入院	术前	手术日
医患配合	□ 配合询问病史、收集资料，请务必详细告知既往史、用药史、过敏史 □ 配合进行体格检查 □ 有任何不适请告知医师	□ 配合完善胃镜检查前相关检查、化验，如采血、留尿、心电图、X 线胸片 □ 医师与患者及家属介绍病情及胃镜检查谈话、胃镜检查前签字	□ 配合完善相关检查、化验，如采血、留尿、胃镜 □ 配合医师摆好检查体位
护患配合	□ 配合测量体温、脉搏、呼吸 3 次、血压、体重 1 次 □ 配合完成入院护理评估（简单询问病史、过敏史、用药史） □ 接受入院宣教（环境介绍、病室规定、订餐制度、贵重物品保管等） □ 配合执行探视和陪伴制度 □ 有任何不适请告知护士	□ 配合测量体温、脉搏、呼吸 3 次、询问大便次数 1 次 □ 接受胃镜检查前宣教 □ 接受饮食宣教 □ 接受药物宣教	□ 配合测量体温、脉搏、呼吸 3 次、询问大便次数 1 次 □ 送内镜中心前，协助完成核对，带齐影像资料及用药 □ 返回病房后，配合接受生命体征的监测 □ 配合检查意识（全身麻醉者） □ 配合缓解疼痛 □ 接受胃镜检查后宣教 □ 接受饮食宣教：胃镜当天禁食 □ 接受药物宣教 □ 有任何不适请告知护士
饮食	□ 遵医嘱饮食	□ 遵医嘱饮食	□ 胃镜检查前禁食、禁水 □ 胃镜检查后，根据医嘱 2 小时后试饮水，无恶心、呕吐进少量流质饮食或者半流质饮食
排泄	□ 正常排尿便	□ 正常排尿便	□ 正常排尿便
活动	□ 正常活动	□ 正常活动	□ 正常活动

时间	手术后	出院日
医患 配合	□ 配合腹部检查 □ 配合完善术后检查：如采血、留尿便等	□ 接受出院前指导 □ 知道复查程序 □ 获取出院诊断书
护 患 配 合	□ 配合定时监测生命体征，每日询问大便次数 □ 配合检查腹部 □ 接受输液、服药等治疗 □ 接受进食、进水、排便等生活护理 □ 配合活动，预防皮肤压力伤 □ 注意活动安全，避免坠床或跌倒 □ 配合执行探视及陪伴	□ 接受出院宣教 □ 办理出院手续 □ 获取出院带药 □ 知道服药方法、作用、注意事项 □ 知道复印病历程序
饮食	□ 遵医嘱饮食	□ 遵医嘱饮食
排泄	□ 正常排尿便	□ 正常排尿便
活动	□ 正常适度活动，避免疲劳	□ 正常适度活动，避免疲劳

附：原表单（2016 年版）

新鲜稳定型舟骨近端骨折临床路径表单

适用对象：第一诊断为新鲜稳定型舟骨近端骨折患者（ICD-10：S62001）

患者姓名：　　　　　性别：　　年龄：　　门诊号：　　住院号：

住院日期：　年　月　日　　出院日期：　年　月　日　　标准住院日：7~9 天

时间	住院第 1 天	住院第 2 天	住院第 3 天 （术前日）
临床诊断与病情评估	□ 临床诊断：第一诊断为新鲜稳定型舟骨近端骨折 □ 病情评估：评估患者病情有无明显改变	□ 临床诊断：第一诊断为新鲜稳定型舟骨近端骨折 □ 病情评估：评估患者病情有无明显改变	□ 临床诊断：第一诊断为新鲜稳定型舟骨近端骨折 □ 病情评估：评估患者病情有无明显改变
主要诊疗工作	□ 询问病史及体格检查 □ 完成病历书写 □ 开化验单及相关检查单 □ 上级医师查房与术前评估 □ 上级医师查房 □ 根据化验及相关检查结果对患者的手术风险进行评估，必要时请相关科室会诊	□ 上级医师查房 □ 继续完成术前化验检查 □ 完成必要的相关科室会诊	□ 根据病史、体检、局部平片、CT 等术前讨论，确定手术方案 □ 完成必要的相关科室会诊 □ 完成术前准备与术前评估 □ 完成术前小结、上级医师查房记录等病历书写 □ 签署手术知情同意书、自费用品协议书、输血同意书 □ 向患者及家属交代病情及围手术期注意事项
重点医嘱	**长期医嘱：** □ 手外科护理常规 □ 二级护理 □ 饮食 □ 患者既往基础用药 **临时医嘱：** □ 血常规、尿常规 □ 凝血功能 □ 肝功能、肾功能、电解质、血糖 □ 感染性疾病筛查 □ X 线胸片、心电图 □ 局部平片、CT □ 心肌酶、肺功能、超声心动图（根据病情需要决定） □ 请相关科室会诊	**长期医嘱：** □ 手外科护理常规 □ 二级护理 □ 饮食 □ 患者既往基础用药 **临时医嘱：** □ 根据会诊科室要求安排检查和化验单	**临时医嘱：** □ 术前医嘱：常规准备明日在局部麻醉或臂丛麻醉下行舟骨近端骨折切开复位内固定术 □ 术前禁食、禁水 □ 抗菌药物皮试 □ 配血 □ 一次性导尿包

续　表

时间	住院第 1 天	住院第 2 天	住院第 3 天 （术前日）
主要护理工作	□ 介绍病区环境、设施 □ 介绍患者主管医师和责任护士 □ 入院常规宣教 □ 心理评估 □ 告知辅助检查的注意事项	□ 护理等级评定 □ 药物过敏史 □ 既往病史 □ 在陪检护士指导下完成辅助检查 □ 做好晨晚间护理 □ 评估"三高征"	□ 术前常规准备（腕带、对接单） □ 术区备皮 □ 术前宣教 □ 心理护理 □ 告知进清淡饮食 □ 妥善保管义齿、贵重物品
病情变异记录	□ 无　□ 有，原因： 1. 2.	□ 无　□ 有，原因： 1. 2.	□ 无　□ 有，原因： 1. 2.
特殊医嘱			
护士签名			
医师签名			

时间	住院第 4 天	住院第 5 天	住院第 6 天
临床诊断与病情评估	□ 临床诊断：第一诊断为新鲜稳定型舟骨近端骨折 □ 病情评估：评估患者病情有无明显改变	□ 临床诊断：第一诊断为新鲜稳定型舟骨近端骨折 □ 病情评估：评估患者病情有无明显改变	□ 临床诊断：第一诊断为新鲜稳定型舟骨近端骨折 □ 病情评估：评估患者病情有无明显改变
主要诊疗工作	□ 手术 □ 术者完成手术记录 □ 住院医师完成术后病程记录 □ 上级医师查房 □ 注意出血、血运 □ 向患者及家属交代手术过程概况及术后注意事项	□ 上级医师查房，注意病情变化 □ 完成常规病历书写 □ 注意引流量 □ 注意观察体温	□ 上级医师查房 □ 完成常规病历书写 □ 根据引流情况明确是否拔除引流管 □ 注意观察体温 □ 注意伤口情况
重点医嘱	长期医嘱： □ 臂丛麻醉护理常规 □ 一级护理 □ 明日普通饮食/糖尿病饮食/低盐低脂饮食 □ 伤口引流记量 □ 留置尿管 □ 抗菌药物 临时医嘱： □ 心电血压监测、吸氧 □ 补液（根据病情） □ 其他特殊医嘱	长期医嘱： □ 饮食 □ 一级护理 □ 脱水剂（根据情况） □ 消炎镇痛药物 □ 雾化吸入（根据情况） □ 抗凝治疗（根据情况） 临时医嘱： □ 复查局部平片 □ 通便 □ 镇痛 □ 补液	长期医嘱： □ 饮食 □ 一级护理 □ 拔除尿管 □ 拔除引流（根据情况） 临时医嘱： □ 换药（根据情况） □ 补液（根据情况）
主要护理工作	□ 监测生命体征 □ 排空膀胱 □ 根据麻醉方式对症术后护理 □ 切口及引流护理 □ 肢体护理：使用上肢垫，抬高制动 □ 疼痛护理 □ 石膏托护理 □ 关节镜术后切口护理	□ 饮食指导：禁烟酒，忌生冷辛辣刺激性食物 □ 并发症观察：内出血、感染、血肿 □ 切口护理：按时换药，监测体温，观察血运，密切关注肿胀程度 □ 石膏护理，加压包扎观察护理 □ 心理护理	□ 饮食指导：禁烟酒，忌生冷辛辣刺激性食物 □ 并发症观察：内出血、感染、血肿 □ 切口护理：按时换药，监测体温，观察血运，密切关注肿胀程度 □ 石膏护理，加压包扎观察护理 □ 心理护理
病情变异记录	□ 无 □ 有，原因： 1. 2.	□ 无 □ 有，原因： 1. 2.	□ 无 □ 有，原因： 1. 2.
特殊医嘱			
护士签名			
医师签名			

时间	住院第 7 天	住院第 8 天	住院第 9 天（出院日）
临床诊断与病情评估	□ 临床诊断：第一诊断为新鲜稳定型舟骨近端骨折 □ 病情评估：评估患者病情有无明显改变	□ 临床诊断：第一诊断为新鲜稳定型舟骨近端骨折 □ 病情评估：评估患者病情有无明显改变	□ 临床诊断：第一诊断为新鲜稳定型舟骨近端骨折 □ 病情评估：评估患者病情有无明显改变
主要诊疗工作	□ 上级医师查房 □ 完成常规病历书写 □ 注意观察体温 □ 注意伤口情况 □ 根据引流情况明确是否拔除引流管	□ 上级医师查房 □ 完成常规病历书写 □ 注意观察体温 □ 注意伤口情况	□ 上级医师查房，进行手术及伤口评估，确定有无手术并发症和切口愈合不良情况，明确能否出院 □ 完成出院记录、病案首页、出院证明书等，向患者交代出院后的注意事项，如返院复诊的时间、地点，发生紧急情况时的处理等 □ 患者办理出院手续，出院
重点医嘱	长期医嘱： □ 饮食 □ 一级护理 □ 拔除引流（根据情况） 临时医嘱： □ 换药（根据情况） □ 补液（根据情况）	长期医嘱： □ 术后护理常规 □ 饮食 □ 二级护理 临时医嘱： □ 换药（根据情况）	出院医嘱： □ 出院带药：神经营养药物、抗炎镇痛药、口服抗菌药物 □ 预约拆线时间
主要护理工作	□ 饮食指导：禁烟酒，忌生冷辛辣刺激性食物 □ 并发症观察：内出血、感染、血肿 □ 切口护理：按时换药，监测体温，观察血运，密切关注肿胀程度 □ 石膏护理，加压包扎观察护理 □ 心理护理	□ 饮食指导：禁烟酒，忌生冷辛辣刺激性食物 □ 并发症观察：内出血、感染、血肿 □ 切口护理：按时换药，监测体温，观察血运，密切关注肿胀程度 □ 石膏护理，加压包扎观察护理 □ 心理护理	□ 功能锻炼：患肢不可过早负荷过重 □ 瘢痕护理：告知拆线时间，预防瘢痕的意义及方法 □ 告知随诊的意义 □ 告知出院流程
病情变异记录	□ 无　□ 有，原因： 1. 2.	□ 无　□ 有，原因： 1. 2.	□ 无　□ 有，原因： 1. 2.
特殊医嘱			
护士签名			
医师签名			

第二十七章

单发掌骨骨折临床路径释义

【医疗质量控制指标】

指标一、入院时骨折程度、患肢肿胀程度、皮肤软组织及神经血管情况的评估及记录。

指标二、制订合理的治疗方案。

指标三、实施术前评估与术前准备。

指标四、手术时机的选择。

指标五、预防性抗菌药物选择与应用时机、时长。

指标六、术后骨折复位固定情况、切口愈合情况、患肢肿胀消退及神经血管情况的评估及记录。

指标七、术后康复治疗。

指标八、内科原有疾病治疗。

指标九、围手术期并发症治疗。

指标十、住院期间为患者提供术前、术后健康教育与出院宣教。

指标十一、离院方式。

指标十二、住院天数与住院总费用。

一、单发掌骨骨折编码

1. 原编码

疾病名称及编码：单发掌骨骨折（ICD-10：S62.301）

手术操作名称及编码：切开复位内固定术（ICD-9-CM-3：79.33005）

2. 修改编码

疾病名称及编码：单发掌骨骨折（ICD-10：S62.3）

第一掌骨骨折（ICD-10：S62.2）

手术操作名称及编码：单发掌骨骨折切开复位内固定术（ICD-9-CM-3：79.3302）

第一掌骨基底骨折伴第一腕掌关节半脱位闭合复位、外固定架固定（ICD-9-CM-3：79.0302/78.1402）

二、临床路径检索方法

（S62.3伴79.3302）/S62.2伴（79.0302 + 78.1402）

三、国家医疗保障疾病诊断相关分组（CHS-DRG）

MDCI　肌肉、骨骼疾病及功能障碍

IS1　前臂、腕、手或足损伤

IF2　手外科手术

四、单发掌骨骨折临床路径标准住院流程

（一）适用对象

第一诊断为单发掌骨骨折（ICD-10：S62.301），行掌骨骨折切开复位内固定术（ICD-9-CM-3：79.33005）。

释义

■ 适用对象编码见上。

■ 本路径适用对象为临床诊断为单发掌骨骨折，有明显成角畸形、旋转移位或侧方移位，经手法整复无法达到复位标准，或复位后不稳定的患者。包括掌骨颈骨折、掌骨基底骨折以及腕掌关节骨折脱位者。第一掌骨基底骨折伴第一腕掌关节半脱位闭合复位、外固定架治疗的患者也可纳入此标准。

（二）诊断依据

根据《临床诊疗指南·骨科分册》（中华医学会编著，人民卫生出版社，2009 年），《外科学（下册）》（8 年制和 7 年制临床医学专用教材，赵玉沛、陈孝平主编，人民卫生出版社，2015 年）。

1. 病史：外伤史。

2. 查体有明确体征：患手肿胀、疼痛、活动受限。

3. 辅助检查：手部 X 线片显示掌骨骨折。

释义

■ 本路径的制订主要参考国内外权威参考书籍。

■ 手部外伤后因软组织损伤或骨折均可出现疼痛、肿胀的表现，部分患者对疼痛耐受性好，即使骨折也能有效的屈伸指活动，因此不能单纯以活动不受限作为除外骨折的标准。对于掌骨冠状面斜形骨折，从外观及活动上并不能鉴别是否骨折，所以只要外伤后有软组织肿胀即需拍 X 线片明确是否骨折。

■ 需要拍手部正位、侧位、斜位 X 线片，三个位置缺一不可。

（三）进入路径标准

1. 第一诊断必须符合 ICD-10：S62.301 掌骨骨折疾病编码。

2. 当患者同时具有其他疾病诊断，但在住院期间不需要特殊处理也不影响第一诊断的临床路径流程实施时，可以进入路径。

3. 闭合性掌骨骨折。

4. 除外病理性骨折。

释义

■ 第一诊断应为单发掌骨骨折，有明显移位，保守治疗功能欠佳或患者不耐受长时间制动。对于掌骨干横行骨折及掌骨颈成角的骨折，首先应试行闭合复位。

■ 如果闭合复位未能达到标准，或者不稳定型骨折可纳入本路径。

■ 掌骨基底骨折伴腕掌关节半脱位的患者也可纳入本路径。

（四）标准住院日 7~15 天

> **释义**
>
> ■ 术前完善病历、化验检查 1 日，手术 1 日，术后 48 小时内复查伤口 1 次，因有内固定物，术后可以预防性应用抗菌药物 3 天。

（五）住院期间的检查项目

1. 必需的检查项目

（1）血常规、尿常规。

（2）肝功能、肾功能、血电解质、血糖。

（3）凝血功能。

（4）感染性疾病筛查（乙型肝炎、丙型肝炎、梅毒、艾滋病等）。

（5）X 线胸片、心电图。

（6）单手正斜位片。

2. 根据患者病情进行的检查项目

（1）肺功能、超声心动图（老年人或既往有相关病史者）。

（2）对于合并糖尿病的请相关科室调整血糖。

（3）有相关疾病者必要时请相应科室会诊。

> **释义**
>
> ■ 必需的检查项目是了解患者全身情况以评估手术风险的检查，进入路径的患者均需完成。
>
> ■ 一定要拍手部的正位、侧位、斜位片，因为第 2~5 掌骨位于同一平面，任何单一位置的 X 线片均无法除外掌骨骨折，必要时可以拍掌骨 CT 或加照侧手进行对比协助诊治。往往患者在门急诊就诊时就已拍过 X 线片检查。

（六）治疗方案的选择

切开复位内固定术。

> **释义**
>
> ■ 第一掌骨基底骨折伴第一腕掌关节半脱位的患者可选择闭合复位、外固定架植入。掌骨颈骨折患者可选择闭合复位后，经皮克氏针内固定。

（七）预防性抗菌药物选择与使用时机

术前半小时及术后 24 小时预防应用抗菌药物。

> **释义**
>
> ■ 手术伴有金属内固定物，需术前半小时及术后不超过 72 小时预防应用抗菌药物，如果切口有红肿的感染迹象，可延长抗菌药物使用时间，需在病历中记载。

（八）手术日为入院第 3~5 天

（九）术后恢复 4~20 天

> **释义**
>
> ■ 术后 2 周切口拆除缝线，可酌情早期功能锻炼，主要是手指充分屈伸指，避免肌腱粘连。术后 6 周拍片复查骨折愈合情况，然后每月复查一次 X 线片直至骨折完全愈合。

（十）出院标准

1. 体温正常，常规化验指标无明显异常。
2. 伤口愈合良好：伤口无感染征象（或可在门诊处理的伤口情况），无皮肤坏死。
3. 没有需要住院处理的并发症和/或合并症。

> **释义**
>
> ■ 术后第一次复查切口在 48 小时内，切口无感染征象即可出院。
> ■ 出院后可在门诊复查切口 1~2 次。

（十一）变异及原因分析

1. 围手术期并发症：伤口感染、皮下血肿等造成住院日延长和费用增加。
2. 内科合并症：老年患者常合并基础疾病，如脑血管或心血管病、糖尿病、血栓等，手术可能导致这些疾病加重而需要进一步治疗，从而延长治疗时间，并增加住院费用。

> **释义**
>
> ■ 部分患者伤后肿胀严重，可待局部软组织消肿后再行手术治疗。
> ■ 如果局部皮肤发红，则需延长住院，每天复查切口直至皮肤恢复正常。
> ■ 内科并发症可以门诊或转科治疗。

五、单发掌骨骨折临床路径给药方案

【用药选择】

1. 术前治疗基础疾病的药物应继续规律应用。
2. 术中抗菌药物应于术前 30 分钟滴注，骨关节感染以革兰阳性球菌为主，故首选第一头孢

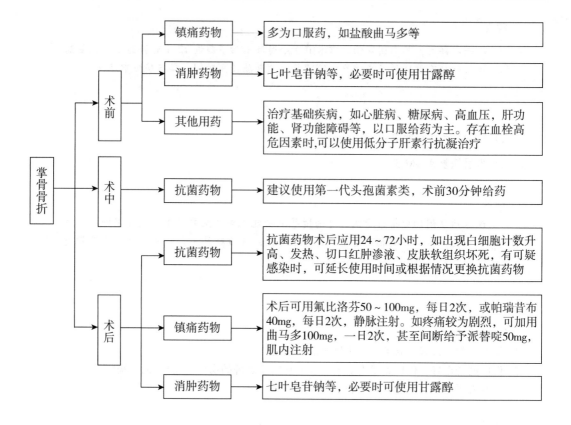

菌素类，若皮试阳性可选用克林霉素。

【药学提示】

已知对磺胺类药物过敏患者禁用帕瑞昔布。

【注意事项】

术后应避免注射用非甾类镇痛药与口服非甾类镇痛药合用，以免增加胃肠道不良事件风险。

六、单发掌骨骨折患者护理规范

1. 术前护理规范

（1）患肢抬高、制动。

（2）严密观察患肢疼痛、肿胀、感觉、运动、血运等情况。

（3）必要时遵医嘱使用镇痛药、消肿药。

（4）指导患者饮食摄入充足水分及热量，遵医嘱指导饮食类型。

（5）术前健康教育。

2. 术后护理规范

（1）术后患者返回病房后平卧位并抬高患肢。

（2）严密观察生命体征变化。

（3）臂丛神经阻滞麻醉无需禁食、禁水。

（4）密切观察切口敷料的渗血情况。

（5）严密观察患肢血运、肿胀等情况。

（6）必要时遵医嘱使用镇痛药、消肿药。

七、单发掌骨骨折患者营养治疗规范

1. 营养风险筛查，NRS 评分＞3 分者，给予营养评估。

2. 充足的热量、蛋白质，适量脂肪。NRS 评分≤3 分者，能量供给标准以 25~30kcal/kg 为佳；营养不良者热量供给标准不低于 35kcal/kg。碳水化合物热量比不低于 50%；充足的蛋白质，不低于 1.2~1.5g/kg（标准体重），应以优质蛋白为主，不低于蛋白质总量的 1/3~1/2；脂肪热量比以 2%~30% 为宜，饱和脂肪酸、单不饱和脂肪酸、多不饱和脂肪酸之间比例以 1：1：1左右为宜，适当提高膳食 ω-3 脂肪酸的摄入，保证充足的维生素和矿物质。

3. 围手术期，根据不同治疗时期选择饮食形态，如流质饮食、半流质饮食、软食或普通饮食等。饮食宜清淡，以温、热、软为佳，忌食生冷、肥甘、厚腻食物，限制刺激性食物、饮品及调味品。

4. 如经口进食低于所需热量的 80% 及高热患者，应给予相应的肠内营养补充剂口服补充，必要时管饲肠内营养补充或肠外营养补充。

5. 如有糖代谢异常，应减少糖类的摄入量。如有糖尿病，应选择糖尿病饮食。如有高血压病，应选择低盐饮食。如有高脂血症，应选择低脂饮食。如合并其他代谢性疾病，应遵循专科医师建议调整饮食。

八、单发掌骨骨折患者健康宣教

1. 术后 3~5 天复查 1 次切口，根据切口情况酌情增加复查次数。

2. 如切口持续有渗出物或出现切口红肿、体温异常等情况，需及时处理。

3. 遵医嘱使用药物，如有内科合并症应专科就诊。

4. 术后 2 周拆除切口缝合线，术后 6 周复查 X 片。

5. 根据内固定坚强程度，适当开展术后早期主动屈伸手指活动，避免肌腱粘连及关节僵硬。

6. 生活指导：采取合理的生活方式及饮食习惯，运动适宜，保证摄入充足的蛋白质、维生素及含钙食物。戒烟酒，避免咖啡因的摄入，少饮碳酸饮料。

九、推荐表单

（一）医师表单

单发掌骨骨折临床路径医师表单

适用对象：第一诊断为单发掌骨骨折（ICD-10：S62.3），第一掌骨骨折（ICD-10：S62.2）行单发掌骨骨折切开复位内固定术（ICD-9-CM-3：79.3302），第一掌骨基底骨折伴第一腕掌关节半脱位闭合复位、外固定架固定（ICD-9-CM-3：79.0302/78.1402）

患者姓名：		性别： 年龄： 门诊号：		住院号：
住院日期： 年 月 日		出院日期： 年 月 日		标准住院日：4~7天

时间		住院第1天		住院第2天
主要诊疗工作		□ 询问病史、体格检查、基本诊断 □ 完成入院记录、首次病程记录 □ 上级医师查房，必要时全科会诊，制订手术方案 □ 完成术前三级医师查房及术前小结		□ 向患者及家属交代病情，签署手术知情同意书 □ 完善术前各项检查，术前准备 □ 麻醉师查看患者，签署麻醉知情同意书
重点医嘱	护理级别	□ 长期医嘱，三级护理，持续性	护理级别	□ 长期医嘱，三级护理，持续性
	膳食选择	□ 长期医嘱，普通饮食，持续性	膳食选择	□ 长期医嘱，普通饮食，持续性
	术前检验		手术申请医嘱	□ 临时医嘱，手术申请，共1次，一次性 □ 临时医嘱，拟明日在全身麻醉下行掌骨骨折切开复位内固定术 □ 临时医嘱，术晨禁食、禁水 □ 临时医嘱，术区备皮
	术前常规检查	□ 临时医嘱，血细胞分析（五分类），共1次，一次性 □ 临时医嘱，血凝分析，共1次，一次性 □ 临时医嘱，传染病综合抗体，共1次，一次性 □ 临时医嘱，尿常规分析，共1次，一次性 □ 临时医嘱，肝肾糖脂组合，共1次，一次性	抗菌药物试敏	□ 临时医嘱，头孢替唑钠皮试，共1次，一次性
	电诊检查	□ 临时医嘱，常规心电图检查（电），共1次，一次性	术中带药	□ 临时医嘱，注射用头孢替唑钠（0.5g），每次2g，共8支，一次性 □ 临时医嘱，0.9%氯化钠注射液（250ml：2.25克/袋），每次250ml，共1袋，一次性
	影像学检查	□ 临时医嘱，上肢摄影（门诊），共1次，一次性 □ 临时医嘱，胸腹部摄影（门诊），共1次，一次性		□ 长期医嘱，三级护理，持续性
	抗菌药物试敏	□ 临时医嘱，头孢替唑钠皮试，共1次，一次性	术后复查	

续　表

时间	住院第 1 天	住院第 2 天
病情 变异 记录	□无　□有，原因： 1. 2.	□无　□有，原因： 1. 2.
医师 签名		

时间	住院第 3 天		住院第 4 天
主要诊疗工作	□ 完成手术 □ 完成术后各级医师查房记录及术后病程记录 □ 观察有无术后及麻醉后并发症的出现		□ 上级医师查房，并观察手术切口愈合情况及有无并发症的出现 □ 完成术后各级医师查房记录及病程记录 □ 完成每日换药工作
重点医嘱	术后护理等级	□ 长期医嘱，二级护理，持续性	术后等级护理	□ 长期医嘱，二级护理，持续性
	术后膳食选择	□ 长期医嘱，普通饮食，持续性	术后膳食选择	□ 长期医嘱，普通饮食，持续性
	术后抗菌药物应用	□ 长期医嘱，0.9%氯化钠注射液（100ml：0.9g），每次 100ml，每天 2 次 □ 长期医嘱，注射用头孢替唑钠（0.75g），每次 0.75g，每天 2 次	术后抗菌药物应用	□ 长期医嘱，0.9%氯化钠注射液（100ml：0.9g），每次 100ml，每天 2 次 □ 长期医嘱，注射用头孢替唑钠（0.75g），每次 0.75g，每天 2 次
			换药	□ 临时医嘱，特大换药，每次 1 次，共 1 次，一次性
			通知出院	□ 临时医嘱，通知出院，共 1 次，一次性
病情变异记录	□ 无　□ 有，原因： 1. 2.		□ 无　□ 有，原因： 1. 2.
医师签名			

（二）护士表单

单发掌骨骨折临床路径护士表单

适用对象：第一诊断为单发掌骨骨折（ICD-10：S62.3），第一掌骨骨折（ICD-10：S62.2）

行单发掌骨骨折切开复位内固定术（ICD-9-CM-3：79.3302），第一掌骨基底骨折伴第一腕掌关节半脱位闭合复位、外固定架固定（ICD-9-CM-3：79.0302，78.1402）

患者姓名：		性别： 年龄： 门诊号：		住院号：
住院日期： 年 月 日		出院日期： 年 月 日		标准住院日：4~7 天

时间	住院第 1 天	住院第 2 天
健康宣教	入院宣教： □ 介绍主管医师、护士 □ 介绍环境、设施 □ 介绍住院注意事项 □ 介绍探视和陪伴制度 □ 介绍贵重物品制度	□ 药物宣教 □ 完成术前核对，手术肢体佩戴腕带，手指指别标记
护理处置	□ 核对患者，佩戴腕带 □ 建立入院护理病历 □ 协助患者留取各种标本 □ 测量体重	□ 禁食、禁水
基础护理	三级护理： □ 晨晚间护理 □ 排泄管理 □ 患者安全管理	二级护理： □ 晨晚间护理 □ 患者安全管理
专科护理	□ 护理查体 □ 病情观察 □ 主要是手指局部软组织情况 □ 需要时，填写跌倒及压疮防范表 □ 需要时，请家属陪伴 □ 确定饮食种类 □ 心理护理	□ 病情观察 □ 观察术后患者手指血运及外敷料渗血情况 □ 心理护理
重点医嘱	□ 详见医嘱执行单	□ 详见医嘱执行单
病情变异记录	□ 无 □ 有，原因： 1. 2.	□ 无 □ 有，原因： 1. 2.
护士签名		

时间	住院第 3 天	住院第 4 天 （出院日）
健康宣教	术后宣教： □ 药物作用及频率 □ 饮食、活动指导	出院宣教： □ 复查时间 □ 服药方法 □ 活动休息 □ 指导饮食 □ 指导办理出院手续
护理处置	□ 遵医嘱完成相关检查	□ 办理出院手续 □ 书写出院小结
基础护理	二级护理： □ 晨晚间护理 □ 排泄管理 □ 患者安全管理	三级护理： □ 晨晚间护理 □ 协助或指导进食、进水 □ 协助或指导活动 □ 患者安全管理
专科护理	□ 病情观察 □ 监测生命体征 □ 观察指端血运及外敷料渗血情况 □ 心理护理	□ 病情观察 □ 监测生命体征 □ 协助医师换药 □ 出院指导 □ 心理护理
重点医嘱	□ 详见医嘱执行单	□ 详见医嘱执行单
病情变异记录	□ 无　□ 有，原因： 1. 2.	□ 无　□ 有，原因： 1. 2.
护士签名		

（三）患者表单

单发掌骨骨折临床路径患者表单

适用对象：第一诊断为单发掌骨骨折（ICD-10：S62.3），第一掌骨骨折（ICD-10：S62.2）

行单发掌骨骨折切开复位内固定术（ICD-9-CM-3：79.3302），第一掌骨基底骨折伴第一腕掌关节半脱位闭合复位、外固定架固定（ICD-9-CM-3：79.0302，78.1402）

患者姓名：		性别： 年龄： 门诊号：	住院号：
住院日期： 年 月 日		出院日期： 年 月 日	标准住院日：4~7 天

时间	入院	手术日
医患配合	□ 配合询问病史、收集资料，请务必详细告知既往史、用药史、过敏史 □ 配合进行体格检查 □ 有任何不适请告知医师 □ 配合完善术前相关检查、化验，如采血、留尿、心电图、X 线胸片 □ 医师与患者及家属介绍病情及术前谈话、签字	
护患配合	□ 配合测量体温、脉搏、呼吸 3 次，血压、体重 1 次 □ 配合完成入院护理评估（简单询问病史、过敏史、用药史） □ 接受入院宣教（环境介绍、病室规定、订餐制度、贵重物品保管等） □ 配合执行探视和陪伴制度 □ 有任何不适请告知护士	□ 配合测量体温、脉搏、呼吸 3 次，询问大便次数 1 次 □ 接受手术前宣教 □ 接受饮食宣教 □ 接受药物宣教
饮食	□ 遵医嘱饮食	□ 遵医嘱饮食
排泄	□ 正常排尿便	□ 正常排尿便
活动	□ 正常活动	□ 正常活动

时间	住院第 3 天	出院日
医患配合	□ 配合完成术后访视	□ 接受出院前指导 □ 知道复查程序 □ 获取出院诊断书
护患配合	□ 配合定时监测生命体征 □ 接受输液、服药等治疗 □ 接受进食、进水、排便等生活护理 □ 配合活动，预防皮肤压力伤 □ 注意活动安全，避免坠床或跌倒 □ 配合执行探视及陪伴	□ 接受出院宣教 □ 办理出院手续 □ 获取出院带药 □ 知道服药方法、作用、注意事项 □ 知道复印病历程序
饮食	□ 遵医嘱饮食	□ 遵医嘱饮食
排泄	□ 正常排尿便	□ 正常排尿便
活动	□ 正常适度活动，避免疲劳	□ 正常适度活动，避免疲劳

附：原表单（2016 年版）

单发掌骨骨折临床路径表单

适用对象：第一诊断为单发掌骨骨折（ICD-10：S62.301）

行切开复位内固定术（ICD-9-CM-3：79.33005）

患者姓名：	性别：	年龄：	门诊号：	住院号：
住院日期：　　年　月　日	出院日期：　　年　月　日		标准住院日：7~15 天	

时间		住院第 1~3 天		住院第 2~4 天
主要诊疗工作		□ 询问病史、体格检查、基本诊断 □ 完成入院记录、首次病程记录 □ 上级医师查房，必要时全科会诊，制订手术方案 □ 完成术前三级医师查房及术前小结 □ 向患者及家属交代病情，签署"手术知情同意书" □ 完善术前各项检查，术前准备 □ 麻醉师查看患者，签署"麻醉知情同意书"		□ 完成手术 □ 完成手术记录、术后记录及术后上级医师查房记录 □ 向患者家属交代手术情况及术后注意事项 □ 全身麻醉患者术后送入 ICU 病房，苏醒后返回病房 □ 麻醉师术后随访
重点医嘱	护理级别	□ 长期医嘱，一级护理，持续性 □ 长期医嘱，二级护理，持续性 □ 长期医嘱，三级护理，持续性	护理级别	□ 长期医嘱，一级护理，持续性 □ 长期医嘱，二级护理，持续性 □ 长期医嘱，三级护理，持续性
	膳食选择	□ 长期医嘱，普通饮食，持续性 □ 长期医嘱，母乳喂养，持续性 □ 长期医嘱，糖尿病饮食，持续性 □ 长期医嘱，低盐低脂糖尿病饮食，持续性 □ 长期医嘱，流质饮食，持续性 □ 长期医嘱，半流质饮食，持续性	膳食选择	□ 长期医嘱，普通饮食，持续性 □ 长期医嘱，母乳喂养，持续性 □ 长期医嘱，糖尿病饮食，持续性 □ 长期医嘱，低盐低脂糖尿病饮食，持续性 □ 长期医嘱，流质饮食，持续性 □ 长期医嘱，半流质饮食，持续性
	术前检验	□ 临时医嘱，急检血细胞分析+超敏 C 反应，共 1 次，一次性 □ 临时医嘱，血凝分析（急检），共 1 次，一次性 □ 临时医嘱，急检传染病抗体检测，共 1 次，一次性 □ 临时医嘱，急检血糖，共 1 次，一次性	手术申请医嘱	□ 临时医嘱，手术申请，共 1 次，一次性 □ 临时医嘱，拟明日在全身麻醉下行舟骨骨折切开复位内固定术 □ 临时医嘱，拟明日在臂丛麻醉下行畸形矫正术 □ 临时医嘱，术晨禁食、禁水 □ 临时医嘱，术区备皮 □ 临时医嘱，地西泮注射液（2ml：10mg×10 支），每次 2ml，共 1 支，一次性 □ 临时医嘱，地西泮注射液（2ml：10mg×10 支），每次 0.5ml，共 1 支，一次性 □ 临时医嘱，硫酸阿托品注射液（1ml：0.5mg），每次 1ml，共 1 支，一次性 □ 临时医嘱，硫酸阿托品注射液（1ml：0.5mg），每次 0.3ml，共 1 支，一次性 □ 临时医嘱，导尿（进口），共 1 次，一次性

续 表

时间		住院第 1~3 天		住院第 2~4 天
重点医嘱	术前常规检查	☐ 临时医嘱，血细胞分析（五分类），共 1 次，一次性 ☐ 临时医嘱，血凝分析，共 1 次，一次性 ☐ 临时医嘱，传染病综合抗体，共 1 次，一次性 ☐ 临时医嘱，尿常规分析，共 1 次，一次性 ☐ 临时医嘱，肝肾糖脂组合，共 1 次，一次性	抗菌药物试敏	☐ 临时医嘱，头孢替唑钠皮试，共 1 次，一次性 ☐ 临时医嘱，青霉素钠皮试，共 1 次，一次性 ☐ 临时医嘱，磺苄西林钠皮试，共 1 次，一次性
	电诊检查	☐ 临时医嘱，常规心电图检查，共 1 次，一次性 ☐ 临时医嘱，床头常规心电图检查，共 1 次，一次性	术后医嘱	☐ 长期医嘱，术后医嘱，持续性
	影像学检查	☐ 临时医嘱，上肢摄影（门诊），共 1 次，一次性 ☐ 临时医嘱，上肢摄影（门诊），共 1 次，一次性 ☐ 临时医嘱，下肢摄影（门诊），共 1 次，一次性 ☐ 临时医嘱，下肢摄影（门诊），共 1 次，一次性 ☐ 临时医嘱，胸腹部摄影（门诊），共 1 次，一次性 ☐ 临时医嘱，上肢摄影（门诊），共 1 次，一次性 ☐ 临时医嘱，上肢摄影（门诊），共 1 次，一次性 ☐ 临时医嘱，上肢 CT（门诊楼），共 1 次，一次性 ☐ 临时医嘱，上肢 CT（门诊楼），共 1 次，一次性	术后护理等级	☐ 长期医嘱，一级护理，持续性 ☐ 长期医嘱，二级护理，持续性 ☐ 长期医嘱，三级护理，持续性
	手术申请医嘱	☐ 临时医嘱，手术申请，共 1 次，一次性 ☐ 临时医嘱，拟明日在全身麻醉下行舟骨骨折切开复位内固定术 ☐ 临时医嘱，拟明日在臂丛麻醉下行舟骨骨折切开复位内固定术 ☐ 临时医嘱，拟急诊在臂丛麻醉下行舟骨骨折切开复位内固定术 ☐ 临时医嘱，拟急诊在局部麻醉下行舟骨骨折切开复位内固定术 ☐ 临时医嘱，拟明日在局部麻醉下行掌骨骨折切开复位内固定术 ☐ 临时医嘱，术晨禁食、禁水 ☐ 临时医嘱，术区备皮 ☐ 临时医嘱，地西泮注射液（2ml：10mg×10 支），每次 2ml，共 1 支，一次性 ☐ 临时医嘱，地西泮注射液（2ml：10mg×10 支），每次 0.5ml，共 1 支，一次性 ☐ 临时医嘱，硫酸阿托品注射液（1ml：0.5mg），每次 1ml，共 1 支，一次性 ☐ 临时医嘱，硫酸阿托品注射液（1ml：0.5mg），每次 0.3ml，共 1 支，一次性 ☐ 临时医嘱，导尿（进口），共 1 次，一次性	术后膳食选择	☐ 长期医嘱，普通饮食，持续性 ☐ 长期医嘱，禁食、禁水，持续性 ☐ 长期医嘱，母乳喂养，持续性 ☐ 长期医嘱，流质饮食，持续性 ☐ 长期医嘱，半流质饮食，持续性 ☐ 长期医嘱，糖尿病饮食，持续性 ☐ 长期医嘱，低盐低脂糖尿病饮食，持续性

续 表

时间		住院第 1~3 天	住院第 2~4 天
重点医嘱	抗菌药物试敏	□ 临时医嘱，头孢替唑钠皮试，共 1 次，一次性 □ 临时医嘱，青霉素钠皮试，共 1 次，一次性 □ 临时医嘱，磺苄西林钠皮试，共 1 次，一次性	□ 临时医嘱，5% 葡萄糖注射液（100ml：5g），每次 100ml，共 3 袋，每天上午 1 次 □ 临时医嘱，注射用门冬氨酸阿奇霉素（0.25g），每次 0.5g，共 6 瓶，每天上午 1 次 □ 临时医嘱，0.9% 氯化钠注射液（250ml：2.25 克/袋），每次 2502ml，共 22 袋，每天 2 次 □ 临时医嘱，注射用青霉素钠（160 万 U），每次 800 万 IU，共 10 支，每天 2 次 □ 临时医嘱，0.9% 氯化钠注射液（250ml：2.25 克/袋），每次 2502ml，共 22 袋，每天 2 次 □ 临时医嘱，注射用青霉素钠（160 万单位），每次 800 万 IU，共 10 支，每天 2 次 □ 临时医嘱，0.9% 氯化钠注射液（250ml：2.25g），每次 250ml，共 2 袋，每天 2 次 □ 临时医嘱，注射用头孢替唑钠（0.5g），每次 2g，共 8 支，每天 2 次 □ 临时医嘱，0.9% 氯化钠注射液（250ml：2.25 克/袋），每次 250ml，共 4 袋，每天 2 次 □ 临时医嘱，注射用磺苄西林钠（1 克/支），每次 2g，共 8 支，每天 2 次 □ 临时医嘱，0.9% 氯化钠注射液（250ml：2.25 克/袋），每次 250ml，共 2 袋，每天上午 1 次 □ 临时医嘱，克林霉素磷酸酯注射液（10ml：0.9g），每次 1.8g，共 4 支，每天上午 1 次
			术后复查
	术前预防用药	□ 临时医嘱，0.9% 氯化钠注射液（250ml：2.25 克/袋），每次 250ml，共 2 袋，每天 2 次 □ 临时医嘱，注射用磺苄西林钠（1 克/支），每次 2g，共 4 支，每天 2 次 □ 临时医嘱，0.9% 氯化钠注射液（250ml：2.25 克/袋），每次 250ml，共 2 袋，一次性 □ 临时医嘱，注射用头孢替唑钠（0.5g），每次 2g，共 8 支，一次性 □ 临时医嘱，0.9% 氯化钠注射液（250ml：2.25 克/袋），每次 250ml，共 1 袋，一次性 □ 临时医嘱，克林霉素磷酸酯注射液（10ml：0.9g），每次 1.8g，共 2 支，一次性	□ 临时医嘱，石膏固定术（大），共 1 次，一次性 □ 临时医嘱，高分子夹板（7.5×30cm，MSF312），每次 1 片，共 1 片，一次性
			石膏固定术

续　表

时间	住院第 1~3 天		住院第 2~4 天
重点医嘱		术后消肿	□ 长期医嘱，参芎葡萄糖注射液（100毫升/瓶），每次 100ml，每天 2 次 □ 长期医嘱，5% 葡萄糖注射液（250ml：12.5g），每次 250ml，每天 1 次 □ 长期医嘱，大株红景天注射液（5毫升/支），每次 10ml，每天 1 次 □ 长期医嘱，0.9% 氯化钠注射液（250ml：2.25 克/袋），每次 250ml，每天 1 次 □ 长期医嘱，大株红景天注射液（5毫升/支），每次 10ml，每天 1 次
		促进骨折愈合	□ 长期医嘱，0.9% 氯化钠注射液（250ml：2.25 克/袋），每次 250ml，每天上午 1 次 □ 长期医嘱，骨瓜提取物注射液（5ml：25 毫克/支），每次 100mg，每天上午 1 次
主要护理工作	□ 护士接诊，监测生命体征、建立入院病理 □ 进行入院宣教，向患者本人及家属交代临床路径，并交代相关注意事项 □ 完成术前各项常规检查 □ 做术前准备		□ 术前生命体征监测 □ 佩戴腕带，看护患者由手术室护理人员接入手术室 □ 患者安返病房后接患者，监测生命体征 □ 术后心理和生活护理
病情变异记录	□ 无　□ 有，原因： 1. 2.		□ 无　□ 有，原因： 1. 2.
护士签名			
医师签名			

时间		住院第 3~7 天		住院第 6~15 天
主要诊疗工作		□ 上级医师查房并做手术效果及术后恢复情况评估 □ 完成术后各级医师查房记录及术后病程记录 □ 完成术后每日换药工作 □ 观察有无术后及麻醉后并发症		□ 上级医师查房，并观察手术切口愈合情况及有无并发症的出现 □ 完成术后各级医师查房记录及病程记录 □ 完成每日换药工作
重点医嘱	术后护理等级	□ 长期医嘱，一级护理，持续性 □ 长期医嘱，二级护理，持续性 □ 长期医嘱，三级护理，持续性	术后等级护理	□ 长期医嘱，一级护理，持续性 □ 长期医嘱，二级护理，持续性 □ 长期医嘱，三级护理，持续性
	术后膳食选择	□ 长期医嘱，普通饮食，持续性 □ 长期医嘱，禁食、禁水，持续性 □ 长期医嘱，母乳喂养，持续性 □ 长期医嘱，流质饮食，持续性 □ 长期医嘱，半流质饮食，持续性 □ 长期医嘱，糖尿病饮食，持续性 □ 长期医嘱，低盐低脂糖尿病饮食，持续性	术后膳食选择	□ 长期医嘱，普通饮食，持续性 □ 长期医嘱，母乳喂养，持续性 □ 长期医嘱，糖尿病饮食，持续性 □ 长期医嘱，低盐低脂糖尿病饮食，持续性 □ 长期医嘱，流质饮食，持续性 □ 长期医嘱，半流质饮食，持续性
	术后抗菌药物应用	□ 长期医嘱，0.9%氯化钠注射液（100ml：0.9g），每次 100ml，每天 2 次 □ 长期医嘱，注射用头孢替唑钠（0.75g），每次 0.75g，每天 2 次 □ 长期医嘱，0.9%氯化钠注射液（250ml：2.25g），每次 250ml，每天 2 次 □ 长期医嘱，注射用头孢替唑钠（0.75g），每次 1.5g，每天 2 次 □ 长期医嘱，5%葡萄糖注射液（100ml：5g），每次 100ml，每天上午 1 次 □ 长期医嘱，注射用门冬氨酸阿奇霉素（0.25g），每次 0.25g，每天上午 1 次 □ 长期医嘱，5%葡萄糖注射液（250ml：12.5g），每次 250ml，每天上午 1 次 □ 长期医嘱，注射用门冬氨酸阿奇霉素（0.25g），每次 0.5g，每天上午 1 次 □ 长期医嘱，0.9%氯化钠注射液（100ml：0.9g），每次 100ml，每天 2 次 □ 长期医嘱，注射用青霉素钠（160 万 U），每次 320 万 IU，每天 2 次 □ 长期医嘱，0.9%氯化钠注射液（250ml：2.25g），每次 250ml，每天 2 次 □ 长期医嘱，注射用青霉素钠（160 万 U），每次 800 万 IU，每天 2 次	术后抗菌药物应用	□ 长期医嘱，0.9%氯化钠注射液（100ml：0.9g），每次 100ml，每天 2 次 □ 长期医嘱，注射用头孢替唑钠（0.75g），每次 0.75g，每天 2 次 □ 长期医嘱，0.9%氯化钠注射液（250ml：2.25g），每次 250ml，每天 2 次 □ 长期医嘱，注射用头孢替唑钠（0.75g），每次 1.5g，每天 2 次 □ 长期医嘱，5%葡萄糖注射液（100ml：5g），每次 100ml，每天上午 1 次 □ 长期医嘱，注射用门冬氨酸阿奇霉素（0.25g），每次 0.25g，每天上午 1 次 □ 长期医嘱，5%葡萄糖注射液（250ml：12.5g），每次 250ml，每天上午 1 次 □ 长期医嘱，注射用门冬氨酸阿奇霉素（0.25g），每次 0.5g，每天上午 1 次 □ 长期医嘱，0.9%氯化钠注射液（100ml：0.9g），每次 100ml，每天 2 次 □ 长期医嘱，注射用青霉素钠（160 万 U），每次 320 万 IU，每天 2 次 □ 长期医嘱，0.9%氯化钠注射液（250ml：2.25g），每次 250ml，每天 2 次 □ 长期医嘱，注射用青霉素钠（160 万 U），每次 800 万 IU，每天 2 次
	换药	□ 临时医嘱，特大换药，每次 1 次，共 1 次，一次性 □ 临时医嘱，石膏拆除术，共 1 次，一次性	换药	□ 临时医嘱，特大换药，每次 1 次，共 1 次，一次性 □ 临时医嘱，石膏拆除术，共 1 次，一次性
			通知出院	□ 临时医嘱，通知出院，共 1 次，一次性

续 表

时间	住院第 3~7 天	住院第 6~15 天
主要护理工作	□ 观察患者病情变化、外固定及敷料包扎情况 □ 患者术后心理及生活护理	□ 观察患者病情变化、外固定及敷料包扎情况 □ 患者术后心理及生活护理
病情变异记录	□ 无 □ 有，原因： 1. 2.	□ 无 □ 有，原因： 1. 2.
护士签名		
医师签名		

第二十八章

多发掌骨骨折临床路径释义

【医疗质量控制指标】

指标一、入院时骨折程度、患肢肿胀程度、皮肤软组织及神经血管情况的评估及记录。

指标二、制订合理的治疗方案。

指标三、实施术前评估与术前准备。

指标四、手术时机的选择。

指标五、预防性抗菌药物选择与应用时机、时长。

指标六、术后骨折复位固定情况、切口愈合情况、患肢肿胀消退及神经血管情况的评估及记录。

指标七、术后康复治疗。

指标八、内科原有疾病治疗。

指标九、围手术期并发症治疗。

指标十、住院期间为患者提供术前、术后健康教育与出院宣教。

指标十一、离院方式。

指标十二、住院天数与住院总费用。

一、多发掌骨骨折编码

1. 原编码

疾病名称及编码：多发掌骨骨折（ICD-10：S62.301）

手术操作名称及编码：切开复位内固定术（ICD-9-CM-3：79.33005）

2. 修改编码

疾病名称及编码：多发掌骨骨折（ICD-10：S62.4）

手术操作名称及编码：多发掌骨骨折切开复位内固定术（ICD-9-CM-3：79.0302）

二、临床路径检索方法

S62.4 伴 79.0302

三、国家医疗保障疾病诊断相关分组（CHS-DRG）

MDCI 肌肉、骨骼疾病及功能障碍

IS1 前臂、腕、手或足损伤

IF2 手外科手术

四、多发掌骨骨折临床路径标准住院流程

（一）适用对象

第一诊断为多发掌骨骨折（ICD-10：S62.301），行切开复位内固定术（ICD-9-CM-3：79.33005）。

释义

■ 适用对象编码见上。

■ 本路径适用对象为临床诊断为多发掌骨骨折，有明显成角畸形、旋转移位或侧方移位，经手法整复无法达到复位标准或复位后不稳定的患者。包括掌骨颈骨折、掌骨基底骨折以及腕掌关节骨折脱位者。

（二）诊断依据

根据《临床诊疗指南·骨科分册》（中华医学会编著，人民卫生出版社，2009 年），《外科学（下册）》（8 年制和 7 年制临床医学专用教材，赵玉沛、陈孝平主编，人民卫生出版社，2015 年）。

1. 病史：外伤史。
2. 体检有明确体征：患手肿胀、疼痛、活动受限。
3. 辅助检查：手部 X 线片显示多发掌骨骨折。

释义

■ 本路径的制订主要参考国内外权威参考书籍。

■ 手部外伤后因软组织损伤或骨折均可出现疼痛、肿胀的表现，部分患者对疼痛耐受性好，即使骨折也能有效地屈伸指活动，因此不能单纯以活动不受限作为除外骨折的标准。对于掌骨冠状面斜形骨折，从外观及活动上并不能鉴别是否骨折，所以只要外伤后有软组织肿胀即需拍 X 线片明确是否骨折。

■ 需要拍手部正、侧、斜位 X 线片，三个位置缺一不可。

（三）进入路径标准

1. 第一诊断必须符合 ICD-10：S62. 301 掌骨骨折疾病编码。
2. 当患者同时具有其他疾病诊断，但在住院期间不需要特殊处理也不影响第一诊断的临床路径流程实施时，可以进入路径。
3. 闭合性多发掌骨骨折。
4. 除外病理性骨折。

释义

■ 第一诊断应为多发闭合性掌骨骨折，有明显移位，保守治疗功能欠佳或者患者不耐受长时间制动。

■ 如果闭合复位未能达到标准，或者不稳定型骨折可纳入本路径。

■ 掌骨基底骨折伴腕掌关节半脱位的患者也可纳入本路径。

（四）标准住院日 10~20 天

> **释义**
>
> ■ 可参考单发掌骨骨折的住院天数标准，术前完善病历、化验检查1日，手术1日，术后48小时内复查伤口1次，因有内固定物，术后可以预防性应用抗菌药物3天。
>
> ■ 多发掌骨骨折软组织反应比较大，在肿胀严重的时候不适合手术治疗，可暂时外固定，给予消肿治疗，待肿胀消退后再行手术治疗，此时可适当延长住院时间。

（五）住院期间的检查项目

1. 必需的检查项目
（1）血常规、尿常规。
（2）肝功能、肾功能、血电解质、血糖。
（3）凝血功能。
（4）感染性疾病筛查（乙型肝炎、丙型肝炎、梅毒、艾滋病等）。
（5）X 线胸片、心电图。
（6）单手正斜位片。
2. 根据患者病情进行的检查项目
（1）肺功能、超声心动图（老年人或既往有相关病史者）。
（2）对于合并糖尿病的请相关科室调整血糖。
（3）有相关疾病者必要时请相应科室会诊。

> **释义**
>
> ■ 必需的检查项目是了解患者全身情况以评估手术风险的检查，进入路径的患者均需完成。
>
> ■ 一定要拍手部的正位、侧位、斜位片，因为第2~5掌骨位于同一平面，任何单一位置的X线片均无法除外掌骨骨折，必要时可以拍掌骨CT协助诊治。或加照对侧手进行对比。往往患者在门急诊就诊时就已拍过X线片检查。

（六）治疗方案的选择

切开复位内固定术。

（七）预防性抗菌药物选择与使用时机

术前半小时及术后24小时预防应用抗菌药物。

> **释义**
>
> ■ 手术伴有金属内固定物，需术前半小时及术后不超过72小时预防应用抗菌药物，如果切口有红肿的感染迹象，可延长抗菌药物使用时间，需在病历中记载。

（八）手术日为入院第 3~5 天

> **释义**
>
> ■ 根据软组织情况决定手术时间。

（九）术后恢复 4~20 天

> **释义**
>
> ■ 术后 2 周切口拆除缝线，可酌情早期功能锻炼，主要是手指充分屈伸，避免肌腱粘连。术后 6 周拍片复查骨折愈合情况，然后每月复查一次 X 线片直至骨折完全愈合。

（十）出院标准

1. 体温正常，常规化验指标无明显异常。
2. 伤口愈合良好：伤口无感染征象（或可在门诊处理的伤口情况），无皮肤坏死。
3. 没有需要住院处理的并发症和/或合并症。

> **释义**
>
> ■ 术后第一次复查切口在 48 小时内，切口无感染征象即可出院。
> ■ 出院后可在门诊复查切口 1~2 次。

（十一）变异及原因分析

1. 围手术期并发症：伤口感染、皮下血肿等造成住院日延长和费用增加。
2. 内科合并症：老年患者常合并基础疾病，如脑血管或心血管病、糖尿病、血栓等，手术可能导致这些疾病加重而需要进一步治疗，从而延长治疗时间，并增加住院费用。

> **释义**
>
> ■ 部分患者伤后肿胀严重，可待局部软组织消肿后再行手术治疗。
> ■ 如果局部皮肤发红，则需延长住院，每天复查切口直至皮肤恢复正常。
> ■ 内科并发症可以门诊或转科治疗。

五、多发掌骨骨折临床路径给药方案

【用药选择】

1. 术前治疗基础疾病的药物应继续规律应用。
2. 术中抗菌药物应于术前 30 分钟滴注，骨关节感染以革兰阳性球菌为主，故首选第一代头

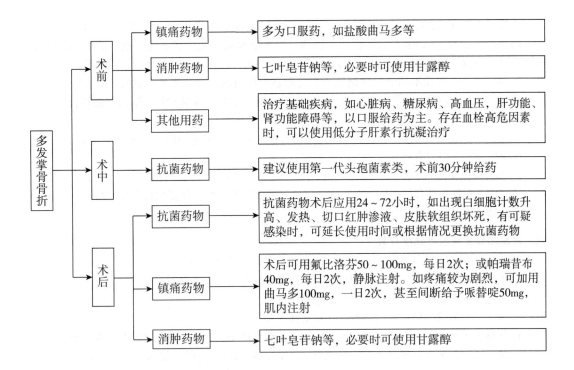

孢菌素类，若皮试阳性可选用克林霉素。

【药学提示】

已知对磺胺类药物过敏患者禁用帕瑞昔布。

【注意事项】

术后应避免注射用非甾类镇痛药与口服非甾类镇痛药合用，以免增加胃肠道不良事件风险。

六、多发掌骨骨折患者护理规范

1. 术前护理规范

（1）患肢抬高、制动。

（2）严密观察患肢疼痛、肿胀、感觉、运动、血运等情况。

（3）必要时遵医嘱使用镇痛药、消肿药。

（4）指导患者饮食摄入充足水分及热量，遵医嘱指导饮食类型。

（5）术前健康教育。

2. 术后护理规范

（1）术后患者返回病房后平卧位并抬高患肢。

（2）严密观察生命体征变化。

（3）臂丛神经阻滞麻醉无需禁食、禁水。

（4）密切观察切口敷料的渗血情况。

（5）严密观察患肢血运、肿胀等情况。

（6）必要时遵医嘱使用镇痛药、消肿药。

七、多发掌骨骨折患者营养治疗规范

1. 营养风险筛查，NRS 评分＞3 分者，给予营养评估。

2. 充足的热量、蛋白质，适量脂肪。NRS 评分≤3 分者，能量供给标准以 25~30kcal/kg 为佳；营养不良者热量供给标准不低于 35kcal/kg。碳水化合物热量比不低于 50%；充足的蛋白质，不低于 1.2~1.5g/kg（标准体重），应以优质蛋白为主，不低于蛋白质总量的 1/3~1/2；脂肪热量比以 25%~30% 为宜，饱和脂肪酸、单不饱和脂肪酸、多不饱和脂肪酸之间比例以 1∶1∶1 左右为宜，适当提高膳食 ω-3 脂肪酸的摄入，保证充足的维生素和矿物质。

3. 围手术期，根据不同治疗时期选择饮食形态，如流质饮食、半流质饮食、软食或普通饮食等。饮食宜清淡，以温、热、软为佳，忌食生冷、肥甘、厚腻食物，限制刺激性食物、饮品及调味品。

4. 如经口进食低于所需热量的 80% 及高热患者，应给予相应的肠内营养补充剂口服补充，必要时管饲肠内营养补充或肠外营养补充。

5. 如有糖代谢异常，应减少糖类的摄入量。如有糖尿病，应选择糖尿病饮食。如有高血压病，应选择低盐饮食。如有高脂血症，应选择低脂饮食。如合并其他代谢性疾病，应遵循专科医师建议调整饮食。

八、多发掌骨骨折患者健康宣教

1. 术后 3~5 天复查 1 次切口，根据切口情况酌情增加复查次数。

2. 如切口持续有渗出物或出现切口红肿、体温异常等情况，需及时处理。

3. 遵医嘱使用药物，如有内科合并症应专科就诊。

4. 术后 2 周拆除切口缝合线，术后 6 周复查 X 片。

5. 根据内固定坚强程度，适当开展术后早期主动屈伸手指活动，避免肌腱粘连及关节僵硬。

6. 生活指导：采取合理的生活方式及饮食习惯，运动适宜，保证摄入充足的蛋白质、维生素及含钙食物。戒烟酒，避免咖啡因的摄入，少饮碳酸饮料。

九、推荐表单

(一) 医师表单

多发掌骨骨折临床路径医师表单

适用对象：第一诊断为多发掌骨骨折（ICD-10：S62.4）

行多发掌骨骨折切开复位内固定术（ICD-9-CM-3：79.0302）

患者姓名：		性别：　　年龄：　　门诊号：		住院号：
住院日期：　年　月　日		出院日期：　年　月　日		标准住院日：4~7天

时间		住院第 1 天		住院第 2 天
主要诊疗工作		□ 询问病史、体格检查、基本诊断 □ 完成入院记录、首次病程记录 □ 上级医师查房，必要时全科会诊，制订手术方案 □ 完成术前三级医师查房及术前小结		□ 向患者及家属交代病情，签署手术知情同意书 □ 完善术前各项检查，术前准备 □ 麻醉师查看患者，签署麻醉知情同意书
重点医嘱	护理级别	□ 长期医嘱，三级护理，持续性	护理级别	□ 长期医嘱，三级护理，持续性
	膳食选择	□ 长期医嘱，普通饮食，持续性	膳食选择	□ 长期医嘱，普通饮食，持续性
	术前检验		手术申请医嘱	□ 临时医嘱，手术申请，共1次，一次性 □ 临时医嘱，拟明日在全身麻醉下行掌骨骨折切开复位内固定术 □ 临时医嘱，术晨禁食、禁水 □ 临时医嘱，术区备皮
	术前常规检查	□ 临时医嘱，血细胞分析（五分类），共1次，一次性 □ 临时医嘱，血凝分析，共1次，一次性 □ 临时医嘱，传染病综合抗体，共1次，一次性 □ 临时医嘱，尿常规分析，共1次，一次性 □ 临时医嘱，肝肾糖脂组合，共1次，一次性	抗菌药物试敏	□ 临时医嘱，头孢替唑钠皮试，共1次，一次性
	电诊检查	□ 临时医嘱，常规心电图检查（电），共1次，一次性	术中带药	□ 临时医嘱，注射用头孢替唑钠（0.5g），每次2g，共8支，一次性 □ 临时医嘱，0.9%氯化钠注射液（250ml：2.25克/袋），每次250ml，共1袋，一次性
	影像学检查	□ 临时医嘱，上肢摄影（门诊），共1次，一次性 □ 临时医嘱，胸腹部摄影（门诊），共1次，一次性		□ 长期医嘱，三级护理，持续性

续　表

时间		住院第 1 天		住院第 2 天
重点医嘱	抗菌药物试敏	□ 临时医嘱，头孢替唑钠皮试，共 1 次，一次性 □ 临时医嘱，青霉素钠皮试，共 1 次，一次性 □ 临时医嘱，磺苄西林钠皮试，共 1 次，一次性	术后复查	□ 临时医嘱，5% 葡萄糖注射液（100ml：5g），每次 100ml，共 3 袋，每天上午 1 次 □ 临时医嘱，注射用门冬氨酸阿奇霉素（0.25g），每次 0.5g，共 6 瓶，每天上午 1 次 □ 临时医嘱，0.9% 氯化钠注射液（250ml：2.25 克/袋），每次 2502ml，共 22 袋，每天 2 次 □ 临时医嘱，注射用青霉素钠（160 万 U），每次 800 万 IU，共 10 支，每天 2 次 □ 临时医嘱，0.9% 氯化钠注射液（250ml：2.25 克/袋），每次 2502ml，共 22 袋，每天 2 次 □ 临时医嘱，注射用青霉素钠（160 万 U），每次 800 万 IU，共 10 支，每天 2 次 □ 临时医嘱，0.9% 氯化钠注射液（250ml：2.25g），每次 250ml，共 2 袋，每天 2 次 □ 临时医嘱，注射用头孢替唑钠（0.5g），每次 2g，共 8 支，每天 2 次 □ 临时医嘱，0.9% 氯化钠注射液（250ml：2.25 克/袋），每次 250ml，共 4 袋，每天 2 次 □ 临时医嘱，注射用磺苄西林钠（1 克/支），每次 2g，共 8 支，每天 2 次 □ 临时医嘱，0.9% 氯化钠注射液（250ml：2.25 克/袋），每次 250ml，共 2 袋，每天上午 1 次 □ 临时医嘱，克林霉素磷酸酯注射液（10ml：0.9g），每次 1.8g，共 4 支，每天上午 1 次
病情变异记录	□ 无　□ 有，原因： 1. 2.		□ 无　□ 有，原因： 1. 2.	
医师签名				

时间		住院第 3 天		住院第 4 天
主要 诊疗 工作		□ 完成手术 □ 完成术后各级医师查房记录及术后病程记录 □ 观察有无术后及麻醉后并发症		□ 上级医师查房，并观察手术切口愈合情况及 有无并发症 □ 完成术后各级医师查房记录及病程记录 □ 完成每日换药工作
重 点 医 嘱	术后 护理 等级	□ 长期医嘱，二级护理，持续性	术后 等级 护理	□ 长期医嘱，二级护理，持续性
	术后 膳食 选择	□ 长期医嘱，普通饮食，持续性	术后 膳食 选择	□ 长期医嘱，普通饮食，持续性
	术后 抗菌 药物 应用	□ 长期医嘱，0.9%氯化钠注射液（100ml： 0.9g），每次 100ml，每天 2 次 □ 长期医嘱，注射用头孢替唑钠（0.75g）， 每次 0.75g，每天 2 次	术后 抗菌 药物 应用	□ 长期医嘱，0.9%氯化钠注射液 （100ml：0.9g），每次 100ml，每天 2 次 □ 长期医嘱，注射用头孢替唑钠 （0.75g），每次 0.75g，每天 2 次
			换药	□ 临时医嘱，特大换药，每次 1 次，共 1 次，一次性
			通知 出院	□ 临时医嘱，通知出院，共 1 次，一 次性
病情 变异 记录		□ 无　□ 有，原因： 1. 2.		□ 无　□ 有，原因： 1. 2.
医师 签名				

（二）护士表单

多发掌骨骨折临床路径护士表单

适用对象：第一诊断为多发掌骨骨折（ICD-10：S62.4）
　　　　　行多发掌骨骨折切开复位内固定术（ICD-9-CM-3：79.0302）

患者姓名：	性别：	年龄：	门诊号：	住院号：

住院日期：　　年　月　日	出院日期：　　年　月　日	标准住院日：4~7天

时间	住院第 1 天	住院第 2 天
健康宣教	入院宣教： □ 介绍主管医师、护士 □ 介绍环境、设施 □ 介绍住院注意事项 □ 介绍探视和陪伴制度 □ 介绍贵重物品制度	□ 药物宣教 □ 完成术前核对，手术肢体佩戴腕带，手指指别标记
护理处置	□ 核对患者，佩戴腕带 □ 建立入院护理病历 □ 协助患者留取各种标本 □ 测量体重	□ 禁食、禁水
基础护理	三级护理： □ 晨晚间护理 □ 排泄管理 □ 患者安全管理	二级护理： □ 晨晚间护理 □ 患者安全管理
专科护理	□ 护理查体 □ 病情观察：主要是手指局部软组织情况 □ 需要时，填写跌倒及压疮防范表 □ 需要时，请家属陪伴 □ 确定饮食种类 □ 心理护理	□ 病情观察 □ 观察术后患者手指血运及外敷料渗血情况 □ 心理护理
重点医嘱	□ 详见医嘱执行单	□ 详见医嘱执行单
病情变异记录	□ 无　□ 有，原因： 1. 2.	□ 无　□ 有，原因： 1. 2.
护士签名		

时间	住院第 3 天	住院第 4 天 （出院日）
健康宣教	□ 术后宣教 □ 药物作用及频率 □ 饮食、活动指导	出院宣教： □ 复查时间 □ 服药方法 □ 活动休息 □ 指导饮食 □ 指导办理出院手续
护理处置	□ 遵医嘱完成相关检查	□ 办理出院手续 □ 书写出院小结
基础护理	二级护理： □ 晨晚间护理 □ 排泄管理 □ 患者安全管理	三级护理： □ 晨晚间护理 □ 协助或指进食、禁水 □ 协助或指导活动 □ 患者安全管理
专科护理	□ 病情观察 □ 监测生命体征 □ 观察指端血运及外敷料渗血情况 □ 心理护理	□ 病情观察 □ 监测生命体征 □ 协助医师换药 □ 出院指导 □ 心理护理
重点医嘱	□ 详见医嘱执行单	□ 详见医嘱执行单
病情变异记录	□ 无　□ 有，原因： 1. 2.	□ 无　□ 有，原因： 1. 2.
护士签名		

（三）患者表单

单发掌骨骨折临床路径患者表单

适用对象：第一诊断为多发掌骨骨折（ICD-10：S62.4）

行多发掌骨骨折切开复位内固定术（ICD-9-CM-3：79.0302）

患者姓名：		性别：	年龄：	门诊号：	住院号：
住院日期： 年 月 日		出院日期： 年 月 日			标准住院日：4~7 天

时间	入院	手术日
医患配合	□ 配合询问病史、收集资料，请务必详细告知既往史、用药史、过敏史 □ 配合进行体格检查 □ 有任何不适请告知医师 □ 配合完善术前相关检查、化验，如采血、留尿、心电图、X 线胸片 □ 医师与患者及家属介绍病情及术前谈话、签字	
护患配合	□ 配合测量体温、脉搏、呼吸 3 次，血压、体重 1 次 □ 配合完成入院护理评估（简单询问病史、过敏史、用药史） □ 接受入院宣教（环境介绍、病室规定、订餐制度、贵重物品保管等） □ 配合执行探视和陪伴制度 □ 有任何不适请告知护士	□ 配合测量体温、脉搏、呼吸 3 次，询问大便次数 1 次 □ 接受手术前宣教 □ 接受饮食宣教 □ 接受药物宣教
饮食	□ 遵医嘱饮食	□ 遵医嘱饮食
排泄	□ 正常排尿便	□ 正常排尿便
活动	□ 正常活动	□ 正常活动

时间	住院第 3 天	出院日
医患配合	□ 配合完成术后访视	□ 接受出院前指导 □ 知道复查程序 □ 获取出院诊断书
护患配合	□ 配合定时监测生命体征 □ 接受输液、服药等治疗 □ 接受进食、进水、排便等生活护理 □ 配合活动，预防皮肤压力伤 □ 注意活动安全，避免坠床或跌倒 □ 配合执行探视及陪伴	□ 接受出院宣教 □ 办理出院手续 □ 获取出院带药 □ 知道服药方法、作用、注意事项 □ 知道复印病历程序
饮食	□ 遵医嘱饮食	□ 遵医嘱饮食
排泄	□ 正常排尿便	□ 正常排尿便
活动	□ 正常适度活动，避免疲劳	□ 正常适度活动，避免疲劳

附：**原表单（2016 年版）**

多发掌骨骨折临床路径表单

适用对象：第一诊断为多发掌骨骨折（ICD-10：S62.301）

行切开复位内固定术（ICD-9-CM-3：79.33005）

患者姓名：	性别：	年龄：	门诊号：	住院号：
住院日期：　年　月　日	出院日期：　年　月　日			标准住院日：7~20 天

时间		住院第 1~3 天	住院第 2~4 天 （手术日）
主要诊疗工作		□ 询问病史、体格检查、基本诊断 □ 完成入院记录、首次病程记录 □ 上级医师查房，必要时全科会诊，制订手术方案 □ 完成术前三级医师查房及术前小结 □ 向患者及家属交代病情，签署手术知情同意书 □ 完善术前各项检查，术前准备 □ 麻醉师查看患者，签署麻醉知情同意书	□ 完成手术 □ 完成手术记录、术后记录及术后上级医师查房记录 □ 向患者家属交代手术情况及术后注意事项 □ 全身麻醉患者术后送入 ICU 病房，苏醒后返回病房 □ 麻醉师术后随访
重点医嘱	护理级别	□ 长期医嘱，一级护理，持续性 □ 长期医嘱，二级护理，持续性 □ 长期医嘱，三级护理，持续性	护理级别 □ 长期医嘱，一级护理，持续性 □ 长期医嘱，二级护理，持续性 □ 长期医嘱，三级护理，持续性
	膳食选择	□ 长期医嘱，普通饮食，持续性 □ 长期医嘱，母乳喂养，持续性 □ 长期医嘱，糖尿病饮食，持续性 □ 长期医嘱，低盐低脂糖尿病饮食，持续性 □ 长期医嘱，流质饮食，持续性 □ 长期医嘱，半流质饮食，持续性	膳食选择 □ 长期医嘱，普通饮食，持续性 □ 长期医嘱，母乳喂养，持续性 □ 长期医嘱，糖尿病饮食，持续性 □ 长期医嘱，低盐低脂糖尿病饮食，持续性 □ 长期医嘱，流质饮食，持续性 □ 长期医嘱，半流质饮食，持续性
	术前检验	□ 临时医嘱，急检血细胞分析+超敏 C 反应，共 1 次，一次性 □ 临时医嘱，血凝分析（急检），共 1 次，一次性 □ 临时医嘱，急检传染病抗体检测，共 1 次，一次性 □ 临时医嘱，急检血糖，共 1 次，一次性	手术申请医嘱 □ 临时医嘱，手术申请，共 1 次，一次性 □ 临时医嘱，拟明日在全身麻醉下行舟骨骨折切开复位内固定术 □ 临时医嘱，拟明日在臂丛麻醉下行畸形矫正术 □ 临时医嘱，术晨禁食、禁水 □ 临时医嘱，术区备皮 □ 临时医嘱，地西泮注射液（2ml：10mg×10 支），每次 2ml，共 1 支，一次性 □ 临时医嘱，地西泮注射液（2ml：10mg×10 支），每次 0.5ml，共 1 支，一次性 □ 临时医嘱，硫酸阿托品注射液（1ml：0.5mg），每次 1ml，共 1 支，一次性 □ 临时医嘱，硫酸阿托品注射液（1ml：0.5mg），每次 0.3ml，共 1 支，一次性 □ 临时医嘱，导尿（进口），共 1 次，一次性

续　表

时间		住院第 1~3 天		住院第 2~4 天 （手术日）
重点医嘱	术前常规检查	□ 临时医嘱，血细胞分析（五分类），共1次，一次性 □ 临时医嘱，血凝分析，共1次，一次性 □ 临时医嘱，传染病综合抗体，共1次，一次性 □ 临时医嘱，尿常规分析，共1次，一次性 □ 临时医嘱，肝肾糖脂组合，共1次，一次性	抗菌药物试敏	□ 临时医嘱，头孢替唑钠皮试，共1次，一次性 □ 临时医嘱，青霉素钠皮试，共1次，一次性 □ 临时医嘱，磺苄西林钠皮试，共1次，一次性
	电诊检查	□ 临时医嘱，常规心电图检查（电），共1次，一次性 □ 临时医嘱，床头常规心电图检查，共1次，一次性	术后医嘱	□ 长期医嘱，术后医嘱，持续性
	影像学检查	□ 临时医嘱，上肢摄影（门诊），共1次，一次性 □ 临时医嘱，上肢摄影（门诊），共1次，一次性 □ 临时医嘱，下肢摄影（门诊），共1次，一次性 □ 临时医嘱，下肢摄影（门诊），共1次，一次性 □ 临时医嘱，胸腹部摄影（门诊），共1次，一次性 □ 临时医嘱，上肢摄影（门诊），共1次，一次性 □ 临时医嘱，上肢摄影（门诊），共1次，一次性 □ 临时医嘱，上肢CT（门诊楼），共1次，一次性 □ 临时医嘱，上肢CT（门诊楼），共1次，一次性	术后护理等级	□ 长期医嘱，一级护理，持续性 □ 长期医嘱，二级护理，持续性 □ 长期医嘱，三级护理，持续性
	手术申请医嘱	□ 临时医嘱，手术申请，共1次，一次性 □ 临时医嘱，拟明日在全身麻醉下行舟骨骨折切开复位内固定术 □ 临时医嘱，拟明日在臂丛麻醉下行舟骨骨折切开复位内固定术 □ 临时医嘱，拟急诊在臂丛麻醉下行舟骨骨折切开复位内固定术 □ 临时医嘱，拟急诊在局部麻醉下行舟骨骨折切开复位内固定术 □ 临时医嘱，拟明日在局部麻醉下行掌骨骨折切开复位内固定术 □ 临时医嘱，术晨禁食、禁水 □ 临时医嘱，术区备皮 □ 临时医嘱，地西泮注射液（2ml：10mg×10支），每次2ml，共1支，一次性 □ 临时医嘱，地西泮注射液（2ml：10mg×10支），每次0.5ml，共1支，一次性 □ 临时医嘱，硫酸阿托品注射液（1ml：0.5mg），每次1ml，共1支，一次性 □ 临时医嘱，硫酸阿托品注射液（1ml：0.5mg），每次0.3ml，共1支，一次性 □ 临时医嘱，导尿（进口），共1次，一次性	术后膳食选择	□ 长期医嘱，普通饮食，持续性 □ 长期医嘱，禁食、禁水，持续性 □ 长期医嘱，母乳喂养，持续性 □ 长期医嘱，流质饮食，持续性 □ 长期医嘱，半流质饮食，持续性 □ 长期医嘱，糖尿病饮食，持续性 □ 长期医嘱，低盐低脂糖尿病饮食，持续性

续　表

时间	住院第 1~3 天	住院第 2~4 天（手术日）
重点医嘱	**抗菌药物试敏** ☐ 临时医嘱，头孢替唑钠皮试，共 1 次，一次性 ☐ 临时医嘱，青霉素钠皮试，共 1 次，一次性 ☐ 临时医嘱，磺苄西林钠皮试，共 1 次，一次性	**术后复查** ☐ 临时医嘱，5% 葡萄糖注射液（100ml：5g），每次 100ml，共 3 袋，每天上午 1 次 ☐ 临时医嘱，注射用门冬氨酸阿奇霉素（0.25g），每次 0.5g，共 6 瓶，每天上午 1 次 ☐ 临时医嘱，0.9% 氯化钠注射液（250ml：2.25 克/袋），每次 2502ml，共 22 袋，每天 2 次 ☐ 临时医嘱，注射用青霉素钠（160 万 U），每次 800 万 IU，共 10 支，每天 2 次 ☐ 临时医嘱，0.9% 氯化钠注射液（250ml：2.25 克/袋），每次 2502ml，共 22 袋，每天 2 次 ☐ 临时医嘱，注射用青霉素钠（160 万 U），每次 800 万 IU，共 10 支，每天 2 次 ☐ 临时医嘱，0.9% 氯化钠注射液（250ml：2.25g），每次 250ml，共 2 袋，每天 2 次 ☐ 临时医嘱，注射用头孢替唑钠（0.5g），每次 2g，共 8 支，每天 2 次 ☐ 临时医嘱，0.9% 氯化钠注射液（250ml：2.25 克/袋），每次 250ml，共 4 袋，每天 2 次 ☐ 临时医嘱，注射用磺苄西林钠（1 克/支），每次 2g，共 8 支，每天 2 次 ☐ 临时医嘱，0.9% 氯化钠注射液（250ml：2.25 克/袋），每次 250ml，共 2 袋，每天上午 1 次 ☐ 临时医嘱，克林霉素磷酸酯注射液（10ml：0.9g），每次 1.8g，共 4 支，每天上午 1 次
	术前预防用药 ☐ 临时医嘱，0.9% 氯化钠注射液（250ml：2.25 克/袋），每次 250ml，共 2 袋，每天 2 次 ☐ 临时医嘱，注射用磺苄西林钠（1 克/支），每次 2g，共 4 支，每天 2 次 ☐ 临时医嘱，0.9% 氯化钠注射液（250ml：2.25 克/袋），每次 250ml，共 2 袋，一次性 ☐ 临时医嘱，注射用头孢替唑钠（0.5g），每次 2g，共 8 支，一次性 ☐ 临时医嘱，0.9% 氯化钠注射液（250ml：2.25 克/袋），每次 250ml，共 1 袋，一次性 ☐ 临时医嘱，克林霉素磷酸酯注射液（10ml：0.9g），每次 1.8g，共 2 支，一次性	**石膏固定术** ☐ 临时医嘱，石膏固定术（大），共 1 次，一次性 ☐ 临时医嘱，高分子夹板（7.5×30cm，MSF312），每次 1 片，共 1 片，一次性

续 表

时间	住院第 1~3 天		住院第 2~4 天 （手术日）	
重点医嘱		术后消肿	□ 长期医嘱，参芎葡萄糖注射液（100毫升/瓶），每次 100ml，每天 2 次 □ 长期医嘱，5%葡萄糖注射液（250ml：12.5g），每次 250ml，每天 1 次 □ 长期医嘱，大株红景天注射液（5毫升/支），每次 10ml，每天 1 次 □ 长期医嘱，0.9%氯化钠注射液（250ml：2.25 克/袋），每次 250ml，每天 1 次 □ 长期医嘱，大株红景天注射液（5毫升/支），每次 10ml，每天 1 次	
		促进骨折愈合	□ 长期医嘱，0.9%氯化钠注射液（250ml：2.25 克/袋），每次 250ml，每天上午 1 次 □ 长期医嘱，骨瓜提取物注射液（5ml：25 毫克/支），每次 100mg，每天上午 1 次	
主要护理工作	□ 护士接诊，监测生命体征、建立入院病理 □ 进行入院宣教，向患者本人及家属交代临床路径，并交代相关注意事项 □ 完成术前各项常规检查 □ 做术前准备		□ 术前生命体征监测 □ 佩戴腕带，看护患者由手术室护理人员接入手术室 □ 患者安返病房后接患者，监测生命体征 □ 术后心理和生活护理	
病情变异记录	□ 无 □ 有，原因： 1. 2.		□ 无 □ 有，原因： 1. 2.	
护士签名				
医师签名				

时间		住院第 3~7 天		住院第 6~15 天
主要诊疗工作		☐ 上级医师查房并做手术效果及术后恢复情况评估 ☐ 完成术后各级医师查房记录及术后病程记录 ☐ 完成术后每日换药工作 ☐ 观察有无术后及麻醉后并发症		☐ 上级医师查房，并观察手术切口愈合情况及有无并发症 ☐ 完成术后各级医师查房记录及病程记录 ☐ 完成每日换药工作
重点医嘱	术后护理等级	☐ 长期医嘱，一级护理，持续性 ☐ 长期医嘱，二级护理，持续性 ☐ 长期医嘱，三级护理，持续性	术后等级护理	☐ 长期医嘱，一级护理，持续性 ☐ 长期医嘱，二级护理，持续性 ☐ 长期医嘱，三级护理，持续性
	术后膳食选择	☐ 长期医嘱，普通饮食，持续性 ☐ 长期医嘱，禁食、禁水，持续性 ☐ 长期医嘱，母乳喂养，持续性 ☐ 长期医嘱，流质饮食，持续性 ☐ 长期医嘱，半流质饮食，持续性 ☐ 长期医嘱，糖尿病饮食，持续性 ☐ 长期医嘱，低盐低脂糖尿病饮食，持续性	术后膳食选择	☐ 长期医嘱，普通饮食，持续性 ☐ 长期医嘱，母乳喂养，持续性 ☐ 长期医嘱，糖尿病饮食，持续性 ☐ 长期医嘱，低盐低脂糖尿病饮食，持续性 ☐ 长期医嘱，流质饮食，持续性 ☐ 长期医嘱，半流质饮食，持续性
	术后抗菌药物应用	☐ 长期医嘱，0.9%氯化钠注射液（100ml：0.9g），每次 100ml，每天 2 次 ☐ 长期医嘱，注射用头孢替唑钠（0.75g），每次 0.75g，每天 2 次 ☐ 长期医嘱，0.9%氯化钠注射液（250ml：2.25g），每次 250ml，每天 2 次 ☐ 长期医嘱，注射用头孢替唑钠（0.75g），每次 1.5g，每天 2 次 ☐ 长期医嘱，5%葡萄糖注射液（100ml：5g），每次 100ml，每天上午 1 次 ☐ 长期医嘱，注射用门冬氨酸阿奇霉素（0.25g），每次 0.25g，每天上午 1 次 ☐ 长期医嘱，5%葡萄糖注射液（250ml：12.5g），每次 250ml，每天上午 1 次 ☐ 长期医嘱，注射用门冬氨酸阿奇霉素（0.25g），每次 0.5g，每天上午 1 次 ☐ 长期医嘱，0.9%氯化钠注射液（100ml：0.9g），每次 100ml，每天 2 次 ☐ 长期医嘱，注射用青霉素钠（160 万 U），每次 320 万 IU，每天 2 次 ☐ 长期医嘱，0.9%氯化钠注射液（250ml：2.25g），每次 250ml，每天 2 次 ☐ 长期医嘱，注射用青霉素钠（160 万 U），每次 800 万 IU，每天 2 次	术后抗菌药物应用	☐ 长期医嘱，0.9%氯化钠注射液（100ml：0.9g），每次 100ml，每天 2 次 ☐ 长期医嘱，注射用头孢替唑钠（0.75g），每次 0.75g，每天 2 次 ☐ 长期医嘱，0.9%氯化钠注射液（250ml：2.25g），每次 250ml，每天 2 次 ☐ 长期医嘱，注射用头孢替唑钠（0.75g），每次 1.5g，每天 2 次 ☐ 长期医嘱，5%葡萄糖注射液（100ml：5g），每次 100ml，每天上午 1 次 ☐ 长期医嘱，注射用门冬氨酸阿奇霉素（0.25g），每次 0.25g，每天上午 1 次 ☐ 长期医嘱，5%葡萄糖注射液（250ml：12.5g），每次 250ml，每天上午 1 次 ☐ 长期医嘱，注射用门冬氨酸阿奇霉素（0.25g），每次 0.5g，每天上午 1 次 ☐ 长期医嘱，0.9%氯化钠注射液（100ml：0.9g），每次 100ml，每天 2 次 ☐ 长期医嘱，注射用青霉素钠（160 万 U），每次 320 万 IU，每天 2 次 ☐ 长期医嘱，0.9%氯化钠注射液（250ml：2.25g），每次 250ml，每天 2 次 ☐ 长期医嘱，注射用青霉素钠（160 万 U），每次 800 万 IU，每天 2 次
	换药	☐ 临时医嘱，特大换药，每天 1 次，共 1 次，一次性 ☐ 临时医嘱，石膏拆除术，共 1 次，一次性	换药	☐ 临时医嘱，特大换药，每天 1 次，共 1 次，一次性 ☐ 临时医嘱，石膏拆除术，共 1 次，一次性
			通知出院	☐ 临时医嘱，通知出院，共 1 次，一次性

续　表

时间	住院第 3~7 天	住院第 6~15 天
主要 护理 工作	□ 观察患者病情变化、外固定及敷料包扎情况 □ 患者术后心理及生活护理	□ 观察患者病情变化、外固定及敷料包扎 　情况 □ 患者术后心理及生活护理
病情 变异 记录	□ 无　□ 有，原因： 1. 2.	□ 无　□ 有，原因： 1. 2.
护士 签名		
医师 签名		

第二十九章

尺骨撞击综合征临床路径释义

【医疗质量控制指标】

指标一、患者症状的严重程度。

指标二、经过正规的保守治疗 3~6 个月症状明显缓解或无加重。

指标三、诊断精准。

指标四、是否合并有其他诸如远尺桡关节不稳定、多发骨关节炎、痛风等腕关节相关疾患。

指标五、患者的知情同意充分理解。

一、尺骨撞击综合征编码

1. 原编码

疾病名称及编码：尺骨撞击综合征（ICD-10：S63.551）（腕关节扭伤和劳损）

手术操作名称及编码：关节镜下尺骨短缩术、开放性尺骨截骨短缩术（ICD-9-CM-3：77.834）

2. 修改编码

疾病名称及编码：尺骨撞击综合征（ICD-10：M24.812）

手术操作名称及编码：关节镜下尺骨短缩术、开放性尺骨截骨短缩术（ICD-9-CM-3：77.8303）

二、临床路径检索方法

M24.812 伴 77.8303

三、国家医疗保障疾病诊断相关分组（CHS-DRG）

MDCI　肌肉、骨骼疾病及功能障碍

IS2　除前臂、腕、手足外的损伤

四、尺骨撞击综合征临床路径标准住院流程

（一）适用对象

第一诊断为尺骨撞击综合征（ICD-10：S63.551 腕关节扭伤和劳损），行关节镜下尺骨短缩术或开放性尺骨截骨短缩术（ICD-9-CM-3：77.834）。

> 释义
>
> ■ 适用对象编码参见第一部分
> ■ 本路径适用对象为临床诊断为尺骨撞击综合征的患者。

（二）诊断依据

根据《手外科学（第 3 版）》（王澍寰主编，人民卫生出版社，2011 年），《手外科手术学（第 2 版）》（顾玉东、王澍寰、侍德主编，复旦大学出版社，2010 年），《格林手外科手术

学（第6版）》（北京积水潭医院译，人民军医出版社，2012年）。

1. 病史：腕尺侧疼痛、局部肿胀以及偶尔的活动受限。

2. 体检有明确体征：握拳尺偏时疼痛加剧，尤其合并主动旋前和旋后时，尺骨头和三角骨周围存在掌背侧压痛。

3. 辅助检查：标准的腕关节正侧位X线片、腕关节MRI。

> **释义**
>
> ■ 本路径的制订主要参考国内权威参考书籍和诊疗指南。
>
> ■ 病史、临床体征和辅助检查是诊断尺骨撞击综合征的初步依据，多数患者表现为慢性的腕尺侧疼痛、局限性肿胀以及偶尔的活动受限。疼痛多在握拳尺偏位时加剧，尤其在施加的旋前和旋后时。尺骨头和三角骨周围存在掌背侧的压痛。可以拍摄标准的腕关节X线片以评估腕关节和远尺桡关节的关节炎情况。必要时可以采用MRI检查，以方便看到月骨和三角骨的囊性改变，有时伴有TFCC的穿孔。

（三）治疗方案的选择及依据

根据《手外科学（第3版）》（王澍寰主编，人民卫生出版社，2011年），《手外科手术学（第2版）》（顾玉东、王澍寰、侍德主编，复旦大学出版社，2010年），《格林手外科手术学（第6版）》（北京积水潭医院译，人民军医出版社，2012年）。

根据尺骨正变异的情况选择术式。

> **释义**
>
> ■ 本病确诊后需要根据患者的症状进行综合治疗，包括保守治疗和手术治疗。
>
> ■ 保守治疗包括改变运动习惯以避免腕尺偏时的反复应力刺激，可以服用非甾体类的抗炎药物、佩戴腕关节支具等。
>
> ■ 手术治疗适用于临床和影像学存在撞击但不伴有远尺桡关节炎且上述治疗无效的患者，手术的目的是减轻腕尺侧的负荷。手术方式可以是腕关节镜辅助下施行，也可以直接开放手术。

（四）标准住院日7~10天

> **释义**
>
> ■ 临床上诊断为尺骨撞击综合征的患者入院后，手术前的各项准备3~4天，包括详细的术前体检以明确手术是否能缓解患者的疼痛症状，总住院时间不超过10天符合本路径要求。

（五）进入路径标准

1. 第一诊断必须符合ICD-10：S63.551腕关节扭伤和劳损疾病编码。

2. 当患者同时具有其他疾病诊断时，但在住院期间不需要特殊处理也不影响第一诊断的临床路径流程实施时，可以进入路径。

3. 除外月骨无菌性坏死、腕关节制带损伤以及 TFCC 损伤。

> **释义**
>
> ■ 进入本路径的患者第一诊断是尺骨撞击综合征，需除外腕关节不稳定、月骨坏死、远尺桡关节炎等疾患。
>
> ■ 入院后常规检查发现有基础疾病，如高血压、冠状动脉粥样硬化性心脏病、糖尿病、肝功能、肾功能不全等，经系统评估后对疾病诊断治疗无特殊影响者可进入路径。但可能增加医疗费用，延长住院时间。

（六）术前准备 3~4 天

1. 必需的检查项目

（1）血常规、尿常规。

（2）肝功能、肾功能、电解质、血糖。

（3）凝血功能。

（4）感染性疾病筛查（乙型肝炎、丙型肝炎、梅毒、艾滋病等）。

（5）腕关节正侧位 X 线片（必要时 CT），腕关节 MRI。

（6）X 线胸片、心电图。

2. 根据患者病情可选择

（1）超声心动图、血气分析和肺功能（高龄或既往有心、肺部病史者）。

（2）有相关疾病者必要时请相关科室会诊。

> **释义**
>
> ■ 血常规、尿常规是最基本的两大常规检查，进入路径的患者均需完成。肝功能、肾功能、电解质、血糖、凝血功能、心电图、X 线胸片可评估有无基础疾病，是否影响住院时间、费用及其治疗预后；感染性疾病筛查（乙型肝炎、丙型肝炎、艾滋病、梅毒等）有助于预防交叉感染；腕关节 X 线片、必要时 CT 和 MRI 有助于评估截骨的量和预后。
>
> ■ 有基础病的患者需要术前和相关科室会诊协助解决。

（七）选择用药

1. 抗菌药物：按照《抗菌药物临床应用指导原则（2015 年版）》（国卫办医发〔2015〕43 号）执行。

2. 预防静脉血栓栓塞症处理：参照《中国骨科大手术后静脉血栓栓塞症预防指南》。

> **释义**
>
> ■ 尺骨短缩的患者由于使用内固定物、再加上有的患者还在关节镜辅助下进行手术，因此需要在术前 30 分钟和术后 2~3 天预防性使用抗菌药物，以防止术后感染的发生，具体参照《抗菌药物临床应用指导原则（2015 年版）》（国卫办医发〔2015〕43 号）执行。

■ 由于此类患者并不需要术后长时间卧床，一般并不需要预防静脉血栓栓塞的药物，但对于术前有高危因素的患者，需要参照《中国骨科大手术后静脉血栓栓塞症预防指南》用药。

（八）手术日为入院第 3~4 天

1. 麻醉方式：神经阻滞麻醉或全身麻醉。
2. 手术方式：行关节镜下尺骨短缩术或开放性尺骨截骨短缩术（ICD-9-CM-3：77.834）。
3. 手术内植物：接骨板、螺钉。
4. 输血：无。

> **释义**
>
> ■ 尺骨短缩截骨术一般采用臂丛阻滞麻醉，平卧位即可，如果麻醉效果不理想，也可以采用全身麻醉的方式手术。
>
> ■ 手术可以在关节镜辅助下施行，也可以直接施行开放的尺骨短缩截骨术。
>
> ■ 最好采用尺骨短缩系统来截骨，这样截骨长度相对精确，截骨面接触好，加压效果可靠，手术操作相对简单。
>
> ■ 术中需要照相来确认螺钉的长度和截骨长度。
>
> ■ 手术一般无需输血。

（九）术后住院恢复 3~7 天

1. 必需复查的检查项目：腕关节正侧位片、尺桡骨正侧位片。
2. 必要时查凝血功能、肝功能、肾功能、电解质。
3. 术后处理

（1）抗菌药物：按照《抗菌药物临床应用指导原则（2015 年版）》（国卫办医发〔2015〕43 号）执行。

（2）术后镇痛：参照《骨科常见疼痛的处理专家建议》。

（3）术后康复：以主动锻炼为主，被动锻炼为辅。

> **释义**
>
> ■ 术后换药后重新拍腕关节的 X 线片，包括正侧位片。根据患者的全身恢复情况来决定是否复查血常规、肝功能、肾功能等。
>
> ■ 术后需要采取镇痛措施，具体可以参照《骨科常见疼痛的处理专家建议》。
>
> ■ 术后抗菌药物的使用一般为 2~3 天，具体药物按照《抗菌药物临床应用指导原则（2015 年版）》（国卫办医发〔2015〕43 号）执行。
>
> ■ 术后需要康复训练，以主动不负重为主。

（十）出院标准

1. 体温正常，常规化验指标无明显异常。

2. 伤口愈合良好：引流管拔除，伤口无感染征象（或可在门诊处理的伤口情况）、无皮瓣坏死。

3. 术后 X 线片证实尺骨短缩长度及内固定满意。

4. 没有需要住院处理的并发症和/或合并症。

> **释义**
>
> ■ 患者出院前应完成所有必需检查项目，并观察临床症状是否减轻或消失，排除仍然需要住院处理的并发症和/或合并症。

（十一）变异及原因分析

1. 围手术期并发症：深静脉血栓形成、伤口感染、脱位、神经血管损伤等，造成住院日延长和费用增加。

2. 内科合并症：老年患者常合并内科疾病，如脑血管或心血管病、糖尿病、血栓等，骨折手术可能导致基础疾病加重而需要进一步治疗，从而延长治疗时间，并增加住院费用。

3. 植入材料的选择：由于术式不同，使用不同的内固定材料，可能导致住院费用存在差异。

> **释义**
>
> ■ 在治疗期间如发现有其他严重基础疾病，需调整药物治疗或继续其他基础疾病的治疗，则终止本路径。
>
> ■ 认可的变异原因主要是指患者入选路径后，在检查及治疗过程中发现患者合并存在事前未预知的、对本路径治疗可能产生影响的情况，需要终止执行路径或延长治疗时间、增加治疗费用。医师需在表单中明确说明。
>
> ■ 因患者方面的主观原因导致执行路径出现变异，需医师在表单中予以说明。

五、尺骨撞击综合征临床路径给药方案

1. 术前用药

【用药选择】如果有特殊疾病的患者，比如高血压需要按时服用相关药物。本病在术前 30 分钟预防性使用抗菌药物，以防止术后感染的发生，具体参照《抗菌药物临床应用指导原则（2015 年版）》（国卫办医发〔2015〕43 号）执行。

【药学提示】选用的药物需要注意患者的药物过敏情况以及是否有心、肝、肾等维持生命器官的药物禁忌。

2. 术中用药

【用药选择】术中用药需要由麻醉师主导。

【药学提示】选用的药物需要注意患者的药物过敏情况以及是否有心、肝、肾等维持生命器官的药物禁忌。

3. 术后用药

【用药选择】如果有特殊疾病的患者，比如高血压需要按时服用相关药物。术后 2~3 天继续预防性使用抗菌药物，以防止感染的发生，具体参照《抗菌药物临床应用指导原则（2015年版）》（国卫办医发〔2015〕43 号）执行。手术拆线后，患者需要逐步康复训练，可以配合活血化瘀的中草药泡洗以促进消肿和止疼，帮助患者尽快回归社会。

【药学提示】选用的药物需要注意患者的药物过敏情况以及是否有心、肝、肾等维持生命器官的药物禁忌。

六、尺骨撞击综合征患者护理规范

手术后由于患者对于疾病的预后仍处于懵懂状态，再加上对于疼痛的恐惧，需要护理的要点包括以下一些具体内容，护理查体、病情观察、患肢感觉运动及肢端血供情况的观察、需要时填写跌倒及压疮防范表、需要时请家属陪伴、告知辅助检查的注意事项、心理护理、生命体征的监测与处理、引流量的观察、疼痛的处理等。

七、尺骨撞击综合征患者营养治疗规范

本患者手术大多出血不多，且大多为臂丛麻醉，术后即可以进食易消化、营养丰富的流质饮食。术后第2天就可以按照自己的喜好进食，以富含维生素、纤维及蛋白质的易消化饮食为主。

八、尺骨撞击综合征患者健康宣教

向患者交代出院后的注意事项，如返院换药、拆线复诊的时间、地点，发生紧急情况时的处理；交代功能锻炼的方式和时间频次。

九、推荐表单

（一）医师表单

尺骨撞击综合征临床路径医师表单

适用对象：第一诊断为尺骨撞击综合征（ICD-10：M24.812）

行关节镜下尺骨短缩术、开放性开放性尺骨截骨短缩术（ICD-9-CM-3：77.8303）

患者姓名：	性别：	年龄：	门诊号：	住院号：
住院日期：　年　月　日	出院日期：　年　月　日			标准住院日：7~10 天

时间	住院第 1 天	住院第 2 天	住院第 3 天（术前日）
主要诊疗工作	□ 询问病史及体格检查 □ 完成病历书写 □ 开化验单及相关检查 □ 上级医师查房及术前评估	□ 上级医师查房确定临床诊断与鉴别诊断 □ 鉴别诊断需要的辅助检查	□ 根据病史、体格检查、平片及MRI 检查等进行术前讨论，确定手术方案及麻醉方法 □ 根据检查结果对患者的手术风险进行评估 □ 完成必要的相关科室会诊 □ 完成术前准备、术前评估、术前小结、上级医师查房记录等病历书写 □ 签署手术知情同意书、自费用品协议书 □ 向患者及家属交代病情及围手术期的注意事项
重点医嘱	**长期医嘱：** □ 手外科护理常规 □ 二级护理 □ 饮食 □ 患者既往基础用药 **临时医嘱：** □ 血常规、血型、尿常规 □ 凝血功能 □ 肝功能、肾功能、电解质、血糖 □ 感染性疾病筛查 □ X 线胸片、心电图 □ 肌电图 □ 腕部 X 线片或 CT、颈椎 X 线片或磁共振检查（根据病情需要决定） □ 请相关科室会诊（根据情况）	**长期医嘱：** □ 二级护理 □ 饮食 **临时医嘱：** □ 根据检查结果进行相关的进一步检查或提请相关科室会诊	**长期医嘱：** □ 二级护理 □ 饮食 **临时医嘱：** □ 术前医嘱：常规准备明日在臂丛麻醉或全身麻醉下行关节镜下尺骨短缩术或开放性尺骨截骨短缩术 □ 术前禁食、禁水
病情变异记录	□ 无　□ 有，原因： 1. 2.	□ 无　□ 有，原因： 1. 2.	□ 无　□ 有，原因： 1. 2.
特殊医嘱			
医师签名			

时间	住院第 4 天 （手术日）	住院第 5 天 （术后第 1 天）	住院第 6 天 （术后第 2 天）
主要诊疗工作	□ 手术 □ 术者完成手术记录 □ 住院医师完成术后 □ 上级医师查房 □ 注意患肢肿胀程度、运动及感觉情况 □ 向患者及家属交代手术过程概况及术后注意事项 □ 如有，注意观察外固定的松紧度等情况	□ 上级医师查房，注意病情变化 □ 完成常规病历书写 □ 注意引流量，根据引流情况明确是否拔除引流管 □ 注意患肢肿胀程度、运动及感觉情况 □ 如有，注意观察外固定的松紧度等情况 □ 复查 X 线片	□ 上级医师查房，注意病情变化 □ 完成常规病历书写 □ 注意引流量，根据引流情况明确是否拔除引流管 □ 注意观察体温，注意神经功能变化 □ 注意患肢肿胀程度、运动及感觉情况 □ 如有，注意观察外固定的松紧度等情况
重点医嘱	**长期医嘱：** □ 全身麻醉或臂丛麻醉+强化后护理常规 □ 术后护理常规 □ 特殊疾病护理或一级护理 □ 明日普通饮食、糖尿病饮食、低盐低脂饮食 **临时医嘱：** □ 心电血压监测、吸氧 □ 补液（根据病情） □ 镇痛	**长期医嘱：** □ 术后护理常规 □ 饮食 □ 一级护理 □ 脱水（根据情况） □ 激素 □ 镇痛药 □ 理疗 □ 雾化吸入（根据情况） □ 抗凝治疗（根据情况） **临时医嘱：** □ 换药 □ 镇痛	**长期医嘱：** □ 饮食 □ 一级护理 □ 理疗 □ 拔除引流（根据情况） **临时医嘱：** □ 换药（根据情况） □ 补液（根据情况）
病情变异记录	□ 无 □ 有，原因： 1. 2.	□ 无 □ 有，原因： 1. 2.	□ 无 □ 有，原因： 1. 2.
特殊医嘱			
医师签名			

时间	住院第 7 天 （术后第 3 天）	住院第 8 天 （术后第 4 天）	住院第 9 天 （出院日）
主要诊疗工作	□ 上级医师查房 □ 完成常规病历书写 □ 注意观察体温变化 □ 注意伤口情况 □ 注意患肢肿胀程度、运动及感觉情况 □ 如有，注意观察外固定的松紧度等情况	□ 上级医师查房，进行手术及伤口评估，确定有无手术并发症和切口愈合不良情况，明确能否出院 □ 完成出院记录、病案首页、出院诊断书、病程记录等 □ 向患者交代出院后的注意事项，如返院复诊的时间、地点，发生紧急情况时的处理等	□ 患者办理出院手续，出院
重点医嘱	长期医嘱： □ 手外科术后护理常规 □ 二级护理 □ 饮食 □ 理疗 临时医嘱： □ 换药	出院医嘱： □ 嘱＿＿＿日拆线换药（根据出院时间决定） □ 1 个月后门诊复诊 □ 如有不适，随时来诊	
病情变异记录	□ 无　□ 有，原因： 1. 2.	□ 无　□ 有，原因： 1. 2.	□ 无　□ 有，原因： 1. 2.
特殊医嘱			
医师签名			

（二）护士表单

尺骨撞击综合征临床路径护士表单

适用对象：第一诊断为尺骨撞击综合征（ICD-10：M24.812）
　　　　　行关节镜下尺骨短缩术、开放性开放性尺骨截骨短缩术（ICD-9-CM-3：77.8303）

患者姓名：	性别：　　年龄：　　门诊号：	住院号：
住院日期：　　年　月　日	出院日期：　　年　月　日	标准住院日：7~10天

时间	住院第 1 天	住院第 2 天	住院第 3 天（术前日）
健康宣教	□ 准备好床单位 □ 介绍病区环境、设施 □ 介绍患者主管医师和责任护士 □ 入院常规宣教 □ 评估患者全身状况及心理状态 □ 告知辅助检查的注意事项	□ 告知相关检查注意事项 □ 患肢活动度评定	□ 术前宣教 □ 关节镜手术提供信息支持
护理处置	□ 核对患者，佩戴腕带 □ 建立入院护理病历 □ 协助患者留取各种标本 □ 监测生命体征 □ 测量身高、体重	□ 药物过敏史 □ 既往病史 □ 在陪检护士指导下完成辅助检查	□ 术前常规准备（腕带、对接单） □ 指导床上如厕注意事项 □ 术区备皮
基础护理	护理等级评定： □ 晨晚间护理 □ 入院宣教	二级护理： □ 晨晚间护理 □ 巡视病房	二级护理： □ 晨晚间护理 □ 巡视病房
专科护理	□ 护理查体 □ 病情观察 □ 患肢活动情况 □ 需要时填写跌倒及压疮防范表 □ 需要时请家属陪伴 □ 告知辅助检查的注意事项 □ 心理护理	□ 病情观察 □ 患肢活动情况 □ 遵医嘱完成相关检查 □ 心理护理	□ 病情观察 □ 患肢活动情况 □ 因势利导，提供心理护理
重点医嘱	□ 详见医嘱执行单	□ 详见医嘱执行单	□ 详见医嘱执行单
病情变异记录	□ 无　□ 有，原因： 1. 2.	□ 无　□ 有，原因： 1. 2.	□ 无　□ 有，原因： 1. 2.
护士签名			

时期	住院第 4 天 （手术日）	住院第 5 天 （术后第 1 天）	住院第 6 天 （术后第 2 天）
健康 宣教	□ 术后宣教 □ 饮食、活动指导	□ 饮食指导，如禁烟酒，忌生 冷辛辣刺激性食物	□ 饮食指导，如禁烟酒，忌 生冷辛辣刺激性食物
护理 处置	□ 局部麻醉/臂丛麻醉/全身麻 醉术后护理常规护理 □ 特殊疾病护理或一级护理 □ 术后 6 小时普通饮食、糖尿 病饮食、低盐低脂饮食 □ 心电监测、吸氧	□ 术后护理常规护理	□ 术后护理常规护理
基础 护理	特殊疾病护理或一级护理： □ 晨晚间护理 □ 巡视病房	一级护理： □ 晨晚间护理 □ 巡视病房	一级护理： □ 晨晚间护理 □ 巡视病房
专 科 护 理	□ 加压包扎观察：观察患肢血 运情况，尤其注意毛细血管 反流 □ 石膏护理：松紧度适宜，防 止压伤 □ 切口观察：引流液量、性状、 颜色观察；切口周边皮肤观 察，是否有血肿	□ 体温观察：尤其行关节镜手 术的患者严密监测体温 □ 管路护理：做好留置针、引 流管及尿管护理 □ 心理护理 □ 疼痛护理	□ 体温观察：尤其行关节镜 手术的患者严密监测体温 □ 管路护理：做好留置针、 引流管及尿管护理 □ 心理护理 □ 疼痛护理
重点 医嘱	□ 详见医嘱执行单	□ 详见医嘱执行单	□ 详见医嘱执行单
病情 变异 记录	□ 无 □ 有，原因： 1. 2.	□ 无 □ 有，原因： 1. 2.	□ 无 □ 有，原因： 1. 2.
护士 签名			

时间	住院第 7 天 （术后第 3 天）	住院第 8 天 （术后第 4 天）	住院第 9 天 （术后第 5 天）
健康 宣教	□ 饮食指导，如禁烟酒，忌生 冷辛辣刺激性食物	□ 饮食指导，如禁烟酒，忌生 冷辛辣刺激性食物 □ 告知门诊复查时间	□ 出院宣教 □ 告知随诊意义 □ 告知出院流程
护理 处置	□ 术后护理常规护理	□ 术后护理常规护理	□ 术后护理常规护理 □ 办理出院手续
基础 护理	二级护理： □ 晨晚间护理 □ 巡视病房	二级护理： □ 晨晚间护理 □ 巡视病房	二级护理： □ 晨晚间护理 □ 巡视病房
专 科 护 理	□ 体温观察：尤其行关节镜手 术的患者严密监测体温 □ 管路护理：做好留置针、引 流管及尿管护理 □ 心理护理 □ 疼痛护理	□ 体温观察：尤其行关节镜手 术的患者严密监测体温 □ 管路护理：做好留置针、引 流管及尿管护理 □ 心理护理 □ 疼痛护理	□ 功能锻炼：讲解术后功能 锻炼的重要性，指导患者 遵医嘱循序渐进地正确地 进行功能锻炼 □ 瘢痕护理：告知预防及粘 连的意义及方法
重点 医嘱	□ 详见医嘱执行单	□ 详见医嘱执行单	□ 详见医嘱执行单
病情 变异 记录	□ 无　□ 有，原因： 1. 2.	□ 无　□ 有，原因： 1. 2.	□ 无　□ 有，原因： 1. 2.
护士 签名			

（三）患者表单

尺骨撞击综合征临床路径患者表单

适用对象：第一诊断为尺骨撞击综合征（ICD-10：M24.812）

　　　　　行关节镜下尺骨短缩术、开放性开放性尺骨截骨短缩术（ICD-9-CM-3：77.8303）

患者姓名：	性别：　　年龄：　　门诊号：	住院号：
住院日期：　　年　月　日	出院日期：　　年　月　日	标准住院日：7~10 天

时间	入院	术前	手术日
医患配合	□ 配合询问病史、收集资料，请务必详细告知既往史、用药史、过敏史 □ 配合进行体格检查 □ 有任何不适请告知医师	□ 配合完善相关检查、化验，如采血、留尿、心电图、X 线胸片 □ 医师与患者及家属介绍病情及术前检查及术前谈话	□ 配合医师摆好手术体位 □ 配合完成手术
护患配合	□ 配合测量体温、脉搏、呼吸3 次，血压、体重 1 次 □ 配合完成入院护理评估（简单询问病史、过敏史、用药史） □ 接受入院宣教（环境介绍、病室规定、订餐制度、贵重物品保管等） □ 配合执行探视和陪伴制度 □ 有任何不适请告知护士	□ 配合测量体温、脉搏、呼吸3 次，询问大便次数 1 次 □ 接受术前宣教	□ 配合测量体温、脉搏、呼吸 3 次，询问大便次数 1 次 □ 送手术室前，协助完成核对，带齐影像资料及用药 □ 返回病房后，配合接受生命体征的测量 □ 配合检查意识（全身麻醉者） □ 配合缓解疼痛 □ 接受术后宣教 □ 有任何不适请告知护士
饮食	□ 遵医嘱饮食	□ 遵医嘱饮食	□ 术前 6~8 小时禁食、禁水 □ 术后，遵医嘱饮食
排泄	□ 正常排尿便	□ 正常排尿便	□ 正常排尿便
活动	□ 正常活动	□ 正常活动	□ 正常活动

时间	术后	出院日
医患配合	□ 接受药物指导 □ 接受功能锻炼指导	□ 接受出院前指导 □ 知道复查程序 □ 获取出院诊断书
护患配合	□ 配合定时监测生命体征，每日询问大便情况 □ 配合体位指导 □ 配合饮食指导 □ 配合术后复查 X 线片 □ 接受输液、服药等治疗 □ 接受进食、进水、排便等生活护理 □ 配合活动，预防皮肤压力伤 □ 注意活动安全，避免坠床或跌倒 □ 配合执行探视及陪伴	□ 接受出院宣教 □ 办理出院手续 □ 知道复印病历程序
饮食	□ 遵医嘱饮食	□ 遵医嘱饮食
排泄	□ 正常排尿便	□ 正常排尿便
活动	□ 正常适度活动，避免疲劳	□ 正常适度活动，避免疲劳

附：原表单（2016 年版）

尺骨撞击综合征临床路径表单

适用对象：第一诊断为尺骨撞击综合征患者（ICD-10：S63.551）

患者姓名：	性别： 年龄： 门诊号：	住院号：
住院日期： 年 月 日	出院日期： 年 月 日	标准住院日：7~10 天

时间	住院第 1 天	住院第 2 天	住院第 3 天 （术前日）
临床诊断与病情评估	□ 临床诊断：第一诊断为尺骨撞击综合征 □ 病情评估：评估患者病情有无明显改变	□ 临床诊断：第一诊断为尺骨撞击综合征 □ 病情评估：评估患者病情有无明显改变	□ 临床诊断：第一诊断为尺骨撞击综合征 □ 病情评估：评估患者病情有无明显改变
主要诊疗工作	□ 询问病史及体格检查 □ 完成病历书写 □ 开化验单及相关检查 □ 上级医师查房及术前评估	□ 上级医师查房确定临床诊断与鉴别诊断 □ 鉴别诊断需要的辅助检查	□ 根据病史、体格检查、平片及 MRI 检查等进行术前讨论，确定手术方案及麻醉方法 □ 根据检查结果对患者的手术风险进行评估 □ 完成必要的相关科室会诊 □ 完成术前准备、术前评估、术前小结、上级医师查房记录等病历书写 □ 签署手术知情同意书、自费用品协议书 □ 向患者及家属交代病情及围手术期的注意事项
重点医嘱	长期医嘱： □ 手外科护理常规 □ 二级护理 □ 饮食 □ 患者既往基础用药 临时医嘱： □ 血常规、尿常规 □ 凝血功能 □ 肝功能、肾功能、电解质、血糖 □ 感染性疾病筛查 □ 胸片、心电图 □ 腕部 X 线片或 CT 或磁共振检查（根据病情需要决定） □ 请相关科室会诊（根据情况）	长期医嘱： □ 二级护理 □ 饮食 临时医嘱： □ 根据检查结果进行相关的进一步检查或提请相关科室会诊	长期医嘱： □ 二级护理 □ 饮食 临时医嘱： □ 术前医嘱：常规准备明日在臂丛麻醉或全身麻醉下行关节镜下尺骨短缩术或开放性尺骨截骨短缩术 □ 术前禁食、禁水

续　表

时间	住院第 1 天	住院第 2 天	住院第 3 天 （术前日）
主要护理工作	□ 准备床单位，妥善安置患者，做好四测记录 □ 评估患者全身状况及心理状态 □ 询问病史及药物过敏史，做好记录 □ 告知辅助检查的注意事项 □ 入院宣教	□ 护理等级评定 □ 药物过敏史 □ 既往病史 □ 在陪检护士指导下完成辅助检查 □ 做好晨晚间护理 □ 巡视病房	□ 术前常规准备（腕带、对接单） □ 术区备皮 □ 术前宣教 □ 心理护理 □ 关节镜手术提供信息支持 □ 指导床上如厕注意事项 □ 因势利导，提供心理支持
病情变异记录	□ 无　□ 有，原因： 1. 2.	□ 无　□ 有，原因： 1. 2.	□ 无　□ 有，原因： 1. 2.
特殊医嘱			
护士签名			
医师签名			

时间	住院第 4 天 （手术日）	住院第 5 天 （术后第 1 天）	住院第 6 天 （术后第 2 天）
临床 诊断 与 病情 评估	□ 临床诊断：第一诊断为尺骨撞击综合征 □ 病情评估：评估患者病情有无明显改变	□ 临床诊断：第一诊断为尺骨撞击综合征 □ 病情评估：评估患者病情有无明显改变	□ 临床诊断：第一诊断为尺骨撞击综合征 □ 病情评估：评估患者病情有无明显改变
主 要 诊 疗 工 作	□ 手术 □ 术者完成手术记录 □ 住院医师完成术后病程记录 □ 上级医师查房 □ 注意患肢肿胀程度、运动及感觉情况 □ 向患者及家属交代手术过程概况及术后注意事项 □ 如有，注意观察外固定的松紧度等情况	□ 上级医师查房，注意病情变化 □ 完成常规病历书写 □ 注意引流量，根据引流情况明确是否拔除引流管 □ 注意观察体温 □ 注意患肢肿胀程度、运动及感觉情况 □ 如有，注意观察外固定的松紧度等情况 □ 复查 X 线片	□ 上级医师查房 □ 完成常规病历书写 □ 根据引流情况明确是否拔除引流管 □ 注意观察体温 □ 注意患肢肿胀程度、运动及感觉情况 □ 注意伤口情况 □ 如有，注意观察外固定的松紧度等情况
重 点 医 嘱	长期医嘱： □ 全身麻醉/臂丛麻醉+强化后护理常规 □ 术后护理常规 □ 特殊疾病护理或一级护理 □ 明日普通饮食、糖尿病饮食、低盐低脂饮食 临时医嘱： □ 心电血压监测、吸氧 □ 补液（根据病情） □ 镇痛	长期医嘱： □ 术后护理常规 □ 饮食 □ 一级护理 □ 脱水（根据情况） □ 激素 □ 镇痛药物 □ 理疗 □ 雾化吸入（根据情况） □ 抗凝治疗（根据情况） 临时医嘱： □ 换药 □ 镇痛	长期医嘱： □ 饮食 □ 一级护理 □ 理疗 □ 拔除引流（根据情况） 临时医嘱： □ 换药（根据情况） □ 补液（根据情况）
主 要 护 理 工 作	□ 全身麻醉术后护理：严密观察病情，做好护理记录 □ 加压包扎观察：观察患肢血运情况，尤其注意毛细血管反流 □ 石膏托护理：松紧度适宜，防止压伤 □ 切口观察：引流液量、性状、颜色观察。切口周边皮肤观察，是否有血肿	□ 饮食指导：禁烟酒，忌生冷辛辣刺激性食物 □ 体温观察：尤其行关节镜手术的患者严密监测体温，预防切口感染 □ 管路护理：做好留置针、引流管及尿管护理 □ 心理护理 □ 疼痛护理	□ 饮食指导：禁烟酒，忌生冷辛辣刺激性食物 □ 体温观察：尤其行关节镜手术的患者严密监测体温，预防切口感染 □ 管路护理：做好留置针、引流管及尿管护理 □ 心理护理 □ 疼痛护理
病情 变异 记录	□ 无　□ 有，原因： 1. 2.	□ 无　□ 有，原因： 1. 2.	□ 无　□ 有，原因： 1. 2.

时间	住院第 4 天 （手术日）	住院第 5 天 （术后第 1 天）	住院第 6 天 （术后第 2 天）
特殊 医嘱			
护士 签名			
医师 签名			

时间	住院第 7 天	住院第 8 天 （出院前 1 天）	住院第 9 天 （出院日）
临床诊断与病情评估	□ 临床诊断：第一诊断为尺骨撞击综合征 □ 病情评估：评估患者病情有无明显改变	□ 临床诊断：第一诊断为尺骨撞击综合征 □ 病情评估：评估患者病情有无明显改变	□ 临床诊断：第一诊断为尺骨撞击综合征 □ 病情评估：评估患者病情有无明显改变
主要诊疗工作	□ 上级医师查房 □ 完成常规病历书写 □ 注意观察体温变化 □ 注意患肢肿胀程度、运动及感觉情况 □ 注意伤口情况 □ 注意观察外固定的松紧度等情况	□ 上级医师查房，进行手术及伤口评估，确定有无手术并发症和切口愈合不良情况，明确能否出院 □ 完成出院记录，病案首页，出院诊断书，病程记录等 □ 向患者交代出院后的注意事项，如返院复诊的时间、地点，发生紧急情况时的处理等	□ 患者办理出院手续，出院
重点医嘱	**长期医嘱：** □ 手外科术后护理常规 □ 二级护理 □ 饮食 □ 理疗 **临时医嘱：** □ 换药	**出院医嘱：** □ 嘱＿＿日拆线换药（根据出院时间决定） □ 如果有外固定时间 □ 1 个月后门诊复诊 □ 如有不适，随时来诊 □ 是否需要说明休息？	
主要护理工作	□ 饮食指导：禁烟酒，忌生冷辛辣刺激性食物 □ 体温观察：尤其行关节镜手术的患者严密监测体温，预防切口感染 □ 管路护理：做好留置针、引流管及尿管护理 □ 心理护理 □ 疼痛护理	□ 饮食指导：禁烟酒，忌生冷辛辣刺激性食物 □ 体温观察：尤其行关节镜手术的患者严密监测体温，预防切口感染 □ 管路护理：做好留置针、引流管及尿管护理 □ 心理护理 □ 疼痛护理	□ 功能锻炼：在医师指导下，进行各阶段功能锻炼 □ 瘢痕护理：告知预防瘢痕的意义及方法 □ 告知随诊的意义 □ 告知出院流程
病情变异记录	□ 无 □ 有，原因： 1. 2.	□ 无 □ 有，原因： 1. 2.	□ 无 □ 有，原因： 1. 2.
特殊医嘱			
护士签名			
医师签名			

第三十章

伸肌腱自发断裂临床路径释义

【医疗质量控制指标】

指标一、入院时患指肿胀程度、皮肤软组织及神经血管情况的评估及记录。

指标二、制订合理的治疗方案。

指标三、实施术前评估与术前准备。

指标四、手术时机的选择。

指标五、预防性抗菌药物选择与应用时机、时长。

指标六、术后切口愈合情况、患肢肿胀消退及神经血管情况的评估及记录。

指标七、术后康复治疗。

指标八、内科原有疾病治疗。

指标九、围手术期并发症治疗。

指标十、住院期间为患者提供术前、术后健康教育与出院宣教。

指标十一、离院方式。

指标十二、住院天数与住院总费用。

一、伸肌腱自发性断裂编码

1. 原编码

疾病名称及编码：伸肌腱自发性断裂（ICD-10：S66.951）

手术操作名称及编码：手部肌腱缝合术（ICD-9-CM-3：82.451）

手部肌腱移位术（ICD-9-CM-3：82.561）

肌腱移植术（ICD-9-CM-3：83.811）

2. 修改编码

疾病名称及编码：手部伸肌腱自发性断裂（ICD-10：M66.204）

手术操作名称及编码：手部肌腱缝合术（ICD-9-CM-3：82.4501）

手部肌腱移位术（ICD-9-CM-3：82.5601）

肌腱移植术（ICD-9-CM-3：83.8100）

异体肌腱移植术（ICD-9-CM-3：83.8101）

二、临床路径检索方法

M66.204 伴（82.4501／82.5601／83.81）

三、国家医疗保障疾病诊断相关分组（CHS-DRG）

MDCI 肌肉、骨骼疾病及功能障碍

IS1 前臂、腕、手或足损伤

四、伸肌腱自发性断裂临床路径标准住院流程

（一）适用对象

第一诊断为伸肌腱自发性断裂（ICD-10：S66.951），行手部肌腱缝合术（ICD-9-CM-3：82.451）、手部肌腱移位术（ICD-9-CM-3：82.561）肌腱移植术（ICD-9-CM-3：

83. 811)。

> **释义**
>
> ■ 适用对象编码见上。
> ■ 本临床路径适用对象为第一诊断为伸肌腱自发断裂，需行伸肌腱探查修复、自体或异体肌腱移植以及肌腱移位的患者。
> ■ 适用对象不包括开放性外伤导致的肌腱断裂，或者神经功能障碍导致的伸肌功能障碍的患者。

(二) 诊断依据

根据《手外科学》(第 3 版，王澍寰主编，人民卫生出版社，2011 年)。

1. 病史：无明显外伤史或只有轻微的动作即发生肌腱断裂，有大量手部重复屈伸动作史或类风湿性关节炎、骨折、滑膜炎、痛风等病史。
2. 体格检查：患肢手指 (5 指中任何一指或多个手指) 突发背伸无力或不能，无患区神经功能障碍及其他肌肉、肌腱损伤，无明显肿物可触及。体表脂肪层较薄、体表标志明显者在肌腱走行区明显空虚，伸指时不能触及肌腱滑动和张力。
3. 辅助检查：手及前臂彩超及 MRI 检查。

> **释义**
>
> ■ 本路径的制订主要参考国内外权威参考书籍。
> ■ 此类患者多数无明显外伤史或者较轻的外伤史，突然发生伸指功能丧失，部分患者发病时为一个手指，逐渐影响多个手指的伸指功能。
> ■ 临床查体需除外桡神经功能障碍导致的伸肌功能障碍。
> ■ B 超检查可显示伸肌腱连续性中断。

(三) 治疗方案的选择及依据

根据《手外科学》(第 3 版，王澍寰主编，人民卫生出版社，2011 年)。

肌腱自发性断裂：由于长时间的磨损、炎性侵袭等作用，肌腱断端多粗糙、不整齐，不宜做直接缝合。需根据断裂的部位、功能影响、年龄及职业要求，选择手术方案。

1. 新鲜肌腱自发性断裂：断端损伤不严重、无明显短缩者，可直接行伸肌腱缝合术。
2. 陈旧肌腱自发性断裂：断端短缩、缺损大者，可行肌腱移位术/移植术。

> **释义**
>
> ■ 自发性肌腱断裂的患者多为滑膜炎性病变长时间侵袭肌腱，或者骨折畸形愈合的粗糙面长期磨损，肌腱腱纤维逐渐断裂，继而完全断裂，因此此类患者的肌腱断端质量很差，难以直接缝合，若勉强缝合，会导致肌腱长度短缩。
> ■ 可行的治疗方式为自体或异体肌腱移植修复，也可选择肌腱移位、与邻近同功能的连续性完好的肌腱同步编织缝合等方法。

（四）标准住院日 4~7 天

> **释义**
>
> ■ 术前完善病历、化验检查 1 日，手术 1 日，术后 48 小时内复查伤口 1 次，如果有异体肌腱移植，术后可以预防性应用抗菌药物 24 小时；若自体肌腱移植或肌腱移位，则术后预防性应用抗菌药物一次即可。

（五）进入路径标准

1. 第一诊断必需符合 ICD-10：S66.951 伸肌腱自发性断裂疾病编码。
2. 病变局限，仅行肌腱缝合术、移植术或移位术即可修复伸指功能。
3. 除外已无法修复断裂的伸肌腱，需行关节融合的患者。
4. 除外伸指肌腱 I 区断裂、表现为锤状指的患者。
5. 除外所有伸肌腱近止点处撕脱或同时伴有撕脱性骨折的患者。
6. 除外伸肌腱于腱腹联合处断裂的患者。
7. 除外术中见明显的痛风石、肿瘤或病理性滑膜炎等造成肌腱断裂，手术时需同时处理病因的情况。
8. 除外合并其他部位的外伤性肌腱断裂或自发性断裂。
9. 除外对伸肌腱自发性断裂有较大影响的疾病（如心脑血管疾病或糖尿病等）。
10. 除外对创口愈合有影响的疾病（如糖尿病等）。
11. 除外需要在患肢以外其他部位切取肌腱作为移植物供体的情况。
12. 除外癔症、癫痫等原因造成的不定期肢体不自主抽搐的情况 。

（六）术前准备（术前评估）3 天

所必需的检查项目：
1. 血常规、血型、尿常规、肝功能、肾功能、出凝血时间、常规免疫检查。
2. 胸部 X 线片、心电图。
3. 手及前臂彩超及 MRI 检查。

> **释义**
>
> ■ 必需的检查项目是了解患者全身情况、以评估手术风险的检查，进入路径的患者均需完成。
>
> ■ 伸指肌腱的功能为伸掌指关节，而不是伸指间关节，所以患者表现为掌指关节屈曲畸形，不能主动伸直，但被动伸直不受限。
>
> ■ 沿伸指肌腱走行在前臂远端背侧以远进行彩超检查可发现肌腱连续性中断。

（七）预防性抗菌药物选择与使用时机

1. 按《抗菌药物临床应用指导原则（2015 年版）》（国卫办医发〔2015〕43 号）选择用药。
2. 预防性用药时间为术前 30 分钟。
3. 术后 3 天内停止使用预防性抗菌药物，可根据患者切口、体温等情况适当延长使用时间。

> **释义**
>
> ■如果有异体肌腱移植，需术前半小时及术后不超过 24 小时预防应用抗菌药物，如果切口有红肿的感染迹象，可延长抗菌药物使用时间，需在病历中记载。

（八）手术日

为入院第 4~6 天。

（九）术后住院恢复第 5~8 天

1. 必需观察的项目：每日局部换药，观察切口皮肤血运变化、肿胀及渗出情况，酌情调整包扎松紧度及引流条。

2. 观察体温变化及切口红、肿、热、痛情况，防止或及时处理局部感染。

3. 术后用药

（1）抗菌药物：按《抗菌药物临床应用指导原则（2015 年版）》（国卫办医发〔2015〕43号）执行。

（2）其他对症药物：改善循环、消肿、镇痛等。

4. 物理治疗。

5. 正确、确实的石膏外托固定。

> **释义**
>
> ■术后 48 小时内需复查切口，拔除引流，若切口无异常，可适当延长复查间隔。
>
> ■术后 2 周切口拆除缝线，石膏需制动 4~6 周。
>
> ■滑膜炎症状明显者可以服用非甾体类消炎药。
>
> ■滑膜炎为无菌性炎症，应用非甾体类消炎药可以减轻炎性反应，避免炎性组织进一步破坏其他组织。

（十）出院标准（围绕一般情况、切口情况、第一诊断转归）

1. 体温正常、常规化验无明显异常。

2. 切口无异常，外固定完好。

3. 无与本病相关的其他并发症。

> **释义**
>
> ■术后第一次复查切口在 48 小时内，切口无感染征象即可出院。
>
> ■出院后可在门诊复查切口 1~2 次。

（十一）有无变异及原因分析

1. 并发症：本病因病情轻重程度和患者就诊时间的不确定性，相应采取的治疗方法有所不同，应严格掌握入选标准。入选的患者仍有术中无法修复肌腱的连续性和运动功能、术后切口感染累及肌腱、创口长期不愈合的风险。术后石膏托外固定松动、患肢不适当活动等意外原因造成修复后肌腱再次断裂的也应视为变异情况。

2. 合并症：部分患者合并痛风、类风湿关节炎、糖尿病、滑膜炎、肌腱滑膜结核等疾病，术后可能会影响切口的愈合、皮肤血运、肢体肿胀和远期肌腱粘连程度，需同时治疗或延期治疗。

释义

■ 如果局部皮肤发红，则需延长住院，每天复查切口直至皮肤恢复正常。

■ 内科并发症可以门诊或转科治疗。

五、伸肌腱自发断裂临床路径给药方案

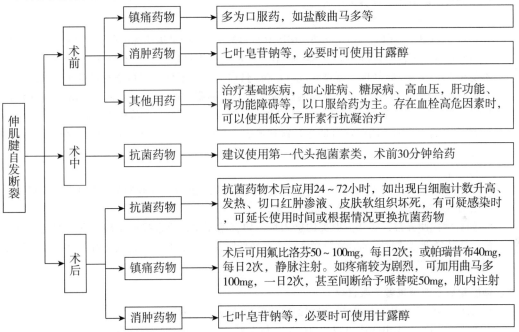

【用药选择】

1. 术前治疗基础疾病的药物应继续规律应用。

2. 术中抗菌药物应于术前30分钟滴注，软组织感染以革兰阳性球菌为主，故首选第一代头孢菌素类，若皮试阳性可选用克林霉素。

【药学提示】

已知对磺胺类药物过敏患者禁用帕瑞昔布。

【注意事项】

术后应避免注射用非甾类镇痛药与口服非甾类镇痛药合用，以免增加胃肠道不良事件风险。

六、伸肌腱自发断裂患者护理规范

1. 术前护理规范

（1）患肢抬高、制动。

（2）严密观察患肢疼痛、肿胀、感觉、运动、血运等情况。

（3）必要时遵医嘱使用镇痛药、消肿药。

（4）指导患者饮食摄入充足水分及热量，遵医嘱指导饮食类型。

（5）术前健康教育。

2. 术后护理规范

（1）术后患者返回病房后平卧位并抬高患肢。

（2）严密观察生命体征变化。

（3）臂丛神经阻滞麻醉无需禁食、禁水。

（4）密切观察切口敷料的渗血情况。

（5）严密观察患肢血运、肿胀等情况。

（6）必要时遵医嘱使用镇痛药、消肿药。

七、伸肌腱自发断裂患者营养治疗规范

1. 营养风险筛查，NRS 评分 > 3 分者，给予营养评估。

2. 充足的热量、蛋白质，适量脂肪。NRS 评分 ≤ 3 分者，能量供给标准以 25~30kcal/kg 为佳；营养不良者热量供给标准不低于 35kcal/kg。碳水化合物热量比不低于 50%；充足的蛋白质，不低于 1.2~1.5g/kg（标准体重），应以优质蛋白为主，不低于蛋白质总量的 1/3~1/2；脂肪热量比以 25%~30% 为宜，饱和脂肪酸、单不饱和脂肪酸、多不饱和脂肪酸之间比例以 1:1:1 左右为宜，适当提高膳食 ω-3 脂肪酸的摄入，保证充足的维生素和矿物质。

3. 围手术期，根据不同治疗时期选择饮食形态，如流质饮食、半流质饮食、软食或普通饮食等。饮食宜清淡，以温、热、软为佳，忌食生冷、肥甘、厚腻食物，限制刺激性食物、饮品及调味品。

4. 如经口进食低于所需热量的 80% 及高热患者，应给予相应的肠内营养补充剂口服补充，必要时管饲肠内营养补充或肠外营养补充。

5. 如有糖代谢异常，应减少糖类的摄入量。如有糖尿病，应选择糖尿病饮食。如有高血压病，应选择低盐饮食。如有高脂血症，应选择低脂饮食。如合并其他代谢性疾病，应遵循专科医师建议调整饮食。

八、伸肌腱自发断裂患者健康宣教

1. 术后 3~5 天复查 1 次切口，根据切口情况酌情增加复查次数。

2. 如切口持续有渗出物或出现切口红肿、体温异常等情况，需及时处理。

3. 遵医嘱使用药物，如有内科合并症应专科就诊。

4. 术后 2 周拆除切口缝合线，术后 4 周拆除外固定。

5. 拆除外固定后在支具保护下适当开展腕关节、掌指关节、指间关节术后主被动屈伸活动，减轻肌腱粘连及关节僵硬。

6. 生活指导：采取合理的生活方式及饮食习惯，运动适宜，保证摄入充足的蛋白质、维生素及含钙食物。戒烟酒，避免咖啡因的摄入，少饮碳酸饮料。

九、推荐表单

（一）医师表单

伸肌腱自发性断裂临床路径医师表单

适用对象：第一诊断为手部伸肌腱自发性断裂（ICD-10：M66.204）

　　　　　行手部肌腱缝合术（ICD-9-CM-3：82.4501），手部肌腱移位术（ICD-9-CM-3：82.5601），肌腱移植术（ICD-9-CM-3：83.8100），异体肌腱移植术（ICD-9-CM-3：83.8101）

患者姓名：	性别： 年龄： 门诊号：	住院号：
住院日期： 年 月 日	出院日期： 年 月 日	标准住院日：4~7天

时间	住院第1天	住院第2天 （术前日）
临床诊断与病情评估	□ 临床诊断：第一诊断为伸肌腱自发性断裂 □ 病情评估：评估患者病情有无明显改变	□ 临床诊断：第一诊断为伸肌腱自发性断裂 □ 病情评估：评估患者病情有无明显改变
主要诊疗工作	□ 询问病史及体格检查 □ 完成病历书写 □ 开化验单及相关检查 □ 上级医师查房与术前评估 □ 上级医师查房	□ 完成必要的相关科室会诊 □ 完成术前准备与术前评估 □ 完成术前小结、上级医师查房记录等病历书写 □ 签署手术知情同意书、自费用品协议书 □ 向患者及家属交代病情及围手术期的注意事项
重点医嘱	长期医嘱： □ 手外科护理常规 □ 二级护理 □ 饮食 □ 患者既往基础用药 临时医嘱： □ 血常规、尿常规、凝血功能、肝功能、肾功能、电解质、血糖 □ 感染性疾病筛查、X线胸片、心电图 □ 请相关科室会诊（根据情况）	长期医嘱： □ 二级护理 □ 饮食 □ 患者既往基础用药 临时医嘱： □ 术前医嘱：常规准备 □ 明日在全身麻醉或臂丛麻醉下行手部伸肌腱探查、缝合术，肌腱移位/移植术 □ 术前禁食、禁水 □ 如需预防性使用抗菌药物，抗菌药物试敏
病情变异记录	□ 无 □ 有，原因： 1. 2.	□ 无 □ 有，原因： 1. 2.
特殊医嘱		
医师签名		

时间	住院第3天 （手术日）	住院第4天 （术后第1天）	住院第5天 （出院日）
临床诊断与病情评估	□ 临床诊断：第一诊断为伸肌腱自发性断裂 □ 病情评估：评估患者病情有无明显改变	□ 临床诊断：第一诊断为伸肌腱自发性断裂 □ 病情评估：评估患者病情有无明显改变	□ 临床诊断：第一诊断为伸肌腱自发性断裂 □ 病情评估：评估患者病情有无明显改变
主要诊疗工作	□ 手术，术后给予石膏托外固定 □ 术者完成手术记录 □ 住院医师完成术后病程记录 □ 上级医师查房 □ 向患者及家属交代手术过程概况及术后注意事项	□ 上级医师查房，注意病情变化 □ 完成常规病历书写 □ 注意引流量，根据引流情况明确是否拔除引流管 □ 注意观察体温 □ 注意伤口情况 □ 注意石膏托外固定是否确实	□ 完成出院记录、病案首页、出院诊断书 □ 向患者交代出院后的注意事项，如返院复诊的时间、地点，发生紧急情况时的处理，外固定时间及去除外固定后的功能练习等
重点医嘱	**长期医嘱：** □ 全身麻醉/臂丛麻醉+强化后护理常规 □ 术后护理常规 □ 特殊疾病护理或一级护理 □ 明日普通饮食 □ 抬高患肢 □ 患者既往基础用药 **临时医嘱：** □ 心电血压监测、吸氧补液（根据病情） □ 术前30分钟抗菌药物静脉滴注	**长期医嘱：** □ 术后护理常规 □ 一级护理 □ 饮食 □ 脱水剂（根据情况） □ 镇痛药物 □ 理疗 □ 抬高患肢 □ 患者既往基础用药 **临时医嘱：** □ 换药 □ 镇痛	**出院医嘱：** □ 嘱___日拆线换药，去除外固定（根据出院时间决定） □ 在医师指导下适当功能锻炼，以防止肌腱粘连 □ 1个月后门诊复诊 □ 如有不适，随时来诊
病情变异记录	□ 无　□ 有，原因： 1. 2.	□ 无　□ 有，原因： 1. 2.	□ 无　□ 有，原因： 1. 2.
特殊医嘱			
医师签名			

（二）护士表单

自发性伸肌腱断裂临床路径护士表单

适用对象：第一诊断为手部伸肌腱自发性断裂（ICD-10：M66.204）

行手部肌腱缝合术（ICD-9-CM-3：82.4501），手部肌腱移位术（ICD-9-CM-3：82.5601），肌腱移植术（ICD-9-CM-3：83.8100），异体肌腱移植术（ICD-9-CM-3：83.8101）

患者姓名：	性别：　　年龄：　　门诊号：	住院号：
住院日期：　　年　月　日	出院日期：　　年　月　日	标准住院日：4~7天

时间	住院第1天	住院第2天	住院第3天
健康宣教	**入院宣教：** □ 介绍主管医师、护士 □ 介绍环境、设施 □ 介绍住院注意事项 □ 介绍探视和陪伴制度 □ 介绍贵重物品制度	□ 药物宣教 □ 完成术前核对，手术肢体佩戴腕带，手指指别标记	□ 药物宣教
护理处置	□ 核对患者，佩戴腕带 □ 建立入院护理病历 □ 协助患者留取各种标本 □ 测量体重	□ 禁食、禁水	
基础护理	**三级护理：** □ 晨晚间护理 □ 排泄管理 □ 患者安全管理	**二级护理：** □ 晨晚间护理 □ 患者安全管理	**二级护理：** □ 晨晚间护理 □ 患者安全管理
专科护理	□ 护理查体 □ 病情观察 □ 主要是手指局部软组织情况 □ 需要时，填写跌倒及压疮防范表 □ 需要时，请家属陪伴 □ 确定饮食种类 □ 心理护理	□ 病情观察 □ 心理护理	□ 病情观察 □ 观察术后患者手指血运及外敷料渗血情况 □ 心理护理
重点医嘱	□ 详见医嘱执行单	□ 详见医嘱执行单	□ 详见医嘱执行单
病情变异记录	□ 无　□ 有，原因： 1. 2.	□ 无　□ 有，原因： 1. 2.	□ 无　□ 有，原因： 1. 2.
护士签名			

时间	住院第 3 天	住院第 4 天 （出院日）
健康宣教	术后宣教： □ 药物作用及频率 □ 饮食、活动指导	出院宣教： □ 复查时间 □ 服药方法 □ 活动休息 □ 指导饮食 □ 指导办理出院手续
护理处置	□ 遵医嘱完成相关检查	□ 办理出院手续 □ 书写出院小结
基础护理	二级护理： □ 晨晚间护理 □ 排泄管理 □ 患者安全管理	三级护理： □ 晨晚间护理 □ 协助或指导进食、进水 □ 协助或指导活动 □ 患者安全管理
专科护理	□ 病情观察 □ 监测生命体征 □ 观察指端血运及外敷料渗血情况 □ 心理护理	□ 病情观察 □ 监测生命体征 □ 协助医师换药 □ 出院指导 □ 心理护理
重点医嘱	□ 详见医嘱执行单	□ 详见医嘱执行单
病情变异记录	□ 无　□ 有，原因： 1. 2.	□ 无　□ 有，原因： 1. 2.
护士签名		

（三）患者表单

自发性伸肌腱断裂临床路径患者表单

适用对象：第一诊断为手部伸肌腱自发性断裂（ICD-10：M66.204）

行手部肌腱缝合术（ICD-9-CM-3：82.4501），手部肌腱移位术（ICD-9-CM-3：82.5601），肌腱移植术（ICD-9-CM-3：83.8100），异体肌腱移植术（ICD-9-CM-3：83.8101）

患者姓名：	性别： 年龄： 门诊号：	住院号：
住院日期： 年 月 日	出院日期： 年 月 日	标准住院日：4~7天

时间	入院	手术日
医患配合	□ 配合询问病史、收集资料，请务必详细告知既往史、用药史、过敏史 □ 配合进行体格检查 □ 有任何不适请告知医师 □ 配合完善术前相关检查、化验，如采血、留尿、心电图、X线胸片 □ 医师与患者及家属介绍病情及术前谈话、签字	□ 配合完善相关检查、化验 □ 配合医师摆好手术体位
护患配合	□ 配合测量体温、脉搏、呼吸3次，血压、体重1次 □ 配合完成入院护理评估（简单询问病史、过敏史、用药史） □ 接受入院宣教（环境介绍、病室规定、订餐制度、贵重物品保管等） □ 配合执行探视和陪伴制度 □ 有任何不适请告知护士	□ 配合测量体温、脉搏、呼吸3次，询问大便次数1次 □ 接受手术前宣教 □ 接受饮食宣教 □ 接受药物宣教
饮食	□ 遵医嘱饮食	□ 遵医嘱饮食
排泄	□ 正常排尿便	□ 正常排尿便
活动	□ 正常活动	□ 正常活动

时间	住院第 3 天	出院日
医患配合	□ 配合完成术后访视	□ 接受出院前指导 □ 知道复查程序 □ 获取出院诊断书
护患配合	□ 配合定时监测生命体征 □ 接受输液、服药等治疗 □ 接受进食、进水、排便等生活护理 □ 配合活动，预防皮肤压力伤 □ 注意活动安全，避免坠床或跌倒 □ 配合执行探视及陪伴	□ 接受出院宣教 □ 办理出院手续 □ 获取出院带药 □ 知道服药方法、作用、注意事项 □ 知道复印病历程序
饮食	□ 遵医嘱饮食	□ 遵医嘱饮食
排泄	□ 正常排尿便	□ 正常排尿便
活动	□ 正常适度活动，避免疲劳	□ 正常适度活动，避免疲劳

附：原表单（2016 年版）

伸肌腱自发性断裂临床路径表单

适用对象：第一诊断为伸肌腱自发性断裂患者（ICD-10：S66.951）

患者姓名：	性别： 年龄： 门诊号：	住院号：
住院日期： 年 月 日	出院日期： 年 月 日	标准住院日：7~9 天

时间	住院第 1 天	住院第 2 天	住院第 3 天 （术前日）
临床诊断与病情评估	□ 临床诊断：第一诊断为伸肌腱自发断裂 □ 病情评估：评估患者病情有无明显改变	□ 临床诊断：第一诊断为伸肌腱自发断裂 □ 病情评估：评估患者病情有无明显改变	□ 临床诊断：第一诊断为伸肌腱自发断裂 □ 病情评估：评估患者病情有无明显改变
主要诊疗工作	□ 询问病史及体格检查 □ 完成病历书写 □ 开化验单及相关检查 □ 上级医师查房与术前评估 □ 上级医师查房	□ 根据病史、查体、超声、MRI 等行术前讨论，确定手术方案、决定麻醉方式 □ 根据化验及相关检查结果对患者的手术风险进行评估，必要时请相关科室会诊	□ 完成必要的相关科室会诊 □ 完成术前准备与术前评估 □ 完成术前小结、上级医师查房记录等病历书写 □ 签署手术知情同意书、自费用品协议书 □ 向患者及家属交代病情及围手术期的注意事项
重点医嘱	长期医嘱： □ 手外科护理常规 □ 二级护理 □ 饮食 □ 患者既往基础用药 临时医嘱： □ 血常规、尿常规、凝血功能、肝功能、肾功能、电解质、血糖 □ 感染性疾病筛查、X 线胸片、心电图 □ 请相关科室会诊（根据情况）	长期医嘱： □ 二级护理 □ 饮食 □ 患者既往基础用药 临时医嘱： □ 根据检查结果进行相关的进一步检查，或提请相关科室会诊	长期医嘱： □ 二级护理 □ 饮食 □ 患者既往基础用药 临时医嘱： □ 术前医嘱：常规准备 □ 明日在全身麻醉或臂丛麻醉下行手部伸肌腱探查、缝合术，肌腱移位/移植术 □ 术前禁食、禁水 □ 如需预防性使用抗菌药物，抗菌药物试敏
主要护理工作	□ 核对个人信息，告知医保事宜 □ 入院宣教 □ 安全教育 □ 介绍主管医师和责任护士 □ 晨检注意事项	□ 正确采集及留取标本 □ 护理等级评定 □ 药物过敏史 □ 既往病史 □ 在陪检护士指导下完成辅助检查 □ 做好晨晚间护理	□ 术前常规准备（腕带、对接单） □ 术区备皮 □ 术前宣教 □ 心理护理 □ 告知术前禁食、禁水注意事项

续　表

时间	住院第 1 天	住院第 2 天	住院第 3 天 （术前日）
病情 变异 记录	□无　□有，原因： 1. 2.	□无　□有，原因： 1. 2.	□无　□有，原因： 1. 2.
特殊 医嘱			
护士 签名			
医师 签名			

时间	住院第 4 天 （手术日）	住院第 5 天 （术后第 1 天）	住院第 6 天 （术后第 2 天）
临床诊断与病情评估	□ 临床诊断：第一诊断为伸肌腱自发性断裂 □ 病情评估：评估患者病情有无明显改变	□ 临床诊断：第一诊断为伸肌腱自发性断裂 □ 病情评估：评估患者病情有无明显改变	□ 临床诊断：第一诊断为伸肌腱自发性断裂 □ 病情评估：评估患者病情有无明显改变
主要诊疗工作	□ 手术，术后给予石膏托外固定 □ 术者完成手术记录 □ 住院医师完成术后病程记录 □ 上级医师查房 □ 向患者及家属交代手术过程概况及术后注意事项	□ 上级医师查房，注意病情变化 □ 完成常规病历书写 □ 注意引流量，根据引流情况明确是否拔除引流管 □ 注意观察体温 □ 注意伤口情况 □ 注意石膏托外固定是否确实	□ 上级医师查房 □ 完成常规病历书写 □ 根据引流情况明确是否拔除引流管 □ 注意观察体温 □ 注意伤口情况 □ 注意石膏托外固定是否确实
重点医嘱	长期医嘱： □ 全身麻醉/臂丛麻醉+强化后护理常规 □ 术后护理常规 □ 特殊疾病护理或一级护理 □ 明日普通饮食 □ 抬高患肢 □ 患者既往基础用药 临时医嘱： □ 心电及血压监测、吸氧、补液（根据病情） □ 术前30分钟抗菌药物静脉滴注	长期医嘱： □ 术后护理常规 □ 一级护理 □ 饮食 □ 脱水剂（根据情况） □ 镇痛药物 □ 理疗 □ 抬高患肢 □ 患者既往基础用药 临时医嘱： □ 换药 □ 镇痛	长期医嘱： □ 术后护理常规 □ 一级护理 □ 饮食 □ 理疗 □ 脱水剂（根据情况） □ 拔除引流（根据情况） □ 抬高患肢 □ 患者既往基础用药 临时医嘱： □ 换药（根据情况）
主要护理工作	□ 常规护理：监测生命体征 □ 确认禁食、禁水 □ 准确对接患者；安全护理 □ 疼痛护理：评估与术前对照，对症护理，宣教镇痛方法 □ 注意患肢肿胀程度	□ 饮食指导：禁烟酒，忌生冷辛辣刺激性食物 □ 切口护理：密切观察伤口敷料渗出情况。按时换药，防止感染 □ 疼痛护理：若患肢疼痛，可视情况遵医嘱合理使用镇痛药 □ 术后心理与生活护理 □ 观察术区血运及肿胀情况	□ 观察患者情况 □ 观察术区血运及肿胀情况
病情变异记录	□ 无 □ 有，原因： 1. 2.	□ 无 □ 有，原因： 1. 2.	□ 无 □ 有，原因： 1. 2.
特殊医嘱			
护士签名			
医师签名			

时间	住院第 7 天 （术后第 3 天）	住院第 8 天 （出院前日）	住院第 9 天 （出院日）
临床诊断与病情评估	□ 临床诊断：第一诊断为伸肌腱自发性断裂 □ 病情评估：评估患者病情有无明显改变	□ 临床诊断：第一诊断为伸肌腱自发性断裂 □ 病情评估：评估患者病情有无明显改变	□ 临床诊断：第一诊断为伸肌腱自发性断裂 □ 病情评估：评估患者病情有无明显改变
主要诊疗工作	□ 上级医师查房 □ 完成常规病历书写 □ 注意观察体温 □ 注意伤口情况，有无感染	□ 上级医师查房，进行手术及伤口评估，确定有无手术并发症和切口愈合不良情况，明确能否出院 □ 完成病程记录等	□ 完成出院记录、病案首页、出院诊断书 □ 向患者交代出院后的注意事项，如返院复诊的时间、地点，发生紧急情况时的处理，外固定时间及去除外固定后的功能练习等
重点医嘱	长期医嘱： □ 手外科术后护理常规 □ 二级护理 □ 饮食 □ 理疗 □ 患者既往基础用药 临时医嘱： □ 换药	长期医嘱： □ 手外科术后护理常规 □ 二级护理 □ 饮食 □ 理疗 □ 患者既往基础用药 临时医嘱： □ 换药	出院医嘱： □ 嘱___日拆线换药，去除外固定（根据出院时间决定） □ 在医师指导下适当功能锻炼，以防止肌腱粘连 □ 1 个月后门诊复诊 □ 如有不适，随时来诊
主要护理工作	□ 观察患者情况 □ 观察术区血运及肿胀情况，有无切口感染 □ 观察石膏托外固定情况	□ 观察石膏托外固定情况 □ 瘢痕护理：告知预防瘢痕的意义及方法 □ 告知随诊的意义 □ 协助患者及家属做好出院准备	□ 告知出院流程，指导患者办理出院手续
病情变异记录	□ 无 □ 有，原因： 1. 2.	□ 无 □ 有，原因： 1. 2.	□ 无 □ 有，原因： 1. 2.
特殊医嘱			
护士签名			
医师签名			

第三十一章

闭合伸肌腱损伤（1 区）临床路径释义

【医疗质量控制指标】

指标一、入院时患指肿胀程度、皮肤软组织及神经血管情况的评估及记录。

指标二、制订合理的治疗方案。

指标三、实施术前评估与术前准备。

指标四、手术时机的选择。

指标五、预防性抗菌药物选择与应用时机、时长。

指标六、术后切口愈合情况、患肢肿胀消退及神经血管情况的评估及记录。

指标七、术后康复治疗。

指标八、内科原有疾病治疗。

指标九、围手术期并发症治疗。

指标十、住院期间为患者提供术前、术后健康教育与出院宣教。

指标十一、离院方式。

指标十二、住院天数与住院总费用。

一、闭合伸肌腱损伤（1 区）编码

1. 原编码

疾病名称及编码：闭合性伸肌腱损伤（1 区）（ICD-10：S66.902）

手术操作名称及编码：伸肌腱修复术（ICD-9-CM-3：82.4401）

2. 修改编码

疾病名称及编码：闭合性伸肌腱损伤（1 区）（ICD-10：S66.3）

手术操作名称及编码：手部伸肌腱缝合术（ICD-9-CM-3：82.4501）

手肌腱再附着（ICD-9-CM-3：82.5300）

手部肌腱止点重建术（ICD-9-CM-3：82.5301）

二、临床路径检索方法

S66.3 伴（82.4501/ 82.53）

三、国家医疗保障疾病诊断相关分组（CHS-DRG）

MDCI 肌肉、骨骼疾病及功能障碍

IS1 前臂、腕、手或足损伤

四、闭合伸肌腱损伤（1 区）临床路径标准住院流程

（一）适用对象

第一诊断为闭合性伸肌腱损伤（1 区）（ICD-10：S66.902），行伸肌腱修复术（ICD-9-CM-3：82.4401）。

> **释义**
>
> ■ 适用对象编码见上。
> ■ 本路径适用对象为临床诊断为单纯性指伸肌腱损伤（1区），经保守治疗未愈合的患者，如合并末节指骨基底撕脱骨折的患者需进入其他相应路径。

（二）诊断依据

根据《临床诊疗指南·骨科学分册》（中华医学会编著，人民卫生出版社，2009年），《外科学（下册）》（8年制和7年制临床医学专用教材，赵玉沛、陈孝平主编，人民卫生出版社，2015年）。

1. 病史：单指或多个手指明确的外伤史。
2. 体征：末节不能主动伸直，局部肿胀、疼、轻度疼痛。
3. X线检查：无骨折的表现。

> **释义**
>
> ■ 本路径的制订主要参考国内外权威参考书籍。
> ■ 外伤史不能作为诊断的主要依据，临床常见一些患者并无明显外伤史，而是生活常用动作如搓澡、弹指等动作后出现症状。主要症状是单个手指（少数为多个）末节主动背伸功能丧失，查体时可见手指远指间关节屈曲畸形，不能主动背伸，但被动背伸无受限，多数情况下关节外软组织无明显肿胀、淤斑。
> ■ 需要拍单指侧位X线片除外末节指骨基底骨折。

（三）进入路径标准

1. 第一诊断必须符合 ICD-10：S66.902 闭合性伸肌腱损伤（1区）疾病编码。
2. 如患有其他疾病，但住院期间不需要特殊处理，也不影响第一诊断的临床路径流程实施时，可以进入路径。
3. 不合并骨折。

> **释义**
>
> ■ 在早期该损伤需经严格的保守治疗，即持续佩戴远指间关节过伸位支具6周，改为夜间佩戴支具2周，所以急性期损伤的患者不应当纳入本路径。
> ■ 如果未经保守治疗或保守治疗无效，而患者自觉末节不能伸直功能障碍明显者可纳入本路径。
> ■ 少数情况下合并末节指骨基底背侧碎屑样骨折的患者也可纳入本路径。

（四）标准住院日 7~15 天

> **释义**
>
> ■ 诊断明确的患者手术治疗无需这么长时间的住院日，一般术前完善病历、化

验检查1日，手术1日，术后48小时内复查伤口1次，总住院时间不超过5天符合路径要求。

（五）住院期间的检查项目

1. 必需的检查项目

（1）血常规、尿常规。

（2）肝功能、肾功能、血电解质、血糖。

（3）凝血功能。

（4）感染性疾病筛查（乙型肝炎、丙型肝炎、梅毒、艾滋病等）。

（5）胸片、心电图。

（6）手指正侧位片。

2. 根据患者病情进行的检查项目

（1）肺功能、超声心动图（老年人或既往有相关病史者）。

（2）对于合并糖尿病的患者请相关科室调整血糖。

（3）有相关疾病者必要时请相应科室会诊。

> **释义**
>
> ■必需的检查项目是了解患者全身情况以评估手术风险的检查，进入路径的患者均需完成。
>
> ■一定要拍单个手指的正侧位片以除外末节指骨基底背侧的撕脱骨折，如果拍片体位不正确，容易遗漏骨折，导致治疗方式选择错误。往往患者在门急诊就诊时就已做过这项检查。

（六）治疗方案的选择

伸肌腱修复术，远侧指间关节克氏针固定术。

> **释义**
>
> ■确切地说，该术式应当是"指伸肌腱紧缩、远侧指间关节克氏针固定术"。因为这类损伤机制为指伸肌腱从末节指骨基底骨性止点处撕脱，在肌腱断端与骨性止点之间为瘢痕连接，导致肌腱长度略延长，末节无法伸直。
>
> ■如果在靠近止点的部位操作，实际上是在瘢痕区操作，影响术后恢复，所以需将手术区略靠近，在真正的腱性部位操作，使两断端均为腱性成分，可以减少术后的复发。

（七）预防性抗菌药物选择与使用时机

术前半小时及术后24小时预防应用抗菌药物。

> **释义**
> ■ 手术创伤小、切口暴露时间短，仅术前半小时及术后 24 小时预防应用抗菌药物即可。

（八）手术日为入院第 3~5 天

> **释义**
> ■ 如果术前检查未发现合并疾病影响麻醉及手术，可在入院第 2 天即可手术治疗。

（九）术后恢复 4~11 天

> **释义**
> ■ 术后 2 周切口拆除缝线，克氏针制动 6 周。

（十）出院标准

1. 体温正常，常规化验指标无明显异常。
2. 伤口愈合良好：伤口无感染征象（或可在门诊处理的伤口情况），无皮肤坏死。
3. 术后复查 X 线满意。
4. 没有需要住院处理的并发症和/或合并症。

> **释义**
> ■ 术后第一次复查切口在 48 小时内，切口无感染征象即可出院。

（十一）变异及原因分析

1. 围手术期并发症：伤口感染、皮下血肿等造成住院日延长和费用增加。
2. 内科合并症：老年患者常合并基础疾病，如脑血管或心血管病、糖尿病、血栓等，手术可能导致这些疾病加重而需要进一步治疗，从而延长治疗时间，并增加住院费用。

> **释义**
> ■ 很少出现围手术期并发症，偶尔会出现局部皮肤血运差的情况，在手术显露肌腱时注意保护皮瓣血运，避免皮瓣掀起太薄。
> ■ 如果局部皮肤发红，则需延长住院，每天复查切口直至皮肤恢复正常。
> ■ 内科并发症可以门诊或转科治疗。

五、闭合伸肌腱损伤（1区）临床路径给药方案

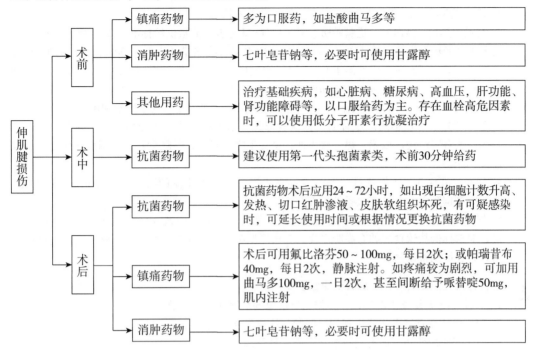

【用药选择】

1. 术前治疗基础疾病的药物应继续规律应用。

2. 术中抗菌药物应于术前 30 分钟滴注，软组织感染以革兰阳性球菌为主，故首选第一代头孢菌素类，若皮试阳性可选用克林霉素。

【药学提示】

已知对磺胺类药物过敏患者禁用帕瑞昔布。

【注意事项】

术后应避免注射用非甾类镇痛药与口服非甾类镇痛药合用，以免增加胃肠道不良事件风险。

六、闭合伸肌腱损伤（1区）患者护理规范

1. 术前护理规范

（1）患肢抬高、制动。

（2）严密观察患肢疼痛、肿胀、感觉、运动、血运等情况。

（3）必要时遵医嘱使用镇痛药、消肿药。

（4）指导患者饮食摄入充足水分及热量，遵医嘱指导饮食类型。

（5）术前健康教育。

2. 术后护理规范

（1）术后患者返回病房后平卧位并抬高患肢。

（2）严密观察生命体征变化。

（3）臂丛神经阻滞麻醉无需禁食、禁水。

（4）密切观察切口敷料的渗血情况。

（5）严密观察患肢血运、肿胀等情况。

（6）必要时遵医嘱使用镇痛药、消肿药。

七、闭合伸肌腱损伤（1区）患者营养治疗规范

1. 营养风险筛查，NRS评分＞3分者，给予营养评估。

2. 充足的热量、蛋白质，适量脂肪。NRS评分≤3分者，能量供给标准以25～30kcal/kg为佳；营养不良者热量供给标准不低于35kcal/kg。碳水化合物热量比不低于50%；充足的蛋白质，不低于1.2～1.5g/kg（标准体重），应以优质蛋白为主，不低于蛋白质总量的1/3～1/2；脂肪热量比以25%～30%为宜，饱和脂肪酸、单不饱和脂肪酸、多不饱和脂肪酸之间比例以1∶1∶1左右为宜，适当提高膳食ω-3脂肪酸的摄入，保证充足的维生素和矿物质。

3. 围手术期，根据不同治疗时期选择饮食形态，如流质饮食、半流质饮食、软食或普通饮食等。饮食宜清淡，以温、热、软为佳，忌食生冷、肥甘、厚腻食物，限制刺激性食物、饮品及调味品。

4. 如经口进食低于所需热量的80%及高热患者，应给予相应的肠内营养补充剂口服补充，必要时管饲肠内营养补充或肠外营养补充。

5. 如有糖代谢异常，应减少糖类的摄入量。如有糖尿病，应选择糖尿病饮食。如有高血压病，应选择低盐饮食。如有高脂血症，应选择低脂饮食。如合并其他代谢性疾病，应遵循专科医师建议调整饮食。

八、闭合伸肌腱损伤（1区）患者健康宣教

1. 术后3～5天复查1次切口，根据切口情况酌情增加复查次数。

2. 如切口持续有渗出物或出现切口红肿、体温异常等情况，需及时处理。

3. 遵医嘱使用药物，如有内科合并症应专科就诊。

4. 术后2周拆除切口缝合线，术后6周拔除克氏针。

5. 在支具保护下适当开展术后早期未受损关节主动屈伸活动，避免肌腱粘连及关节僵硬。

6. 生活指导：采取合理的生活方式及饮食习惯，运动适宜，保证摄入充足的蛋白质、维生素及含钙食物。戒烟酒，避免咖啡因的摄入，少饮碳酸饮料。

九、推荐表单

（一）医师表单

闭合伸肌腱损伤（1区）临床路径医师表单

适用对象：第一诊断为闭合性伸肌腱损伤（1区）（ICD-10：S66.3）

行手部伸肌腱缝合术（ICD-9-CM-3：82.4501），手肌腱再附着（ICD-9-CM-3：82.5300），手部肌腱止点重建术（ICD-9-CM-3：82.5301）

患者姓名：		性别： 年龄： 门诊号：		住院号：
住院日期： 年 月 日		出院日期： 年 月 日		标准住院日：7~15 天

时间		住院第 1 天	住院第 2 天（手术日）
主要诊疗工作		□ 询问病史、体格检查、基本诊断 □ 完成入院记录、首次病程记录 □ 上级医师查房，必要时全科会诊，制订 手术方案 □ 完成术前三级医师查房及术前小结 □ 向患者及家属交代病情，签署手术知情同意书 □ 完善术前各项检查，术前准备 □ 麻醉师查看患者，签署麻醉知情同意书	□ 完成手术 □ 完成手术记录、术后记录及术后上级医师查房记录 □ 向患者家属交代手术情况及术后注意事项
重点医嘱	护理级别	□ 长期医嘱，三级护理，持续性	护理级别 □ 长期医嘱，二级护理，持续性
	膳食选择	□ 长期医嘱，普通饮食，持续性	膳食选择 □ 长期医嘱普通饮食，持续性
	术前常规检查	□ 临时医嘱，血细胞分析（五分类），共 1 次，一次性 □ 临时医嘱，血凝分析，共 1 次，一次性 □ 临时医嘱，传染病综合抗体，共 1 次，一次性 □ 临时医嘱，尿常规分析，共 1 次，一次性 □ 临时医嘱，肝肾糖脂组合，共 1 次，一次性	
	电诊检查	□ 临时医嘱，常规心电图检查（电），共 1 次，一次性	术后医嘱 □ 长期医嘱，术后医嘱，持续性
	影像学检查	□ 临时医嘱，上肢摄影，共 1 次，一次性 □ 临时医嘱，胸部摄影，共 1 次，一次性	术后护理等级 □ 长期医嘱，二级护理，持续性
	手术申请医嘱	□ 临时医嘱，手术申请，共 1 次，一次性 □ 临时医嘱，拟明日在臂丛麻醉下行指伸肌腱紧缩修复、远侧指间关节克氏针固定术 □ 临时医嘱，术晨禁食、禁水 □ 临时医嘱，术区备皮	术后膳食选择 □ 长期医嘱，普通饮食，持续性
	抗菌药物试敏	□ 临时医嘱，头孢替唑钠皮试，共 1 次，一次性	术后复查

续　表

时间	住院第 1 天		住院第 2 天 （手术日）	
重点医嘱	术前预防用药	□ 临时医嘱，注射用头孢替唑钠（0.5g），每次 2g，共 8 支，一次性 □ 临时医嘱，0.9%氯化钠注射液（250ml：2.25 克/袋），每次 250ml，共 1 袋，一次性	术后预防用药	□ 临时医嘱，注射用头孢替唑钠（0.5g），每次 2g，共 8 支，一次性 □ 临时医嘱，0.9%氯化钠注射液（250ml：2.25 克/袋），每次 250ml，共 1 袋，一次性
病情变异记录	□ 无　□ 有，原因： 1. 2.		□ 无　□ 有，原因： 1. 2.	
医师签名				

时间		住院第 3 天		住院第 4 天
主要诊疗工作		□ 上级医师查房，并做手术效果及术后恢复情况评估 □ 完成术后各级医师查房记录及术后病程记录 □ 观察有无术后及麻醉后并发症		□ 上级医师查房，并观察手术切口愈合情况及有无并发症 □ 完成术后各级医师查房记录及病程记录 □ 完成伤口复查工作
重点医嘱	术后护理等级	□ 长期医嘱，二级护理，持续性	术后等级护理	□ 长期医嘱，二级护理，持续性
	术后膳食选择	□ 长期医嘱，普通饮食，持续性	术后膳食选择	□ 长期医嘱，普通饮食，持续性
	术后抗菌药物应用	□ 无须应用抗菌药物	术后抗菌药物应用	□ 无须应用抗菌药物
	换药		换药	□ 临时医嘱，换药 1 次，共 1 次，一次性
			通知出院	□ 临时医嘱，通知出院，共 1 次，一次性
病情变异记录		□ 无　□ 有，原因： 1. 2.		□ 无　□ 有，原因： 1. 2.
医师签名				

（二）护士表单

闭合伸肌腱损伤（1区）临床路径护士表单

适用对象：第一诊断为闭合性伸肌腱损伤（1区）（ICD-10：S66.3）

行手部伸肌腱缝合术（ICD-9-CM-3：82.4501），手肌腱再附着（ICD-9-CM-3：82.5300），手部肌腱止点重建术（ICD-9-CM-3：82.5301）

患者姓名：	性别： 年龄： 门诊号：	住院号：
住院日期： 年 月 日	出院日期： 年 月 日	标准住院日：7~15天

时间	住院第1天	住院第2天
健康宣教	入院宣教： □ 介绍主管医师、护士 □ 介绍环境、设施 □ 介绍住院注意事项 □ 介绍探视和陪伴制度 □ 介绍贵重物品制度	□ 药物宣教 □ 完成术前核对，手术肢体佩戴腕带，手指指别标记
护理处置	□ 核对患者，佩戴腕带 □ 建立入院护理病历 □ 协助患者留取各种标本 □ 测量体重	□ 禁食、禁水
基础护理	三级护理： □ 晨晚间护理 □ 排泄管理 □ 患者安全管理	二级护理： □ 晨晚间护理 □ 患者安全管理
专科护理	□ 护理查体 □ 病情观察，主要是手指局部软组织情况 □ 需要时，填写跌倒及压疮防范表 □ 需要时，请家属陪伴 □ 确定饮食种类 □ 心理护理	□ 病情观察 □ 观察术后患者手指血运及外敷料渗血情况 □ 心理护理
重点医嘱	□ 详见医嘱执行单	□ 详见医嘱执行单
病情变异记录	□ 无 □ 有，原因： 1. 2.	□ 无 □ 有，原因： 1. 2.
护士签名		

时间	住院第 3 天	住院第 4 天 （出院日）
健康宣教	**术后宣教：** □ 药物作用及频率 □ 饮食、活动指导	**出院宣教：** □ 复查时间 □ 服药方法 □ 活动休息 □ 指导饮食 □ 指导办理出院手续
护理处置	□ 遵医嘱完成相关检查	□ 办理出院手续 □ 书写出院小结
基础护理	**二级护理：** □ 晨晚间护理 □ 排泄管理 □ 患者安全管理	**三级护理：** □ 晨晚间护理 □ 协助或指导进食、进水 □ 协助或指导活动 □ 患者安全管理
专科护理	□ 病情观察 □ 监测生命体征 □ 观察指端血运及外敷料渗血情况 □ 心理护理	□ 病情观察 □ 监测生命体征 □ 协助医师换药 □ 出院指导 □ 心理护理
重点医嘱	□ 详见医嘱执行单	□ 详见医嘱执行单
病情变异记录	□ 无 □ 有，原因： 1. 2.	□ 无 □ 有，原因： 1. 2.
护士签名		

（三）患者表单

闭合伸肌腱损伤（1区）临床路径患者表单

适用对象：第一诊断为闭合性伸肌腱损伤（1区）（ICD-10：S66.3）

　　　　　行手部伸肌腱缝合术（ICD-9-CM-3：82.4501），手肌腱再附着（ICD-9-CM-3：82.5300），手部肌腱止点重建术（ICD-9-CM-3：82.5301）

患者姓名：		性别：　　年龄：　　门诊号：	住院号：
住院日期：　　年　月　日		出院日期：　　年　月　日	标准住院日：7~15 天

时间	入院	手术日
医患配合	□ 配合询问病史、收集资料，请务必详细告知既往史、用药史、过敏史 □ 配合进行体格检查 □ 有任何不适请告知医师 □ 配合完善术前相关检查、化验，如采血、留尿、心电图、X线胸片 □ 医师与患者及家属介绍病情及术前谈话、签字	□ 配合完善相关检查、化验 □ 配合医师摆好检查体位
护患配合	□ 配合测量体温、脉搏、呼吸 3 次，血压、体重1 次 □ 配合完成入院护理评估（简单询问病史、过敏史、用药史） □ 接受入院宣教（环境介绍、病室规定、订餐制度、贵重物品保管等） □ 配合执行探视和陪伴制度 □ 有任何不适请告知护士	□ 配合测量体温、脉搏、呼吸 3 次，询问大便次数 1 次 □ 接受手术前宣教 □ 接受饮食宣教 □ 接受药物宣教
饮食	□ 遵医嘱饮食	□ 遵医嘱饮食
排泄	□ 正常排尿便	□ 正常排尿便
活动	□ 正常活动	□ 正常活动

时间	住院第 3 天	出院日
医患配合	□ 配合完成术后访视	□ 接受出院前指导 □ 知道复查程序 □ 获取出院诊断书
护患配合	□ 配合定时监测生命体征 □ 接受输液、服药等治疗 □ 接受进食、进水、排便等生活护理 □ 配合活动，预防皮肤压力伤 □ 注意活动安全，避免坠床或跌倒 □ 配合执行探视及陪伴制度	□ 接受出院宣教 □ 办理出院手续 □ 获取出院带药 □ 知道服药方法、作用、注意事项 □ 知道复印病历程序
饮食	□ 遵医嘱饮食	□ 遵医嘱饮食
排泄	□ 正常排尿便	□ 正常排尿便
活动	□ 正常适度活动，避免疲劳	□ 正常适度活动，避免疲劳

附：原表单（2016 年版）

闭合伸肌腱损伤（1 区）临床路径表单

适用对象：第一诊断为闭合性伸肌腱损伤（1 区）（ICD-10：S66.902）

行伸肌腱修复术（ICD-9-CM-3：82.4401）

患者姓名：	性别：	年龄：	门诊号：	住院号：
住院日期： 年 月 日	出院日期： 年 月 日			标准住院日：7~15 天

时间	住院第 1~3 天		住院第 2~4 天（手术日）	
主要诊疗工作	□ 询问病史、体格检查、基本诊断 □ 完成入院记录、首次病程记录 □ 上级医师查房，必要时全科会诊，制订手术方案 □ 完成术前三级医师查房及术前小结 □ 向患者及家属交代病情，签署手术知情同意书 □ 完善术前各项检查、术前准备 □ 麻醉师查看患者，签署麻醉知情同意书		□ 完成手术 □ 完成手术记录、术后记录及术后上级医师查房记录 □ 向患者家属交代手术情况及术后注意事项 □ 全身麻醉患者术后送入 ICU 病房，苏醒后返回病房 □ 麻醉师术后随访	
重点医嘱	护理级别	□ 长期医嘱，一级护理，持续性 □ 长期医嘱，二级护理，持续性 □ 长期医嘱，三级护理，持续性	护理级别	□ 长期医嘱，一级护理，持续性 □ 长期医嘱，二级护理，持续性 □ 长期医嘱，三级护理，持续性
	膳食选择	□ 长期医嘱，普通饮食，持续性 □ 长期医嘱，母乳喂养，持续性 □ 长期医嘱，糖尿病饮食，持续性 □ 长期医嘱，低盐、低脂糖尿病饮食，持续性 □ 长期医嘱，流质饮食，持续性 □ 长期医嘱，半流质饮食，持续性	膳食选择	□ 长期医嘱，普通饮食，持续性 □ 长期医嘱，母乳喂养，持续性 □ 长期医嘱，糖尿病饮食，持续性 □ 长期医嘱，低盐、低脂糖尿病饮食，持续性 □ 长期医嘱，流质饮食，持续性 □ 长期医嘱，半流质饮食，持续性
	术前检验	□ 临时医嘱，急检血细胞分析+超敏 C 反应，共 1 次，一次性 □ 临时医嘱，血凝分析（急检），共 1 次，一次性 □ 临时医嘱，急检传染病抗体检测，共 1 次，一次性 □ 临时医嘱，急检血糖，共 1 次，一次性	手术申请医嘱	□ 临时医嘱，手术申请，共 1 次，一次性 □ 临时医嘱，拟明日在全身麻醉下行舟骨骨折切开复位内固定术 □ 临时医嘱，拟明日在臂丛麻醉下行畸形矫正术 □ 临时医嘱，术晨禁食、禁水 □ 临时医嘱，术区备皮 □ 临时医嘱，地西泮注射液（2ml：10mg×10 支），每次 2ml，共 1 支，一次性 □ 临时医嘱，地西泮注射液（2ml：10mg×10 支），每次 0.5ml，共 1 支，一次性. □ 临时医嘱，硫酸阿托品注射液（1ml：0.5mg），每次 1ml，共 1 支，一次性 □ 临时医嘱，硫酸阿托品注射液（1ml：0.5mg），每次 0.3ml，共 1 支，一次性 □ 临时医嘱，导尿（进口），共 1 次，一次性

续　表

时间		住院第 1~3 天		住院第 2~4 天 （手术日）	
重 点 医 嘱	术前 常规 检查	□ 临时医嘱，血细胞分析（五分类），共 1 次， 　一次性 □ 临时医嘱，血凝分析，共 1 次，一次性 □ 临时医嘱，传染病综合抗体，共 1 次，一次性 □ 临时医嘱，尿常规分析，共 1 次，一次性 □ 临时医嘱，肝肾糖脂组合，共 1 次，一次性	抗菌 药物 试敏	□ 临时医嘱，头孢替唑钠皮试，共 　1 次，一次性 □ 临时医嘱，青霉素钠皮试，共 1 　次，一次性 □ 临时医嘱，磺苄西林钠皮试，共 　1 次，一次性	
	电诊 检查	□ 临时医嘱，常规心电图检查（电），共 1 次， 　一次性 □ 临时医嘱，床头常规心电图检查，共 1 次， 　一次性	术后 医嘱	□ 长期医嘱，术后医嘱，持续性	
	影像 学 检查	□ 临时医嘱，上肢摄影（门诊），共 1 次，一次性 □ 临时医嘱，上肢摄影（门诊），共 1 次，一次性 □ 临时医嘱，下肢摄影（门诊），共 1 次，一次性 □ 临时医嘱，下肢摄影（门诊），共 1 次，一次性 □ 临时医嘱，胸腹部摄影（门诊），共 1 次，一 　次性 □ 临时医嘱，上肢摄影（门诊），共 1 次，一次性 □ 临时医嘱，上肢摄影（门诊），共 1 次，一次性 □ 临时医嘱，上肢 CT（门诊楼），共 1 次，一次性 □ 临时医嘱，上肢 CT（门诊楼），共 1 次，一次性	术后 护理 等级	□ 长期医嘱，一级护理，持续性 □ 长期医嘱，二级护理，持续性 □ 长期医嘱，三级护理，持续性	
	手术 申请 医嘱	□ 临时医嘱，手术申请，共 1 次，一次性 □ 临时医嘱，拟明日在全身麻醉下行舟骨骨折 　切开复位内固定术 □ 临时医嘱，拟明日在臂丛麻醉下行舟骨骨折 　切开复位内固定术 □ 临时医嘱，拟急诊在臂丛麻醉下行舟骨骨折 　切开复位内固定术 □ 临时医嘱，拟急诊在局部麻醉下行舟骨骨折 　切开复位内固定术 □ 临时医嘱，拟明日在局部麻醉下行掌骨骨折 　切开复位内固定术 □ 临时医嘱，术晨禁食、禁水 □ 临时医嘱，术区备皮 □ 临时医嘱，地西泮注射液（2ml：10mg×10 　支），每次 2ml，共 1 支，一次性 □ 临时医嘱，地西泮注射液（2ml：10mg×10 　支），每次 0.5ml，共 1 支，一次性 □ 临时医嘱，硫酸阿托品注射液（1ml： 　0.5mg），每次 1ml，共 1 支，一次性 □ 临时医嘱，硫酸阿托品注射液（1ml： 　0.5mg），每次 0.3ml，共 1 支，一次性 □ 临时医嘱，导尿（进口），共 1 次，一次性	术后 膳食 选择	□ 长期医嘱，普通饮食，持续性 □ 长期医嘱，禁食、禁水，持续性 □ 长期医嘱，母乳喂养，持续性 □ 长期医嘱，流质饮食，持续性 □ 长期医嘱，半流质饮食，持续性 □ 长期医嘱，糖尿病饮食，持续性 □ 长期医嘱，低盐、低脂糖尿病饮 　食，持续性	

续　表

时间		住院第1~3天		住院第2~4天 （手术日）
重点医嘱	抗菌药物试敏	□ 临时医嘱，头孢替唑钠皮试，共1次，一次性 □ 临时医嘱，青霉素钠皮试，共1次，一次性 □ 临时医嘱，磺苄西林钠皮试，共1次，一次性	术后复查	□ 临时医嘱，5%葡萄糖注射液（100ml：5g），每次100ml，共3袋，每天上午1次 □ 临时医嘱，注射用门冬氨酸阿奇霉素（0.25g），每次0.5g，共6瓶，每天上午1次 □ 临时医嘱，0.9%氯化钠注射液（250ml：2.25克/袋），每次2502ml，共22袋，每天2次 □ 临时医嘱，注射用青霉素钠（160万单位），每次800万IU，共10支，每天2次 □ 临时医嘱，0.9%氯化钠注射液（250ml：2.25克/袋），每次2502ml，共22袋，每天2次 □ 临时医嘱，注射用青霉素钠（160万单位），每次800万IU，共10支，每天2次 □ 临时医嘱，0.9%氯化钠注射液（250ml：2.25g），每次250ml，共2袋，每天2次 □ 临时医嘱，注射用头孢替唑钠（0.5g），每次2g，共8支，每天2次 □ 临时医嘱，0.9%氯化钠注射液（250ml：2.25克/袋），每次250ml，共4袋，每天2次 □ 临时医嘱，注射用磺苄西林钠（1克/支），每次2g，共8支，每天2次 □ 临时医嘱，0.9%氯化钠注射液（250ml：2.25克/袋），每次250ml，共2袋，每天上午1次 □ 临时医嘱，克林霉素磷酸酯注射液（10ml：0.9g），每次1.8g，共4支，每天上午1次
	术前预防用药	□ 临时医嘱，0.9%氯化钠注射液（250ml：2.25克/袋），每次250ml，共2袋，每天2次 □ 临时医嘱，注射用磺苄西林钠（1克/支），每次2g，共4支，每天2次 □ 临时医嘱，0.9%氯化钠注射液（250ml：2.25克/袋），每次250ml，共2袋，一次性 □ 临时医嘱，注射用头孢替唑钠（0.5g），每次2g，共8支，一次性 □ 临时医嘱，0.9%氯化钠注射液（250ml：2.25克/袋），每次250ml，共1袋，一次性 □ 临时医嘱，克林霉素磷酸酯注射液（10ml：0.9g），每次1.8g，共2支，一次性	术后消肿	□ 长期医嘱，参芎葡萄糖注射液（100毫升/瓶），每次100ml，每天2次 □ 长期医嘱，5%葡萄糖注射液（250ml：12.5g），每次250ml，每天1次 □ 长期医嘱，大株红景天注射液（5毫升/支），每次10ml，每天1次 □ 长期医嘱，0.9%氯化钠注射液（250ml：2.25克/袋），每次250ml，每天1次 □ 长期医嘱，大株红景天注射液（5毫升/支），每次10ml，每天1次

续　表

时间	住院第 1~3 天	住院第 2~4 天 （手术日）
主要 护理 工作	□ 护士接诊，监测生命体征、建立入院病历 □ 进行入院宣教，向患者本人及家属交代临床路径， 　并交代相关注意事项 □ 完成术前各项常规检查 □ 做术前准备	□ 术前生命体征监测 □ 佩戴腕带，看护患者由手术室护理人员接 　入手术室 □ 患者安返病房后接患者，监测生命体征 □ 术后心理和生活护理
病情 变异 记录	□ 无　□ 有，原因： 1. 2.	□ 无　□ 有，原因： 1. 2.
护士 签名		
医师 签名		

时间		住院第 3~7 天		住院第 6~15 天
主要诊疗工作		□ 上级医师查房，并做手术效果及术后恢复情况评估 □ 完成术后各级医师查房记录及术后病程记录 □ 完成术后每日换药工作 □ 观察有无术后及麻醉后并发症		□ 上级医师查房，并观察手术切口愈合情况及有无并发症 □ 完成术后各级医师查房记录及病程记录 □ 完成每日换药工作
重点医嘱	术后护理等级	□ 长期医嘱，一级护理，持续性 □ 长期医嘱，二级护理，持续性 □ 长期医嘱，三级护理，持续性	术后等级护理	□ 长期医嘱，一级护理，持续性 □ 长期医嘱，二级护理，持续性 □ 长期医嘱，三级护理，持续性
	术后膳食选择	□ 长期医嘱，普通饮食，持续性 □ 长期医嘱，禁食、禁水，持续性 □ 长期医嘱，母乳喂养，持续性 □ 长期医嘱，流质饮食，持续性 □ 长期医嘱，半流质饮食，持续性 □ 长期医嘱，糖尿病饮食，持续性 □ 长期医嘱，低盐、低脂糖尿病饮食，持续性	术后膳食选择	□ 长期医嘱，普通饮食，持续性 □ 长期医嘱，母乳喂养，持续性 □ 长期医嘱，糖尿病饮食，持续性 □ 长期医嘱，低盐、低脂糖尿病饮食，持续性 □ 长期医嘱，流质饮食，持续性 □ 长期医嘱，半流质饮食，持续性
	术后抗菌药物应用	□ 长期医嘱，0.9%氯化钠注射液（100ml：0.9g），每次 100ml，每天 2 次 □ 长期医嘱，注射用头孢替唑钠（0.75g），每次 0.75g，每天 2 次 □ 长期医嘱，0.9%氯化钠注射液（250ml：2.25g），每次 250ml，每天 2 次 □ 长期医嘱，注射用头孢替唑钠（0.75g），每次 1.5g，每天 2 次 □ 长期医嘱，5%葡萄糖注射液（100ml：5g），每次 100ml，每天上午 1 次 □ 长期医嘱，注射用门冬氨酸阿奇霉素（0.25g），每次 0.25g，每天上午 1 次 □ 长期医嘱，5%葡萄糖注射液（250ml：12.5g），每次 250ml，每天上午 1 次 □ 长期医嘱，注射用门冬氨酸阿奇霉素（0.25g），每次 0.5g，每天上午 1 次 □ 长期医嘱，0.9%氯化钠注射液（100ml：0.9g），每次 100ml，每天 2 次 □ 长期医嘱，注射用青霉素钠（160 万单位），每次 320 万 IU，每天 2 次 □ 长期医嘱，0.9%氯化钠注射液（250ml：2.25g），每次 250ml，每天 2 次 □ 长期医嘱，注射用青霉素钠（160 万单位），每次 800 万 IU，每天 2 次	术后抗菌药物应用	□ 长期医嘱，0.9%氯化钠注射液（100ml：0.9g），每次 100ml，每天 2 次 □ 长期医嘱，注射用头孢替唑钠（0.75g），每次 0.75g，每天 2 次 □ 长期医嘱，0.9%氯化钠注射液（250ml：2.25g），每次 250ml，每天 2 次 □ 长期医嘱，注射用头孢替唑钠（0.75g），每次 1.5g，每天 2 次 □ 长期医嘱，5%葡萄糖注射液（100ml：5g），每次 100ml，每天上午 1 次 □ 长期医嘱，注射用门冬氨酸阿奇霉素（0.25g），每次 0.25g，每天上午 1 次 □ 长期医嘱，5%葡萄糖注射液（250ml：12.5g），每次 250ml，每天上午 1 次 □ 长期医嘱，注射用门冬氨酸阿奇霉素（0.25g），每次 0.5g，每天上午 1 次 □ 长期医嘱，0.9%氯化钠注射液（100ml：0.9g），每次 100ml，每天 2 次 □ 长期医嘱，注射用青霉素钠（160 万单位），每次 320 万 IU，每天 2 次 □ 长期医嘱，0.9%氯化钠注射液（250ml：2.25g），每次 250ml，每天 2 次 □ 长期医嘱，注射用青霉素钠（160 万单位），每次 800 万 IU，每天 2 次
	换药	□ 临时医嘱，特大换药，每次 1 次，共 1 次，一次性 □ 临时医嘱，石膏拆除术，共 1 次，一次性	换药	□ 临时医嘱，特大换药，每天 1 次，共 1 次，一次性 □ 临时医嘱，石膏拆除术，共 1 次，一次性
			通知出院	□ 临时医嘱，通知出院，共 1 次，一次性

续　表

时间	住院第 3~7 天	住院第 6~15 天
主要护理工作	□ 观察患者病情变化、外固定及敷料包扎情况 □ 患者术后心理及生活护理	□ 观察患者病情变化、外固定及敷料包扎情况 □ 患者术后心理及生活护理
病情变异记录	□ 无　□ 有，原因： 1. 2.	□ 无　□ 有，原因： 1. 2.
护士签名		
医师签名		

第三十二章

腓总神经卡压临床路径释义

【医疗质量控制指标】

指标一、基础影像学检查、术前评估，确认手术适应证。

指标二、围手术期预防性抗菌药物的选择、应用节点与应用时长。

指标三、术中神经功能保护措施。

指标四、术后并发症与再次手术情况。

指标五、手术切口愈合情况。

指标六、术后康复治疗情况。

指标七、住院期间为患者提供术前、术后健康教育与出院，教育告知五项要素情况。

指标八、出院前完成完整神经功能评估和生活质量评估情况。

指标九、离院方式。

指标十、住院天数与住院总费用。

指标十一、患者对服务的体验与评价。

一、腓总神经卡压编码

1. 原编码

疾病名称及编码：腓总神经卡压（ICD-10：G57.302）

手术操作名称及编码：神经松解术（ICD-9-CM-3：04.492）

2. 修改编码

疾病名称及编码：腓总神经卡压（ICD-10：G57.303）

手术操作名称及编码：腓总神经松解术（ICD-9-CM-3：04.4915）

二、临床路径检索方法

G57.303 伴 04.4915

三、国家医疗保障疾病诊断相关分组（CHS-DRG）

MDCB　神经系统疾病及功能障碍

BX2　颅神经/周围神经疾患

四、腓总神经卡压临床路径标准住院流程

（一）适用对象

第一诊断为腓总神经卡压（ICD-10：G57.302），行局部韧带切开减压，神经松解术（ICD-9-CM-3：04.492）。

> 释义
>
> ■ 本路径适用对象为腓总神经卡压，如因各种原因的创伤、肿瘤、炎症等所致，可以进入该相应路径，但需同时增加相应处理的费用。

（二）诊断依据

根据《周围神经卡压性疾病》（陈德松、曹光富主编，上海医科大学出版社，1999年），《外科学》（孙衍庆主编，北京大学医学出版社，2005年）。

1. 病史：除局部占位性病变外，多有外伤史、不良体位等诱因。
2. 体征：小腿酸乏无力、前外侧麻木或足下垂。
3. 辅助检查：肌电图支持。

释义

■ 由于腓总神经位置表浅，在皮下直接位于腓骨头表面，因此极易损伤或卡压。一些日常小的动作如跷腿、下蹲等均可能导致。而长时间手术、石膏、支具和绷带均可直接压迫此处。膝关节周围骨折、韧带损伤甚至行膝关节镜检查都可引起腓总神经卡压。非创伤性因素包括起于上胫腓关节的囊肿、神经内囊肿、脂肪瘤以及骨痂等。

■ 典型的患者可主诉足下垂，但初始症状也可表现为行走时因足无力而容易绊倒。小腿外侧可酸乏无力，甚至有疼痛感，其他感觉障碍和疼痛区还可包括足背（累及腓浅神经）和第一趾蹼间（累及腓深神经）。

■ 肌电图可用于辅助诊断。此外，B超检查可明确提示卡压的存在，且对导致卡压的原因有明确提示，包括神经外肿物和神经内肿物。X线平片也可提示骨性异常的存在，对于某些病变，尚需MRI检查。

（三）治疗方案的选择及依据

根据《临床诊疗指南·手外科学分册》（中华医学会编著，人民卫生出版社，2007年），《外科学》（孙衍庆主编，北京大学医学出版社，2005年）。

1. 腓总神经卡压。
2. 保守治疗无效时选择手术治疗。

释义

■ 病史+体征+肌电图检查可诊断腓总神经卡压，有时还需辅助B超、X线平片和MRI检查。

■ 对于缓慢起病的多数病例，一般应在保守治疗3~4个月无效后方考虑手术。保守治疗的方法包括制动、理疗和神经营养药，可根据实际情况选用。

■ 对于有神经症状明确，有明确导致压迫的原因，经B超或者MRI确认神经压迫明显者，应考虑早期手术治疗。

（四）标准住院日7~9天

释义

■ 怀疑腓总神经损伤的患者入院后，术前准备2~3天，明确诊断后可于第3~4天行手术治疗，术后观察3~5天可出院，总住院时间不超过9天符合本路径要求。

（五）进入路径标准

1. 第一诊断必须符合腓总神经卡压。
2. 当患者同时具有其他疾病，但在住院期间不需要特殊处理也不影响第一诊断的临床路径流程实施时，可以进入路径。
3. 病情需手术治疗。

> **释义**
>
> ■ 本路径适用对象为腓总神经卡压，如因各种原因的创伤、肿瘤、炎症等所致，可以进入该相应路径，但需同时增加相应处理的费用。
>
> ■ 入院后常规检查发现有基础疾病，如高血压、冠状动脉粥样硬化性心脏病、糖尿病、肝功能、肾功能不全等，经系统评估后对疾病诊断治疗无特殊影响者，可进入路径。但可能增加医疗费用，延长住院时间。
>
> ■ 符合手术适应证，需要进行手术治疗者进入本路径。

（六）术前准备2~3天

1. 必需的检查项目
(1) 血常规、尿常规。
(2) 肝功能、肾功能、电解质、血糖。
(3) 凝血功能。
(4) 感染性疾病筛查（乙型肝炎、丙型肝炎、梅毒、艾滋病等）。
(5) X线胸片、心电图。
(6) 腓骨小头处X线片。
(7) 术前需要肌电图、诱发电位检查。
2. 根据患者病情可选择
(1) 肺功能、超声心动图（老年人或既往有相关病史者）。
(2) CT、MRI。
(3) 有相关疾病者必要时请相应科室会诊。

> **释义**
>
> ■ 血常规、尿常规、X线胸片和心电图是最基本的常规检查，进入路径的患者均需完成。肝功能、肾功能、电解质、血糖、凝血功能、心电图、X线胸片可评估有无基础疾病，是否影响住院时间、费用及其治疗预后。肌电图是为了进一步确诊腓总神经损伤及其部位，明确神经损伤无恢复迹象，需要手术治疗。腓骨小头处的X线平片有助于提供可能导致神经损伤的骨性因素。B超或者MRI可明确神经压迫明显者，还可提供导致腓总神经损伤的软组织原因。
>
> ■ 对于老年患者，或者有相关病史者，应行肺功能和超声心动图检查，以确保患者可经受手术。
>
> ■ 由于合并糖尿病可导致伤口感染、神经生长缓慢等问题，因此，应经相关科室调整血糖后方可进行手术，推荐控制在7~8mmol/L。
>
> ■ 合并其他可能影响手术进程或者恢复的疾病，应在相关科室会诊完成，明确无明显影响后进行手术。

（七）选择用药

抗菌药物：按照《抗菌药物临床应用指导原则（2015 年版）》（国卫办医发〔2015〕43 号）执行。

> **释义**
>
> ■ 预防性抗菌药物常规剂量在术前半小时使用，如果手术时间超过 4~6 小时，可以术中加用 1 次。术后 24 小时按照常规剂量给药，对于手术时间长、出血多、有植入物等情况，可延长使用时间 48~72 小时。

（八）手术日为入院第 4~6 天

1. 麻醉方式：硬膜外麻醉或全身麻醉。
2. 手术方式：腓骨小头处探查，松解神经卡压。
3. 手术内植物：防粘连膜或液体。

> **释义**
>
> ■ 在完成常规检查，确诊病变为腓总神经卡压，并且有手术适应证，无手术禁忌证的情况下考虑手术治疗。
>
> ■ 手术麻醉的方式可以根据手术时间和患者的状况而定，可能单纯腰麻、腰麻+硬膜外麻醉或者全身麻醉。
>
> ■ 手术体位以侧卧位为佳，根据术者习惯也可采用俯卧位，或者仰卧位后大腿垫高屈膝位。
>
> ■ 切口以腓骨头下方，从近端后侧向远端前方弧形切口。松解的范围需依据压迫的位置进行定位，应充分松解腓总神经及其分支周围可能形成卡压的结构。

（九）术后住院恢复 5~9 天

1. 观察神经功能恢复情况。
2. 术后处理

（1）抗菌药物：按照《抗菌药物临床应用指导原则（2015 年版）》（国卫办医发〔2015〕43 号）执行。

（2）术后镇痛：参照《骨科常见疼痛的处理专家建议》。

（3）脱水药物、神经营养药物及电刺激。

（4）部分患者可根据病情给予抗凝治疗。

（5）术后康复：适当进行功能锻炼。

> **释义**
>
> ■ 预防性抗菌药物的使用按照常规参照标准进行即可。
>
> ■ 术后注意镇痛治疗，可根据具体情况选择口服非甾体类镇痛药、肌内注射麻醉类镇痛药，或者使用镇痛泵镇痛。
>
> ■ 术后第 2 天检查伤口情况，更换伤口敷料。

- 根据引流量拔除引流管。
- 术后第 2 天开始关节活动度练习，并逐渐增多。
- 如腕关节主动背伸受限，可佩戴腕背伸腕托。
- 达到下述出院标准后可出院继续治疗。

（十）出院标准

1. 体温正常，常规化验指标无明显异常。
2. 伤口情况良好：引流管拔除，伤口无感染征象（或可在门诊处理的伤口情况），无皮瓣坏死。
3. 没有需要住院处理的并发症和/或合并症。

> **释义**
>
> - 出院标准主要是与伤口情况有关，在化验检查和伤口检查良好的情况下应考虑出院。
> - 没有发生相关并发症和/或合并症，或者已经处理好，无需进一步住院治疗。

（十一）变异及原因分析

1. 围手术期并发症：伤口感染、血管损伤和伤口血肿等造成住院日延长和费用增加。
2. 内科合并症：老年患者常合并基础疾病，如脑血管或心血管病、糖尿病、血栓等，手术可能导致这些疾病加重而需要进一步治疗，从而延长治疗时间，并增加住院费用。

> **释义**
>
> - 并发症和合并症的发生应根据具体情况进行治疗，住院时间和住院费用相应延长和增加。

五、腓总神经卡压患者护理规范

1. 术前护理规范
（1）遵医嘱完成相关检查。
（2）遵医嘱补液、使用抗菌药物等。
（3）指导患者摄入充足水分及热量，遵医嘱指导饮食。
（4）术前健康教育及术前准备。
2. 术后护理规范
（1）术后患者返回病房后平卧位并抬高患肢。
（2）严密观察生命体征变化。
（3）密切观察切口敷料的渗血情况。
（4）严密观察患肢血运、肿胀等情况。
（5）必要时遵医嘱使用镇痛药、消肿药。

（6）积极评估患肢功能恢复状况，遵医嘱进行康复指导。

六、腓总神经卡压患者营养治疗规范

1. 营养风险筛查：①NRS 2002 评分＜3 分者，需 1 周后复筛。NRS 2002 评分≥3 分者，应进一步进行营养评估并给予积极的营养干预。②NRS 2002 评分＜3 分者，合理饮食，平衡膳食。如有内科合并症，应根据合并症的营养治疗原则给予相应治疗膳食，积极控制合并症。③NRS 2002评分≥3 分者，根据营养诊断，给予个体化营养干预。以适宜的热量、脂肪，充足的蛋白质、维生素和矿物质为原则。能量供给标准为 25~35kcal/kg 标准体重，建议根据患者年龄、性别、体重、身体活动水平个体化调整热量的摄入。碳水化合物供能比 45%~60%；蛋白质摄入量宜在 1.0~1.5g/kg 标准体重，若存在蛋白质代谢异常可酌情增加蛋白质摄入，最高至 2.0g/kg 标准体重，其中优质蛋白质不低于蛋白质总量的 1/3~1/2；脂肪供能比以 25%~35% 为宜，适当提高膳食单不饱和脂肪酸及 ω-3 脂肪酸的摄入。如有内科合并症，营养素摄入应根据合并症的营养治疗原则进行调整。

2. 加速康复外科围手术期营养支持。术前予 12.5% 碳水化合物饮品，术后早期恢复口服营养及补充蛋白质。推荐应用产品营养制剂以保证蛋白质摄入。术后饮食根据不同治疗时期选择饮食种类由流质饮食、半流质饮食逐步过渡至普通饮食等。饮食宜清淡，以温、热、软为佳，忌食生冷、肥甘、厚腻食物，限制刺激性食物、饮品及调味品。

3. 如经口进食量不足需要量的 50%~75% 者，可提供口服营养营养补充剂，必要时给予管饲肠内营养补充或肠外营养补充。

七、腓总神经卡压患者健康宣教

1. 术后 3~5 天复查一次切口，根据切口情况酌情增加复查次数。

2. 如切口持续有渗出物或出现切口红肿、体温异常等情况，需及时处理。

3. 遵医嘱使用药物，如有内科合并症应专科就诊。

4. 术后两周拆除切口缝合线。

5. 术后第 2 天开始关节活动度练习，根据实际康复情况调整活动方式及活动量。

6. 生活指导：采取合理的生活方式及饮食习惯，运动适宜，保证摄入充足的蛋白质、维生素及含钙食物。戒烟酒，避免咖啡因的摄入，少饮碳酸饮料。

八、推荐表单

（一）医师表单

腓总神经卡压临床路径医师表单

适用对象：第一诊断为腓总神经卡压（ICD-10：G57.303）

行腓总神经松解术（ICD-9-CM-3：04.4915）

患者姓名：		性别：　年龄：　门诊号：	住院号：
住院日期：　　年　月　日		出院日期：　　年　月　日	标准住院日：7~10 天

时间	住院第 1 天	住院第 2 天	住院第 3 天 （术前日）
临床诊断与病情评估	□ 临床诊断：第一诊断为腓总神经卡压 □ 病情评估：评估患者病情有无明显改变	□ 临床诊断：第一诊断为腓总神经卡压 □ 病情评估：评估患者病情有无明显改变	□ 临床诊断：第一诊断为腓总神经卡压 □ 病情评估：评估患者病情有无明显改变
主要诊疗工作	□ 询问病史及体格检查 □ 完成病历书写 □ 开化验单及相关检查 □ 上级医师查房与术前评估 □ 上级医师查房	□ 根据病史、体检、平片、电生理等行术前讨论，确定手术方案、决定麻醉方式 □ 根据化验及相关检查结果对患者的手术风险进行评估，必要者请相关科室会诊 □ 完成必要的相关科室会诊	□ 完成术前准备与术前评估 □ 完成术前小结、上级医师查房记录等病历书写 □ 签署手术知情同意书、自费用品协议书 □ 向患者及家属交代病情及围手术期的注意事项
重点医嘱	**长期医嘱：** □ 手外科护理常规 □ 二级护理 □ 饮食 □ 患者既往基础用药 **临时医嘱：** □ 血常规、尿常规 □ 凝血功能 □ 肝功能、肾功能、电解质、血糖 □ 感染性疾病筛查 □ 胸片、心电图 □ 肌电图 □ 膝关节 X 线片、CT、磁共振检查（根据病情需要决定） □ 请相关科室会诊（根据情况）	**长期医嘱：** □ 二级护理 □ 饮食	**长期医嘱：** □ 二级护理 □ 饮食 **临时医嘱：** □ 术前医嘱：常规准备明日在硬膜外麻醉或全身麻醉下行开放性腓总神经松解术 □ 术前禁食、禁水
病情变异记录	□ 无　□ 有，原因： 1. 2.	□ 无　□ 有，原因： 1. 2.	□ 无　□ 有，原因： 1. 2.
特殊医嘱			
医师签名			

时间	住院第4天 （手术日）	住院第5天 （术后第1天）	住院第6天 （术后第2天）
临床诊断与病情评估	□ 临床诊断：第一诊断为腓总神经卡压 □ 病情评估：评估患者病情有无明显改变	□ 临床诊断：第一诊断为腓总神经卡压 □ 病情评估：评估患者病情有无明显改变	□ 临床诊断：第一诊断为腓总神经卡压 □ 病情评估：评估患者病情有无明显改变
主要诊疗工作	□ 手术 □ 术者完成手术记录 □ 住院医师完成术后病程记录 □ 上级医师查房 □ 注意神经功能的变化 □ 向患者及家属交代手术过程概况及术后注意事项	□ 上级医师查房，注意病情变化 □ 完成常规病历书写 □ 注意引流量，根据引流情况明确是否拔除引流管 □ 注意观察体温、血压、脉搏等一般状态 □ 注意神经功能变化	□ 上级医师查房，注意病情变化 □ 完成常规病历书写 □ 注意引流量，根据引流情况明确是否拔除引流管 □ 注意观察体温等一般状态 □ 注意神经功能变化
重点医嘱	**长期医嘱：** □ 全身麻醉/局部麻醉+强化后护理常规 □ 术后护理常规 □ 特殊疾病护理或一级护理 □ 术后6小时普通饮食、糖尿病饮食、低盐低脂饮食 □ 神经营养药物 **临时医嘱：** □ 心电血压监测、吸氧 □ 补液（根据病情）	**长期医嘱：** □ 术后护理常规 □ 饮食 □ 一级护理 □ 脱水（根据情况） □ 激素 □ 神经营养药物 □ 镇痛药物 □ 理疗 □ 雾化吸入（根据情况） □ 抗凝治疗（根据情况） **临时医嘱：** □ 换药 □ 镇痛 □ 补液	**长期医嘱：** □ 饮食 □ 一级护理 □ 理疗 □ 拔除引流（根据情况） □ 拔除引流后可行电刺激 **临时医嘱：** □ 换药（根据情况） □ 补液（根据情况）
病情变异记录	□ 无　□ 有，原因： 1. 2.	□ 无　□ 有，原因： 1. 2.	□ 无　□ 有，原因： 1. 2.
特殊医嘱			
医师签名			

时间	住院第 7 天 （术后第 3 天）	住院第 8 天 （出院前 1 天）	住院第 9 天 （出院日）
临床诊断与病情评估	□ 临床诊断：第一诊断为腓总神经卡压 □ 病情评估：评估患者病情有无明显改变	□ 临床诊断：第一诊断为腓总神经卡压 □ 病情评估：评估患者病情有无明显改变	□ 临床诊断：第一诊断为腓总神经卡压 □ 病情评估：评估患者病情有无明显改变
主要诊疗工作	□ 上级医师查房 □ 完成常规病历书写 □ 注意观察体温 □ 注意神经功能变化 □ 注意伤口情况	□ 上级医师查房，进行手术及伤口评估，确定有无手术并发症和切口愈合不良情况，明确能否出院 □ 完成出院记录、病案首页、出院诊断书、病程记录等 □ 向患者交代出院后的注意事项，如返院复诊的时间、地点，发生紧急情况时的处理等	□ 患者办理出院手续，出院
重点医嘱	**长期医嘱：** □ 手外科术后护理常规 □ 二级护理 □ 饮食 □ 神经营养药物 □ 脱水（根据情况） □ 镇痛药物 □ 理疗 **临时医嘱：** □ 换药 □ 补液	**出院医嘱：** □ 嘱＿＿日拆线换药（根据出院时间决定） □ 1 个月后门诊复诊 □ 如有不适，随时来诊	
病情变异记录	□ 无　□ 有，原因： 1. 2.	□ 无　□ 有，原因： 1. 2.	□ 无　□ 有，原因： 1. 2.
特殊医嘱			
医师签名			

（二）护士表单

腓总神经卡压临床路径护士表单

适用对象：第一诊断为腓总神经卡压患者（ICD-10：G57.302）
　　　　　行腓总神经松解术（ICD-9-CM-3：04.4915）

患者姓名：	性别：	年龄：	门诊号：	住院号：

住院日期：　　年　月　日	出院日期：　　年　月　日	标准住院日：7~10天

时间	住院第1天	住院第2天	住院第3天 （术前日）
健康宣教	**入院宣教：** □ 介绍主管医师、护士 □ 介绍环境、设施 □ 介绍住院注意事项 □ 介绍探视和陪伴制度	□ 药物宣教 □ 解答患者的相关疑虑 □ 告知神经损伤的临床特点 □ 告知神经卡压的性质和病变特点	**手术前宣教：** □ 宣教手术前准备及手术后注意事项 □ 告知手术后饮食 □ 告知患者在手术中配合医师 □ 主管护士与患者沟通，消除患者紧张情绪 □ 告知手术后可能出现的情况及应对方式
护理处置	□ 核对患者，佩戴腕带 □ 建立入院护理病历 □ 协助患者留取各种标本 □ 测量体重 □ 评估活动能力	□ 协助医师完成手术前的相关化验 □ 护理等级评定	□ 术前常规准备（腕带、对接单） □ 术区备皮 □ 术后床上如厕模拟训练
基础护理	**三级护理：** □ 晨晚间护理 □ 排泄管理 □ 患者安全管理	**三级护理：** □ 晨晚间护理 □ 排泄管理 □ 患者安全管理	**二级护理：** □ 晨晚间护理 □ 患者安全管理
专科护理	□ 护理查体 □ 告知辅助检查的注意事项 □ 确定饮食种类 □ 心理护理	□ 病情观察 □ 神经功能改变 □ 肿物变化的观察 □ 遵医嘱完成相关检查 □ 心理护理	□ 病情观察 □ 神经功能改变 □ 肿物变化的观察 □ 遵医嘱完成相关检查 □ 心理护理
重点医嘱	□ 详见医嘱执行单	□ 详见医嘱执行单	□ 详见医嘱执行单
病情变异记录	□ 无　□ 有，原因： 1. 2.	□ 无　□ 有，原因： 1. 2.	□ 无　□ 有，原因： 1. 2.
护士签名			

时间	住院第4天 （手术日）	住院第5天 （术后第1天）	住院第6天 （术后第2天）
健康宣教	**手术当日宣教：** □ 告知饮食、体位要求 □ 告知手术后需禁食4~6小时 □ 给予患者及家属心理支持 □ 再次明确探视陪伴须知 □ 手术后宣教 □ 再次告知饮食、体位要求 □ 告知患者家属辅助观察患者精神状态	□ 饮食指导：禁烟酒，忌生冷辛辣刺激性食物	□ 饮食指导：禁烟酒，忌生冷辛辣刺激性食物
护理处置	□ 手术接患者时核对患者信息 □ 患者基本信息 □ 手术肢体和部位并标记 □ 核对术中带药 □ 核对病历和影像资料 □ 摘除患者义齿 □ 摘除患者佩戴的眼镜、首饰等物品 □ 接手术后患者 □ 核对患者及资料 □ 即刻监护患者的生命体征 □ 记录患者的液体和引流 □ 记录其他带回患者资料	□ 完成当日医嘱核对	□ 完成当日医嘱核对
基础护理	**二级/一级护理：** □ 遵医嘱补液和抗菌药物 □ 心电血压监护、吸氧 □ 患者安全管理	**二级/一级护理：** □ 遵医嘱补液和抗菌药物 □ 口腔护理、拍背咳痰，鼓励早期下床活动 □ 患者安全管理	**二级/一级护理：** □ 遵医嘱补液和抗菌药物 □ 口腔护理、拍背咳痰，鼓励早期下床活动 □ 患者安全管理
专科护理	□ 体位护理：合理使用肢体垫，舒适卧位 □ 肢体观察：观察患肢血运情况，注意感觉功能变化 □ 切口观察：观察敷料渗出情况，注意血运变化 □ 引流护理：密切引流液的观察，保持引流管无受压、折曲，引流通畅 □ 管路护理：做好管路观察、记录，标识及维护护理 □ 疼痛护理 □ 心理护理	□ 肢体护理：保持下肢处于中立位，避免过度外展。防止冷热伤 □ 疼痛护理：若患肢疼痛，可视情况遵医嘱合理使用镇痛药 □ 预防血栓护理 □ 用药观察护理 □ 伤口护理 □ 心理护理	□ 肢体护理：保持下肢处于中立位，避免过度外展。防止冷热伤 □ 疼痛护理：若患肢疼痛，可视情况遵医嘱合理使用镇痛药 □ 预防血栓护理 □ 用药观察护理 □ 伤口护理 □ 心理护理
重点医嘱	□ 详见医嘱执行单	□ 详见医嘱执行单	□ 详见医嘱执行单
病情变异记录	□ 无　□ 有，原因： 1. 2.	□ 无　□ 有，原因： 1. 2.	□ 无　□ 有，原因： 1. 2.
护士签名			

时间	住院第 7 天 （术后第 3 天）	住院第 8 天 （术后第 4 天）	住院第 9~15 天 （出院日）
健康宣教	□ 饮食指导：禁烟酒，忌生冷辛辣刺激性食物	□ 饮食指导：禁烟酒，忌生冷辛辣刺激性食物	**出院宣教：** □ 复查时间 □ 服药方法 □ 指导办理出院手续 □ 电刺激治疗、肌肉按摩防止肌肉萎缩，患肢不可过早负重，按期服用促神经生长药物的方法及意义
护理处置	□ 完成当日医嘱核对	□ 完成当日医嘱核对	□ 办理出院手续 □ 书写出院小结
基础护理	**二级/一级护理：** □ 遵医嘱补液和抗菌药物 □ 口腔护理、拍背咳痰，鼓励早期下床活动 □ 患者安全管理	**二级/一级护理：** □ 遵医嘱补液和抗菌药物 □ 口腔护理、拍背咳痰，鼓励早期下床活动 □ 患者安全管理	**三级护理：** □ 患者安全管理
专科护理	□ 肢体护理：保持下肢处于中立位，避免过度外展。防止冷热伤 □ 疼痛护理：若患肢疼痛，可视情况遵医嘱合理使用镇痛药 □ 预防血栓护理 □ 用药观察护理 □ 伤口护理 □ 心理护理	□ 肢体护理：保持下肢处于中立位，避免过度外展。防止冷热伤 □ 疼痛护理：若患肢疼痛，可视情况遵医嘱合理使用镇痛药 □ 预防血栓护理 □ 用药观察护理 □ 伤口护理 □ 心理护理	□ 瘢痕护理：告知预防瘢痕的意义及方法 □ 功能锻炼：早期开始足背伸动作，每日 3 次，每次 15 组，同时按摩足部放松。监测疼痛、麻木恢复情况
重点医嘱	□ 详见医嘱执行单	□ 详见医嘱执行单	□ 详见医嘱执行单
病情变异记录	□ 无　□ 有，原因： 1. 2.	□ 无　□ 有，原因： 1. 2.	□ 无　□ 有，原因： 1. 2.
护士签名			

（三）患者表单

腓总神经卡压临床路径患者表单

适用对象：第一诊断为腓总神经卡压（ICD-10：G57.303）
行腓总神经松解术（ICD-9-CM-3：04.4915）

患者姓名：	性别：　年龄：　门诊号：	住院号：
住院日期：　年　月　日	出院日期：　年　月　日	标准住院日：7~10天

时间	入院	术前	手术日
医患配合	□ 配合询问病史、收集资料，请务必详细告知既往史、用药史、过敏史 □ 配合进行体格检查 □ 有任何不适请告知医师	□ 配合完善手术检查前相关检查、化验，如采血、留尿、心电图、X线胸片 □ 医师与患者及家属介绍病情及手术检查谈话、胃镜检查前签字	□ 配合完善相关检查、化验，如采血、留尿 □ 配合医师摆好检查体位
护患配合	□ 配合测量体温、脉搏、呼吸3次，血压、体重1次 □ 配合完成入院护理评估（简单询问病史、过敏史、用药史） □ 接受入院宣教（环境介绍、病室规定、订餐制度、贵重物品保管等） □ 配合执行探视和陪伴制度 □ 有任何不适请告知护士	□ 配合测量体温、脉搏、呼吸3次，询问大便次数1次 □ 接受手术前宣教 □ 接受饮食宣教 □ 接受药物宣教	□ 配合测量体温、脉搏、呼吸3次、询问大便次数1次 □ 送手术室前，协助完成核对，带齐影像资料及用药 □ 返回病房后，配合接受生命体征的监测 □ 配合检查意识（全身麻醉者） □ 配合缓解疼痛 □ 接受手术后宣教 □ 接受饮食宣教：手术当天禁食 □ 接受药物宣教 □ 有任何不适请告知护士
饮食	□ 遵医嘱饮食	□ 遵医嘱饮食	□ 手术前禁食、禁水 □ 手术后，根据医嘱4~6小时后试饮水，无恶心呕吐进少量流质饮食或半流质饮食
排泄	□ 正常排尿便	□ 正常排尿便	□ 正常排尿便
活动	□ 正常活动	□ 正常活动	□ 正常活动

时间	手术后	出院日
医患配合	□ 配合肢体检查 □ 配合完善术后检查，如采血、留尿便等	□ 接受出院前指导 □ 知道复查程序 □ 获取出院诊断书
护患配合	□ 配合定时监测生命体征，每日询问大便次数 □ 配合检查伤口 □ 接受输液、服药等治疗 □ 接受进食、进水、排便等生活护理 □ 配合活动，预防皮肤压力伤 □ 注意活动安全，避免坠床或跌倒 □ 配合执行探视及陪伴	□ 接受出院宣教 □ 办理出院手续 □ 获取出院带药 □ 知道服药方法、作用、注意事项 □ 知道复印病历程序
饮食	□ 遵医嘱饮食	□ 遵医嘱饮食
排泄	□ 正常排尿便	□ 正常排尿便
活动	□ 正常适度活动，避免疲劳	□ 正常适度活动，避免疲劳

附：原表单（2016年版）

腓总神经卡压临床路径表单

适用对象：第一诊断为腓总神经卡压患者（ICD-10：G57.302）

患者姓名：	性别： 年龄： 门诊号：	住院号：
住院日期： 年 月 日	出院日期： 年 月 日	标准住院日：7~10天

时间	住院第1天	住院第2天	住院第3天 （术前日）
临床诊断与病情评估	□ 临床诊断：第一诊断为腓总神经卡压 □ 病情评估：评估患者病情有无明显改变	□ 临床诊断：第一诊断为腓总神经卡压 □ 病情评估：评估患者病情有无明显改变	□ 临床诊断：第一诊断为腓总神经卡压 □ 病情评估：评估患者病情有无明显改变
主要诊疗工作	□ 询问病史及体格检查 □ 完成病历书写 □ 开化验单及相关检查 □ 上级医师查房与术前评估 □ 上级医师查房	□ 根据病史、体检、平片、电生理等行术前讨论，确定手术方案，决定麻醉方式 □ 根据化验及相关检查结果对患者的手术风险进行评估，必要者请相关科室会诊 □ 完成必要的相关科室会诊	□ 完成术前准备与术前评估 □ 完成术前小结、上级医师查房记录等病历书写 □ 签署手术知情同意书、自费用品协议书 □ 向患者及家属交代病情及围手术期的注意事项
重点医嘱	**长期医嘱：** □ 手外科护理常规 □ 二级护理 □ 饮食 □ 患者既往基础用药 **临时医嘱：** □ 血常规、尿常规 □ 凝血功能 □ 肝功能、肾功能、电解质、血糖 □ 感染性疾病筛查 □ 胸片、心电图 □ 肌电图 □ 膝关节X线片或CT或磁共振检查（根据病情需要决定） □ 请相关科室会诊（根据情况）	**长期医嘱：** □ 二级护理 □ 饮食	**长期医嘱：** □ 二级护理 □ 饮食 **临时医嘱：** □ 术前医嘱：常规准备明日在硬膜外麻醉或全身麻醉下行开放性腓总神经松解术 □ 术前禁食、禁水
主要护理工作	□ 介绍病区环境、设施；介绍患者主管医师和责任护士；入院常规宣教；评估活动能力，安全护理；告知辅助检查的注意事项	□ 护理等级评定；药物过敏史；既往病史；在陪检护士指导下完成辅助检查；做好晨晚间护理	□ 术前常规准备（腕带、对接单）；术区备皮；术前宣教；心理护理；术后如厕模拟训练

续　表

时间	住院第 1 天	住院第 2 天	住院第 3 天 （术前日）
病情 变异 记录	□ 无　□ 有，原因： 1. 2.	□ 无　□ 有，原因： 1. 2.	□ 无　□ 有，原因： 1. 2.
特殊 医嘱			
护士 签名			
医师 签名			

时间	住院第 4 天 （手术日）	住院第 5 天 （术后第 1 天）	住院第 6 天 （术后第 2 天）
临床诊断与病情评估	□ 临床诊断：第一诊断为腓总神经卡压 □ 病情评估：评估患者病情有无明显改变	□ 临床诊断：第一诊断为腓总神经卡压 □ 病情评估：评估患者病情有无明显改变	□ 临床诊断：第一诊断为腓总神经卡压 □ 病情评估：评估患者病情有无明显改变
主要诊疗工作	□ 手术 □ 术者完成手术记录 □ 住院医师完成术后病程记录 □ 上级医师查房 □ 注意神经功能的变化 □ 向患者及家属交代手术过程概况及术后注意事项	□ 上级医师查房，注意病情变化 □ 完成常规病历书写 □ 注意引流量，根据引流情况明确是否拔除引流管 □ 注意观察体温血压脉搏等一般状态 □ 注意神经功能变化	□ 上级医师查房，注意病情变化 □ 完成常规病历书写 □ 注意引流量，根据引流情况明确是否拔除引流管 □ 注意观察体温等一般状态 □ 注意神经功能变化
重点医嘱	长期医嘱： □ 全身麻醉/局部麻醉+强化后护理常规 □ 术后护理常规 □ 特殊疾病护理或一级护理 □ 术后 6 小时普通饮食、糖尿病饮食、低盐低脂饮食 □ 神经营养药物 临时医嘱： □ 心电血压监护、吸氧 □ 补液（根据病情）	长期医嘱： □ 术后护理常规 □ 饮食 □ 一级护理 □ 脱水（根据情况） □ 激素 □ 神经营养药物 □ 镇痛药物 □ 理疗 □ 雾化吸入（根据情况） □ 抗凝治疗（根据情况） 临时医嘱： □ 换药 □ 镇痛 □ 补液	长期医嘱： □ 饮食 □ 一级护理 □ 理疗 □ 拔除引流（根据情况） □ 拔除引流后可行电刺激 临时医嘱： □ 换药（根据情况） □ 补液（根据情况）
主要护理工作	□ 体位护理：合理使用肢体垫，舒适卧位 □ 切口观察：观察敷料渗出情况，注意血运变化 □ 疼痛护理：指导患者正确使用镇痛泵	□ 饮食指导：禁烟酒，忌生冷辛辣刺激性食物 □ 引流护理：密切观察伤口敷料渗出情况。保持引流管无受压、折曲，引流通畅 □ 肢体护理：保持下肢处于中立位，避免过度外展。防止冷热伤 □ 预防血栓护理	□ 饮食指导：禁烟酒，忌生冷辛辣刺激性食物 □ 引流护理：密切观察伤口敷料渗出情况。保持引流管无受压、折曲，引流通畅 □ 肢体护理：保持下肢处于中立位，避免过度外展。防止冷热伤 □ 预防血栓护理
病情变异记录	□ 无 □ 有，原因： 1. 2.	□ 无 □ 有，原因： 1. 2.	□ 无 □ 有，原因： 1. 2.
特殊医嘱			
护士签名			
医师签名			

时间	住院第 7 天 （术后第 3 天）	住院第 8 天 （出院前 1 天）	住院第 9 天 （出院日）
临床诊断与病情评估	□ 临床诊断：第一诊断为腓总神经卡压 □ 病情评估：评估患者病情有无明显改变	□ 临床诊断：第一诊断为腓总神经卡压 □ 病情评估：评估患者病情有无明显改变	□ 临床诊断：第一诊断为腓总神经卡压 □ 病情评估：评估患者病情有无明显改变
主要诊疗工作	□ 上级医师查房 □ 完成常规病历书写 □ 注意观察体温 □ 注意神经功能变化 □ 注意伤口情况	□ 上级医师查房，进行手术及伤口评估，确定有无手术并发症和切口愈合不良情况，明确能否出院 □ 完成出院记录、病案首页、出院诊断书、病程记录等 □ 向患者交代出院后的注意事项，如返院复诊的时间、地点，发生紧急情况时的处理等	□ 患者办理出院手续，出院
重点医嘱	**长期医嘱：** □ 手外科术后护理常规 □ 二级护理 □ 饮食 □ 神经营养药物 □ 脱水（根据情况） □ 镇痛药物 □ 理疗 **临时医嘱：** □ 换药 □ 补液	**出院医嘱：** □ 嘱＿＿日拆线换药（根据出院时间决定） □ 1 个月后门诊复诊 □ 如有不适，随时来诊	
主要护理工作	□ 饮食指导：禁烟酒，忌生冷辛辣刺激性食物 □ 引流护理：密切观察伤口敷料渗出情况。保持引流管无受压、折曲、引流通畅 □ 肢体护理：保持下肢处于中立位，避免过度外展。防止冷热伤 □ 预防血栓护理	□ 饮食指导：禁烟酒，忌生冷辛辣刺激性食物 □ 引流护理：密切观察伤口敷料渗出情况保持引流管无受压、折曲、引流通畅 □ 肢体护理：保持下肢处于中立位，避免过度外展。防止冷热伤 □ 预防血栓护理	□ 功能锻炼：早期开始足背伸动作，每日 3 次，每次 15 组，同时按摩足部放松。监测疼痛、麻木恢复情况 □ 瘢痕护理：告知预防瘢痕的意义及方法 □ 告知随诊的意义 □ 告知出院流程 □ 告知营养神经药物使用方法
病情变异记录	□ 无　□ 有，原因： 1. 2.	□ 无　□ 有，原因： 1. 2.	□ 无　□ 有，原因： 1. 2.
特殊医嘱			
护士签名			
医师签名			

第三十三章

桡神经损伤临床路径释义

【医疗质量控制指标】

指标一、术前评估，确认手术适应证。

指标二、围手术期预防性抗菌药物的选择、应用节点及应用时长。

指标三、术中神经功能保护措施。

指标四、术后并发症与再次手术情况。

指标五、手术切口愈合情况。

指标六、术后康复治疗情况。

指标七、住院期间为患者提供术前、术后健康教育与出院，教育告知五项要素情况。

指标八、出院前完成完整神经功能评估和生活质量评估情况。

指标九、离院方式。

指标十、住院天数与住院总费用。

指标十一、患者对服务的体验与评价。

一、桡神经损伤编码

1. 原编码

疾病名称及编码：单侧桡神经损伤（ICD-10：S54.201）

手术操作名称及编码：桡神经松解术（ICD-9-CM-3：04.4904）

2. 修改编码

疾病名称及编码：桡神经损害（ICD-10：G56.300）

桡神经麻痹（ICD-10：G56.301）

手术操作名称及编码：桡神经松解术（ICD-9-CM-3：04.4909）

二、临床路径检索方法

G56.3 伴 04.4909

三、国家医疗保障疾病诊断相关分组（CHS-DRG）

MDCB　神经系统疾病及功能障碍

BX2　颅神经/周围神经疾患

四、桡神经损伤临床路径标准住院流程

（一）适用对象

第一诊断为单侧桡神经损伤（ICD-10：S54.201），行桡神经松解术（ICD-9-CM-3：04.4904）。

> 释义
>
> ■ 本路径适用对象为原发性桡神经损伤，如因各种原因的创伤、肿瘤、炎症等原因所致，需要进入其他相应路径。

（二）诊断依据

根据《临床诊疗指南·骨科分册》（中华医学会编著，人民卫生出版社，2009 年），《外科学（下册）》（8 年制和 7 年制临床医学专用教材，赵玉沛、陈孝平主编，人民卫生出版社，2015 年）。

1. 病史：无明确外伤史。
2. 体征：单侧伸腕、伸指、伸拇功能障碍伴虎口区感觉麻木。
3. 肌电图检查：有桡神经损伤的表现。
4. B 超检查：桡神经卡压或沙漏样狭窄。

> **释义**
>
> ■ 病史+主诉+体征+肌电图+B 超检查是诊断原发性桡神经损伤的初步依据。
>
> ■ 患者无明确外伤及手术史，否则进入其他路径。患者可能有之前与桡神经损伤无关的小状况，如感冒、其他部位手术以及小的牵拉动作等。
>
> ■ 根据桡神经损伤位置不同，患者可主诉伸腕、伸指、伸拇功能障碍伴虎口区感觉麻木（提示损伤位置在上臂，累及桡神经主干），也可主诉伸拇和伸指障碍，但无虎口区感觉麻木（提示损伤位置在肘部和前臂近端，累及骨间后神经）。
>
> ■ 体检要注意检查麻痹肌肉的功能外，还需特别注意其他桡神经支配肌肉。此外，还要注意上肢其他区域感觉和肌力异常。
>
> ■ 肌电图检查应该最早在损伤后 3 周进行。除检查桡神经外，还需检查其他神经和肌肉，以除外其他疾病和损伤。
>
> ■ B 超检查有助于确定桡神经损伤的存在、部位和性质。

（三）进入路径标准

1. 第一诊断必须符合 ICD-10：S54.201 桡神经损伤疾病编码。
2. 如患有其他疾病，但住院期间不需要特殊处理，也不影响第一诊断的临床路径流程实施时，可以进入路径。
3. 不合并颈椎病。

> **释义**
>
> ■ 本路径适用对象为原发性桡神经损伤，如因各种原因的创伤、肿瘤、炎症等原因所致，需要进入其他相应路径。
>
> ■ 入院后常规检查发现有基础疾病，如高血压、冠状动脉粥样硬化性心脏病、糖尿病、肝功能、肾功能不全等，经系统评估后对溃疡病诊断治疗无特殊影响者，可进入路径。但可能增加医疗费用，延长住院时间。
>
> ■ 需常规检查桡神经以外的其他上肢神经的感觉和肌肉功能，以除外病变因颈椎病变引起，或者与桡神经损伤合并存在。

（四）标准住院日 7~15 天

> **释义**
>
> ■ 怀疑桡神经损伤的患者入院后，肌电图前准备1~2天，第2~3天行肌电图和B超检查。明确诊断后，可于第5天左右行手术治疗，术后观察3~5天可出院，总住院时间不超过15天符合本路径要求。

（五）住院期间的检查项目

1. 必需的检查项目
（1）血常规、尿常规。
（2）肌电图、肝功能、肾功能、血电解质、血糖。
（3）凝血功能。
（4）感染性疾病筛查（乙型肝炎、丙型肝炎、梅毒、艾滋病等）。
（5）X 线胸片、心电图。
2. 根据患者病情进行的检查项目
（1）肺功能、超声心动图（老年人或既往有相关病史者）。
（2）对于合并糖尿病的请相关科室调整血糖。
（3）有相关疾病者必要时请相应科室会诊。

> **释义**
>
> ■ 血常规、尿常规、X 线胸片和心电图是最基本的常规检查，进入路径的患者均需完成。肝功能、肾功能、电解质、血糖、凝血功能、心电图、X 线胸片可评估有无基础疾病，是否影响住院时间、费用及其治疗预后。肌电图与彩超是为了进一步确诊桡神经损伤及其部位，以除外其他损伤。
>
> ■ 对于老年患者或有相关病史者，应行肺功能和超声心动图检查，以确保患者可经受手术。
>
> ■ 由于合并糖尿病可导致伤口感染、神经生长缓慢等问题，因此，应经相关科室调整血糖后方可进行手术，推荐控制在 7~8mmol/L。
>
> ■ 合并其他可能影响手术进程或者恢复的疾病，应在相关科室会诊完成，明确无明显影响后进行手术。

（六）治疗方案的选择

桡神经松解术，局部神经受压严重可考虑放置防粘连膜。

> **释义**
>
> ■ 术前应根据病史+体检+肌电图+B 超确定损伤的位置，如果伸腕功能未累及，考虑损伤位置在前臂近端至上臂远端的区域。如果累及伸腕功能，考虑损伤位置在上臂远端以近的区域。
>
> ■ 切口应根据损伤位置进行选择。

■ 松解的范围依据压迫位置而定，可能是骨间后神经也可能是桡神经主干。损伤如果是卡压导致的，要松解所有可能导致卡压的因素。如果神经有沙漏样狭窄，则需要切开神经外膜，松解神经上所有狭窄的外膜或系膜，但应注意保护神经的完整性。

■ 对于神经压迫明显者，在完成彻底松解基础上，可放置防粘连膜。

（七）预防性抗菌药物选择与使用时机

术前半小时及术后 24 小时预防应用抗菌药物。

> 释义

■ 预防性抗菌药物常规剂量在术前半小时使用，如果手术时间超过 4 小时，可以术中加用 1 次。术后 24 小时按照常规剂量给药，对于手术时间长、出血多、有植入物等情况，可延长使用时间到 48~72 小时。

（八）手术日为入院第 3~5 天

> 释义

■ 在完成常规检查，确诊病变为桡神经损伤，并且有手术适应证，无手术禁忌证的情况下考虑手术治疗。

（九）术后恢复 4~11 天

> 释义

■ 术后注意镇痛治疗，可根据具体情况选择口服非甾体类镇痛药、肌内注射麻醉类镇痛药，或者使用镇痛泵镇痛。

■ 术后第 2 天检查伤口情况，更换伤口敷料。

■ 根据引流量拔除引流管。

■ 术后第 2 天开始关节活动度练习，并逐渐增多。

■ 如腕关节主动背伸受限，可佩带腕背伸腕托。

■ 达到下述出院标准后可出院继续治疗。

（十）出院标准

1. 体温正常，常规化验指标无明显异常。

2. 伤口愈合良好：引流管拔除，伤口无感染征象（或可在门诊处理的伤口情况），无皮肤坏死。

3. 术后复查肌电图满意。

4. 没有需要住院处理的并发症和/或合并症。

> **释义**
>
> ■ 出院标准主要是与伤口情况有关，在化验检查和伤口检查良好的情况下应考虑出院。神经损伤修复时间不能确定，根据患者恢复情况酌情安排出院。
>
> ■ 没有发生相关并发症和/或合并症，或者已经处理好，无需进一步住院治疗。

（十一）变异及原因分析

1. 围手术期并发症：伤口感染、皮下血肿等造成住院日延长和费用增加。

2. 内科合并症：老年患者常合并基础疾病，如脑血管或心血管病、糖尿病、血栓等，手术可能导致这些疾病加重而需要进一步治疗，从而延长治疗时间，并增加住院费用。

> **释义**
>
> ■ 并发症和合并症的发生应根据具体情况进行治疗，住院时间和住院费用相应延长和增加。

五、桡神经损伤患者护理规范

1. 术前护理规范

（1）遵医嘱完成相关检查。

（2）遵医嘱补液、使用抗菌药物等。

（3）指导患者摄入充足水分及热量，遵医嘱指导饮食。

（4）术前健康教育。

2. 术后护理规范

（1）术后患者返回病房后平卧位并抬高患肢。

（2）严密观察生命体征变化。

（3）臂丛神经阻滞麻醉无需禁食、禁水。

（4）密切观察切口敷料的渗血情况。

（5）严密观察患肢血运、肿胀等情况。

（6）必要时遵医嘱使用镇痛药、消肿药。

（7）积极评估患肢功能恢复状况，遵医嘱进行康复指导。

六、桡神经损伤患者营养治疗规范

1. 营养风险筛查：①NRS 2002 评分＜3 分者，需 1 周后复筛。NRS 2002 评分≥3 分者，应进一步进行营养评估并给予积极的营养干预。②NRS 2002 评分＜3 分者，合理饮食，平衡膳食。如有内科合并症，应根据合并症的营养治疗原则给予相应治疗膳食，积极控制合并症。③NRS 2002 评分≥3 分者，根据营养诊断，给予个体化营养干预。以适宜的热量、脂肪，充足的蛋白质、维生素和矿物质为原则。能量供给标准为 25~35kcal/kg 标准体重，建议根据患者年龄、性别、体重、身体活动水平个体化调整热量的摄入。碳水化合物供能比 45%~60%；蛋白质摄入量宜在 1.0~1.5g/kg 标准体重，若存在蛋白质代谢异常可酌情增加蛋白质摄入，最高至 2.0g/kg 标准体重，其中优质蛋白质不低于蛋白质总量的 1/3～1/2；脂肪供能比以 25%～35% 为宜，适当提高膳食单不饱和脂肪酸及 ω-3 脂肪酸的摄入。如有内科合并症，营养素摄入应根据合并症的营养治疗原则进行调整。

2. 加速康复外科围手术期营养支持。术前予 12.5% 碳水化合物饮品，术后早期恢复口服营养及补充蛋白质。推荐应用产品营养制剂以保证蛋白质摄入。术后饮食根据不同治疗时期选择饮食种类由流质饮食、半流质饮食逐步过渡至普通饮食等。饮食宜清淡，以温、热、软为佳，忌食生冷、肥甘、厚腻食物，限制刺激性食物、饮品及调味品。

3. 如经口进食量不足需要量的 50%～75% 者，可提供口服营养营养补充剂，必要时给予管饲肠内营养补充或肠外营养补充。

七、桡神经损伤患者健康宣教

1. 术后 3～5 天复查 1 次切口，根据切口情况酌情增加复查次数。

2. 如切口持续有渗出物或出现切口红肿、体温异常等情况，需及时处理。

3. 遵医嘱使用药物，如有内科合并症应专科就诊。

4. 术后 2 周拆除切口缝合线，复查肌电图。

5. 术后第 2 天开始关节活动度练习，根据实际康复情况调整活动方式及活动量。

6. 生活指导：采取合理的生活方式及饮食习惯，运动适宜，保证摄入充足的蛋白质、维生素及含钙食物。戒烟酒，避免咖啡因的摄入，少饮碳酸饮料。

八、推荐表单

（一）医师表单

桡神经损伤临床路径医师表单

适用对象：第一诊断为桡神经损害（ICD-10：G56.300），桡神经麻痹（ICD-10：G56.301）

行桡神经松解术（ICD-9-CM-3：04.4909）

患者姓名：	性别： 年龄： 门诊号：	住院号：
住院日期： 年 月 日	出院日期： 年 月 日	标准住院日：7~15 天

时间	住院第 1 天	住院第 2 天	住院第 3 天（术前日）
临床诊断与病情评估	□ 临床诊断：第一诊断为单侧桡神经损伤 □ 病情评估：评估患者病情有无明显改变	□ 临床诊断：第一诊断为单侧桡神经损伤 □ 病情评估：评估患者病情有无明显改变	□ 临床诊断：第一诊断为单侧桡神经损伤 □ 病情评估：评估患者病情有无明显改变
主要诊疗工作	□ 询问病史及体格检查 □ 完成病历书写 □ 开化验单及相关检查 □ 上级医师查房与术前评估 □ 上级医师查房	□ 根据病史、体检、平片、电生理等行术前讨论，确定手术方案、决定麻醉方式 □ 根据化验及相关检查结果对患者的手术风险进行评估，必要时请相关科室会诊 □ 完成必要的相关科室会诊	□ 完成术前准备与术前评估 □ 完成术前小结、上级医师查房记录等病历书写 □ 签署手术知情同意书、自费用品协议书 □ 向患者及家属交代病情及围手术期的注意事项
重点医嘱	**长期医嘱：** □ 手外科护理常规 □ 二级护理 □ 饮食 □ 患者既往基础用药 **临时医嘱：** □ 血常规、尿常规 □ 凝血功能 □ 肝功能、肾功能、电解质、血糖 □ 感染性疾病筛查 □ X 线胸片、心电图 □ 肌电图 □ 上臂和肘关节 X 线片或 CT 或磁共振检查（根据病情需要决定） □ 请相关科室会诊（根据情况）	**长期医嘱：** □ 二级护理 □ 饮食	**长期医嘱：** □ 二级护理 □ 饮食 **临时医嘱：** □ 术前医嘱：常规准备明日在臂丛神经阻滞麻醉或全身麻醉下行桡神经松解术 □ 术前禁食、禁水
病情变异记录	□ 无 □ 有，原因： 1. 2.	□ 无 □ 有，原因： 1. 2.	□ 无 □ 有，原因： 1. 2.
特殊医嘱			
医师签名			

时间	住院第 4 天 （手术日）	住院第 5 天 （术后第 1 天）	住院第 6 天 （术后第 2 天）
临床诊断与病情评估	□ 临床诊断：第一诊断为单侧桡神经损伤 □ 病情评估：评估患者病情有无明显改变	□ 临床诊断：第一诊断为单侧桡神经损伤 □ 病情评估：评估患者病情无明显改变	□ 临床诊断：第一诊断为单侧桡神经损伤 □ 病情评估：评估患者病情有无明显改变
主要诊疗工作	□ 手术 □ 术者完成手术记录 □ 住院医师完成术后病程记录 □ 上级医师查房 □ 注意神经功能的变化 □ 向患者及家属交代手术过程概况及术后注意事项	□ 上级医师查房，注意病情变化 □ 完成常规病历书写 □ 注意引流量，根据引流情况明确是否拔除引流管 □ 注意观察体温、血压、脉搏等 □ 注意神经功能变化	□ 上级医师查房，注意病情变化 □ 完成常规病历书写 □ 注意引流量，根据引流情况明确是否拔除引流管 □ 注意观察体温等一般状态 □ 注意神经功能变化
重点医嘱	**长期医嘱：** □ 全身麻醉/局部麻醉+强化后护理常规 □ 术后护理常规 □ 特殊疾病护理/一级护理 □ 术后 6 小时普通饮食、糖尿病饮食、低盐低脂饮食 □ 神经营养药物 **临时医嘱：** □ 心电血压监测、吸氧 □ 补液（根据病情）	**长期医嘱：** □ 术后护理常规 □ 饮食 □ 一级护理 □ 脱水剂（根据情况） □ 激素 □ 神经营养药物 □ 镇痛药物 □ 理疗 □ 雾化吸入（根据情况） □ 抗凝治疗（根据情况） **临时医嘱：** □ 换药 □ 镇痛 □ 补液	**长期医嘱：** □ 饮食 □ 一级护理 □ 理疗 □ 拔除引流（根据情况） □ 拔除引流后可行电刺激 **临时医嘱：** □ 换药（根据情况） □ 补液（根据情况）
病情变异记录	□ 无 □ 有，原因： 1. 2.	□ 无 □ 有，原因： 1. 2.	□ 无 □ 有，原因： 1. 2.
特殊医嘱			
医师签名			

时间	住院第 7 天 （术后第 3 天）	住院第 8 天 （出院前 1 天）	住院第 9 天 （出院日）
临床诊断与病情评估	□ 临床诊断：第一诊断为单侧桡神经损伤 □ 病情评估：评估患者病情有无明显改变	□ 临床诊断：第一诊断为单侧桡神经损伤 □ 病情评估：评估患者病情有无明显改变	□ 临床诊断：第一诊断为单侧桡神经损伤 □ 病情评估：评估患者病情有无明显改变
主要诊疗工作	□ 上级医师查房 □ 完成常规病历书写 □ 注意观察体温 □ 注意神经功能变化 □ 注意伤口情况	□ 上级医师查房，进行手术及伤口评估，确定有无手术并发症和切口愈合不良情况，明确能否出院 □ 完成出院记录、病案首页、出院诊断书、病程记录等 □ 向患者交代出院后的注意事项，如返院复诊的时间、地点，发生紧急情况时的处理等	□ 患者办理出院手续，出院
重点医嘱	长期医嘱： □ 手外科术后护理常规 □ 二级护理 □ 饮食 □ 神经营养药物 □ 脱水剂（根据情况） □ 镇痛药物 □ 理疗 临时医嘱： □ 换药 □ 补液	出院医嘱： □ 嘱___日拆线换药（根据出院时间决定） □ 1 个月后门诊复诊 □ 如有不适，随时来诊	
病情变异记录	□ 无 □ 有，原因： 1. 2.	□ 无 □ 有，原因： 1. 2.	□ 无 □ 有，原因： 1. 2.
特殊医嘱			
医师签名			

（二）护士表单

桡神经损伤临床路径护士表单

适用对象：第一诊断为桡神经损害（ICD-10：G56.300），桡神经麻痹（ICD-10：G56.301）

行桡神经松解术（ICD-9-CM-3：04.4909）

患者姓名：	性别： 年龄： 门诊号：	住院号：
住院日期： 年 月 日	出院日期： 年 月 日	标准住院日：7~15 天

时间	住院第 1 天	住院第 2 天	住院第 3 天（术前日）
健康宣教	**入院宣教：** □ 介绍主管医师、护士 □ 介绍环境、设施 □ 介绍住院注意事项 □ 介绍探视和陪伴制度	□ 药物宣教 □ 解答患者的相关疑虑 □ 告知神经损伤的临床特点 □ 告知神经损伤的性质和病变特点	**手术前宣教：** □ 宣教手术前准备及手术后注意事项 □ 告知手术后饮食 □ 告知患者在手术中配合医师 □ 主管护士与患者沟通，消除患者紧张情绪 □ 告知手术后可能出现的情况及应对方式
护理处置	□ 核对患者，佩戴腕带 □ 建立入院护理病历 □ 协助患者留取各种标本 □ 测量体重 □ 评估活动能力	□ 协助医师完成手术前的相关化验 □ 护理等级评定	□ 术前常规准备（腕带、对接单） □ 术区备皮 □ 术后床上如厕模拟训练
基础护理	**三级护理：** □ 晨晚间护理 □ 排泄管理 □ 患者安全管理	**三级护理：** □ 晨晚间护理 □ 排泄管理 □ 患者安全管理	**二级护理：** □ 晨晚间护理 □ 患者安全管理
专科护理	□ 护理查体 □ 告知辅助检查的注意事项 □ 确定饮食种类 □ 心理护理	□ 病情观察 □ 神经功能改变 □ 肿物变化的观察 □ 遵医嘱完成相关检查 □ 心理护理	□ 病情观察 □ 神经功能改变 □ 肿物变化的观察 □ 遵医嘱完成相关检查 □ 心理护理
重点医嘱	□ 详见医嘱执行单	□ 详见医嘱执行单	□ 详见医嘱执行单
病情变异记录	□ 无 □ 有，原因： 1. 2.	□ 无 □ 有，原因： 1. 2.	□ 无 □ 有，原因： 1. 2.
护士签名			

时间	住院第4天 （手术日）	住院第5天 （术后第1天）	住院第6天 （术后第2天）
健康宣教	**手术当日宣教：** □ 告知饮食、体位要求 □ 告知手术后需禁食4~6小时 □ 给予患者及家属心理支持 □ 再次明确探视陪伴须知 □ 手术后宣教 □ 再次告知饮食、体位要求 □ 告知患者家属辅助观察患者精神状态	□ 饮食指导：禁烟酒，忌生冷辛辣刺激性食物	□ 饮食指导：禁烟酒，忌生冷辛辣刺激性食物
护理处置	**手术接患者：** □ 核对患者基本信息 □ 手术肢体和部位并标记 □ 核对术中带药 □ 核对病历和影像资料 □ 摘除患者义齿 □ 摘除患者佩戴的眼镜/首饰等物品 **接手术后患者：** □ 核对患者及资料 □ 即刻监护患者的生命体征 □ 记录患者的液体和引流 □ 记录其他带回患者资料	□ 完成当日医嘱核对	□ 完成当日医嘱核对
基础护理	**二级/一级护理：** □ 遵医嘱补液和抗菌药物 □ 心电血压监测、吸氧 □ 患者安全管理	**二级/一级护理：** □ 遵医嘱补液和抗菌药物 □ 口腔护理、拍背咳痰，鼓励早期下床活动 □ 患者安全管理	**二级/一级护理：** □ 遵医嘱补液和抗菌药物 □ 口腔护理、拍背咳痰，鼓励早期下床活动 □ 患者安全管理
专科护理	□ 体位护理：合理使用肢体垫，舒适卧位 □ 肢体观察：观察患肢血运情况，注意感觉功能变化 □ 切口观察：观察敷料渗出情况，注意血运变化 □ 引流护理：密切引流液的观察，保持引流管无受压、折曲，引流通畅 □ 管路护理：做好管路观察、记录，标识及维护护理 □ 疼痛护理 □ 心理护理	□ 肢体护理：保持上肢抬高处于中立位，避免过度外展。防止冷热伤 □ 疼痛护理：若患肢疼痛，可视情况遵医嘱合理使用镇痛药 □ 用药观察护理 □ 伤口护理 □ 心理护理	□ 肢体护理：保持上肢抬高处于中立位，避免过度外展。防止冷热伤 □ 疼痛护理：若患肢疼痛，可视情况遵医嘱合理使用镇痛药 □ 用药观察护理 □ 伤口护理 □ 心理护理
重点医嘱	□ 详见医嘱执行单	□ 详见医嘱执行单	□ 详见医嘱执行单
病情变异记录	□ 无 □ 有，原因： 1. 2.	□ 无 □ 有，原因： 1. 2.	□ 无 □ 有，原因： 1. 2.
护士签名			

时间	住院第 7 天 （术后第 3 天）	住院第 8 天 （术后第 4 天）	住院第 9~15 天 （出院日）
健康宣教	□ 饮食指导：禁烟酒，忌生冷辛辣刺激性食物	□ 饮食指导：禁烟酒，忌生冷辛辣刺激性食物	出院宣教： □ 复查时间 □ 服药方法 □ 指导办理出院手续 □ 电刺激治疗、肌肉按摩防止肌肉萎缩，患肢不可过早负重，按期服用促神经生长药物的方法及意义
护理处置	□ 完成当日医嘱核对	□ 完成当日医嘱核对	□ 办理出院手续 □ 书写出院小结
基础护理	二级/一级护理： □ 遵医嘱补液和抗菌药物 □ 口腔护理、拍背咳痰，鼓励早期下床活动 □ 患者安全管理	二级/一级护理： □ 遵医嘱补液和抗菌药物 □ 口腔护理、拍背咳痰，鼓励早期下床活动 □ 患者安全管理	三级护理： □ 患者安全管理
专科护理	□ 肢体护理：保持抬高处于中立位，避免过度外展。防止冷热伤 □ 疼痛护理：若患肢疼痛，可视情况遵医嘱合理使用镇痛药 □ 用药观察护理 □ 伤口护理 □ 心理护理	□ 肢体护理：保持下肢处于中立位，避免过度外展。防止冷热伤 □ 疼痛护理：若患肢疼痛，可视情况遵医嘱合理使用镇痛药 □ 用药观察护理 □ 伤口护理 □ 心理护理	□ 瘢痕护理：告知预防瘢痕的意义及方法 □ 功能锻炼：早期开始足背伸动作，每日 3 次，每次 15 组，同时按摩足部放松。监测疼痛、麻木恢复情况
重点医嘱	□ 详见医嘱执行单	□ 详见医嘱执行单	□ 详见医嘱执行单
病情变异记录	□ 无 □ 有，原因： 1. 2.	□ 无 □ 有，原因： 1. 2.	□ 无 □ 有，原因： 1. 2.
护士签名			

（三）患者表单

桡神经损伤临床路径患者表单

适用对象：第一诊断为桡神经损害（ICD-10：G56.300），桡神经麻痹（ICD-10：G56.301）
行桡神经松解术（ICD-9-CM-3：04.4909）

患者姓名：	性别： 年龄： 门诊号：	住院号：
住院日期： 年 月 日	出院日期： 年 月 日	标准住院日：7～15 天

时间	入院	术前	手术日
医患配合	□ 配合询问病史、收集资料，请务必详细告知既往史、用药史、过敏史 □ 配合进行体格检查 □ 有任何不适请告知医师	□ 配合完善手术检查前相关检查、化验，如采血、留尿、心电图、X线胸片 □ 医师与患者及家属介绍病情及手术检查谈话、胃镜检查前签字	□ 配合完善相关检查、化验，如采血、留尿 □ 配合医师摆好检查体位
护患配合	□ 配合测量体温、脉搏、呼吸3次，血压、体重1次 □ 配合完成入院护理评估（简单询问病史、过敏史、用药史） □ 接受入院宣教（环境介绍、病室规定、订餐制度、贵重物品保管等） □ 配合执行探视和陪伴制度 □ 有任何不适请告知护士	□ 配合测量体温、脉搏、呼吸3次，询问大便次数1次 □ 接受手术前宣教 □ 接受饮食宣教 □ 接受药物宣教	□ 配合测量体温、脉搏、呼吸3次，询问大便次数1次 □ 送手术室前，协助完成核对，带齐影像资料及用药 □ 返回病房后，配合接受生命体征的监测 □ 配合检查意识（全身麻醉者） □ 配合缓解疼痛 □ 接受手术后宣教 □ 接受饮食宣教：手术当天禁食 □ 接受药物宣教 □ 有任何不适请告知护士
饮食	□ 遵医嘱饮食	□ 遵医嘱饮食	□ 手术前禁食、禁水 □ 手术后，根据医嘱4～6小时后试饮水，无恶心、呕吐可进少量流质饮食或者半流质饮食
排泄	□ 正常排尿便	□ 正常排尿便	□ 正常排尿便
活动	□ 正常活动	□ 正常活动	□ 正常活动

时间	手术后	出院日
医患 配合	□ 配合肢体检查 □ 配合完善术后检查：如采血、留尿便等	□ 接受出院前指导 □ 知道复查程序 □ 获取出院诊断书
护 患 配 合	□ 配合定时监测生命体征，每日询问大便情况 □ 配合检查伤口 □ 接受输液、服药等治疗 □ 接受进食、进水、排便等生活护理 □ 配合活动，预防皮肤压力伤 □ 注意活动安全，避免坠床或跌倒 □ 配合执行探视及陪伴	□ 接受出院宣教 □ 办理出院手续 □ 获取出院带药 □ 知道服药方法、作用、注意事项 □ 知道复印病历程序
饮食	□ 遵医嘱饮食	□ 遵医嘱饮食
排泄	□ 正常排尿便	□ 正常排尿便
活动	□ 正常适度活动，避免疲劳	□ 正常适度活动，避免疲劳

附：原表单（2016 年版）

桡神经损伤临床路径表单

适用对象：第一诊断为单侧桡神经损伤（ICD-10：S54.201）

行桡神经松解术（ICD-9-CM-3：04.4904）

患者姓名：		性别：	年龄：	门诊号：	住院号：
住院日期：	年　月　日	出院日期：	年　月　日		标准住院日：7~15 天

时间		住院第 1~3 天	住院第 2~4 天（手术日）	
主要诊疗工作		□ 询问病史、体格检查、基本诊断 □ 完成入院记录、首次病程记录 □ 上级医师查房，必要时全科会诊，制订手术方案 □ 完成术前三级医师查房及术前小结 □ 向患者及家属交代病情，签署手术知情同意书 □ 完善术前各项检查，术前准备 □ 麻醉师查看患者，签署麻醉知情同意书	□ 完成手术 □ 完成手术记录、术后记录及术后上级医师查房记录 □ 向患者家属交代手术情况及术后注意事项 □ 全身麻醉患者术后送入 ICU 病房，待苏醒后返回病房 □ 麻醉师术后随访	
重点医嘱	护理级别	□ 长期医嘱，一级护理，持续性 □ 长期医嘱，二级护理，持续性 □ 长期医嘱，三级护理，持续性	护理级别	□ 长期医嘱，一级护理，持续性 □ 长期医嘱，二级护理，持续性 □ 长期医嘱，三级护理，持续性
	膳食选择	□ 长期医嘱，普通饮食，持续性 □ 长期医嘱，母乳喂养，持续性 □ 长期医嘱，糖尿病饮食，持续性 □ 长期医嘱，低盐低脂糖尿病饮食，持续性 □ 长期医嘱，流质饮食，持续性 □ 长期医嘱，半流质饮食，持续性	膳食选择	□ 长期医嘱，普通饮食，持续性 □ 长期医嘱，母乳喂养，持续性 □ 长期医嘱，糖尿病饮食，持续性 □ 长期医嘱，低盐低脂糖尿病饮食，持续性 □ 长期医嘱，流质饮食，持续性 □ 长期医嘱，半流质饮食，持续性
	术前检验	□ 临时医嘱，急检血细胞分析+超敏 C 反应，共 1 次，一次性 □ 临时医嘱，血凝分析（急检），共 1 次，一次性 □ 临时医嘱，急检传染病抗体检测，共 1 次，一次性 □ 临时医嘱，急检血糖，共 1 次，一次性	手术申请医嘱	□ 临时医嘱，手术申请，共 1 次，一次性 □ 临时医嘱，拟明日在全身麻醉下行舟骨骨折切开复位内固定术 □ 临时医嘱，拟明日在臂丛麻醉下行畸形矫正术 □ 临时医嘱，术晨禁食、禁水 □ 临时医嘱，术区备皮 □ 临时医嘱，地西泮注射液（2ml：10mg×10 支），每次 2ml，共 1 支，一次性 □ 临时医嘱，地西泮注射液（2ml：10mg×10 支），每次 0.5ml，共 1 支，一次性 □ 临时医嘱，硫酸阿托品注射液（1ml：0.5mg），每次 1ml，共 1 支，一次性 □ 临时医嘱，硫酸阿托品注射液（1ml：0.5mg），每次 0.3ml，共 1 支，一次性 □ 临时医嘱，导尿（进口），共 1 次，一次性

续　表

时间		住院第 1~3 天		住院第 2~4 天（手术日）
重点医嘱	术前常规检查	□ 临时医嘱，血细胞分析（五分类），共 1 次，一次性 □ 临时医嘱，血凝分析，共 1 次，一次性 □ 临时医嘱，传染病综合抗体，共 1 次，一次性 □ 临时医嘱，尿常规分析，共 1 次，一次性 □ 临时医嘱，肝肾糖脂组合，共 1 次，一次性	抗菌药物试敏	□ 临时医嘱，头孢替唑钠皮试，共 1 次，一次性 □ 临时医嘱，青霉素钠皮试，共 1 次，一次性 □ 临时医嘱，磺苄西林钠皮试，共 1 次，一次性
	电诊检查	□ 临时医嘱，常规心电图检查（电），共 1 次，一次性 □ 临时医嘱，床头常规心电图检查，共 1 次，一次性	术后医嘱	□ 长期医嘱，术后医嘱，持续性
	影像学检查	□ 临时医嘱，上肢摄影（门诊），共 1 次，一次性 □ 临时医嘱，上肢摄影（门诊），共 1 次，一次性 □ 临时医嘱，下肢摄影（门诊），共 1 次，一次性 □ 临时医嘱，下肢摄影（门诊），共 1 次，一次性 □ 临时医嘱，胸腹部摄影（门诊），共 1 次，一次性 □ 临时医嘱，上肢摄影（门诊），共 1 次，一次性 □ 临时医嘱，上肢摄影（门诊），共 1 次，一次性 □ 临时医嘱，上肢 CT（门诊楼），共 1 次，一次性 □ 临时医嘱，上肢 CT（门诊楼），共 1 次，一次性	术后护理等级	□ 长期医嘱，一级护理，持续性 □ 长期医嘱，二级护理，持续性 □ 长期医嘱，三级护理，持续性
	手术申请医嘱	□ 临时医嘱，手术申请，共 1 次，一次性 □ 临时医嘱，拟明日在全身麻醉下行舟骨骨折切开复位内固定术 □ 临时医嘱，拟明日在臂丛麻醉下行舟骨骨折切开复位内固定术 □ 临时医嘱，拟急诊在臂丛麻醉下行舟骨骨折切开复位内固定术 □ 临时医嘱，拟急诊在局部麻醉下行舟骨骨折切开复位内固定术 □ 临时医嘱，拟明日在局部麻醉下行掌骨骨折切开复位内固定术 □ 临时医嘱，术晨禁食、禁水 □ 临时医嘱，术区备皮 □ 临时医嘱，地西泮注射液（2ml：10mg×10 支），每次 2ml，共 1 支，一次性 □ 临时医嘱，地西泮注射液（2ml：10mg×10 支），每次 0.5ml，共 1 支，一次性 □ 临时医嘱，硫酸阿托品注射液（1ml：0.5mg），每次 1ml，共 1 支，一次性 □ 临时医嘱，硫酸阿托品注射液（1ml：0.5mg），每次 0.3ml，共 1 支，一次性 □ 临时医嘱，导尿（进口），共 1 次，一次性	术后膳食选择	□ 长期医嘱，普通饮食，持续性 □ 长期医嘱，禁食、禁水，持续性 □ 长期医嘱，母乳喂养，持续性 □ 长期医嘱，流质饮食，持续性 □ 长期医嘱，半流质饮食，持续性 □ 长期医嘱，糖尿病饮食，持续性 □ 长期医嘱，低盐低脂糖尿病饮食，持续性

续　表

时间		住院第1~3天		住院第2~4天 （手术日）
重点医嘱	抗菌药物试敏	□ 临时医嘱，头孢替唑钠皮试，共1次，一次性 □ 临时医嘱，青霉素钠皮试，共1次，一次性 □ 临时医嘱，磺苄西林钠皮试，共1次，一次性	术后复查	□ 临时医嘱，5%葡萄糖注射液（100ml：5g），每次100ml，共3袋，每天上午1次 □ 临时医嘱，注射用门冬氨酸阿奇霉素（0.25g），每次0.5g，共6瓶，每天上午1次 □ 临时医嘱，0.9%氯化钠注射液（250ml：2.25克/袋），每次2502ml，共22袋，每天2次 □ 临时医嘱，注射用青霉素钠（160万U），每次800万U，共10支，每天2次 □ 临时医嘱，0.9%氯化钠注射液（250ml：2.25克/袋），每次2502ml，共22袋，每天2次 □ 临时医嘱，注射用青霉素钠（160万U），每次800万U，共10支，每天2次 □ 临时医嘱，0.9%氯化钠注射液（250ml：2.25g），每次250ml，共2袋，每天2次 □ 临时医嘱，注射用头孢替唑钠（0.5g），每次2g，共8支，每天2次 □ 临时医嘱，0.9%氯化钠注射液（250ml：2.25克/袋），每次250ml，共4袋，每天2次 □ 临时医嘱，注射用磺苄西林钠（1克/支），每次2g，共8支，每天2次 □ 临时医嘱，0.9%氯化钠注射液（250ml：2.25克/袋），每次250ml，共2袋，每天上午1次 □ 临时医嘱，克林霉素磷酸酯注射液（10ml：0.9g），每次1.8g，共4支，每天上午1次
	术前预防用药	□ 临时医嘱，0.9%氯化钠注射液（250ml：2.25克/袋），每次250ml，共2袋，每天2次 □ 临时医嘱，注射用磺苄西林钠（1克/支），每次2g，共4支，每天2次 □ 临时医嘱，0.9%氯化钠注射液（250ml：2.25克/袋），每次250ml，共2袋，一次性 □ 临时医嘱，注射用头孢替唑钠（0.5g），每次2g，共8支，一次性 □ 临时医嘱，0.9%氯化钠注射液（250ml：2.25克/袋），每次250ml，共1袋，一次性 □ 临时医嘱，克林霉素磷酸酯注射液（10ml：0.9g），每次1.8g，共2支，一次性	术后消肿	□ 长期医嘱，参芪葡萄糖注射液（100毫升/瓶），每次100ml，每天2次 □ 长期医嘱，5%葡萄糖注射液（250ml：12.5g），每次250ml，每天1次 □ 长期医嘱，大株红景天注射液（5毫升/支），每次10ml，每天1次 □ 长期医嘱，0.9%氯化钠注射液（250ml：2.25克/袋），每次250ml，每天1次 □ 长期医嘱，大株红景天注射液（5毫升/支），每次10ml，每天1次
			神经营养	□ 长期医嘱，0.9%氯化钠注射液（250ml：2.25克/袋），每次250ml，每天上午1次 □ 长期医嘱，注射用复方三维B（Ⅱ）（复方），每次2支，每天上午1次

时间	住院第1~3天	住院第2~4天 (手术日)
主要 护理 工作	□ 护士接诊，监测生命体征、建立入院病历 □ 进行入院宣教，向患者本人及家属交代临床路径， 　并交代相关注意事项 □ 完成术前各项常规检查 □ 做术前准备	□ 术前生命体征监测 □ 佩戴腕带，看护患者由手术室护理人员接 　入手术室 □ 患者安返病房后接患者，监测生命体征 □ 术后心理和生活护理
病情 变异 记录	□ 无 □ 有，原因： 1. 2.	□ 无 □ 有，原因： 1. 2.
护士 签名		
医师 签名		

时间		住院第 3~7 天		住院第 6~15 天
主要诊疗工作		□ 上级医师查房并做手术效果及术后恢复情况评估 □ 完成术后各级医师查房记录及术后病程记录 □ 完成术后每日换药工作 □ 观察有无术后及麻醉后并发症的出现		□ 上级医师查房，并观察手术切口愈合情况及有无并发症的出现 □ 完成术后各级医师查房记录及病程记录 □ 完成每日换药工作
重点医嘱	术后护理等级	□ 长期医嘱，一级护理，持续性 □ 长期医嘱，二级护理，持续性 □ 长期医嘱，三级护理，持续性	术后等级护理	□ 长期医嘱，一级护理，持续性 □ 长期医嘱，二级护理，持续性 □ 长期医嘱，三级护理，持续性
	术后膳食选择	□ 长期医嘱，普通饮食，持续性 □ 长期医嘱，禁食、禁水，持续性 □ 长期医嘱，母乳喂养，持续性 □ 长期医嘱，流质饮食，持续性 □ 长期医嘱，半流质饮食，持续性 □ 长期医嘱，糖尿病饮食，持续性 □ 长期医嘱，低盐低脂糖尿病饮食，持续性	术后膳食选择	□ 长期医嘱，普通饮食，持续性 □ 长期医嘱，母乳喂养，持续性 □ 长期医嘱，糖尿病饮食，持续性 □ 长期医嘱，低盐低脂糖尿病饮食，持续性 □ 长期医嘱，流质饮食，持续性 □ 长期医嘱，半流质饮食，持续性
	术后抗菌药物应用	□ 长期医嘱，0.9%氯化钠注射液（100ml：0.9g），每次 100ml，每天 2 次 □ 长期医嘱，注射用头孢替唑钠（0.75g），每次 0.75g，每天 2 次 □ 长期医嘱，0.9%氯化钠注射液（250ml：2.25g），每次 250ml，每天 2 次 □ 长期医嘱，注射用头孢替唑钠（0.75g），每次 1.5g，每天 2 次 □ 长期医嘱，5%葡萄糖注射液（100ml：5g），每次 100ml，每天上午 1 次 □ 长期医嘱，注射用门冬氨酸阿奇霉素（0.25g），每次 0.25g，每天上午 1 次 □ 长期医嘱，5%葡萄糖注射液（250ml：12.5g），每次 250ml，每天上午 1 次 □ 长期医嘱，注射用门冬氨酸阿奇霉素（0.25g），每次 0.5g，每天上午 1 次 □ 长期医嘱，0.9%氯化钠注射液（100ml：0.9g），每次 100ml，每天 2 次 □ 长期医嘱，注射用青霉素钠（160 万 U），每次 320 万 U，每天 2 次 □ 长期医嘱，0.9%氯化钠注射液（250ml：2.25g），每次 250ml，每天 2 次 □ 长期医嘱，注射用青霉素钠（160 万 U），每次 800 万 U，每天 2 次	术后抗菌药物应用	□ 长期医嘱，0.9%氯化钠注射液（100ml：0.9g），每次 100ml，每天 2 次 □ 长期医嘱，注射用头孢替唑钠（0.75g），每次 0.75g，每天 2 次 □ 长期医嘱，0.9%氯化钠注射液（250ml：2.25g），每次 250ml，每天 2 次 □ 长期医嘱，注射用头孢替唑钠（0.75g），每次 1.5g，每天 2 次 □ 长期医嘱，5%葡萄糖注射液（100ml：5g），每次 100ml，每天上午 1 次 □ 长期医嘱，注射用门冬氨酸阿奇霉素（0.25g），每次 0.25g，每天上午 1 次 □ 长期医嘱，5%葡萄糖注射液（250ml：12.5g），每次 250ml，每天上午 1 次 □ 长期医嘱，注射用门冬氨酸阿奇霉素（0.25g），每次 0.5g，每天上午 1 次 □ 长期医嘱，0.9%氯化钠注射液（100ml：0.9g），每次 100ml，每天 2 次 □ 长期医嘱，注射用青霉素钠（160 万 U），每次 320 万 U，每天 2 次 □ 长期医嘱，0.9%氯化钠注射液（250ml：2.25g），每次 250ml，每天 2 次 □ 长期医嘱，注射用青霉素钠（160 万 U），每次 800 万 U，每天 2 次
	换药	□ 临时医嘱，特大换药，每次 1 次，共 1 次，一次性 □ 临时医嘱，石膏拆除术，共 1 次，一次性	换药	□ 临时医嘱，特大换药，每次 1 次，共 1 次，一次性 □ 临时医嘱，石膏拆除术，共 1 次，一次性
			通知出院	□ 临时医嘱，通知出院，共 1 次，一次性

时间	住院第 3~7 天	住院第 6~15 天
主要 护理 工作	□ 观察患者病情变化、外固定及敷料包扎情况 □ 患者术后心理及生活护理	□ 观察患者病情变化、外固定及敷料包扎 　情况 □ 患者术后心理及生活护理
病情 变异 记录	□ 无　□ 有，原因： 1. 2.	□ 无　□ 有，原因： 1. 2.
护士 签名		
医师 签名		

第三十四章

腕尺管综合征临床路径释义

【医疗质量控制指标】

指标一、患者的症状严重程度。

指标二、是否经过正规的保守治疗。

指标三、诊断精准。

指标四、合并有其他诸如肘管综合征、腕管综合征、胸廓出口综合征、颈椎病以及其他可能的周围神经病等相关神经疾患。

指标五、患者的知情同意充分理解。

一、腕尺管综合征编码

1. 原编码

疾病名称及编码：腕尺管综合征（ICD-10：S64.051）

手术操作名称及编码：局部韧带切开减压，神经松解术（ICD-9-CM-3：04.491）

2. 修改编码

疾病名称及编码：腕尺管综合征（ICD-10：G56.204）

手术操作名称及编码：尺神经松解术（ICD-9-CM-3：04.4908）

二、临床路径检索方法

G56.204 伴 04.4908

三、国家医疗保障疾病诊断相关分组（CHS-DRG）

MDCB　神经系统疾病及功能障碍

BX2　颅神经/周围神经疾患

四、腕尺管综合征临床路径标准住院流程

（一）适用对象

第一诊断为腕尺管综合征（ICD-10：S64.051），行局部韧带切开减压，神经松解术（ICD-9-CM-3：04.491）。

> 释义
>
> ■ 适用对象编码参见第一部分。
> ■ 本路径适用对象为临床诊断腕尺管综合征的患者。

（二）诊断依据

根据《临床诊疗指南·手外科学分册》（中华医学会编著，人民卫生出版社，2007年），《外科学》（孙衍庆主编，北京大学医学出版社，2005年）。

1. 病史：无明显外伤史。

2. 体征：环指、小指麻木，感觉减退或消失；手指无力，尤以对捏功能及精细动作差；尺神经腕背支支配手背尺侧感觉正常，而环指尺侧小指掌侧感觉异常，小鱼际肌、骨间肌萎缩，环指、小指呈爪形手畸形伴手指分开、合拢受限。

3. 辅助检查：肌电图支持。

> **释义**
>
> ■ 本路径的制订主要参考国内权威参考书籍和诊疗指南。
>
> ■ 病史、临床体征和辅助检查是诊断腕尺管综合征的主要依据。由于腕尺管的自身解剖特点，压迫神经出现的症状表现多样，可能是感觉功能障碍，也可能是感觉、运动功能都有问题，也可能是以运动功能障碍为主。因此，对于腕尺管内神经的卡压，特别是单独的运动功能受累的患者，除了常规的肌电图检查外，还应进行影像学检查，包括超声和 X 线片。

（三）治疗方案的选择及依据

根据《临床诊疗指南·手外科学分册》（中华医学会编著，人民卫生出版社，2007 年），《外科学》（孙衍庆主编，北京大学医学出版社，2005 年）。

1. 腕尺管综合征。
2. 保守治疗无效时选择手术治疗。

> **释义**
>
> ■ 本病确诊后需要根据患者的症状进行综合治疗，包括保守治疗和手术治疗。
>
> ■ 保守治疗包括神经营养药物和佩戴腕关节支具等。
>
> ■ 手术治疗适用于临床和影像学存在明显压迫且上述治疗无效的患者，手术的目的就是要解除局部的卡压因素。手术方式是腕尺管切开减压、尺神经探查松解术，如果有肿物需要切除肿物。

（四）标准住院日 7~9 天

> **释义**
>
> ■ 临床上诊断为腕尺管综合征的患者入院后，手术前的各项准备 3~4 天，包括详细的术前体检以明确手术是否能缓解患者的症状，总住院时间不超过 9 天符合本路径要求。

（五）进入路径标准

1. 第一诊断必须符合腕尺管综合征。
2. 当患者同时具有其他疾病，但在住院期间不需要特殊处理也不影响第一诊断的临床路径流程实施时，可以进入路径。
3. 病情需手术治疗。

释义

■ 进入本路径的患者第一诊断是腕尺管综合征，需除外神经炎、肘管综合征、胸出口综合征以及颈椎病、周围神经病等疾患。

■ 入院后常规检查发现有基础疾病，如高血压、冠状动脉粥样硬化性心脏病、糖尿病、肝功能、肾功能不全等，经系统评估后对溃疡病诊断治疗无特殊影响者，可进入路径，但可能增加医疗费用，延长住院时间。

（六）术前准备 2~3 天

1. 必需的检查项目
（1）血常规、尿常规。
（2）肝功能、肾功能、电解质、血糖。
（3）凝血功能。
（4）感染性疾病筛查（乙型肝炎、丙型肝炎、梅毒、艾滋病等）。
（5）X 线胸片、心电图。
（6）腕关节 X 线片或 CT、MRI。
（7）术前需要肌电图、诱发电位检查。
2. 根据患者病情可选择
（1）肺功能、超声心动图（老年人或既往有相关病史者）。
（2）腕部 B 超。
（3）有相关疾病者必要时请相应科室会诊。

释义

■ 血常规、尿常规是最基本的两大常规检查，进入路径的患者均需完成。肝功能、肾功能、电解质、血糖、凝血功能、心电图、X 线胸片可评估有无基础疾病，是否影响住院时间、费用及其治疗预后；感染性疾病筛查（乙型肝炎、丙型肝炎、艾滋病、梅毒等）有助于预防交叉感染；腕关节 X 线片、必要时 CT 或 MRI 来确认有无钩骨的骨折；超声检查确认有无局部的神经水肿和肿物压迫；肌电图是鉴别腕尺管局部卡压还是尺神经其他部位卡压的有效检查手段。

■ 有基础病的患者需要术前和相关科室会诊协助解决。

（七）选择用药

抗菌药物：按照《抗菌药物临床应用指导原则（2015 年版）》（国卫办医发〔2015〕43 号）执行。

释义

■ 腕尺管部位的尺神经探查松解因局部结构相对复杂，手术要在放大镜下操作，相对时间较长，因此需要在术前 30 分钟和术后 24 小时预防性使用抗菌药物，以防止术后感染的发生，具体要按照《抗菌药物临床应用指导原则（2015 年版）》（国卫办医发〔2015〕43 号）执行。

（八）手术日为入院第 4~6 天

1. 麻醉方式：臂丛麻醉或全身麻醉。
2. 手术方式：腕部探查，松解神经卡压因素。
3. 手术内植物：防粘连膜或液体。

> **释义**
>
> ■ 腕尺管部位尺神经探查松解术一般采用臂丛阻滞麻醉，平卧位即可，如果麻醉效果不理想，也可以采用全身麻醉的方式手术。
> ■ 手术一般需要在放大镜下操作。
> ■ 手术一般无需输血。

（九）术后住院恢复 5~9 天

1. 观察神经功能恢复情况。
2. 术后处理
（1）抗菌药物：按照《抗菌药物临床应用指导原则（2015 年版）》（国卫办医发〔2015〕43 号）执行。
（2）术后镇痛：参照《骨科常见疼痛的处理专家建议》。
（3）给予脱水药物和神经营养药物及电刺激。
（4）部分患者可根据病情给予抗凝治疗。
（5）术后康复：适当进行功能锻炼。

> **释义**
>
> ■ 术后第 2 天麻醉消失后就需要重新评估患者的临床症状，并详细记录。根据患者的全身恢复情况来决定是否复查血常规、肝功能、肾功能等。
> ■ 术后需要采取镇痛措施，具体可以参照《骨科常见疼痛的处理专家建议》。
> ■ 术后抗菌药物的使用一般为术后 24 小时，具体药物按照《抗菌药物临床应用指导原则（2015 年版）》（国卫办医发〔2015〕43 号）执行。
> ■ 术后需要康复训练，以主动不负重为主。

（十）出院标准

1. 体温正常，常规化验指标无明显异常。
2. 伤口情况良好：引流管拔除，伤口无感染征象（或可在门诊处理的伤口情况），无皮瓣坏死。
3. 没有需要住院处理的并发症和/或合并症。

> **释义**
>
> ■ 患者出院前应完成所有必需的检查项目，并观察临床症状是否减轻或消失，排除仍然需要住院处理的并发症和/或合并症。

（十一）变异及原因分析

1. 围手术期并发症：伤口感染、血管损伤和伤口血肿等造成住院日延长和费用增加。

2. 内科合并症：老年患者常合并基础疾病，如脑血管或心血管病、糖尿病、血栓等，手术可能导致这些疾病加重而需要进一步治疗，从而延长治疗时间，并增加住院费用。

释义

■ 在治疗期间如发现有其他严重基础疾病，需调整药物治疗或继续其他基础疾病的治疗，则中止本路径。

■ 认可的变异原因主要是指患者入选路径后，在检查及治疗过程中发现患者合并存在事前未预知的、对本路径治疗可能产生影响的情况，需要中止执行路径或延长治疗时间、增加治疗费用。医师需在表单中明确说明。

■ 因患者方面的主观原因导致执行路径出现变异，需医师在表单中予以说明。

五、腕尺管综合征临床路径给药方案

1. 术前用药

【用药选择】如果有特殊疾病的患者，比如高血压需要按时服用相关药物，糖尿病需根据空腹血糖情况决定定药。本病在术前 30 分钟预防性使用抗菌药物，以防止术后感染的发生，具体参照《抗菌药物临床应用指导原则（2015 年版）》（国卫办医发〔2015〕43 号）执行。

【药学提示】选用的药物需要注意患者的药物过敏情况以及是否有心、肝、肾等维持生命器官的药物禁忌。

2. 术中用药

【用药选择】术中用药需要由麻醉师主导。

【药学提示】选用的药物需要注意患者的药物过敏情况以及是否有心、肝、肾等维持生命器官的药物禁忌。

3. 术后用药

【用药选择】如果有特殊疾病的患者，比如高血压和糖尿病需要按时服用相关药物。术后 2~3 天继续预防性使用抗菌药物，以防止感染的发生，具体参照《抗菌药物临床应用指导原则（2015 年版）》（国卫办医发〔2015〕43 号）执行；此外，需要继续使用神经营养药物，可以口服，也可以在住院期间给予注射，出院后口服 1~3 个月，但用药期注意患者是否有皮肤反应，比如红疹，如果有要及时停药。手术后根据手术实施方案决定患者术后的活动情况，拆线后患者需要逐步康复训练，可以配合活血化瘀的中草药泡洗以促进消肿和止疼，帮助患者尽快回归社会。

【药学提示】选用的药物需要注意患者的药物过敏情况以及是否有心、肝、肾等维持生命器官的药物禁忌。

六、腕尺管综合征患者护理规范

手术后由于患者对于疾病的预后仍处于懵懂状态，再加上对于疼痛的恐惧，需要护理的要点包括以下一些具体内容，护理查体、病情观察、患肢感觉运动及肢端血供情况的观察、需要时填写跌倒及压疮防范表、需要时请家属陪伴、告知辅助检查的注意事项、心理护理、生命体征的监测与处理、引流量的观察、疼痛的处理等。

七、腕尺管综合征患者营养治疗规范

本患者手术大多出血不多，且大多为臂丛麻醉，术后即可以进食易消化、营养丰富的流质饮食。术后第二天就可以按照自己的喜好进食，以富含维生素、纤维及蛋白质的易消化饮食为主。

八、腕尺管综合征患者健康宣教

向患者交代出院后的注意事项，如返院换药、拆线复诊的时间、地点，发生紧急情况时的处理；交代功能锻炼的方式和时间频次；交代患者服用神经营养药物的注意事项。

九、推荐表单

（一）医师表单

腕尺管综合征临床路径医师表单

适用对象：第一诊断为腕尺管综合征（ICD-10：G56.204）

行尺神经松解术（ICD-9-CM-3：04.4908）

患者姓名：	性别： 年龄： 门诊号：	住院号：
住院日期： 年 月 日	出院日期： 年 月 日	标准住院日：7~9天

时间	住院第1天	住院第2天	住院第3天 （术前日）
主要诊疗工作	□ 询问病史及体格检查 □ 完成病历书写 □ 开化验单及相关检查 □ 上级医师查房	□ 根据病史、体检、平片、电生理等行术前讨论，确定手术方案决定麻醉方式 □ 根据化验及相关检查结果对患者的手术风险进行评估，必要时请相关科室会诊 □ 完成必要的相关科室会诊	□ 完成术前准备与术前评估 □ 完成术前小结、上级医师查房记录等病历书写 □ 签署手术知情同意书、自费用品协议书 □ 向患者及家属交代病情及围手术期的注意事项
重点医嘱	长期医嘱： □ 手外科护理常规 □ 二级护理 □ 饮食 □ 患者既往基础用药 临时医嘱： □ 血常规、血型、尿常规 □ 凝血功能 □ 肝功能、肾功能、电解质、血糖 □ 感染性疾病筛查 □ X线胸片、心电图 □ 肌电图 □ 腕部X线片或CT、颈椎X线片或磁共振检查（根据病情需要决定）	长期医嘱： □ 二级护理 □ 饮食 临时医嘱： □ 请相关科室会诊（根据情况）	长期医嘱： □ 二级护理 □ 饮食 临时医嘱： □ 术前医嘱：常规准备明日在局部麻醉、臂丛麻醉或全身麻醉下行开放性腕尺侧横韧带切开减压术及神经松解术 □ 术前禁食、禁水
病情变异记录	□ 无 □ 有，原因： 1. 2.	□ 无 □ 有，原因： 1. 2.	□ 无 □ 有，原因： 1. 2.
特殊医嘱			
医师签名			

时间	住院第 4 天 （手术日）	住院第 5 天 （术后第 1 天）	住院第 6 天 （术后第 2 天）
主要诊疗工作	□ 手术 □ 术者完成手术记录 □ 住院医师完成术后病程记录 □ 上级医师查房 □ 注意神经功能的变化 □ 向患者及家属交代手术过程概况及术后注意事项	□ 上级医师查房，注意病情变化 □ 完成常规病历书写 □ 注意引流量，根据引流情况明确是否拔除引流管 □ 注意观察体温血压脉搏等一般状态 □ 注意神经功能变化	□ 上级医师查房，注意病情变化 □ 完成常规病历书写 □ 注意引流量，根据引流情况明确是否拔除引流管 □ 注意观察体温等一般状态 □ 注意神经功能变化
重点医嘱	长期医嘱： □ 全身麻醉/局部麻醉+强化后护理常规 □ 术后护理常规 □ 特殊疾病护理或一级护理 □ 术后 6 小时普通饮食、糖尿病饮食、低盐低脂饮食 □ 神经营养药物 临时医嘱： □ 心电血压监测、吸氧 □ 补液（根据病情）	长期医嘱： □ 术后护理常规 □ 饮食 □ 一级护理 □ 脱水剂（根据情况） □ 神经营养药物 □ 理疗 □ 雾化吸入（根据情况） □ 抗凝治疗（根据情况） 临时医嘱： □ 换药 □ 镇痛 □ 补液	长期医嘱： □ 饮食 □ 一级护理 □ 理疗 □ 拔除引流（根据情况） □ 拔除引流后可行电刺激 临时医嘱： □ 换药（根据情况） □ 补液（根据情况）
病情变异记录	□ 无　□ 有，原因： 1. 2.	□ 无　□ 有，原因： 1. 2.	□ 无　□ 有，原因： 1. 2.
特殊医嘱			
医师签名			

时间	住院第7天 （术后第3天）	住院第8天 （术后第4天）	住院第9天 （出院日）
主要诊疗工作	□ 上级医师查房 □ 完成常规病历书写 □ 注意观察体温 □ 注意神经功能变化 □ 注意伤口情况	□ 上级医师查房，进行手术及伤口评估，确定有无手术并发症和切口愈合不良情况，明确能否出院 □ 完成出院记录、病案首页、出院诊断书、病程记录等 □ 向患者交代出院后的注意事项，如返院复诊的时间、地点，发生紧急情况时的处理等	□ 患者办理出院手续，出院
重点医嘱	**长期医嘱：** □ 手外科术后护理常规 □ 二级护理 □ 饮食 □ 神经营养药物 □ 脱水剂（根据情况） □ 镇痛药物 □ 理疗 **临时医嘱：** □ 换药 □ 补液	**出院医嘱：** □ 嘱＿＿日拆线换药（根据出院时间决定） □ 1个月后门诊复诊 □ 如有不适，随时来诊	
病情变异记录	□ 无 □ 有，原因： 1. 2.	□ 无 □ 有，原因： 1. 2.	□ 无 □ 有，原因： 1. 2.
特殊医嘱			
医师签名			

（二）护士表单

腕尺管综合征临床路径护士表单

适用对象：第一诊断为腕尺管综合征（ICD-10：G56.204）

行尺神经松解术（ICD-9-CM-3：04.4908）

患者姓名：	性别： 年龄： 门诊号：	住院号：
住院日期： 年 月 日	出院日期： 年 月 日	标准住院日：7~9天

时间	住院第1天	住院第2天	住院第3天 （术前日）
健 康 宣 教	入院常规宣教： □ 介绍病区环境、设施 □ 介绍患者主管医师和责任护士 □ 患肢感觉功能评估 □ 告知辅助检查的注意事项	□ 告知检查后可能出现的情况 　及应对方式	□ 术前宣教 □ 关节镜手术提供信息支持
护 理 处 置	□ 核对患者，佩戴腕带 □ 建立入院护理病历 □ 协助患者留取各种标本 □ 测量体重	□ 药物过敏史 □ 既往病史	□ 术前常规准备（腕带、对 　接单） □ 术区备皮
基础 护理	护理等级评定： □ 晨晚间护理 □ 入院宣教	二级护理： □ 晨晚间护理 □ 巡视病房	二级护理： □ 晨晚间护理 □ 巡视病房
专 科 护 理	□ 护理查体 □ 病情观察 □ 患肢感觉功能 □ 告知辅助检查的注意事项 □ 心理护理	□ 在陪检护士指导下完成辅助 　检查 □ 病情观察 □ 患肢感觉功能 □ 心理护理	□ 病情观察 □ 患肢感觉、功能 □ 指导床上如厕注意事项 □ 心理护理
重点 医嘱	□ 详见医嘱执行单	□ 详见医嘱执行单	□ 详见医嘱执行单
病情 变异 记录	□ 无 □ 有，原因： 1. 2.	□ 无 □ 有，原因： 1. 2.	□ 无 □ 有，原因： 1. 2.

时间	住院第 4 天 （手术日）	住院第 5 天 （术后第 1 天）	住院第 6 天 （术后第 2 天）
健康宣教	□ 术后宣教 □ 饮食、活动指导	□ 饮食指导，如禁烟酒，忌生冷辛辣刺激性食物 □ 用药护理：宣教促神经生长药物使用意义	□ 饮食指导，如禁烟酒，忌生冷辛辣刺激性食物 □ 用药护理：宣教促神经生长药物使用意义
护理处置	□ 局部麻醉/臂丛麻醉/全身麻醉术后护理常规 □ 术后护理常规 □ 特殊疾病护理或一级护理 □ 术后 6 小时普通饮食、糖尿病饮食、低盐低脂饮食 □ 心电监测、吸氧	□ 术后护理常规 □ 记录引流液性质、颜色、量	□ 术后护理常规
基础护理	特殊疾病护理/一级护理： □ 晨晚间护理 □ 巡视病房	一级护理： □ 晨晚间护理 □ 巡视病房	一级护理： □ 晨晚间护理 □ 巡视病房
专科护理	□ 体位护理：患肢制动抬高，促进回流。采取健侧卧位，避免患肢受压 □ 肢体观察：观察患肢血运及感觉变化情况 □ 疼痛护理：评估性质，对症护理 □ 心理护理	□ 体位护理：患肢制动抬高，促进回流。采取健侧卧位，避免患肢受压 □ 早期功能锻炼 □ 电刺激治疗护理 □ 心理护理	□ 体位护理：患肢制动抬高，促进回流。采取健侧卧位，避免患肢受压 □ 早期功能锻炼 □ 电刺激治疗护理 □ 心理护理
重点医嘱	□ 详见医嘱执行单	□ 详见医嘱执行单	□ 详见医嘱执行单
病情变异记录	□ 无　□ 有，原因： 1. 2.	□ 无　□ 有，原因： 1. 2.	□ 无　□ 有，原因： 1. 2.

时间	住院第7天 （术后第3天）	住院第8天 （术后第4天）	住院第9日 （术后第5天）
健康宣教	□ 饮食指导，如禁烟酒，忌生冷辛辣刺激性食物 □ 用药护理：宣教促神经生长药物使用意义	□ 饮食指导，如禁烟酒，忌生冷辛辣刺激性食物 □ 用药护理：宣教促神经生长药物使用意义 □ 告知门诊复查时间	出院宣教： □ 告知随诊意义 □ 告知出院流程
护理处置	□ 术后护理常规	□ 术后护理常规	□ 术后护理常规 □ 办理出院手续
基础护理	二级护理： □ 晨晚间护理 □ 巡视病房	一级护理： □ 晨晚间护理 □ 巡视病房	二级护理： □ 晨晚间护理 □ 巡视病房
专科护理	□ 体位护理：患肢制动抬高，促进回流。采取健侧卧位，避免患肢受压 □ 早期功能锻炼 □ 电刺激治疗护理 □ 心理护理	□ 体位护理：患肢制动抬高，促进回流。采取健侧卧位，避免患肢受压 □ 早期功能锻炼 □ 电刺激治疗护理 □ 心理护理	□ 功能锻炼：讲解术后功能锻炼的重要性，指导患者遵医嘱循序渐进地正确地进行功能锻炼 □ 瘢痕护理：告知预防及粘连的意义及方法
重点医嘱	□ 详见医嘱执行单	□ 详见医嘱执行单	□ 详见医嘱执行单
病情变异记录	□ 无 □ 有，原因： 1. 2.	□ 无 □ 有，原因： 1. 2.	□ 无 □ 有，原因： 1. 2.

（三）患者表单

腕尺管综合征临床路径患者表单

适用对象：第一诊断为腕尺管综合征（ICD-10：G56.204）

行尺神经松解术（ICD-9-CM-3：04.4908）

| 患者姓名： | 性别： | 年龄： | 门诊号： | 住院号： |
| 住院日期： 年 月 日 | 出院日期： 年 月 日 | 标准住院日：7~9 天 |

时间	入院	术前	手术日
医患配合	□ 配合询问病史、收集资料，请务必详细告知既往史、用药史、过敏史 □ 配合进行体格检查 □ 有任何不适请告知医师	□ 配合完善相关检查、化验，如采血、留尿、心电图、X线胸片 □ 医师与患者及家属介绍病情及术前检查及术前谈话	□ 配合医师摆好手术体位 □ 配合完成手术
护患配合	□ 配合测量体温、脉搏、呼吸3次，血压、体重1次 □ 配合完成入院护理评估（简单询问病史、过敏史、用药史） □ 接受入院宣教（环境介绍、病室规定、订餐制度、贵重物品保管等） □ 配合执行探视和陪伴制度 □ 有任何不适请告知护士	□ 配合测量体温、脉搏、呼吸3次，询问大便次数1次 □ 接受术前宣教	□ 配合测量体温、脉搏、呼吸3次，询问大便次数1次 □ 送手术室前，协助完成核对，带齐影像资料及用药 □ 返回病房后，配合接受生命体征的监测 □ 配合检查意识（全身麻醉者） □ 配合缓解疼痛 □ 接受术后宣教 □ 有任何不适请告知护士
饮食	□ 遵医嘱饮食	□ 遵医嘱饮食	□ 术前6~8小时禁食、禁水 □ 术后，遵医嘱饮食
排泄	□ 正常排尿便	□ 正常排尿便	□ 正常排尿便
活动	□ 正常活动	□ 正常活动	□ 正常活动

时间	术后	出院日
医患配合	□ 接受药物指导 □ 接受功能锻炼指导	□ 接受出院前指导 □ 知道复查程序 □ 获取出院诊断书
护患配合	□ 配合定时监测生命体征，每日询问大便次数 □ 配合体位指导 □ 配合饮食指导 □ 配合用药指导 □ 接受输液、服药等治疗 □ 接受进食、进水、排便等生活护理 □ 配合活动，预防皮肤压力伤 □ 注意活动安全，避免坠床或跌倒 □ 配合执行探视及陪伴	□ 接受出院宣教 □ 办理出院手续 □ 知道复印病历程序
饮食	□ 遵医嘱饮食	□ 遵医嘱饮食
排泄	□ 正常排尿便	□ 正常排尿便
活动	□ 正常适度活动，避免疲劳	□ 正常适度活动，避免疲劳

附：原表单（2016 年版）

腕尺管综合征临床路径表单

适用对象：第一诊断为腕尺管综合征患者（ICD-10：S64.051）

患者姓名：	性别： 年龄： 门诊号：	住院号：
住院日期： 年 月 日	出院日期： 年 月 日	标准住院日：7~9 天

时间	住院第 1 天	住院第 2 天	住院第 3 天 （术前日）
临床诊断与病情评估	□ 临床诊断：第一诊断为腕尺管综合征 □ 病情评估：评估患者病情有无明显改变	□ 临床诊断：第一诊断为腕尺管综合征 □ 病情评估：评估患者病情有无明显改变	□ 临床诊断：第一诊断为腕尺管综合征 □ 病情评估：评估患者病情有无明显改变
主要诊疗工作	□ 询问病史及体格检查 □ 完成病历书写 □ 开化验单及相关检查 □ 上级医师查房	□ 根据病史、体检、平片、电生理等行术前讨论，确定手术方案，决定麻醉方式 □ 根据化验及相关检查结果对患者的手术风险进行评估，必要时请相关科室会诊	□ 完成术前准备与术前评估 □ 完成术前小结、上级医师查房记录等病历书写 □ 签署手术知情同意书、自费用品协议书 □ 向患者及家属交代病情及围手术期的注意事项
重点医嘱	**长期医嘱：** □ 手外科护理常规 □ 二级护理 □ 饮食 □ 患者既往基础用药 **临时医嘱：** □ 血常规、血型、尿常规 □ 凝血功能 □ 肝功能、肾功能、电解质、血糖 □ 感染性疾病筛查 □ X 线胸片、心电图 □ 肌电图 □ 腕部 X 线片或 CT、颈椎 X 线片或磁共振检查（根据病情需要决定）	**长期医嘱：** □ 二级护理 □ 饮食 **临时医嘱：** □ 请相关科室会诊（根据情况）	**长期医嘱：** □ 二级护理 □ 饮食 **临时医嘱：** □ 术前医嘱：常规准备明日在局部麻醉、臂丛麻醉或全身麻醉下行开放性腕尺侧横韧带切开减压术及神经松解术 □ 术前禁食、禁水
主要护理工作	□ 介绍病区环境、设施 □ 介绍患者主管医师和责任护士 □ 入院常规宣教 □ 患肢感觉功能评估 □ 告知辅助检查的注意事项	□ 护理等级评定 □ 药物过敏史 □ 既往病史 □ 在陪检护士指导下完成辅助检查 □ 做好晨晚间护理 □ 上肢神经功能评定	□ 术前常规准备（腕带、对接单） □ 术区备皮 □ 术前宣教 □ 心理护理

续　表

时间	住院第 1 天	住院第 2 天	住院第 3 天 （术前日）
病情 变异 记录	□ 无　□ 有，原因： 1. 2.	□ 无　□ 有，原因： 1. 2.	□ 无　□ 有，原因： 1. 2.
特殊 医嘱			
护士 签名			
医师 签名			

时间	住院第 4 天 （手术日）	住院第 5 天 （术后第 1 天）	住院第 6 天 （术后第 2 天）
临床 诊断 与 病情 评估	□ 临床诊断：第一诊断为腕尺 　管综合征 □ 病情评估：评估患者病情有 　无明显改变	□ 临床诊断：第一诊断为腕尺 　管综合征 □ 病情评估：评估患者病情有 　无明显改变	□ 临床诊断：第一诊断为腕 　尺管综合征 □ 病情评估：评估患者病情 　有无明显改变
主 要 诊 疗 工 作	□ 手术 □ 术者完成手术记录 □ 住院医师完成术后病程记录 □ 上级医师查房 □ 注意神经功能的变化 □ 向患者及家属交代手术过程 　概况及术后注意事项	□ 上级医师查房，注意病情变化 □ 完成常规病历书写 □ 注意引流量，根据引流情况 　明确是否拔除引流管 □ 注意观察体温、血压、脉搏 　等一般状态 □ 注意神经功能变化	□ 上级医师查房，注意病情 　变化 □ 完成常规病历书写 □ 注意引流量，根据引流情 　况明确是否拔除引流管 □ 注意观察体温等一般状态 □ 注意神经功能变化
重 点 医 嘱	**长期医嘱：** □ 全身麻醉/局部麻醉+强化后 　护理常规 □ 术后护理常规 □ 特殊疾病护理/一级护理 □ 术后 6 小时普通饮食、糖尿 　病饮食、低盐低脂饮食 □ 神经营养药物 **临时医嘱：** □ 心电血压监测、吸氧 □ 补液（根据病情）	**长期医嘱：** □ 术后护理常规 □ 饮食 □ 一级护理 □ 脱水剂（根据情况） □ 神经营养药物 □ 理疗 □ 雾化吸入（根据情况） □ 抗凝治疗（根据情况） **临时医嘱：** □ 换药 □ 镇痛 □ 补液	**长期医嘱：** □ 饮食 □ 一级护理 □ 理疗 □ 拔除引流（根据情况） □ 拔除引流后可行电刺激 **临时医嘱：** □ 换药（根据情况） □ 补液（根据情况）
主 要 护 理 工 作	□ 体位护理：患肢制动抬高， 　促进回流。采取健侧卧位， 　避免患肢受压 □ 肢体观察：观察患肢血运及 　感觉变化情况 □ 疼痛护理：评估性质，对症 　护理	□ 饮食指导：禁烟酒，忌生冷 　辛辣刺激性食物 □ 用药护理：宣教促神经生长 　药物使用意义 □ 早期功能锻炼 □ 电刺激治疗护理 □ 心理护理	□ 饮食指导：禁烟酒，忌生 　冷辛辣刺激性食物 □ 用药护理：宣教促神经生 　长药物使用意义 □ 早期功能锻炼 □ 电刺激治疗护理 □ 心理护理
病情 变异 记录	□ 无　□ 有，原因： 1. 2.	□ 无　□ 有，原因： 1. 2.	□ 无　□ 有，原因： 1. 2.
特殊 医嘱			
护士 签名			
医师 签名			

时间	住院第 7 天 （术后第 3 天）	住院第 8 天 （术后第 4 天）	住院第 9 天 （出院日）
临床诊断与病情评估	□ 临床诊断：第一诊断为腕尺管综合征 □ 病情评估：评估患者病情有无明显改变	□ 临床诊断：第一诊断为腕尺管综合征 □ 病情评估：评估患者病情有无明显改变	□ 临床诊断：第一诊断为腕尺管综合征 □ 病情评估：评估患者病情有无明显改变
主要诊疗工作	□ 上级医师查房 □ 完成常规病历书写 □ 注意观察体温 □ 注意神经功能变化 □ 注意伤口情况	□ 上级医师查房，进行手术及伤口评估，确定有无手术并发症和切口愈合不良情况，明确能否出院 □ 完成出院记录、病案首页、出院诊断书、病程记录等 □ 向患者交代出院后的注意事项，如返院复诊的时间、地点，发生紧急情况时的处理等	□ 患者办理出院手续，出院
重点医嘱	**长期医嘱：** □ 手外科术后护理常规 □ 二级护理 □ 饮食 □ 神经营养药物 □ 脱水剂（根据情况） □ 镇痛药物 □ 理疗 **临时医嘱：** □ 换药 □ 补液	**出院医嘱：** □ 嘱___日拆线换药（根据出院时间决定） □ 1 个月后门诊复诊 □ 如有不适，随时来诊	
主要护理工作	□ 饮食指导：禁烟酒，忌生冷辛辣刺激性食物 □ 用药护理：宣教促神经生长药物使用意义 □ 早期功能锻炼 □ 电刺激治疗护理 □ 心理护理	□ 饮食指导：禁烟酒，忌生冷辛辣刺激性食物 □ 用药护理：宣教促神经生长药物使用意义 □ 早期功能锻炼 □ 电刺激治疗护理 □ 心理护理	□ 功能锻炼：讲解术后功能锻炼的重要性，指导患者遵医嘱循序渐进地正确地进行功能锻炼 □ 瘢痕护理：告知预防瘢痕及粘连的意义及方法 □ 告知随诊的意义 □ 告知出院流程
病情变异记录	□ 无 □ 有，原因： 1. 2.	□ 无 □ 有，原因： 1. 2.	□ 无 □ 有，原因： 1. 2.
特殊医嘱			
护士签名			
医师签名			

第三十五章

肘管综合征临床路径释义

【医疗质量控制指标】

指标一、患者的症状严重程度。

指标二、是否经过正规的保守治疗。

指标三、诊断精准。

指标四、是否合并有其他诸如腕尺管综合征、腕管综合征、胸廓出口综合征、颈椎病以及其他可能的周围神经病等相关神经疾患。

指标五、患者的知情同意充分理解。

一、肘管综合征编码

1. 原编码

疾病名称及编码：肘管综合征（ICD-10：G56.205）

手术操作名称及编码：开放性或关节镜下减压术（ICD-9-CM-3：04.491）

2. 修改编码

疾病名称及编码：肘管综合征（ICD-10：G56.202）

手术操作名称及编码：尺神经松解术（ICD-9-CM-3：04.4908）

二、临床路径检索方法

G56.202 伴 04.4908

三、国家医疗保障疾病诊断相关分组（CHS-DRG）

MDCB　神经系统疾病及功能障碍

BX2　颅神经/周围神经疾患

四、肘管综合征临床路径标准住院流程

（一）适用对象

第一诊断为肘管综合征（ICD-10：G56.205），行开放性或关节镜下减压术（ICD-9-CM-3：04.491）。

> 释义
>
> ■ 适用对象编码参见第一部分。
> ■ 本路径适用对象为临床诊断为肘管综合征的患者。

（二）诊断依据

根据《手外科学（第3版）》（王树寰主编，人民卫生出版社，2011年），《手外科手术学（第2版）》（顾玉东、王澍寰、侍德主编，复旦大学出版社，2010年），《格林手外科手术学（第6版）》（北京积水潭医院译，人民军医出版社，2012年）。

1. 病史：无明显外伤史。
2. 体征：环指尺侧及小指、手背尺侧麻木，感觉减退或消失；手指无力，尤以对捏功能及精细动作差；前臂尺侧感觉正常，小鱼际肌、骨间肌萎缩，环指、小指呈爪形手畸形伴分并指受限，肘部 Tinel 征阳性。
3. 辅助检查：肘关节正侧位 X 线片，肘关节 B 超，肌电图支持。

> **释义**
>
> ■ 本路径的制订主要参考国内权威参考书籍和诊疗指南。
> ■ 病史、临床体征和辅助检查是诊断肘管综合征的主要依据。肘管内的尺神经卡压很常见，发病率仅次于腕管综合征。因为早期的肌电图表现并不明显，因此，诊断多依赖于临床检查。患者主诉多通常包括环指、小指的感觉异常和麻木，肘关节和前臂内侧的灼痛。屈肘关节的诱发试验阳性。严重者会出现爪形手。此外，触摸肘管部位会感觉肘管部位饱满，有时会触及来回滑移的尺神经。局部 Tinel 征阳性，有时伴有肘关节活动障碍。
> ■ 肘管综合征患者需要拍肘关节的 X 线片以及局部的超声，来确认关节的情况和局部神经是否有水肿和局部肿物的存在。
> ■ 肌电图是必需做的，有助于判断卡压的部位。

（三）治疗方案的选择及依据

根据《手外科学（第 3 版）》（王树寰主编，人民卫生出版社，2011 年），《手外科手术学（第 2 版）》（顾玉东、王澍寰、侍德主编，复旦大学出版社，2010 年），《格林手外科手术学（第 6 版）》（北京积水潭医院译，人民军医出版社，2012 年）。
1. 肘管综合征。
2. 保守治疗无效时选择手术治疗。

> **释义**
>
> ■ 本病确诊后需要根据患者的症状进行综合治疗，包括保守治疗和手术治疗。
> ■ 保守治疗包括神经营养药物和佩戴肘关节支具、改变睡觉或活动姿势等。
> ■ 手术治疗适用于临床和影像学存在明显压迫且上述治疗无效的患者，手术的目的就是要解除局部的卡压因素。手术方式是探查松解尺神经，如果有肿物需要切除肿物。尺神经松解的范围包括 Struthers 弓、内侧肌间隔、Osborne 韧带、尺侧腕屈肌的腱膜、肘后肌等。

（四）标准住院日 7~9 天

> **释义**
>
> ■ 临床上诊断为肘管综合征的患者入院后，手术前的各项准备 3~4 天，包括详细的术前体检以明确手术是否能缓解患者的症状，总住院时间不超过 9 天符合本路径要求。

（五）进入路径标准

1. 第一诊断必须符合肘管综合征。

2. 当患者同时具有其他疾病，但在住院期间不需要特殊处理也不影响第一诊断的临床路径流程实施时，可以进入本路径。

3. 病情需手术治疗。

> **释义**
>
> ■ 进入本路径的患者第一诊断是肘管综合征，需除外神经炎、腕尺管综合征、胸出口综合征以及颈椎病、脊髓空洞症、周围神经病等疾患。
>
> ■ 入院后常规检查发现有基础疾病，如高血压、冠状动脉粥样硬化性心脏病、糖尿病、肝功能不全、肾功能不全等，经系统评估后对溃疡病诊断治疗无特殊影响者，可进入路径。但可能增加医疗费用，延长住院时间。

（六）术前准备 2~3 天

1. 必需的检查项目

（1）血常规、尿常规。

（2）肝功能、肾功能、电解质、血糖。

（3）凝血功能。

（4）感染性疾病筛查（乙型肝炎、丙型肝炎、梅毒、艾滋病等）。

（5）X 线胸片、心电图。

（6）肘关节 X 线片、彩超、肌电图。

2. 根据患者病情可选择

（1）肺功能、超声心动图（老年人或既往有相关病史者）。

（2）术前可能需要肘关节尺神经 B 超或 MRI 检查。

（3）有相关疾病者必要时请相应科室会诊。

> **释义**
>
> ■ 血常规、尿常规是最基本的两大常规检查，进入路径的患者均需完成。肝功能、肾功能、电解质、血糖、凝血功能、心电图、X 线胸片可评估有无基础疾病，是否影响住院时间、费用及其治疗预后；感染性疾病筛查（乙型肝炎、丙型肝炎、艾滋病、梅毒等）有助于预防交叉感染；腕关节 X 线片、必要时 MRI、超声检查确认有无局部的神经水肿和肿物压迫；肌电图是鉴别肘管局部卡压还是尺神经其他部位卡压的有效检查手段。
>
> ■ 有基础病的患者需要术前和相关科室会诊协助解决。

（七）选择用药

抗菌药物：按照《抗菌药物临床应用指导原则（2015 年版）》（国卫办医发〔2015〕43 号）执行。

> **释义**
>
> ■ 肘管部位的尺神经探查松解因局部结构相对复杂，手术要在放大镜下操作，相对时间较长，因此需要在术前 30 分钟和术后 24 小时预防性使用抗菌药物，以防止术后感染的发生，具体要按照《抗菌药物临床应用指导原则（2015 年版）》（国卫办医发〔2015〕43 号）执行。

（八）手术日为入院第 4~6 天

1. 麻醉方式：局部麻醉、臂丛神经阻滞麻醉或全身麻醉。
2. 手术方式：开放性尺神经松解前移术或关节镜下尺神经松解术。
3. 手术内植物：防粘连膜或液体。

> **释义**
>
> ■ 肘部尺神经探查松解术一般采用臂丛阻滞麻醉，平卧位即可，如果麻醉效果不理想，也可以采用全身麻醉的方式手术。
>
> ■ 手术一般需要在放大镜下操作。
>
> ■ 手术一般无需输血。
>
> ■ 可以采用关节镜辅助下手术。

（九）术后住院恢复 5~9 天

1. 观察神经功能恢复情况。
2. 术后处理
（1）抗菌药物：按照《抗菌药物临床应用指导原则（2015 年版）》（国卫办医发〔2015〕43 号）执行。
（2）术后镇痛：参照《骨科常见疼痛的处理专家建议》。
（3）脱水药物和神经营养药物及电刺激。
（4）部分患者可根据病情给予抗凝治疗。
（5）术后康复：适当进行功能锻炼。

> **释义**
>
> ■ 术后第 2 天麻醉消失后就需要重新评估患者的临床症状，并详细记录。根据患者的全身恢复情况来决定是否复查血常规、肝功能、肾功能等。
>
> ■ 术后需要采取镇痛措施，具体可以参照《骨科常见疼痛的处理专家建议》。
>
> ■ 术后抗菌药物的使用一般为术后 24 小时，具体药物按照《抗菌药物临床应用指导原则（2015 年版）》（国卫办医发〔2015〕43 号）执行。
>
> ■ 术后需要康复训练，以主动不负重为主。根据患者的情况来决定是否固定肘关节，一般可以采用石膏固定或棉垫加压屈肘位固定，有利于筋膜瓣的愈合。

（十）出院标准

1. 体温正常，常规化验指标无明显异常。
2. 伤口情况良好：引流管拔除，伤口无感染征象（或可在门诊处理的伤口情况）。
3. 没有需要住院处理的并发症和/或合并症。

> **释义**
>
> ■ 患者出院前应完成所有必需的检查项目，并观察临床症状是否减轻或消失，排除仍然需要住院处理的并发症和/或合并症。

（十一）变异及原因分析

1. 围手术期并发症：伤口感染、血管损伤和伤口血肿等造成住院日延长和费用增加。
2. 内科合并症：老年患者常合并基础疾病，如脑血管或心血管病、糖尿病、血栓等，手术可能导致这些疾病加重而需要进一步治疗，从而延长治疗时间，并增加住院费用。

> **释义**
>
> ■ 在治疗期间如发现有其他严重基础疾病，需调整药物治疗或继续其他基础疾病的治疗，则终止本路径。
>
> ■ 认可的变异原因主要是指患者入选路径后，在检查及治疗过程中发现患者合并存在术前未预知的、对本路径治疗可能产生影响的情况，需要终止执行路径或延长治疗时间、增加治疗费用。医师需在表单中明确说明。
>
> ■ 因患者方面的主观原因导致执行路径出现变异，需医师在表单中予以说明。
>
> ■ 如果使用关节镜辅助下手术，也会增加患者的住院费用。

五、肘管综合征临床路径给药方案

1. 术前用药

【用药选择】如果有特殊疾病的患者，比如高血压需要按时服用相关药物，糖尿病需根据空腹血糖情况决定用药。本病在术前 30 分钟预防性使用抗菌药物，以防止术后感染的发生，具体参照《抗菌药物临床应用指导原则（2015 年版）》（国卫办医发〔2015〕43 号）执行。

【药学提示】选用的药物需要注意患者的药物过敏情况以及是否有心、肝、肾等维持生命器官的药物禁忌。

2. 术中用药

【用药选择】术中用药需要由麻醉师主导。

【药学提示】选用的药物需要注意患者的药物过敏情况以及是否有心、肝、肾等维持生命器官的药物禁忌。

3. 术后用药

【用药选择】如果有特殊疾病的患者，比如高血压和糖尿病需要按时服用相关药物。术后2~3天继续预防性使用抗菌药物，以防止感染的发生，具体参照《抗菌药物临床应用指导原则（2015 年版）》（国卫办医发〔2015〕43 号）执行；此外，需要继续使用神经营养药物，可以口服，也可以在住院期间给予注射，出院后口服 1~3 个月，但用药期注意患者是否有皮肤反应，比如红疹，如果有要及时停药。手术后根据手术实施方案决定患者术后的活动情况，拆线后患者需要逐步康复训练，可以配合活血化瘀的中草药泡洗以促进消肿和止疼，帮助患者尽快回归社会。

【药学提示】选用的药物需要注意患者的药物过敏情况以及是否有心、肝、肾等维持生命器官的药物禁忌。

六、肘管综合征患者护理规范

手术后由于患者对于疾病的预后仍处于懵懂状态，再加上对于疼痛的恐惧，需要护理的要点包括以下一些具体内容，护理查体、病情观察、患肢感觉运动及肢端血供情况的观察、需要时填写跌倒及压疮防范表、需要时请家属陪伴、告知辅助检查的注意事项、心理护理、生命体征的监测与处理、引流量的观察、疼痛的处理等。

七、肘管综合征患者营养治疗规范

此类患者手术大多出血不多，且大多为臂丛麻醉，术后即可以进食易消化、营养丰富的流质饮食。术后第二天就可以按照自己的喜好进食，以富含维生素、纤维及蛋白质的易消化饮食为主。

八、肘管综合征患者健康宣教

向患者交代出院后的注意事项，如返院换药、拆线复诊的时间、地点，发生紧急情况时的处理；交代功能锻炼的方式和时间频次；交代患者服用神经营养药物的注意事项并说明神经卡压手术后症状缓解的有序性和可能症状反复等情况。

九、推荐表单

（一）医师表单

肘管综合征临床路径医师表单

适用对象：第一诊断为肘管综合征（ICD-10：G56.202）

行尺神经松解术（ICD-9-CM-3：04.4908）

患者姓名：	性别：	年龄：	门诊号：	住院号：

住院日期： 年 月 日	出院日期： 年 月 日	标准住院日：7~9天

时间	住院第1天	住院第2天	住院第3天（术前日）
主要诊疗工作	□ 询问病史及体格检查 □ 完成病历书写 □ 开化验单及相关检查 □ 上级医师查房与术前评估	□ 根据病史、体检、平片、电生理等行术前讨论，确定手术方案决定麻醉方式 □ 根据化验及相关检查结果对患者的手术风险进行评估，必要者请相关科室会诊	□ 完成术前准备与术前评估 □ 完成术前小结、上级医师查房记录等病历书写 □ 签署手术知情同意书、自费用品协议书 □ 向患者及家属交代病情及围手术期的注意事项
重点医嘱	**长期医嘱：** □ 手外科护理常规 □ 二级护理 □ 饮食 □ 患者既往基础用药 **临时医嘱：** □ 血常规、尿常规 □ 凝血功能 □ 肝功能、肾功能、电解质、血糖 □ 感染性疾病筛查 □ 胸片、心电图 □ 肌电图 □ 肘关节X线片或彩超或CT、磁共振检查（根据病情需要决定） □ 请相关科室会诊（根据情况）	**长期医嘱：** □ 二级护理 □ 饮食 **临时医嘱：**	**长期医嘱：** □ 二级护理 □ 饮食 **临时医嘱：** □ 术前医嘱：常规准备明日在局部麻醉/臂丛麻醉/全身麻醉下行开放性/关节镜下尺神经松解术 □ 术前禁食、禁水
病情变异记录	□无 □有，原因： 1. 2.	□无 □有，原因： 1. 2.	□无 □有，原因： 1. 2.
医师签名			

时间	住院第 4 天 （手术日）	住院第 5 天 （术后第 1 天）	住院第 6 天 （术后第 2 天）
主要诊疗工作	□ 手术 □ 术者完成手术记录 □ 住院医师完成术后病程记录 □ 上级医师查房 □ 注意神经功能的变化 □ 向患者及家属交代手术过程概况及术后注意事项	□ 上级医师查房，注意病情变化 □ 完成常规病历书写 □ 注意引流量，根据引流情况明确是否拔除引流管 □ 注意观察体温、血压、脉搏等一般状态 □ 注意神经功能变化	□ 上级医师查房，注意病情变化 □ 完成常规病历书写 □ 注意引流量，根据引流情况明确是否拔除引流管 □ 注意观察体温等一般状态 □ 注意神经功能变化
重点医嘱	长期医嘱： □ 局部麻醉/臂丛麻醉/全身麻醉术后护理常规 □ 术后护理常规 □ 特殊疾病护理/一级护理 □ 术后 6 小时普通饮食/糖尿病饮食/低盐低脂饮食 □ 神经营养药物 临时医嘱： □ 心电血压监测、吸氧 □ 补液（根据病情）	长期医嘱： □ 术后护理常规 □ 饮食 □ 一级护理 □ 脱水剂（根据情况） □ 激素 □ 神经营养药物 □ 镇痛药物 □ 理疗 □ 雾化吸入（根据情况） □ 抗凝治疗（根据情况） 临时医嘱： □ 换药 □ 镇痛 □ 补液	长期医嘱： □ 饮食 □ 一级护理 □ 理疗 □ 拔除引流（根据情况） □ 拔除引流后可行电刺激 临时医嘱： □ 换药（根据情况） □ 补液（根据情况）
病情变异记录	□ 无　□ 有，原因： 1. 2.	□ 无　□ 有，原因： 1. 2.	□ 无　□ 有，原因： 1. 2.
医师签名			

时间	住院第 7 天 （术后第 3 天）	住院第 8 天 （出院前 1 天）	住院第 9 天 （出院日）
主要诊疗工作	□ 上级医师查房 □ 完成常规病历书写 □ 注意观察体温 □ 注意神经功能变化 □ 注意伤口情况	□ 上级医师查房，进行手术及伤口评估，确定有无手术并发症和切口愈合不良情况，明确能否出院 □ 完成出院记录、病案首页、出院诊断书、病程记录等 □ 向患者交代出院后的注意事项，如返院复诊的时间、地点，发生紧急情况时的处理等	□ 患者办理出院手续，出院
重点医嘱	长期医嘱： □ 手外科术后护理常 □ 二级护理 □ 饮食 □ 神经营养药物 □ 脱水剂（根据情况） □ 镇痛药物 □ 理疗 临时医嘱： □ 换药 □ 补液	出院医嘱： □ 嘱____日拆线换药（根据出院时间决定） □ 1 个月后门诊复诊 □ 如有不适，随时来诊	
病情变异记录	□ 无　□ 有，原因： 1. 2.	□ 无　□ 有，原因： 1. 2.	□ 无　□ 有，原因： 1. 2.
医师签名			

（二）护士表单

肘管综合征临床路径护士表单

适用对象：第一诊断为肘管综合征（ICD-10：G56.202）

行尺神经松解术（ICD-9-CM-3：04.4908）

| 患者姓名： | 性别： | 年龄： | 门诊号： | 住院号： |

| 住院日期：　年　月　日 | 出院日期：　年　月　日 | 标准住院日：7~9天 |

时间	住院第1天	住院第2天	住院第3天 （术前日）
健康宣教	**入院常规宣教：** □ 介绍病区环境、设施 □ 介绍患者主管医师和责任护士 □ 告知辅助检查的注意事项	□ 告知检查后可能出现的情况及应对方式	□ 术前宣教 □ 关节镜手术提供信息支持
护理处置	□ 核对患者，佩戴腕带 □ 建立入院护理病历 □ 患肢感觉功能评估 □ 协助患者留取各种标本 □ 测量体重	□ 药物过敏史 □ 既往病史	□ 术前常规准备（腕带、对接单） □ 术区备皮
基础护理	□ 护理等级评定 □ 晨晚间护理 □ 入院宣教	**二级护理：** □ 晨晚间护理 □ 巡视病房	**二级护理：** □ 晨晚间护理 □ 巡视病房
专科护理	□ 护理查体 □ 病情观察 □ 患肢感觉功能评估 □ 告知辅助检查的注意事项 □ 心理护理	□ 在陪检护士指导下完成辅助检查 □ 病情观察 □ 患肢感觉功能 □ 心理护理	□ 病情观察 □ 患肢感觉功能 □ 指导床上如厕注意事项 □ 心理护理
重点医嘱	□ 详见医嘱执行单	□ 详见医嘱执行单	□ 详见医嘱执行单
病情变异记录	□ 无　□ 有，原因： 1. 2.	□ 无　□ 有，原因： 1. 2.	□ 无　□ 有，原因： 1. 2.
护士签名			

时间	住院第 4 天 （手术日）	住院第 5 天 （术后第 1 天）	住院第 6 天 （术后第 2 天）
健康宣教	□ 术后宣教 □ 饮食、活动指导	□ 饮食指导，如禁烟酒，忌生冷辛辣刺激性食物 □ 用药护理：宣教促神经生长药物使用意义	□ 饮食指导，如禁烟酒，忌生冷辛辣刺激性食物 □ 用药护理：宣教促神经生长药物使用意义
护理处置	□ 局部麻醉/臂丛麻醉/全身麻醉术后护理常规护理 □ 术后护理常规护理 □ 特殊疾病护理或一级护理 □ 术后 6 小时普通饮食/糖尿病饮食/低盐低脂饮食 □ 心电监测、吸氧	□ 术后护理常规护理 □ 记录引流液性质、颜色、量	□ 术后护理常规护理
基础护理	特殊疾病护理/一级护理： □ 晨晚间护理 □ 巡视病房	一级护理： □ 晨晚间护理 □ 巡视病房	一级护理： □ 晨晚间护理 □ 巡视病房
专科护理	□ 体位护理：患肢制动抬高，促进回流。采取健侧卧位，避免患肢受压 □ 肢体观察：观察患肢血运及感觉变化情况 □ 疼痛护理：评估性质，对症护理 □ 心理护理	□ 体位护理：患肢制动抬高，促进回流。采取健侧卧位，避免患肢受压 □ 早期功能锻炼 □ 电刺激治疗护理 □ 心理护理	□ 体位护理：患肢制动抬高，促进回流。采取健侧卧位，避免患肢受压 □ 早期功能锻炼 □ 电刺激治疗护理 □ 心理护理
重点医嘱	□ 详见医嘱执行单	□ 详见医嘱执行单	□ 详见医嘱执行单
病情变异记录	□ 无　□ 有，原因： 1. 2.	□ 无　□ 有，原因： 1. 2.	□ 无　□ 有，原因： 1. 2.
护士签名			

时间	住院第 7 天 （术后第 3 天）	住院第 8 天 （术后第 4 天）	住院第 9 日 （术后第 5 天）
健康宣教	□ 饮食指导，如禁烟酒，忌生冷辛辣刺激性食物 □ 用药护理：宣教促神经生长药物使用意义	□ 饮食指导，如禁烟酒，忌生冷辛辣刺激性食物 □ 用药护理：宣教促神经生长药物使用意义 □ 告知门诊复查时间	出院宣教： □ 告知随诊意义 □ 告知出院流程
护理处置	□ 术后护理常规护理	□ 术后护理常规护理	□ 术后护理常规护理 □ 办理出院手续
基础护理	二级护理： □ 晨晚间护理 □ 巡视病房	二级护理： □ 晨晚间护理 □ 巡视病房	二级护理： □ 晨晚间护理 □ 巡视病房
专科护理	□ 体位护理：患肢制动抬高，促进回流。采取健侧卧位，避免患肢受压 □ 早期功能锻炼 □ 电刺激治疗护理 □ 心理护理	□ 体位护理：患肢制动抬高，促进回流。采取健侧卧位，避免患肢受压 □ 早期功能锻炼 □ 电刺激治疗护理 □ 心理护理	□ 功能锻炼：讲解术后功能锻炼的重要性，指导患者遵医嘱循序渐进地正确地进行功能锻炼 □ 瘢痕护理：告知预防及粘连的意义及方法
重点医嘱	□ 详见医嘱执行单	□ 详见医嘱执行单	□ 详见医嘱执行单
病情变异记录	□ 无 □ 有，原因： 1. 2.	□ 无 □ 有，原因： 1. 2.	□ 无 □ 有，原因： 1. 2.
护士签名			

(三) 患者表单

肘管综合征临床路径患者表单

适用对象：第一诊断为肘管综合征 (ICD-10：G56.202)

行尺神经松解术 (ICD-9-CM-3：04.4908)

| 患者姓名： | 性别： | 年龄： | 门诊号： | 住院号： |

| 住院日期： 年 月 日 | 出院日期： 年 月 日 | 标准住院日：7~9 天 |

时间	入院	术前	手术日
医患配合	□ 配合询问病史、收集资料，请务必详细告知既往史、用药史、过敏史 □ 配合进行体格检查 □ 有任何不适请告知医师	□ 配合完善相关检查、化验，如采血、留尿、心电图、X线胸片 □ 医师与患者及家属介绍病情及术前检查和术前谈话	□ 配合医师摆好手术体位 □ 配合完成手术
护患配合	□ 配合监测体温、脉搏、呼吸3次，血压、体重1次 □ 配合完成入院护理评估（简单询问病史、过敏史、用药史） □ 接受入院宣教（环境介绍、病室规定、订餐制度、贵重物品保管等） □ 配合执行探视和陪伴制度 □ 有任何不适请告知护士	□ 配合测量体温、脉搏、呼吸3次，询问大便次数1次 □ 接受术前宣教	□ 配合测量体温、脉搏、呼吸3次，询问大便次数1次 □ 送手术室前，协助完成核对，带齐影像资料及用药 □ 返回病房后，配合接受生命体征的监测 □ 配合检查意识（全身麻醉者） □ 配合缓解疼痛 □ 接受术后宣教 □ 有任何不适请告知护士
饮食	□ 遵医嘱饮食	□ 遵医嘱饮食	□ 术前6~8小时禁食、禁水 □ 术后，遵医嘱饮食
排泄	□ 正常排尿便	□ 正常排尿便	□ 正常排尿便
活动	□ 正常活动	□ 正常活动	□ 正常活动

时间	术后	出院日
医患配合	□ 接受药物指导 □ 接受功能锻炼指导	□ 接受出院前指导 □ 知道复查程序 □ 获取出院诊断书
护患配合	□ 配合定时监测生命体征，每日询问大便次数 □ 配合体位指导 □ 配合饮食指导 □ 配合用药指导 □ 接受输液、服药等治疗 □ 接受进食、进水、排便等生活护理 □ 配合活动，预防皮肤压力伤 □ 注意活动安全，避免坠床或跌倒 □ 配合执行探视及陪伴	□ 接受出院宣教 □ 办理出院手续 □ 知道复印病历程序
饮食	□ 遵医嘱饮食	□ 遵医嘱饮食
排泄	□ 正常排尿便	□ 正常排尿便
活动	□ 正常适度活动，避免疲劳	□ 正常适度活动，避免疲劳

附：原表单（2016 年版）

肘管综合征临床路径表单

适用对象：第一诊断为肘管综合征患者（ICD-10：G56.205）

患者姓名：	性别： 年龄： 门诊号：	住院号：
住院日期： 年 月 日	出院日期： 年 月 日	标准住院日：7~9 天

时间	住院第 1 天	住院第 2 天	住院第 3 天 （术前日）
临床诊断与病情评估	□ 临床诊断：第一诊断为肘管综合征 □ 病情评估：评估患者病情有无明显改变	□ 临床诊断：第一诊断为肘管综合征 □ 病情评估：评估患者病情有无明显改变	□ 临床诊断：第一诊断为肘管综合征 □ 病情评估：评估患者病情有无明显改变
主要诊疗工作	□ 询问病史及体格检查 □ 完成病历书写 □ 开化验单及相关检查 □ 上级医师查房与术前评估 □ 上级医师查房	□ 根据病史、体检、平片、电生理等行术前讨论，确定手术方案决定麻醉方式 □ 根据化验及相关检查结果对患者的手术风险进行评估，必要时请相关科室会诊	□ 完成术前准备与术前评估 □ 完成术前小结、上级医师查房记录等病历书写 □ 签署手术知情同意书、自费用品协议书 □ 向患者及家属交代病情及围手术期的注意事项
重点医嘱	**长期医嘱：** □ 手外科护理常规 □ 二级护理 □ 饮食 □ 患者既往基础用药 **临时医嘱：** □ 血常规、尿常规 □ 凝血功能 □ 肝功能、肾功能、电解质、血糖 □ 感染性疾病筛查 □ X 线胸片、心电图 □ 肌电图 □ 肘关节 X 线片或彩超或 CT、磁共振检查（根据病情需要决定） □ 请相关科室会诊（根据情况）	**长期医嘱：** □ 二级护理 □ 饮食 **临时医嘱：**	**长期医嘱：** □ 二级护理 □ 饮食 **临时医嘱：** □ 术前医嘱：常规准备明日在局部麻醉/臂丛麻醉/全身麻醉下行开放性/关节镜下尺神经松解术 □ 术前禁食、禁水
主要护理工作	□ 介绍病区环境、设施 □ 介绍患者主管医师和责任护士 □ 入院常规宣教 □ 患肢感觉功能评估 □ 告知辅助检查的注意事项	□ 护理等级评定 □ 药物过敏史 □ 既往病史 □ 在陪检护士指导下完成辅助检查 □ 做好晨晚间护理 □ 上肢神经功能评定	□ 术前常规准备（腕带、对接单） □ 术区备皮 □ 术前宣教 □ 心理护理

时间	住院第 1 天	住院第 2 天	住院第 3 天 （术前日）
病情 变异 记录	□无　□有，原因： 1. 2.	□无　□有，原因： 1. 2.	□无　□有，原因： 1. 2.
特殊 医嘱			
护士 签名			
医师 签名			

时间	住院第 4 天 （手术日）	住院第 5 天 （术后第 1 天）	住院第 6 天 （术后第 2 天）
临床诊断与病情评估	□ 临床诊断：第一诊断为肘管综合征 □ 病情评估：评估患者病情有无明显改变	□ 临床诊断：第一诊断为肘管综合征 □ 病情评估：评估患者病情有无明显改变	□ 临床诊断：第一诊断为肘管综合征 □ 病情评估：评估患者病情有无明显改变
主要诊疗工作	□ 手术 □ 术者完成手术记录 □ 住院医师完成术后病程记录 □ 上级医师查房 □ 注意神经功能的变化 □ 向患者及家属交代手术过程概况及术后注意事项	□ 上级医师查房，注意病情变化 □ 完成常规病历书写 □ 注意引流量，根据引流情况明确是否拔除引流管 □ 注意观察体温、血压、脉搏等一般状态 □ 注意神经功能变化	□ 上级医师查房，注意病情变化 □ 完成常规病历书写 □ 注意引流量，根据引流情况明确是否拔除引流管 □ 注意观察体温等一般状态 □ 注意神经功能变化
重点医嘱	长期医嘱： □ 局部麻醉/臂丛麻醉/全身麻醉术后护理常规 □ 术后护理常规 □ 特殊疾病护理/一级护理 □ 术后 6 小时普通饮食/糖尿病饮食/低盐低脂饮食 □ 神经营养药物 临时医嘱： □ 心电血压监护、吸氧 □ 补液（根据病情）	长期医嘱： □ 术后护理常规 □ 饮食 □ 一级护理 □ 脱水剂（根据情况） □ 激素 □ 神经营养药物 □ 镇痛药物 □ 理疗 □ 雾化吸入（根据情况） □ 抗凝治疗（根据情况） 临时医嘱： □ 换药 □ 镇痛 □ 补液	长期医嘱： □ 饮食 □ 一级护理 □ 理疗 □ 拔除引流（根据情况） □ 拔除引流后可行电刺激 临时医嘱： □ 换药（根据情况） □ 补液（根据情况）
主要护理工作	□ 体位护理：患肢制动抬高，促进回流。采取健侧卧位，避免患肢受压 □ 肢体观察：观察患肢血运及感觉变化情况 □ 疼痛护理：评估性质，对症护理	□ 饮食指导：禁烟酒，忌生冷辛辣刺激性食物 □ 用药护理：宣教促神经生长药物使用意义 □ 早期功能锻炼 □ 电刺激治疗护理 □ 心理护理	□ 饮食指导：禁烟酒，忌生冷辛辣刺激性食物 □ 用药护理：宣教促神经生长药物使用意义 □ 早期功能锻炼 □ 电刺激治疗护理 □ 心理护理
病情变异记录	□ 无　□ 有，原因： 1. 2.	□ 无　□ 有，原因： 1. 2.	□ 无　□ 有，原因： 1. 2.
特殊医嘱			
护士签名			
医师签名			

时间	住院第 7 天 （术后第 3 天）	住院第 8 天 （出院前 1 天）	住院第 9 天 （出院日）
临床诊断与病情评估	□ 临床诊断：第一诊断为肘管综合征 □ 病情评估：评估患者病情有无明显改变	□ 临床诊断：第一诊断为肘管综合征 □ 病情评估：评估患者病情有无明显改变	□ 临床诊断：第一诊断为肘管综合征 □ 病情评估：评估患者病情有无明显改变
主要诊疗工作	□ 上级医师查房 □ 完成常规病历书写 □ 注意观察体温 □ 注意神经功能变化 □ 注意伤口情况	□ 上级医师查房，进行手术及伤口评估，确定有无手术并发症和切口愈合不良情况，明确能否出院 □ 完成出院记录、病案首页、出院诊断书、病程记录等 □ 向患者交代出院后的注意事项，如返院复诊的时间、地点，发生紧急情况时的处理等	□ 患者办理出院手续，出院
重点医嘱	**长期医嘱：** □ 手外科术后护理常规 □ 二级护理 □ 饮食 □ 神经营养药物 □ 脱水剂（根据情况） □ 镇痛药物 □ 理疗 **临时医嘱：** □ 换药 □ 补液	**出院医嘱：** □ 嘱＿＿＿日拆线换药（根据出院时间决定） □ 1 个月后门诊复诊 □ 如有不适，随时来诊	
主要护理工作	□ 饮食指导：禁烟酒，忌生冷辛辣刺激性食物 □ 用药护理：宣教促神经生长药物使用意义 □ 早期功能锻炼 □ 电刺激治疗护理 □ 心理护理	□ 饮食指导：禁烟酒，忌生冷辛辣刺激性食物 □ 用药护理：宣教促神经生长药物使用意义 □ 早期功能锻炼 □ 电刺激治疗护理 □ 心理护理	□ 功能锻炼：讲解术后功能锻炼的重要性，指导患者遵医嘱循序渐进地正确地进行功能锻炼 □ 瘢痕护理：告知预防瘢痕及粘连的意义及方法 □ 告知随诊的意义 □ 告知出院流程
病情变异记录	□ 无　□ 有，原因： 1. 2.	□ 无　□ 有，原因： 1. 2.	□ 无　□ 有，原因： 1. 2.
特殊医嘱			
护士签名			
医师签名			

第三十六章

臂丛神经鞘瘤临床路径释义

【医疗质量控制指标】

指标一、基础影像学检查、术前评估，确认手术适应证。

指标二、围手术期预防性抗菌药物的选择、应用节点及应用时长。

指标三、术中神经功能保护措施。

指标四、术后并发症与再次手术情况。

指标五、病理诊断肿瘤分类、影像学复查情况。

指标六、手术切口愈合情况。

指标七、术后康复治疗情况。

指标八、住院期间为患者提供术前、术后健康教育与出院，教育告知五项要素情况。

指标九、出院前完成完整神经功能评估和生活质量评估情况。

指标十、离院方式。

指标十一、住院天数与住院总费用。

指标十二、患者对服务的体验与评价。

一、臂丛神经鞘瘤编码

1. 原编码

疾病名称及编码：臂丛神经鞘瘤（ICD-10：D36.001）

手术操作名称及编码：臂丛神经鞘瘤切除术

2. 修改编码

疾病名称及编码：臂丛神经鞘瘤（ICD-10：D36.113，M95600/0）

手术操作名称及编码：臂丛神经鞘瘤切除术（ICD-9-CM-3：04.0715）

二、临床路径检索方法

（D36.113M95600/0）伴 04.0715

三、国家医疗保障疾病诊断相关分组（CHS-DRG）

MDCB　神经系统疾病及功能障碍

BU1　神经系统肿瘤

四、臂丛神经鞘瘤临床路径标准住院流程

（一）适用对象

第一诊断为臂丛神经鞘瘤（ICD-10：D36.001），行臂丛神经鞘瘤切除术。

（二）诊断依据

根据《临床诊疗指南·手外科学分册》（中华医学会编著，人民卫生出版社，2007 年），《手外科学（第 2 版）》（王澍寰主编，人民卫生出版社，2006 年）。

1. **病史**：锁骨上窝局部明显放射性疼痛肿物。

2. **体征**：肿瘤与神经走行方向一致，呈圆形或椭圆形肿块。早期无明显症状，肿瘤增大压

迫神经时可出现局部肿块、肢体酸痛、疼痛及受累神经支配区放射痛。肿块边界清楚、活动，按压或叩击肿瘤时有麻痛感沿神经干向肢体远端放射。偶有肌肉麻痹、运动功能障碍。

3. 彩超见臂丛神经肿物。

4. MRI 可显示臂丛神经肿物及与臂丛神经关系。

> **释义**
>
> ■ 肿物位于锁骨上窝，部分为患者无意中发现无症状性肿物，也可因肢体酸痛、肩部不适等就诊。
>
> ■ 查体主要需要注意肿物的位置、大小、形状、按压时的疼痛和有无放射痛或者不适感等，根据肿物的部位，上述特征可能不尽相同。
>
> ■ 臂丛神经的神经鞘瘤有时也可导致神经功能障碍，因此，应根据神经症状检查相应神经区域感觉与运动功能及肌电图检查。
>
> ■ 超声和 MRI 检查可提示肿物的具体特点，尤其可提示神经与肿物的关系。与神经主干相对，肿物的偏心性生长是其特点，而神经大体结构均正常。

（三）治疗方案的选择及依据

根据《临床诊疗指南·手外科学分册》（中华医学会编著，人民卫生出版社，2007 年），《手外科学（第 2 版）》（王澍寰主编，人民卫生出版社，2006 年）。

1. 臂丛神经鞘瘤。

2. 明确肿物选择手术治疗。

> **释义**
>
> ■ 病史+体征+影像学检查（B 超和 MRI）可提示臂丛神经鞘瘤。
>
> ■ 对于肿物较小、无神经症状的患者，可以定期复查，密切观察。
>
> ■ 对于肿物较大、生长速度快或有神经症状者，应考虑手术治疗需要注意的是，显微镜下手术，术后神经症状暂时可能加重。

（四）标准住院日 7~15 天

> **释义**
>
> ■ 怀疑臂丛神经鞘瘤的患者入院后，术前准备 2~4 天，明确诊断后可于第 4~5 天行手术治疗，术后观察 3~10 天可出院，总住院时间不超过 15 天符合本路径要求。

（五）进入路径标准

1. 第一诊断必须符合神经鞘瘤诊断标准。

2. 当患者同时具有其他疾病，但在住院期间不需要特殊处理也不影响第一诊断的临床路径流程实施时，可以进入路径。

3. 病情需手术治疗。

> **释义**
>
> ■ 本路径适用对象为臂丛神经鞘瘤，如因各种原因的创伤、肿瘤、炎症等原因所致，可以进入该相应路径，但需同时增加相应处理的费用。
>
> ■ 入院后常规检查发现有基础疾病，如高血压、冠状动脉粥样硬化性心脏病、糖尿病、肝功能、肾功能不全等，经系统评估后对疾病诊断治疗无特殊影响者，可进入路径，但可能增加医疗费用，延长住院时间。
>
> ■ 符合手术适应证，需要进行手术治疗者进入。

（六）术前准备 3~5 天

1. 必需的检查项目
（1）血常规、尿常规。
（2）肝功能、肾功能、电解质、血糖。
（3）凝血功能。
（4）感染性疾病筛查（乙型肝炎、丙型肝炎、梅毒、艾滋病等）。
（5）X 线胸片、心电图。
（6）局部彩超和 MRI。
2. 根据患者病情可选择
（1）肺功能、超声心动图（老年人或既往有相关病史者）。
（2）有相关疾病者必要时请相应科室会诊。

> **释义**
>
> ■ 血常规、尿常规、X 线胸片、心电图和肌电图是最基本的常规检查，进入路径的患者均需完成。肝功能、肾功能、电解质、血糖、凝血功能、心电图、X 线胸片可评估有无基础疾病，是否影响住院时间、费用及其治疗预后。B 超和 MRI 是为了进一步确诊肿物的部位及其毗邻关系为手术治疗提供帮助。
>
> ■ 对于老年患者或有相关病史者，应行肺功能和超声心动图检查，以确保患者可耐受手术。
>
> ■ 由于合并糖尿病可导致伤口感染、神经生长缓慢等问题，因此，应经相关科室调整血糖后方可进行手术，推荐血糖控制在 7~8mmol/L。
>
> ■ 合并其他可能影响手术进程或者恢复的疾病，应在相关科室会诊完成、明确无明显影响后进行手术。

（七）选择用药

术前半小时及术后 24 小时预防应用抗菌药物。

> **释义**
>
> ■ 预防性抗菌药物常规剂量在术前半小时使用，如果手术时间超过 4~6 小时，可以术中加用 1 次。术后 24 小时按照常规剂量给药，对于手术时间长、出血多、有植入物等情况，可延长使用时间到 48~72 小时。

（八）手术日为入院第 4~6 天

1. 麻醉方式：全身麻醉。
2. 手术方式：肿物局部切除术。
3. 输血：视术中情况而定。

> **释义**
>
> - 手术需全身麻醉。
> - 手术体位为仰卧位，颈肩后垫高。颈后仰，头偏向一侧。
> - 切口在锁骨上窝横行切口。根据术前的定位寻找相应部位，保护正常神经结构后切除肿物。
> - 肿物应送病理检查。
> - 手术一般无需输血，但是对于肿物邻近锁骨下血管者，应有输血准备。

（九）术后住院恢复 5~11 天

术后处理：

1. 抗菌药物：按照《抗菌药物临床应用指导原则（2015 年版）》（国卫办医发〔2015〕43 号）执行。
2. 术后镇痛：参照《骨科常见疼痛的处理专家建议》。

> **释义**
>
> - 预防性抗菌药物的使用按照常规参照标准进行即可。
> - 术后注意镇痛治疗，可根据具体情况选择口服非甾体类镇痛药、肌内注射麻醉类镇痛药，或者使用镇痛泵镇痛。
> - 术后第 2 天检查伤口情况，更换伤口敷料。
> - 根据引流量拔除引流管。
> - 术后第 2 天开始关节活动度练习，并逐渐增多。
> - 达到下述出院标准后可出院继续治疗。

（十）出院标准

1. 体温正常，常规化验指标无明显异常。
2. 伤口情况良好：引流管拔除，伤口无感染征象（或可在门诊处理的伤口情况），无皮瓣坏死。
3. 没有需要住院处理的并发症和/或合并症。

> **释义**
>
> - 出院标准主要是与伤口情况有关，在化验检查和伤口检查良好的情况下应考虑出院。
> - 没有发生相关并发症和/或合并症，或者已经处理好，无需进一步住院治疗。

(十一) 变异及原因分析

内科合并症：老年患者常合并基础疾病，如脑血管或心血管病、糖尿病、血栓等，手术可能导致这些疾病加重而需要进一步治疗，从而延长治疗时间，并增加住院费用。

> **释义**
>
> 　　并发症和合并症的发生应根据具体情况进行治疗，住院时间和住院费用相应延长和增加。

五、臂丛神经鞘瘤患者护理规范

1. 术前护理规范

(1) 观察神经功能、肿物变化等，遵医嘱完成相关检查。

(2) 遵医嘱补液、使用抗菌药物等。

(3) 指导患者摄入充足水分及热量，遵医嘱指导饮食。

(4) 术前健康教育及术前准备。

(5) 根据患者情绪状况进行相应心理护理，保持患者情绪平稳。

2. 术后护理规范

(1) 术后患者返回病房后平卧位。

(2) 严密观察生命体征变化。

(3) 密切观察切口敷料的渗血情况。

(4) 严密观察血运、肿胀等情况。

(5) 必要时遵医嘱使用镇痛药、消肿药。

(6) 观察患侧肢体运动功能，遵医嘱进行康复指导，鼓励患者尽早下床活动。

六、臂丛神经鞘瘤患者营养治疗规范

1. 营养风险筛查：①NRS 2002 评分＜3 分者，需 1 周后复筛。NRS 2002 评分≥3 分者，应进一步进行营养评估并给予积极的营养干预。②NRS 2002 评分＜3 分者，合理饮食，平衡膳食。如有内科合并症，应根据合并症的营养治疗原则给予相应治疗膳食，积极控制合并症。③NRS 2002 评分≥3 分者，根据营养诊断，给予个体化营养干预。以适宜的热量、脂肪，充足的蛋白质、维生素和矿物质为原则。能量供给标准为 25~35kcal/kg 标准体重，建议根据患者年龄、性别、体重、身体活动水平个体化调整热量的摄入。碳水化合物供能比 45%~60%；蛋白质摄入量宜在 1.0~1.5g/kg 标准体重，若存在蛋白质代谢异常可酌情增加蛋白质摄入，最高至 2.0g/kg 标准体重，其中优质蛋白质不低于蛋白质总量的 1/3~1/2；脂肪供能比以 25%~35%为宜，适当提高膳食单不饱和脂肪酸及 ω-3 脂肪酸的摄入。如有内科合并症，营养素摄入应根据合并症的营养治疗原则进行调整。

2. 加速康复外科围手术期营养支持。术前予 12.5%碳水化合物饮品，术后早期恢复口服营养及补充蛋白质。推荐应用产品营养制剂以保证蛋白质摄入。术后饮食根据不同治疗时期选择饮食种类由流质饮食、半流质饮食逐步过渡至普通饮食等。饮食宜清淡，以温、热、软为佳，忌食生冷、肥甘、厚腻食物，限制刺激性食物、饮品及调味品。

3. 如经口进食量不足需要量的 50%~75%者，可提供口服营养营养补充剂，必要时给予管饲肠内营养补充或肠外营养补充。

七、臂丛神经鞘瘤患者健康宣教

1. 术后 3~5 天复查 1 次切口，根据切口情况酌情增加复查次数。

2. 如切口持续有渗出物或出现切口红肿、体温异常等情况，需及时处理。

3. 遵医嘱使用药物，如有内科合并症应专科就诊。

4. 术后2周拆除切口缝合线。

5. 术后第2天开始关节活动度练习，根据实际康复情况调整活动方式及活动量。

6. 生活指导：采取合理的生活方式及饮食习惯，运动适宜，保证摄入充足的蛋白质、维生素及含钙食物。戒烟酒，避免咖啡因的摄入，少饮用碳酸饮料。

八、推荐表单

（一）医师表单

臂丛神经鞘瘤临床路径医师表单

适用对象：第一诊断为臂丛神经鞘瘤（ICD-10：D36.113，M95600/0）
　　　　　行臂丛神经鞘瘤切除术（ICD-9-CM-3：04.0715）

患者姓名：	性别：　　年龄：　　门诊号：	住院号：
住院日期：　　年　月　日	出院日期：　　年　月　日	标准住院日：7~15 天

时间	住院第 1 天	住院第 2 天	住院第 3 天 （术前日）
临床诊断与病情评估	□ 第一诊断为臂丛神经鞘瘤 □ 病情评估：评估病情有无明显变化	□ 第一诊断为臂丛神经鞘瘤 □ 病情评估：评估病情有无明显变化	□ 第一诊断为臂丛神经鞘瘤 □ 病情评估：评估病情有无明显变化
主要诊疗工作	□ 询问病史及体格检查 □ 完成病历书写 □ 开化验单及相关检查单 □ 上级医师查房与术前评估 □ 根据化验及相关检查结果对患者的手术风险进行评估，必要者请相关科室会诊	□ 上级医师查房 □ 继续完成术前化验检查 □ 完成必要的相关科室会诊	□ 根据病史、体检、彩超、MRI 等行术前讨论，确定手术方案 □ 完成必要的相关科室会诊 □ 完成术前准备与术前评估 □ 完成术前小结、上级医师查房记录等病历书写 □ 签署手术知情同意书、自费用品协议书、输血同意书 □ 向患者及家属交代病情及围手术期注意事项
重点医嘱	**长期医嘱：** □ 手外科护理常规 □ 二级护理 □ 饮食 □ 患者既往基础用药 **临时医嘱：** □ 血常规、尿常规 □ 凝血功能 □ 肝功能、肾功能、电解质、血糖 □ 感染性疾病筛查 □ 胸片、心电图 □ 局部平片、彩超、MRI □ 心肌酶、肺功能、超声心动图（根据病情需要决定） □ 请相关科室会诊	**长期医嘱：** □ 手外科护理常规 □ 二级护理 □ 饮食 □ 患者既往基础用药 **临时医嘱：** □ 根据会诊科室要求安排检查和化验单	**临时医嘱：** □ 术前医嘱：常规准备明日在全身麻醉下行肿物切除术 □ 术前禁食、禁水 □ 抗菌药物皮试 □ 配血 □ 一次性导尿包

续　表

时间	住院第 1 天	住院第 2 天	住院第 3 天 （术前日）
病情 变异 记录	□ 无　□ 有，原因： 1. 2.	□ 无　□ 有，原因： 1. 2.	□ 无　□ 有，原因： 1. 2.
特殊 医嘱			
医师 签名			

时间	住院第 4 天	住院第 5 天	住院第 6 天
临床诊断与病情评估	□ 第一诊断为臂丛神经鞘瘤 □ 病情评估：评估病情有无明显变化	□ 第一诊断为臂丛神经鞘瘤 □ 病情评估：评估病情有无明显变化	□ 第一诊断为臂丛神经鞘瘤 □ 病情评估：评估病情有无明显变化
主要诊疗工作	□ 手术 □ 肿物送检病理 □ 术者完成手术记录 □ 住院医师完成术后病程记录 □ 上级医师查房 □ 注意出血、血运情况 □ 向患者及家属交代手术过程概况及术后注意事项	□ 上级医师查房，注意病情变化 □ 完成常规病历书写 □ 注意引流量 □ 注意观察体温 □ 注意神经功能变化	□ 上级医师查房 □ 完成常规病历书写 □ 根据引流情况明确是否拔除引流管 □ 注意观察体温 □ 注意神经功能变化 □ 注意伤口情况
重点医嘱	长期医嘱： □ 全身麻醉护理常规 □ 一级护理 □ 明日普通饮食/糖尿病饮食/低盐低脂饮食 □ 伤口引流记量 □ 留置尿管 □ 抗菌药物 □ 激素 □ 神经营养药物 临时医嘱： □ 心电血压监测、吸氧 □ 补液（根据病情） □ 其他特殊医嘱	长期医嘱： □ 饮食 □ 一级护理 □ 脱水（根据情况） □ 激素 □ 神经营养药物 □ 消炎镇痛药物 □ 雾化吸入（根据情况） □ 抗凝治疗（根据情况） 临时医嘱： □ 通便 □ 镇痛 □ 补液	长期医嘱： □ 饮食 □ 一级护理 □ 拔除尿管 □ 拔除引流（根据情况） 临时医嘱： □ 换药（根据情况） □ 补液（根据情况）
病情变异记录	□ 无　□ 有，原因： 1. 2.	□ 无　□ 有，原因： 1. 2.	□ 无　□ 有，原因： 1. 2.
特殊医嘱			
医师签名			

时间	住院第 7 天	住院第 8 天	住院第 9~15 天 （出院日）
临床诊断与病情评估	□ 第一诊断为臂丛神经鞘瘤 □ 病情评估：评估病情有无明显变化	□ 第一诊断为臂丛神经鞘瘤 □ 病情评估：评估病情有无明显变化	□ 第一诊断为臂丛神经鞘瘤 □ 病情评估：评估病情有无明显变化
主要诊疗工作	□ 上级医师查房 □ 完成常规病历书写 □ 注意观察体温 □ 注意伤口情况 □ 根据引流情况明确是否拔除引流管	□ 上级医师查房 □ 完成常规病历书写 □ 注意观察体温 □ 注意伤口情况	□ 上级医师查房，进行手术及伤口评估，确定有无手术并发症和切口愈合不良情况，明确能否出院 □ 完成出院记录、病案首页、出院证明书等，向患者交代出院后的注意事项，如返院复诊的时间、地点，发生紧急情况时的处理等 □ 患者办理出院手续，出院
重点医嘱	长期医嘱： □ 饮食 □ 一级护理 □ 停抗菌药物 □ 拔除引流（根据情况） 临时医嘱： □ 换药（根据情况） □ 补液（根据情况）	长期医嘱： □ 饮食 □ 二级护理 临时医嘱： □ 换药（根据情况）	出院医嘱： □ 出院带药：神经营养药物、抗炎镇痛药、口服抗菌药物 □ 预约拆线时间
病情变异记录	□ 无 □ 有，原因： 1. 2.	□ 无 □ 有，原因： 1. 2.	□ 无 □ 有，原因： 1. 2.
特殊医嘱			
医师签名			

（二）护士表单

臂丛神经鞘瘤临床路径护士表单

适用对象：第一诊断为臂丛神经鞘瘤（ICD-10：D36.113，M95600/0）
行臂丛神经鞘瘤切除术（ICD-9-CM-3：04.0715）

患者姓名：	性别： 年龄： 门诊号：	住院号：
住院日期： 年 月 日	出院日期： 年 月 日	标准住院日：7~15 天

时间	住院第 1 天	住院第 2 天	住院第 3 天 （术前日）
健康宣教	**入院宣教：** □ 介绍主管医师、护士 □ 介绍环境、设施 □ 介绍住院注意事项 □ 介绍探视和陪伴制度 □ 介绍贵重物品制度	□ 药物宣教 □ 解答患者的相关疑虑 □ 告知神经损伤的临床特点 □ 告知神经鞘瘤的性质和病变特点	**手术前宣教：** □ 宣教手术前准备及手术后注意事项 □ 告知手术后饮食 □ 告知患者在手术中配合医师 □ 主管护士与患者沟通，消除患者紧张情绪 □ 告知手术后可能出现的情况及应对方式
护理处置	□ 核对患者，佩戴腕带 □ 建立入院护理病历 □ 协助患者留取各种标本 □ 测量体重	□ 协助医师完成手术前的相关化验 □ 护理等级评定	**术前常规准备（腕带、对接单）：** □ 术区备皮 □ 女性患者发型准备 □ 术后床上如厕模拟训练 □ 吸气练习
基础护理	**三级护理：** □ 晨晚间护理 □ 排泄管理 □ 患者安全管理	**三级护理：** □ 晨晚间护理 □ 排泄管理 □ 患者安全管理	**二级或一级护理：** □ 晨晚间护理 □ 患者安全管理
专科护理	□ 护理查体 □ 告知辅助检查的注意事项 □ 确定饮食种类 □ 心理护理	□ 病情观察 □ 神经功能改变 □ 肿物变化的观察 □ 遵医嘱完成相关检查 □ 心理护理	□ 病情观察 □ 神经功能改变 □ 肿物变化的观察 □ 遵医嘱完成相关检查 □ 心理护理
重点医嘱	□ 详见医嘱执行单	□ 详见医嘱执行单	□ 详见医嘱执行单
病情变异记录	□ 无 □ 有，原因： 1. 2.	□ 无 □ 有，原因： 1. 2.	□ 无 □ 有，原因： 1. 2.
护士签名			

时间	住院第 4 天 （手术日）	住院第 5 天 （术后第 1 天）	住院第 6 天 （术后第 2 天）
健康宣教	**手术当日宣教：** □ 告知饮食、体位要求 □ 告知手术后需禁食 4~6 小时 □ 给予患者及家属心理支持 □ 再次明确探视陪伴须知 □ 手术后宣教 □ 再次告知饮食、体位要求 □ 告知患者家属辅助观察患者精神状态	□ 饮食指导：禁烟酒，忌生冷辛辣刺激性食物	□ 饮食指导：禁烟酒，忌生冷辛辣刺激性食物
护理处置	**手术接患者：** □ 核对患者基本信息 □ 手术肢体和部位并标记 □ 核对术中带药 □ 核对病历和影像资料 □ 摘除患者义齿 □ 摘除患者佩戴的眼镜、首饰等物品 **接手术后患者：** □ 核对患者及资料 □ 即刻监护患者的生命体征 □ 记录患者的液体和引流量 □ 记录其他带回的患者资料	□ 完成当日医嘱核对	□ 完成当日医嘱核对
基础护理	**二级/一级护理：** □ 遵医嘱补液和抗菌药物 □ 心电血压监护、吸氧 □ 患者安全管理	**二级/一级护理：** □ 遵医嘱补液和抗菌药物 □ 口腔护理、拍背咳痰，鼓励早期下床活动 □ 患者安全管理	**二级/一级护理：** □ 遵医嘱补液和抗菌药物 □ 口腔护理、拍背咳痰，鼓励早期下床活动 □ 患者安全管理
专科护理	□ 体位护理：去枕平卧，头偏向一侧 □ 肢体观察：观察患肢血运情况，注意感觉功能变化 □ 引流护理：密切观察引流液的质量，必要时使用盐袋压迫止血 □ 管路护理：做好管路观察、记录、标识及维护护理 □ 疼痛护理 □ 心理护理	□ 疼痛护理：若患肢疼痛，可视情况遵医嘱合理使用镇痛药。 □ 用药观察护理 □ 伤口护理 □ 心理护理	□ 疼痛护理：若患肢疼痛，可视情况遵医嘱合理使用镇痛药 □ 用药观察护理 □ 伤口护理 □ 心理护理
重点医嘱	□ 详见医嘱执行单	□ 详见医嘱执行单	□ 详见医嘱执行单
病情变异记录	□ 无　□ 有，原因： 1. 2.	□ 无　□ 有，原因： 1. 2.	□ 无　□ 有，原因： 1. 2.
护士签名			

时间	住院第7天 （术后第3天）	住院第8天 （术后第4天）	住院第9~15天 （出院日）
健康宣教	□ 饮食指导：禁烟酒，忌生冷辛辣刺激性食物	□ 饮食指导：禁烟酒，忌生冷辛辣刺激性食物	出院宣教： □ 复查时间 □ 服药方法 □ 指导办理出院手续 □ 电刺激治疗、肌肉按摩防止肌肉萎缩，患肢不可过早负重，按期服用促神经生长药物的方法
护理处置	□ 完成当日医嘱核对	□ 完成当日医嘱核对	□ 办理出院手续 □ 书写出院小结
基础护理	二级/一级护理： □ 遵医嘱补液和抗菌药物 □ 口腔护理、拍背咳痰，鼓励早期下床活动 □ 患者安全管理	二级/一级护理： □ 遵医嘱补液和抗菌药物 □ 口腔护理、拍背咳痰，鼓励早期下床活动 □ 患者安全管理	三级护理： □ 患者安全管理
专科护理	□ 疼痛护理：若患肢疼痛，可视情况遵医嘱合理使用镇痛药 □ 用药观察护理 □ 伤口护理 □ 心理护理	□ 疼痛护理：若患肢疼痛，可视情况遵医嘱合理使用镇痛药 □ 用药观察护理 □ 伤口护理 □ 心理护理	□ 瘢痕护理：告知预防瘢痕的意义及方法
重点医嘱	□ 详见医嘱执行单	□ 详见医嘱执行单	□ 详见医嘱执行单
病情变异记录	□ 无　□ 有，原因： 1. 2.	□ 无　□ 有，原因： 1. 2.	□ 无　□ 有，原因： 1. 2.
护士签名			

（三）患者表单

臂丛神经鞘瘤临床路径患者表单

适用对象：第一诊断为臂丛神经鞘瘤（ICD-10：D36.113　M95600/0）

行臂丛神经鞘瘤切除术（ICD-9-CM-3：04.0715）

患者姓名：	性别：　年龄：　门诊号：	住院号：
住院日期：　　年　月　日	出院日期：　　年　月　日	标准住院日：7~15天

时间	入院	术前	手术日
医患配合	□ 配合询问病史、收集资料，请务必详细告知既往史、用药史、过敏史 □ 配合进行体格检查 □ 有任何不适请告知医师	□ 配合完善手术检查前相关检查、化验，如采血、留尿、心电图、X线胸片 □ 医师与患者及家属介绍病情及手术检查谈话、胃镜检查前签字	□ 配合完善相关检查、化验 □ 如采血、留尿 □ 配合医师摆好检查体位
护患配合	□ 配合测量体温、脉搏、呼吸3次，血压、体重1次 □ 配合完成入院护理评估（简单询问病史、过敏史、用药史） □ 接受入院宣教（环境介绍、病室规定、订餐制度、贵重物品保管等） □ 配合执行探视和陪伴制度 □ 有任何不适告知护士	□ 配合测量体温、脉搏、呼吸3次，询问大便次数1次 □ 接受手术前宣教 □ 接受饮食宣教 □ 接受药物宣教	□ 配合测量体温、脉搏、呼吸3次，询问大便次数1次 □ 送手术室前，协助完成核对，带齐影像资料及用药 □ 返回病房后，配合接受生命体征的测量 □ 配合检查意识（全身麻醉者） □ 配合缓解疼痛 □ 接受手术后宣教 □ 接受饮食宣教：手术当天禁食 □ 接受药物宣教 □ 有任何不适告知护士
饮食	□ 遵医嘱饮食	□ 遵医嘱饮食	□ 手术前禁食、禁水 □ 手术后，根据医嘱4~6小时后试饮水，无恶心、呕吐可进少量流质饮食或半流质饮食
排泄	□ 正常排尿便	□ 正常排尿便	□ 正常排尿便
活动	□ 正常活动	□ 正常活动	□ 正常活动

时间	手术后	出院日
医患配合	□ 配合肢体检查 □ 配合完善术后检查，如采血，留尿、便等	□ 接受出院前指导 □ 知道复查程序 □ 获取出院诊断书
护患配合	□ 配合定时监测生命体征，每日询问大便次数 □ 配合检查伤口 □ 接受输液、服药等治疗 □ 接受进食、进水、排便等生活护理 □ 配合活动，预防皮肤压力伤 □ 注意活动安全，避免坠床或跌倒 □ 配合执行探视及陪伴	□ 接受出院宣教 □ 办理出院手续 □ 获取出院带药 □ 知道服药方法、作用、注意事项 □ 知道复印病历程序
饮食	□ 遵医嘱饮食	□ 遵医嘱饮食
排泄	□ 正常排尿便	□ 正常排尿便
活动	□ 正常适度活动，避免疲劳	□ 正常适度活动，避免疲劳

附：原表单（2016 年版）

臂丛神经鞘瘤临床路径表单

适用对象：第一诊断为臂丛神经鞘瘤患者（ICD-10：D36.001）

患者姓名：	性别： 年龄： 门诊号：	住院号：
住院日期： 年 月 日	出院日期： 年 月 日	标准住院日：7~15 天

时间	住院第 1 天	住院第 2 天	住院第 3 天（术前日）
临床诊断与病情评估	□ 第一诊断为臂丛神经鞘瘤 □ 病情评估：评估病情有无明显变化	□ 第一诊断为臂丛神经鞘瘤 □ 病情评估：评估病情有无明显变化	□ 第一诊断为臂丛神经鞘瘤 □ 病情评估：评估病情有无明显变化
主要诊疗工作	□ 询问病史及体格检查 □ 完成病历书写 □ 开化验单及相关检查单 □ 上级医师查房与术前评估 □ 根据化验及相关检查结果对患者的手术风险进行评估，必要时请相关科室会诊	□ 上级医师查房 □ 继续完成术前化验检查 □ 完成必要的相关科室会诊	□ 根据病史、体检、彩超、MRI 等行术前讨论，确定手术方案 □ 完成必要的相关科室会诊 □ 完成术前准备与术前评估 □ 完成术前小结、上级医师查房记录等病历书写 □ 签署手术知情同意书、自费用品协议书、输血同意书 □ 向患者及家属交代病情及围手术期注意事项
重点医嘱	**长期医嘱：** □ 手外科护理常规 □ 二级护理 □ 饮食 □ 患者既往基础用药 **临时医嘱：** □ 血常规、尿常规 □ 凝血功能 □ 肝功能、肾功能、电解质、血糖 □ 感染性疾病筛查 □ X 线胸片、心电图 □ 局部平片、彩超、MRI □ 心肌酶、肺功能、超声心动图（根据病情需要决定） □ 请相关科室会诊	**长期医嘱：** □ 手外科护理常规 □ 二级护理 □ 饮食 □ 患者既往基础用药 **临时医嘱：** □ 根据会诊科室要求安排检查和化验单	**临时医嘱：** □ 术前医嘱：常规准备明日在全身麻醉下行肿物切除术 □ 术前禁食、禁水 □ 抗菌药物皮试 □ 配血 □ 一次性导尿包
主要护理工作	□ 介绍病区环境、设施；介绍患者主管医师和责任护士；入院常规宣教；患者全身评估；告知辅助检查的注意事项；心理评估及护理	□ 护理等级评定；药物过敏史；既往史；在陪检护士指导下完成辅助检查；做好晨晚间护理；解答患者的相关疑虑；失功能肢体保护	□ 术前常规准备（腕带、对接单）；术区备皮；女性患者发型准备；术前宣教；心理护理；告知手术相关配合；术后床上如厕模拟训练；吸气练习

时间	住院第 1 天	住院第 2 天	住院第 3 天 （术前日）
病情 变异 记录	□无　□有，原因： 1. 2.	□无　□有，原因： 1. 2.	□无　□有，原因： 1. 2.
特殊 医嘱			
护士 签名			
医师 签名			

时间	住院第 4 天	住院第 5 天	住院第 6 天
临床诊断与病情评估	□ 第一诊断为臂丛神经鞘瘤 □ 病情评估：评估病情有无明显变化	□ 第一诊断为臂丛神经鞘瘤 □ 病情评估：评估病情有无明显变化	□ 第一诊断为臂丛神经鞘瘤 □ 病情评估：评估病情有无明显变化
主要诊疗工作	□ 手术 □ 肿物送检病理 □ 术者完成手术记录 □ 住院医师完成术后病程记录 □ 上级医师查房 □ 注意出血及血运情况 □ 向患者及家属交代手术过程概况及术后注意事项	□ 上级医师查房，注意病情变化 □ 完成常规病历书写 □ 注意引流量 □ 注意观察体温 □ 注意神经功能变化	□ 上级医师查房 □ 完成常规病历书写 □ 根据引流情况明确是否拔除引流管 □ 注意观察体温 □ 注意神经功能变化 □ 注意伤口情况
重点医嘱	长期医嘱： □ 全身麻醉护理常规 □ 一级护理 □ 明日/普通饮食/糖尿病饮食/低盐低脂饮食 □ 伤口引流记量 □ 留置尿管 □ 抗菌药物 □ 激素 □ 神经营养药物 临时医嘱： □ 心电血压监测、吸氧 □ 补液（根据病情） □ 其他特殊医嘱	长期医嘱： □ 饮食 □ 一级护理 □ 脱水（根据情况） □ 激素 □ 神经营养药物 □ 抗炎镇痛药物 □ 雾化吸入（根据情况） □ 抗凝治疗（根据情况） 临时医嘱： □ 通便 □ 镇痛 □ 补液	长期医嘱： □ 饮食 □ 一级护理 □ 拔除尿管 □ 拔除引流（根据情况） 临时医嘱： □ 换药（根据情况） □ 补液（根据情况）
主要护理工作	□ 体位护理：去枕平卧，头偏向一侧 □ 肢体观察：观察患肢血运情况，注意感觉功能变化 □ 引流护理：密切观察引流液，必要时使用盐袋压迫止血 □ 管路护理：做好管路观察、记录，标识及维护护理 □ 疼痛护理	□ 饮食指导：禁烟酒，忌生冷辛辣刺激性食物 □ 基础护理：口腔护理、拍背咳痰，鼓励早期下床活动 □ 疼痛护理：若患肢疼痛，可视情况遵医嘱合理使用镇痛药 □ 心理护理 □ 用药观察护理	□ 饮食指导：禁烟酒，忌生冷辛辣刺激性食物 □ 基础护理：口腔护理、拍背咳痰，鼓励早期下床活动 □ 疼痛护理：若患肢疼痛，可视情况遵医嘱合理使用镇痛药 □ 心理护理 □ 用药观察护理
病情变异记录	□ 无　□ 有，原因： 1. 2.	□ 无　□ 有，原因： 1. 2.	□ 无　□ 有，原因： 1. 2.

时间	住院第 4 天	住院第 5 天	住院第 6 大
特殊 医嘱			
护士 签名			
医师 签名			

时间	住院第 7 天	住院第 8 天	住院第 9~15 天（出院日）
临床诊断与病情评估	□ 第一诊断为臂丛神经鞘瘤 □ 病情评估：评估病情有无明显变化	□ 第一诊断为臂丛神经鞘瘤 □ 病情评估：评估病情有无明显变化	□ 第一诊断为臂丛神经鞘瘤 □ 病情评估：评估病情有无明显变化
主要诊疗工作	□ 上级医师查房 □ 完成常规病历书写 □ 注意观察体温 □ 注意伤口情况 □ 根据引流情况明确是否拔除引流管	□ 上级医师查房 □ 完成常规病历书写 □ 注意观察体温 □ 注意伤口情况	□ 上级医师查房，进行手术及伤口评估，确定有无手术并发症和切口愈合不良情况，明确能否出院 □ 完成出院记录、病案首页、出院证明书等，向患者交代出院后的注意事项，如返院复诊的时间、地点，发生紧急情况时的处理等 □ 患者办理出院手续，出院
重点医嘱	长期医嘱： □ 饮食 □ 一级护理 □ 停抗菌药物 □ 拔除引流（根据情况） 临时医嘱： □ 换药（根据情况） □ 补液（根据情况）	长期医嘱： □ 饮食 □ 二级护理 临时医嘱： □ 换药（根据情况）	出院医嘱： □ 出院带药：神经营养药物、抗炎镇痛药、口服抗菌药物 □ 预约拆线时间
主要护理工作	□ 饮食指导：禁烟酒，忌生冷辛辣刺激性食物 □ 基础护理：口腔护理、拍背咳痰，鼓励早期下床活动 □ 疼痛护理：若患肢疼痛，可视情况遵医嘱合理使用镇痛药 □ 心理护理 □ 用药观察护理	□ 饮食指导：禁烟酒，忌生冷辛辣刺激性食物 □ 基础护理：口腔护理、拍背咳痰，鼓励早期下床活动 □ 疼痛护理：若患肢疼痛，可视情况遵医嘱合理使用镇痛药 □ 心理护理 □ 用药观察护理	□ 出院指导：电刺激治疗、肌肉按摩防止肌肉萎缩，患肢不可过早负重，按期服用促神经生长药物的方法 □ 瘢痕护理：告知预防瘢痕的意义及方法 □ 告知随诊的意义 □ 告知出院流程
病情变异记录	□ 无　□ 有，原因： 1. 2.	□ 无　□ 有，原因： 1. 2.	□ 无　□ 有，原因： 1. 2.
特殊医嘱			
护士签名			
医师签名			

第三十七章

腱鞘囊肿临床路径释义

【医疗质量控制指标】

指标一、实施手术前的评估与术前准备。

指标二、预防性抗菌药物选择与应用时机。

指标三、术后康复治疗。

指标四、手术后并发症治疗。

指标五、为患者提供腱鞘囊肿切除术的健康教育。

指标六、切口Ⅰ/甲愈合。

指标七、住院10天内出院。

指标八、患者住院天数与住院费用。

一、腱鞘囊肿编码

1. 原编码

疾病名称及编码：腱鞘囊肿（ICD-10：M67.401）

手术操作名称及编码：腱鞘囊肿切除术（ICD-9-CM-3：83.312）

2. 修改编码

疾病名称及编码：腱鞘囊肿（ICD-10：M67.400）

　　　　　　　　肌腱腱鞘囊肿（ICD-10：M67.401）

　　　　　　　　关节腱鞘囊肿（ICD-10：M67.402）

手术操作名称及编码：腱鞘囊肿切除术（ICD-9-CM-3：83.3101）

二、临床路径检索方法

M67.4 伴 83.31

三、国家医疗保障疾病诊断相关分组（CHS-DRG）

MDCI　肌肉、骨骼疾病及功能障碍

IZ2　骨骼、肌肉、肌腱、结缔组织的其他疾患

四、腱鞘囊肿临床路径标准住院流程

（一）适用对象

第一诊断为腱鞘囊肿（ICD-10：M67.401），行腱鞘囊肿切除术（ICD-9-CM-3：83.312）。

> 释义
>
> ■ 本路径适用对象为临床诊断为腱鞘囊肿的患者。手术方法为腱鞘囊肿切除术。

（二）诊断依据

根据《手外科学》（第3版，王澍寰编著，人民卫生出版社，2011年），《手外科手术学》

（第 2 版，顾玉东、王澍寰、侍德主编，复旦大学出版社，2010 年），《格林手外科手术学》
（第 6 版，北京积水潭医院译，人民军医出版社，2012 年）。

1. 病史：腕部或手指的肿物，可伴有疼痛。

2. 体格检查：多发生于关节附近和腱鞘囊性肿物，最常见部位为腕背桡侧、腕掌部桡侧、掌指关节及手指近节掌侧的屈肌腱腱鞘上；一般边界清楚，表面光滑。发生于腕部的囊肿多有活动度，质软或韧，大小不等；发生于掌指关节或手指掌侧的囊肿多呈米粒大小，质硬。多数囊肿局部有压痛，亦可引起腕部力量减弱或压迫神经导致感觉或运动障碍。

3. 辅助检查：彩超检查、MRI 有助于明确诊断。

> **释义**
>
> ■ 病史和体检是诊断腱鞘囊肿的初步依据，根据好发部位和临床特点诊断多无困难。诊断需要排除肿瘤，B 超检查有助于鉴别诊断。MRI 虽然也可以确诊，但费用较高，并非必要检查。

（三）治疗方案的选择及依据

根据《手外科学》（第 3 版，王澍寰编著，人民卫生出版社，2011 年），《手外科手术学》
（第 2 版，顾玉东、王澍寰、侍德主编，复旦大学出版社，2010 年），《格林手外科手术学》
（第 6 版，北京积水潭医院译，人民军医出版社，2012 年）。

1. 腕及手部的腱鞘囊肿。

2. 观察或保守治疗无效，或引起疼痛、无力、麻木等症状者行手术治疗。

> **释义**
>
> ■ 腱鞘囊肿多不会自行消失，部分病例会继续增大，影响外观。手术指征以患者意愿为主，合并疼痛或神经压迫表现时可以手术治疗。

（四）标准住院日 7~10 天

（五）进入路径标准

1. 第一诊断必须符合 ICD-10：M67.401 腱鞘囊肿疾病编码。

2. 位于腕背、腕掌侧或手指部位的腱鞘囊肿，但除外黏液囊肿。

3. 除外多次复发、局部瘢痕严重的囊肿。

4. 除外病变范围广泛，引起严重畸形或肢体功能障碍，或切除后影响可能导致严重功能障碍者。

5. 除外对手术治疗有较大影响的疾病（如心脑血管疾病、糖尿病等）。

6. 需要进行手术治疗，且患者及家属同意手术治疗。

> **释义**
>
> ■ 入院第一诊断必须符合腱鞘囊肿，如合并其他疾病但不影响第一诊断临床路径流程时也可以进入本路径。
>
> ■ 位于指间关节背侧的黏液囊肿、多次复发的囊肿、病变范围广、估计术后可能出现并发症，以及存在影响手术的基础病的患者应该进入其他临床路径。

> ■ 患者及家属的意愿是手术的重要指征。

（六）术前准备（术前评估）1~3 天

所必需的检查项目：

1. 血常规、血型、尿常规、肝功能、肾功能、血糖、凝血功能检查、感染性疾病筛查。

2. 胸部 X 线片、心电图。

3. 囊肿彩超检查；必要时行 MRI 检查。

4. 其他根据患者情况需要而定：如超声心动图、动态心电图等。

5. 有相关疾病者必要时请相应科室会诊。

> **释义**
>
> ■ 血常规、尿常规、肝功能、肾功能、血糖、凝血功能、感染性疾病筛查、X
> 线胸片和心电图为手术前的常规检查，进入路径的患者均需完成。B 超是除外肿瘤
> 的重要辅助检查，进入路径患者必须完成，必要时可以行 MRI 检查。根据病情，有
> 慢性呼吸系统疾病患者必要时需要检查肺功能，有慢性心血管系统疾病的患者需要
> 检查超声心动图、动态心电图等。合并糖尿病的患者需要控制血糖后再进行手术。
> 合并其他影响手术的疾病患者必要时需要请相关科室会诊。

（七）预防性抗菌药物选择与使用时机

1. 按《抗菌药物临床应用指导原则（2015 年版）》（国卫办医发〔2015〕43 号）选择
用药。

2. 预防性用药时间为术前 30 分钟。

3. 手术超时 3 小时加用 1 次。

4. 术后 3 天内停止使用预防性抗菌药物，可根据患者切口、体温等情况适当延长使用时间。

（八）手术日为入院第 3~4 天

1. 麻醉方式：局部麻醉、臂丛阻滞麻醉或全身麻醉。

2. 手术方式：囊肿切除术。

3. 术中用药：麻醉用药、抗菌药物。

4. 术后病理：所切除肿瘤组织送病理科做病理检查。

> **释义**
>
> ■ 腕部囊肿切除后蒂部应该处理干净，关节囊破损需要进行修复。掌指关节和
> 近节指骨掌侧的腱鞘囊肿切除时需要切除部分屈肌腱鞘。

（九）术后住院恢复 5~6 天

1. 必须复查的项目：无。

2. 必要时复查的项目：彩超、血常规、肝功能、肾功能、血糖、凝血功能检查等。

3. 术后用药

（1）抗菌药物：按《抗菌药物临床应用指导原则（2015 年版）》（国卫办医发〔2015〕43 号）执行。

（2）其他对症药物：止血、营养神经、改善循环、消肿、镇痛等。

4. 保护下手部功能锻炼。

> **释义**
>
> ■腕部腱鞘囊肿切除后修复关节囊、韧带的患者需要术后石膏制动 3 周，鼓励患者屈伸活动手指，以防止肌腱粘连。3 周后去除石膏开始腕关节主动活动练习。
> ■手指屈肌腱鞘上的囊肿术后无需制动。

（十）出院标准（根据一般情况、切口情况、第一诊断转归）

1. 体温正常、常规化验无明显异常。

2. 切口无异常。

3. 无与本病相关的其他并发症。

4. 病理回报符合腱鞘囊肿诊断。

> **释义**
>
> ■出院时患者切口应该没有感染迹象。没有其他与本病相关的并发症。
> ■术中所见符合腱鞘囊肿的患者可以不必等待病理回报，存疑时需等待病理回报，符合腱鞘囊肿诊断方可出院。

（十一）有无变异及原因分析

1. 并发症：尽管严格掌握入选标准，但仍有一些患者因肿瘤累及范围超过预期，手术后出现一些并发症而延期治疗，如局部神经血管损伤、关节囊或韧带损伤、感染、皮肤坏死等情况。

2. 合并症：如患者自身有较多合并症，如糖尿病、心脑血管疾病等，手术后这些疾病可能加重，需同时治疗，或需延期治疗。

3. 病理情况：若病理回报结果与腱鞘囊肿不符合，则需要退出临床路径。

> **释义**
>
> ■部分患者囊肿较大，蒂部较宽，无法直接修复。手指屈肌腱鞘囊肿与指神经血管束相邻，切除时切口小、显露不彻底时容易误伤。
> ■患者合并糖尿病时需要控制血糖后再行手术。合并心脑血管疾病等对手术有影响或手术可能加重病情时，应延期或中止腱鞘囊肿的治疗。
> ■病理结果回报与腱鞘囊肿不符合者应该进入其他相应临床路径。

五、腱鞘囊肿临床路径给药方案

1. 按《抗菌药物临床应用指导原则（2015 年版）》（国卫办医发〔2015〕43 号）选择

用药。

2. 预防性用药时间为术前 30 分钟。

3. 术后 3 天内停止使用预防性抗菌药物，可根据患者切口、体温等情况适当延长使用时间。

六、腱鞘囊肿患者护理规范

1. 入院核对患者，佩戴腕带，建立入院护理病历，协助患者留取各种标本。

2. 术前健康宣教，备皮。

3. 术后宣教，观察伤口敷料、肢体血运情况。

七、腱鞘囊肿患者营养治疗规范

一般情况，腱鞘囊肿患者无需营养支持治疗。

八、腱鞘囊肿患者健康宣教

1. 术前宣教：解释腱鞘囊肿的发病原因，以及手术方法，缓解患者的紧张情绪。

2. 术后宣教：腕部腱鞘囊肿切除后修复关节囊、韧带的患者需要术后石膏制动 3 周，鼓励患者屈伸活动手指，以防止肌腱粘连。3 周后去除石膏开始腕关节主动活动练习。手指屈肌腱鞘上的囊肿术后无需制动，术后 24~48 小时指导患者开始功能锻炼。

九、推荐表单

（一）医师表单

腱鞘囊肿临床路径医师表单

适用对象：第一诊断为腱鞘囊肿（ICD－10：M67.400），肌腱腱鞘囊肿（ICD－10：M67.401），关节腱鞘囊肿（ICD－10：M67.402）

行腱鞘囊肿切除术（ICD－9－CM－3：83.3101）

患者姓名：		性别：　　年龄：　　门诊号：	住院号：
住院日期：　　年　月　日		出院日期：　　年　月　日	标准住院日：7~10 天

时间	住院第 1 天	住院第 2 天	住院第 3 天（术前日）
主要诊疗工作	□ 询问病史与体格检查 □ 完成首次病程记录 □ 完成大病历 □ 开具常规检查、化验单 □ 上级医师查房 □ 确定诊断	□ 上级医师查房与手术前评估 □ 确定手术方案和麻醉方式 □ 根据化验及相关检查结果对患者的手术风险进行评估，必要时请相关科室会诊 □ 完成必要的相关科室会诊	□ 完成术前小结、上级医师查房记录 □ 完成术前准备与术前评估 □ 签署手术知情同意书、自费用品协议书 □ 向患者及家属交代病情及围手术期的注意事项
重点医嘱	长期医嘱： □ 手外科护理常规 □ 二级护理 □ 饮食医嘱（普通饮食/流质饮食/糖尿病饮食） 临时医嘱： □ 血常规、血型 □ 尿常规 □ 凝血功能 □ 肝功能、肾功能、血糖电解质 □ 感染性疾病筛查 □ 胸部 X 线检查 □ 心电图 □ 彩超检查（必要时） □ MRI（必要时）	长期医嘱： □ 手外科护理常规 □ 二级护理 □ 饮食医嘱（普通饮食/流质饮食/糖尿病饮食） 临时医嘱： □ 请相关科室会诊	长期医嘱： □ 手外科护理常规 □ 二级护理 □ 饮食医嘱（普通饮食/流质饮食/糖尿病饮食） 临时医嘱： □ 明日在局部麻醉、臂丛麻醉或全身麻醉下行腱鞘囊肿切除术 □ 术晨禁食、禁水 □ 术区备皮 □ 抗菌药物皮试（必要时）
病情变异记录	□ 无　□ 有，原因： 1. 2.	□ 无　□ 有，原因： 1. 2.	□ 无　□ 有，原因： 1. 2.
特殊医嘱			
医师签名			

时间	住院第 4 天 （手术日）	住院第 5 天 （术后第 1 天）	住院第 6~8 天 （出院前 1 天）
主要诊疗工作	□ 实施手术 □ 切除肿物送检病理 □ 完成术后病程记录 □ 24 小时内完成手术记录 □ 上级医师查房 □ 向患者及家属交代手术过程概况及术后注意事项 □ 检查有无手术并发症及相应处理 □ 注意创口有无活动性出血	□ 查看患者 □ 上级医师查房 □ 完成术后病程记录 □ 向患者及其家属交代手术后注意事项 □ 换药，观察切口情况，拔除引流（根据情况） □ 注意血运及肿胀情况 □ 注意有无发热 □ 复查血常规（必要时） □ 指导患肢功能锻炼	□ 上级医师查房 □ 收回病理报告单，根据病理结果向患者及家属进一步交代病情 □ 切口换药，进行伤口评估，确定有无手术并发症和切口愈合不良情况，明确能否出院 □ 完成出院记录、病案首页、出院诊断书、病程记录等 □ 向患者交代出院后的注意事项，如返院复诊的时间、地点，发生紧急情况时的处理等
重点医嘱	长期医嘱： □ 术后护理常规 □ 特殊疾病护理 □ 普通饮食/流质饮食/糖尿病饮食（术后 6 小时后） □ 心电监测或生命体征监测 □ 吸氧 □ 留置导尿（必要时） □ 术后抗菌药物（根据情况） □ 术后营养神经药物应用（必要时） □ 中频理疗（必要时） 临时医嘱： □ 补液（必要时） □ 术后止血药物（必要时） □ 术后镇痛药物（必要时）	长期医嘱： □ 术后护理常规 □ 一级护理 □ 饮食医嘱（普通饮食/流质饮食/糖尿病饮食） □ 术后抗菌药物（根据情况） □ 术后营养神经药物应用（必要时） □ 术后改善循环药物应用（必要时） □ 中频理疗（必要时） 临时医嘱： □ 补液（必要时） □ 术后镇痛药物（必要时） □ 复查血常规（必要时）	长期医嘱： □ 二级护理 □ 饮食医嘱（普通饮食/流质饮食/糖尿病饮食） □ 术后营养神经药物应用（必要时） □ 术后改善循环药物应用（必要时） □ 中频理疗（必要时） 临时医嘱： □ 术后镇痛药物（必要时）
病情变异记录	□ 无　□ 有，原因： 1. 2.	□ 无　□ 有，原因： 1. 2.	□ 无　□ 有，原因： 1. 2.
特殊医嘱			
医师签名			

时间	住院第 6~8 天 （出院前 1 天）	住院第 7~10 天 （出院日）
主要诊疗工作	□ 上级医师查房 □ 收回病理报告单，根据病理结果向患者及家属进一步交代病情 □ 切口换药，进行伤口评估，确定有无手术并发症和切口愈合不良情况，明确能否出院 □ 完成出院记录、病案首页、出院诊断书、病程记录等 □ 向患者交代出院后的注意事项，如返院复诊的时间、地点，发生紧急情况时的处理等	□ 患者办理出院手续，出院
重点医嘱	**长期医嘱：** □ 二级护理 □ 饮食医嘱（普通饮食/流质饮食/糖尿病饮食） □ 术后营养神经药物应用（必要时） □ 术后改善循环药物应用（必要时） □ 中频理疗（必要时） **临时医嘱：** □ 术后镇痛药物（必要时）	**临时医嘱：** □ 今日出院
病情变异记录	□ 无　□ 有，原因： 1. 2.	□ 无　□ 有，原因： 1. 2.
特殊医嘱		
医师签名		

(二) 护士表单

腱鞘囊肿临床路径护士表单

适用对象：第一诊断为腱鞘囊肿 （ICD－10：M67.400），肌腱腱鞘囊肿 （ICD－10：M67.401），关节腱鞘囊肿 （ICD－10：M67.402）

行腱鞘囊肿切除术 （ICD－9－CM－3：83.3101）

患者姓名：	性别：　　年龄：　　门诊号：	住院号：
住院日期：　　年　月　日	出院日期：　　年　月　日	标准住院日：7~10 天

时间	住院第 1 天	住院第 2~3 天（术前日）	住院第 4 天（手术日）
健康宣教	入院宣教： □ 介绍主管医师、护士 □ 介绍环境、设施 □ 介绍住院注意事项 □ 介绍探视和陪伴制度 □ 介绍贵重物品制度	□ 药物宣教 术前宣教： □ 宣教手术前准备及术后注意事项 □ 告知术后饮食 □ 告知患者麻醉前应注意事项 □ 主管护士与患者沟通，消除患者紧张情绪 □ 告知术后可能出现的情况及应对方式	术前当日宣教： □ 告知饮食、体位要求 □ 给予患者及家属心理支持 □ 再次明确探视陪伴须知
护理处置	□ 核对患者，佩戴腕带 □ 建立入院护理病历 □ 协助患者留取各种标本 □ 测量体重	□ 协助医师完成术前的相关化验 □ 术区备皮 □ 禁食、禁水	送患者至手术室： □ 核对患者资料及带药 接患者： □ 核对患者及资料
基础护理	三级护理： □ 晨晚间护理 □ 患者安全管理	三级护理： □ 晨晚间护理 □ 患者安全管理	二级/一级护理： □ 晨晚间护理 □ 患者安全管理
专科护理	□ 护理查体 □ 病情观察 □ 需要时，请家属陪伴 □ 确定饮食种类 □ 心理护理	□ 病情观察 □ 遵医嘱完成相关检查 □ 心理护理	□ 遵医嘱予补液 □ 病情观察 □ 肢体血运 □ 敷料渗血情况 □ 心理护理
重点医嘱	□ 详见医嘱执行单	□ 详见医嘱执行单	□ 详见医嘱执行单
病情变异记录	□ 无　□ 有，原因： 1. 2.	□ 无　□ 有，原因： 1. 2.	□ 无　□ 有，原因： 1. 2.
护士签名			

时间	住院第 5~9 天 （术后）	住院第 6~10 天 （出院日）
健康宣教	□ 术后宣教 □ 活动指导	出院宣教： □ 复查时间 □ 服药方法 □ 指导锻炼 □ 指导办理出院手续
护理处置	□ 遵医嘱完成相关处理	□ 办理出院手续
基础护理	二级护理： □ 晨晚间护理 □ 患者安全管理	三级护理： □ 晨晚间护理 □ 患者安全管理
专科护理	□ 病情观察 □ 伤口敷料 □ 肢体血运 □ 心理护理	□ 病情观察 □ 出院指导 □ 心理护理
重点医嘱	□ 详见医嘱执行单	□ 详见医嘱执行单
病情变异记录	□ 无　□ 有，原因： 1. 2.	□ 无　□ 有，原因： 1. 2.
护士签名		

（三）患者表单

腱鞘囊肿临床路径患者表单

适用对象：第一诊断为腱鞘囊肿（ICD-10：M67.400），肌腱腱鞘囊肿（ICD-10：M67.401），关节腱鞘囊肿（ICD-10：M67.402）

行腱鞘囊肿切除术（ICD-9-CM-3：83.3101）

患者姓名：		性别： 年龄： 门诊号：		住院号：
住院日期： 年 月 日		出院日期： 年 月 日		标准住院日：7~10天

时间	入院	术前	手术日
医患配合	□ 配合询问病史、收集资料，请务必详细告知既往史、用药史、过敏史 □ 配合进行体格检查 □ 有任何不适请告知医师	□ 配合完善术前相关检查、化验，如采血、留尿、心电图、X线胸片 □ 医师与患者及家属介绍病情及术前谈话、签字；麻醉谈话、签字	□ 配合完善相关检查、化验 □ 配合医师标记切口 □ 配合医师摆好体位
护患配合	□ 配合测量体温、脉搏、呼吸3次，血压、体重1次 □ 配合完成入院护理评估（简单询问病史、过敏史、用药史） □ 接受入院宣教（环境介绍、病室规定、订餐制度、贵重物品保管等） □ 配合执行探视和陪伴制度 □ 有任何不适请告知护士	□ 配合测量体温、脉搏、呼吸3次 □ 接受术前宣教 □ 接受药物宣教 □ 接受术区备皮	□ 配合测量体温、脉搏、呼吸3次 □ 送手术室前，协助完成核对，带齐影像资料及用药 □ 返回病房后，配合接受生命体征的测量 □ 配合检查意识（全身麻醉者） □ 接受术后宣教 □ 接受药物宣教 □ 有任何不适请告知护士
饮食	□ 遵医嘱饮食	□ 遵医嘱饮食	□ 术前禁食、禁水
排泄	□ 正常排尿便	□ 正常排尿便	□ 正常排尿便
活动	□ 正常活动	□ 正常活动	□ 正常活动

时间	术后	出院日
医患配合	□ 配合医师指导进行功能锻炼 □ 配合更换敷料	□ 接受出院前指导 □ 知道复查程序 □ 获取出院诊断书
护患配合	□ 配合定时监测生命体征 □ 接受输液、服药等治疗 □ 配合活动 □ 注意活动安全，避免坠床或跌倒 □ 配合执行探视及陪伴	□ 接受出院宣教 □ 办理出院手续 □ 获取出院带药 □ 知道服药方法、作用、注意事项 □ 知道功能锻炼方法 □ 知道复印病历程序
饮食	□ 遵医嘱饮食	□ 遵医嘱饮食
排泄	□ 正常排尿便	□ 正常排尿便
活动	□ 正常活动	□ 正常活动

附：原表单（2016 年版）

腱鞘囊肿临床路径表单

适用对象：第一诊断为腱鞘囊肿患者（ICD-10：M67.401）

患者姓名：	性别： 年龄： 门诊号：	住院号：
住院日期： 年 月 日	出院日期： 年 月 日	标准住院日：7~10 天

时间	住院第 1 天	住院第 2 天	住院第 3 天（术前日）
主要诊疗工作	□ 询问病史与体格检查 □ 完成首次病程记录 □ 完成大病历 □ 开具常规检查、化验单 □ 上级医师查房 □ 确定诊断	□ 上级医师查房与手术前评估 □ 确定手术方案和麻醉方式 □ 根据化验及相关检查结果对患者的手术风险进行评估，必要时请相关科室会诊 □ 完成必要的相关科室会诊	□ 完成术前小结、上级医师查房记录 □ 完成术前准备与术前评估 □ 签署手术知情同意书、自费用品协议书 □ 向患者及家属交代病情及围手术期的注意事项
重点医嘱	长期医嘱： □ 手外科护理常规 □ 二级护理 □ 饮食医嘱（普通饮食/流质饮食/糖尿病饮食） 临时医嘱： □ 血常规、血型 □ 尿常规 □ 凝血功能 □ 肝功能、肾功能、血糖电解质 □ 感染性疾病筛查 □ 胸部 X 线检查 □ 心电图 □ 彩超检查（必要时） □ MRI（必要时）	长期医嘱： □ 手外科护理常规 □ 二级护理 □ 饮食医嘱（普通饮食/流质饮食/糖尿病饮食） 临时医嘱： □ 请相关科室会诊	长期医嘱： □ 手外科护理常规 □ 二级护理 □ 饮食医嘱（普通饮食/流质饮食/糖尿病饮食） 临时医嘱： □ 明日在局部麻醉、臂丛麻醉或全身麻醉下行腱鞘囊肿切除术 □ 术晨禁食、禁水 □ 术区备皮 □ 抗菌药物皮试（必要时）
主要护理工作	□ 介绍病区环境、设施 □ 介绍患者主管医师和责任护士 □ 入院常规宣教 □ 讲解疾病相关知识 □ 告知辅助检查的注意事项	□ 护理等级评定 □ 药物过敏史 □ 既往病史 □ 在陪检护士指导下完成辅助检查 □ 评估关节功能 □ 做好晨晚间护理	□ 术前常规准备（腕带、对接单） □ 术区备皮 □ 术前宣教 □ 心理护理
病情变异记录	□ 无 □ 有，原因： 1. 2.	□ 无 □ 有，原因： 1. 2.	□ 无 □ 有，原因： 1. 2.
特殊医嘱			
护士签名			
医师签名			

时间	住院第 4 天 （手术日）	住院第 5 天 （术后第 1 天）
主要诊疗工作	□ 实施手术 □ 切除肿物送检病理 □ 完成术后病程记录 □ 24 小时内完成手术记录 □ 上级医师查房 □ 向患者及家属交代手术过程概况及术后注意事项 □ 检查有无手术并发症及相应处理 □ 注意创口有无活动性出血	□ 查看患者 □ 上级医师查房 □ 完成术后病程记录 □ 向患者及其家属交代手术后注意事项 □ 换药，观察切口情况，拔除引流（根据情况） □ 注意血运及肿胀情况 □ 注意有无发热 □ 复查血常规（必要时） □ 指导患肢功能锻炼
重点医嘱	长期医嘱： □ 术后护理常规 □ 特殊疾病护理 □ 普通饮食/流质饮食/糖尿病饮食（术后 6 小时后） □ 心电监测或生命体征监测 □ 吸氧 □ 留置导尿（必要时） □ 术后抗菌药物（根据情况） □ 术后营养神经药物应用（必要时） □ 中频理疗（必要时） 临时医嘱： □ 补液（必要时） □ 术后止血药物（必要时） □ 术后镇痛药物（必要时）	长期医嘱： □ 术后护理常规 □ 一级护理 □ 饮食医嘱（普通饮食/流质饮食/糖尿病饮食） □ 术后抗菌药物（根据情况） □ 术后营养神经药物应用（必要时） □ 术后改善循环药物应用（必要时） □ 中频理疗（必要时） 临时医嘱： □ 补液（必要时） □ 术后镇痛药物（必要时） □ 复查血常规（必要时）
主要护理工作	□ 体位护理：患肢抬高，减轻肿胀。全身麻醉（小儿）患者去枕平卧，头偏一侧 □ 病情观察：观察切口渗血情况，保持敷料干燥清洁 □ 加强巡视：满足患者需要	□ 饮食指导：营养搭配合理，禁烟酒，忌生冷辛辣刺激性食物 □ 功能锻炼：进行适当功能锻炼 □ 疼痛护理：视术后疼痛情况遵医嘱合理使用镇痛药。 □ 心理护理
病情变异记录	□ 无 □ 有，原因： 1. 2.	□ 无 □ 有，原因： 1. 2.
特殊医嘱		
护士签名		
医师签名		

时间	住院第 6~8 天 （出院前 1 天）	住院第 7~10 天 （出院日）
主要诊疗工作	□ 上级医师查房 □ 收回病理报告单，根据病理结果向患者及家属进一步交代病情 □ 切口换药，进行伤口评估，确定有无手术并发症和切口愈合不良情况，明确能否出院 □ 完成出院记录、病案首页、出院诊断书、病程记录等 □ 向患者交代出院后的注意事项，如返院复诊的时间，地点，发生紧急情况时的处理等	□ 患者办理出院手续，出院
重点医嘱	长期医嘱： □ 二级护理 □ 饮食医嘱（普通饮食/流质饮食/糖尿病饮食） □ 术后营养神经药物应用（必要时） □ 术后改善循环药物应用（必要时） □ 中频理疗（必要时） 临时医嘱： □ 术后镇痛药物（必要时）	临时医嘱： □ 今日出院
主要护理工作	□ 饮食指导：营养搭配合理，禁烟酒，忌生冷辛辣刺激性食物 □ 功能锻炼：进行适当功能锻炼 □ 疼痛护理：视术后疼痛情况遵医嘱合理使用镇痛药 □ 心理护理	□ 出院指导：注意患部的休息避免过量的劳动方式；保持正确姿势；用热水洗手足，自行按摩 □ 瘢痕护理：告知预防瘢痕的意义及方法 □ 告知随诊的意义 □ 告知出院流程
病情变异记录	□ 无 □ 有，原因： 1. 2.	□ 无 □ 有，原因： 1. 2.
特殊医嘱		
护士签名		
医师签名		

第三十八章

单发手指狭窄性腱鞘炎临床路径释义

【医疗质量控制指标】

指标一、实施手术前的评估与术前准备。

指标二、预防性抗菌药物选择与应用时机。

指标三、术后康复治疗。

指标四、手术后并发症治疗。

指标五、为患者提供腱鞘切开术的健康教育。

指标六、切口 I/甲愈合。

指标七、住院 15 天内出院。

指标八、患者住院天数与住院费用。

一、单发手指狭窄性腱鞘炎编码

1. 原编码

疾病名称及编码：单发手指狭窄性腱鞘炎（ICD-10：M65.893）

手术操作名称及编码：腱鞘切开术（ICD-9-CM-3：3.0101）

2. 修改编码

疾病名称及编码：单发手指狭窄性腱鞘炎（ICD-10：M65.911）

手术操作名称及编码：腱鞘切开术（ICD-9-CM-3：83.0101）

二、临床路径检索方法

M65.911 伴 83.0101

三、国家医疗保障疾病诊断相关分组（CHS-DRG）

MDCI　肌肉、骨骼疾病及功能障碍

IZ2　骨骼、肌肉、肌腱、结缔组织的其他疾患

四、单发手指狭窄性腱鞘炎临床路径标准住院流程

（一）适用对象

第一诊断为单发手指狭窄性腱鞘炎（ICD-10：M65.893），行腱鞘切开术（ICD-9-CM-3：83.0101）。

释义

■ 本路径适用对象为临床诊断为单发性狭窄性腱鞘炎的患者，如为同一肢体的多发性腱鞘炎，也可进入此路径。

（二）诊断依据

根据《临床诊疗指南·骨科分册》（中华医学会编著，人民卫生出版社，2009 年），《外科学

（下册）》（8 年制和 7 年制临床医学专用教材，赵玉沛、陈孝平主编，人民卫生出版社，2015 年）。

1. 病史：无外伤史。

2. 体检有明确体征：患指肿胀、疼痛、活动受限，弹响。

3. 辅助检查：手部 X 线片。

> **释义**
>
> ■病史和体检是诊断腱鞘炎的初步依据，患者没有外伤史，表现为患指掌指关节掌侧肿胀、压痛、活动受限和弹响。部分患者晨起症状明显，活动后减轻。X 线平片一般没有阳性发现，B 超检查可见滑膜增生和腱鞘增厚等表现。

（三）进入路径标准

1. 第一诊断必须符合 ICD-10：M65.893 单发手指狭窄性腱鞘炎疾病编码。

2. 当患者同时具有其他疾病诊断，但在住院期间不需要特殊处理也不影响第一诊断的临床路径流程实施时，可以进入路径。

3. 除外骨折。

> **释义**
>
> ■本病经保守治疗无效后可以手术治疗，入院第一诊断必须符合单发手指狭窄性腱鞘炎，如合并其他疾病但不影响第一诊断临床路径流程时也可以进入路径。
>
> ■骨折时也可以表现为肿胀、疼痛和活动受限，必须有 X 线平片除外骨折。

（四）标准住院日 5~15 天

> **释义**
>
> ■腱鞘炎患者入院后，术前准备 1~2 天，手术日 1 天，术后 2~3 天换药，并指导患者功能练习，为避免术后肌腱粘连，影响手术疗效，部分患者需要在医师指导下进行功能锻炼，一般总住院时间不超过 7 天符合本路径要求。

（五）住院期间的检查项目

1. 必需的检查项目

（1）血常规、尿常规。

（2）肝功能、肾功能、血电解质、血糖。

（3）凝血功能。

（4）感染性疾病筛查（乙型肝炎、丙型肝炎、梅毒、艾滋病等）。

（5）X 线胸片、心电图。

2. 根据患者病情进行的检查项目

（1）肺功能、超声心动图（老年人或既往有相关病史者）。

（2）对于合并糖尿病的请相关科室调整血糖。

（3）有相关疾病者必要时请相应科室会诊。

> **释义**
>
> ■血常规、尿常规、肝功能、肾功能、电解质、血糖、凝血功能、感染性疾病筛查、X 线胸片和心电图为手术前的常规检查，进入路径的患者均需完成。根据病情，有慢性呼吸系统疾病患者必要时需要检查肺功能，有慢性心血管系统疾病的患者需要检查超声心动图。合并糖尿病的患者需要控制血糖后再进行手术。合并其他影响手术的疾病患者必要时需要请相关科室会诊。

（六）治疗方案的选择

腱鞘切开术。

> **释义**
>
> ■手术方法为腱鞘切开术，可以切除部分腱鞘，但并非必需。注意保护指神经血管束。

（七）预防性抗菌药物选择与使用时机

术前半小时及术后 24 小时预防应用抗菌药物。

> **释义**
>
> ■一般情况下无需使用抗菌药物。
>
> ■特殊人群可使用抗菌药物，预防性用药时间为术前 30 分钟；术后 24 小时停止使用预防性抗菌药物。如患者切口、体温等出现异常情况，可适当延长使用时间。

（八）手术日为入院 3~5 天

（九）术后恢复 4~11 天

> **释义**
>
> ■术后恢复期需要指导患者功能练习，鼓励患者进行手指主动屈伸活动，避免肌腱粘连，术后 12~14 天拆线。

（十）出院标准

1. 体温正常，常规化验指标无明显异常。

2. 伤口愈合良好：引流管拔除，伤口无感染征象（或可在门诊处理的伤口情况），无皮肤坏死。

3. 没有需要住院处理的并发症和/或合并症。

> **释义**
>
> ■患者出院时没有需要住院处理的并发症或合并症，能够自主完成功能练习。如果患者不能自主完成功能练习，则需要继续住院在医师指导下进行锻炼，拆线后出院。

（十一）变异及原因分析

1. 围手术期并发症：伤口感染、皮下血肿等造成住院日延长和费用增加。
2. 内科合并症：老年患者常合并基础疾病，如脑血管或心血管病、糖尿病、血栓等，手术可能导致这些疾病加重而需要进一步治疗，从而延长治疗时间，并增加住院费用。

> **释义**
>
> ■老年患者合并基础疾病，手术可能导致这些疾病加重而需要进一步治疗时，需中止并退出本路径。
>
> ■认可的变异原因主要是指患者入选路径后，在检查及治疗过程中发现患者合并存在术前未预知的、对本路径治疗可能产生影响的情况，需要中止执行路径或延长治疗时间、增加治疗费用。医师需在表单中明确说明。
>
> ■因患者方面的主观原因导致执行路径出现变异，需医师在表单中予以说明。

五、单发手指狭窄性腱鞘炎临床路径给药方案

1. 按《抗菌药物临床应用指导原则（2015 年版）》（国卫办医发〔2015〕43 号）选择用药。
2. 预防性用药时间为术前 30 分钟。
3. 术后 3 天内停止使用预防性抗菌药物，可根据患者切口、体温等情况适当延长使用时间。

六、单发手指狭窄性腱鞘炎患者护理规范

1. 入院核对患者，佩戴腕带，建立入院护理病历，协助患者留取各种标本。
2. 术前健康宣教，备皮。
3. 术后宣教，观察伤口敷料、肢体血运情况。

七、单发手指狭窄性腱鞘炎患者营养治疗规范

一般情况，单发手指狭窄性腱鞘炎患者无需营养支持治疗。

八、单发手指狭窄性腱鞘炎患者健康宣教

1. 术前宣教：解释肌腱腱鞘结构，腱鞘炎的发病原因，以及手术方法，缓解患者的紧张情绪。
2. 术后宣教：术后 24~48 小时开始指导患者进行功能锻炼，每日 3~4 次手指充分屈伸活动，应使患者理解充分活动的含义，避免无效锻炼。

九、推荐表单

（一）医师表单

单发手指狭窄性腱鞘炎临床路径医师表单

适用对象：第一诊断为单发手指狭窄性腱鞘炎（ICD-10：M65.911）

行腱鞘切开术（ICD-9-CM-3：83.0101）

患者姓名：	性别：	年龄：	门诊号：	住院号：
住院日期：　年　月　日	出院日期：　年　月　日			标准住院日：15 天

时间		住院第 1~3 天	住院第 2~4 天（手术日）	
主要诊疗工作		□ 询问病史、体格检查、基本诊断 □ 完成入院记录、首次病程记录 □ 上级医师查房，必要时全科会诊，制订手术方案 □ 完成术前三级医师查房及术前小结 □ 向患者及家属交代病情，签署手术知情同意书 □ 完善术前各项检查，术前准备 □ 麻醉师查看患者，签署麻醉知情同意书	□ 完成手术 □ 完成手术记录、术后记录及术后上级医师查房记录 □ 向患者家属交代手术情况及术后注意事项 □ 全身麻醉患者术后送入 ICU 病房，苏醒后返回病房 □ 麻醉师术后随访	
重点医嘱	护理级别	□ 长期医嘱，一级护理，持续性 □ 长期医嘱，二级护理，持续性 □ 长期医嘱，三级护理，持续性	护理级别	□ 长期医嘱，一级护理，持续性 □ 长期医嘱，二级护理，持续性 □ 长期医嘱，三级护理，持续性
	膳食选择	□ 长期医嘱，普通饮食，持续性 □ 长期医嘱，母乳喂养，持续性 □ 长期医嘱，糖尿病饮食，持续性 □ 长期医嘱，低盐低脂糖尿病饮食，持续性 □ 长期医嘱，流质饮食，持续性 □ 长期医嘱，半流质饮食，持续性	膳食选择	□ 长期医嘱，普通饮食，持续性 □ 长期医嘱，母乳喂养，持续性 □ 长期医嘱，糖尿病饮食，持续性 □ 长期医嘱，低盐低脂糖尿病饮食，持续性 □ 长期医嘱，流质饮食，持续性 □ 长期医嘱，半流质饮食，持续性
	术前检验	□ 临时医嘱，急检血细胞分析+超敏 C 反应，共 1 次，一次性 □ 临时医嘱，血凝分析（急检），共 1 次，一次性 □ 临时医嘱，急检传染病抗体检测，共 1 次，一次性 □ 临时医嘱，急检血糖，共 1 次，一次性	手术申请医嘱	□ 临时医嘱，手术申请，共 1 次，一次性 □ 临时医嘱，拟明日在全身麻醉下行舟骨骨折切开复位内固定术 □ 临时医嘱，拟明日在臂丛麻醉下行畸形矫正术 □ 临时医嘱，术晨禁食、禁水 □ 临时医嘱，术区备皮 □ 临时医嘱，地西泮注射液（2ml：10mg×10 支），每次 2ml，共 1 支，一次性． □ 临时医嘱，地西泮注射液（2ml：10mg×10 支），每次 0.5ml，共 1 支，一次性 □ 临时医嘱，硫酸阿托品注射液（1ml：0.5mg），每次 1ml，共 1 支，一次性 □ 临时医嘱，硫酸阿托品注射液（1ml：0.5mg），每次 0.3ml，共 1 支，一次性 □ 临时医嘱，导尿（进口），共 1 次，一次性

续 表

时间		住院第 1~3 天		住院第 2~4 天 （手术日）
重点医嘱	术前常规检查	□ 临时医嘱，血细胞分析（五分类），共1次，一次性 □ 临时医嘱，血凝分析，共1次，一次性 □ 临时医嘱，传染病综合抗体，共1次，一次性 □ 临时医嘱，尿常规分析，共1次，一次性 □ 临时医嘱，肝肾糖脂组合，共1次，一次性	抗菌药物试敏	□ 临时医嘱，头孢替唑钠皮试，共1次，一次性 □ 临时医嘱，青霉素钠皮试，共1次，一次性 □ 临时医嘱，磺苄西林钠皮试，共1次，一次性
	电诊检查	□ 临时医嘱，常规心电图检查（电），共1次，一次性 □ 临时医嘱，床头常规心电图检查，共1次，一次性	术后医嘱	□ 长期医嘱，术后医嘱，持续性
	影像学检查	□ 临时医嘱，上肢摄影（门诊），共1次，一次性 □ 临时医嘱，上肢摄影（门诊），共1次，一次性 □ 临时医嘱，下肢摄影（门诊），共1次，一次性 □ 临时医嘱，下肢摄影（门诊），共1次，一次性 □ 临时医嘱，胸腹部摄影（门诊），共1次，一次性 □ 临时医嘱，上肢摄影（门诊），共1次，一次性 □ 临时医嘱，上肢摄影（门诊），共1次，一次性 □ 临时医嘱，上肢CT（门诊楼），共1次，一次性 □ 临时医嘱，上肢CT（门诊楼），共1次，一次性	术后护理等级	□ 长期医嘱，一级护理，持续性 □ 长期医嘱，二级护理，持续性 □ 长期医嘱，三级护理，持续性
	手术申请医嘱	□ 临时医嘱，手术申请，共1次，一次性 □ 临时医嘱，拟明日在全身麻醉下行舟骨骨折切开复位内固定术 □ 临时医嘱，拟明日在臂丛麻醉下行舟骨骨折切开复位内固定术 □ 临时医嘱，拟急诊在臂丛麻醉下行舟骨骨折切开复位内固定术 □ 临时医嘱，拟急诊在局部麻醉下行舟骨骨折切开复位内固定术 □ 临时医嘱，拟明日在局部麻醉下行掌骨骨折切开复位内固定术 □ 临时医嘱，术晨禁食、禁水 □ 临时医嘱，术区备皮 □ 临时医嘱，地西泮注射液（2ml：10mg×10支），每次2ml，共1支，一次性 □ 临时医嘱，地西泮注射液（2ml：10mg×10支），每次0.5ml，共1支，一次性 □ 临时医嘱，硫酸阿托品注射液（1ml：0.5mg），每次1ml，共1支，一次性 □ 临时医嘱，硫酸阿托品注射液（1ml：0.5mg），每次0.3ml，共1支，一次性 □ 临时医嘱，导尿（进口），共1次，一次性	术后膳食选择	□ 长期医嘱，普通饮食，持续性 □ 长期医嘱，禁食、禁水，持续性 □ 长期医嘱，母乳喂养，持续性 □ 长期医嘱，流质饮食，持续性 □ 长期医嘱，半流质饮食，持续性 □ 长期医嘱，糖尿病饮食，持续性 □ 长期医嘱，低盐低脂糖尿病饮食，持续性

续 表

时间		住院第 1~3 天		住院第 2~4 天 （手术日）
重点医嘱	抗菌药物试敏	□ 临时医嘱，头孢替唑钠皮试，共 1 次，一次性 □ 临时医嘱，青霉素钠皮试，共 1 次，一次性 □ 临时医嘱，磺苄西林钠皮试，共 1 次，一次性	术后复查	□ 临时医嘱，上肢摄影（门诊），共 1 次，一次性 □ 临时医嘱，上肢摄影（门诊），共 1 次，一次性 □ 临时医嘱，上肢 CT（门诊楼），共 1 次，一次性 □ 临时医嘱，上肢 CT（门诊楼），共 1 次，一次性
	术前预防用药	□ 临时医嘱，0.9%氯化钠注射液（250ml：2.25 克/袋），每次 250ml，共 2 袋，每天 2 次 □ 临时医嘱，注射用磺苄西林钠（1 克/支），每次 2g，共 4 支，每天 2 次 □ 临时医嘱，0.9%氯化钠注射液（250ml：2.25 克/袋），每次 250ml，共 2 袋，一次性 □ 临时医嘱，注射用头孢替唑钠（0.5g），每次 2g，共 8 支，一次性 □ 临时医嘱，0.9%氯化钠注射液（250ml：2.25 克/袋），每次 250ml，共 1 袋，一次性 □ 临时医嘱，克林霉素磷酸酯注射液（10ml：0.9g），每次 1.8g，共 2 支，一次性	术后消肿	□ 长期医嘱，参芎葡萄糖注射液（100 毫升/瓶），每次 100ml，每天 2 次 □ 长期医嘱，5%葡萄糖注射液（250ml：12.5g），每次 250ml，每天 1 次 □ 长期医嘱，大株红景天注射液（5 毫升/支），每次 10ml，每天 1 次 □ 长期医嘱，0.9%氯化钠注射液（250ml：2.25 克/袋），每次 250ml，每天 1 次 □ 长期医嘱，大株红景天注射液（5 毫升/支），每次 10ml，每天 1 次
病情变异记录		□ 无　□ 有，原因： 1. 2.		□ 无　□ 有，原因： 1. 2.
医师签名				

时间		住院第 3~7 天		住院第 6~15 天
主要诊疗工作		□ 上级医师查房并做手术效果及术后恢复情况评估 □ 完成术后各级医师查房记录及术后病程记录 □ 完成术后每日换药工作 □ 观察有无术后及麻醉后并发症的出现		□ 上级医师查房，并观察手术切口愈合情况及有无并发症 □ 完成术后各级医师查房记录及病程记录 □ 完成每日换药工作
重点医嘱	术后护理等级	□ 长期医嘱，一级护理，持续性 □ 长期医嘱，二级护理，持续性 □ 长期医嘱，三级护理，持续性	术后等级护理	□ 长期医嘱，一级护理，持续性 □ 长期医嘱，二级护理，持续性 □ 长期医嘱，三级护理，持续性
	术后膳食选择	□ 长期医嘱，普通饮食，持续性 □ 长期医嘱，禁食、禁水，持续性 □ 长期医嘱，母乳喂养，持续性 □ 长期医嘱，流质饮食，持续性 □ 长期医嘱，半流质饮食，持续性 □ 长期医嘱，糖尿病饮食，持续性 □ 长期医嘱，低盐低脂糖尿病饮食，持续性	术后膳食选择	□ 长期医嘱，普通饮食，持续性 □ 长期医嘱，母乳喂养，持续性 □ 长期医嘱，糖尿病饮食，持续性 □ 长期医嘱，低盐低脂糖尿病饮食，持续性 □ 长期医嘱，流质饮食，持续性 □ 长期医嘱，半流质饮食，持续性
	术后抗菌药物应用	□ 长期医嘱，0.9%氯化钠注射液（100ml：0.9g），每次 100ml，每天 2 次 □ 长期医嘱，注射用头孢替唑钠（0.75g），每次 0.75g，每天 2 次 □ 长期医嘱，0.9%氯化钠注射液（250ml：2.25g），每次 250ml，每天 2 次 □ 长期医嘱，注射用头孢替唑钠（0.75g），每次 1.5g，每天 2 次 □ 长期医嘱，5%葡萄糖注射液（100ml：5g），每次 100ml，每天上午 1 次 □ 长期医嘱，注射用门冬氨酸阿奇霉素（0.25g），每次 0.25g，每天上午 1 次 □ 长期医嘱，5%葡萄糖注射液（250ml：12.5g），每次 250ml，每天上午 1 次 □ 长期医嘱，注射用门冬氨酸阿奇霉素（0.25g），每次 0.5g，每天上午 1 次 □ 长期医嘱，0.9%氯化钠注射液（100ml：0.9g），每次 100ml，每天 2 次 □ 长期医嘱，注射用青霉素钠（160 万 U），每次 320 万 IU，每天 2 次 □ 长期医嘱，0.9%氯化钠注射液（250ml：2.25g），每次 250ml，每天 2 次 □ 长期医嘱，注射用青霉素钠（160 万 U），每次 800 万 IU，每天 2 次	术后抗菌药物应用	□ 长期医嘱，0.9%氯化钠注射液（100ml：0.9g），每次 100ml，每天 2 次 □ 长期医嘱，注射用头孢替唑钠（0.75g），每次 .75g，每天 2 次 □ 长期医嘱，0.9%氯化钠注射液（250ml：2.25g），每次 250ml，每天 2 次 □ 长期医嘱，注射用头孢替唑钠（0.75g），每次 1.5g，每天 2 次 □ 长期医嘱，5%葡萄糖注射液（100ml：5g），每次 100ml，每天上午 1 次 □ 长期医嘱，注射用门冬氨酸阿奇霉素（0.25g），每次 0.25g，每天上午 1 次 □ 长期医嘱，5%葡萄糖注射液（250ml：12.5g），每次 250ml，每天上午 1 次 □ 长期医嘱，注射用门冬氨酸阿奇霉素（0.25g），每次 0.5g，每天上午 1 次 □ 长期医嘱，0.9%氯化钠注射液（100ml：0.9g），每次 100ml，每天 2 次 □ 长期医嘱，注射用青霉素钠（160 万 U），每次 320 万 IU，每天 2 次 □ 长期医嘱，0.9%氯化钠注射液（250ml：2.25g），每次 250ml，每天 2 次 □ 长期医嘱，注射用青霉素钠（160 万 U），每次 800 万 IU，每天 2 次

续　表

时间	住院第 3~7 天		住院第 6~15 天	
重点医嘱	换药	□ 临时医嘱，特大换药，每次 1 次，共 1 次，一次性 □ 临时医嘱，石膏拆除术，共 1 次，一次性	换药	□ 临时医嘱，特大换药，每次 1 次，共 1 次，一次性 □ 临时医嘱，石膏拆除术，共 1 次，一次性
			通知出院	□ 临时医嘱，通知出院，共 1 次，一次性
病情变异记录	□ 无　□ 有，原因： 1. 2.		□ 无　□ 有，原因： 1. 2.	
医师签名				

（二）护士表单

单发手指狭窄性腱鞘炎临床路径护士表单

适用对象：第一诊断为单发手指狭窄性腱鞘炎（ICD-10：M65.911）
行腱鞘切开术（ICD-9-CM-3：83.0101）

患者姓名：	性别：　　年龄：　　门诊号：	住院号：
住院日期：　　年　月　日	出院日期：　　年　月　日	标准住院日：15 天

时间	住院第 1 天	住院第 1~3 天	住院第 2~4 天
健康宣教	入院宣教： □ 介绍主管医师、护士 □ 介绍环境、设施 □ 介绍住院注意事项 □ 介绍探视和陪伴制度 □ 介绍贵重物品制度	□ 药物宣教 术前宣教： □ 宣教手术前准备及术后注意事项 □ 告知术后饮食 □ 告知患者麻醉前应注意事项 □ 主管护士与患者沟通，消除患者紧张情绪 □ 告知术后可能出现的情况及应对方式	术前当日宣教： □ 告知饮食、体位要求 □ 给予患者及家属心理支持 □ 再次明确探视陪伴须知
护理处置	□ 核对患者，佩戴腕带 □ 建立入院护理病历 □ 协助患者留取各种标本 □ 测量体重	□ 协助医师完成术前的相关化验 □ 术区备皮 □ 禁食、禁水	送患者至手术室： □ 核对患者资料及带药 接患者： □ 核对患者及资料
基础护理	三级护理： □ 晨晚间护理 □ 患者安全管理	三级护理： □ 晨晚间护理 □ 患者安全管理	二级/一级护理： □ 晨晚间护理 □ 患者安全管理
专科护理	□ 护理查体 □ 病情观察 □ 需要时，请家属陪伴 □ 确定饮食种类 □ 心理护理	□ 病情观察 □ 遵医嘱完成相关检查 □ 心理护理	□ 遵医嘱予补液 □ 观察肢体血运、敷料渗血情况 □ 心理护理
重点医嘱	□ 详见医嘱执行单	□ 详见医嘱执行单	□ 详见医嘱执行单
病情变异记录	□ 无　□ 有，原因： 1. 2.	□ 无　□ 有，原因： 1. 2.	□ 无　□ 有，原因： 1. 2.
护士签名			

时间	住院第 3~7 天 （术后）	住院第 6~15 天 （出院日）
健康宣教	□ 术后宣教 □ 活动指导	出院宣教： □ 复查时间 □ 服药方法 □ 指导锻炼 □ 指导办理出院手续
护理处置	□ 遵医嘱完成相关处理	□ 办理出院手续
基础护理	二级护理： □ 晨晚间护理 □ 患者安全管理	三级护理： □ 晨晚间护理 □ 患者安全管理
专科护理	□ 观察伤口敷料、肢体血运情况 □ 心理护理	□ 病情观察 □ 出院指导 □ 心理护理
重点医嘱	□ 详见医嘱执行单	□ 详见医嘱执行单
病情变异记录	□ 无　□ 有，原因： 1. 2.	□ 无　□ 有，原因： 1. 2.
护士签名		

（三）患者表单

单发手指狭窄性腱鞘炎临床路径患者表单

适用对象：第一诊断为单发手指狭窄性腱鞘炎（ICD-10：M65.911）

行腱鞘切开术（ICD-9-CM-3：83.0101）

患者姓名：	性别：　　年龄：　　门诊号：	住院号：
住院日期：　　年　月　日	出院日期：　　年　月　日	标准住院日：15 天

时间	入院	术前	手术日
医患配合	□ 配合询问病史、收集资料，请务必详细告知既往史、用药史、过敏史 □ 配合进行体格检查 □ 有任何不适请告知医师	□ 配合完善术前相关检查、化验，如采血、留尿、心电图、X 线胸片 □ 医师与患者及家属介绍病情及术前谈话、签字；麻醉谈话、签字	□ 配合完善相关检查、化验 □ 配合医师标记切口 □ 配合医师摆好体位
护患配合	□ 配合测量体温、脉搏、呼吸3 次，血压、体重 1 次 □ 配合完成入院护理评估（简单询问病史、过敏史、用药史） □ 接受入院宣教（环境介绍、病室规定、订餐制度、贵重物品保管等） □ 配合执行探视和陪伴制度 □ 有任何不适请告知护士	□ 配合测量体温、脉搏、呼吸3 次 □ 接受术前宣教 □ 接受药物宣教 □ 接受术区备皮	□ 配合测量体温、脉搏、呼吸 3 次 □ 送手术室前，协助完成核对，带齐影像资料及用药 □ 返回病房后，配合接受生命体征的监测 □ 配合检查意识（全身麻醉者） □ 接受术后宣教 □ 接受药物宣教 □ 有任何不适请告知护士
饮食	□ 遵医嘱饮食	□ 遵医嘱饮食	□ 术前禁食、禁水
排泄	□ 正常排尿便	□ 正常排尿便	□ 正常排尿便
活动	□ 正常活动	□ 正常活动	□ 正常活动

时间	术后	出院日
医患配合	□ 配合医师指导进行功能锻炼 □ 配合更换敷料	□ 接受出院前指导 □ 知道复查程序 □ 获取出院诊断书
护患配合	□ 配合定时监测生命体征 □ 接受输液、服药等治疗 □ 配合活动 □ 注意活动安全，避免坠床或跌倒 □ 配合执行探视及陪伴	□ 接受出院宣教 □ 办理出院手续 □ 获取出院带药 □ 知道服药方法、作用、注意事项 □ 知道功能锻炼方法 □ 知道复印病历程序
饮食	□ 遵医嘱饮食	□ 遵医嘱饮食
排泄	□ 正常排尿便	□ 正常排尿便
活动	□ 正常活动	□ 正常活动

附：原表单（2016 年版）

单发手指狭窄性腱鞘炎临床路径表单

适用对象：第一诊断为单发手指狭窄性腱鞘炎（ICD-10：M65.893）

行腱鞘切开术（ICD-9-CM-3：83.0101）

患者姓名：	性别：	年龄：	门诊号：	住院号：

住院日期： 年 月 日	出院日期： 年 月 日	标准住院日：15 天

时间		住院第 1~3 天		住院第 2~4 天 （手术日）
主要诊疗工作		□ 询问病史、体格检查、基本诊断 □ 完成入院记录、首次病程记录 □ 上级医师查房，必要时全科会诊，制订手术方案 □ 完成术前三级医师查房及术前小结 □ 向患者及家属交代病情，签署手术知情同意书 □ 完善术前各项检查，术前准备 □ 麻醉师查看患者，签署麻醉知情同意书		□ 完成手术 □ 完成手术记录、术后记录及术后上级医师查房记录 □ 向患者家属交代手术情况及术后注意事项 □ 全身麻醉患者术后送入 ICU 病房，苏醒后返回病房 □ 麻醉师术后随访
重点医嘱	护理级别	□ 长期医嘱，一级护理，持续性 □ 长期医嘱，二级护理，持续性 □ 长期医嘱，三级护理，持续性	护理级别	□ 长期医嘱，一级护理，持续性 □ 长期医嘱，二级护理，持续性 □ 长期医嘱，三级护理，持续性
	膳食选择	□ 长期医嘱，普通饮食，持续性 □ 长期医嘱，母乳喂养，持续性 □ 长期医嘱，糖尿病饮食，持续性 □ 长期医嘱，低盐低脂糖尿病饮食，持续性 □ 长期医嘱，流质饮食，持续性 □ 长期医嘱，半流质饮食，持续性	膳食选择	□ 长期医嘱，普通饮食，持续性 □ 长期医嘱，母乳喂养，持续性 □ 长期医嘱，糖尿病饮食，持续性 □ 长期医嘱，低盐低脂糖尿病饮食，持续性 □ 长期医嘱，流质饮食，持续性 □ 长期医嘱，半流质饮食，持续性
	术前检验	□ 临时医嘱，急检血细胞分析+超敏 C 反应，共 1 次，一次性 □ 临时医嘱，血凝分析（急检），共 1 次，一次性 □ 临时医嘱，急检传染病抗体检测，共 1 次，一次性 □ 临时医嘱，急检血糖，共 1 次，一次性	手术申请医嘱	□ 临时医嘱，手术申请，共 1 次，一次性 □ 临时医嘱，拟明日在全身麻醉下行舟骨骨折切开复位内固定术 □ 临时医嘱，拟明日在臂丛麻醉下行畸形矫正术 □ 临时医嘱，术晨禁食、禁水 □ 临时医嘱，术区备皮 □ 临时医嘱，地西泮注射液（2ml：10mg×10 支），每次 2ml，共 1 支，一次性 □ 临时医嘱，地西泮注射液（2ml：10mg×10 支），每次 0.5ml，共 1 支，一次性 □ 临时医嘱，硫酸阿托品注射液（1ml：0.5mg），每次 1ml，共 1 支，一次性 □ 临时医嘱，硫酸阿托品注射液（1ml：0.5mg），每次 0.3ml，共 1 支，一次性 □ 临时医嘱，导尿（进口），共 1 次，一次性

续　表

时间		住院第 1~3 天		住院第 2~4 天 （手术日）
重点医嘱	术前常规检查	□ 临时医嘱，血细胞分析（五分类），共 1 次，一次性 □ 临时医嘱，血凝分析，共 1 次，一次性 □ 临时医嘱，传染病综合抗体，共 1 次，一次性 □ 临时医嘱，尿常规分析，共 1 次，一次性 □ 临时医嘱，肝肾糖脂组合，共 1 次，一次性	抗菌药物试敏	□ 临时医嘱，头孢替唑钠皮试，共 1 次，一次性 □ 临时医嘱，青霉素钠皮试，共 1 次，一次性 □ 临时医嘱，磺苄西林钠皮试，共 1 次，一次性
	电诊检查	□ 临时医嘱，常规心电图检查（电），共 1 次，一次性 □ 临时医嘱，床头常规心电图检查，共 1 次，一次性	术后医嘱	□ 长期医嘱，术后医嘱，持续性
	影像学检查	□ 临时医嘱，上肢摄影（门诊），共 1 次，一次性 □ 临时医嘱，上肢摄影（门诊），共 1 次，一次性 □ 临时医嘱，下肢摄影（门诊），共 1 次，一次性 □ 临时医嘱，下肢摄影（门诊），共 1 次，一次性 □ 临时医嘱，胸腹部摄影（门诊），共 1 次，一次性 □ 临时医嘱，上肢摄影（门诊），共 1 次，一次性 □ 临时医嘱，上肢摄影（门诊），共 1 次，一次性 □ 临时医嘱，上肢 CT（门诊楼），共 1 次，一次性 □ 临时医嘱，上肢 CT（门诊楼），共 1 次，一次性	术后护理等级	□ 长期医嘱，一级护理，持续性 □ 长期医嘱，二级护理，持续性 □ 长期医嘱，三级护理，持续性
	手术申请医嘱	□ 临时医嘱，手术申请，共 1 次，一次性 □ 临时医嘱，拟明日在全身麻醉下行舟骨骨折切开复位内固定术 □ 临时医嘱，拟明日在臂丛麻醉下行舟骨骨折切开复位内固定术 □ 临时医嘱，拟急诊在臂丛麻醉下行舟骨骨折切开复位内固定术 □ 临时医嘱，拟急诊在局部麻醉下行舟骨骨折切开复位内固定术 □ 临时医嘱，拟明日在局部麻醉下行掌骨骨折切开复位内固定术 □ 临时医嘱，术晨禁食、禁水 □ 临时医嘱，术区备皮 □ 临时医嘱，地西泮注射液（2ml：10mg×10 支），每次 2ml，共 1 支，一次性 □ 临时医嘱，地西泮注射液（2ml：10mg×10 支），每次 0.5ml，共 1 支，一次性 □ 临时医嘱，硫酸阿托品注射液（1ml：0.5mg），每次 1ml，共 1 支，一次性 □ 临时医嘱，硫酸阿托品注射液（1ml：0.5mg），每次 0.3ml，共 1 支，一次性 □ 临时医嘱，导尿（进口），共 1 次，一次性	术后膳食选择	□ 长期医嘱，普通饮食，持续性 □ 长期医嘱，禁食、禁水，持续性 □ 长期医嘱，母乳喂养，持续性 □ 长期医嘱，流质饮食，持续性 □ 长期医嘱，半流质饮食，持续性 □ 长期医嘱，糖尿病饮食，持续性 □ 长期医嘱，低盐低脂糖尿病饮食，持续性

续　表

时间		住院第 1~3 天		住院第 2~4 天 （手术日）
重点医嘱	抗菌药物试敏	□ 临时医嘱，头孢替唑钠皮试，共 1 次，一次性 □ 临时医嘱，青霉素钠皮试，共 1 次，一次性 □ 临时医嘱，磺苄西林钠皮试，共 1 次，一次性	术后复查	□ 临时医嘱，上肢摄影（门诊），共 1 次，一次性 □ 临时医嘱，上肢摄影（门诊），共 1 次，一次性 □ 临时医嘱，上肢 CT（门诊楼），共 1 次，一次性 □ 临时医嘱，上肢 CT（门诊楼），共 1 次，一次性
	术前预防用药	□ 临时医嘱，0.9%氯化钠注射液（250ml：2.25 克/袋），每次 250ml，共 2 袋，每天 2 次 □ 临时医嘱，注射用磺苄西林钠（1 克/支），每次 2g，共 4 支，每天 2 次 □ 临时医嘱，0.9%氯化钠注射液（250ml：2.25 克/袋），每次 250ml，共 2 袋，一次性 □ 临时医嘱，注射用头孢替唑钠（0.5g），每次 2g，共 8 支，一次性 □ 临时医嘱，0.9%氯化钠注射液（250ml：2.25 克/袋），每次 250ml，共 1 袋，一次性 □ 临时医嘱，克林霉素磷酸酯注射液（10ml：0.9g），每次 1.8g，共 2 支，一次性	术后消肿	□ 长期医嘱，参芎葡萄糖注射液（100 毫升/瓶），每次 100ml，每天 2 次 □ 长期医嘱，5%葡萄糖注射液（250ml：12.5g），每次 250ml，每天 1 次 □ 长期医嘱，大株红景天注射液（5 毫升/支），每次 10ml，每天 1 次 □ 长期医嘱，0.9%氯化钠注射液（250ml：2.25 克/袋），每次 250ml，每天 1 次 □ 长期医嘱，大株红景天注射液（5 毫升/支），每次 10ml，每天 1 次
主要护理工作		□ 护士接诊，监测生命体征、建立入院病理 □ 进行入院宣教，向患者本人及家属交代临床路径，并交代相关注意事项 □ 完成术前各项常规检查 □ 做术前准备		□ 术前生命体征监测 □ 佩戴腕带，看护患者由手术室护理人员接入手术室 □ 患者安返病房后接患者，监测生命体征 □ 术后心理和生活护理
病情变异记录		□ 无　□ 有，原因： 1. 2.		□ 无　□ 有，原因： 1. 2.
护士签名				
医师签名				

时间		住院第 3~7 天		住院第 6~15 天
主要诊疗工作		□ 上级医师查房并做手术效果及术后恢复情况评估 □ 完成术后各级医师查房记录及术后病程记录 □ 完成术后每日换药工作 □ 观察有无术后及麻醉后并发症的出现		□ 上级医师查房，并观察手术切口愈合情况及有无并发症的出现 □ 完成术后各级医师查房记录及病程记录 □ 完成每日换药工作
重点医嘱	术后护理等级	□ 长期医嘱，Ⅰ级护理，持续性 □ 长期医嘱，Ⅱ级护理，持续性 □ 长期医嘱，Ⅲ级护理，持续性	术后等级护理	□ 长期医嘱，Ⅰ级护理，持续性 □ 长期医嘱，Ⅱ级护理，持续性 □ 长期医嘱，Ⅲ级护理，持续性
	术后膳食选择	□ 长期医嘱，普通饮食，持续性 □ 长期医嘱，禁食、禁水，持续性 □ 长期医嘱，母乳喂养，持续性 □ 长期医嘱，全流质饮食，持续性 □ 长期医嘱，半流质饮食，持续性 □ 长期医嘱，糖尿病饮食，持续性 □ 长期医嘱，低盐低脂糖尿病饮食，持续性	术后膳食选择	□ 长期医嘱，普通饮食，持续性 □ 长期医嘱，母乳喂养，持续性 □ 长期医嘱，糖尿病饮食，持续性 □ 长期医嘱，低盐低脂糖尿病饮食，持续性 □ 长期医嘱，全流质饮食，持续性 □ 长期医嘱，半流质饮食，持续性
	术后抗菌药物应用	□ 长期医嘱，0.9%氯化钠注射液（100ml：0.9g），每次 100ml，每天 2 次 □ 长期医嘱，注射用头孢替唑钠（0.75g），每次 0.75g，每天 2 次 □ 长期医嘱，0.9%氯化钠注射液（250ml：2.25g），每次 250ml，每天 2 次 □ 长期医嘱，注射用头孢替唑钠（0.75g），每次 1.5g，每天 2 次 □ 长期医嘱，5%葡萄糖注射液（100ml：5g），每次 100ml，每天上午 1 次 □ 长期医嘱，注射用门冬氨酸阿奇霉素（0.25g），每次 0.25g，每天上午 1 次 □ 长期医嘱，5%葡萄糖注射液（250ml：12.5g），每次 250ml，每天上午 1 次 □ 长期医嘱，注射用门冬氨酸阿奇霉素（0.25g），每次 0.5g，每天上午 1 次 □ 长期医嘱，0.9%氯化钠注射液（100ml：0.9g），每次 100ml，每天 2 次 □ 长期医嘱，注射用青霉素钠（160 万单位），每次 320 万 IU，每天 2 次 □ 长期医嘱，0.9%氯化钠注射液（250ml：2.25g），每次 250ml，每天 2 次 □ 长期医嘱，注射用青霉素钠（160 万单位），每次 800 万 IU，每天 2 次	术后抗菌药物应用	□ 长期医嘱，0.9%氯化钠注射液（100ml：0.9g），每次 100ml，每天 2 次 □ 长期医嘱，注射用头孢替唑钠（0.75g），每次 0.75g，每天 2 次 □ 长期医嘱，0.9%氯化钠注射液（250ml：2.25g），每次 250ml，每天 2 次 □ 长期医嘱，注射用头孢替唑钠（0.75g），每次 1.5g，每天 2 次 □ 长期医嘱，5%葡萄糖注射液（100ml：5g），每次 100ml，每天上午 1 次 □ 长期医嘱，注射用门冬氨酸阿奇霉素（0.25g），每次 0.25g，每天上午 1 次 □ 长期医嘱，5%葡萄糖注射液（250ml：12.5g），每次 250ml，每天上午 1 次 □ 长期医嘱，注射用门冬氨酸阿奇霉素（0.25g），每次 0.5g，每天上午 1 次 □ 长期医嘱，0.9%氯化钠注射液（100ml：0.9g），每次 100ml，每天 2 次 □ 长期医嘱，注射用青霉素钠（160 万单位），每次 320 万 IU，每天 2 次 □ 长期医嘱，0.9%氯化钠注射液（250ml：2.25g），每次 250ml，每天 2 次 □ 长期医嘱，注射用青霉素钠（160 万单位），每次 800 万 IU，每天 2 次"
	换药	□ 临时医嘱，特大换药，每次 1 次，共 1 次，一次性 □ 临时医嘱，石膏拆除术，共 1 次，一次性	换药	□ 临时医嘱，特大换药，每次 1 次，共 1 次，一次性 □ 临时医嘱，石膏拆除术，共 1 次，一次性
			通知出院	□ 临时医嘱，通知出院，共 1 次，一次性

续　表

时间	住院第 3~7 天	住院第 6~15 天
主要护理工作	□ 观察患者病情变化，外固定及敷料包扎情况 □ 患者术后心理及生活护理	□ 观察患者病情变化，外固定及敷料包扎情况 □ 患者术后心理及生活护理
病情变异记录	□ 无　□ 有，原因： 1. 2.	□ 无　□ 有，原因： 1. 2.
护士签名		
医师签名		

第三十九章

腱鞘炎临床路径释义

【医疗质量控制指标】

指标一、实施手术前的评估与术前准备。

指标二、预防性抗菌药物选择与应用时机。

指标三、术后康复治疗。

指标四、手术后并发症治疗。

指标五、为患者提供腱鞘切开术的健康教育。

指标六、切口Ⅰ/甲愈合。

指标七、住院1天内出院。

指标八、患者住院天数与住院费用。

一、腱鞘炎编码

1. 原编码

疾病名称及编码：腱鞘炎（ICD-10：M65.992）

手术操作名称及编码：A1 滑车切除术

2. 修改编码

疾病名称及编码：腱鞘炎（ICD-10：M65.910）

手术操作名称及编码：A1 滑车切除术（ICD-9-CM-3：83.3100）

二、临床路径检索方法

M65.910+83.31

三、国家医疗保障疾病诊断相关分组（CHS-DRG）

MDCI　肌肉、骨骼疾病及功能障碍

IZ2　骨骼、肌肉、肌腱、结缔组织的其他疾患

四、腱鞘炎临床路径标准住院流程

（一）适用对象

第一诊断为腱鞘炎（ICD-10：M65.992），行 A1 滑车切除术。

> 释义
>
> ■ 本路径适用对象为临床诊断为腱鞘炎的患者，手术方法为 A1 腱鞘切开术。

（二）诊断依据

根据《手外科学》（第 3 版，王树寰主编，人民卫生出版社，2011 年）。

1. 病史。

2. 体征。

> **释义**
>
> ■ 病史和体检是诊断腱鞘炎的初步依据，患者没有外伤史，表现为患指掌指关节掌侧肿胀，压痛，活动受限和弹响。部分患者晨起症状明显，活动后减轻。X线平片可以没有阳性发现，B超检查可见滑膜增生和腱鞘增厚等表现。

（三）选择治疗方案的依据

根据《手外科学》（第 3 版，王树寰主编，人民卫生出版社，2011 年）。

1. 符合手术适应证。
2. 能够耐受手术。

> **释义**
>
> ■ 以疼痛为主的患者经保守无效后可以手术治疗。以肌腱卡压，主动、被动活动受限为主的患者首选手术治疗。

（四）标准住院日 ≤1 天。

（五）进入路径标准

1. 第一诊断必须符合腱鞘炎疾病编码。
2. 当患者合并其他疾病，但住院期间不需要特殊处理也不影响第一诊断的临床路径流程实施时，可以进入本路径。

> **释义**
>
> ■ 本病入院第一诊断必须符合腱鞘炎，如合并其他疾病但不影响第一诊断临床路径流程时也可以进入本路径。

（六）术前准备（入院前）

术前必需检查的项目：

1. 血常规。
2. 凝血功能。
3. 感染性疾病筛查（乙型肝炎、丙型肝炎、梅毒、艾滋病等）。
4. X线胸片、心电图。

> **释义**
>
> ■ 血常规、凝血功能、感染性疾病筛查、X线胸片和心电图为手术前的常规检查，进入路径的患者均需完成。

（七）预防性抗菌药物选择与使用时机

按照《抗菌药物临床应用指导原则（2015 年版）》（国卫办医发〔2015〕43 号）执行，并结合患者的病情决定抗菌药物的选择与使用时间。不用使用抗菌药物。

> **释义**
>
> ■ 本病可以不预防性使用抗菌药物。特殊患者可根据病情决定抗菌药物的选择和使用时间。

（八）手术日为入院当天

1. 麻醉方式：局部麻醉。
2. 手术方式：A1 滑车切除术。
3. 术中用药：麻醉用药等。
4. 必要时石膏制动。

> **释义**
>
> ■ 多数情况下不需石膏制动。以肌腱卡压、活动受限为主的患者可能存在手指屈曲挛缩畸形，松解后可以在伸直位临时石膏制动，2 天后换药时即可去除，开始主动功能练习。

（九）术后住院恢复≤1 天

1. 根据患者病情变化可选择相应的检查项目。
2. 术后根据情况用药
（1）术后抗菌药物：按照《抗菌药物临床应用指导原则（2015 年版）》（国卫办医发〔2015〕43 号）执行，建议不用使用抗菌药物。
（2）镇痛药物。

（十）出院标准

1. 一般情况良好。
2. 伤口无异常。

> **释义**
>
> ■ 出院时应该没有伤口感染迹象，患者应该充分理解并学会术后功能练习方法。

（十一）变异及原因分析——需导致退出日间手术路径

1. 术中、术后出现并发症，需要进一步诊治，导致住院时间延长、费用增加。
2. 术后原伴随疾病控制不佳，需请相关科室会诊，进一步诊治。
3. 住院后出现其他内、外科疾病需进一步明确诊断。

> **释义**
>
> ■术后出现伤口感染或需要在医师指导下才能完成功能锻炼者可导致住院时间延长和费用增加。
>
> ■存在合并症者术后控制不佳者需请相关科室会诊，进一步诊治。住院期间出现其他疾病者应该转入其他临床路径进一步诊治。

五、腱鞘炎患者护理规范

1. 入院核对患者，佩戴腕带，建立入院护理病历，协助患者留取各种标本。
2. 术前健康宣教，备皮。
3. 术后宣教，观察伤口敷料、肢体血运情况。

六、腱鞘炎患者营养治疗规范

一般情况，腱鞘炎患者一般情况无需营养支持治疗。

七、腱鞘炎患者健康宣教

1. 术前宣教：解释肌腱腱鞘结构，腱鞘炎的发病原因，以及手术方法，缓解患者的紧张情绪。
2. 术后宣教：术后 24~48 小时开始指导患者进行功能锻炼，每日 3~4 次手指充分屈伸活动，应使患者理解充分活动的含义，避免无效锻炼。

八、推荐表单

(一) 医师表单

腱鞘炎临床路径医师表单

适用对象：第一诊断为腱鞘炎（ICD-10：M65.910）

行 A1 滑车切除术（ICD-9-CM-3：83.3100）

患者姓名：	性别： 年龄： 门诊号：	住院号：
住院日期： 年 月 日	出院日期： 年 月 日	标准住院日：≤1 天

时间	住院前 （门诊）	住院第 1 天 （手术日）	住院第 2 天 （术后第 1 天，出院日）	出院第 1 天 （术后第 2 天）
主要诊疗工作	□ 开术前化验 □ 开术前检查 □ 开住院单 □ 通知住院处 □ 通知病房	□ 问病史，体格检查 □ 完成病历及上级医师查房 □ 完成医嘱 □ 补录门诊术前各项检查医嘱 □ 向患者及家属交代围手术期注意事项 □ 签署手术知情同意书 □ 手术 □ 术后向患者及家属交代病情及注意事项 □ 完成术后病程记录及手术记录	□ 观察病情 □ 上级医师查房 □ 完成病程记录 □ 嘱患者下地活动 □ 观察伤口情况，伤口换药 □ 向患者及家属交代出院后注意事项 □ 嘱患者回院拆线 □ 完成出院病程记录 □ 出院 □ 定期复查	□ 术后护士电话随访
重点医嘱	□ 血常规 □ 感染性疾病筛查、凝血功能 □ X 线胸片、心电图	**长期医嘱：** □ 手外科护理常规 □ 三级护理 □ 普通饮食 □ A1 滑车切除术后护理常规 □ 术后即可恢复术前饮食 **临时医嘱：** □ 血常规 □ 感染性疾病筛查、凝血功能 □ X 线胸片、心电图 □ 手术医嘱 □ 输液	**长期医嘱：** □ 三级护理 **出院医嘱：** □ 今日出院	

续　表

时间	住院前 （门诊）	住院第 1 天 （手术日）	住院第 2 天 （术后第 1 天，出院日）	出院第 1 天 （术后第 2 天）
病情 变异 记录	□无　□有，原因： 1. 2.	□无　□有，原因： 1. 2.	□无　□有，原因： 1. 2.	
医师 签名				

（二）护士表单

腱鞘炎临床路径护士表单

适用对象：第一诊断为腱鞘炎（ICD-10：M65.910）

行 A1 滑车切除术（ICD-9-CM-3：83.3100）

患者姓名：		性别：　　年龄：　　门诊号：	住院号：
住院日期：　　年　月　日		出院日期：　　年　月　日	标准住院日：≤1 天

时间	住院第 1 天 （住院日，手术日）	住院第 2 天 （术后第 1 天，出院日）
健康宣教	**入院宣教：** □ 介绍主管医师、护士 □ 介绍环境、设施 □ 介绍住院注意事项 □ 介绍探视和陪伴制度 □ 介绍贵重物品制度 □ 药物宣教 **术前宣教：** □ 宣教手术前准备及术后注意事项 □ 告知术后饮食 □ 告知患者麻醉前注意事项 □ 主管护士与患者沟通，消除患者紧张情绪 □ 告知术后可能出现的情况及应对方式	**术后宣教：** □ 活动指导 □ 出院宣教 □ 复查时间 □ 服药方法 □ 指导锻炼 □ 指导办理出院手续
护理处置	□ 核对患者，佩戴腕带 □ 建立入院护理病历 □ 协助患者留取各种标本 □ 测量体重 □ 协助医师完成术前的相关化验 □ 术区备皮 □ 禁食、禁水 □ 送患者至手术室 □ 核对患者资料及带药 □ 接患者 □ 核对患者及资料	□ 遵医嘱完成相关处理 □ 办理出院手续
基础护理	**三级护理：** □ 晨晚间护理 □ 患者安全管理	**二级护理：** □ 晨晚间护理 □ 患者安全管理
专科护理	□ 护理查体 □ 病情观察 □ 需要时，请家属陪伴 □ 遵医嘱完成相关检查 □ 确定饮食种类 □ 心理护理	□ 病情观察 □ 遵医嘱完成相关检查 □ 心理护理

续 表

时间	住院第 1 天 （住院日，手术日）	住院第 2 天 （术后第 1 天，出院日）
重点 医嘱	□ 详见医嘱执行单	□ 详见医嘱执行单
病情 变异 记录	□ 无 □ 有，原因： 1. 2.	□ 无 □ 有，原因： 1. 2.
护士 签名		

（三）患者表单

腱鞘炎临床路径患者表单

适用对象：第一诊断为腱鞘炎（ICD-10：M65.910）
　　　　　行 A1 滑车切除术（ICD-9-CM-3：83.3100）

患者姓名：	性别：　　年龄：　　门诊号：	住院号：
住院日期：　　年　月　日	出院日期：　　年　月　日	标准住院日：≤1 天

时间	入院（手术日）	术后（出院）
医患配合	□ 配合询问病史、收集资料，请务必详细告知既往史、用药史、过敏史 □ 配合进行体格检查 □ 有任何不适请告知医师 □ 配合完善术前相关检查、化验，如采血、留尿、心电图、X 线胸片 □ 医师与患者及家属介绍病情及术前谈话、签字；麻醉谈话、签字 □ 配合医师标记切口 □ 配合医师摆好体位	□ 配合医师指导进行功能锻炼 □ 配合更换敷料 □ 接受出院前指导 □ 知道复查程序 □ 获取出院诊断书
护患配合	□ 配合测量体温、脉搏、呼吸 3 次，血压、体重 1 次 □ 配合完成入院护理评估（简单询问病史、过敏史、用药史） □ 接受入院宣教（环境介绍、病室规定、订餐制度、贵重物品保管等） □ 接受术前宣教 □ 接受药物宣教 □ 接受术区备皮 □ 有任何不适请告知护士	□ 接受出院宣教 □ 办理出院手续 □ 获取出院带药 □ 知道服药方法、作用、注意事项 □ 知道功能锻炼方法 □ 知道复印病历程序
饮食	□ 遵医嘱饮食	□ 遵医嘱饮食
排泄	□ 正常排尿便	□ 正常排尿便
活动	□ 正常活动	□ 正常活动

附：原表单（2016年版）

腱鞘炎临床路径表单

适用对象：第一诊断为腱鞘炎（ICD-10：M65.910）
行 A1 滑车切除术（ICD-9-CM-3：83.3100）

患者姓名：		性别： 年龄： 门诊号：		住院号：
住院日期： 年 月 日		出院日期： 年 月 日		标准住院日：≤1 天

时间	住院前 （门诊）	住院第1天 （手术日）	住院第2天 （术后第1天，出院日）	出院第1天 （术后第2天）
主要诊疗工作	□ 开术前化验 □ 开术前检查 □ 开住院单 □ 通知住院处 □ 通知病房	□ 问病史，体格检查 □ 完成病历及上级医师查房 □ 完成医嘱 □ 补录门诊术前各项检查医嘱 □ 向患者及家属交代围手术期注意事项 □ 签署手术知情同意书 □ 手术 □ 术后向患者及家属交代病情及注意事项 □ 完成术后病程记录及手术记录	□ 观察病情 □ 上级医师查房 □ 完成病程记录 □ 嘱患者下地活动 □ 观察伤口情况，伤口换药 □ 向患者及家属交代出院后注意事项 □ 嘱患者回院拆线 □ 完成出院病程记录 □ 出院 □ 定期复查	□ 术后护士电话随访
重点医嘱	□ 血常规 □ 感染性疾病筛查、凝血功能 □ X线胸片、心电图	**长期医嘱：** □ 手外科护理常规 □ 三级护理 □ 普通饮食 □ A1滑车切除术后护理常规 □ 三级护理 □ 术后即可恢复术前饮食 **临时医嘱：** □ 血常规 □ 感染性疾病筛查、凝血功能 □ X线胸片、心电图 □ 手术医嘱 □ 输液	**长期医嘱：** □ 三级护理 **出院医嘱：** □ 今日出院	

续　表

时间	住院前 （门诊）	住院第 1 天 （手术日）	住院第 2 天 （术后第 1 天，出院日）	出院第 1 天 （术后第 2 天）
主要护理工作		□ 入院介绍 □ 术前相关检查指导 □ 术前常规准备及注意事项 □ 麻醉后注意事项 □ 术后引流管护理 □ 术后饮食、饮水注意事项 □ 术后活动指导	□ 术后饮食、饮水注意事项 □ 指导介绍出院手续 □ 遵医嘱定期复查	
病情变异记录	□ 无　□ 有，原因： 1. 2.	□ 无　□ 有，原因： 1. 2.	□ 无　□ 有，原因： 1. 2.	
护士签名				
医师签名				

第四十章

拇指狭窄性腱鞘炎临床路径释义

【医疗质量控制指标】

指标一、实施手术前的评估与术前准备。

指标二、预防性抗菌药物选择与应用时机。

指标三、术后康复治疗。

指标四、手术后并发症治疗。

指标五、为患者提供腱鞘切开术的健康教育。

指标六、切口 I/甲愈合。

指标七、住院 10 天内出院。

指标八、患者住院天数与住院费用。

一、拇指狭窄性腱鞘炎编码

1. 原编码

疾病名称及编码：拇指狭窄性腱鞘炎（ICD-10：M65.992）

手术操作名称及编码：腱鞘切开术（ICD-9-CM-3：82.011）

2. 修改编码

疾病名称及编码：扳机指（ICD-10：M65.300）

手术操作名称及编码：手部肌腱松解术（ICD-9-CM-3：82.0101）

二、临床路径检索方法

M65.3 伴 82.0101

三、国家医疗保障疾病诊断相关分组（CHS-DRG）

MDCI 肌肉、骨骼疾病及功能障碍

IZ2 骨骼、肌肉、肌腱、结缔组织的其他疾患

四、拇指狭窄性腱鞘炎临床路径标准住院流程

（一）适用对象

第一诊断为拇指狭窄性腱鞘炎（ICD-10：M65.992），行腱鞘切开术（ICD-9-CM-3：82.011）。

> **释义**
>
> ■ 本路径适用对象为临床诊断为拇指狭窄性腱鞘炎的患者，手术方法为腱鞘切开术。

（二）诊断依据

根据《手外科学》（第 3 版，王澍寰编著，人民卫生出版社，2011 年），《手外科手术学》

（第 2 版，顾玉东、王澍寰、侍德主编，复旦大学出版社，2010 年），《格林手外科手术学（上下册）》（第 6 版，北京积水潭医院译，人民军医出版社，2012 年）。

1. 病史：拇指屈伸活动受限，可伴有弹响、疼痛。
2. 体格检查：掌指关节掌侧局限性压痛，可有局部隆起，掌指关节平面可触及皮下结节性肿物，手指屈伸活动时可感到结节状肿物滑动及弹跳感，有时有弹响。
3. 辅助检查：必要时可行手部 X 线片或彩超检查，明确有无骨关节异常或滑膜炎。

> **释义**
>
> ■ 病史和体检是诊断腱鞘炎的初步依据，患者没有外伤史，表现为拇指掌指关节掌侧肿胀、压痛、活动受限和弹响。部分患者晨起症状明显，活动后减轻。X 线平片可以没有阳性发现，B 超检查可见滑膜增生和腱鞘增厚等表现。

（三）治疗方案的选择及依据

根据《手外科学》（第 3 版，王澍寰编著，人民卫生出版社，2011 年），《手外科手术学》（第 2 版，顾玉东、王澍寰、侍德主编，复旦大学出版社，2010 年），《格林手外科手术学（上下册）》（第 6 版，北京积水潭医院译，人民军医出版社，2012 年）。

1. 全身状况允许手术。
2. 保守治疗无效者需行手术。

（四）标准住院日 7~10 天

> **释义**
>
> ■ 腱鞘炎患者入院后，术前准备 1~2 天，手术日 1 天，术后 2~3 天换药，并指导患者功能练习，为避免术后肌腱粘连，影响手术疗效，部分患者需要在医师指导下进行功能锻炼，总住院时间 7~10 天符合本路径要求。

（五）进入路径标准

1. 第一诊断必须符合 ICD-10：M65.992 拇指狭窄性腱鞘炎疾病编码。
2. 除外弥漫性肿胀，考虑肌腱滑膜炎的情况或肌腱断裂的情况。
3. 除外对手术治疗有较大影响的疾病（如心脑血管疾病、糖尿病等）。
4. 需要进行手术治疗。

> **释义**
>
> ■ 本病经保守治疗无效后可以手术治疗，入院第一诊断必须符合拇指狭窄性腱鞘炎，如合并其他疾病但不影响第一诊断临床路径流程时也可以进入路径。
>
> ■ 以肿胀和疼痛为主的患者应除外滑膜炎，以活动受限为主的患者应除外肌腱断裂或粘连等情况，术前 B 超检查有助于诊断。

（六）术前准备（术前评估）0~3 天

必需的检查项目：

1. 血常规、血型、尿常规、肝功能、肾功能、血糖、血清电解质、凝血功能检查、感染性疾病筛查。

2. 胸部 X 线片、心电图。

3. 手部 X 线检查，必要时彩超检查。

4. 其他根据患者情况需要而定：如超声心动图、动态心电图等。

5. 有相关疾病者必要时请相应科室会诊。

> **释义**
>
> ■ 血常规、尿常规、肝功能、肾功能、血糖、凝血功能、感染性疾病筛查、X 线胸片和心电图为手术前的常规检查，进入路径的患者均需完成。B 超是除外肿瘤和了解腱鞘及肌腱状态的重要辅助检查，进入路径患者必须完成，必要时可以行 MRI 检查。根据病情，有慢性呼吸系统疾病患者必要时需要检查肺功能，有慢性心血管系统疾病的患者需要检查超声心动图、动态心电图等。合并糖尿病的患者需要控制血糖后再进行手术。合并其他影响手术的疾病患者必要时需要请相关科室会诊。

（七）预防性抗菌药物选择与使用时机

1. 按《抗菌药物临床应用指导原则（2015 年版）》（国卫办医发〔2015〕43 号）选择用药。

2. 预防性用药时间为术前 30 分钟。

3. 术后 3 天内停止使用预防性抗菌药物，可根据患者切口、体温等情况适当延长使用时间。

（八）手术日为入院第 3~4 天

1. 麻醉方式：局部麻醉或臂丛麻醉或全身麻醉。

2. 手术方式：腱鞘切开术。

3. 术中用药：麻醉用药、抗菌药物（根据情况）。

（九）术后住院恢复 5~6 天

1. 必要时复查的项目：血常规，肝功能、肾功能，血糖，电解质。

2. 术后用药

（1）抗菌药物：按照《抗菌药物临床应用指导原则（2015 年版）》（国卫办医发〔2015〕43 号）。

（2）其他对症药物：营养神经、改善循环、消肿、镇痛等。

3. 医师指导下手部功能锻炼。

> **释义**
>
> ■ 术后应鼓励患者屈伸活动手指，以防止肌腱粘连。

（十）出院标准

1. 体温正常、常规化验无明显异常。

2. 切口无异常。

3. 无与本病相关的其他并发症。

> **释义**
>
> ■ 患者出院时没有需要住院处理的并发症或合并症，能够自主完成功能练习。如果患者不能自主完成功能练习，则需要继续住院在医师指导下进行锻炼。

（十一）有无变异及原因分析

1. 并发症：尽管严格掌握入选标准，但仍有一些患者因手术带来的一些并发症而延期治疗，如局部神经血管损伤、血肿、感染、严重肿胀影响功能锻炼等情况。

2. 合并症：如患者自身有及较多合并症，如糖尿病、心脑血管疾病等，手术后这些疾病可能加重，需同时治疗，或需延期治疗。

> **释义**
>
> ■ 术后出现伤口感染或血肿，需要在医师指导下才能完成功能锻炼者可导致住院时间延长和费用增加。
>
> ■ 存在合并症者术后控制不佳者需请相关科室会诊，进一步诊治。

五、拇指狭窄性腱鞘炎临床路径给药方案

1. 按《抗菌药物临床应用指导原则（2015 年版）》（国卫办医发〔2015〕43 号）选择用药。

2. 预防性用药时间为术前 30 分钟。

3. 术后 3 天内停止使用预防性抗菌药物，可根据患者切口、体温等情况适当延长使用时间。

六、拇指狭窄性腱鞘炎患者护理规范

1. 入院核对患者，佩戴腕带，建立入院护理病历，协助患者留取各种标本。

2. 术前健康宣教，备皮。

3. 术后宣教，观察伤口敷料、肢体血运情况。

七、拇指狭窄性腱鞘炎患者营养治疗规范

一般情况，拇指狭窄性腱鞘炎患者无需营养支持治疗。

八、拇指狭窄性腱鞘炎患者健康宣教

1. 术前宣教：解释肌腱腱鞘结构，腱鞘炎的发病原因，以及手术方法，缓解患者的紧张情绪。

2. 术后宣教：术后 24~48 小时开始指导患者进行功能锻炼，每日 3~4 次手指充分屈伸活动，应使患者理解充分活动的含义，避免无效锻炼。

九、推荐表单

(一) 医师表单

拇指狭窄性腱鞘炎临床路径医师表单

适用对象：第一诊断为扳机指 (ICD-10：M65.300)

行手部肌腱松解术 (ICD-9-CM-3：82.0101)

患者姓名：	性别： 年龄： 门诊号：	住院号：
住院日期： 年 月 日	出院日期： 年 月 日	标准住院日：7~10 天

时间	住院第 1 天	住院第 2 天	住院第 3 天（术前日）
临床诊断与病情评估	□ 第一诊断为拇指狭窄性腱鞘炎 □ 病情评估：评估病情有无明显变化	□ 第一诊断为拇指狭窄性腱鞘炎 □ 病情评估：评估病情有无明显变化	□ 第一诊断为拇指狭窄性腱鞘炎 □ 病情评估：评估病情有无明显变化
主要诊疗工作	□ 询问病史与体格检查 □ 完成首次病程记录 □ 完成大病历 □ 开具常规检查、化验单 □ 上级医师查房 □ 确定诊断	□ 上级医师查房与手术前评估 □ 确定手术方案和麻醉方式 □ 根据化验及相关检查结果对患者的手术风险进行评估，必要者请相关科室会诊 □ 完成必要的相关科室会诊	□ 完成术前小结、上级医师查房记录 □ 完成术前准备与术前评估 □ 签署手术知情同意书、自费用品协议书 □ 向患者及家属交代病情及围手术期的注意事项
重点医嘱	**长期医嘱：** □ 手外科常规护理 □ 二级护理 □ 饮食医嘱（普通饮食/流质饮食/糖尿病饮食） **临时医嘱：** □ 血常规、血型 □ 尿常规 □ 凝血功能 □ 肝功能、肾功能、血糖、离子 □ 感染性疾病筛查 □ 胸部 X 线检查 □ 心电图 □ 肢体拍片（必要时） □ 局部浅表彩超（必要时）	**长期医嘱：** □ 手外科常规护理 □ 二级护理 □ 饮食医嘱（普通饮食/流质饮食/糖尿病饮食） **临时医嘱：** □ 相关科室会诊	**长期医嘱：** □ 手外科常规护理 □ 二级护理 □ 饮食医嘱（普通饮食/流质饮食/糖尿病饮食） **临时医嘱：** □ 明日在局部麻醉、臂丛麻醉或全身麻醉下行腱鞘切开术 □ 术晨禁食、禁水 □ 术区备皮 □ 抗菌药物皮试（必要时）

时间	住院第 1 天	住院第 2 天	住院第 3 天 （术前日）
病情 变异 记录	□无　□有，原因： 1. 2.	□无　□有，原因： 1. 2.	□无　□有，原因： 1. 2.
特殊 医嘱			
医师 签名			

时间	住院第 4 天	住院第 5~8 天 （出院前日）	住院第 9 天 （出院日）
临床诊断与病情评估	□ 第一诊断为拇指狭窄性腱鞘炎 □ 病情评估：评估病情有无明显变化	□ 第一诊断为拇指狭窄性腱鞘炎 □ 病情评估：评估病情有无明显变化	□ 第一诊断为拇指狭窄性腱鞘炎 □ 病情评估：评估病情有无明显变化
主要诊疗工作	□ 实施手术 □ 完成术后病程记录 □ 24 小时内完成手术记录 □ 上级医师查房 □ 向患者及家属交代手术过程概况及术后注意事项 □ 检查有无手术并发症及相应处理	□ 查看患者 □ 上级医师查房 □ 完成术后病程记录 □ 向患者及其家属交代手术后注意事项 □ 换药，观察切口情况，拔除引流（根据情况） □ 注意血运及肿胀情况 □ 注意有无发热 □ 复查血常规（必要时） □ 指导患肢功能锻炼 □ 上级医师查房 □ 切口换药，进行伤口评估，确定有无手术并发症和切口愈合不良情况，明确能否出院 □ 完成出院记录，病案首页，出院诊断书，病程记录等 □ 向患者交代出院后的注意事项，如返院复诊的时间，地点，发生紧急情况时的处理等	□ 患者办理出院手续
重点医嘱	长期医嘱： □ 术后常规护理 □ 一级护理 □ 饮食医嘱（普通饮食/流质饮食/糖尿病饮食） □ 术后抗菌药物（根据情况） □ 术后营养神经药物应用（必要时） □ 中频理疗（必要时） 临时医嘱： □ 术后镇痛药物（必要时） □ 复查血常规（必要时）	长期医嘱： □ 二级护理 □ 饮食医嘱（普通饮食/流质饮食/糖尿病饮食） □ 术后营养神经药物应用（必要时） □ 中频理疗（必要时） 临时医嘱： □ 术后镇痛药物（必要时）	临时医嘱： □ 今日出院

时间	住院第 4 天	住院第 5~8 天 （出院前日）	住院第 9 天 （出院日）
病情 变异 记录	□无　□有，原因： 1. 2.	□无　□有，原因： 1. 2.	□无　□有，原因： 1. 2.
特殊 医嘱			
医师 签名			

（二）护士表单

拇指狭窄性腱鞘炎临床路径护士表单

适用对象：第一诊断为扳机指（ICD-10：M65.300）

行手部肌腱松解术（ICD-9-CM-3：82.0101）

患者姓名：	性别： 年龄： 门诊号：	住院号：
住院日期： 年 月 日	出院日期： 年 月 日	标准住院日：7~10 天

时间	住院第 1 天	住院第 2~3 天 （术前日）	住院第 4 天 （手术日）
健康宣教	**入院宣教：** □ 介绍主管医师、护士 □ 介绍环境、设施 □ 介绍住院注意事项 □ 介绍探视和陪伴制度 □ 介绍贵重物品制度	□ 药物宣教 **术前宣教：** □ 宣教手术前准备及术后注意事项 □ 告知术后饮食 □ 告知患者麻醉前应注意事项 □ 主管护士与患者沟通，消除患者紧张情绪 □ 告知术后可能出现的情况及应对方式	**术前当日宣教：** □ 告知饮食、体位要求 □ 给予患者及家属心理支持 □ 再次明确探视陪伴须知
护理处置	□ 核对患者，佩戴腕带 □ 建立入院护理病历 □ 协助患者留取各种标本 □ 测量体重	□ 协助医师完成术前的相关化验 □ 术区备皮 □ 禁食、禁水	**送患者至手术室：** □ 核对患者资料及带药 **接患者：** □ 核对患者及资料
基础护理	**三级护理：** □ 晨晚间护理 □ 患者安全管理	**三级护理：** □ 晨晚间护理 □ 患者安全管理	**二级/一级护理：** □ 晨晚间护理 □ 患者安全管理
专科护理	□ 护理查体 □ 病情观察 □ 需要时，请家属陪伴 □ 确定饮食种类 □ 心理护理	□ 病情观察 □ 遵医嘱完成相关检查 □ 心理护理	□ 遵医嘱予补液 □ 病情观察 □ 肢体血运 □ 敷料渗血情况 □ 心理护理
重点医嘱	□ 详见医嘱执行单	□ 详见医嘱执行单	□ 详见医嘱执行单
病情变异记录	□ 无 □ 有，原因： 1. 2.	□ 无 □ 有，原因： 1. 2.	□ 无 □ 有，原因： 1. 2.
护士签名			

时间	住院第 5~8 天 （术后）	住院第 9 天 （出院日）
健康宣教	□ 术后宣教 □ 活动指导	**出院宣教：** □ 复查时间 □ 服药方法 □ 指导锻炼 □ 指导办理出院手续
护理处置	□ 遵医嘱完成相关处理	□ 办理出院手续
基础护理	**二级护理：** □ 晨晚间护理 □ 患者安全管理	**三级护理：** □ 晨晚间护理 □ 患者安全管理
专科护理	□ 病情观察 　伤口敷料 　肢体血运 □ 心理护理	□ 病情观察 □ 出院指导 □ 心理护理
重点医嘱	□ 详见医嘱执行单	□ 详见医嘱执行单
病情变异记录	□ 无　□ 有，原因： 1. 2.	□ 无　□ 有，原因： 1. 2.
护士签名		

（三）患者表单

拇指狭窄性腱鞘炎临床路径患者表单

适用对象：第一诊断为扳机指（ICD-10：M65.300）

行手部肌腱松解术（ICD-9-CM-3：82.0101）

患者姓名：	性别： 年龄： 门诊号：	住院号：
住院日期： 年 月 日	出院日期： 年 月 日	标准住院日：7~10 天

时间	入院	术前	手术日
医患配合	□ 配合询问病史、收集资料，请务必详细告知既往史、用药史、过敏史 □ 配合进行体格检查 □ 有任何不适请告知医师	□ 配合完善术前相关检查、化验，如采血、留尿、心电图、X线胸片 □ 医师与患者及家属介绍病情及术前谈话、签字；麻醉谈话、签字	□ 配合完善相关检查、化验 □ 配合医师标记切口 □ 配合医师摆好体位
护患配合	□ 配合测量体温、脉搏、呼吸3次、血压、体重1次 □ 配合完成入院护理评估（简单询问病史、过敏史、用药史） □ 接受入院宣教（环境介绍、病室规定、订餐制度、贵重物品保管等） □ 配合执行探视和陪伴制度 □ 有任何不适请告知护士	□ 配合测量体温、脉搏、呼吸3次 □ 接受术前宣教 □ 接受药物宣教 □ 接受术区备皮	□ 配合测量体温、脉搏、呼吸3次 □ 送手术室前，协助完成核对，带齐影像资料及用药 □ 返回病房后，配合接受生命体征的测量 □ 配合检查意识（全身麻醉者） □ 接受术后宣教 □ 接受药物宣教 □ 有任何不适请告知护士
饮食	□ 遵医嘱饮食	□ 遵医嘱饮食	□ 术前禁食、禁水
排泄	□ 正常排尿便	□ 正常排尿便	□ 正常排尿便
活动	□ 正常活动	□ 正常活动	□ 正常活动

时间	术后	出院日
医患配合	□ 配合医师指导进行功能锻炼 □ 配合更换敷料	□ 接受出院前指导 □ 知道复查程序 □ 获取出院诊断书
护患配合	□ 配合定时监测生命体征 □ 接受输液、服药等治疗 □ 配合活动 □ 注意活动安全，避免坠床或跌倒 □ 配合执行探视及陪伴	□ 接受出院宣教 □ 办理出院手续 □ 获取出院带药 □ 知道服药方法、作用、注意事项 □ 知道功能锻炼方法 □ 知道复印病历程序
饮食	□ 遵医嘱饮食	□ 遵医嘱饮食
排泄	□ 正常排尿便	□ 正常排尿便
活动	□ 正常活动	□ 正常活动

附：原表单（2016 年版）

拇指狭窄性腱鞘炎临床路径表单

适用对象：第一诊断为拇指狭窄性腱鞘炎患者（ICD-10：M65.992）

患者姓名：	性别： 年龄： 门诊号：	住院号：
住院日期： 年 月 日	出院日期： 年 月 日	标准住院日：7~10 天

时间	住院第 1 天	住院第 2 天	住院第 3 天 （术前日）
临床诊断与病情评估	□ 第一诊断为拇指狭窄性腱鞘炎 □ 病情评估：评估病情有无明显变化	□ 第一诊断为拇指狭窄性腱鞘炎 □ 病情评估：评估病情有无明显变化	□ 第一诊断为拇指狭窄性腱鞘炎 □ 病情评估：评估病情有无明显变化
主要诊疗工作	□ 询问病史与体格检查 □ 完成首次病程记录 □ 完成大病历 □ 开具常规检查、化验单 □ 上级医师查房 □ 确定诊断	□ 上级医师查房与手术前评估 □ 确定手术方案和麻醉方式 □ 根据化验及相关检查结果对患者的手术风险进行评估，必要者请相关科室会诊 □ 完成必要的相关科室会诊	□ 完成术前小结、上级医师查房记录 □ 完成术前准备与术前评估 □ 签署手术知情同意书、自费用品协议书 □ 向患者及家属交代病情及围手术期的注意事项
重点医嘱	**长期医嘱：** □ 手外科常规护理 □ 二级护理 □ 饮食医嘱（普通饮食/流质饮食/糖尿病饮食） **临时医嘱：** □ 血常规、血型 □ 尿常规 □ 凝血功能 □ 肝功能、肾功能、血糖、离子 □ 感染性疾病筛查 □ 胸部 X 线检查 □ 心电图 □ 肢体拍片（必要时） □ 局部浅表彩超（必要时）	**长期医嘱：** □ 手外科常规护理 □ 二级护理 □ 饮食医嘱（普通饮食/流质饮食/糖尿病饮食） **临时医嘱：** □ 相关科室会诊	**长期医嘱：** □ 手外科常规护理 □ 二级护理 □ 饮食医嘱（普通饮食/流质饮食/糖尿病饮食） **临时医嘱：** □ 明日在局部麻醉、臂丛麻醉或全身麻醉下行腱鞘切开术 □ 术晨禁食、禁水 □ 术区备皮 □ 抗菌药物皮试（必要时）
主要护理工作	□ 介绍病区环境、设施 □ 介绍患者主管医师和责任护士 □ 入院常规宣教 □ 儿童患者评估血管条件 □ 告知辅助检查的注意事项	□ 护理等级评定 □ 药物过敏史 □ 既往病史 □ 在陪检护士指导下完成辅助检查 □ 做好晨晚间护理	□ 术前常规准备（腕带、对接单） □ 术区备皮 □ 术前宣教 □ 心理护理 □ 术前模拟功能训练
病情变异记录	□ 无 □ 有，原因： 1. 2.	□ 无 □ 有，原因： 1. 2.	□ 无 □ 有，原因： 1. 2.

续　表

时间	住院第 1 天	住院第 2 天	住院第 3 天 （术前日）
特殊 医嘱			
护士 签名			
医师 签名			

时间	住院第4天	住院第5~8天 （出院前日）	住院第9天 （出院日）
临床诊断与病情评估	□ 第一诊断为拇指狭窄性腱鞘炎 □ 病情评估：评估病情有无明显变化	□ 第一诊断为拇指狭窄性腱鞘炎 □ 病情评估：评估病情有无明显变化	□ 第一诊断为拇指狭窄性腱鞘炎 □ 病情评估：评估病情有无明显变化
主要诊疗工作	□ 实施手术 □ 完成术后病程记录 □ 24小时内完成手术记录 □ 上级医师查房 □ 向患者及家属交代手术过程概况及术后注意事项 □ 检查有无手术并发症及相应处理	□ 查看患者 □ 上级医师查房 □ 完成术后病程记录 □ 向患者及其家属交代手术后注意事项 □ 换药，观察切口情况，拔除引流（根据情况） □ 注意血运及肿胀情况 □ 注意有无发热 □ 复查血常规（必要时） □ 指导患肢功能锻炼 □ 上级医师查房 □ 切口换药，进行伤口评估，确定有无手术并发症和切口愈合不良情况，明确能否出院 □ 完成出院记录，病案首页，出院诊断书，病程记录等 □ 向患者交代出院后的注意事项，如返院复诊的时间，地点，发生紧急情况时的处理等	□ 患者办理出院手续
重点医嘱	**长期医嘱：** □ 术后常规护理 □ 一级护理 □ 饮食医嘱（普通饮食/流质饮食/糖尿病饮食） □ 术后抗菌药物（根据情况） □ 术后营养神经药物应用（必要时） □ 中频理疗（必要时） **临时医嘱：** □ 术后镇痛药物（必要时） □ 复查血常规（必要时）	**长期医嘱：** □ 二级护理 □ 饮食医嘱（普通饮食/流质饮食/糖尿病饮食） □ 术后营养神经药物应用（必要时） □ 中频理疗（必要时） **临时医嘱：** □ 术后镇痛药物（必要时）	**临时医嘱：** □ 今日出院

续　表

时间	住院第 4 天	住院第 5~8 天 （出院前日）	住院第 9 天 （出院日）
主要护理工作	□ 切口护理：患肢抬高，防止患肢肿胀。观察敷料的松紧度及肢端末梢血运状况 □ 疼痛护理：儿童患者一般采取分散注意力方式 □ 心理护理：尤其儿童患者，要给予患儿安全感	□ 饮食指导：清淡易消化饮食 □ 功能锻炼：一般术后 24 小时开始拇指对掌、背伸等动作练习，防止粘连。儿童患者需要家长督促从被动练习到主动练习 □ 物理治疗	□ 功能锻炼：告知早期功能锻炼的意义。儿童患者要告知家长，不可因惧怕疼痛而放弃功能锻炼 □ 瘢痕护理：告知预防瘢痕的意义及方法 □ 告知随诊的意义 □ 告知出院流程
病情变异记录	□ 无　□ 有，原因： 1. 2.	□ 无　□ 有，原因： 1. 2.	□ 无　□ 有，原因： 1. 2.
特殊医嘱			
护士签名			
医师签名			

第四十一章

桡骨茎突狭窄性腱鞘炎临床路径释义

【医疗质量控制指标】

指标一、实施手术前的评估与术前准备。

指标二、预防性抗菌药物选择与应用时机。

指标三、术后康复治疗。

指标四、手术后并发症治疗。

指标五、为患者提供腱鞘切开术的健康教育。

指标六、切口Ⅰ/甲愈合。

指标七、住院10天内出院。

指标八、患者住院天数与住院费用。

一、桡骨茎突狭窄性腱鞘炎编码

1. 原编码

疾病名称及编码：桡骨茎突狭窄性腱鞘炎（ICD-10：M65.435）

手术操作名称及编码：腱鞘切开术（ICD-9-CM-3：83.012）

2. 修改编码

疾病名称及编码：桡骨茎突狭窄性腱鞘炎（ICD-10：M65.4）

手术操作名称及编码：腱鞘切开术（ICD-9-CM-3：82.0101）

二、临床路径检索方法

M65.4 伴 82.0101

三、国家医疗保障疾病诊断相关分组（CHS-DRG）

MDCI　肌肉、骨骼疾病及功能障碍

IZ2　骨骼、肌肉、肌腱、结缔组织的其他疾患

四、桡骨茎突狭窄性腱鞘炎临床路径标准住院流程

（一）适用对象

第一诊断为桡骨茎突狭窄性腱鞘炎（ICD-10：M65.435），行腱鞘切开术（ICD-9-CM-3：83.012）。

> 释义
>
> ■ 本路径适用对象为临床诊断为桡骨茎突狭窄性腱鞘炎的患者，手术方法为腱鞘切开术。

（二）诊断依据

根据《手外科学》（第3版，王澍寰编著，人民卫生出版社，2011年），《手外科手术学》

（第 2 版，顾玉东、王澍寰、侍德主编，复旦大学出版社，2010 年），《格林手外科手术学（上下册）》（第 6 版，北京积水潭医院译，人民军医出版社，2012 年）。

1. 病史：腕及拇指活动时疼痛、受限。

2. 体格检查：桡骨茎突处疼痛和压痛，有时可触及增厚的鞘管。拇指及腕关节屈伸活动时局部疼痛明显，伸拇及腕尺偏时疼痛加重；Finkelstein 征阳性：即拇指置于掌心、握拳、腕关节尺偏时桡骨茎突出现疼痛。

3. 辅助检查：必要时可行 X 线片或彩超检查，明确有无骨异常或滑膜炎。

> **释义**
>
> ■ 病史和体检结果是诊断桡骨茎突狭窄性腱鞘炎的初步依据，患者没有外伤史，妊娠哺乳期女性易患，表现为桡骨茎突处肿胀、压痛。拇指及腕关节屈伸活动时疼痛明显，伸拇及腕尺偏时疼痛加重。Finkelstein 征阳性。X 线平片可以没有阳性发现，B 超检查可见滑膜增生和腱鞘增厚等表现。

（三）治疗方案的选择及依据

根据《手外科学》（第 3 版，王澍寰编著，人民卫生出版社，2011 年），《手外科手术学》（第 2 版，顾玉东、王澍寰、侍德主编，复旦大学出版社，2010 年），《格林手外科手术学》（第 6 版，北京积水潭医院译，人民军医出版社，2012 年）。

1. 全身状况允许手术。

2. 保守治疗无效者需行手术。

（四）标准住院日 7～10 天

> **释义**
>
> ■ 患者入院后，术前准备 1～2 天，手术日 1 天，术后 2～3 天换药，并指导患者功能练习，为避免术后肌腱粘连，影响手术疗效，部分患者需要在医师指导下进行功能锻炼，总住院时间 7～10 天符合本路径要求。

（五）进入路径标准

1. 第一诊断必须符合 ICD-10：M65.435 桡骨茎突狭窄性腱鞘炎疾病编码。

2. 除外弥漫性肿胀，考虑肌腱滑膜炎、交叉综合征或肌腱断裂的情况。

3. 除外对手术治疗有较大影响的疾病（如心脑血管疾病、糖尿病等）。

4. 需要进行手术治疗。

> **释义**
>
> ■ 本病经保守治疗无效后可以手术治疗，入院第一诊断必须符合桡骨茎突狭窄性腱鞘炎，如合并其他疾病但不影响第一诊断临床路径流程时也可以进入路径。
>
> ■ 诊断应除外滑膜炎、交叉综合征、肌腱断裂或粘连等情况，术前 B 超检查有助于诊断。

(六) 术前准备 (术前评估) 0~3 天

必需的检查项目：

1. 血常规、血型、尿常规、肝功能、肾功能、血糖、电解质、凝血功能检查、感染性疾病筛查。

2. 胸部 X 线片、心电图。

3. 手部 X 线检查，必要时彩超检查。

4. 其他根据患者情况需要而定：如超声心动图、动态心电图等。

5. 有相关疾病者必要时请相应科室会诊。

释义

■ 血常规、尿常规、肝功能、肾功能、血糖、凝血功能、感染性疾病筛查、X 线胸片和心电图为手术前的常规检查，进入路径的患者均需完成。B 超是除外肿瘤的重要辅助检查，进入路径患者必须完成，必要时可以行 MRI 检查。根据病情，有慢性呼吸系统疾病患者必要时需要检查肺功能，有慢性心血管系统疾病的患者需要检查超声心动图、动态心电图等。合并糖尿病的患者需要控制血糖后再进行手术。合并其他影响手术的疾病患者必要时需要请相关科室会诊。

(七) 预防性抗菌药物选择与使用时机

1. 按《抗菌药物临床应用指导原则 (2015 年版)》 (国卫办医发〔2015〕43 号) 选择用药。

2. 预防性用药时间为术前 30 分钟。

3. 术后 3 天内停止使用预防性抗菌药物，可根据患者切口、体温等情况适当延长使用时间。

(八) 手术日为入院第 3~4 天

1. 麻醉方式：局部麻醉或臂丛麻醉或全身麻醉。

2. 手术方式：腱鞘切开术。

3. 术中用药：麻醉用药、抗菌药物 (根据情况)。

(九) 术后住院恢复 5~6 天

1. 必要时复查的项目：血常规、肝功能、肾功能、血糖、电解质。

2. 术后用药

(1) 抗菌药物：按照《抗菌药物临床应用指导原则 (2015 年版)》 (国卫办医发〔2015〕43 号) 执行。

(2) 其他对症药物：营养神经、改善循环、消肿、镇痛等药物。

3. 医师指导下手部功能锻炼。

释义

■ 术后应鼓励患者活动拇指和腕关节，以防止肌腱粘连。

(十) 出院标准 (根据一般情况、切口情况、第一诊断转归)

1. 体温正常、常规化验无明显异常。

2. 切口无异常。

3. 无与本病相关的其他并发症。

> **释义**
>
> ■患者出院时没有需要住院处理的并发症或合并症，能够自主完成功能练习。如果患者不能自主完成功能练习，则需要继续住院在医师指导下进行锻炼。

（十一）有无变异及原因分析

1. 并发症：尽管严格掌握入选标准，但仍有一些患者因手术带来的一些并发症而延期治疗，如局部神经血管损伤、血肿、感染、严重肿胀影响功能锻炼等情况。

2. 合并症：如患者自身有及较多合并症，如糖尿病、心脑血管疾病等，手术后这些疾病可能加重，需同时治疗，或需延期治疗。

> **释义**
>
> ■术后出现伤口感染或血肿，需要在医师指导下才能完成功能锻炼者可导致住院时间延长和费用增加；由于解剖变异，部分患者腕背第一伸肌鞘管内的肌腱之间还有隔膜存在，松解不彻底可能导致术后症状无改善。
>
> ■存在合并症者、术后控制不佳者需请相关科室会诊，进一步诊治。

五、桡骨茎突狭窄性腱鞘炎临床路径给药方案

1. 按《抗菌药物临床应用指导原则（2015年版）》（国卫办医发〔2015〕43号）选择用药。

2. 预防性用药时间为术前30分钟。

3. 术后3天内停止使用预防性抗菌药物，可根据患者切口、体温等情况适当延长使用时间。

六、桡骨茎突狭窄性腱鞘炎患者护理规范

1. 入院核对患者，佩戴腕带，建立入院护理病历，协助患者留取各种标本。

2. 术前健康宣教，备皮。

3. 术后宣教，观察伤口敷料、肢体血运情况。

七、桡骨茎突狭窄性腱鞘炎患者营养治疗规范

一般情况，桡骨茎突狭窄性腱鞘炎患者无需营养支持治疗。

八、桡骨茎突狭窄性腱鞘炎患者健康宣教

1. 术前宣教：解释肌腱腱鞘结构，腱鞘炎的发病原因，以及手术方法，缓解患者的紧张情绪。

2. 术后宣教：术后24~48小时开始指导患者进行功能锻炼，每日3~4次手指充分屈伸活动，应使患者理解充分活动的含义，避免无效锻炼。

九、推荐表单

(一) 医师表单

桡骨茎突狭窄性腱鞘炎临床路径医师表单

适用对象：第一诊断为桡骨茎突狭窄性腱鞘炎 (ICD-10：M65.4)
　　　　　行腱鞘切开术 (ICD-9-CM-3：82.0101)

患者姓名：		性别：	年龄：	门诊号：	住院号：
住院日期：	年 月 日	出院日期：	年 月 日		标准住院日：7~10 天

时间	住院第 1 天	住院第 2 天	住院第 3 天（术前日）
临床诊断与病情评估	□ 第一诊断为桡骨茎突狭窄性腱鞘炎 □ 病情评估：评估患者病情有无明显变化	□ 第一诊断为桡骨茎突狭窄性腱鞘炎 □ 病情评估：评估患者病情有无明显变化	□ 第一诊断为桡骨茎突狭窄性腱鞘炎 □ 病情评估：评估患者病情有无明显变化
主要诊疗工作	□ 询问病史与体格检查 □ 完成首次病程记录 □ 完成大病历 □ 开具常规检查、化验单 □ 上级医师查房 □ 确定诊断	□ 上级医师查房与手术前评估 □ 确定手术方案和麻醉方式 □ 根据化验及相关检查结果对患者的手术风险进行评估，必要时请相关科室会诊 □ 完成必要的相关科室会诊	□ 完成术前小结、上级医师查房记录 □ 完成术前准备与术前评估 □ 签署手术知情同意书、自费用品协议书 □ 向患者及家属交代病情及围手术期的注意事项
重点医嘱	长期医嘱： □ 手外科护理常规 □ 二级护理 □ 饮食医嘱（普通饮食/流质饮食/糖尿病饮食） 临时医嘱： □ 血常规、血型 □ 尿常规 □ 凝血功能 □ 肝功能、肾功能、血糖、电解质 □ 感染性疾病筛查 □ 胸部 X 线检查 □ 心电图 □ 肢体拍片（必要时） □ 局部浅表彩超（必要时）	长期医嘱： □ 手外科护理常规 □ 二级护理 □ 饮食医嘱（普通饮食/流质饮食/糖尿病饮食） 临时医嘱： □ 请相关科室会诊	长期医嘱： □ 手外科护理常规 □ 二级护理 □ 饮食医嘱（普通饮食/流质饮食/糖尿病饮食） 临时医嘱： □ 明日在局部麻醉、臂丛麻醉或全身麻醉下行腱鞘切开术 □ 术晨禁食、禁水 □ 术区备皮 □ 抗菌药物皮试（必要时）

续　表

时间	住院第 1 天	住院第 2 天	住院第 3 天 （术前日）
病情 变异 记录	□无　□有，原因： 1. 2.	□无　□有，原因： 1. 2.	□无　□有，原因： 1. 2.
特殊 医嘱			
医师 签名			

时间	住院第 4 天 （手术日）	住院第 5 天 （术后第 1 天）
临床诊断与病情评估	□ 第一诊断为桡骨茎突狭窄性腱鞘炎 □ 病情评估：评估患者病情有无明显变化	□ 第一诊断为桡骨茎突狭窄性腱鞘炎 □ 病情评估：评估患者病情有无明显变化
主要诊疗工作	□ 实施手术 □ 完成术后病程记录 □ 24 小时内完成手术记录 □ 上级医师查房 □ 向患者及家属交代手术过程概况及术后注意事项 □ 检查有无手术并发症及相应处理	□ 查看患者 □ 上级医师查房 □ 完成术后病程记录 □ 向患者及其家属交代手术后注意事项 □ 换药，观察切口情况，拔除引流（根据情况） □ 注意血运及肿胀情况 □ 注意有无发热 □ 复查血常规（必要时） □ 指导患肢功能锻炼
重点医嘱	**长期医嘱：** □ 术后护理常规 □ 特殊疾病护理 □ 普通饮食/流质饮食/糖尿病饮食（术后 6 小时后） □ 心电监测或生命体征监测 □ 吸氧 □ 留置导尿（必要时） □ 术后抗菌药物（根据情况） □ 术后营养神经药物应用（必要时） □ 中频理疗（必要时） **临时医嘱：** □ 补液（必要时） □ 术后止血药物（必要时） □ 术后镇痛药物（必要时）	**长期医嘱：** □ 术后护理常规 □ 一级护理 □ 饮食医嘱（普通饮食/流质饮食/糖尿病饮食） □ 术后抗菌药物（根据情况） □ 术后营养神经药物应用（必要时） □ 中频理疗（必要时） **临时医嘱：** □ 补液（必要时） □ 术后镇痛药物（必要时） □ 复查血常规（必要时）
病情变异记录	□ 无　□ 有，原因： 1. 2.	□ 无　□ 有，原因： 1. 2.
特殊医嘱		
医师签名		

时间	住院第 6~9 天 （出院前 1 天）	住院第 7~10 天 （出院日）
临床 诊断 与 病情 评估	□ 第一诊断为桡骨茎突狭窄性腱鞘炎 □ 病情评估：评估患者病情有无明显变化	□ 第一诊断为桡骨茎突狭窄性腱鞘炎 □ 病情评估：评估患者病情有无明显变化
主 要 诊 疗 工 作	□ 上级医师查房 □ 切口换药，进行伤口评估，确定有无手术并发症 　和切口愈合不良情况，明确能否出院 □ 完成出院记录、病案首页、出院诊断书、病程记 　录等 □ 向患者交代出院后的注意事项，如返院复诊的时 　间、地点，发生紧急情况时的处理等	□ 患者办理出院手续，出院
重 点 医 嘱	**长期医嘱：** □ 二级护理 □ 饮食（普通饮食/流质饮食/糖尿病饮食） □ 术后营养神经药物应用（必要时） □ 中频理疗（必要时） **临时医嘱：** □ 术后镇痛药物（必要时）	**临时医嘱：** □ 今日出院
病情 变异 记录	□ 无　□ 有，原因： 1. 2.	□ 无　□ 有，原因： 1. 2.
特殊 医嘱		
医师 签名		

（二）护士表单

桡骨茎突狭窄性腱鞘炎临床路径护士表单

适用对象：第一诊断为桡骨茎突狭窄性腱鞘炎（ICD-10：M65.4）

行腱鞘切开术（ICD-9-CM-3：82.0101）

患者姓名：	性别： 年龄： 门诊号：	住院号：
住院日期： 年 月 日	出院日期： 年 月 日	标准住院日：7~10 天

时间	住院第 1 天	住院第 2~3 天 （术前日）	住院第 4 天 （手术日）
健康宣教	**入院宣教：** □ 介绍主管医师、护士 □ 介绍环境、设施 □ 介绍住院注意事项 □ 介绍探视和陪伴制度 □ 介绍贵重物品制度	□ 药物宣教 **术前宣教：** □ 宣教手术前准备及术后注意事项 □ 告知术后饮食 □ 告知患者麻醉前应注意事项 □ 主管护士与患者沟通，消除患者紧张情绪 □ 告知术后可能出现的情况及应对方式	**术前当日宣教：** □ 告知饮食、体位要求 □ 给予患者及家属心理支持 □ 再次明确探视陪伴须知
护理处置	□ 核对患者，佩戴腕带 □ 建立入院护理病历 □ 协助患者留取各种标本 □ 测量体重	□ 协助医师完成术前的相关化验 □ 术区备皮 □ 禁食、禁水	**送患者至手术室：** □ 核对患者资料及带药 **接患者：** □ 核对患者及资料
基础护理	**三级护理：** □ 晨晚间护理 □ 患者安全管理	**三级护理：** □ 晨晚间护理 □ 患者安全管理	**二级或一级护理：** □ 晨晚间护理 □ 患者安全管理
专科护理	□ 护理查体 □ 病情观察 □ 需要时，请家属陪伴 □ 确定饮食种类 □ 心理护理	□ 病情观察 □ 遵医嘱完成相关检查 □ 心理护理	□ 遵医嘱予补液 □ 病情观察 □ 肢体血运 □ 敷料渗血情况 □ 心理护理
重点医嘱	□ 详见医嘱执行单	□ 详见医嘱执行单	□ 详见医嘱执行单
病情变异记录	□ 无 □ 有，原因： 1. 2.	□ 无 □ 有，原因： 1. 2.	□ 无 □ 有，原因： 1. 2.
护士签名			

时间	住院第 5~9 天 （术后）	住院第 6~10 天 （出院日）
健康宣教	□ 术后宣教 □ 活动指导	出院宣教： □ 复查时间 □ 服药方法 □ 指导锻炼 □ 指导办理出院手续
护理处置	□ 遵医嘱完成相关处理	□ 办理出院手续
基础护理	二级护理： □ 晨晚间护理 □ 患者安全管理	三级护理： □ 晨晚间护理 □ 患者安全管理
专科护理	□ 病情观察 □ 伤口敷料 □ 肢体血运 □ 心理护理	□ 病情观察 □ 出院指导 □ 心理护理
重点医嘱	□ 详见医嘱执行单	□ 详见医嘱执行单
病情变异记录	□ 无　□ 有，原因： 1. 2.	□ 无　□ 有，原因： 1. 2.
护士签名		

（三）患者表单

桡骨茎突狭窄性腱鞘炎临床路径患者表单

适用对象：第一诊断为桡骨茎突狭窄性腱鞘炎（ICD-10：M65.4）

行腱鞘切开术（ICD-9-CM-3：82.0101）

患者姓名：		性别：	年龄：	门诊号：	住院号：
住院日期： 年 月 日		出院日期： 年 月 日			标准住院日：7~10 天

时间	入院	术前	手术日
医患配合	□ 配合询问病史、收集资料，请务必详细告知既往史、用药史、过敏史 □ 配合进行体格检查 □ 有任何不适请告知医师	□ 配合完善术前相关检查、化验，如采血、留尿、心电图、X线胸片 □ 医师与患者及家属介绍病情及术前谈话、签字；麻醉谈话、签字	□ 配合完善相关检查、化验 □ 配合医师标记切口 □ 配合医师摆好体位
护患配合	□ 配合测量体温、脉搏、呼吸3次，血压、体重1次 □ 配合完成入院护理评估（简单询问病史、过敏史、用药史） □ 接受入院宣教（环境介绍、病室规定、订餐制度、贵重物品保管等） □ 配合执行探视和陪伴制度 □ 有任何不适请告知护士	□ 配合测量体温、脉搏、呼吸3次 □ 接受术前宣教 □ 接受药物宣教 □ 接受术区备皮	□ 配合测量体温、脉搏、呼吸3次 □ 送手术室前，协助完成核对，带齐影像资料及用药 □ 返回病房后，配合接受生命体征的监测 □ 配合检查意识（全身麻醉者） □ 接受术后宣教 □ 接受药物宣教 □ 有任何不适请告知护士
饮食	□ 遵医嘱饮食	□ 遵医嘱饮食	□ 术前禁食、禁水
排泄	□ 正常排尿便	□ 正常排尿便	□ 正常排尿便
活动	□ 正常活动	□ 正常活动	□ 正常活动

时间	术后	出院日
医患配合	□ 配合医师指导进行功能锻炼 □ 配合更换敷料	□ 接受出院前指导 □ 知道复查程序 □ 获取出院诊断书
护患配合	□ 配合定时监测生命体征 □ 接受输液、服药等治疗 □ 配合活动 □ 注意活动安全，避免坠床或跌倒 □ 配合执行探视及陪伴	□ 接受出院宣教 □ 办理出院手续 □ 获取出院带药 □ 知道服药方法、作用、注意事项 □ 知道功能锻炼方法 □ 知道复印病历程序
饮食	□ 遵医嘱饮食	□ 遵医嘱饮食
排泄	□ 正常排尿便	□ 正常排尿便
活动	□ 正常活动	□ 正常活动

附：原表单（2016 年版）

桡骨茎突狭窄性腱鞘炎临床路径表单

适用对象：第一诊断为桡骨茎突狭窄性腱鞘炎患者（ICD-10：M65.435）

患者姓名：　　　　　　性别：　　年龄：　　门诊号：　　　住院号：

住院日期：　　年　月　日　　出院日期：　　年　月　日　　标准住院日：7～10 天

时间	住院第 1 天	住院第 2 天	住院第 3 天（术前日）
临床诊断与病情评估	□ 第一诊断为桡骨茎突狭窄性腱鞘炎 □ 病情评估：评估患者病情有无明显变化	□ 第一诊断为桡骨茎突狭窄性腱鞘炎 □ 病情评估：评估患者病情有无明显变化	□ 第一诊断为桡骨茎突狭窄性腱鞘炎 □ 病情评估：评估患者病情有无明显变化
主要诊疗工作	□ 询问病史与体格检查 □ 完成首次病程记录 □ 完成大病历 □ 开具常规检查、化验单 □ 上级医师查房 □ 确定诊断	□ 上级医师查房与手术前评估 □ 确定手术方案和麻醉方式 □ 根据化验及相关检查结果对患者的手术风险进行评估，必要时请相关科室会诊	□ 完成术前小结、上级医师查房记录 □ 完成术前准备与术前评估 □ 签署手术知情同意书、自费用品协议书 □ 向患者及家属交代病情及围手术期的注意事项
重点医嘱	长期医嘱： □ 手外科护理常规 □ 二级护理 □ 饮食（普通饮食/流质饮食/糖尿病饮食） 临时医嘱： □ 血常规、血型 □ 尿常规 □ 凝血功能 □ 肝功能、肾功能、血糖、电解质 □ 感染性疾病筛查 □ 胸部 X 线检查 □ 心电图 □ 肢体拍片（必要时） □ 局部浅表彩超（必要时）	长期医嘱： □ 手外科护理常规 □ 二级护理 □ 饮食（普通饮食/流质饮食/糖尿病饮食） 临时医嘱： □ 请相关科室会诊	长期医嘱： □ 手外科护理常规 □ 二级护理 □ 饮食（普通饮食/流质饮食/糖尿病饮食） 临时医嘱： □ 明日在局部麻醉、臂丛麻醉或全身麻醉下行腱鞘切开术 □ 术晨禁食、禁水 □ 术区备皮 □ 抗菌药物皮试（必要时）
主要护理工作	□ 介绍病区环境、设施 □ 介绍患者主管医师和责任护士 □ 入院常规宣教 □ 儿童患者评估血管条件 □ 告知辅助检查的注意事项	□ 护理等级评定 □ 药物过敏史 □ 既往病史 □ 在陪检护士指导下完成辅助检查 □ 做好晨晚间护理	□ 术前常规准备（腕带、对接单） □ 术区备皮 □ 术前宣教 □ 心理护理 □ 术前模拟功能训练

续　表

时间	住院第 1 天	住院第 2 天	住院第 3 天 （术前日）
病情 变异 记录	□ 无　□ 有，原因： 1. 2.	□ 无　□ 有，原因： 1. 2.	□ 无　□ 有，原因： 1. 2.
特殊 医嘱			
护士 签名			
医师 签名			

时间	住院第 4 天 （手术日）	住院第 5 天 （术后第 1 天）
临床 诊断 与 病情 评估	□ 第一诊断为桡骨茎突狭窄性腱鞘炎 □ 病情评估：评估患者病情有无明显变化	□ 第一诊断为桡骨茎突狭窄性腱鞘炎 □ 病情评估：评估患者病情有无明显变化
主 要 诊 疗 工 作	□ 实施手术 □ 完成术后病程记录 □ 24 小时内完成手术记录 □ 上级医师查房 □ 向患者及家属交代手术过程概况及术后注意 　事项 □ 检查有无手术并发症及相应处理	□ 查看患者 □ 上级医师查房 □ 完成术后病程记录 □ 向患者及其家属交代手术后注意事项 □ 换药，观察切口情况，拔除引流（根据情况） □ 注意血运及肿胀情况 □ 注意有无发热 □ 复查血常规（必要时） □ 指导患肢功能锻炼
重 点 医 嘱	**长期医嘱：** □ 术后护理常规 □ 特殊疾病护理 □ 普通饮食/流质饮食/糖尿病饮食（术后 6 小时 　后） □ 心电监测或生命体征监测 □ 吸氧 □ 留置导尿（必要时） □ 术后抗菌药物（根据情况） □ 术后营养神经药物应用（必要时） □ 中频理疗（必要时） **临时医嘱：** □ 补液（必要时） □ 术后止血药物（必要时） □ 术后镇痛药物（必要时）	**长期医嘱：** □ 术后护理常规 □ 一级护理 □ 饮食（普通饮食/流质饮食/糖尿病饮食） □ 术后抗菌药物（根据情况） □ 术后营养神经药物应用（必要时） □ 中频理疗（必要时） **临时医嘱：** □ 补液（必要时） □ 术后镇痛药物（必要时） □ 复查血常规（必要时）
主要 护理 工作	□ 切口护理：患肢抬高，防止患肢肿胀。观察敷 　料的松紧度及肢端末梢血运状况 □ 疼痛护理：儿童患者一般采取分散注意力方式 □ 心理护理：尤其儿童患者，要给予患儿安全感	□ 饮食指导：清淡易消化饮食 □ 功能锻炼：术后早期开始功能锻炼，但要循 　序渐进，主要进行拇指活动的联系 □ 物理治疗
病情 变异 记录	□ 无　□ 有，原因： 1. 2.	□ 无　□ 有，原因： 1. 2.
特殊 医嘱		
护士 签名		
医师 签名		

时间	住院第 6~9 天 （出院前 1 天）	住院第 7~10 天 （出院日）
临床 诊断 与 病情 评估	□ 第一诊断为桡骨茎突狭窄性腱鞘炎 □ 病情评估：评估患者病情有无明显变化	□ 第一诊断为桡骨茎突狭窄性腱鞘炎 □ 病情评估：评估患者病情有无明显变化
主 要 诊 疗 工 作	□ 上级医师查房 □ 切口换药，进行伤口评估，确定有无手术并发症和切口愈合不良情况，明确能否出院 □ 完成出院记录、病案首页、出院诊断书、病程记录等 □ 向患者交代出院后的注意事项，如返院复诊的时间、地点，发生紧急情况时的处理等	□ 患者办理出院手续，出院
重 点 医 嘱	长期医嘱： □ 二级护理 □ 饮食（普通饮食/流质饮食/糖尿病饮食） □ 术后营养神经药物应用（必要时） □ 中频理疗（必要时） 临时医嘱： □ 术后镇痛药物（必要时）	临时医嘱： □ 今日出院
主要 护理 工作	□ 饮食指导：清淡易消化饮食 □ 功能锻炼：术后早期开始功能锻炼，但要循序渐进，主要进行拇指活动 □ 物理治疗	□ 功能锻炼：告知患者减少腕部和手指的动作，正确指导患者按摩推拿；避免低温刺激；加强拇指功能锻炼 □ 瘢痕护理：告知预防瘢痕的意义及方法 □ 告知随诊的意义 □ 告知出院流程
病情 变异 记录	□ 无　□ 有，原因： 1. 2.	□ 无　□ 有，原因： 1. 2.
特殊 医嘱		
护士 签名		
医师 签名		

第四十二章

单侧掌腱膜挛缩症临床路径释义

【医疗质量控制指标】

指标一、患者的症状严重程度。

指标二、挛缩状态轻微的患者结节是否疼痛。

指标三、经过正规的保守治疗。

指标四、诊断精准。

指标五、是否合并有其他诸如糖尿病、酒精中毒等相关疾患。

指标六、患者的知情同意充分理解。

指标七、术后病理是否符合术前的临床诊断。

一、单侧掌腱膜挛缩症编码

1. 原编码

疾病名称及编码：单侧掌腱膜挛缩症（ICD-10：M67.101）

手术操作名称及编码：掌腱膜部分切除术（ICD-9-CM-3：83.4201）

2. 修改编码

疾病名称及编码：单侧掌腱膜挛缩症（ICD-10：M72.001）

手术操作名称及编码：掌腱膜部分切除术（ICD-9-CM-3：83.9104）

二、临床路径检索方法

M67.101 伴 83.9104

三、国家医疗保障疾病诊断相关分组（CHS-DRG）

MDCI　肌肉、骨骼疾病及功能障碍

IZ2　骨骼、肌肉、肌腱、结缔组织的其他疾患

四、单侧掌腱膜挛缩症临床路径标准住院流程

（一）适用对象

第一诊断为单侧掌腱膜挛缩症（ICD-10：M67.101），行掌腱膜部分切除术（ICD-9-CM-3：83.4201）。

> **释义**
>
> ■ 适用对象编码参见第一部分。
> ■ 本路径适用对象为临床诊断为掌腱膜挛缩症的患者。

（二）诊断依据

根据《临床诊疗指南·骨科分册》（中华医学会编著，人民卫生出版社，2009年），《外科学（下册）》（8年制和7年制临床医学专用教材，赵玉沛、陈孝平主编，人民卫生出版社，

2015年）。

1. 病史：无明确外伤史。

2. 体征：手掌部皮下结节或索条，掌指关节、指间关节发生屈曲挛缩，被动不能伸直。

> **释义**
>
> ■ 本路径的制订主要参考国内权威参考书籍和诊疗指南。
>
> ■ 病史、临床体征和辅助检查是诊断掌腱膜挛缩症的初步依据，多数患者的早期表现为远侧掌横纹处可触及的硬结节，此结节可以伴有疼痛。结节可以逐渐增大，形成病理性的条索，并向远端和近端逐渐扩展。这些条索会增粗或变短时就引起关节的屈曲挛缩。一般是环指、小指居多，但其他指也可以累及。临床可以做超声检查，有助于皮下结节的判断。

（三）进入路径标准

1. 第一诊断必须符合 ICD-10：M67.101 单侧掌腱膜挛缩症疾病编码。

2. 如患有其他疾病，但住院期间不需要特殊处理，也不影响第一诊断的临床路径流程实施时，可以进入路径。

> **释义**
>
> ■ 诊断为掌腱膜挛缩症的患者或虽有其他基础疾病，但住院期间不需要特殊处理，也不影响路径实施的患者可以进入路径，但有基础病的患者可能有费用增加的可能。

（四）标准住院日7~15天

> **释义**
>
> ■ 临床上诊断为掌腱膜挛缩症的患者入院后，手术前的各项准备3~4天，包括详细的术前体检以明确手术是否能改善患者的屈曲状态和功能，总住院时间不超过10天符合本路径要求。

（五）住院期间的检查项目

1. 必需的检查项目

（1）血常规、尿常规。

（2）肝功能、肾功能、血电解质、血糖。

（3）凝血功能。

（4）感染性疾病筛查（乙型肝炎、丙型肝炎、梅毒、艾滋病等）。

（5）X 线胸片、心电图。

（6）手正斜位片。

2. 根据患者病情进行的检查项目

（1）肺功能、超声心动图（老年人或既往有相关病史者）。

（2）对于合并糖尿病的请相关科室调整血糖。

（3）有相关疾病者必要时请相应科室会诊。

> **释义**
>
> ■ 血常规、尿常规是最基本的两大常规检查，进入路径的患者均需完成。肝功能、肾功能、电解质、血糖、凝血功能、心电图、X线胸片可评估有无基础疾病，是否影响住院时间、费用及其治疗预后；感染性疾病筛查（乙型肝炎、丙型肝炎、艾滋病、梅毒等）有助于预防交叉感染；腕关节X线片、必要时行超声检查有助于与其他疾病的鉴别。
>
> ■ 有基础病的患者需要术前和相关科室会诊协助解决。

（六）治疗方案的选择

掌腱膜部分切除术。

> **释义**
>
> ■ 本病确诊后需要根据患者的症状进行综合治疗，包括保守治疗和手术治疗。
>
> ■ 保守治疗包括患者主动和被动的手部伸直训练，也可以佩戴动力牵引支具。
>
> ■ 手术治疗适用于临床和影像学诊断明确，功能有影响，或伴有疼痛，且上述治疗无效的患者，手术的目的是切除挛缩的掌腱膜，改善外形和功能，手术方式是掌腱膜的部分切除，必要时可以植皮。

（七）预防性抗菌药物选择与使用时机

术前半小时及术后24小时预防应用抗菌药物。

> **释义**
>
> ■ 掌腱膜切除后，患者容易形成血肿和皮肤坏死的可能，因此需要在术前30分钟和术后24小时预防性使用抗菌药物，以防止术后感染的发生，具体要按照《抗菌药物临床应用指导原则（2015年版）》（国卫办医发〔2015〕43号）执行。

（八）手术日

为入院第3~5天。

> **释义**
>
> ■ 掌腱膜挛缩症患者一般采用臂丛阻滞麻醉，平卧位即可，如果麻醉效果不理想，也可以采用全身麻醉的方式手术。
>
> ■ 手术需要切除挛缩的索条，严重挛缩的患者需要松解关节或植皮。
>
> ■ 术中需要放置引流条或引流管。

（九）术后恢复 4~11 天

> **释义**
>
> ■ 手术后第 2 天换药，根据渗出情况拔除引流物。
>
> ■ 如果没有皮肤坏死、术中也没有植皮，患者换药后就可以逐渐进行小幅度的手指屈伸活动。

（十）出院标准

1. 体温正常，常规化验指标无明显异常。
2. 伤口愈合良好：伤口无感染征象（或可在门诊处理的伤口情况），无皮肤坏死。
3. 没有需要住院处理的并发症和/或合并症。

> **释义**
>
> ■ 患者出院前应完成所有必需检查项目，并观察临床症状是否减轻或消失，排除仍然需要住院处理的并发症和/或合并症。

（十一）变异及原因分析

1. 围手术期并发症：伤口感染、皮下血肿等造成住院日延长和费用增加。
2. 内科合并症：老年患者常合并基础疾病，如脑血管或心血管病、糖尿病、血栓等，手术可能导致这些疾病加重而需要进一步治疗，从而延长治疗时间，并增加住院费用。

> **释义**
>
> ■ 在治疗期间如发现有其他严重基础疾病，需调整药物治疗或继续其他基础疾病的治疗，则中止本路径。
>
> ■ 认可的变异原因主要是指患者入选路径后，在检查及治疗过程中发现患者合并存在事前未预知的、对本路径治疗可能产生影响的情况，需要中止执行路径或延长治疗时间、增加治疗费用。医师需在表单中明确说明。
>
> ■ 因患者方面的主观原因导致执行路径出现变异，需医师在表单中予以说明。

五、单侧掌腱膜挛缩证临床路径给药方案

1. 术前用药

【用药选择】如果有特殊疾病的患者，比如高血压需要按时服用相关药物，糖尿病需根据空腹血糖情况决定用药。本病在术前 30 分钟预防性使用抗菌药物，以防止术后感染的发生，具体参照《抗菌药物临床应用指导原则（2015 年版）》（国卫办医发〔2015〕43 号）执行。

【药学提示】选用的药物需要注意患者的药物过敏情况以及是否有心、肝、肾等维持生命器官的药物禁忌。

2. 术中用药

【用药选择】术中用药需要由麻醉师主导。

【药学提示】选用的药物需要注意患者的药物过敏情况以及是否有心、肝、肾等维持生命器官的药物禁忌。

3. 术后用药

【用药选择】如果有特殊疾病的患者，比如高血压需要按时服用相关药物。术后 2~3 天继续预防性使用抗菌药物，以防止感染的发生，具体参照《抗菌药物临床应用指导原则（2015年版）》（国卫办医发〔2015〕43 号）执行。手术后根据手术实施方案决定患者术后的活动情况，拆线后患者需要逐步康复训练，可以配合活血化瘀的中草药泡洗以促进消肿和止疼，帮助患者尽快回归社会。

【药学提示】选用的药物需要注意患者的药物过敏情况以及是否有心、肝、肾等维持生命器官的药物禁忌。

六、单侧掌腱膜挛缩证患者护理规范

手术后由于患者对于疾病的预后仍处于懵懂状态，再加上对于疼痛的恐惧，需要护理的要点包括以下一些具体内容，护理查体、病情观察、患肢感觉运动及肢端血供情况的观察、石膏固定的松解情况、需要时填写跌倒及压疮防范表、需要时请家属陪伴、告知辅助检查的注意事项、心理护理、生命体征的监测与处理、引流量的观察、疼痛的处理等。

七、单侧掌腱膜挛缩证患者营养治疗规范

本类患者手术大多出血不多，且大多为臂丛麻醉，术后即可以进食易消化、营养丰富的流质饮食。术后第二天就可以按照自己的喜好进食，以富含维生素、纤维及蛋白质的易消化饮食为主。需要下肢取皮的患者会采用联合麻醉，术后需要等患者完全清醒后进食有营养的流质饮食，后期改为营养丰富的富含维生素、蛋白质及膳食纤维等易消化的食物即可。

八、单侧掌腱膜挛缩证患者健康宣教

向患者交代出院后的注意事项，如返院换药、拆线复诊的时间、地点，发生紧急情况时的处理；交代功能锻炼的方式和时间频次。此外，有些患者由于术前严重的挛缩，需要术后继续佩戴牵拉护具并持续康复，直至手指完全伸直为止。

九、推荐表单

（一）医师表单

单侧掌腱膜挛缩症临床路径医师表单

适用对象：第一诊断为单侧掌腱膜挛缩症（ICD-10：M72.001）
行掌腱膜部分切除术（ICD-9-CM-3：83.9104）

患者姓名：	性别：　　年龄：　　门诊号：	住院号：
住院日期：　　年　月　日	出院日期：　　年　月　日	标准住院日：7~15 天

时间	住院第 1 天	住院第 2 天	住院第 3 天（术前日）
主要诊疗工作	□ 询问病史及体格检查 □ 完成病历书写 □ 开化验单及相关检查 □ 上级医师查房	□ 根据病史、体检、平片、电生理等行术前讨论，确定手术方案决定麻醉方式 □ 根据化验及相关检查结果对患者的手术风险进行评估，必要者请相关科室会诊 □ 完成必要的相关科室会诊	□ 完成术前准备与术前评估 □ 完成术前小结、上级医师查房记录等病历书写 □ 签署手术知情同意书、自费用品协议书 □ 向患者及家属交代病情及围手术期的注意事项
重点医嘱	**长期医嘱：** □ 手外科护理常规 □ 二级护理 □ 饮食 □ 患者既往基础用药 **临时医嘱：** □ 血常规、血型、尿常规 □ 凝血功能 □ 肝功能、肾功能、电解质、血糖 □ 感染性疾病筛查 □ X 线胸片、心电图 □ 肌电图 □ 腕部 X 线片或 CT、颈椎 X 线片或磁共振检查（根据病情需要决定） □ 请相关科室会诊（根据情况）	**长期医嘱：** □ 二级护理 □ 饮食 **临时医嘱：** □ 请相关科室会诊（根据情况）	**长期医嘱：** □ 二级护理 □ 饮食 **临时医嘱：** □ 术前医嘱：常规准备明日在局部麻醉、臂丛麻醉或全身麻醉下行开放性掌腱膜切除术 □ 术前禁食、禁水
病情变异记录	□ 无　□ 有，原因： 1. 2.	□ 无　□ 有，原因： 1. 2.	□ 无　□ 有，原因： 1. 2.
医师签名			

时间	住院第 4 天 （手术日）	住院第 5 天 （术后第 1 天）	住院第 6 天 （术后第 2 天）
主要诊疗工作	□ 手术 □ 术者完成手术记录 □ 住院医师完成术后病程记录 □ 上级医师查房 □ 注意患肢肿胀程度、运动及感觉情况 □ 向患者及家属交代手术过程概况及术后注意事项 □ 如有，注意观察外固定的松紧度等情况	□ 上级医师查房，注意病情变化 □ 完成常规病历书写 □ 注意引流量，根据引流情况明确是否拔除引流管 □ 注意患肢肿胀程度、运动及感觉情况 □ 如有，注意观察外固定的松紧度等情况	□ 上级医师查房，注意病情变化 □ 完成常规病历书写 □ 注意引流量，根据引流情况明确是否拔除引流管 □ 注意观察体温，注意神经功能变化 □ 注意患肢肿胀程度、运动及感觉情况 □ 如有，注意观察外固定的松紧度等情况
重点医嘱	**长期医嘱：** □ 全身麻醉/臂丛麻醉+强化后护理常规 □ 术后护理常规 □ 特殊疾病护理/一级护理 □ 术后 6 小时普通饮食、糖尿病饮食、低盐低脂饮食 **临时医嘱：** □ 心电血压监测、吸氧 □ 补液（根据病情） □ 镇痛	**长期医嘱：** □ 术后护理常规 □ 饮食 □ 一级护理 □ 脱水（根据情况） □ 激素 □ 镇痛药 □ 理疗 □ 雾化吸入（根据情况） □ 抗凝治疗（根据情况） **临时医嘱：** □ 换药 □ 镇痛 □ 补液	**长期医嘱：** □ 饮食 □ 一级护理 □ 理疗 □ 拔除引流（根据情况） □ 拔除引流管后可行电刺激 **临时医嘱：** □ 换药（根据情况） □ 补液（根据情况）
病情变异记录	□ 无　□ 有，原因： 1. 2.	□ 无　□ 有，原因： 1. 2.	□ 无　□ 有，原因： 1. 2.
医师签名			

时间	住院第 7 天 （术后第 3 天）	住院第 8 天 （术后第 4 天）	住院第 9 天 （出院日）
主要诊疗工作	□ 上级医师查房，注意病情变化 □ 完成常规病历书写 □ 注意引流量，根据引流情况明确是否拔除引流管 □ 注意观察体温，注意神经功能变化 □ 注意患肢肿胀程度、运动及感觉情况 □ 如有注意观察外固定的松紧度等情况	□ 上级医师查房，进行手术及伤口评估，确定有无手术并发症和切口愈合不良情况，明确能否出院 □ 完成出院记录、病案首页、出院诊断书、病程记录等 □ 向患者交代出院后的注意事项，如返院复诊的时间、地点，发生紧急情况时的处理等	□ 患者办理出院手续，出院
重点医嘱	**长期医嘱：** □ 手外科术后护理常规 □ 二级护理 □ 饮食 □ 神经营养药物 □ 脱水（根据情况） □ 镇痛药物 □ 理疗 **临时医嘱：** □ 换药 □ 补液	**出院医嘱：** □ 嘱___日拆线换药（根据出院时间决定） □ 1 个月后门诊复诊 □ 如有不适，随时来诊	
病情变异记录	□ 无　□ 有，原因： 1. 2.	□ 无　□ 有，原因： 1. 2.	□ 无　□ 有，原因： 1. 2.
医师签名			

（二）护士表单

单侧掌腱膜挛缩症临床路径护士表单

适用对象：第一诊断为单侧掌腱膜挛缩症（ICD-10：M72.001）

行掌腱膜部分切除术（ICD-9-CM-3：83.9104）

患者姓名：	性别： 年龄： 门诊号：	住院号：
住院日期： 年 月 日	出院日期： 年 月 日	标准住院日：7~15 天

时间	住院第 1 天	住院第 2 天	住院第 3 天（术前日）
健康宣教	□ 介绍病区环境、设施 □ 介绍患者主管医师和责任护士 □ 入院常规宣教 □ 患肢感觉功能评估 □ 告知辅助检查的注意事项	□ 告知相关检查注意事项 □ 患肢活动度评定	□ 术前宣教
护理处置	□ 核对患者，佩戴腕带 □ 建立入院护理病历 □ 协助患者留取各种标本 □ 测量体重	□ 药物过敏史 □ 既往病史	□ 术前常规准备（腕带、对接单） □ 术区备皮
基础护理	□ 护理等级评定 □ 晨晚间护理 □ 入院宣教	□ 二级护理 □ 晨晚间护理 □ 巡视病房	□ 二级护理 □ 晨晚间护理 □ 巡视病房
专科护理	□ 护理查体 □ 病情观察 □ 患肢活动情况 □ 需要时填写跌倒及压疮防范表 □ 需要时请家属陪伴 □ 告知辅助检查的注意事项 □ 心理护理	□ 病情观察 □ 患肢活动情况 □ 遵医嘱完成相关检查 □ 心理护理	□ 病情观察 □ 患肢活动情况 □ 因势利导，提供心理护理
重点医嘱	□ 详见医嘱执行单	□ 详见医嘱执行单	□ 详见医嘱执行单
病情变异记录	□ 无 □ 有，原因： 1. 2.	□ 无 □ 有，原因： 1. 2.	□ 无 □ 有，原因： 1. 2.
护士签名			

时间	住院第 4 天 （手术日）	住院第 5 天 （术后第 1 天）	住院第 6 天 （术后第 2 天）
健康宣教	□ 术后宣教 □ 饮食、活动指导	□ 饮食指导，如禁烟酒，忌生冷辛辣刺激性食物 □ 用药护理：宣教促神经生长药物使用意义	□ 饮食指导，如禁烟酒，忌生冷辛辣刺激性食物 □ 用药护理：宣教促神经生长药物使用意义
护理处置	□ 局部麻醉/臂丛麻醉/全身麻醉术后护理常规 □ 术后护理常规 □ 特殊疾病护理或一级护理 □ 术后 6 小时普通饮食、糖尿病饮食、低盐低脂饮食 □ 心电监测、吸氧	□ 术后护理常规 □ 记录引流液性质、颜色、量	□ 术后护理常规
基础护理	□ 特殊疾病护理/一级护理 □ 晨晚间护理 □ 巡视病房	□ 一级护理 □ 晨晚间护理 □ 巡视病房	□ 一级护理 □ 晨晚间护理 □ 巡视病房
专科护理	□ 加压包扎观察：观察患肢血运情况，尤其注意毛细血管反流 □ 切口观察：引流液量、性状、颜色观察。切口周边皮肤观察，是否有血肿	□ 体温观察 □ 管路护理：做好留置针、引流管及尿管护理 □ 心理护理 □ 疼痛护理	□ 体温观察 □ 管路护理：做好留置针、引流管及尿管护理 □ 心理护理 □ 疼痛护理
重点医嘱	□ 详见医嘱执行单	□ 详见医嘱执行单	□ 详见医嘱执行单
病情变异记录	□ 无　□ 有，原因： 1. 2.	□ 无　□ 有，原因： 1. 2.	□ 无　□ 有，原因： 1. 2.
护士签名			

时间	住院第 7 天 （术后第 3 天）	住院第 8 天 （术后第 4 天）	住院第 9 日 （术后第 5 天）
健康宣教	□ 饮食指导，如禁烟酒，忌生 　冷辛辣刺激性食物 □ 用药护理：宣教促神经生长 　药物使用意义	□ 饮食指导，如禁烟酒，忌生 　冷辛辣刺激性食物 □ 用药护理：宣教促神经生长 　药物使用意义 □ 告知门诊复查时间	□ 出院宣教 □ 告知随诊意义 □ 告知出院流程
护理处置	□ 术后护理常规	□ 术后护理常规	□ 术后护理常规 □ 办理出院手续
基础护理	□ 二级护理 □ 晨晚间护理 □ 巡视病房	□ 一级护理 □ 晨晚间护理 □ 巡视病房	□ 二级护理 □ 晨晚间护理 □ 巡视病房
专科护理	□ 体温观察 □ 管路护理：做好留置针、引 　流管及尿管护理 □ 心理护理 □ 疼痛护理	□ 体温观察 □ 管路护理：做好留置针、引 　流管及尿管护理 □ 心理护理 □ 疼痛护理	□ 功能锻炼：讲解术后功能 　锻炼的重要性，指导患者 　遵医嘱循序渐进地正确地 　进行功能锻炼 □ 瘢痕护理：告知预防及粘 　连的意义及方法
重点医嘱	□ 详见医嘱执行单	□ 详见医嘱执行单	□ 详见医嘱执行单
病情变异记录	□ 无　□ 有，原因： 1. 2.	□ 无　□ 有，原因： 1. 2.	□ 无　□ 有，原因： 1. 2.
护士签名			

（三）患者表单

<h2 style="text-align:center">单侧掌腱膜挛缩症临床路径患者表单</h2>

适用对象：第一诊断为单侧掌腱膜挛缩症（ICD-10：M72.001）

　　　　　行掌腱膜部分切除术（ICD-9-CM-3：83.9104）

患者姓名：	性别：	年龄：	门诊号：	住院号：
住院日期：　年　月　日	出院日期：　年　月　日			标准住院日：7~15天

时间	入院	术前	手术日
医患配合	□ 配合询问病史、收集资料，请务必详细告知既往史、用药史、过敏史 □ 配合进行体格检查 □ 有任何不适请告知医师	□ 配合完善相关检查、化验，如采血、留尿、心电图、X线胸片 □ 医师与患者及家属介绍病情及术前检查及术前谈话	□ 配合医师摆好手术体位 □ 配合完成手术
护患配合	□ 配合测量体温、脉搏、呼吸3次，血压、体重1次 □ 配合完成入院护理评估（简单询问病史、过敏史、用药史） □ 接受入院宣教（环境介绍、病室规定、订餐制度、贵重物品保管等） □ 配合执行探视和陪伴制度 □ 有任何不适请告知护士	□ 配合测量体温、脉搏、呼吸3次，询问大便次数1次 □ 接受术前宣教	□ 配合测量体温、脉搏、呼吸3次，询问大便次数1次 □ 送手术室前，协助完成核对，带齐影像资料及用药 □ 返回病房后，配合接受生命体征的监测 □ 配合检查意识（全身麻醉者） □ 配合缓解疼痛 □ 接受术后宣教 □ 有任何不适请告知护士
饮食	□ 遵医嘱饮食	□ 遵医嘱饮食	□ 术前6~8小时禁食、禁水 □ 术后，遵医嘱饮食
排泄	□ 正常排尿便	□ 正常排尿便	□ 正常排尿便
活动	□ 正常活动	□ 正常活动	□ 正常活动

时间	术后	出院日
医患配合	□ 接受药物指导 □ 接受功能锻炼指导	□ 接受出院前指导 □ 知道复查程序 □ 获取出院诊断书
护患配合	□ 配合定时监测生命体征，每日询问大便次数 □ 配合体位指导 □ 配合饮食指导 □ 配合用药指导 □ 接受输液、服药等治疗 □ 接受进食、进水、排便等生活护理 □ 配合活动，预防皮肤压力伤 □ 注意活动安全，避免坠床或跌倒 □ 配合执行探视及陪伴	□ 接受出院宣教 □ 办理出院手续 □ 知道复印病历程序
饮食	□ 遵医嘱饮食	□ 遵医嘱饮食
排泄	□ 正常排尿便	□ 正常排尿便
活动	□ 正常适度活动，避免疲劳	□ 正常适度活动，避免疲劳

附：原表单（2016 年版）

单侧掌腱膜挛缩症临床路径表单

适用对象：第一诊断为单侧掌腱膜挛缩症（ICD-10：M67.101）

行掌腱膜部分切除术（ICD-9-CM-3：83.4201）

患者姓名：	性别：　年龄：　门诊号：	住院号：
住院日期：　　年　月　日	出院日期：　　年　月　日	标准住院日：7~15 天

时间		住院第 1~3 天		住院第 2~4 天 （手术日）
主要诊疗工作		□ 询问病史、体格检查、基本诊断 □ 完成入院记录、首次病程记录 □ 上级医师查房，必要时全科会诊，制订手术方案 □ 完成术前三级医师查房及术前小结 □ 向患者及家属交代病情，签署"手术知情同意书" □ 完善术前各项检查，术前准备 □ 麻醉师查看患者，签署"麻醉知情同意书"		□ 完成手术 □ 完成手术记录、术后记录及术后上级医师查房记录 □ 向患者家属交代手术情况及术后注意事项 □ 全身麻醉患者术后送入 ICU 病房，苏醒后返回病房 □ 麻醉师术后随访
重点医嘱	护理级别	□ 长期医嘱，一级护理，持续性 □ 长期医嘱，二级护理，持续性 □ 长期医嘱，三级护理，持续性	护理级别	□ 长期医嘱，一级护理，持续性 □ 长期医嘱，二级护理，持续性 □ 长期医嘱，三级护理，持续性
	膳食选择	□ 长期医嘱，普通饮食，持续性 □ 长期医嘱，母乳喂养，持续性 □ 长期医嘱，糖尿病饮食，持续性 □ 长期医嘱，低盐低脂糖尿病饮食，持续性 □ 长期医嘱，流质饮食，持续性 □ 长期医嘱，半流质饮食，持续性	膳食选择	□ 长期医嘱，普通饮食，持续性 □ 长期医嘱，母乳喂养，持续性 □ 长期医嘱，糖尿病饮食，持续性 □ 长期医嘱，低盐低脂糖尿病饮食，持续性 □ 长期医嘱，流质饮食，持续性 □ 长期医嘱，半流质饮食，持续性
	术前检验	□ 临时医嘱，急检血细胞分析+超敏 C 反应，共 1 次，一次性 □ 临时医嘱，血凝分析（急检），共 1 次，一次性 □ 临时医嘱，急检传染病抗体检测，共 1 次，一次性 □ 临时医嘱，急检血糖，共 1 次，一次性	手术申请医嘱	□ 临时医嘱，手术申请，共 1 次，一次性 □ 临时医嘱，拟明日在全身麻醉下行舟骨骨折切开复位内固定术 □ 临时医嘱，拟明日在臂丛麻醉下行畸形矫正术 □ 临时医嘱，术晨禁食、禁水 □ 临时医嘱，术区备皮 □ 临时医嘱，地西泮注射液（2ml：10mg×10 支），每次 2ml，共 1 支，一次性 □ 临时医嘱，地西泮注射液（2ml：10mg×10 支），每次 1 支，一次性 □ 临时医嘱，硫酸阿托品注射液（1ml：0.5mg），每次 1ml，共 1 支，一次性 □ 临时医嘱，硫酸阿托品注射液（1ml：0.5mg），每次 0.3ml，共 1 支，一次性 □ 临时医嘱，导尿（进口），共 1 次，一次性

续 表

时间		住院第 1~3 天		住院第 2~4 天 （手术日）
重点医嘱	术前常规检查	□ 临时医嘱，血细胞分析（五分类），共 1 次，一次性 □ 临时医嘱，血凝分析，共 1 次，一次性 □ 临时医嘱，传染病综合抗体，共 1 次，一次性 □ 临时医嘱，尿常规分析，共 1 次，一次性 □ 临时医嘱，肝肾糖脂组合，共 1 次，一次性	抗生素试敏	□ 临时医嘱，头孢替唑钠皮试，共 1 次，一次性 □ 临时医嘱，青霉素钠皮试，共 1 次，一次性 □ 临时医嘱，磺苄西林钠皮试，共 1 次，一次性
	电诊检查	□ 临时医嘱，常规心电图检查（电），共 1 次，一次性 □ 临时医嘱，床头常规心电图检查，共 1 次，一次性	术后医嘱	□ 长期医嘱，术后医嘱，持续性
	影像学检查	□ 临时医嘱，上肢摄影（门诊），共 1 次，一次性 □ 临时医嘱，上肢摄影（门诊），共 1 次，一次性 □ 临时医嘱，下肢摄影（门诊），共 1 次，一次性 □ 临时医嘱，下肢摄影（门诊），共 1 次，一次性 □ 临时医嘱，胸腹部摄影（门诊），共 1 次，一次性 □ 临时医嘱，上肢摄影（门诊），共 1 次，一次性 □ 临时医嘱，上肢摄影（门诊），共 1 次，一次性 □ 临时医嘱，上肢 CT（门诊楼），共 1 次，一次性 □ 临时医嘱，上肢 CT（门诊楼），共 1 次，一次性	术后护理等级	□ 长期医嘱，一级护理，持续性 □ 长期医嘱，二级护理，持续性 □ 长期医嘱，三级护理，持续性
	手术申请医嘱	□ 临时医嘱，手术申请，共 1 次，一次性 □ 临时医嘱，拟明日在全身麻醉下行舟骨骨折切开复位内固定术 □ 临时医嘱，拟明日在臂丛麻醉下行舟骨骨折切开复位内固定术 □ 临时医嘱，拟急诊在臂丛麻醉下行舟骨骨折切开复位内固定术 □ 临时医嘱，拟急诊在局部麻醉下行舟骨骨折切开复位内固定术 □ 临时医嘱，拟明日在局部麻醉下行掌骨骨折切开复位内固定术 □ 临时医嘱，术晨禁食、禁水 □ 临时医嘱，术区备皮 □ 临时医嘱，地西泮注射液（2ml：10mg×10 支），每次 2ml，共 1 支，一次性 □ 临时医嘱，地西泮注射液（2ml：10mg×10 支），每次 0.5ml，共 1 支，一次性 □ 临时医嘱，硫酸阿托品注射液（1ml：0.5mg），每次 1ml，共 1 支，一次性 □ 临时医嘱，硫酸阿托品注射液（1ml：0.5mg），每次 0.3ml，共 1 支，一次性 □ 临时医嘱，导尿（进口），共 1 次，一次性	术后膳食选择	□ 长期医嘱，普通饮食，持续性 □ 长期医嘱，禁食、禁水，持续性 □ 长期医嘱，母乳喂养，持续性 □ 长期医嘱，流质饮食，持续性 □ 长期医嘱，半流质饮食，持续性 □ 长期医嘱，糖尿病饮食，持续性 □ 长期医嘱，低盐低脂糖尿病饮食，持续性

续 表

时间		住院第 1~3 天		住院第 2~4 天 （手术日）	
重点 医 嘱	抗生 素 试敏	□ 临时医嘱，头孢替唑钠皮试，共 1 次， 一次性 □ 临时医嘱，青霉素钠皮试，共 1 次，一 次性 □ 临时医嘱，磺苄西林钠皮试，共 1 次， 一次性		术后 复查	□ 临时医嘱，5% 葡萄糖注射液（100ml： 5g），每次 100ml，共 3 袋，每天上午 1 次 □ 临时医嘱，注射用门冬氨酸阿奇霉素 （0.25g），每次 0.5g，共 6 瓶，每天 上午 1 次 □ 临时医嘱，0.9% 氯化钠注射液 （250ml：2.25 克/袋），每次 250ml， 共 22 袋，每天 2 次 □ 临时医嘱，注射用青霉素钠（160 万单 位），每次 800 万 IU，共 10 支，每天 2 次 □ 临时医嘱，0.9% 氯化钠注射液 （250ml：2.25 克/袋），每次 250ml， 共 22 袋，每天 2 次 □ 临时医嘱，注射用青霉素钠（160 万 U）， 每次 800 万 IU，共 10 支，每天 2 次 □ 临时医嘱，0.9% 氯化钠注射液（250ml： 2.25g），每次 250ml，共 2 袋，每天 2 次 □ 临时医嘱，注射用头孢替唑钠 （0.5g），每次 2g，共 8 支，每天 2 次 □ 临时医嘱，0.9% 氯化钠注射液 （250ml：2.25 克/袋），每次 250ml， 共 4 袋，每天 2 次 □ 临时医嘱，注射用磺苄西林钠（1 克/ 支），每次 2g，共 8 支，每天 2 次 □ 临时医嘱，0.9% 氯化钠注射液 （250ml：2.25 克/袋），每次 250ml， 共 2 袋，每天上午 1 次 □ 临时医嘱，克林霉素磷酸酯注射液 （10ml：0.9g），每次 1.8g，共 4 支， 每天上午 1 次
	术前 预防 用药	□ 临时医嘱，0.9% 氯化钠注射液（250ml： 2.25 克/袋），每次 250ml，共 2 袋，每 天 2 次 □ 临时医嘱，注射用磺苄西林钠（1 克/ 支），每次 2g，共 4 支，每天 2 次 □ 临时医嘱，0.9% 氯化钠注射液（250ml： 2.25 克/袋），每次 250ml，共 2 袋，一 次性 □ 临时医嘱，注射用头孢替唑钠（0.5g）， 每次 2g，共 8 支，一次性 □ 临时医嘱，0.9% 氯化钠注射液（250ml： 2.25 克/袋），每次 250ml，共 1 袋，一 次性 □ 临时医嘱，克林霉素磷酸酯注射液 （10ml：0.9g），每次 1.8g，共 2 支，一 次性		术后 消肿	□ 长期医嘱，参芎葡萄糖注射液（100 毫升/瓶），每次 100ml，每天 2 次 □ 长期医嘱，5% 葡萄糖注射液（250ml： 12.5g），每次 250ml，每天 1 次 □ 长期医嘱，大株红景天注射液（5 毫 升/支），每次 10ml，每天 1 次 □ 长期医嘱，0.9% 氯化钠注射液 （250ml：2.25 克/袋），每次 250ml， 每天 1 次 □ 长期医嘱，大株红景天注射液（5 毫 升/支），每次 10ml，每天 1 次

续　表

时间	住院第 1~3 天	住院第 2~4 天 （手术日）
主要 护理 工作	□ 护士接诊，监测生命体征、建立入院病理 □ 进行入院宣教，向患者本人及家属交代临床路径， 　并交代相关注意事项 □ 完成术前各项常规检查 □ 做术前准备	□ 术前生命体征监测 □ 佩戴腕带，看护患者由手术室护理人员接 　入手术室 □ 患者安返病房后接患者，监测生命体征 □ 术后心理和生活护理
病情 变异 记录	□ 无　□ 有，原因： 1. 2.	□ 无　□ 有，原因： 1. 2.
护士 签名		
医师 签名		

时间	住院第 3~7 天		住院第 6~15 天	
主要诊疗工作	□ 上级医师查房并做手术效果及术后恢复情况评估 □ 完成术后各级医师查房记录及术后病程记录 □ 完成术后每日换药工作 □ 观察有无术后及麻醉后并发症		□ 上级医师查房，并观察手术切口愈合情况及有无并发症 □ 完成术后各级医师查房记录及病程记录 □ 完成每日换药工作	
重点医嘱	术后护理等级	□ 长期医嘱，一级护理，持续性 □ 长期医嘱，二级护理，持续性 □ 长期医嘱，三级护理，持续性	术后等级护理	□ 长期医嘱，一级护理，持续性 □ 长期医嘱，二级护理，持续性 □ 长期医嘱，三级护理，持续性
	术后膳食选择	□ 长期医嘱，普通饮食，持续性 □ 长期医嘱，禁食、禁水，持续性 □ 长期医嘱，母乳喂养，持续性 □ 长期医嘱，流质饮食，持续性 □ 长期医嘱，半流质饮食，持续性 □ 长期医嘱，糖尿病饮食，持续性 □ 长期医嘱，低盐低脂糖尿病饮食，持续性	术后膳食选择	□ 长期医嘱，普通饮食，持续性 □ 长期医嘱，母乳喂养，持续性 □ 长期医嘱，糖尿病饮食，持续性 □ 长期医嘱，低盐低脂糖尿病饮食，持续性 □ 长期医嘱，流质饮食，持续性 □ 长期医嘱，半流质饮食，持续性
	术后抗生素应用	□ 长期医嘱，0.9% 氯化钠注射液（100ml：0.9g），每次 100ml，每天 2 次 □ 长期医嘱，注射用头孢替唑钠（0.75g），每次 0.75g，每天 2 次 □ 长期医嘱，0.9% 氯化钠注射液（250ml：2.25g），每次 250ml，每天 2 次 □ 长期医嘱，注射用头孢替唑钠（0.75g），每次 1.5g，每天 2 次 □ 长期医嘱，5% 葡萄糖注射液（100ml：5g），每次 100ml，每天上午 1 次 □ 长期医嘱，注射用门冬氨酸阿奇霉素（0.25g），每次 0.25g，每天上午 1 次 □ 长期医嘱，5% 葡萄糖注射液（250ml：12.5g），每次 250ml，每天上午 1 次 □ 长期医嘱，注射用门冬氨酸阿奇霉素（0.25g），每次 0.5g，每天上午 1 次 □ 长期医嘱，0.9% 氯化钠注射液（100ml：0.9g），每次 100ml，每天 2 次 □ 长期医嘱，注射用青霉素钠（160 万 U），每次 320 万 IU，每天 2 次 □ 长期医嘱，0.9% 氯化钠注射液（250ml：2.25g），每次 250ml，每天 2 次 □ 长期医嘱，注射用青霉素钠（160 万 U），每次 800 万 IU，每天 2 次	术后抗生素应用	□ 长期医嘱，0.9% 氯化钠注射液（100ml：0.9g），每次 100ml，每天 2 次 □ 长期医嘱，注射用头孢替唑钠（0.75g），每次 0.75g，每天 2 次 □ 长期医嘱，0.9% 氯化钠注射液（250ml：2.25g），每次 250ml，每天 2 次 □ 长期医嘱，注射用头孢替唑钠（0.75g），每次 1.5g，每天 2 次 □ 长期医嘱，5% 葡萄糖注射液（100ml：5g），每次 100ml，每天上午 1 次 □ 长期医嘱，注射用门冬氨酸阿奇霉素（0.25g），每次 0.25g，每天上午 1 次 □ 长期医嘱，5% 葡萄糖注射液（250ml：12.5g），每次 250ml，每天上午 1 次 □ 长期医嘱，注射用门冬氨酸阿奇霉素（0.25g），每次 0.5g，每天上午 1 次 □ 长期医嘱，0.9% 氯化钠注射液（100ml：0.9g），每次 100ml，每天 2 次 □ 长期医嘱，注射用青霉素钠（160 万 U），每次 320 万 IU，每天 2 次 □ 长期医嘱，0.9% 氯化钠注射液（250ml：2.25g），每次 250ml，每天 2 次 □ 长期医嘱，注射用青霉素钠（160 万 U），每次 800 万 IU，每天 2 次

续　表

时间		住院第 3~7 天		住院第 6~15 天
重点医嘱	换药	□ 临时医嘱，特大换药，每次 1 次，共 1 次，一次性 □ 临时医嘱，石膏拆除术，共 1 次，一次性	换药	□ 临时医嘱，特大换药，每次 1 次，共 1 次，一次性 □ 临时医嘱，石膏拆除术，共 1 次，一次性
			通知出院	□ 临时医嘱，通知出院，共 1 次，一次性
主要护理工作		□ 护士接诊，监测生命体征、建立入院病理 □ 进行入院宣教，向患者本人及家属交代临床路径，并交代相关注意事项 □ 完成术前各项常规检查 □ 做术前准备		□ 术前生命体征测量 □ 佩戴腕带，看护患者由手术室护理人员接入手术室 □ 患者安返病房后接患者，监测生命体征 □ 术后心理和生活护理
病情变异记录		□ 无　□ 有，原因： 1. 2.		□ 无　□ 有，原因： 1. 2.
护士签名				
医师签名				

第四十三章

骨巨细胞瘤临床路径释义

【医疗质量控制指标】

指标一、手术前的评估与术前准备。

指标二、预防性抗菌药物选择与应用时机。

指标三、预防术后深静脉血栓形成。

指标四、术后康复治疗。

指标五、切口Ⅰ/甲愈合。

指标六、患者住院天数与住院费用。

一、骨巨细胞瘤编码

1. 原编码

疾病名称及编码：股骨远端骨巨细胞瘤（ICD-10：D48.101）

2. 修改编码

疾病名称及编码：股骨良性肿瘤（ICD-10：D16.201）

二、临床路径检索方法

D16.201

三、国家医疗保障疾病诊断相关分组（CHS-DRG）

MDCI　肌肉、骨骼疾病及功能障碍

IZ2　骨骼、肌肉、肌腱、结缔组织的其他疾患

D16.201　股骨良性肿瘤

四、骨巨细胞瘤临床路径标准住院流程

（一）适用对象

第一诊断为股骨远端骨巨细胞瘤（ICD-10：D48.101），行股骨远端肿瘤刮除、瘤壳灭活、植骨、内固定术。

> 释义
>
> ■骨巨细胞瘤是骨原发的中间性肿瘤，常发生于长骨干骺端，股骨远端是好发部位之一。骨巨细胞瘤的诊断主要依靠临床表现、影像表现及病理诊断，诊断明确后需行肿瘤刮除、瘤壳灭活、植骨、内固定术的病例可入本路径。

（二）诊断依据

1. 病史：患病部位疼痛、肿胀等。

2. 体格检查：病变部位可触及包块、压痛，患肢功能受限。

3. 辅助检查：患肢平片、CT、MRI，全身骨扫描等。

4. 病灶活检：提示骨巨细胞瘤诊断。

> **释义**
>
> ■ 骨巨细胞瘤的诊断需要临床、影像、病理三结合。
>
> ■ 临床表现：一般表现为疼痛，呈缓慢发展、进行性加重的特点。就诊前，患者疼痛的病史可为 1~6 个月不等，病史长者可达 18 个月。骨巨细胞瘤一般并不引起发热等全身症状，实验室检查并无明显异常，碱性磷酸酶和红细胞沉降率均可正常。位于肢体部位的骨巨细胞瘤，伴随着疼痛，邻近关节可出现肿胀和肿块，肿块较大时，可有皮温升高。因肿瘤常发生在长骨骨端，靠近关节，肿瘤较大时往往影响关节的活动，严重时可因疼痛而使关节处于被动屈曲位。骨巨细胞瘤不治疗，肿瘤可持续增大，甚至出现病理骨折。
>
> ■ 影像学检查：X 线检查包括病灶部位的正侧位片，可显示病灶的轮廓，肿瘤一般表现为偏心性溶骨破坏，可出现膨胀性改变。在长管状骨，肿瘤多位于干骺端。增强 CT 检查包括病灶部位骨窗、软组织窗和软组织增强窗，可显示骨破坏状况，强化后可显示肿瘤的血运状况，如果有软组织包块，还可以显示肿瘤与血管的关系。增强 MRI 对软组织包块显示清楚，便于术前计划，也可清晰显示骨髓腔内侵及范围，提供计划病灶刮除或截骨长度的依据。分期检查一般推荐胸部 CT 平扫和全身骨扫描，主要用于发现骨多中心病灶。
>
> ■ 病理：经典骨巨细胞瘤由无明显异型性的单核细胞和多核巨细胞组成，同时可以合并有坏死出血，灶片状纤维组织增生及黄瘤样组织细胞，反应骨/化生骨和软骨的出现，合并动脉瘤样骨囊肿等情况均不少见。坏死、单核细胞轻度异型性、丰富的核分裂象、脉管内瘤栓等都不提示恶性，与骨巨细胞瘤整体预后无关。

（三）进入路径标准

1. 第一诊断必须符合骨巨细胞瘤（ICD-10：D48.101）。

2. 全身情况允许手术。

3. 除外侵袭性或严重病理性骨折无法保留完整股骨髁关节面的病例；除外其他引起巨细胞反应的病变。

4. 首选肿瘤刮除、植骨、内固定术。

> **释义**
>
> ■ 结合患者典型的临床表现、影像学及病理检查，可以诊断为骨巨细胞瘤，符合入径条件。
>
> ■ 骨巨细胞瘤目前并没有公认的类似于 AJCC 骨肉瘤或者软组织肉瘤的分期系统，经典的文献有两种分期/分级系统可以应用，Enneking 分期系统和 Campanacci 骨巨细胞瘤影像分级系统。但在实际临床工作中，临床医师和研究者更习惯采用可切除/不可切除来对不同的骨巨细胞瘤进行分类，进而采取合适的治疗策略。"不可切除"是指无法通过外科手术将肿瘤彻底切除，其原因可能包括：①肿瘤巨大、位置深在、解剖复杂，肿瘤侵犯重要结构，如重要主干血管、脊髓或马尾神经、内脏等，如果切除，势必风险加重；②远处广泛转移，无法彻底切除所有病灶；③原发病

变广泛或复发后肿瘤，即使考虑局部截肢，术前也难以从临床和影像上辨别侵及范围；④患者不接受或者不愿意进行手术治疗。进入本路径的病例需要符合可切除的标准。

■瘤腔较大，单纯植骨容易吸收，囊腔不易与肿瘤复发鉴别，所以可以填充骨水泥。

（四）标准住院日≤10天

> **释义**
>
> ■患者可在住院前或住院后马上完善影像检查和病理检查，如果患者条件允许，住院时间可以低于上述住院天数。。

（五）住院期间的检查项目

1. 必需的检查项目
（1）血常规、血型、尿常规、便常规。
（2）检查电解质、肝功能、肾功能、凝血功能、感染性疾病（乙型炎肝、丙型炎肝、梅毒、艾滋病）、红细胞沉降率。
（3）胸部X线平片、胸部CT、心电图。
（4）骨科X线检查、患肢CT、患肢MRI、全身骨显像、患肢动静脉血管彩超。
2. 根据患者病情进行的检查项目：超声心动、肺功能、血气分析、肌电图等。

> **释义**
>
> ■为缩短住院时间，部分检查可在门诊完成。
> 股骨下端增强CT和全身骨扫描是骨巨细胞瘤的必需检查项目。
> ■长期卧床的患者，应该做下肢血管彩超，判断是否有深静脉血栓形成，尤其对年龄偏大的患者，应该为必选。

（六）治疗方案的选择

根据患者影像学显示病变范围及活检病理提示，选用刮除、植骨、内固定术。
前提：患者股骨髁关节面主要部分完整，未受肿瘤侵犯，尚有一定强度的骨质可以满足内固定物固定。

> **释义**
>
> ■外科手术是骨巨细胞瘤最主要的治疗手段，由于肿瘤转移和多中心病灶引起的死亡发生率低，控制局部复发是目前临床治疗中的肿瘤学核心目标。病灶内刮除术目前建议为扩大刮除病灶内刮除术的填充主体仍推荐使用骨水泥，虽然骨水泥瞬时的热度对于肿瘤的杀伤作用目前并不认为是主要目的，但是其对于病灶的观察和

随访具有重要意义。

■ 刮除需要行"扩大刮除术"，需要借助高速磨钻、氩氦刀、苯酚或无水乙醇等物理和化学的方法，在肢体肿瘤原则上皮质骨去除 1mm，松质骨去除 1cm，使囊内切除达到边缘外科边界。

（七）预防性抗菌药物选择与使用时机。

1. 建议使用第一、第二代头孢菌素类。
2. 术前 30 分钟预防性用抗菌药物；手术超过 3 小时加用 1 次抗菌药物。

释义

■ 预防使用抗菌药物时间为术前半小时，术后 24~48 小时。骨巨细胞瘤手术如果超过 3 小时，术中可以加用 1 次抗菌药物。

（八）手术日

为入院后第 1~3 天。

1. 麻醉方式选择腰-硬膜外联合麻醉或全身麻醉。
2. 手术方式：股骨远端病灶刮除、瘤壳灭活、骨水泥填充、取髂骨植骨/人工骨植骨、内固定术。
3. 手术内植物：股骨髁解剖型重建钢板带自锁功能；可能合用异体骨或人工骨。
4. 术中用药：麻醉用药、抗菌药物、灭活用高渗盐水。
5. 输血：视术中具体情况而定。

释义

■ 手术去除肿瘤应该严格按术前设计严格按步骤执行。取髂骨植骨根据与患者的沟通情况来决定，也可选择人工骨植骨。

（九）术后恢复

1. 大约 7 天。
2. 必须复查的项目：血常规、X 线片。
3. 可选择的检查项目：生化、凝血、血管 B 超。
4. 术后首选第一、第二代头孢菌素类，并根据患者的病情决定抗菌药物的选择与使用时间。
5. 术后 24 小时开始预防应用抗凝药物。
6. 术后即刻开始应用镇痛治疗。
7. 其他药物：消肿，促进骨愈合，神经营养药物。
8. 逐步行下肢功能锻炼。

释义

- 术后必须复查的项目是 X 线片和 CT 检查，作为基线，供复查比较用。
- 术后每日记录引流量，＜20ml 可以拔除，引流管放置时间不超过 1 周为宜。
- 术后的疼痛往往表现为伤口痛，可给予镇痛治疗，待伤口恢复后疼痛即消失。
- 住院期间可进行股四头肌功能锻炼，伤口恢复后可下地逐步活动，待植骨愈合后可恢复体育活动。

（十）出院标准

1. 大体病理明确诊断为骨巨细胞瘤。
2. 体温正常、常规化验未见明显异常。
3. 伤口愈合好：引流管已拔除，可门诊定期换药。
4. 术后平片见内植物位置完好。
4. 没有需要住院处理的并发症或合并症。

释义

- 如果确定没有需要住院处理的手术并发症，如感染、静脉血栓栓塞症等，即可出院。

（十一）变异及原因分析

1. 并发症：部分患者可能出现伤口延期愈合，合并神经、血管损伤。
2. 合并症：其他疾病，如糖尿病、心脑血管疾病等，可能会延长住院时间，增加住院费用。
3. 内植物选择：根据病变情况，选择适当的内植物。

释义

- 由于患者的个体差异，包括：肿瘤位置，大小，手术方式的不同。患者全身情况的差异。导致围手术期并发症发生不一，影响住院时间和费用。常见并发症有：①伤口不愈合或延迟愈合。需要经过换药或手术清创治疗。②植骨反应，部分患者使用人工骨或异体骨后会出现排异反应，严重者甚至需要取出所植的填充物。③静脉血栓栓塞症。即使积极预防，仍有可能发生，需要转血管外科治疗。

五、骨巨细胞瘤临床路径给药方案

1. 术前用药

【用药选择】

地舒单抗，可用于部分病例的降期。

【药学提示】

地舒单抗（denosumab）是一种全人源化的抗 RANKL 单克隆抗体。地舒单抗能竞争性结合基质细胞分泌的 RANKL，从而显著减少或消除破骨细胞样巨细胞，减少骨质溶解，增加新骨形成，从而起到肿瘤降期的作用。

2. 术中用药

【用药选择】

（1）抗菌药物：抗菌药物使用按照《抗菌药物临床应用指导原则》（2015年版，人民卫生出版社）执行。建议使用第一、第二代头孢，青霉素类、克林霉素类或氨基苷类。

（2）预防使用抗菌药物时间为术前半小时，术后持续24~48小时。如果48小时后患者仍有体温高，伤口肿胀，引流量多，血常规白细胞计数增高，红细胞沉降率和CRP增高1倍以上，要考虑延长使用抗菌药物，此时为治疗使用抗菌药物。

（3）静脉血栓栓塞症的药物预防：手术12小时前或术后12~24小时（硬膜外腔导管拔除后2~4小时）皮下给予常规剂量低分子肝素；或术后4~6小时给予常规剂量的一半，次日增加至常规剂量。

【药学提示】

静脉血栓栓塞症的药物预防禁忌证：

（1）绝对禁忌证：①大量出血：指能够改变患者治疗过程和治疗结果的出血，对于大量出血病例，如未开始抗凝，应推迟；如已经开始，应立即停止，同时停止康复训练，并予以制动。明确的活动性出血或多发创伤病情不稳定的患者是抗凝的禁忌证。②骨筋膜室综合征。③肝素诱发血小板减少症。④孕妇禁用华法林。⑤严重头颅外伤或急性脊髓损伤。

（2）相对禁忌证：①既往颅内出血。②既往胃肠道出血。③急性颅内损害/肿物。④血小板减少或凝血障碍。⑤类风湿视网膜病患者抗凝可能眼内出血。

（3）术后用药：

【用药选择】

（1）抗菌药物：抗菌药物使用按照《抗菌药物临床应用指导原则》（2015年版，人民卫生出版社）执行。建议使用第一、第二代头孢，青霉素类，克林霉素类或氨基苷类。

（2）止血药物。

【药学提示】

抗生素的选择应能覆盖植骨术（包括异体骨及人工骨）可能出现的细菌谱，建议使用第一、第二代头孢，青霉素类，克林霉素类或氨基苷类

六、骨巨细胞瘤患者护理规范

1. 术前常规护理

（1）预防病理性骨折，患肢避免负重，必要时绝对卧床。

（2）围手术期疼痛评估，规范患者镇痛药物使用方法，观察疗效及不良反应。

（3）皮肤准备，关注有无局灶性感染。

（4）皮试、配血、肠道准备。

2. 术后常规护理

（1）搬运：三人平托法。

（2）生命体征监测：心电监测。

（3）术后观察：①观察患肢末梢血运、皮温、颜色、足背动脉搏动、皮肤感觉及活动情况，关注肢体肿胀变化；②伤口敷料有无渗出，包扎过紧或松散脱落；③伤口引流：观察引流管通畅与否，引流液的量、颜色、性质，每24小时统计并记录；④关注患者血常规情况，及时发现有无低血容量性休克征兆；⑤观察伤口有无红、肿、热、痛等感染征象。

（4）体位管理：卧床，根据病情患肢保持伸膝位或抬高15°~30°，保持中立位。

（5）皮肤管理：检查骨隆突部位皮肤无受压，采用泡沫辅料、液体辅料减压及保护。足跟悬

空，间断抬臀。

（6）检测体温变化。

（7）预防下肢深静脉血栓：①早期开始踝泵运动等功能锻炼；②协助患者正确使用梯度压力弹力袜（GCS）及间歇充气加压装置（IPC）；③定时注射抗凝药物并观察有无不良反应。

（8）预防泌尿系感染：①早期拔除尿管；②鼓励患者多饮水促进排尿。

（9）预防肺部感染：①鼓励并指导患者正确咳嗽、咳痰；②雾化吸入并协助患者拍背排痰。

（10）预防便秘：①增加膳食纤维摄入；②主动床上健肢活动及腹部按摩；③口服缓泻药，必要时灌肠。

七、骨巨细胞瘤患者营养治疗规范

1. 营养风险筛查，NRS 评分＞3 分者，给以营养评估。

2. 充足的热量、蛋白质，适量脂肪。NRS 评分≤3 分者，能量供给标准以 25～30kcal/kg 为佳；营养不良者热量供给标准不低于 35kcal/kg。碳水化合物热量比不低于 50%，充足的蛋白质，不低于 1.2～1.5g/kg（标准体重），应以优质蛋白为主，不低于蛋白质总量的 1/3～1/2；脂肪热比以 25%～30% 为宜，饱和脂肪酸、单不饱和脂肪酸、多不饱和脂肪酸间比例以 1∶1∶1 左右为宜，适当提高膳食 ω-3 脂肪酸的摄入，保证充足的维生素和矿物质，增加富含抗氧化类植物化合物的食物的选用如各种蔬菜、水果等。

3. 围手术期，根据不同治疗时期选择饮食形态如流质饮食、半流质饮食、软食或普通饮食等。饮食宜清淡，以温、热、软为佳，忌食生冷、肥甘、厚腻食物，限制刺激性食物、饮品及调味品。

4. 如经口进食低于需要量的 80% 及高热者，应给予相应的肠内营养补充剂口服补充，必要时管饲肠内营养补充或肠外营养补充。

5. 如有糖代谢异常，应减少糖类的摄入量，适当增加脂肪供能比，但应考虑肝脏负荷及胃肠道功能状况。

八、骨巨细胞瘤患者健康宣教

1. 术后伤口护理，按时换药及拆线。

2. 术后进行功能锻炼。

3. 进行出院宣教（康复锻炼方法及注意事项、复诊的时间、地点，发生紧急情况时的处理等。

4. 告知患者出院流程。

5. 指导出院带药服用方法。

九、推荐表单

（一）医师表单

骨巨细胞瘤临床路径医师表单

适用对象：第一诊断骨巨细胞瘤（ICD-10：D48.101）
　　　　　行肿瘤刮除、瘤壳灭活、植骨、内固定术

患者姓名：	性别：　　年龄：　　门诊号：	住院号：
住院日期：　　年　月　日	出院日期：　　年　月　日	标准住院日：　　天

时间	住院第1天	住院第2天	住院第3天 （术前日）
主要诊疗工作	□ 询问病史及体格检查 □ 同上级医师商讨初步诊疗计划 □ 制订初步治疗方案 □ 完成住院志、首次病程、上级医师查房等病历书写 □ 开检查检验单	□ 上级医师查房确定活检方式及部位 □ 行病变活检术 □ 进一步完善病历资料 □ 收集各项检查结果、评估病情 □ 必要时请相关科室会诊、协助治疗合并症	□ 上级医师查房 □ 根据病理结果评估和决定手术治疗方案 □ 完成查房记录 □ 同患者及家属交代病情，围手术期注意事项 □ 签署手术知情同意书、输血同意书、委托书等 □ 备血 □ 麻醉医师访视患者并签署麻醉知情同意书 □ 完成各项术前准备
重点医嘱	**长期医嘱：** □ 骨科护理常规 □ 二级护理 □ 饮食 □ 疼痛护理评估 **临时医嘱：** □ 血常规、血型 □ 尿常规、大便常规 □ 凝血分析 □ 生化、电解质检查 □ 传染疾病筛查 □ 胸部平片、心电图 □ 股骨正侧位平片 □ 股骨CT、磁共振 □ 全身骨显像	**长期医嘱：** □ 限制患肢活动 **临时医嘱：** □ 行病灶活检术 □ 必要时镇痛治疗	**长期医嘱：** **临时医嘱：** □ 明日在硬膜外麻醉或全麻下行股骨远端肿瘤刮除、瘤壳灭活、植骨、内固定术 □ 术前禁食、禁水 □ 抗生素皮试 □ 术前备皮 □ 术前灌肠 □ 术前留置尿管 □ 配血
病情变异记录	□ 无　□ 有，原因： 1. 2.	□ 无　□ 有，原因： 1. 2.	□ 无　□ 有，原因： 1. 2.
医师签名			

时间	住院第 4 天 （手术日）		住院第 5 天 （术后第 1 天）
主要诊疗工作	□ 进行术晨术前准备 □ 必要时行术前补液	□ 手术 □ 向患者及家属交待手术大致过程，术中所见，术后注意事项 □ 完成手术记录 □ 完成术后病程 □ 观察有无严重并发症 □ 及时对症处理	□ 上级医师查房 □ 完成常规病程记录 □ 观察体温、血压、心率等生命体征 □ 观察患肢远端远端运动情况
重点医嘱	长期医嘱： 临时医嘱： □ 术前补液	长期医嘱： □ 骨科术后护理常规 □ 一级护理 □ 饮食 □ 患肢抬高 □ 留置引流管并记量 □ 抗菌药物使用 □ 心电监测 □ 吸氧 □ 观察患肢感觉运动 □ 胃黏膜保护剂 临时医嘱： □ 今日在硬膜外麻醉或全身麻醉下行肿瘤刮除、植骨、内固定术 □ 复查血常规 □ 必要时输血 □ 补液 □ 镇痛	长期医嘱： □ 骨科术后护理常规 □ 一级护理 □ 饮食 □ 患肢抬高 □ 留置引流管并记量 临时医嘱： □ 复查血常规 □ 补液
病情变异记录	□ 无 □ 有，原因： 1. 2.	□ 无 □ 有，原因： 1. 2.	□ 无 □ 有，原因： 1. 2.
医师签名			

时间	住院第 6 天 （术后第 2 天）	住院第 7 天 （术后第 3 天）	住院第 8 天 （术后第 4 天）
主要诊疗工作	□ 上级医师查房 □ 完成病程记录 □ 伤口换药 □ 指导功能锻炼	□ 上级医师查房 □ 完成病程记录 □ 可拔除引流管 □ 摄术后平片 □ 指导功能锻炼 □ 与病理科医师联合查房，分析病理类型	□ 上级医师查房 □ 评估手术及伤口愈合情况 □ 根据病理结果指导患者定期复查 □ 明确是否可出院 □ 完善相关病历记录 □ 向患者及家属交代病情、术后注意事项复查时间及频率 □ 指导功能锻炼
重点医嘱	长期医嘱： □ 骨科术后护理常规 □ 二级护理 □ 饮食 □ 患肢抬高 □ 若相关检查无明显异常，可停用抗生素 临时医嘱： □ 换药医嘱	长期医嘱： □ 骨科术后护理常规 □ 二级护理 □ 饮食 □ 患肢抬高 临时医嘱： □ 拔引流管 □ 摄股骨正侧位 □ 复查相关检查	出院医嘱： □ 出院带药 □ 定好门诊换药时间、拆线时间、复查时间 □ 康复科门诊就诊进行功能锻炼 □ 不适随诊
病情变异记录	□ 无 □ 有，原因： 1. 2.	□ 无 □ 有，原因： 1. 2.	□ 无 □ 有，原因： 1. 2.
医师签名			

（二）护士表单

骨巨细胞瘤临床路径护士表单

适用对象：第一诊断骨巨细胞瘤（ICD-10：D48.101）
　　　　　行肿瘤刮除、瘤壳灭活、植骨、内固定术

患者姓名：	性别：　　年龄：　　门诊号：	住院号：
住院日期：　　年　月　日	出院日期：　　年　月　日	标准住院日：　　天

时间	住院第 1 天	住院第 2 天	住院第 3 天 （术前日）
健康宣教	□ 介绍主管医师、护士 □ 介绍环境、设施 □ 介绍住院规章制度及注意事项 □ 向患者进行安全宣教（防火、防盗） □ 向患者进行垃圾分类宣教	□ 主管护士与患者沟通，了解并指导心理应对 □ 宣教疾病知识、疼痛评估及用药知识 □ 告知各项检查前后注意事项及特殊检查操作流程 □ 宣教日常饮食、活动和陪、探视注意事项及应对方式 □ 宣教压疮、跌倒、病理骨折的预防	□ 向患者和/或家属讲解围手术期注意事项，通知手术费用 □ 介绍术前准备内容及配合方法 □ 告知护理用具准备内容及使用方法 □ 告知术前禁食、禁水及相关药物服用方法
护理处置	□ 核对患者、确定床位 □ 建立入院护理病历 □ 卫生处置：剪指（趾）甲、沐浴、更换病号服 □ 测量体温、脉搏、呼吸、血压、身高、体重 □ 进行抽血检查化验 □ 进行心电图检查	□ 观察患者病情变化 □ 完成生活护理，防止皮肤压疮护理 □ 协助医师完成各项检查、化验 □ 遵医嘱进行药物治疗	□ 病情观察：评估患者生命体征及疼痛情况 □ 完成术前准备内容（备皮、皮试、配血、发放药物、标记手术部位）
基础护理	□ 二级护理 □ 晨晚间护理 □ 患者安全管理	□ 二级护理 □ 晨晚间护理 □ 患者安全管理	□ 二级护理 □ 晨晚间护理 □ 患者安全管理
专科护理	□ 完成入院护理评估单（简单询问病史、过敏史、用药史） □ 评估患者活动情况及自理能力 □ 评估患者疼痛情况 □ 进行护理查体（皮肤、各种管路、病变部位、伤口、造口） □ 必要时留家属陪住	□ 指导、协助患者完成相关检查 □ 给予患者心理支持 □ 指导、协助患者合理应用镇痛药物并观察疗效 □ 指导、协助患者使用护理用具（轮椅、拐杖等） □ 给予患者管路维护（PICC 换药）	□ 进行术前心理护理 □ 指导护理用具的使用 □ 疼痛评估 □ 进行术前肠道准备 □ 指导术前用药（降压药） □ 评估患者皮肤情况
重点医嘱	□ 详见医嘱执行单	□ 详见医嘱执行单	□ 详见医嘱执行单

续 表

时间	住院第 1 天	住院第 2 天	住院第 3 天 （术前日）
病情 变异 记录	□ 无 □ 有，原因： 1. 2.	□ 无 □ 有，原因： 1. 2.	□ 无 □ 有，原因： 1. 2.
护士 签名			

时间	住院第 4 天 （手术日）	住院第 5 天 （术后第 1 天）	住院第 6 天 （术后第 2 日）
健康宣教	□ 手术 □ 向患者和/或家属讲解术后注意事项 □ 完成护理记录 □ 术后饮食宣教	□ 讲解术后注意事项 □ 术后饮食宣教 □ 宣教功能锻炼的重要性 □ 血栓预防宣教	□ 讲解术后并发症及护理对策 □ 术后饮食宣教 □ 宣教功能锻炼的重要性 □ 血栓预防宣教 □ 术后用药指导
护理处置	□ 保持患肢有效体位 □ 留置引流管并记引流量 □ 遵医嘱应用抗菌药物 □ 遵医嘱应用术后抗凝药物 □ 指导患者术后进食时机及饮食处置 □ 监测生命体征（心电监测、吸氧） □ 根据病情遵医嘱予以对症治疗、护理（镇痛、止吐、降温等） □ 监测血常规变化 □ 输血（根据病情需要）	□ 患者体位管理 □ 术后饮食管理 □ 留置管路的管理 □ 遵医嘱进行药物治疗 □ 复查血常规 □ 输血和/或补晶体、胶体液（根据病情需要） □ 协助医师换药 □ 镇痛护理 □ 抗血栓护理	□ 患者体位管理 □ 术后饮食管理 □ 留置管路的管理 □ 遵医嘱进行药物治疗 □ 复查血常规 □ 输血和/或补晶体、胶体液（根据病情需要） □ 协助医师换药 □ 镇痛护理 □ 抗血栓护理
基础护理	□ 观察患者病情变化并及时报告医师 □ 术后心理与生活护理 □ 术后患者安全管理	□ 观察患者病情，并做好引流量等相关记录 □ 术后心理与生活护理 □ 术后患者安全管理	□ 观察患者病情变化 □ 术后心理与生活护理 □ 术后患者安全管理
专科护理	□ 监测生命体征，吸氧（必要时使用面罩） □ 进行各种管路护理，观察引流变化 □ 保持肢体功能位或遵医嘱摆放特殊体位 □ 观察患肢血运、感觉、活动情况及伤口情况观察 □ 遵医嘱查血，监测血象变化 □ 疼痛护理 □ 输血护理 □ 评估压疮风险，进行皮肤护理 □ 指导术后患者功能锻炼	□ 保持肢体功能位或遵医嘱摆放特殊体位 □ 进行各种管路护理，观察引流变化 □ 患肢护理（伤口、血运、感觉、运动情况等） □ 术后并发症的观察及护理 □ 输血护理 □ 疼痛护理 □ 血栓预防护理（抗血栓压力带、足底泵等） □ 皮肤评估及护理 □ 指导术后患者功能锻炼 □ 监测生命体征	□ 保持肢体功能位或遵医嘱摆放特殊体位 □ 进行各种管路护理，观察引流变化 □ 患肢护理（伤口、血运、感觉、运动情况等） □ 术后并发症的观察及护理 □ 输血护理 □ 疼痛护理 □ 血栓预防护理（抗血栓压力带、足底泵等） □ 皮肤评估及护理 □ 指导术后患者功能锻炼 □ 监测生命体征
病情变异记录	□ 无　□ 有，原因： 1. 2.	□ 无　□ 有，原因： 1. 2.	□ 无　□ 有，原因： 1. 2.
护士签名			

时间	住院第 7 天 （术后第 3 天）	住院第 8 天 （术后第 4 天）	住院第 9 天 （术后第 5 天）
健康宣教	□ 功能锻炼宣教 □ 血栓预防宣教 □ 术后用药指导 □ 术后抗感染宣教	□ 功能锻炼宣教 □ 血栓预防宣教 □ 术后用药指导 □ 术后抗感染宣教	□ 告知患者出院流程 □ 进行出院宣教（康复锻炼方法及注意事项、复诊的时间、地点，发生紧急情况时的处理等） □ 指导出院带药服用方法 □ 讲解饮食休息等注意事项 □ 讲解增强体质的方法，减少感染的机会
护理处置	□ 患者体位管理 □ 术后饮食管理 □ 留置管路的管理 □ 患肢护理 □ 药物治疗护理 □ 协助医师换药 □ 镇痛护理 □ 抗血栓护理	□ 患者体位管理 □ 术后饮食管理 □ 留置管路的管理 □ 患肢护理（伤口、运动、清洁等） □ 药物治疗护理 □ 协助医师换药 □ 镇痛护理 □ 抗血栓护理 □ 相关检查护理	□ 办理出院手续 □ 完成护理病例
基础护理	□ 观察患者病情变化 □ 术后心理与生活护理 □ 术后患者安全管理	□ 观察患者病情变化 □ 术后心理与生活护理 □ 术后患者安全管理	□ 指导患者办理出院手续 □ 出院宣教
专科护理	□ 保持肢体功能位或遵医嘱摆放特殊体位 □ 进行各种管路护理，观察引流变化 □ 患肢护理（伤口、运动、清洁等） □ 术后并发症的观察及护理 □ 输血护理 □ 疼痛护理 □ 血栓预防护理 □ 皮肤评估及护理 □ 指导术后患者功能锻炼 □ 监测生命体征	□ 保持肢体功能位或遵医嘱摆放特殊体位 □ 进行各种管路护理，观察引流变化 □ 患肢护理（伤口、运动、清洁等） □ 术后并发症的观察及护理 □ 输血护理 □ 疼痛护理 □ 血栓预防护理 □ 皮肤评估及护理 □ 指导术后患者功能锻炼 □ 监测生命体征	□ 完成护理病例及日常生活能力评估表，打印体温单 □ 协助患者办理出院手续 □ 给予留置 PICC 患者换药，讲解注意事项 □ 指导伤口护理方法 □ 指导患者继续进行功能锻炼 □ 指导护理用具的应用及维护方法 □ 发放诊断证明及出院带药，告知药物使用方法 □ 告知患者复印病历的时间及方法
病情变异记录	□ 无 □ 有，原因： 1. 2.	□ 无 □ 有，原因： 1. 2.	□ 无 □ 有，原因： 1. 2.
护士签名			

（三）患者表单

骨巨细胞瘤临床路径患者表单

适用对象：第一诊断骨巨细胞瘤（ICD-10：D48.101）
　　　　　行肿瘤刮除、瘤壳灭活、植骨、内固定术

| 患者姓名： | 性别： | 年龄： | 门诊号： | 住院号： |

| 住院日期：　　年　月　日 | 出院日期：　　年　月　日 | 标准住院日：　　天 |

时间	住院第 1 天	住院第 2 天	住院第 3 天 （术前日）
医患配合	□ 配合询问病史、收集资料，请务必详细告知既往史、用药史、过敏史 □ 配合进行体格检查 □ 有任何不适告知医师	□ 配合完善相关检查、化验，如采血、留尿、心电图、X线、CT、MRI、ECT 等 □ 医师向患者及家属介绍病情，如有异常检查结果需进一步检查 □ 配合用药及治疗 □ 有任何不适告知医师	□ 医师向患者及家属交代手术方案 □ 医师向患者和/或家属交代围手术期注意事项，并签署手术知情同意书、输血同意书、委托书（患者本人不能签字时）、自费用品协议书 □ 麻醉医师与患者和/或家属交代麻醉注意事项，并签署麻醉知情同意书
护患配合	□ 配合测量体温、脉搏、呼吸、血压、血氧饱和度、体重 □ 配合完成入院护理评估单（简单询问病史、过敏史、用药史） □ 接受入院宣教（环境介绍、病室规定、订餐制度、贵重物品保管等） □ 有任何不适告知护士	□ 配合测量体温、脉搏、呼吸，询问每日排便情况 □ 接受相关化验检查宣教，正确留取标本，配合检查 □ 有任何不适告知护士	□ 交代术前注意事项 □ 术前禁食、禁水 □ 术前用抗菌药物皮试 □ 术前留置导尿管 □ 术区备皮 □ 术前灌肠（全身麻醉） □ 配血 □ 其他特殊注意事项
饮食	□ 普通饮食	□ 普通饮食	□ 普通饮食
排泄	□ 正常排尿便	□ 正常排尿便	□ 正常排尿便
活动	□ 卧床	□ 卧床	□ 卧床

时间	住院第 4 天 （手术日）	住院第 5~9 天 （术后第 1~5 天）	住院第 10~11 天 （出院日）
医患配合	□ 向家属交代手术概况 □ 交代术后注意事项 □ 有任何不适告知医师	□ 指导功能锻炼 □ 术后定期换药 □ 术后拍 X 线片 □ 有任何不适告知医师	□ 交代注意事项：拆线时间；术后化疗 □ 指导功能锻炼 □ 复查时间 □ 出院带药
护患配合	□ 交代术后注意事项 □ 有任何不适告知护士 □ 记引流量 □ 血压、脉搏、呼吸监测 □ 疼痛处理 □ 饮食	□ 指导饮食 □ 患肢抬高 □ 留置引流管并记引流量 □ 遵医嘱抽血化验 □ 完成 X 线检查 □ 指导功能锻炼	□ 接受出院宣教，交代注意事项 □ PICC 换药 □ 获取诊断证明书 □ 办理出院手续 □ 出院带药使用方法、注意事项 □ 知道复印病历方法
饮食	□ 麻醉清醒后给予流质饮食	□ 普通饮食	□ 普通饮食
排泄	□ 留置导尿 □ 正常大便	□ 拔除尿管 □ 正常大便	□ 正常排便
活动	□ 卧床	□ 股四头肌主动练习	□ 股四头肌主动练习

附：原表单（2017 年版）

骨巨细胞瘤临床路径执行表单

适用对象：第一诊断骨巨细胞瘤（ICD-10：D48.101）
　　　　　行肿瘤刮除、瘤壳灭活、植骨、内固定术

患者姓名：	性别：　年龄：　门诊号：	住院号：
住院日期：　　年　月　日	出院日期：　　年　月　日	标准住院日：　　天

时间	住院第 1 天	住院第 2 天	住院第 3 天 （术前日）
主要诊疗工作	□ 询问病史及体格检查 □ 同上级医师商讨初步诊疗计划 □ 制订初步治疗方案 □ 完成住院志、首次病程、上级医师查房等病历书写 □ 开检查检验单	□ 上级医师查房确定活检方式及部位 □ 行病变活检术 □ 进一步完善病历资料 □ 收集各项检查结果、评估病情 □ 必要时请相关科室会诊、协助治疗合并症	□ 上级医师查房 □ 根据病理结果评估和决定手术治疗方案 □ 完成查房记录 □ 同患者及家属交代病情，围手术期注意事项 □ 签署手术知情同意书、输血同意书、委托书等 □ 备血 □ 麻醉医师访视患者并签署麻醉知情同意书 □ 完成各项术前准备
重点医嘱	长期医嘱： □ 骨科护理常规 □ 二级护理 □ 饮食 □ 疼痛护理评估 □ 临时医嘱： □ 血常规、血型 □ 尿常规、大便常规 □ 凝血分析 □ 生化、电解质检查 □ 传染疾病筛查 □ 胸部平片、心电图 □ 股骨正侧位平片 □ 股骨 CT、磁共振 □ 全身骨显像	长期医嘱： □ 限制患肢活动 临时医嘱： □ 行病灶活检术 □ 必要时镇痛治疗	长期医嘱： 临时医嘱： □ 明日在硬膜外麻醉或全身麻醉下行股骨远端肿瘤刮除、瘤壳灭活、植骨、内固定术 □ 术前禁食、禁水 □ 抗生素皮试 □ 术前备皮 □ 术前灌肠 □ 术前留置尿管 □ 配血
主要护理工作	□ 入院介绍（病房环境、设施） □ 入院护理评估 □ 观察患肢情况	□ 观察患肢活检后感觉、运动变化 □ 观察患肢有无肿胀	□ 做好术前准备 □ 提示术前禁食、禁水 □ 术前心理护理
病情变异记录	□ 无　□ 有，原因： 1. 2.	□ 无　□ 有，原因： 1. 2.	□ 无　□ 有，原因： 1. 2.

续　表

时间	住院第 1 天	住院第 2 天	住院第 3 天 （术前日）
护士 签名			
医师 签名			

时间	住院第＿＿天（手术日）		住院第＿＿天（术后第1天）
	术前	术后	
主要诊疗工作	□ 进行术晨术前准备 □ 必要时行术前补液	□ 手术 □ 向患者及家属交代手术大致过程，术中所见，术后注意事项 □ 完成手术记录 □ 完成术后病程 □ 观察有无严重并发症 □ 及时对症处理	□ 上级医师查房 □ 完成常规病程记录 □ 观察体温、血压、心率等生命体征 □ 观察患肢远端远端运动情况
重点医嘱	**长期医嘱：** **临时医嘱：** □ 术前补液	**长期医嘱：** □ 骨科术后护理常规 □ 一级护理 □ 饮食 □ 患肢抬高 □ 留置引流管并记量 □ 抗菌药物使用 □ 心电监测 □ 吸氧 □ 观察患肢感觉运动 □ 胃黏膜保护剂 **临时医嘱：** □ 今日在硬膜外麻醉或全身麻醉下行肿瘤刮除、植骨、内固定术 □ 复查血常规 □ 必要时输血 □ 补液 □ 镇痛	**长期医嘱：** □ 骨科术后护理常规 □ 一级护理 □ 饮食 □ 患肢抬高 □ 留置引流管并记量 **临时医嘱：** □ 复查血常规 □ 补液
主要护理工作		□ 观察患者病情变化 □ 做好引流量等记录 □ 定时测生命体征	□ 生活护理 □ 观察患肢感觉运动变化 □ 指导患者行功能锻炼
病情变异记录	□ 无　□ 有，原因： 1. 2.	□ 无　□ 有，原因： 1. 2.	□ 无　□ 有，原因： 1. 2.
护士签名			
医师签名			

时间	住院第___天 （术后第 2 天）	住院第___天 （术后第 3 天）	住院第___天 （术后第 4 天）
主要诊疗工作	□ 上级医师查房 □ 完成病程记录 □ 伤口换药 □ 指导功能锻炼	□ 上级医师查房 □ 完成病程记录 □ 可拔除引流管 □ 摄术后平片 □ 指导功能锻炼 □ 与病理科医师联合查房，分析病理类型	□ 上级医师查房 □ 评估手术及伤口愈合情况 □ 根据病理结果指导患者定期复查 □ 明确是否可出院 □ 完善相关病历记录 □ 向患者及家属交代病情、术后注意事项复查时间及频率 □ 指导功能锻炼
重点医嘱	长期医嘱： □ 骨科术后护理常规 □ 二级护理 □ 饮食 □ 患肢抬高 □ 若相关检查无明显异常，可停用抗生素 临时医嘱： □ 换药医嘱	长期医嘱： □ 骨科术后护理常规 □ 二级护理 □ 饮食 □ 患肢抬高 临时医嘱： □ 拔引流管 □ 摄股骨正侧位 □ 复查相关检查	出院医嘱： □ 出院带药 □ 定好门诊换药时间、拆线时间、复查时间 □ 康复科门诊就诊进行功能锻炼 □ 不适随诊
主要护理工作	□ 观察患者病情变化 □ 指导功能锻炼	□ 观察患者病情变化 □ 指导功能锻炼	□ 指导患者办理出院手续 □ 出院宣教
病情变异记录	□ 无 □ 有，原因： 1. 2.	□ 无 □ 有，原因： 1. 2.	□ 无 □ 有，原因： 1. 2.
护士签名			
医师签名			

第四十四章

骨样骨瘤临床路径释义

【医疗质量控制指标】

指标一、实施手术前的评估与术前准备。

指标二、预防性抗菌药物选择与应用时机。

指标三、预防手术后深静脉血栓形成。

指标四、术后康复治疗。

指标五、切口Ⅰ/甲愈合。

指标六、住院7天内出院。

指标七、患者住院天数与住院费用。

一、骨样骨瘤编码

1. 原编码

疾病名称及编码：胫骨近端骨样骨瘤（ICD-10：M919100）

2. 修改编码

疾病名称及编码：胫骨良性肿瘤（ICD-10：D16.202）

二、临床路径检索方法

D16.202

三、国家医疗保障疾病诊断相关分组（CHS-DRG）

MDCI　肌肉、骨骼疾病及功能障碍

IZ2.　骨骼、肌肉、肌腱、结缔组织的其他疾患

D16.202　胫骨良性肿瘤

四、骨样骨瘤临床路径标准住院流程

（一）适用对象

第一诊断为胫骨近端骨样骨瘤（ICD-10：M919100），行病灶穿刺射频消融、植骨术。

> 释义
>
> ■骨样骨瘤是骨原发的良性肿瘤，常发生于骨皮质，胫骨近端是好发部位之一。骨样骨瘤的诊断主要依靠典型的临床表现及影像表现，诊断明确后需行穿刺射频消融或刮除植骨术的病例可入本路径。

（二）诊断依据

1. 病史：患病部位疼痛明显。

2. 体格检查：一般没有明显体征。

3. 辅助检查：患肢平片、CT、MRI等。

> **释义**
>
> ■ 患者可出现病变部位疼痛，夜间痛明显，活动或饮酒后可出现加重，服用非甾体抗炎药后疼痛可明显缓解。
>
> ■ 胫骨上端骨样骨瘤患者可在患病部位出现压痛，因为疼痛会出现失用性患肢萎缩，观察患侧的股四头肌可较对侧更细。
>
> ■ 胫骨近端 X 线正侧位片可以看到皮质处的成骨性改变，部分可见中心的瘤巢。CT 的骨窗可以见到病变中心的瘤巢和周围的反应骨。MRI 可见大片的反应性水肿，部分可见瘤巢。薄层 CT 相对于 MRI 更容易观察到瘤巢的结构。ECT 可见瘤巢处核素浓聚。

（三）进入路径标准

1. 第一诊断必须符合骨样骨瘤（ICD-10：M919100）。
2. 全身情况允许手术。
3. 排除多发病变、可疑恶变、病变范围过大、切除后对骨强度有明显影响病例。
4. 首选病灶穿刺射频消融、植骨术。

> **释义**
>
> ■ 结合患者典型的临床表现及影像学，可以诊断为骨样骨瘤，符合入径条件。
>
> ■ 骨样骨瘤好发于青少年，无全身性严重疾病能耐受麻醉及手术时可施行手术。
>
> ■ 骨样骨瘤一般为单发病变，全身骨扫描可显示为单发病灶。如果患者的临床表现及影像学不典型，则需考虑其他诊断的可能，如果考虑恶性病变可能则需要术前行病理活检。进行骨样骨瘤手术时一般只去除或灭活瘤巢，周围的反应骨不必都去掉，胫骨近端骨样骨瘤手术后一般不影响骨强度，如果范围广泛有影响骨强度的可能则应考虑行内固定。
>
> ■ 胫骨近端骨样骨瘤的手术治疗可考虑穿刺射频消融或者刮除植骨术，有条件的单位可使用计算机辅助导航技术找到瘤巢并进行射频消融术或刮除植骨术。

（四）标准住院日≤4 天

> **释义**
>
> ■ 患者可在住院前或住院后马上完善影像检查，手术后 1~2 日可出院。

（五）住院期间的检查项目

1. 必需的检查项目

（1）血常规、血型、尿常规、大便常规。

（2）电解质、肝功能、肾功能、凝血功能、感染性疾病筛查（乙型肝炎、丙型肝炎、梅毒、艾滋病）、红细胞沉降率。

（3）胸部 X 线平片、心电图。

（4）骨科 X 线检查、患肢 CT、MRI、患肢动静脉血管彩超。

2. 根据患者病情进行的检查项目：超声心动、肺功能、血气分析、全身骨显像等。

> **释义**
>
> ■ 为缩短住院时间，部分检查可在门诊完成。
>
> ■ 胫骨上端 X 线片和薄层 CT 是胫骨上端骨样骨瘤必须检查的项目，用于观察瘤巢和实行手术计划。
>
> ■ 全身骨扫描有助于评估是否有多发病灶。

（六）治疗方案的选择

根据患者影像学显示病变范围，选用病灶穿刺射频消融、植骨术。患肢骨皮质缺损范围较小，对骨强度降低作用不明显，骨折风险低。

> **释义**
>
> ■ 胫骨上端的骨样骨瘤一般瘤巢较小，可选用病灶穿刺射频消融术或刮除植骨术。射频消融或刮除植骨术后骨皮质的缺损较小，骨折风险低，因此一般不需要行辅助内固定。

（七）预防性抗菌药物选择与使用时机

1. 建议使用第一、第二代头孢菌素类。

2. 术前 30 分钟预防性用抗菌药物；手术超过 3 小时加用 1 次抗菌药物。

> **释义**
>
> ■ 预防使用抗菌药物时间为术前半小时，术后 24~48 小时。骨样骨瘤手术一般不会超过 3 小时，因此术中一般不加用抗菌药物。

（八）手术日

为入院后第 1~2 天。

1. 麻醉方式选择腰-硬膜外联合麻醉或全身麻醉。

2. 手术方式：胫骨近端病灶穿刺射频消融、植骨术。

3. 术中用药：麻醉用药、抗菌药物。

> **释义**
>
> ■ 手术方式的选择根据病灶位置及大小，穿刺射频消融术可缓解症状，刮除植骨术则可完全彻底去除瘤巢。

（九）术后恢复

1. 大约 3 天。

2. 必须复查的项目：血常规、X 光片。

3. 可选择的检查项目：生化、凝血、血管彩超。

4. 术后首选第一、第二代头孢菌素类，并根据患者的病情决定抗菌药物的选择与使用时间。

5. 术后 24 小时开始预防应用抗凝药物。

6. 术后即刻开始应用镇痛治疗。

7. 其他药物：消肿，促进骨愈合，神经营养药物。

8. 逐步行下肢功能锻炼。

> **释义**
>
> ■ 行穿刺射频消融术后恢复快，术后第 1 天即可下地活动。行刮除植骨术后也可早期下地功能锻炼。
>
> ■ 术后必须复查的项目是 X 线片，如行刮除植骨术则还需行 CT 检查。
>
> ■ 骨样骨瘤术后的疼痛往往表现为伤口痛，与术前的疼痛性质不同，待伤口恢复后疼痛即消失。
>
> ■ 住院期间可进行股四头肌功能锻炼，伤口恢复后可下地逐步活动，待植骨愈合后可恢复体育活动。

（十）出院标准

1. 大体病理明确诊断为骨样骨瘤。

2. 体温正常、常规化验未见明显异常。

3. 伤口愈合好：可门诊定期换药。

4. 术后平片见肿瘤巢区域完全切除、未见异常骨皮质不连续。

5. 没有需要住院处理的并发症或合并症。

> **释义**
>
> ■ 行刮除植骨术的患者病理可明确诊断为骨样骨瘤，行穿刺射频消融术时由于所取病变组织较少，有时病理不能明确诊断。术后疼痛性质发生改变，术前那种肿瘤引起的疼痛消失可确定手术成功。
>
> ■ 行刮除植骨术的患者术后 CT 可见瘤巢消失。

（十一）变异及原因分析

1. 并发症：部分患者可能出现伤口延期愈合，合并神经损伤。

2. 合并症：其他疾病，如糖尿病、心脑血管疾病等，可能会延长住院时间，增加住院费用。

3. 内植物选择：根据病变大小情况，皮质缺损范围较大，需要加用钢板保护。

释义

■ 由于患者的个体差异，包括：肿瘤位置，大小，手术方式的不同。患者全身情况的差异。导致围手术期并发症发生不一，影响住院时间和费用。常见并发症有：①伤口不愈合或延迟愈合。需要经过换药或手术清创治疗。②植骨反应，部分患者使用人工骨或异体骨后会出现排异反应，严重者甚至需要取出所植的填充物。③静脉血栓栓塞症。即使积极预防，仍有可能发生，需要转血管外科治疗。

五、骨样骨瘤临床路径给药方案

1. 术前用药

【用药选择】

镇痛药物，骨样骨瘤患者使用非甾体抗炎药可有效缓解疼痛。

【药学提示】

选用 NSAIDs 是需参阅药品说明书并评估 NSAIDs 的危险因素。如患者发生胃肠道不良反应的危险性较高，使用非选择性 NSAIDs 时加用 H_2 受体阻断剂、质子泵抑制剂和胃黏膜保护及米索前列醇等胃肠道保护剂，或使用选择性 COX-2 抑制剂。应用 NSAIDs 时，对于心血管疾病高危患者，应权衡疗效和安全性因素。阿片类镇痛药最常见不良反应包括恶心、呕吐、便秘、嗜睡及过度镇静、呼吸抑制等。

2. 术中用药

【用药选择】

（1）抗菌药物：抗菌药物使用按照《抗菌药物临床应用指导原则（2015 年版）》（国卫办医发〔2015〕43 号）执行。建议使用第一、第二代头孢，青霉素类，克林霉素类或氨基苷类。

（2）预防使用抗菌药物时间为术前半小时，术后持续 24~48 小时。如果 48 小时后患者仍有体温高，伤口肿胀，引流量多，血常规白细胞计数增高，红细胞沉降率和 CRP 增高一倍以上，要考虑延长使用抗菌药物，此时为治疗使用抗菌药物。

（3）静脉血栓栓塞症的药物预防：手术 12 小时前或术后 12~24 小时（硬膜外腔导管拔除后 2~4 小时）皮下给予常规剂量低分子肝素；或术后 4~6 小时给予常规剂量的一半，次日增加至常规剂量。

【药学提示】

静脉血栓栓塞症的药物预防禁忌证：

（1）绝对禁忌证：①大量出血：指能够改变患者治疗过程和治疗结果的出血，对于大量出血病例，如未开始抗凝，应推迟；如已经开始，应立即停止，同时停止康复训练，并予以制动。明确的活动性出血或多发创伤病情不稳定的患者是抗凝的禁忌证；②骨筋膜室综合征；③肝素诱发血小板减少症；④孕妇禁用华法林；⑤严重头颅外伤或急性脊髓损伤。

（2）相对禁忌证：①既往颅内出血；②既往胃肠道出血；③急性颅内损害/肿物；④血小板减少或凝血障碍；⑤类风湿视网膜病患者抗凝可能眼内出血。

3. 术后用药

【用药选择】

（1）抗菌药物：抗菌药物使用按照《抗菌药物临床应用指导原则（2015 年版）》（国卫办医发〔2015〕43 号）执行。建议使用第一、第二代头孢菌素类，青霉素类，克林霉素类或氨基苷类。

（2）止血药物。

【药学提示】

抗生药物的选择应能覆盖植骨术（包括异体骨及人工骨）可能出现的细菌谱，建议使用第一、第二代头孢菌素类、青霉素类，克林霉素类或氨基苷类。

六、骨样骨瘤患者护理规范

1. 术后伤口护理。

2. 疼痛管理

3. 指导进行股四头肌功能锻炼。

七、骨样骨瘤瘤患者营养治疗规范

1. 营养风险筛查，NRS 评分 > 3 分者，给以营养评估。

2. 充足的热量、蛋白质，适量脂肪。NRS 评分 ≤ 3 分者，能量供给标准以 25~30kcal/kg 为佳；营养不良者热量供给标准不低于 35kcal/kg。碳水化合物热量比不低于 50%，充足的蛋白质，不低于 1.2~1.5g/kg（标准体重），应以优质蛋白为主，不低于蛋白质总量的 1/3~1/2；脂肪热比以 25%~30% 为宜，饱和脂肪酸、单不饱和脂肪酸、多不饱和脂肪酸间比例以 1∶1∶1 左右为宜，适当提高膳食 ω-3 脂肪酸的摄入，保证充足的维生素和矿物质，增加富含抗氧化类植物化合物的食物的选用如各种蔬菜、水果等。

3. 围手术期，根据不同治疗时期选择饮食形态如流质饮食、半流质饮食、软食或普通饮食等。饮食宜清淡，以温、热、软为佳，忌食生冷、肥甘、厚腻食物，限制刺激性食物、饮品及调味品。

4. 如经口进食低于需要量的 80% 及高热者，应给予相应的肠内营养补充剂口服补充，必要时管饲肠内营养补充或肠外营养补充。

5. 如有糖代谢异常，应减少糖类的摄入量，适当增加脂肪供能比，但应考虑肝脏负荷及胃肠道功能状况。

八、骨样骨瘤患者健康宣教

1. 术后伤口护理，按时换药及拆线。

2. 术后进行功能锻炼。

3. 进行出院宣教（康复锻炼方法及注意事项、复诊的时间、地点，发生紧急情况时的处理等。

4. 告知患者出院流程。

5. 指导出院带药服用方法。

九、推荐表单

（一）医师表单

骨样骨瘤临床路径医师表单

适用对象：第一诊断胫骨近端骨样骨瘤（ICD-10：M919100）
行病灶穿刺射频消融、植骨术

患者姓名：	性别： 年龄： 门诊号：	住院号：
住院日期：　年　月　日	出院日期：　年　月　日	标准住院日：　　天

时间	住院第 1 天 （术前日）	住院第 2 天 （手术日）	住院第 3~4 天 （术后第 1~2 天）
主要诊疗工作	□ 询问病史及体格检查 □ 初步的诊断和治疗方案 □ 住院医师完成住院志、首次病程、上级医师查房等病历书写 □ 完善术前检查及医嘱 □ 上级医师查房，术前评估和决定手术方案 □ 完成上级医师查房记录等 □ 向患者及/或家属交代围手术期注意事项并签署手术知情同意书、输血同意书、委托书（患者本人不能签字时）、自费用品协议书 □ 麻醉医师查房并与患者及/或家属交代麻醉注意事项并签署麻醉知情同意书 □ 完成各项术前准备	□ 手术 □ 向患者及/或家属交代手术过程概况及术后注意事项 □ 术者完成手术记录 □ 完成术后病程 □ 上级医师查房 □ 麻醉医师查房 □ 观察有无术后并发症并做相应处理	□ 拔除引流管，伤口换药（必要时） □ 指导患者功能锻炼 □ 上级医师查房，进行手术及伤口评估，确定有无手术并发症和切口愈合不良情况，如体温正常，伤口情况良好。明确是否出院 □ 完成出院志、病案首页、出院诊断证明书等病历。 □ 向患者交代出院后的康复锻炼及注意事项，如复诊的时间、地点，发生紧急情况时的处理等
重点医嘱	**长期医嘱：** □ 骨科护理常规 □ 二级护理 □ 饮食 **临时医嘱：** □ 血常规、尿常规、大便常规 □ 凝血功能、肝功能、肾功能、碱性磷酸酶、乳酸脱氢酶 □ 传染性疾病筛查 □ 胸片、心电图 □ 胫骨上端正侧位片 □ 胫骨上端薄层 CT □ 术前医嘱： □ 准备明日在◎椎管内麻醉下行肿瘤刮除植骨术/穿刺射频消融术 □ 术前禁食、禁水 □ 术前用抗菌药物皮试 □ 术区备皮 □ 其他特殊医嘱	**长期医嘱：** □ 骨科术后护理常规 □ 一级护理 □ 饮食 □ 患肢抬高 □ 抗菌药物 □ 术后抗凝 □ 其他特殊医嘱 **临时医嘱：** □ 今日在◎椎管内麻醉下行肿瘤刮除植骨术/穿刺射频消融术 □ 心电监测、吸氧（根据病情需要） □ 补液 □ 胃黏膜保护剂（酌情） □ 止吐、镇痛等对症处理 □ 急查血常规	**出院医嘱：** □ 出院带药 □ 嘱___日后拆线换药（根据伤口愈合情况预约拆线时间） □ 1 个月后门诊或康复科复查 □ 不适随诊

续　表

时间	住院第 1 天 （术前日）	住院第 2 天 （手术日）	住院第 3~4 天 （术后第 1~2 天）
病情 变异 记录	□无 □有，原因： 1. 2.	□无 □有，原因： 1. 2.	□无 □有，原因： 1. 2.
医师 签名			

（二）护士表单

骨样骨瘤临床路径护士表单

适用对象：第一诊断胫骨近端骨样骨瘤（ICD-10：M919100）
行病灶穿刺射频消融、植骨术

患者姓名：	性别： 年龄： 门诊号：	住院号：
住院日期： 年 月 日	出院日期： 年 月 日	标准住院日： 天

时间	住院第1天 （术前日）	住院第2天 （手术日）	住院第3~4天 （术后第1~2天）
健康宣教	□ 介绍主管医师、护士 □ 介绍环境、设施 □ 介绍住院规章制度及注意事项 □ 向患者进行安全宣教（防火、防盗） □ 向患者进行垃圾分类宣教 □ 向患者及/或家属讲解围手术期注意事项，通知手术费用 □ 介绍术前准备内容及配合方法 □ 告知术前禁食、禁水及相关药物服用方法	□ 手术 □ 向患者及/或家属讲解术后注意事项 □ 完成护理记录 □ 术后饮食宣教	□ 告知患者出院流程 □ 进行出院宣教（康复锻炼方法及注意事项、复诊的时间、地点，发生紧急情况时的处理等） □ 指导出院带药服用方法 □ 讲解饮食休息等注意事项
护理处置	□ 核对患者、确定床位 □ 建立入院护理病历 □ 卫生处置：剪指（趾）甲、沐浴、更换病号服 □ 测量体温、脉搏、呼吸、血压、身高、体重 □ 进行抽血检查化验 □ 进行心电图检查	□ 保持患肢有效体位 □ 留置引流管并记引流量 □ 遵医嘱应用抗菌药物 □ 遵医嘱应用术后抗凝药物 □ 指导患者术后进食及饮食处置 □ 监测生命体征（心电监测、吸氧） □ 根据病情遵医嘱予以对症治疗、护理（镇痛、止吐、降温等） □ 监测血常规变化	□ 办理出院手续 □ 完成护理病例
基础护理	□ 二级护理 □ 晨晚间护理 □ 患者安全管理	□ 观察患者病情变化并及时报告医师 □ 术后心理与生活护理 □ 术后患者安全管理	□ 指导患者办理出院手续 □ 出院宣教
专科护理	□ 完成入院护理评估单（简单询问病史、过敏史、用药史） □ 评估患者活动情况及自理能力 □ 评估患者疼痛情况 □ 进行护理查体（皮肤、病变部位、伤口） □ 进行术前心理护理 □ 疼痛评估	□ 监测生命体征 □ 进行各种管路护理，观察引流变化 □ 保持肢体功能位或遵医嘱摆放特殊体位 □ 观察患肢血运、感觉、活动情况及伤口情况观察 □ 遵医嘱备血，监测血象变化 □ 疼痛护理 □ 评估压疮风险，进行皮肤护理 □ 指导术后患者功能锻炼	□ 完成护理病例及日常生活能力评估表，打印体温单 □ 协助患者办理出院手续 □ 指导伤口护理方法 □ 指导患者继续进行功能锻炼 □ 指导护理用具的应用及维护方法 □ 发放诊断证明及出院带药，告知药物使用方法 □ 告知患者复印病历的时间及方法

续　表

时间	住院第 1 天 （术前日）	住院第 2 天 （手术日）	住院第 3~4 天 （术后第 1~2 天）
重点 医嘱	□ 详见医嘱执行单	□ 详见医嘱执行单	□ 详见医嘱执行单
病情 变异 记录	□ 无　□ 有，原因： 1. 2.	□ 无　□ 有，原因： 1. 2.	□ 无　□ 有，原因： 1. 2.
护士 签名			

（三）患者表单

骨样骨瘤临床路径患者表单

适用对象：第一诊断胫骨近端骨样骨瘤（ICD-10：M919100）

行病灶穿刺射频消融、植骨术

| 患者姓名： | 性别： | 年龄： | 门诊号： | 住院号： |
| 住院日期：　　年　月　日 | 出院日期：　　年　月　日 | 标准住院日：　　天 |

时间	住院第 1 天 （术前日）	住院第 2 天 （手术日）	住院第 3~4 天 （术后第 1~2 天）
医患配合	□ 配合询问病史、收集资料，请务必详细告知既往史、用药史、过敏史配合进行体格检查 □ 有任何不适告知医师医师向患者及家属交代手术方案医师向患者及/或家属交代围手术期注意事项并签署手术知情同意书、委托书（患者本人不能签字时）、自费用品协议书 □ 麻醉医师与患者及/或家属交代麻醉注意事项并签署麻醉知情同意书	□ 向家属交代手术概况及术后注意事项 □ 有任何不适告知医师	□ 交代注意事项：拆线时间指导功能锻炼复查时间 □ 出院带药
护患配合	□ 配合测量体温、脉搏、呼吸、血压、血氧饱和度、体重配合完成入院护理评估单（简单询问病史、过敏史、用药史）接受入院宣教（环境介绍、病室规定、订餐制度、贵重物品保管等） □ 有任何不适告知护士 □ 交代术前注意事项 □ 术前禁食、禁水 □ 术前用抗菌药物皮试 □ 术区备皮 □ 其他特殊注意事项	□ 交代术后注意事项有任何不适告知护士记引流量血压、脉搏、呼吸监测疼痛处理 □ 饮食	□ 接受出院宣教，交代注意事项获取诊断证明书办理出院手续出院带药使用方法、注意事项 □ 知道复印病历方法
饮食	□ 正常饮食	□ 麻醉清醒后普通饮食	□ 普通饮食
排泄	□ 正常排尿便	□ 正常排尿便	□ 正常排尿便
活动	□ 卧床	□ 卧床	□ 股四头肌主动练习

附：原表单（2010 年版）

骨样骨瘤临床路径执行表单

适用对象：第一诊断胫骨近端骨样骨瘤（ICD-10：M919100）
行病灶穿刺射频消融、植骨术

患者姓名：	性别：	年龄：	门诊号：	住院号：
住院日期： 年 月 日	出院日期： 年 月 日		标准住院日： 天	

时间	住院第 1 天	住院第 2 天（术前日）	住院第 3 天（手术日）
主要诊疗工作	□ 询问病史及体格检查 □ 同上级医师商讨初步诊疗计划 □ 制订初步治疗方案 □ 完成住院志、首次病程、上级医师查房等病历书写 □ 开检查检验单	□ 上级医师查房 □ 根据检查结果评估和决定手术治疗方案 □ 完成查房记录 □ 同患者及家属交代病情，围手术期注意事项 □ 签署手术知情同意书、委托书等 □ 麻醉医师访视患者并签署麻醉知情同意书 □ 完成各项术前准备	□ 手术 □ 向患者及家属交代手术大致过程，术中所见，术后注意事项 □ 完成手术记录 □ 完成术后病程 □ 观察有无严重并发症 □ 及时对症处理
重点医嘱	长期医嘱： □ 骨科护理常规 □ 二级护理 □ 饮食 □ 疼痛护理评估 临时医嘱： □ 血常规、血型 □ 尿常规、大便常规 □ 凝血分析 □ 生化、电解质检查 □ 传染疾病筛查 □ 胸部平片、心电图 □ 患肢正侧位平片 □ 患肢 CT、MRI	长期医嘱： 临时医嘱： □ 明日在硬膜外麻醉或全身麻醉下行软组织肿瘤切除术 □ 术前禁食、禁水 □ 抗生素皮试 □ 术前备皮 □ 术前灌肠 □ 术前留置尿管	长期医嘱： □ 骨科术后护理常规 □ 一级护理 □ 饮食 □ 患肢抬高 □ 抗菌药物使用 □ 心电监测 □ 吸氧 □ 观察患肢感觉运动 临时医嘱： □ 今日在硬膜外麻醉或全身麻醉下行软组织肿瘤切除术 □ 补液 □ 镇痛
主要护理工作	□ 入院介绍（病房环境、设施） □ 入院护理评估 □ 观察患肢情况	□ 做好术前准备 □ 提示术前禁食、禁水 □ 术前心理护理	□ 观察患者病情变化 □ 做好引流量等记录 □ 定时测生命体征
病情变异记录	□ 无 □ 有，原因： 1. 2.	□ 无 □ 有，原因： 1. 2.	□ 无 □ 有，原因： 1. 2.

时间	住院第 1 天	住院第 2 天 （术前日）	住院第 3 天 （手术日）
护士 签名			
医师 签名			

时间	住院第___天 （术后第 1 天）	住院第___天 （术后第 2 天）	住院第___天 （术后第 4 天）
主要诊疗工作	□ 上级医师查房 □ 完成常规病程记录 □ 观察体温、血压、心率等生命体征 □ 观察患肢远端远端运动情况 □ 摄术后平片	□ 上级医师查房 □ 评估手术及伤口愈合情况 □ 根据病理结果指导患者定期复查 □ 明确是否可出院 □ 完善相关病历记录 □ 向患者及家属交代病情、术后注意事项复查时间及频率 □ 指导功能锻炼	
重点医嘱	长期医嘱： □ 骨科术后护理常规 □ 二级护理 □ 饮食 □ 患肢抬高 □ 若相关检查无明显异常，可停用抗生素 临时医嘱：	出院医嘱： □ 出院带药 □ 定好门诊换药时间、拆线时间、复查时间 □ 康复科门诊就诊进行功能锻炼 □ 不适随诊	长期医嘱： 临时医嘱：
主要护理工作	□ 观察患者病情变化 □ 指导功能锻炼	□ 指导患者办理出院手续 □ 出院宣教	
病情变异记录	□ 无 □ 有，原因： 1. 2.	□ 无 □ 有，原因： 1. 2.	□ 无 □ 有，原因： 1. 2.
护士签名			
医师签名			

第四十五章

遗传性多发性骨软骨瘤临床路径释义

【医疗质量控制指标】

指标一、实施手术前的评估与术前准备。

指标二、预防性抗菌药物选择与应用时机。

指标三、预防手术后深静脉血栓形成。

指标四、术后康复治疗。

指标五、切口 I/甲愈合。

指标六、住院 7~11 天出院。

指标七、患者住院天数与住院费用。

一、遗传性多发性骨软骨瘤编码

疾病名称及编码：先天性多发性骨软骨瘤（ICD-10：Q78.403）

二、临床路径检索方法

Q78.403

三、国家医疗保障疾病诊断相关分组（CHS-DRG）

MDCI 肌肉、骨骼疾病及功能障碍

IV1 除脊柱外先天性骨骼肌肉系统疾患

四、遗传性多发性骨软骨瘤标准住院流程

（一）适用对象

第一诊断为先天性多发性骨软骨瘤（ICD-10：Q78.403），行肿瘤切除术。

> 释义
>
> ■ 多发性骨软骨瘤是一种先天性疾病，其发病率低于单发性骨软骨瘤。它表现为骨骼发育异常，在骨骼上形成大小不等的多发性骨隆起。多发性骨软骨瘤为常染色体显性遗传性疾病，大多数病员有家族遗传史。

（二）诊断依据

1. 病史：患者自出生后逐渐出现多处临近关节处肿物，肢体畸形，双下肢不等长等。

2. 体格检查：病变部位多发，可触及包块，患肢功能受限。

3. 辅助检查：患肢平片、CT、全身骨扫描等。

4. 病灶活检：提示骨软骨瘤诊断。

> **释义**
>
> ■ 多发性骨软骨瘤是一种先天遗传性疾病。
>
> ■ 临床表现：男性多见，有显著的家族遗传病史。所有的软骨内化骨的骨骼均可发病，其中以四肢长管骨的干骺端最多见。常对称性发生，下肢发病多于上肢，下肢以膝关节周围骨骼最多。早期肿瘤常无症状，一般在儿童和青春期由于形成肿块、发生畸形或压迫附近软组织而出现疼痛时被发现。肿瘤在关节附近可影响关节功能，压迫神经时可引起相应的症状。多发性骨软骨瘤病在儿童早期就可发现，到青少年时，前臂可发生弓形畸形，手向尺侧偏斜，有时可有骨盆和胸廓变形。如果肿块体积迅速增大，软骨帽增厚至1cm以上，则须考虑恶变的可能，多发骨软骨瘤的恶变率高于单发骨软骨瘤。
>
> ■ 影像学检查：X线表现与孤立性骨软骨瘤相似，仅在许多骨上有不同大小的骨软骨瘤。最常见于膝关节周围，如股骨下端、胫骨下端和腓骨上端等部位有大小不等的骨软骨瘤。除长管状骨外，肩胛骨的脊椎缘也是常见的好发部位，其他好发部位依次为有掌骨、跖骨、指骨、趾骨、肋骨、脊椎和骨盆。发生恶性变后骨扫描可见恶变部位的代谢活跃显著提高。
>
> ■ 病理学检查：
>
> 大体表现：纵向切开肿瘤，可见骨软骨瘤并不是覆盖于皮质上，而是一个不规则的袋状骨皮质。这种袋状骨皮质是纯粹骨组织，在皮质下面是松质骨，在骨皮质外面有一层软骨覆盖。
>
> 显微镜下表现：骨软骨瘤包含三层结构：软骨帽表面的骨膜、软骨帽和其下的骨。可见软骨帽中的结构属于透明软骨，软骨细胞可呈现簇状排列。若软骨生长活跃，可见软骨细胞排列成柱状。覆盖骨软骨瘤表面的骨膜与正常骨的骨膜相连接。在这些骨膜生长层，可看到局灶性软骨化生。失去软骨结构、出现宽大纤维索条、黏液样改变、软骨细胞数量增加和细胞分裂活跃等可能提示肿瘤恶变。
>
> 如果怀疑恶变，需要术前活检。

（三）进入路径标准

1. 第一诊断必须符合先天性多发性骨软骨瘤（ICD-10：Q78.403）。
2. 全身情况允许手术。
3. 除外全身有恶变部位。
4. 首选肿瘤切除、截骨矫形、内固定术。

> **释义**
>
> ■ 诊断必须是先天性多发性骨软骨瘤，不能是单发性骨软骨瘤或其他类型的软骨源性骨肿瘤。因为多发性与单发性骨软骨瘤的诊断标准、治疗原则和肿瘤学预后均不相同。
>
> ■ 术前应完善病史采集、体格检查和各项检查，评估患者的身体一般情况、基础病和合并症情况，综合评估全身情况是否允许手术。
>
> ■ 术前应与患者及家属充分沟通，明确手术切除肿瘤的必要性、手术风险和患者及家属的手术意愿，避免不必要的手术或医师与患者的意见不一致。

■ 先天性多发性骨软骨瘤存在一定的恶变率，恶变后肿瘤大部分为软骨肉瘤，也有少数为骨肉瘤或其他恶性骨肿瘤。骨软骨瘤恶变后的治疗原则和方式发生变化，需行广泛切除，有些病理类型需要辅助以化疗。

■ 治疗方式以手术切除为主。先天性多发性骨软骨瘤病的并不一定需要手术切除治疗。只有在局部发生疼痛，或产生压迫症状时，才可考虑切除有症状或引起症状部位的肿瘤。手术方法同时切除时必须将覆盖其上的骨膜、软骨帽和瘤体与正常骨的连接部位一并完全切除，否则容易复发。

（四）标准住院日≤10 天

释义

■ 如果患者条件允许，住院时间可以低于上述住院天数。

（五）住院期间的检查项目

1. 必需的检查项目
（1）血常规、血型、尿常规、大便常规。
（2）检查电解质、肝功能、肾功能、凝血功能、感染性疾病（乙型肝炎、丙型肝炎、梅毒、艾滋病）、红细胞沉降率。
（3）胸部 X 线平片、胸部 CT、心电图。
（4）骨科 X 线检查、患肢 CT、全身骨显像、患肢动静脉血管彩超。
2. 根据患者病情进行的检查项目：超声心动、肺功能、血气分析、肌电图等。

释义

■ 为了缩短平均住院日，部分检查可以在门诊完成。

■ 骨软骨瘤为良性肿瘤，一般不会发生肺转移，因此胸部 CT 为非必需检查，胸部 X 线片为必需检查。全身骨显像为必需检查，可以显示患者全身骨多发病灶的部位、数量和分布情况。

■ 患肢动静脉血管彩超可根据患者病情以及肿瘤部位与血管的关系选做。

■ 超声心动、肺功能、血气分析等检查，可根据患者年龄、身体状况、合并内科病史等情况选做。

（六）治疗方案的选择

根据患者影像学显示病变范围及活检病理提示，选用肿瘤切除、截骨矫形、内固定术。
前提：多发病变，恶变概率较高，必要时可对多个可疑部位进行活检，若有恶性证据，不能进入本路径，按照软骨肉瘤进行治疗。有严重畸形，需要进行矫正。

> **释义**
>
> ■ 病变为多发，分布于不同肢体的多个部位，无需全部切除。术前应做好充分计划，根据患者症状、查体和影像学检查，确定需要手术切除的具体部位和切除范围。
>
> ■ 如肿瘤位于负重的肢体骨，预计切除肿瘤后，该部位骨强度有显著降低或骨皮质有较大缺损，可行内固定术，预后术后骨折。对于骨骺未闭合的青少年患者，切除或内固定时，注意避免损伤骨骺。如果有严重的畸形，则选择截骨矫形。

(七) 预防性抗菌药物选择与使用时机

1. 建议使用第一、第二代头孢菌素类。
2. 术前 30 分钟预防性用抗菌药物；手术超过 3 小时加用 1 次抗菌药物。

> **释义**
>
> ■ 预防使用抗菌药物时间为术前半小时，术后 24~48 小时。根据患者术中、术后病情和是否使用内固定物等，决定术后是否用药和用药时间。

(八) 手术日

为入院后第 1~3 天。

1. 麻醉方式选择腰-硬膜外联合麻醉或全身麻醉。
2. 手术方式：股骨远端病灶切除、截骨矫形、内固定术。
3. 手术内植物：根据病损情况，选择适当的内固定材料，必要时植骨。
4. 术中用药：麻醉用药、抗生素。
5. 输血：视术中具体情况而定。

> **释义**
>
> ■ 根据肿瘤的具体部位和手术方式选择适当的麻醉方式，需要手术医师与麻醉师在术前充分沟通，并考虑患者的意愿。
>
> ■ 按照术前计划的部位和范围切除肿瘤。切除后可行术中透视或拍片，确认该部位无肿瘤或碎骨残留。
>
> ■ 是否应用内固定和植骨应慎重选择，不必要的应用会增加术后相关并发症。

(九) 术后恢复

1. 大约 7 天。
2. 必须复查的项目：血常规、X 线片。
3. 可选择的检查和项目：生化、凝血、血管 B 超。
4. 术后首选第一、第二代头孢菌素，并根据患者的病情决定抗菌药物的选择与使用时间。
5. 术后 24 小时开始预防应用抗凝药物。
6. 术后即刻开始应用镇痛治疗。

7. 其他药物：消肿，促进骨愈合，神经营养药物。

8. 逐步行下肢功能锻炼。

> **释义**
>
> ■ 术后应常规定期复查血常规，明确患者是否存在围手术期失血导致的贫血，白细胞和中性粒细胞比例帮助判断是否存在伤口感染。
> ■ 术后应常规复查手术部位的正侧位 X 线片，解剖结构复杂部位可复查 CT。
> ■ 预防使用抗菌药物时间为术前半小时，术后 24~48 小时。根据患者术中、术后病情和是否使用内固定物等，决定术后是否用药和用药时间。
> ■ 静脉血栓栓塞症的预防：基本预防措施、物理预防措施和药物预防措施。药物预防的具体使用方法：术后 24 小时（硬膜外腔导管拔除后 2~4 小时）皮下给予常规剂量低分子肝素；或术后 4~6 小时给予常规剂量的一半，次日增加至常规剂量。
> ■ 功能锻炼：可于术后第二天开始肌肉收缩和关节屈伸练习，以主动练习为主。

（十）出院标准

1. 大体病理明确诊断为骨软骨瘤。

2. 体温正常、常规化验未见明显异常。

3. 伤口愈合好：引流管已拔除，可门诊定期换药。

4. 术后平片见内植物位置完好。

5. 没有需要住院处理的并发症或合并症。

> **释义**
>
> ■ 出院前需要评估是否有需要住院处理的手术并发症，如感染、静脉血栓栓塞症等。
> ■ 如术中使用内植物，出院前应告知患者是否需二次手术去除内植物及取出的适当时间。

（十一）变异及原因分析

1. 并发症：部分患者可能出现伤口延期愈合，合并神经、血管损伤。

2. 合并症：其他疾病，如糖尿病、心脑血管疾病等，可能会延长住院时间，增加住院费用。

3. 内植物选择：根据病变情况，选择适当的内植物。

> **释义**
>
> ■ 术后出现相关并发症，如需要二次手术的可能，会延长住院时间和增加住院费用。
> ■ 如合并糖尿病、心脑血管疾病等内科疾病，需及时请内科会诊评估和治疗，必要时可转入内科继续治疗。
> ■ 是否应用内植物是影响患者住院时间和费用的变异因素，应在术前计划中，根据肿瘤具体部位和情况以及切除后的骨强度等，决定是否应用内植物，避免术中临时改变手术方案。

五、先天性多发性骨软骨瘤临床路径给药方案

1. 术前用药

【用药选择】

抗菌药物：抗菌药物使用按照《抗菌药物临床应用指导原则（2015 年版）》（国卫办医发〔2015〕43 号）执行。建议使用第一、第二代头孢菌素类、青霉素类、克林霉素类或氨基苷类。

【药学提示】

预防使用抗菌药物时间为术前半小时。

2. 术中用药

【用药选择】

抗菌药物：如果手术时间超过 3 小时，或术中失血量超过 1500ml，术中可给予第二剂抗菌药物。

【药学提示】

抗菌药物的有效覆盖时间应包括整个手术过程和手术结束后 4 小时。

3. 术后用药

【用药选择】

（1）抗菌药物：预防使用抗菌药物时间为术后持续 24~48 小时。如果 48 小时后患者仍有体温高，伤口肿胀，引流量多，血常规白细胞增高，红细胞沉降率和 CRP 增高一倍以上，要考虑延长使用抗菌药物，此时为治疗使用抗菌药物。

（2）静脉血栓栓塞症的药物预防：手术 12 小时前或术后 12~24 小时（硬膜外腔导管拔除后 2~4 小时）皮下给予常规剂量低分子肝素；或术后 4~6 小时给予常规剂量的一半，次日增加至常规剂量。持续时间不少于 7~10 天。

【药学提示】

静脉血栓栓塞症的药物预防禁忌证：

（1）绝对禁忌证：①大量出血，指能够改变患者治疗过程和治疗结果的出血，对于大量出血病例，如未开始抗凝，应推迟；如已经开始，应立即停止，同时停止康复训练，并予以制动。明确的活动性出血或多发创伤病情不稳定的患者是抗凝的禁忌证。②骨筋膜室综合征。③肝素诱发血小板减少症。④孕妇禁用华法林。⑤严重头颅外伤或急性脊髓损伤。

（2）相对禁忌证：①既往颅内出血。②既往胃肠道出血。③急性颅内损害/肿物。④血小板减少或凝血障碍。⑤类风湿视网膜病患者抗凝可能眼内出血。

六、先天性多发性骨软骨瘤患者护理规范

1. 术前护理：建立入院护理病历，卫生护理如剪指（趾）甲、沐浴和更换病号服，测量生命体征如体温、脉搏、呼吸、血压、身高、体重，进行抽血检查化验和心电图检查。完成术前准备内容：备皮、皮试、配血、发放药物、标记手术部位。

2. 术后护理：保持患肢有效体位，留置引流管并记引流量和管路护理。遵医嘱应用抗菌、镇痛和术后抗凝药物。指导患者术后进食时机及饮食处置。监测生命体征，根据病情遵医嘱予以对症治疗和护理。

七、先天性多发性骨软骨瘤患者营养治疗规范

1. 营养风险筛查，NRS 评分＞3 分者，给以营养评估。

2. 充足的热量、蛋白质，适量脂肪。NRS 评分≤3 分者，能量供给标准以 25~30kcal/kg 为佳；

营养不良者热量供给标准不低于35kcal/kg。碳水化合物热量比不低于50%，充足的蛋白质，不低于1.2~1.5g/kg（标准体重），应以优质蛋白为主，不低于蛋白质总量的1/3~1/2；脂肪热比以25%~30%为宜，饱和脂肪酸、单不饱和脂肪酸、多不饱和脂肪酸间比例以1：1：1左右为宜，适当提高膳食ω-3脂肪酸的摄入，保证充足的维生素和矿物质，增加富含抗氧化类植物化合物的食物的选用如各种蔬菜、水果等。

3. 围手术期，根据不同治疗时期选择饮食形态如流质饮食、半流质饮食、软食或普通饮食等。饮食宜清淡，以温、热、软为佳，忌食生冷、肥甘、厚腻食物，限制刺激性食物、饮品及调味品。

（1）术前营养支持：先天性多发性骨软骨瘤为良性肿瘤性疾病，觉大多数患者术前一般情况良好，营养状态正常，无需特殊营养支持。如患者合并其他疾病，需评估患者营养状况并给予相应支持。

（2）术后营养支持：患者手术部位不涉及消化系统，一般术后第二日可以开始正常饮食，无需特殊营养支持。如患者合并其他疾病，或术后第二天胃肠道功能未恢复，可使用药物促进胃肠道功能恢复，评估患者营养状况并给予相应支持。

4. 如经口进食低于需要量的80%及高热者，应给予相应的肠内营养补充剂口服补充，必要时管饲肠内营养补充或肠外营养补充。

5. 如有糖代谢异常，应减少糖类的摄入量，适当增加脂肪供能比，但应考虑肝脏负荷及胃肠道功能状况。

八、先天性多发性骨软骨瘤患者健康宣教

1. 入院后宣教：介绍主管医师、护士、环境、设施，介绍住院规章制度及注意事项，向患者进行安全宣教。宣教疾病知识、疼痛评估及用药知识，告知各项检查前后注意事项，宣教日常饮食、活动及陪探视注意事项及应对方式。

2. 术前宣教：讲解围手术期注意事项，介绍术前准备内容及配合方法，告知术前禁食、禁水及相关药物服用方法。

3. 术后宣教：术后饮食宣教，宣教功能锻炼和血栓预防的重要性，讲解术后并发症及护理对策，术后用药指导。

4. 出院宣教：告知患者出院流程，宣教康复锻炼方法及注意事项、复诊的时间和地点，发生紧急情况时的处理等，指导出院带药服用方法，讲解饮食休息等注意事项。

九、推荐表单

(一) 医师表单

先天性多发性骨软骨瘤临床路径医师表单

适用对象：第一诊断先天性多发性骨软骨瘤（ICD-10：Q78.403）

行肿瘤切除、截骨矫形、内固定术

患者姓名：		性别：　　年龄：　　门诊号：	住院号：
住院日期：　　年　月　日		出院日期：　　年　月　日	标准住院日：　　天

时间	住院第1天	住院第1~2天	住院第1~3天 （术前日）
主要诊疗工作	□ 询问病史及体格检查 □ 上级医师查房 □ 初步的诊断和治疗方案 □ 住院医师完成住院志、首次病程、上级医师查房等病历书写 □ 完善术前检查及医嘱	□ 上级医师查房与术前评估 □ 继续完成术前化验检查 □ 完成必要的相关科室会诊	□ 上级医师查房，术前评估和决定手术方案 □ 完成上级医师查房记录等 □ 向患者及/或家属交代围手术期注意事项并签署手术知情同意书、输血同意书、委托书（患者本人不能签字时）、自费用品协议书 □ 麻醉医师查房并与患者及/或家属交代麻醉注意事项并签署麻醉知情同意书 □ 完成各项术前准备
重点医嘱	**长期医嘱：** □ 骨科护理常规 □ 二级护理 □ 饮食 **临时医嘱：** □ 血常规、尿常规、大便常规 □ 凝血功能、肝功能、肾功能、电解质、 □ 感染性疾病筛查 □ 胸片、心电图 □ X光片	**长期医嘱：** □ 骨科护理常规 □ 二级护理 □ 饮食 □ 患者既往内科基础疾病用药 **临时医嘱：** □ 根据会诊科室要求安排检查和化验单	**长期医嘱：** 同前日 **临时医嘱：** 术前医嘱： □ 准备明日在◎椎管内麻醉 ◎全身麻醉下行肿瘤切除术 □ 术前禁食、禁水 □ 术前用抗菌药物皮试 □ 术前留置导尿管 □ 术区备皮 □ 术前灌肠（全身麻醉） □ 其他特殊医嘱
病情变异记录	□ 无　□ 有，原因： 1. 2.	□ 无　□ 有，原因： 1. 2.	□ 无　□ 有，原因： 1. 2.
医师签名			

时间	住院第 2~4 天 （手术日）	住院第 3~5 天 （术后第 1 天）	住院第 4~6 天 （术后第 2 天）
主要诊疗工作	□ 手术 □ 向患者及/或家属交代手术过程概况及术后注意事项 □ 术者完成手术记录 □ 完成术后病程 □ 上级医师查房 □ 麻醉医师查房 □ 观察有无术后并发症并做相应处理	□ 上级医师查房 □ 完成常规病程记录 □ 观察伤口、引流量、体温、生命体征情况等并作出相应处理	□ 上级医师查房 □ 完成病程记录 □ 伤口换药 □ 指导患者功能锻炼
重点医嘱	长期医嘱： □ 骨科术后护理常规 □ 一级护理 □ 饮食 □ 患肢抬高 □ 留置引流管并记引流量 □ 抗菌药物 □ 术后抗凝 □ 其他特殊医嘱临时医嘱： □ 今日在◎椎管内麻醉◎全身麻醉下行肿瘤切除术 □ 心电监测、吸氧（根据病情需要） □ 补液 □ 胃黏膜保护剂（酌情） □ 止吐、镇痛等对症处理急查血常规	长期医嘱： □ 骨科术后护理常规 □ 一级或二级护理 □ 饮食 □ 患肢抬高 □ 留置引流管并记引流量 □ 抗菌药物 □ 术后抗凝 □ 其他特殊医嘱 临时医嘱： □ 复查血常规 □ 补晶体、胶体液（根据病情需要） □ 换药 □ 镇痛等对症处理	长期医嘱： □ 骨科术后护理常规 □ 二级护理 □ 饮食 □ 患肢抬高 □ 留置引流管并记引流量 □ 抗菌药物 □ 术后抗凝 □ 其他特殊医嘱 临时医嘱： □ 复查血常规（必要时） □ 补晶体、胶体液（必要时）换药 □ 镇痛等对症处理
病情变异记录	□ 无　□ 有，原因： 1. 2.	□ 无　□ 有，原因： 1. 2.	□ 无　□ 有，原因： 1. 2.
医师签名			

时间	住院第 5~7 天 （术后第 3 天）	住院第 6~8 天 （术后第 4 天）	住院第 7~11 天 （术后第 5~7 天）
主要诊疗工作	□ 上级医师查房 □ 住院医师完成病程记录 □ 拔除引流管，伤口换药（必要时） □ 指导患者功能锻炼	□ 上级医师查房 □ 住院医师完成病程记录拔除引流管，伤口换药（必要时） □ 指导患者功能锻炼 □ 查手术部位正侧位片 □ 查手术部位 CT（必要时）	□ 上级医师查房，进行手术及伤口评估，确定有无手术并发症和切口愈合不良情况，如体温正常，伤口情况良好。明确是否出院 □ 完成出院志、病案首页、出院诊断证明书等病历。 □ 向患者交代出院后的康复锻炼及注意事项，如继续术后化疗、复诊的时间、地点，发生紧急情况时的处理等
重点医嘱	长期医嘱： □ 骨科术后护理常规 □ 二级护理 □ 饮食 □ 抗菌药物：如体温正常，伤口情况良好，无明显红肿时可以停止抗菌药物治疗 □ 术后抗凝 □ 其他特殊医嘱 □ 术后功能锻炼 临时医嘱： □ 复查血常规、尿常规、生化（必要时） □ 补液（必要时） □ 换药（必要时） □ 镇痛等对症处理	长期医嘱： □ 骨科术后护理常规 □ 二级护理 □ 饮食 □ 术后抗凝 □ 其他特殊医嘱 □ 术后功能锻炼 临时医嘱： □ 复查血常规、尿常规、生化（必要时） □ 补液（必要时） □ 换药（必要时） □ 镇痛等对症处理	出院医嘱： □ 出院带药 □ 拆线换药（根据伤口愈合情况预约拆线时间） □ 1 个月后门诊或康复科复查不适随诊
病情变异记录	□ 无　□ 有，原因： 1. 2.	□ 无　□ 有，原因： 1. 2.	□ 无　□ 有，原因： 1. 2.
医师签名			

（二）护士表单

先天性多发性骨软骨瘤临床路径护士表单

适用对象：第一诊断先天性多发性骨软骨瘤（ICD-10：Q78.403）
行肿瘤切除、截骨矫形、内固定术

| 患者姓名： | 性别： 年龄： 门诊号： | 住院号： |
| 住院日期： 年 月 日 | 出院日期： 年 月 日 | 标准住院日： 天 |

时间	住院第 1 天	住院第 1~2 天	住院第 1~3 天 （术前日）
健康宣教	□ 介绍主管医师、护士 □ 介绍环境、设施 □ 介绍住院规章制度及注意事项 □ 向患者进行安全宣教（防火、防盗） □ 向患者进行垃圾分类宣教	□ 主管护士与患者沟通，了解并指导心理应对 □ 宣教疾病知识、疼痛评估及用药知识 □ 告知各项检查前后注意事项及特殊检查操作流程 □ 宣教日常饮食、活动及陪探视注意事项及应对方式 □ 宣教压疮、跌倒、病理骨折的预防	□ 向患者及/或家属讲解围手术期注意事项，通知手术费用 □ 介绍术前准备内容及配合方法 □ 告知护理用具准备内容及使用方法 □ 告知术前禁食、禁水及相关药物服用方法
护理处置	□ 核对患者、确定床位 □ 建立入院护理病历 □ 卫生处置：剪指（趾）甲、沐浴、更换病号服 □ 测量体温、脉搏、呼吸、血压、身高、体重 □ 进行抽血检查化验 □ 进行心电图检查	□ 观察患者病情变化 □ 完成生活护理，防止皮肤压疮护理 □ 协助医师完成各项检查、化验 □ 遵医嘱进行药物治疗	□ 病情观察：评估患者生命体征及疼痛情况 □ 完成术前准备内容（备皮、皮试、配血、发放药物、标记手术部位）
基础护理	□ 二级护理 □ 晨晚间护理 □ 患者安全管理	□ 二级护理 □ 晨晚间护理 □ 患者安全管理	□ 二级护理 □ 晨晚间护理 □ 患者安全管理
专科护理	□ 完成入院护理评估单（简单询问病史、过敏史、用药史） □ 评估患者活动情况及自理能力 □ 评估患者疼痛情况 □ 进行护理查体（皮肤、各种管路、病变部位、伤口、造口） □ 必要时家属陪床	□ 指导、协助患者完成相关检查 □ 给予患者心理支持 □ 指导、协助患者合理应用镇痛药物并观察疗效 □ 指导、协助患者使用护理用具（轮椅、拐杖等）	□ 进行术前心理护理 □ 指导护理用具的使用 □ 疼痛评估 □ 进行术前肠道准备 □ 指导术前用药（降压药） □ 评估患者皮肤情况
重点医嘱	□ 详见医嘱执行单	□ 详见医嘱执行单	□ 详见医嘱执行单

续　表

时间	住院第 1 天	住院第 1~2 天	住院第 1~3 天（术前日）
病情变异记录	□无　□有，原因： 1. 2.	□无　□有，原因： 1. 2.	□无　□有，原因： 1. 2.
护士签名			

时间	住院第 2~4 天 （手术日）	住院第 3~5 天 （术后第 1 天）	住院第 4~6 天 （术后第 2 天）
健康宣教	□ 手术 □ 向患者及/或家属讲解术后注意事项 □ 完成护理记录 □ 术后饮食宣教	□ 讲解术后注意事项 □ 术后饮食宣教 □ 宣教功能锻炼的重要性 □ 血栓预防宣教	□ 讲解术后并发症及护理对策 □ 术后饮食宣教 □ 宣教功能锻炼的重要性 □ 血栓预防宣教 □ 术后用药指导
护理处置	□ 保持患肢有效体位 □ 留置引流管并记引流量 □ 遵医嘱应用抗菌药物 □ 遵医嘱应用术后抗凝药物 □ 指导患者术后进食及饮食处置 □ 监测生命体征（心电监测、吸氧） □ 根据病情遵医嘱予以对症治疗、护理（镇痛、止吐、降温等） □ 监测血常规变化	□ 患者体位管理 □ 术后饮食管理 □ 留置管路的管理 □ 遵医嘱进行药物治疗 □ 复查血常规 □ 补晶体、胶体液（根据病情需要） □ 协助医师换药 □ 镇痛护理 □ 抗血栓护理	□ 患者体位管理 □ 术后饮食管理 □ 留置管路的管理 □ 遵医嘱进行药物治疗 □ 复查血常规 □ 补晶体、胶体液（根据病情需要） □ 协助医师换药 □ 镇痛护理 □ 抗血栓护理
基础护理	□ 观察患者病情变化并及时报告医师 □ 术后心理与生活护理 □ 术后患者安全管理	□ 观察患者病情并做好引流量等相关记录 □ 术后心理与生活护理 □ 术后患者安全管理	□ 观察患者病情变化 □ 术后心理与生活护理 □ 术后患者安全管理
专科护理	□ 监测生命体征，吸氧（必要时使用面罩） □ 进行各种管路护理，观察引流变化 □ 保持肢体功能位或遵医嘱摆放特殊体位 □ 观察患肢血运、感觉、活动情况及伤口情况观察 □ 遵医嘱查血，监测血象变化疼痛护理 □ 评估压疮风险，进行皮肤护理 □ 指导术后患者功能锻炼	□ 保持肢体功能位或遵医嘱摆放特殊体位 □ 进行各种管路护理，观察引流变化 □ 患肢护理（伤口、血运、感觉、运动情况等） □ 术后并发症的观察及护理 □ 疼痛护理 □ 血栓预防护理（抗血栓压力带、足底泵等） □ 皮肤评估及护理 □ 指导术后患者功能锻炼 □ 测量生命体征	□ 保持肢体功能位或遵医嘱摆放特殊体位 □ 进行各种管路护理，观察引流变化 □ 患肢护理（伤口、血运、感觉、运动情况等） □ 术后并发症的观察及护理 疼痛护理 □ 血栓预防护理（抗血栓压力带、足底泵等） □ 皮肤评估及护理 □ 指导术后患者功能锻炼 □ 测量生命体征
病情变异记录	□ 无　□ 有，原因： 1. 2.	□ 无　□ 有，原因： 1. 2.	□ 无　□ 有，原因： 1. 2.
护士签名			

时间	住院第5~7天 （术后第3天）	住院第6~8天 （术后第4天）	住院第7~11天 （术后第5~7天）
健康宣教	□ 功能锻炼宣教 □ 血栓预防宣教 □ 术后用药指导 □ 术后抗感染宣教	□ 功能锻炼宣教 □ 血栓预防宣教 □ 术后用药指导 □ 术后抗感染宣教	□ 告知患者出院流程 □ 进行出院宣教（康复锻炼方法及注意事项、复诊的时间、地点，发生紧急情况时的处理等） □ 指导出院带药服用方法 □ 讲解饮食休息等注意事项 □ 讲解增强体质的方法，减少感染的机会
护理处置	□ 患者体位管理 □ 术后饮食管理 □ 留置管路的管理 □ 患肢护理 □ 药物治疗护理 □ 协助医师换药 □ 镇痛护理 □ 抗血栓护理	□ 患者体位管理 □ 术后饮食管理 □ 留置管路的管理 □ 患肢护理（伤口、运动、清洁等） □ 药物治疗护理 □ 协助医师换药 □ 镇痛护理 □ 抗血栓护理 □ 相关检查护理	□ 办理出院手续 □ 完成护理病例
基础护理	□ 观察患者病情变化 □ 术后心理与生活护理 □ 术后患者安全管理	□ 观察患者病情变化 □ 术后心理与生活护理 □ 术后患者安全管理	□ 指导患者办理出院手续 □ 出院宣教
专科护理	□ 保持肢体功能位或遵医嘱摆放特殊体位 □ 进行各种管路护理，观察引流变化 □ 患肢护理（伤口、运动、清洁等） □ 术后并发症的观察及护理 □ 疼痛护理 □ 血栓预防护理 □ 皮肤评估及护理 □ 指导术后患者功能锻炼 □ 测量生命体征	□ 保持肢体功能位或遵医嘱摆放特殊体位 □ 进行各种管路护理，观察引流变化 □ 患肢护理（伤口、运动、清洁等） □ 术后并发症的观察及护理 □ 疼痛护理 □ 血栓预防护理 □ 皮肤评估及护理 □ 指导术后患者功能锻炼 □ 测量生命体征	□ 完成护理病例及日常生活能力评估表，打印体温单 □ 协助患者办理出院手续 □ 指导伤口护理方法 □ 指导患者继续进行功能锻炼 □ 指导护理用具的应用及维护方法 □ 发放诊断证明及出院带药，告知药物使用方法 □ 告知患者复印病历的时间及方法
病情变异记录	□ 无　□ 有，原因： 1. 2.	□ 无　□ 有，原因： 1. 2.	□ 无　□ 有，原因： 1. 2.
护士签名			

（三）患者表单

先天性多发性骨软骨瘤临床路径患者表单

适用对象：第一诊断先天性多发性骨软骨瘤（ICD-10：Q78.403）
　　　　　行肿瘤切除、截骨矫形、内固定术

患者姓名：	性别：	年龄：	门诊号：	住院号：
住院日期：　　年　月　日	出院日期：　　年　月　日		标准住院日：　　　天	

时间	住院第 1 天	住院第 1~2 天	住院第 1~3 天 （术前日）
医患配合	□ 配合询问病史、收集资料，请务必详细告知既往史、用药史、过敏史 □ 配合进行体格检查 □ 有任何不适告知医师	□ 配合完善相关检查、化验，如采血、留尿、心电图、X线、CT、ECT 等 □ 医师向患者及家属介绍病情，如有异常检查结果需进一步检查 □ 配合用药及治疗 □ 有任何不适告知医师	□ 医师向患者及家属交代手术方案 □ 医师向患者及/或家属交代围手术期注意事项并签署手术知情同意书、输血同意书、委托书（患者本人不能签字时）、自费用品协议书 □ 麻醉医师与患者及/或家属交代麻醉注意事项并签署麻醉知情同意书
护患配合	□ 配合测量体温、脉搏、呼吸、血压、血氧饱和度、体重 □ 配合完成入院护理评估单（简单询问病史、过敏史、用药史）接受入院宣教（环境介绍、病室规定、订餐制度、贵重物品保管等） □ 有任何不适告知护士	□ 配合测量体温、脉搏、呼吸，询问每日排便情况 □ 接受相关化验检查宣教，正确留取标本，配合检查 □ 有任何不适告知护士	□ 交代术前注意事项 □ 术前禁食、禁水 □ 术前用抗菌药物皮试 □ 术前留置导尿管 □ 术区备皮 □ 术前灌肠（全身麻醉） □ 配血 □ 其他特殊注意事项
饮食	□ 普通饮食	□ 普通饮食	□ 普通饮食
排泄	□ 正常排尿便	□ 正常排尿便	□ 正常排尿便
活动	□ 正常	□ 正常	□ 正常

时间	住院第 2~4 天 （手术日）	住院第 3~10 天 （术后第 1~7 天）	住院第 7~11 天 （出院日）
医患配合	□ 向家属交代手术概况 □ 交代术后注意事项 □ 有任何不适告知医师	□ 指导功能锻炼 □ 术后定期换药 □ 术后拍 X 线片 □ 有任何不适告知医师	□ 交代注意事项：拆线时间；术后化疗 □ 指导功能锻炼 □ 复查时间 □ 出院带药
护患配合	□ 交代术后注意事项 □ 有任何不适告知护士 □ 记引流量 □ 血压、脉搏、呼吸监测 □ 疼痛处理	□ 指导饮食 □ 患肢抬高 □ 留置引流管并记引流量 □ 遵医嘱抽血化验 □ 完成 X 线检查 □ 指导功能锻炼	□ 接受出院宣教，交代注意事项 □ 获取诊断证明书 □ 办理出院手续 □ 出院带药使用方法、注意事项 □ 知道复印病历方法
饮食	□ 麻醉清醒后流质饮食	□ 普通饮食	□ 普通饮食
排泄	□ 留置导尿 □ 正常大便	□ 拔除尿管 □ 正常大便	□ 正常排便
活动	□ 卧床	□ 肌肉收缩和关节屈伸主动练习	□ 肌肉收缩和关节屈伸主动练习

附：原表单（2017 年版）

先天性多发性骨软骨瘤临床路径执行表单

适用对象：第一诊断先天性多发性骨软骨瘤（ICD-10：Q78.403）

行肿瘤切除、截骨矫形、内固定术

患者姓名：	性别：	年龄：	门诊号：	住院号：
住院日期： 年 月 日	出院日期： 年 月 日	标准住院日： 天		

时间	住院第 1 天	住院第 2 天	住院第 3 天（术前日）
主要诊疗工作	□ 询问病史及体格检查 □ 同上级医师商讨初步诊疗计划 □ 制订初步治疗方案 □ 完成住院志、首次病程、上级医师查房等病历书写 □ 开检查检验单	□ 上级医师查房确定活检方式及部位 □ 行病变活检术 □ 进一步完善病历资料 □ 收集各项检查结果、评估病情 □ 必要时请相关科室会诊、协助治疗合并症	□ 上级医师查房 □ 根据病理结果评估和决定手术治疗方案 □ 完成查房记录 □ 同患者及家属交代病情，围手术期注意事项 □ 签署手术知情同意书、输血同意书、委托书等 □ 备血 □ 麻醉医师访视患者并签署麻醉知情同意书 □ 完成各项术前准备
重点医嘱	长期医嘱： □ 骨科护理常规 □ 二级护理 □ 饮食 □ 疼痛护理评估 临时医嘱： □ 血常规、血型 □ 尿常规、大便常规 □ 凝血分析 □ 生化、电解质检查 □ 传染疾病筛查 □ 胸部平片、心电图 □ 股骨正侧位平片 □ 股骨 CT、磁共振 □ 全身骨显像	长期医嘱： □ 限制患肢活动 临时医嘱： □ 行病灶活检术 □ 必要时镇痛治疗	长期医嘱： 临时医嘱： □ 明日在硬膜外麻醉或全身麻醉下行肿瘤切除、截骨矫形、植骨、内固定术 □ 术前禁食、禁水 □ 抗生素皮试 □ 术前备皮 □ 术前灌肠 □ 术前留置尿管 □ 配血
主要护理工作	□ 入院介绍（病房环境、设施） □ 入院护理评估 □ 观察患肢情况	□ 观察患肢活检后感觉、运动变化 □ 观察患肢有无肿胀	□ 做好术前准备 □ 提示术前禁食、禁水 □ 术前心理护理

续　表

时间	住院第 1 天	住院第 2 天	住院第 3 天 （术前日）
病情 变异 记录	□无　□有，原因： 1. 2.	□无　□有，原因： 1. 2.	□无　□有，原因： 1. 2.
护士 签名			
医师 签名			

时间	住院第＿＿天（手术日）		住院第＿＿天（术后第1天）
	术前	术后	
主要诊疗工作	□ 进行术晨术前准备 □ 必要时行术前补液	□ 手术 □ 向患者及家属交代手术大致过程，术中所见，术后注意事项 □ 完成手术记录 □ 完成术后病程 □ 观察有无严重并发症 □ 及时对症处理	□ 上级医师查房 □ 完成常规病程记录 □ 观察体温、血压、心率等生命体征 □ 观察患肢远端远端运动情况
重点医嘱	**长期医嘱：** **临时医嘱：** □ 术前补液	**长期医嘱：** □ 骨科术后护理常规 □ 一级护理 □ 饮食 □ 患肢抬高 □ 留置引流管并记量 □ 抗菌药物使用 □ 心电监测 □ 吸氧 □ 观察患肢感觉运动 □ 胃黏膜保护剂 **临时医嘱：** □ 今日在硬膜外麻醉或全身麻醉下行肿瘤切除、截骨矫形、植骨、内固定术 □ 复查血常规 □ 必要时输血 □ 补液 □ 镇痛	**长期医嘱：** □ 骨科术后护理常规 □ 一级护理 □ 饮食 □ 患肢抬高 □ 留置引流管并记量 **临时医嘱：** □ 复查血常规 □ 补液
主要护理工作		□ 观察患者病情变化 □ 做好引流量等记录 □ 定时测生命体征	□ 生活护理 □ 观察患肢感觉运动变化 □ 指导患者行功能锻炼
病情变异记录	□ 无　□ 有，原因： 1. 2.	□ 无　□ 有，原因： 1. 2.	□ 无　□ 有，原因： 1. 2.
护士签名			
医师签名			

时间	住院第＿＿天 （术后第 2 天）	住院第＿＿天 （术后第 3 天）	住院第＿＿天 （术后第 4 天）
主要诊疗工作	□ 上级医师查房 □ 完成病程记录 □ 伤口换药 □ 指导功能锻炼	□ 上级医师查房 □ 完成病程记录 □ 可拔除引流管 □ 摄术后平片 □ 指导功能锻炼 □ 与病理科医师联合查房，分析病理类型	□ 上级医师查房 □ 评估手术及伤口愈合情况 □ 根据病理结果指导患者定期复查 □ 明确是否可出院 □ 完善相关病历记录 □ 向患者及家属交代病情、术后注意事项复查时间及频率 □ 指导功能锻炼
重点医嘱	长期医嘱： □ 骨科术后护理常规 □ 二级护理 □ 饮食 □ 患肢抬高 □ 若相关检查无明显异常，可停用抗生素 临时医嘱： □ 换药医嘱	长期医嘱： □ 骨科术后护理常规 □ 二级护理 □ 饮食 □ 患肢抬高 临时医嘱： □ 拔引流管 □ 摄股骨正侧位 □ 复查相关检查	出院医嘱： □ 出院带药 □ 定好门诊换药时间、拆线时间、复查时间 □ 康复科门诊就诊进行功能锻炼 □ 不适随诊
主要护理工作	□ 观察患者病情变化 □ 指导功能锻炼	□ 观察患者病情变化 □ 指导功能锻炼	□ 指导患者办理出院手续 □ 出院宣教
病情变异记录	□ 无　□ 有，原因： 1. 2.	□ 无　□ 有，原因： 1. 2.	□ 无　□ 有，原因： 1. 2.
护士签名			
医师签名			

第四十六章

尤因肉瘤临床路径释义

【医疗质量控制指标】

指标一、尤因肉瘤的诊断，包括 FISH 检测。

指标二、确诊尤因肉瘤后的分期检查。

指标三、化疗前准备。

指标四、化疗相关不良反应的监测及处理。

指标五、术前化疗的疗效评估。

指标六、术前化疗后局部治疗方案的选择。

指标七、根据术前化疗评估，术后辅助化疗的选择。

指标八、出院后的随访和健康教育。

一、尤因肉瘤编码

疾病名称及编码：骶骨尤因肉瘤（ICD-10：C41.405）

二、临床路径检索方法

C41.405

三、国家医疗保障疾病诊断相关分组（CHS-DRG）

暂未纳入到国家医疗保障疾病诊断相关分组（CHS-DRG）中。

四、尤因肉瘤临床路径标准住院流程

（一）适用对象

第一诊断为骶骨尤因肉瘤（ICD-10：C41.405）。常规检查为骶骨单发病变，未见明确转移，患者可伴有神经功能受损，但尚未完全丧失。

> **释义**
>
> ■ 本路径适用对象为局限期的骶骨尤因肉瘤患者，分期检查提示肿瘤为单发且无转移者。
>
> ■ 尤因肉瘤家族肿瘤（ESFT）包括尤因肉瘤，原始神经外胚层瘤（PNET），Askin 肿瘤，骨 PNET 和骨外尤因肉瘤。尤因肉瘤和原始神经外胚层瘤（PNET）为发生于骨与软组织的小圆细胞肿瘤，由一个染色体易位，t（11；22）（q24；q12）和相关的变异型引起。通常此病好发于青少年和年轻成人，最常见的原发部位是骨盆，股骨和胸骨，长骨骨干是最常见的受累部位。
>
> ■ 临床工作中，将肿瘤的临床情况和组织学表现相结合，提出软组织肿瘤分期系统更能反映肿瘤的全面情况，最常用的分期系统是由国际抗癌协会（UICC）和美国癌症联合委员会（AJCC）制定的 TNM 分级系统（表 46-1）。此分期系统按照肿瘤大小（T）、累及区域（N）和/或远处转移（M）进行分类，具有指导临床治疗及预后的价值。

表 46-1 美国癌症联合委员会（AJCC）肢体/躯干软组织肉瘤分期系统（第八版，2016 年）

TNM 定义			

原发肿瘤（T）

T_X 原发肿瘤无法评价

T_0 无原发肿瘤证据

T_1 肿瘤最大径 ≤5cm

T_2 肿瘤最大径 >5cm，≤10cm

T_3 肿瘤最大径 >10cm，≤15cm

T_4 肿瘤最大径 >15cm

区域淋巴结（N）

N_0 无局部淋巴结转移或局部淋巴结无法评价

N_1 局部淋巴结转移

远处转移（M）

M_0 无远处转移

M_1 有远处转移

病理分级

GX 病理分级无法评价

G1，G2，G3

TNM 合期				
I$_A$ 期	T_1	N_0	M_0	G1，GX
I$_B$ 期	$T_2/T_3/T_4$	N_0	M_0	G1，GX
II 期	T_1	N_0	M_0	G2，G3
III$_A$ 期	T_2	N_0	M_0	G2，G3
III$_B$ 期	T_3/T_4	N_0	M_0	G2，G3
IV 期	任何 T	N_1	M_0	任何 G
	任何 T	任何 N	M_1	任何 G

（二）诊断依据

1. 病史：患病部位疼痛、肿胀、大小便功能受损等。
2. 体格检查：病变部位可触及包块、压痛，神经功能受限。
3. 辅助检查：骨盆平片、CT、MRI，胸部 CT、PET-CT 等。
4. 病灶活检：提示尤因肉瘤。

> **释义**
>
> ■ 骨与软组织肿瘤的诊断应该遵循临床表现、影像学和病理学三结合的原则。

■ 骶骨尤因肉瘤患者大多因为局部疼痛、肿胀而就诊，症状呈间歇性或持续性且强度不等，随时间的推移而加重，这些无特殊性的症状使尤因肉瘤的早期诊断相对困难。与其他骨与软组织肉瘤不同，相当一部分尤因肉瘤患者可表现出全身症状：间断的低热，白细胞计数升高、核左移，红细胞沉降率增快，贫血，局部皮肤发红，皮温升高，张力增大，静脉曲张，这些表现极易同骨髓炎相混淆。其原因是尤因肉瘤对组织出血坏死的反应，有人认为这些表现是预后不良的征兆。还有一些相对少见的情况，骶骨肿瘤压迫造成肠道和膀胱出现神经功能受损导致会阴区麻木、大小便不同程度的功能障碍。

■ 所有怀疑尤因肉瘤的患者都应进行详细的病史采集及体格检查，此外应该进行的影像学检查包括两个方面：局部原发灶的影像学检查（X线片，增强CT和或MRI）和分期检查（胸部CT，骨扫描以便早期发现经血行转移的肺或骨病灶，同时建议行骨穿除外骨髓侵犯）。有条件者可行PET-CT。另外，除常规血液学检查外，ESFT患者还需监测LDH的变化。患者在接受放化疗前建议至生殖医学科进行相关咨询。

■ 对疑似患者需要在专科医院行活检明确病理，尤因肉瘤的肉眼标本可见软组织肿块突出于骨外，其表面无包膜或仅有假包膜；肿瘤组织柔软，呈灰白色，松脆易变形；肿瘤血运丰富，易出血；大面积坏死区很常见；液化坏死明显时，易被误认为是骨髓炎的脓包。由于ESFT有显著的遗传易感性（90%尤因瘤家族肿瘤拥有4种特定染色体易位），因此强烈建议患者行细胞遗传学和/或分子生物学检测（可能因此需要再次活检）。

（三）进入路径标准

1. 第一诊断必须符合尤因肉瘤（ICD-10：C41.405）。
2. 全身情况允许进行放化疗，未见明确转移病灶。
3. 除外其他小圆细胞恶性肿瘤。

> **释义**
>
> ■ 必须有穿刺活检或切开病理检查结果支持为尤因肉瘤（ICD-10：C41.405）。影像学明确显示骶骨局部有肿瘤病灶，全身分期检查未见明确转移灶。
> ■ 既往疾病史、心脏、肝脏、肾脏、血象等评估无放化疗禁忌者，可进入此路径。

（四）标准住院日

每次化疗住院5~7天，每21天进行1次，每两周期进行1次全面影像学评价，修正治疗方案。

> **释义**
>
> ■ 患者化疗采用VAC/IE方案序贯化疗，每21天为1周期，住院后1~2天评估有无化疗禁忌，如无化疗禁忌开始化疗，VAC方案化疗药物为2天，IE方案化疗药物为5天，化疗后监测化疗不良反应，如无严重不良反应可安排出院。

> ■ 化疗每 2 周期，也就是 VAC/IE 方案各一次后进行 CT/X 线或 MRI 评估影像学，根据影像学结果和临床症状缓解情况来调整治疗方案。

（五）住院期间的检查项目

1. 必需的检查项目
（1）血常规、血型、尿常规、大便常规。
（2）检查电解质、肝功能、肾功能、凝血功能、感染性疾病（乙型肝炎、丙型肝炎、梅毒、艾滋病）、红细胞沉降率。
（3）胸部 X 线平片、胸部 CT、心电图。
（4）骨科 X 线检查、骨盆 CT、骨盆 MRI、PET-CT、双下肢肢动静脉血管彩超。
2. 根据患者病情进行的检查项目：超声心动、肺功能、血气分析、肌电图、直肠肛管测压、尿流率测定等。

> **释义**
>
> ■ 化疗需要评估患者有无化疗禁忌，因此必需查血常规、血型、尿常规、便常规，电解质检查、肝功能测定、肾功能测定、凝血功能检查、感染性疾病筛查、红细胞沉降率，心电图，心脏超声。如患者有其他基础病，必须进行基础病控制状态的评估和内科会诊。
>
> ■ 化疗后前后需要进行影像学检查，用于评估化疗疗效，包括有 X 线检查、骨盆 CT、骨盆 MRI、胸部 CT、骨扫描，必要时 PET-CT，为了缩短平均住院日，部分检查可以在门诊完成。

（六）治疗方案的选择

根据患者影像学显示病变范围及活检病理提示，选择常规方案新辅助化疗，进行一次化疗评估后，进行病灶部位放疗，患者一般情况允许，可联合进行放化疗。

> **释义**
>
> ■ 所有尤因肉瘤患者均应采用骨肿瘤外科、肿瘤内科、放疗科等多学科联合治疗模式：全身治疗加局部治疗。全身治疗指的是化疗，包括术前的新辅助化疗及术后的辅助化疗，局部治疗包括外科手术及局部放疗。
>
> ■ 新辅助化疗通常至少 3 个月，部分患者可延长到 6 个月，治疗过程中定期进行影像学评估，根据影像学评估结果来确定局部干预方式的选择。
>
> ■ 现代化疗应用之前，尤因肉瘤患者的转移出现很快，使得局部治疗其实等同于一种姑息治疗。大部分的患者不久后死于播散性转移。在这种情况下，放疗作为局部治疗起到了保留肢体，减轻痛苦的作用。然而，在系统化疗广泛采用之后，患者的生存率显著提高。这种情况下放疗所造成的复发、继发恶变、肢体功能损害等多种问题就变得突出起来。所以从 20 世纪 70 年代末 80 年代初，国际上许多医疗机

构开始致力于通过外科手术切除原发肿瘤来提高尤因肉瘤的 5 年生存率。另外，肿瘤特制人工关节的使用和影像技术的发展，又进一步推动了保肢技术的发展，使得尤因肉瘤外科治疗普遍开展起来。尤因肉瘤的局部外科治疗既要有效地控制局部的复发率，又要减少保肢术后的并发症。在一些解剖结构复杂的部位和肿瘤体较大的情况下，术后放疗是一种必要的补充。关于尤因肉瘤的放疗和外科治疗的选择，在外科边界有保证的情况下，外科治疗应是首选方法。当肿瘤的大小和部位不允许行较广泛的切除时，或必须在过小年龄患者使用髋、肩、膝关节的复杂重建时，外科治疗同放疗相比的优越性就值得商榷了。

　　■ 放疗的适应证是：①手术无法彻底切除的部位；②放疗较手术切除显著保留功能的部位；③预后差，Ⅲ期的多骨病变，远隔部位有转移或化疗效果差。对于一般的病灶，放疗剂量应该是 50~60cGy。

　　■ 局部干预后，继续辅助化疗并定期复查，监测复发及转移。

（七）预防性抗菌药物选择与使用时机

若患者出现严重粒细胞减少，可参考指南应用抗菌药物保护。

> **释义**
>
> 　　■ 尤因肉瘤治疗中，全身化疗对于局部、多发、转移等多种形式的病灶均有效，不但提高了保肢率，降低了复发率，而且最终提高了生存率。多药联合化疗早已被证实是提高患者生存率、消灭早期亚临床转移灶的最有效方法。尤因肉瘤患者最初生存率低于 10%，现在经过术前新辅助化疗，有效的局部肿瘤切除或控制，术后多周期的辅助化疗，5 年生存率已提高到 50%~55%。
>
> 　　■ 尤因肉瘤的化疗，通常骨髓抑制较重，有时会严重粒细胞减少，甚至出现粒细胞缺乏性发热，此时需要适当的生长因子刺激素支持治疗，同时根据指南高危患者给予抗菌药物预防治疗至中性粒细胞绝对值大于 $0.5 \times 10^9/L$ 或出现明显的骨髓恢复的证据。

（八）手术日

若患者放化疗反应佳，可不进行肿瘤切除手术；若化疗效果欠佳，可进行骶骨、直肠分离手术，利于加大放疗剂量；若放化疗反应不佳或为放化疗全疗程治疗后肿瘤进展，可考虑行全骶骨切除、重建术。

> **释义**
>
> 　　■ 如新辅助治疗后患者评估有手术机会，则限期安排手术。手术方式根据影像学肿瘤侵犯范围及对术前新辅助治疗的反应综合考虑。此评估通常由门诊完成。
>
> 　　■ 在门诊做好充分评估后收入院计划手术，通常手术日安排在入院后第 3~5 天。

（九）术后恢复

1. 大约 7 天。
2. 必须复查的项目：血常规、X 线片。
3. 可选择的检查项目：生化、凝血、血管 B 超。
4. 术后首选第二、第三代头孢菌素类，并根据患者的病情决定抗菌药物的选择与使用时间。
5. 术后 24 小时，生命体征平稳、无活动性出血，开始预防应用抗凝药物。
6. 术后即刻开始应用镇痛治疗。
7. 其他药物：消肿，促进骨愈合，神经营养药物。
8. 逐步行功能锻炼。

> **释义**
>
> ■ 骶骨手术通常时间长，出血多，创伤大，术后需复查血常规、凝血功能、电解质、肝功能、肾功能，了解 WBC、RBC、Hb、电解质等情况，根据化验结果给予纠正贫血、改善电解质紊乱、补充血容量，同时按《抗菌药物临床应用指导原则》适当应用抗菌药物，按照《骨科常见疼痛的处理专家建议》进行术后镇痛；对于存在下肢静脉血栓形成危险因素的患者，可根据病情给予抗凝治疗，以避免深静脉血栓形成。
>
> ■ 术前存在心肺功能受损的患者，术后需复查心肺功能，了解改善情况及是否需要相关支持。术后定期换药观察伤口愈合情况、引流情况、体温情况、二便和局部感觉神经功能情况。
>
> ■ 待伤口愈合良好、引流逐步减少后拔除引流管，给予行术后片，通常需复查 X 线片和局部 CT。
>
> ■ 术后恢复通常 7 天，根据个人体质及手术大小可能延长或缩短。

（十）出院标准

每次化疗后出院，门诊继续复查。

术后出院标准：

1. 体温正常、常规化验未见明显异常。
2. 伤口愈合好：引流管已拔除，可门诊定期换药。
3. 术后平片见内植物位置完好。
4. 没有需要住院处理的并发症或合并症。

> **释义**
>
> ■ 化疗患者出院标准为化疗完成，监测化疗无明显不良反应者，叮嘱患者出院后继续监测化疗不良反应，每周查血常规 2~3 次，生化 1 次，按时返院行下周期化疗。
>
> ■ 手术患者通常需要根据患者伤口恢复情况及化验指标是否合格决定是否能出院。如果出现术后伤口感染等并发症和/或合并症需要继续留院治疗的情况，应先处理并发症和/或合并症并符合出院条件后再准许患者出院。出院前通常需要伤口愈合良好，拔除引流管，并复查完成术后影像。
>
> ■ 术后出院的患者需要确定后续治疗方案的策略。治疗方案通常与术后病理有

关，如出院时病理报告已出，根据病理结果确认后治疗方案告知患者；如病理检查
因需要免疫组化及其他分子检测而无法报告，患者可先行出院，待病理报告回报后
门诊复诊制定后续治疗方案。

（十一）变异及原因分析

1. 并发症：部分患者可能出现伤口延期愈合，合并神经、血管损伤。

3. 合并症：其他疾病，如糖尿病、心脑血管疾病等，可能会延长住院时间，增加住院费用。

3. 内植物选择：根据病变情况，选择适当的内植物。

4. 患者病情进展，局部肿瘤放化疗反应欠佳，远处出现新发转移性病灶。

> **释义**
>
> ■ 每个患者，由于年龄、性别、教育水平及对疾病认识程度不一样，同时个人体质存在差异，此外肿瘤位置、大小、麻醉方式、手术方式、术中情况，通常会出现变异，导致围手术期并发症发生不一，可能会延长住院时间并增加了费用。变异包括：
>
> （1）手术本身的并发症有：①伤口不愈合或延迟愈合。需要经过换药或手术清创治疗。②静脉血栓栓塞症。即使积极预防，仍有可能发生，需要转血管外科治疗。
>
> （2）基础病在手术应激下出现急性发作或并发症，如糖尿病、心脑血管疾病等，可能需要内科会诊或转内科监护及调理。
>
> （3）肿瘤本身发展并发症，部分患者在治疗过程中会病情进展，局部肿瘤放复发或远处出现新发转移性病灶，如果患者主诉局部症状及转移灶症状，应该尽快完善影像学检查。

五、尤因肉瘤临床路径给药方案

1. 术前用药

【用药选择】

手术患者术前用药：无。

化疗患者的用药选择，根据美国国立综合癌症网络（NCCN）指南和国内 CSCO 软组织肉瘤诊疗指南建议，初诊未转移患者（初始化疗、新辅助化疗、辅助化疗）一线方案 VAC/IE。

VAC/IE 每两周序贯化疗，具体方案可参考如下：

VAC 方案：

VCR 1.5mg/m^2（最大剂量 2mg）	d1
CTX 1.0~1.2g/m^2（儿童 0.8g/m^2）	d1
ADM 37.5mg/m^2（儿童 25mg/m^2）（持续静脉滴注 48 小时）	d1, d2

IE 方案：

IFO 1.5~1.8g/m^2（儿童 1.2g/m^2）	d1~d5
VP-16 100mg/m^2（儿童 80mg/m^2）	d1~d5

【药学提示】

（1）长春新碱：长春新碱也叫做硫酸长春新碱，是从植物长春花中提取出来的生物碱，在临床上有着广泛的应用。长春新碱的毒副作用比较明显，不良反应很多，常见的有外周神经症状，包括手指毒性、神经毒性、外周神经炎、足趾麻木等，偶尔会出现腹痛、便秘、麻痹性肠梗阻等，患者的运动神经、感觉神经也可能遭受破坏，并引起相应的症状。年纪越大的患者越容易出现神经毒性，儿童患者的耐受性比较好。

（2）环磷酰胺：应在长春新碱给药4~6小时后应用，因为长春新碱主要作用于M期，这种作用于4~6小时后达高峰，此时用环磷酰胺作用增加。环磷酰胺原形无活性，进入肝后经肝P450混合功能氧化酶作用，成为中间产物醛磷酰胺，进而在肿瘤细胞分解出磷酰胺氮芥，从而破坏DNA的结构和功能。为细胞周期非特异性药物。

环磷酰胺的主要不良反应：①骨髓抑制：为剂量限制毒性。可造成白细胞计数显著下降。最低值在用药后1~2周，多在2~3周后恢复。血小板很少受影响。②泌尿道反应：当大剂量环磷酰胺静脉滴注，而缺乏有效预防措施时，其代谢产物丙烯醛刺激膀胱可致出血性膀胱炎，可致出血性膀胱炎，表现为膀胱刺激症状、少尿、血尿及蛋白尿。③胃肠道反应：恶心、呕吐、胃肠道黏膜溃疡等，一般停药1~3天即可消失。④其他反应：尚包括脱发、肝功能损害、皮肤色素沉着、月经紊乱、精子减少等。

环磷酰胺的药物相互作用与注意事项：①环磷酰胺可使血清中假胆碱酯酶减少，使血清尿酸水平增高，因此，与抗痛风药如别嘌呤醇、秋水仙碱、丙磺舒等同用时，应调整抗痛风药物的剂量。此外也具有加强琥珀胆碱的神经肌肉阻滞作用，可使呼吸暂停延长。②环磷酰胺可抑制胆碱酯酶活性，因而延长可卡因的作用并增加毒性。大剂量巴比妥类、皮质激素类药物可影响环磷酰胺的代谢，同时应用可增加环磷酰胺的急性毒性。③环磷酰胺的代谢产物对尿路有刺激性，应用时应鼓励患者多饮水，大剂量应用时应水化、利尿，同时给予尿路保护剂美司钠。当肝功能、肾功能损害、骨髓转移或既往曾接受多程化放疗时，环磷酰胺的剂量应减少至治疗量的1/2~1/3。

（3）多柔比星：多柔比星（阿霉素）较特异的毒性为心脏毒性作用，可表现为心律失常，如室上性心动过速、室性早搏、ST-T改变，多出现在停药后的1~6个月，严重时可出现心力衰竭。

（4）异环磷酸胺：异环磷酰胺的骨髓抑制毒性反应较严重，白细胞及血小板最低时间分别为第14日及第8日，恢复至正常时间需1~2周；血尿是异环磷酰胺的剂量限制毒性，当异环磷酰胺剂量超过$2.2g/m^2$时更易发生。中枢神经系统发生率为20%，典型症状为嗜睡、昏睡、定向力障碍及幻觉，个别可出现昏迷。

（5）依托泊苷：是细胞周期特异性抗肿瘤药，作用于DNA拓扑异构酶Ⅱ，干扰该酶对DNA链断裂的重新连接，导致DNA链断裂，细胞停止在G2期或S期末。

依托泊苷的主要不良反应：①可逆性的骨髓抑制，包括白细胞，而血小板减少程度较轻，多发生在用药后7~14日，20日左右后恢复正常。②食欲减退、恶心、呕吐、口腔炎等消化道反应。③其他：脱发较常见。

依托泊苷的药物相互作用及注意事项：①依托泊苷有明显骨髓抑制作用，与其他抗肿瘤药联合应用时应注意。②本品可抑制机体免疫防御机制，使疫苗接种不能激发人体抗体产生，化疗结束后3个月以内，不宜接种病毒疫苗。③本品与血浆蛋白结合率高，因此，与血浆蛋白结合率高的药物可影响本品的作用和排泄。④用0.9%氯化钠注射液稀释，浓度每毫升不超过0.25mg。静脉滴注时间不少于30~60分钟，避免发生严重的低血压。骨髓抑制明显，心、肝、肾功能有严重障碍者禁用。妊娠及哺乳期妇女禁用。

2. 术中用药

【用药选择】

（1）抗菌药物的选择：按照《抗菌药物临床应用指导原则（2015 年版）》（国卫办医发〔2015〕43 号）执行：接受清洁手术者，在术前 0.5~2 小时内给药，或麻醉开始时给药，使手术切口暴露时局部组织中已达到足以杀灭手术过程中入侵切口细菌的药物浓度。如果手术时间超过 3 小时，或失血量大（＞1500ml），可手术中给予第 2 剂。抗菌药物的有效覆盖时间应包括整个手术过程和手术结束后 4 小时，总的预防用药时间不超过 24 小时，个别情况可延长至 48 小时。通常选用第一、第二代头孢菌素，如头孢唑林、头孢拉定和头孢呋辛、头孢西丁等。头孢过敏的患者可选用克林霉素或万古霉素。

（2）止血药物的选择：凝血酶，吸收性明胶海绵等止血药物应用，如有条件术前可以进行血管栓塞以减少术中出血，术中如果出血较多，需要术中输血维持生命体征及保障手术顺利完成。

（3）静脉血栓栓塞症的抗凝药物预防：手术 12 小时前或术后 12~24 小时（硬膜外腔导管拔除后 2~4 小时）皮下给予常规剂量低分子肝素；或术后 4~6 小时给予常规剂量的一半，次日增加至常规剂量。

【药学提示】

（1）抗菌药物的选择应该符合《抗菌药物临床应用指导原则》按级别用药。

（2）抗凝药应用注意禁忌证：①大量出血；②骨筋膜室综合征；③肝素诱发血小板减少症；④孕妇禁用华法林；⑤严重头颅外伤或急性脊髓损伤等。应用抗凝药的同时需要监测出血倾向，必要时停药。

3. 术后用药

【用药选择】

（1）预防性应用抗生素原则见术中抗生素使用原则。

（2）围手术期镇痛参照《骨科常见疼痛的处理专家建议》：对患者疼痛反复进行评估（数字评价量表或视觉模拟评分），及早开始镇痛，多模式镇痛，个体化镇痛。

（3）继续应用止血药物的选择：凝血酶，吸收性明胶海绵等。

（4）继续用静脉血栓栓塞症的抗凝药物预防。

（5）应用通便药物和营养神经药物促进患者的功能恢复。

【药学提示】

注意镇痛药物对消化道及呼吸抑制和便秘的副作用。注意抗生素用药时间及抗生素耐药问题。如术后出现了感染，应及时根据药敏培养调整预防抗生素为治疗性抗生素。

六、尤因肉瘤患者护理规范

1. 生命体征的监测。
2. 手术患者，术后伤口及引流管护理。
3. 化疗患者，不良反应监测。
4. 疼痛评估和药物调整管理。
5. 指导进行股四头肌功能锻炼。
6. 可使用足底泵或血栓弹力袜，促进下肢血循环，减少或防止血栓形成。
7. 化疗患者 PICC 管或输液港的护理和宣教。

七、尤因肉瘤患者营养治疗规范

1. 营养风险筛查，NRS 评分＞3 分者，给以营养评估。

2. 充足的热量、蛋白质，适量脂肪。NRS 评分≤3 分者，能量供给标准以 25～30kcal/kg 为佳；营养不良者热量供给标准不低于 35kcal/kg。碳水化合物热量比不低于 50%，充足的蛋白质，不低于 1.2～1.5g/kg（标准体重），应以优质蛋白为主，不低于蛋白质总量的 1/3～1/2；脂肪热比以 25%～30% 为宜，饱和脂肪酸、单不饱和脂肪酸、多不饱和脂肪酸间比例以 1∶1∶1 左右为宜，适当提高膳食 ω-3 脂肪酸的摄入，保证充足的维生素和矿物质，增加富含抗氧化类植物化合物的食物的选用如各种蔬菜、水果等。

3. 围手术期，根据不同治疗时期选择饮食形态如流质饮食、半流质饮食、软食或普通饮食等。饮食宜清淡，以温、热、软为佳，忌食生冷、肥甘、厚腻食物，限制刺激性食物、饮品及调味品。

4. 如经口进食低于需要量的 80% 及高热者，应给予相应的肠内营养补充剂口服补充，必要时管饲肠内营养补充或肠外营养补充。

5. 如有糖代谢异常，应减少糖类的摄入量，适当增加脂肪供能比，但应考虑肝脏负荷及胃肠道功能状况。

八、尤因肉瘤患者健康宣教

1. 住院环境及流程介绍。

2. 化疗患者 PICC 管道护理的宣教。

3. 化疗患者的化疗前宣教：包括签署化疗知情同意书，主要的化疗不良反应和处理预案，化疗用药及疗程。

4. 手术患者的术前宣教：包括签署手术知情同意书，手术方案，预计手术时间，预计出血量，术前禁食水时间，术前服用特殊药物时间，导尿和/或灌肠时间及注意事项等。

5. 术后康复宣教：包括术后早期麻醉恢复注意事项，饮食指导，疼痛管理，引流管保护事项等。

6. 出院宣教：出院带药及服用方法，伤口换药时间、频率及注意事项，术后复查时间，术后治疗策略等。

7. 康复锻炼宣教：不同阶段功能锻炼意义及方法等。

九、推荐表单

(一) 医师表单

尤因肉瘤临床路径医师表单

适用对象：第一诊断骶骨尤因肉瘤（ICD-10：C41.405）

行_____术

| 患者姓名： | | 性别： 年龄： 门诊号： | | 住院号： |
| 住院日期： 年 月 日 | | 出院日期： 年 月 日 | | 标准住院日： 天 |

时间	住院第 1~3 天 （术前准备）	住院第 3~5 天 （手术日）	住院第 5~12 天 （术后恢复）
主要诊疗工作	□ 询问病史 □ 体格检查 □ 初步诊断 □ 向上级医师汇报并沟通，制订初步治疗方案 □ 完成住院志、首次病程、上级医师查房等病历书写 □ 完善术前检查及医嘱 □ 必要时请相关科室会诊、协助治疗合并症 □ 上级医师及全科查房，制订手术方案 □ 向患者及/或家属交代围手术期注意事项并签署手术知情同意书、输血同意书、委托书（患者本人不能签字时）、自费用品协议书 □ 收集各项检查结果、评估病情	□ 手术 □ 术者完成手术记录 □ 完成术后病程 □ 上级医师查房 □ 麻醉医师查房 □ 观察有无术后并发症并作出相应处理 □ 向患者及/或家属交代手术过程概况及术后注意事项	□ 监测伤口及引流，监测手术并发症 □ 伤口愈合良好，拔除引流管，伤口换药（必要时） □ 指导患者功能锻炼 □ 上级医师查房，进行手术及伤口评估，明确是否出院 □ 完成出院志、病案首页、出院诊断证明书等病历 □ 完成出院影像学检查 □ 向患者交代出院后的康复锻炼及注意事项，如复诊的时间、地点，发生紧急情况时的处理等 □ 安排出院带药

续　表

时间	住院第 1~3 天 （术前准备）	住院第 3~5 天 （手术日）	住院第 5~12 天 （术后恢复）
重点医嘱	**长期医嘱：** □ 骨科护理常规 □ 二级护理 □ 饮食 □ 疼痛护理评估 □ 患者既往内科基础疾病 □ 用药 **临时医嘱：** □ 血常规、血型 □ 尿常规、大便常规 □ 凝血功能 □ 生化、电解质检查 □ 传染疾病筛查 □ 如门诊影像检查不充分，给予补充 CT/X 片/MRI 等 □ 根据年龄和基础病情 □ 况完成下肢血管超声、血气分析、肺功能、超声心动图 **术前医嘱：** □ 准备明日在全身麻醉下骶骨切除术 □ 术前禁食、禁水 □ 术前用抗菌药物皮试 □ 术区备皮 □ 肠道准备 □ 配血 □ 其他特殊医嘱	**长期医嘱：** □ 骨科术后护理常规 □ 一级护理 □ 饮食 □ 患者既往内科基础 □ 疾病用药 □ 抗菌药物 □ 术后抗凝 □ 其他特殊医嘱 □ 引流管护理并记引流量 **临时医嘱：** □ 今日在全身麻醉下行骶骨切除术 □ 心电监测、吸氧（根据病情需要） □ 补液 □ 胃黏膜保护剂（酌情） □ 止吐、镇痛等对症处理 □ 急查血常规等检 □ 验，根据病情需要必要时给予输血 □ 止血、抗凝	**长期医嘱：** □ 骨科术后护理常规 □ 一级护理 □ 饮食 □ 患者既往内科基础 □ 疾病用药 □ 抗菌药物 □ 术后抗凝 □ 其他特殊医嘱 □ 引流管护理并记引流量 **临时医嘱：** □ 心电监测、吸氧（根据病情需要） □ 补液 □ 胃黏膜保护剂（酌情） □ 根据病情变化调整止吐、镇痛、止血药物 □ 定期监测血常规、红细胞沉降率、CRP 等炎性指标 □ 定期监测肝功能、肾功能、电解质
病情变异记录	□ 无　□ 有，原因： 1. 2.	□ 无　□ 有，原因： 1. 2.	□ 无　□ 有，原因： 1. 2.
医师签名			

（二）护士表单

尤因肉瘤临床路径护士表单

适用对象：第一诊断骶骨尤因肉瘤（ICD-10：C41.405）

　　　　　行_____术

患者姓名：	性别：　　年龄：　　门诊号：	住院号：
住院日期：　　年　月　日	出院日期：　　年　月　日	标准住院日：　　天

时间	住院第 1~3 天 （术前准备）	住院第 3~5 天 （手术日）	住院第 5~12 天 （术后恢复）
健康宣教	□ 介绍主管医师、护士 □ 介绍环境、设施 □ 介绍住院规章制度及注意事项 □ 向患者进行安全宣教（防火、防盗） □ 向患者进行垃圾分类宣教 □ 介绍探视和陪护制度 □ 告知检查预约时间，介绍检查后可能出现的情况及应对方式 □ 术前宣教 □ 向患者及/或家属讲解围手术期注意事项，通知手术费用 □ 介绍术前准备内容及配合方法 □ 告知术前禁食、禁水及相关药物服用方法 □ 主管护士与患者沟通，消除患者紧张情绪	□ 手术宣教 □ 向患者及/或家属讲解术后注意事项 □ 完成护理记录 □ 术后饮食宣教 □ 观察病情变化并及时报告医师	□ 告知患者出院流程 □ 进行出院宣教（康复锻炼方法及注意事项、复诊的时间、地点，发生紧急情况时的处理等） □ 指导出院带药服用方法 □ 讲解饮食、休息等注意事项 □ 适当指导术后患者功能锻炼
护理处置	□ 核对患者、佩戴腕带，确定床位 □ 建立入院护理病历 □ 卫生处置：剪指（趾）甲、沐浴、更换病号服 □ 测量体温、脉搏、呼吸、血压、身高、体重 □ 协助患者留取各种标本 □ 协助医师完成术前检查 □ 做好备皮等术前检查 □ 提醒患者术前禁食、禁水 □ 术前心理护理	□ 保持患肢有效体位 □ 留置引流管并记引流量 □ 遵医嘱应用抗菌药物 □ 遵医嘱应用术后抗凝药物 □ 指导患者术后进食时机及饮食处置 □ 监测生命体征（心电监测、吸氧） □ 根据病情遵医嘱予以对症治疗、护理（镇痛、止吐、降温等） □ 监测血常规变化	□ 观察引流变化 □ 观察病情变化 □ 术后心理护理 □ 术后生活护理 □ 办理出院手续 □ 完成护理病例

续　表

时间	住院第 1~3 天 （术前准备）	住院第 3~5 天 （手术日）	住院第 5~12 天 （术后恢复）
基础护理	□ 二级护理 □ 晨晚间护理 □ 患者安全管理	□ 一级护理 □ 晨晚间护理 □ 观察患者病情变化并及时报告医师 □ 术后心理与生活护理 □ 术后患者安全管理	□ 二级护理 □ 晨晚间护理 □ 指导患者办理出院手续 □ 出院宣教
专科护理	□ 护理问诊及查体 □ 完成入院护理评估单（简单询问病史、过敏史、用药史） □ 评估患者活动情况及自理能力 □ 评估患者疼痛情况 □ 进行护理查体（皮肤、病变部位、伤口） □ 需要时，填写跌倒及压疮防范表 □ 进行术前心理护理 □ 疼痛评估 □ 指导呼吸功能锻炼 □ 病情观察	□ 监测生命体征 □ 进行各种管路护理，观察引流变化 □ 保持肢体功能位或遵医嘱摆放特殊体位 □ 观察患肢血运、感觉、活动情况及伤口情况观察 □ 遵医嘱查血，监测血象变化 □ 疼痛护理 □ 评估压疮风险，进行皮肤护理 □ 指导术后患者功能锻炼 □ 遵医嘱予补液 □ 病情观察（生命体征等） □ 术后心理护理	□ 指导术后患者功能锻炼 □ 遵医嘱予补液 □ 病情观察（生命体征等） □ 完成护理病例及日常生活能力评估表，打印体温单 □ 协助患者办理出院手续 □ 指导伤口护理方法 □ 指导患者继续进行功能锻炼 □ 指导护理用具的应用及维护方法 □ 发放诊断证明及出院带药，告知药物使用方法 □ 告知患者复印病历的时间及方法
重点医嘱	□ 详见医嘱执行单	□ 详见医嘱执行单	□ 详见医嘱执行单
病情变异记录	□ 无　□ 有，原因： 1. 2.	□ 无　□ 有，原因： 1. 2.	□ 无　□ 有，原因： 1. 2.
护士签名			

（三）患者表单

尤因肉瘤临床路径患者表单

适用对象：第一诊断骶骨尤因肉瘤（ICD-10：C41.405）

行＿＿＿＿＿＿术

患者姓名：	性别：	年龄：	门诊号：	住院号：
住院日期：　年　月　日	出院日期：　年　月　日		标准住院日：　天	

时间	住院第 1~3 天 （术前准备）	住院第 3~5 天 （手术日）	住院第 5~12 天 （术后恢复）
医患配合	□ 配合询问病史、收集资料，请务必详细告知既往史、用药史、过敏史 □ 配合进行体格检查 □ 有任何不适告知医师 □ 医师向患者及/或家属交代围手术期注意事项并签署手术知情同意书、委托书（患者本人不能签字时）、自费用品协议书 □ 配合完善相关检查、化验 □ 配合医师做好术前准备	□ 向家属交代手术概况 □ 交代术后注意事项 □ 有任何不适告知医师	□ 有任何不适告知医师 □ 交代注意事项：拆线时间 □ 指导功能锻炼 □ 复查时间 □ 出院带药
护患配合	□ 配合测量体温、脉搏、呼吸、血压、血氧饱和度、体重 □ 配合完成入院护理评估单（简单询问病史、过敏史、用药史） □ 接受入院宣教（环境介绍、病室规定、订餐制度、贵重物品保管等） □ 有任何不适告知护士 □ 交代术前注意事项 □ 术前禁食、禁水 □ 术前用抗菌药物皮试 □ 术区备皮 □ 其他特殊注意事项	□ 交代术后注意事项 □ 有任何不适告知护士记引流量 □ 血压、脉搏、呼吸监测 □ 疼痛处理 □ 饮食 □ 配合缓解疼痛 □ 接受术后宣教 □ 接受饮食宣教 □ 接受药物宣教	□ 有任何不适告知护士 □ 配合缓解疼痛 □ 接受术后宣教 □ 接受饮食宣教 □ 接受药物宣教 □ 接受出院宣教，交代注意事项 □ 获取诊断证明书 □ 办理出院手续 □ 出院带药使用方法、注意事项 □ 知道复印病历方法
饮食	□ 遵医嘱饮食 □ 术前禁食、禁水	□ 术后 6 小时试饮水，无恶心、呕吐可进少量流质饮食或者半流质饮食	□ 术后 6 小时试饮水，无恶心、呕吐可进少量流质饮食或者半流质饮食
排泄	□ 正常排尿便	□ 留置导尿	□ 留置导尿 □ 拔除尿管后可正常排尿便
活动	□ 正常活动	□ 卧床，床上适度活动	□ 正常适度活动，避免劳累，膀胱及肢体肌肉功能锻炼

附：原表单（2017 年版）

尤因肉瘤临床路径执行表单

适用对象：第一诊断骶骨尤因肉瘤（ICD-10：C41.405）

行＿＿＿＿＿＿＿＿术

患者姓名：	性别： 年龄： 门诊号：	住院号：
住院日期： 年 月 日	出院日期： 年 月 日	标准住院日： 天

时间	住院第 1 天	住院第 2 天	住院第 3 天
主要诊疗工作	□ 询问病史及体格检查 □ 同上级医师商讨初步诊疗计划 □ 制订初步治疗方案 □ 完成住院志、首次病程、上级医师查房等病历书写 □ 开检查检验单	□ 上级医师查房确定活检方式及部位 □ 行病变活检术 □ 进一步完善病历资料 □ 收集各项检查结果、评估病情 □ 必要时请相关科室会诊、协助治疗合并症	□ 明确病理诊断 □ 同患者及家属交代病情，确定肿瘤分期 □ 签署化疗知情同意书 □ 行化疗管路留置 □ 开始行新辅助化疗
重点医嘱	长期医嘱： □ 骨科护理常规 □ 二级护理 □ 饮食 □ 疼痛护理评估 临时医嘱： □ 血常规、血型 □ 尿常规、大便常规 □ 凝血分析 □ 生化、电解质检查 □ 传染疾病筛查 □ 胸部平片、心电图 □ 骨盆平片 □ 骨盆 CT、磁共振 □ PET-CT	长期医嘱： 临时医嘱： □ 行病灶活检术 □ 必要时镇痛治疗	长期医嘱： □ 常规方案化疗 临时医嘱： □ 今日在局部麻醉下行 PICC 插管或输液港置入术 □ 复查胸片 □ 请放疗科会诊
主要护理工作	□ 入院介绍（病房环境、设施） □ 入院护理评估 □ 观察患肢情况	□ 观察患肢活检后感觉、运动变化 □ 观察患肢有无肿胀	□ 做插管准备 □ 进行化疗评估 □ 化疗宣教
病情变异记录	□ 无 □ 有，原因： 1. 2.	□ 无 □ 有，原因： 1. 2.	□ 无 □ 有，原因： 1. 2.
护士签名			
医师签名			

1. 按照阿霉素 $60mg/m^2$，环磷酰胺 $750mg/m^2$，长春新碱 $1.5mg/m^2$，行第一组化疗，按照标准剂量算出实际剂量，平分到三天进行化疗，注意预防各项副反应，及时对症处理，应用预防呕吐、心肌损伤、出血性膀胱炎等辅助药物，水化治疗，监测尿量变化，定期检测血象变化，应用升白药物治疗，预防感染。

2. 按照异环磷酰胺 $10g/m^2$，VP-16500 mg/m^2，行第二组化疗，按照标准剂量算出实际剂量，平分到五天进行化疗，注意预防各项副反应，及时对症处理，应用预防呕吐、心肌损伤、出血性膀胱炎等辅助药物，水化治疗，监测尿量变化，定期检测血象变化，应用升白药物治疗，预防感染。

3. 两组化疗间隔大于 14 天，每两疗程进行一次全面影像学评价。根据情况修正治疗方案。若病情有重大进展，需要进行二线治疗。

4. 完整进行一疗程化疗，可合用病灶部位放疗，选择三维适形调强放疗或质子放疗。

第四十七章

血管肉瘤临床路径释义

【医疗质量控制指标】

指标一、术前评估。

指标二、围手术期预防性抗菌药物使用情况。

预防性抗菌药物种类选择。

首剂抗菌药物使用起始时间。

术中追加抗菌药物情况。

指标三、术前与术后实施预防深静脉血栓情况。

指标四、术后康复治疗情况。

指标五、手术后并发症与再手术情况。

指标六、住院期间为患者提供术前、术后健康教育与出院时提供教育告知五要素情况。

指标七、手术切口愈合情况。

指标八、患者对服务的体验与评价。

一、血管肉瘤编码

疾病名称及编码：上皮样血管肉瘤（ICD-10：C76.501）

二、临床路径检索方法

C76.501

三、国家医疗保障疾病诊断相关分组（CHS-DRG）

MDCR 骨髓增生疾病和功能障碍，低分化肿瘤

RA2 淋巴瘤、白血病等伴 其他手术

四、血管肉瘤临床路径标准住院流程

（一）适用对象

第一诊断为上皮样血管肉瘤（ICD-10：C76.501），行大腿肿瘤切除、股骨原位灭活、内固定术。

> **释义**
>
> ■ 适用对象编码参见第一部分。
>
> ■ 本路径适用对象为大腿软组织上皮样血管肉瘤（epithelioid angiosarcoma，EA）患者，肿瘤侵犯股骨。
>
> ■ 肿瘤位于大腿深筋膜深层的软组织内，可位于前侧间室，内侧间室或后侧间室。根据影像学检查，肿瘤不累及股动静脉、股神经和坐骨神经，术前临床及影像学评估术中上述神经血管与肿瘤可分离。
>
> ■ 肿瘤靠近股骨，根据影像学，肿瘤与股骨之间无正常组织间隔或影像学提示股骨同时受累。

　　■ 股骨破坏经灭活处理及内固定加强后可负重并可维持远期功能。

（二）诊断依据

1. 病史：患病部位疼痛、肿胀等。
2. 体格检查：病变部位可触及皮温高、包块、压痛，患肢功能受限。
3. 辅助检查：患肢平片、CT、MRI，全身骨扫描及血管造影等。
4. 病灶活检：提示上皮样血管肉瘤诊断。

> **释义**
>
> 　　■ 软组织上皮样血管肉瘤是血管肉瘤的一种特殊类型，组织学检查中肿瘤细胞光镜下呈"上皮样"，多数病例免疫组化表达 CK。
>
> 　　■ 上皮样血管肉瘤好发于四肢深部软组织。其症状体征与其他软组织恶性肿瘤无明显区别，在肿瘤局部可出现或不出现疼痛症状。肿瘤增大到一定程度后局部会出现皮温高、包块、压痛，患肢功能受限等体征。
>
> 　　■ 辅助检查中患肢平片主要从宏观显示肿瘤与股骨关系。CT 及 MRI 需同时行增强显像，确认肿瘤大小、位置，与周围组织：如神经、血管、其他肌肉的关系，是否累及股骨；增强显示根据肿瘤血运情况有利于判断肿瘤性质，及与周围组织边界。全身骨扫描可以显示肿瘤是否累及股骨，造成局部骨代谢异常，同时可以显示是否有远隔骨转移。血管造影可显示肿瘤与主要血管的关系，判断手术中是否需要切除血管，术前血管造影同时可以进行肿瘤血管栓塞，有利于手术中减少出血。如根据增强 CT、MRI 可明确肿瘤与血管关系，可不行血管造影检查。
>
> 　　■ 软组织肉瘤诊断中分期是重要环节，分期除肿瘤局部情况外还需要包括是否转移信息。应行 B 超判断是否有区域淋巴结转移。行胸部薄层 CT 检查，明确是否有肺转移。行 PET-CT 检查明确是否有其他部位软组织或内脏转移。

（三）进入路径标准

1. 第一诊断必须符合上皮样血管肉瘤（ICD-10：C76.501）。
2. 全身情况允许手术。
3. 除外有骨质破坏，累及重要血管、神经，需要一并切除。
4. 首选肿瘤切除、股骨原位灭活、内固定术。

> **释义**
>
> 　　■ 必须有穿刺活检或切开或切除后病理检查结果支持为上皮样血管肉瘤（ICD-10：C76.501）。影像学明确显示局部有肿瘤病灶。
>
> 　　■ 全身情况可请内科及麻醉科对患者进行评估，确定是否有手术禁忌证。
>
> 　　■ 肿瘤紧邻股骨或股骨已经受累，经原位灭活内固定，可提供长期稳定支撑作用。重要血管未受累及，术中可安全分离。主要神经受累或未受累，如神经受累及可一并切除，不重建。

> ■ 根据以上条件，首选肿瘤切除、股骨原位灭活、内固定术。

（四）标准住院日≤10 天

> **释义**
>
> ■ 此手术确定为肿瘤切除、股骨原位灭活、内固定术。手术范围较大，术后一般需要留置引流，至每日引流量小于50ml后拔出，此过程一般需要4~5日。故手术日最好在入院后小于4日。目前影像科要求增强CT，增强MRI，血管造影，PET-CT，全身骨扫描等检查不可同日进行，故影像检查需要在入院前完成或部分完成。
>
> ■ 如果患者条件允许，住院时间可以低于上述住院天数。

（五）住院期间的检查项目

1. 必需的检查项目
(1) 血常规、血型、尿常规、大便常规。
(2) 检查电解质、肝功能、肾功能、凝血功能、感染性疾病（乙型肝炎、丙型肝炎、梅毒、艾滋病）、红细胞沉降率。
(3) 胸部 X 线平片、胸部 CT、心电图。
(4) 骨科 X 线检查、患肢 CT、患肢 MRI、全身骨显像、患肢动静脉血管彩超。
(5) 血管造影检查，必要时行肿瘤供血血管介入栓塞术。
2. 根据患者病情进行的检查项目：超声心动、肺功能、血气分析、肌电图、PET-CT 等。

> **释义**
>
> ■ 目前影像科要求增强CT，增强MRI，血管造影，PET-CT，全身骨扫描等检查不可同日进行，故影像检查需要在入院前完成或部分完成。
>
> ■ 为了缩短平均住院日，部分检查可以在门诊完成。

（六）治疗方案的选择

根据患者影像学显示病变范围及活检病理提示，选用肿瘤扩大切除、股骨原位灭活、内固定术。
前提：患者股骨骨质受肿瘤侵犯，可将股骨自适当位置截断，上提，利于肿瘤广泛切除，再对股骨进行原位灭活及内固定。

> **释义**
>
> ■ 手术治疗上皮样血管肉瘤的主要目的是彻底去除局部肿瘤，避免复发，减少转移，同时恢复运动系统功能，提高患者生存质量。

（七）预防性抗菌药物选择与使用时机

1. 建议使用第一、第二代头孢菌素类。
2. 术前 30 分钟预防性用抗菌药物；手术超过 3 小时加用 1 次抗菌药物。

> **释义**
>
> ■ 上皮样血管内皮瘤手术属于Ⅰ类切口，但由于术前患者可能接受过局部放疗，术中内固定用到内植物，如有骨缺损还可能使用植骨材料，一旦感染可导致严重后果。因此，需按规定使用预防性应用抗菌药物。
>
> ■ 如对第一、第二代头孢菌素类，头孢曲松过敏，可使用克林霉素。
>
> ■ 抗生素用药细则见第五部分上皮样血管肉瘤临床路径给药方案。

（八）手术日

为入院后第 1~3 天。

1. 麻醉方式：选择腰-硬膜外联合麻醉或全身麻醉。
2. 手术方式：肿瘤切除、股骨原位灭活、内固定术。
3. 手术内植物：根据截骨位置，选择适当的内固定钢板。
4. 术中用药：麻醉用药、抗生素、灭活用高渗盐水。
5. 输血：视术中具体情况而定。

> **释义**
>
> ■ 手术方式主要分为肿瘤切除、股骨原位灭活、内固定术。如神经受累可一并切除，不重建。
>
> ■ 局部灭活方法可以使用：酒精灭活、冷冻灭活、高温灭活等多种方式，可使用射频消融、微波消融、电刀、氩气刀、氩氦刀、液氮、酒精、高渗盐水等多种方法。
>
> ■ 股骨灭活过程中可以截骨或不截骨，如有骨缺损可使用骨水泥、自体骨、人工骨、同种异体骨、异种骨等方式重建。根据局部条件，使用螺钉、钢丝、钛缆、钢板或髓内针内固定。
>
> ■ 术中常规使用的麻醉用药及抗生素外，可使用氨甲环酸或其他止血药物减少术中出血。
>
> ■ 恶性肿瘤一般不采用自体血回输。术中及术后是否输血依照术中出血量及术后引流量、患者心率及血压等循环稳定性、血常规 Hb 等情况而定。

（九）术后恢复

1. 大约 7 天。
2. 必须复查的项目：血常规、X 线片。
3. 可选择的检查项目：生化、凝血、血管 B 超。
4. 术后首选第一、第二代头孢菌素类，并根据患者的病情决定抗菌药物的选择与使用时间。
5. 术后 24 小时开始预防应用抗凝药物。
6. 术后即刻开始应用镇痛治疗。

7. 其他药物：消肿，促进骨愈合，神经营养药物。

8. 逐步行下肢功能锻炼。

> **释义**
>
> ■ 术后需复查股骨正侧位片，了解重建及内植物的位置情况。若内置物对重建部位有遮挡，不利观察，可行 CT 或 MRI。
>
> ■ 术后需复查血常规，了解 WBC、RBC、Hb 等情况，以决定抗菌药物使用时长以及是否输血。手术时间长、创伤大的患者可术后复查凝血功能、电解质、肝功能、肾功能，以便及时纠正。术前存在心肺功能受损的患者，术后需复查心肺功能，了解改善情况及是否需要相关支持。
>
> ■ 在术后处理上：可按《抗菌药物临床应用指导原则》适当应用抗菌药物；对于术后疼痛，可按照《骨科常见疼痛的处理专家建议》进行术后镇痛；对于存在下肢静脉血栓形成危险因素的患者，可根据病情给予抗凝治疗，以避免深静脉血栓形成。

（十）出院标准

1. 大体病理明确诊断为上皮样血管肉瘤。

2. 体温正常、常规化验未见明显异常。

3. 伤口愈合好：引流管已拔除，可门诊定期换药。

4. 术后平片见内植物位置完好。

5. 没有需要住院处理的并发症或合并症。

> **释义**
>
> ■ 病理检查除 HE 染色外需要免疫组化及其他分子检测，如术后 7 日内无法报告，患者可先行出院。
>
> ■ 主治医师应在出院前，通过复查上述各项检查并结合患者恢复情况决定是否能出院。
>
> ■ 如果出现术后伤口感染等并发症和/或合并症需要继续留院治疗的情况，应先处理并发症和/或合并症并符合出院条件后再准许患者出院。

（十一）变异及原因分析

1. 并发症：部分患者可能出现伤口延期愈合，合并神经、血管损伤。

2. 合并症：其他疾病，如糖尿病、心脑血管疾病等，可能会延长住院时间，增加住院费用。

3. 内植物选择：根据病变情况，选择适当的内植物。

> **释义**
>
> ■ 出现变异的原因很多，除了包括路径中所描述的各种术后并发症，还包括医疗、护理、患者、环境等多方面的变异原因，对于这些变异，医师需在表单中明确说明，具体变异情况如下：①按路径流程完成治疗，但出现了上述围手术期并发症，导致治疗时间延长甚至再次手术，从而造成住院日延长和费用增加。②术前患者心肺

功能异常，需进一步治疗以满足手术需要，导致术前检查时间延长，治疗费用增加。③由于患者病情不同，骨破坏范围长度不同、术后是否进入 ICU 病房、自体骨与异体骨、使用内植物的不同，可能导致住院费用存在差异。④患者入选路径后，医师在检查及治疗过程中发现患者合并存在一些事前未预知的对本路径治疗可能产生影响的情况，需要中止执行路径或者是延长治疗时间、增加治疗费用。⑤因患者方面的主观原因导致执行路径出现变异。

五、血管肉瘤临床路径给药方案

1. 术前用药：无。

2. 术中用药

【用药选择】

抗菌药物：按照《抗菌药物临床应用指导原则（2015 年版）》（国卫办医发〔2015〕43 号）执行。接受清洁手术者，在术前 0.5~2 小时内给药，或麻醉开始时给药，使手术切口暴露时局部组织中已达到足以杀灭手术过程中入侵切口细菌的药物浓度。如果手术时间超过 3 小时，或失血量大（＞1500ml），可手术中给予第 2 剂。抗菌药物的有效覆盖时间应包括整个手术过程和手术结束后 4 小时，总的预防用药时间不超过 24 小时，个别情况可延长至 48 小时。通常选用第一代、第二代头孢菌素类，如头孢唑林、头孢拉定和头孢呋辛、头孢西丁等。头孢过敏的患者可选用克林霉素或万古霉素。

【药学提示】

如果选用万古霉素，则应使用尽量小的剂量以防止导致细菌产生耐药性。肾功能减退者应避免使用万古霉素。第一、第二代头孢菌素类多数主要经肾排泄，中度以上肾功能不全患者应根据肾功能适当调整剂量。

3. 术后用药

【用药选择】

（1）预防性应用抗生素原则见术中抗生素使用原则。

（2）围手术期镇痛：参照《骨科常见疼痛的处理专家建议》，入院时对患者进行健康教育，以得到患者的配合，达到理想的疼痛治疗效果。对患者疼痛反复进行评估（数字评价量表或视觉模拟评分），及早开始镇痛，多模式镇痛，个体化镇痛。术后即可进食者可采用口服药物镇痛；术后禁食者可选择静脉点滴等其他给药方式。根据患者症状的轻中度疼痛首选非甾体类抗炎药，也可以弱阿片类药物与非甾体类抗炎药（NSAIDs）等联合使用。

【药学提示】

选用 NSAIDs 是需参阅药品说明书并评估 NSAIDs 的危险因素。如患者发生胃肠道不良反应的危险性较高，使用非选择性 NSAIDs 时加用 H_2 受体阻断剂、质子泵抑制剂和胃黏膜保护及米索前列醇等胃肠道保护剂，或使用选择性 COX-2 抑制剂。应用 NSAIDs 时，对于心血管疾病高危患者，应权衡疗效和安全性因素。阿片类镇痛药最常见不良反应包括恶心、呕吐、便秘、嗜睡及过度镇静、呼吸抑制等。

六、血管肉瘤患者护理规范

1. 密切观察患者生命体征变化。

2. 严密观察患者患肢肌力、感觉运动及血运情况，并与术前进行比较。

3. 全麻清醒后可少量多次饮水，无不适反应后可进食流质饮食，肠鸣音恢复后可正常饮食。

4. 平卧 4 小时后可轴向翻身。

5. 保持各种管路通畅，密切观察引流液的颜色、性状、量。

6. 术后第一天可开始股四头肌等长运动。

7. 可使用足底泵，促进下肢血循环，减少或防止血栓形成。

七、血管肉瘤患者营养治疗规范

1. 营养风险筛查，NRS 评分＞3 分者，给以营养评估。

2. 充足的热量、蛋白质，适量脂肪。NRS 评分≤3 分者，能量供给标准以 25~30kcal/kg 为佳；营养不良者热量供给标准不低于 35kcal/kg。碳水化合物热量比不低于 50%，充足的蛋白质，不低于 1.2~1.5g/kg（标准体重），应以优质蛋白为主，不低于蛋白质总量的 1/3-1/2；脂肪热比以 25%~30% 为宜，饱和脂肪酸、单不饱和脂肪酸、多不饱和脂肪酸间比例以 1：1：1 左右为宜，适当提高膳食 ω-3 脂肪酸的摄入，保证充足的维生素和矿物质，增加富含抗氧化类植物化合物的食物的选用如各种蔬菜、水果等。

3. 围手术期，根据不同治疗时期选择饮食形态如流质饮食、半流质饮食、软食或普通饮食等。饮食宜清淡，以温、热、软为佳，忌食生冷、肥甘、厚腻食物，限制刺激性食物、饮品及调味品。

4. 如经口进食低于需要量的 80% 及高热者，应给予相应的肠内营养补充剂口服补充，必要时管饲肠内营养补充或肠外营养补充。

5. 如有糖代谢异常，应减少糖类的摄入量，适当增加脂肪供能比，但应考虑肝脏负荷及胃肠道功能状况。

八、血管肉瘤患者健康宣教

1. 住院环境及流程介绍：包括医疗组主管医师、护士，医疗查房及护理查房安排，病房区域设置，各项检查安排及地点，探视制度，安全制度，配膳安排等。

2. 疾病及治疗方式宣教：包括疾病的病因、诊断和治疗方式，与患者相关的个性化治疗选择方案，预后及可能出现的并发症情况等。

3. 术前准备宣教：包括签署手术知情同意书时间和地点，手术方案，预计手术时间，预计出血量，术前抗生素皮试时间，禁食水时间，术前服用特殊药物时间，导尿和/或灌肠时间及注意事项等。

4. 术后康复宣教：包括术后早期麻醉恢复注意事项，饮食指导，早期功能锻炼意义及方法，疼痛管理，佩戴围腰及下床活动注意事项，静脉通路及引流管保护事项等。

5. 出院宣教：居家康复意义及方法，出院带药及服用方法，伤口换药时间、频率及注意事项，术后复查时间，围腰佩戴时间，如遇特殊情况如何与医疗部门联系等。

九、推荐表单

（一）医师表单

血管肉瘤临床路径医师表单

适用对象：第一诊断上皮样血管肉瘤

行肿瘤切除、股骨原位灭活、内固定术

患者姓名：	性别：　　年龄：　　门诊号：	住院号：
住院日期：　　年　月　日	出院日期：　　年　月　日	标准住院日：　　天

时间	住院第1天	住院第2天	住院第3天 （手术日）
主要诊疗工作	□ 询问病史及体格检查 □ 医师查房 □ 初步的诊断和治疗方案 □ 完成住院志、首次病程、上级医师查房等病历书写 □ 开检查、检验单	□ 上级医师查房，术前评估和决定手术方案 □ 完成上级医师查房记录 □ 向患者及/或家属交代围手术期注意事项并签署手术知情同意书、输血同意书、委托书（患者本人不能签字时）、自费用品协议书 □ 麻醉医师查房并与患者及/或家属交代麻醉注意事项并签署麻醉知情同意书 □ 实施所有需要检查的项目 □ 收集检查、检验结果并评估病情 □ 请相关科室会诊 □ 完成各项术前准备	□ 手术 □ 向患者及/或家属交代手术过程概况及术后注意事项 □ 术者完成手术记录 □ 完成术后病程 □ 上级医师查房 □ 麻醉医师查房 □ 观察有无术后并发症并做相应处理，观察下肢运动、感觉
重点医嘱	**长期医嘱：** □ 骨科护理常规 □ 二级护理 □ 饮食 □ 患者既往内科基础疾病用药 **临时医嘱：** □ 血常规、血型、尿常规 □ 凝血功能 □ 电解质、肝功能、肾功能 □ 感染性疾病筛查 □ 胸部X线平片、心电图 □ 卧位或站立位腰椎正侧位、斜位、前屈后伸动力像，腰椎CT检查 □ 根据病情：下肢血管超声、血气分析、肺功能、超声心动图	**长期医嘱：** □ 骨科护理常规 □ 二级护理 □ 饮食 □ 患者既往内科基础疾病用药 **临时医嘱：** □ 根据会诊科室要求安排检查检验 □ 术前医嘱 □ 明日在全身麻醉或椎管内麻醉下行肿瘤切除、股骨原位灭活、内固定术 □ 术前禁食、禁水 □ 术前用抗菌药物皮试 □ 手术抗菌药物带药 □ 一次性导尿包术中用 □ 术区备皮 □ 药物灌肠 □ 配血 □ 其他特殊医嘱	**长期医嘱：** □ 骨科术后护理常规 □ 一级护理 □ 饮食 □ 轴线翻身 □ 留置引流管并记引流量 □ 抗菌药物 □ 其他特殊医嘱 □ 必要时术后激素预防脊髓水肿 **临时医嘱：** □ 今日在全身麻醉下行腰椎管减压、内固定、植骨融合 □ 心电监测、吸氧（根据病情需要） □ 补液 □ 胃黏膜保护剂（酌情） □ 止吐、镇痛等对症处理（酌情） □ 急查血常规 □ 输血（根据病情需要）

续　表

时间	住院第 1 天	住院第 2 天	住院第 3 天 （手术日）
病情 变异 记录	□无　□有，原因： 1. 2.	□无　□有，原因： 1. 2.	□无　□有，原因： 1. 2.
医师 签名			

时间	住院第 4 天 （术后第 1 天）	住院第 5 天 （术后第 2 天）	住院第 6 天 （术后第 3 天）
主要诊疗工作	□ 上级医师查房 □ 完成常规病程记录 □ 观察伤口、引流量、体温、生命体征情况等并作出相应处理 □ 伤口换药（必要时） □ 观察下肢运动、感觉	□ 上级医师查房 □ 完成病程记录 □ 根据情况可拔除引流管，伤口换药 □ 指导患者功能锻炼 □ 指导患者坐起（根据病情）	□ 上级医师查房 □ 完成病程记录 □ 根据情况可拔除引流管，伤口换药 □ 指导患者功能锻炼 □ 指导患者坐起（根据病情）
重点医嘱	长期医嘱： □ 骨科术后护理常规 □ 一级护理 □ 饮食 □ 轴线翻身 □ 留置引流管并记引流量 □ 抗菌药物 □ 其他特殊医嘱 □ 必要时神经营养药物 临时医嘱： □ 复查血常规 □ 输血及/或补晶体、胶体液（根据病情需要） □ 镇痛等对症处理（酌情）	长期医嘱： □ 骨科术后护理常规 □ 一级护理 □ 饮食 □ 轴线翻身 □ 留置引流管并记引流量 □ 抗菌药物 □ 其他特殊医嘱 □ 必要时神经营养药物 临时医嘱： □ 输血及/或补晶体、胶体液（根据病情需要） □ 镇痛等对症处理（酌情）	长期医嘱： □ 骨科术后护理常规 □ 二级护理 □ 饮食 □ 轴线翻身 □ 抗菌药物 □ 其他特殊医嘱 □ 必要时神经营养药物 临时医嘱： □ 复查血常规、CRP、ESR（必要时） □ 输血及或补晶体、胶体液（必要时） □ 换药，拔引流管 □ 拔尿管（根据病情） □ 镇痛等对症处理（酌情）
病情变异记录	□ 无　□ 有，原因： 1. 2.	□ 无　□ 有，原因： 1. 2.	□ 无　□ 有，原因： 1. 2.
医师签名			

时间	住院第7~9天 （术后第4~6天）	住院第10天 （术后第7天）
主要诊疗工作	□ 上级医师查房 □ 住院医师完成病程记录 □ 伤口换药（必要时） □ 指导患者功能锻炼 □ 复查术后股骨正侧位（根据患者情况） □ 定做术后支具（必要时）	□ 上级医师查房，进行手术及伤口评估，确定有无手术并发症和切口愈合不良情况，确定滑脱复位和内植物情况，明确是否出院 □ 完成出院志、病案首页、出院诊断证明书等病历 □ 向患者交代出院后的康复锻炼及注意事项，如复诊的时间、地点，发生紧急情况时的处理等
重点医嘱	**长期医嘱：** □ 骨科术后护理常规 □ 二级护理 □ 饮食 □ 抗菌药物：如体温正常，伤口情况良好，无明显红肿时可以停止抗菌药物治疗 □ 其他特殊医嘱 □ 必要时神经营养药物 **临时医嘱：** □ 复查血常规、尿常规、生化（必要时） □ 补液（必要时） □ 换药（必要时） □ 镇痛等对症处理（酌情）	**出院医嘱：** □ 出院带药 □ 嘱____日后拆线换药（根据伤口愈合情况，预约伤口换药及必要时拆线时间） □ 3个月后门诊复查 □ 不适随诊
病情变异记录	□ 无　□ 有，原因： 1. 2.	□ 无　□ 有，原因： 1. 2.
医师签名		

（二）护士表单

血管肉瘤临床路径护士表单

适用对象：第一诊断上皮样血管肉瘤

行肿瘤切除、股骨原位灭活、内固定术

| 患者姓名： | 性别： | 年龄： | 门诊号： | 住院号： |
| 住院日期：　年　月　日 | 出院日期：　年　月　日 | 标准住院日：　天 |

时间	住院第 1 天	住院第 2 天 （术前日）	住院第 3~5 天 （手术日）
健康宣教	**入院宣教：** □ 介绍主管医师、护士 □ 介绍环境、设施 □ 介绍住院注意事项 □ 介绍探视和陪伴制度 □ 介绍贵重物品制度 □ 药物宣教 **术前宣教：** □ 宣教术前准备及检查后注意事项 □ 告知患者在检查中配合医师 □ 主管护士与患者沟通，消除患者紧张情绪 □ 告知检查后可能出现的情况及应对方式	□ 药物宣教 **术前宣教：** □ 宣教术前准备及检查后注意事项 □ 告知患者在检查中配合医师 □ 主管护士与患者沟通，消除患者紧张情绪 □ 告知检查后可能出现的情况及应对方式	□ 药物宣教 □ 手术宣教 □ 观察病情变化并及时报告医师 □ 指导术后患者功能锻炼
护理处置	□ 核对患者，佩戴腕带 □ 建立入院护理病历 □ 协助患者留取各种标本 □ 协助医师完成术前检查 □ 测量体重	□ 做好备皮等术前检查 □ 提醒患者术前禁食、禁水 □ 术前心理护理	□ 观察病情变化 □ 术后心理与生活护理 □ 指导患者功能锻炼
基础护理	**三级护理：** □ 晨晚间护理 □ 患者安全管理	**二级/一级护理：** □ 晨晚间护理 □ 患者安全管理	**一级护理：** □ 晨晚间护理 □ 患者安全管理
专科护理	□ 护理查体 □ 病情观察（心肺功能、劳动耐力） □ 需要时，填写跌倒及压疮防范表 □ 需要时，请家属陪伴 □ 心理护理 □ 防止皮肤压疮护理 □ 指导呼吸功能锻炼	□ 病情观察 □ 防止皮肤压疮护理 □ 指导呼吸功能锻炼 □ 心理护理	□ 遵医嘱予补液 □ 病情观察（生命体征等） □ 心理护理

续　表

时间	住院第1天	住院第2天 （术前日）	住院第3~5天 （手术日）
重点 医嘱	□ 详见医嘱执行单	□ 详见医嘱执行单	□ 详见医嘱执行单
病情 变异 记录	□ 无　□ 有，原因： 1. 2.	□ 无　□ 有，原因： 1. 2.	□ 无　□ 有，原因： 1. 2.
护士 签名			

时间	住院第 4 天 （术后第 1 天）	住院第 5~9 天 （术后第 1~5 天）	住院第 10 天 （术后第 6 天）
健康宣教	□ 药物宣教 □ 手术宣教 □ 观察病情变化并及时报告医师 □ 指导术后患者功能锻炼	□ 药物宣教 □ 手术宣教 □ 观察病情变化并及时报告医师 □ 指导术后患者功能锻炼	□ 出院宣教
护理处置	□ 观察病情变化 □ 术后心理与生活护理 □ 指导患者功能锻炼	□ 观察病情变化 □ 术后心理与生活护理 □ 指导患者功能锻炼	□ 指导患者办理出院
基础护理	□ 一级护理 □ 晨晚间护理 □ 患者安全管理	□ 一级/二级护理 □ 晨晚间护理 □ 患者安全管理	□ 二级/三级护理 □ 晨晚间护理 □ 患者安全管理
专科护理	□ 遵医嘱予补液 □ 病情观察（生命体征等） □ 心理护理	□ 遵医嘱予补液 □ 病情观察（生命体征等） □ 心理护理	□ 指导患者术后康复等注意事项
重点医嘱	□ 详见医嘱执行单	□ 详见医嘱执行单	□ 详见医嘱执行单
病情变异记录	□ 无　□ 有，原因： 1. 2.	□ 无　□ 有，原因： 1. 2.	□ 无　□ 有，原因： 1. 2.
护士签名			

（三）患者表单

血管肉瘤临床路径患者表单

适用对象：第一诊断上皮样血管肉瘤
　　　　　行肿瘤切除、股骨原位灭活、内固定术

患者姓名：	性别：	年龄：	门诊号：	住院号：
住院日期： 年 月 日	出院日期： 年 月 日		标准住院日： 天	

时间	住院第 1 天	住院第 2 天 （术前日）	住院第 3 天 （手术日）
医患配合	□ 配合询问病史、收集资料，请务必详细告知既往史、用药史、过敏史 □ 配合进行体格检查 □ 有任何不适请告知医师	□ 医师与患者及家属介绍病情及手术检查谈话、检查前签字 □ 配合完善相关检查、化验 □ 配合医师做好术前准备	□ 配合完善相关检查、化验 □ 配合医师做好术前准备
护患配合	□ 配合测量体温、脉搏、呼吸2~3次，血压、体重1次 □ 配合完成入院护理评估（简单询问病史、过敏史、用药史） □ 接受入院宣教（环境介绍、病室规定、订餐制度、贵重物品保管等） □ 配合执行探视和陪伴制度 □ 有任何不适请告知护士 □ 接受术前宣教 □ 接受饮食宣教 □ 接受药物宣教	□ 配合测量体温、脉搏、呼吸2~3次，询问大便次数1次 □ 送手术室前，协助完成核对，带齐影像资料及用药 □ 返回病房后，配合接受生命体征的测量 □ 配合检查意识（全麻者） □ 配合缓解疼痛 □ 接受术后宣教 □ 接受饮食宣教 □ 接受药物宣教 □ 有任何不适请告知护士	□ 配合测量体温、脉搏、呼吸2~3次，询问大便次数1次 □ 送手术室前，协助完成核对，带齐影像资料及用药 □ 返回病房后，配合接受生命体征的测量 □ 配合检查意识（全麻者） □ 配合缓解疼痛 □ 接受术后宣教 □ 接受饮食宣教 □ 接受药物宣教 □ 有任何不适请告知护士
饮食	□ 遵医嘱饮食	□ 术前禁食、禁水 □ 术后6小时试饮水，无恶心、呕吐可进少量流质饮食或者半流质饮食	□ 术前禁食、禁水 □ 术后6小时试饮水，无恶心、呕吐可进少量流质饮食或者半流质饮食
排泄	□ 正常排尿便	□ 正常排尿便	□ 正常排便 □ 留置导尿
活动	□ 正常活动	□ 正常活动	□ 正常活动

时间	术后	出院日
医患配合	□ 协助康复锻炼 □ 配合完善术后检查	□ 接受出院前指导 □ 知道复查程序 □ 获取出院诊断书
护患配合	□ 配合定时监测生命体征 □ 配合检查伤口 □ 接受输液、服药等治疗 □ 接受进食、进水、排便等生活护理 □ 配合活动，预防皮肤压力伤 □ 注意活动安全，避免坠床或跌倒 □ 配合执行探视及陪伴	□ 接受出院宣教 □ 办理出院手续 □ 获取出院带药 □ 知道服药方法、作用、注意事项 □ 知道复印病历程序
饮食	□ 遵医嘱饮食	□ 遵医嘱饮食
排泄	□ 正常排尿便	□ 正常排尿便
活动	□ 正常适度活动，避免疲劳	□ 正常适度活动，避免疲劳

附：原表单（2017 年版）

血管肉瘤临床路径执行表单

适用对象：第一诊断上皮样血管肉瘤

　　　　　行肿瘤切除、股骨原位灭活、内固定术

患者姓名：	性别： 年龄： 门诊号：	住院号：
住院日期： 年 月 日	出院日期： 年 月 日	标准住院日： 天

时间	住院第 1 天	住院第 2 天	住院第 3 天 （术前日）
主要诊疗工作	□ 询问病史及体格检查 □ 同上级医师商讨初步诊疗计划 □ 制订初步治疗方案 □ 完成住院志、首次病程、上级医师查房等病历书写 □ 开检查检验单	□ 上级医师查房确定活检方式及部位 □ 行病变活检术 □ 进一步完善病历资料 □ 收集各项检查结果、评估病情 □ 必要时请相关科室会诊、协助治疗合并症	□ 上级医师查房 □ 根据病理结果评估和决定手术治疗方案 □ 完成查房记录 □ 同患者及家属交代病情，围手术期注意事项 □ 签署手术知情同意书、输血同意书、委托书等 □ 备血 □ 麻醉医师访视患者并签署麻醉知情同意书 □ 完成各项术前准备
重点医嘱	长期医嘱： □ 骨科护理常规 □ 二级护理 □ 饮食 □ 疼痛护理评估 临时医嘱： □ 血常规、血型 □ 尿常规、大便常规 □ 凝血分析 □ 生化、电解质检查 □ 传染疾病筛查 □ 胸部平片、心电图 □ 股骨正侧位平片 □ 股骨 CT、磁共振 □ 全身骨显像	长期医嘱： 临时医嘱： □ 行病灶活检术 □ 必要时止痛治疗	长期医嘱： 临时医嘱： □ 明日在硬膜外麻醉或全身麻醉下行股骨肿瘤切除、股骨原位灭活、内固定术 □ 术前禁食、禁水 □ 抗生素皮试 □ 术前备皮 □ 术前灌肠 □ 术前留置尿管 □ 配血
主要护理工作	□ 入院介绍（病房环境、设施） □ 入院护理评估 □ 观察患肢情况	□ 观察患肢活检后感觉、运动变化 □ 观察患肢有无肿胀	□ 做好术前准备 □ 提示术前禁食、禁水 □ 术前心理护理
病情变异记录	□ 无 □ 有，原因： 1. 2.	□ 无 □ 有，原因： 1. 2.	□ 无 □ 有，原因： 1. 2.

时间	住院第 1 天	住院第 2 天	住院第 3 天 （术前日）
护士 签名			
医师 签名			

| 时间 | 住院第____天（手术日） | | 住院第____天 |
	术前	术后	（术后第1天）
主要诊疗工作	□ 进行术晨术前准备 □ 必要时行术前补液 □ 行血管造影术	□ 手术 □ 向患者及家属交代手术大致过程，术中所见，术后注意事项 □ 完成手术记录 □ 完成术后病程 □ 观察有无严重并发症 □ 及时对症处理	□ 上级医师查房 □ 完成常规病程记录 □ 观察体温、血压、心率等生命体征 □ 观察患肢远端远端运动情况
重点医嘱	长期医嘱： 临时医嘱： □ 术前补液	长期医嘱： □ 骨科术后护理常规 □ 一级护理 □ 饮食 □ 患肢抬高 □ 留置引流管并记量 □ 抗菌药物使用 □ 心电监测 □ 吸氧 □ 观察患肢感觉运动 □ 胃黏膜保护剂 临时医嘱： □ 今日在硬膜外麻醉或全身麻醉下行肿瘤切除、股骨原位灭活、内固定术 □ 复查血常规 □ 必要时输血 □ 补液 □ 镇痛	长期医嘱： □ 骨科术后护理常规 □ 一级护理 □ 饮食 □ 患肢抬高 □ 留置引流管并记量 临时医嘱： □ 复查血常规 □ 补液
主要护理工作		□ 观察患者病情变化 □ 做好引流量等记录 □ 定时测生命体征	□ 生活护理 □ 观察患肢感觉运动变化 □ 指导患者行功能锻炼
病情变异记录	□ 无　□ 有，原因： 1. 2.	□ 无　□ 有，原因： 1. 2.	□ 无　□ 有，原因： 1. 2.
护士签名			
医师签名			

时间	住院第___天 （术后第 2 天）	住院第___天 （术后第 3 天）	住院第___天 （术后第 4 天）
主要诊疗工作	□ 上级医师查房 □ 完成病程记录 □ 伤口换药 □ 指导功能锻炼	□ 上级医师查房 □ 完成病程记录 □ 可拔除引流管 □ 摄术后平片 □ 指导功能锻炼 □ 与病理科医师联合查房，分析病理类型	□ 上级医师查房 □ 评估手术及伤口愈合情况 □ 根据病理结果指导患者定期复查 □ 明确是否可出院 □ 完善相关病历记录 □ 向患者及家属交代病情、术后注意事项复查时间及频率 □ 指导功能锻炼
重点医嘱	长期医嘱： □ 骨科术后护理常规 □ 二级护理 □ 饮食 □ 患肢抬高 □ 若相关检查无明显异常，可停用抗生素 临时医嘱： □ 换药医嘱	长期医嘱： □ 骨科术后护理常规 □ 二级护理 □ 饮食 □ 患肢抬高 临时医嘱： □ 拔引流管 □ 摄股骨正侧位 □ 复查相关检查	出院医嘱： □ 出院带药 □ 定好门诊换药时间、拆线时间、复查时间 □ 康复科门诊就诊进行功能锻炼 □ 不适随诊
主要护理工作	□ 观察患者病情变化 □ 指导功能锻炼	□ 观察患者病情变化 □ 指导功能锻炼	□ 指导患者办理出院手续 □ 出院宣教
病情变异记录	□ 无 □ 有，原因： 1. 2.	□ 无 □ 有，原因： 1. 2.	□ 无 □ 有，原因： 1. 2.
护士签名			
医师签名			